第8版

歯科麻酔学

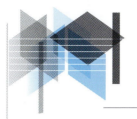

Dental Anesthesiology

監修
福島和昭

編集
一戸達也
北畑　洋
嶋田昌彦
丹羽　均
宮脇卓也

執筆(執筆順)

北海道大学名誉教授
福島和昭

大阪大学大学院教授
丹羽　均

東京歯科大学名誉教授
金子　譲

大阪歯科大学歯学部教授
佐久間泰司

新潟大学大学院教授
瀬尾憲司

元 愛知学院大学歯学部教授
原田　純

愛知学院大学歯学部准教授
佐藤(朴)曾士

奥羽大学歯学部教授
川合宏仁

前 日本大学歯学部教授
大井良之

東京歯科大学教授
松浦信幸

明治国際医療大学保健医療学部教授
智原栄一

岩手医科大学歯学部教授
佐藤健一

昭和大学歯学部教授
飯島毅彦

元 日本歯科大学新潟生命歯学部教授
佐野公人

東京歯科大学教授
一戸達也

日本大学松戸歯学部客員教授
渋谷　鑛

日本大学松戸歯学部教授
山口秀紀

東京医科歯科大学名誉教授
深山治久

大阪歯科大学歯学部教授
百田義弘

岡山大学学術研究院教授
宮脇卓也

北海道大学名誉教授
藤澤俊明

東京医科歯科大学大学院教授
前田　茂

広島大学名誉教授
入舩正浩

広島大学病院講師
吉田充広

朝日大学歯学部教授
櫻井　学

九州大学大学院教授
横山武志

九州大学大学院講師
一杉　岳

東北大学大学院教授
水田健太郎

日本歯科大学新潟生命歯学部教授
藤井一維

長崎大学大学院教授
鮎瀬卓郎

神奈川歯科大学教授
讃岐拓郎

日本歯科大学生命歯学部教授
砂田勝久

鹿児島大学大学院教授
杉村光隆

奥羽大学歯学部教授
山崎信也

東京医科歯科大学大学院准教授
脇田　亮

明海大学歯学部教授
小長谷　光

徳島大学名誉教授
北畑　洋

九州歯科大学教授
渡邉誠之

福岡歯科大学名誉教授
谷口省吾

元 鹿児島大学大学院准教授
糀谷　淳

北海道大学大学院准教授
亀倉更人

北海道医療大学歯学部教授
照光　真

神奈川歯科大学大学院教授
森本佳成

日本大学歯学部教授
岡　俊一

神奈川歯科大学大学院教授
有坂博史

東京歯科大学臨床講師
松木由起子

東京歯科大学講師
半田俊之

東北大学名誉教授
正木英二

鶴見大学歯学部教授
河原　博

松本歯科大学教授
澁谷　徹

東京医科歯科大学名誉教授
嶋田昌彦

日本大学歯学部特任教授
今村佳樹

日本大学歯学部教授
岡田明子

東京歯科大学教授
福田謙一

九州歯科大学准教授
椎葉俊司

東京歯科大学教授
小板橋俊哉

伊東歯科口腔病院副院長・麻酔科部長
後藤倶子

東京歯科大学教授
笠原正貴

医歯薬出版株式会社

This book is originally published in Japanese under the title of :

SHIKAMASUIGAKU

(Dental Anesthesiology)

Editors :

FUKUSHIMA, KAZUAKI et al.
FUKUSHIMA, KAZUAKI
  Professor Emeritus,
  Hokkaido University

© 1971 1st ed.
© 2019 8th ed.

ISHIYAKU PUBLISHERS, INC.
  7-10, Honkomagome 1 chome, Bunkyo-ku,
  Tokyo 113-8612, Japan

改訂（第8版）の序

本書『歯科麻酔学』は，前版から8年ぶりに改訂され，初版（1971年）から数えて8版を重ねることになった．初版からの48年間で8回の改訂頻度が妥当か否かは別として，おのおのの改訂は，歯科麻酔学における進歩・進展に沿った内容へ変更が求められる都度，適宜，行われてきた．

歯科麻酔学は他の先行する歯科医学領域の専門分野と比べ，「麻酔術」としての歴史は長くとも，1つの学問体系としての確立は遅かったこと，また刻々の社会状況，行政，さらに医療体制の変遷に大きく影響されることなどから，歯科麻酔学の学術的また臨床的な変遷を逐次，総括しておくことは次のステップに進むために重要となる．本書は教科書ではあるが，これら総括の1つの集大成とみることができ，初版から第8版にわたる各改訂は，単なる教科書の枠を越え，わが国の歯科医学・歯科診療の変遷を直接的あるいは間接的に示しているともいえる．本書はこのような改訂を繰り返しながら，発刊より約半世紀を経た現在，歯学生の歯科麻酔学教育にあたっての基本的な教科書として広く使われ，さらに日本歯科麻酔学会認定医・歯科麻酔専門医資格を目指す研修医にとって必携の書となってきた．

これら本書のあり様は，いうまでもなく第1版から第3版を立案・企画，編集した久保田，中久喜，野口の3先生，さらに本書を第7版まで引き継いで歯科麻酔学の指導にあたられた先達諸氏のご尽力によることは言をまたないが，加えて，本書をもって歯科麻酔学の理解，研修に努められた多くの学生や研修医諸氏が一方の柱となって，第8版の刊行に至ったといえる．歯科麻酔学は止まることなく，今後も進展していき，本書も第9版，第10版と版を重ねていくに違いない．読者諸氏におかれては熱き心で本書を読まれ，われわれ編集に携わった者にフィードバックをお願いする次第である．

なお，先の第7版まで，初版以降の「序」を掲載していたが，最近の歯科麻酔学の発展に伴って本文のページ数が多くなったため，今版から削除することになった．本文内容の充実を目指し，かつ適切な価格を可及的に保持するためであり，ご理解を願いたい．

このようなことから今版では，初版から第8版までの編集方針などについて簡単にまとめ，補遺として文末に記した．

最後になるが，本改訂にあたり，尽力をいただいた医歯薬出版株式会社の担当諸氏に深謝の意を表する．

2019年1月

福島　和昭　　一戸　達也
北畑　洋　　嶋田　昌彦
丹羽　均　　宮脇　卓也

補　遺

『歯科麻酔学』初版～第8版：発刊，改訂にかかわる編集方針などの概略

　本書の初版は1971年6月に発刊された．当時，わが国の歯科大学・歯学部で歯科麻酔学に関する講座が設置されていたのは3校のみで，多くの歯科医育施設においては口腔外科学の一部として歯科局所麻酔法を主に講義，実習が行われていた．しかし，実際の歯科臨床では，口腔外科学の進歩・発展に伴う手術内容の高度化・複雑化，また局所麻酔法のみでは対応が困難な重度心身障害者や全身的合併症を有する高齢者への対応などから，全身麻酔法を含む全身管理にかかわる知識・手技の重要性が増してきていた．

　したがって，歯学生さらに臨床歯科医には，全身麻酔法を含めた周術期管理法，また全身的偶発症への対処法・救急蘇生法などの知識・技術をより広く深く学習することが必須となっていた．優れた多くの麻酔科学書が出版されているものの，歯科臨床に直結しているとはいいがたく，歯学生および臨床歯科医に適した歯科麻酔学教科書の刊行が強く要望された．そこで久保田康耶（当時，東京医科歯科大学教授），中久喜　喬（当時，東京歯科大学教授），野口政宏（当時，神奈川歯科大学教授）ら3教授が編集の労をとられ，各歯科大学・歯学部で麻酔学の教育を直接されている先生方が執筆を分担された．

　第2版は，初版発刊わずか3年後，1974年に，初版と同じく久保田，中久喜，野口ら3教授が編集の任にあたられて発刊された．歯科麻酔学の急速な進歩と臨床応用の進展がみられたためで，「笑気吸入鎮静法」，「外来全身麻酔」，「ハリ治療」などの項目が新たに加えられた．現在では，歯科外来での全身管理手段の核の1つといえる「精神鎮静法」の概念が第2版で登場し，障害児などの歯科治療への全身麻酔対応，また歯科麻酔の疼痛治療領域へのかかわりなど，短期間での大きな変化がみてとれる．

　第3版は，1980年に発刊された．初版，第2版と同じく久保田，中久喜，野口ら3教授が編集された．第2版以降に記述すべき麻酔科学の新知見が増え，また新たに数校の歯科大学・歯学部に歯科麻酔学講座が設置されて教授が増えたことも相まって，執筆者が増加している．

　第4版は，第3版の改訂から9年あまり経て，1989年に発刊された．この間，わが国の歯科大学・歯学部のほぼすべてに歯科麻酔学にかかわる講座あるいは診療科が設置された．80年代には，麻酔科学，これを受けて歯科麻酔学領域の進歩，発展は目覚ましく，基礎的研究の進展はもとより，麻酔薬や筋弛緩薬，そしてモニタ関連などに大きな変化がみられた．これらのことを受けて，編集の任には初版からの久保田，中久喜，野口の3教授に，上田　裕（当時，大阪歯科大学教授），古屋英毅（当時，日本歯科大学教授），松浦英夫（当時，大阪大学教授）ら3教授が加わった．執筆は各大学の新進気鋭の歯科麻酔指導者に依頼されている．

　第5版は，1997年に発刊された．初版から第4版まで編集に携われた久保田，中久喜，野口ら3教授は退かれ，第4版の古屋，上田，松浦の3教授に新たに金子　譲（当時，東京歯科大学教授），雨宮義弘（当時，鶴見大学教授），海野雅浩（当時，東京医科歯科大学教授）ら3教授が加わり，改訂された．1994年改訂の歯科医学教授要綱（歯科大学学長会議）を参考にした目次設定が行われ，歯学生が効果的で有効な学習ができるように，また日本歯科麻酔学会認定医資格の取得を目指す研修医の専門医的知識の整理に有用な教科書になるよう編集された．ハロタンからセボフルラン，バ

ルビツレートからプロポフォールへの変遷が記述され，全静脈麻酔法についても触れられている．また法的問題の章が設けられ，インフォームド・コンセントや麻酔記録の項目が追加された．

　第6版は，2003年に，第5版編者の古屋，金子，海野の3教授に池本清海（当時，九州大学教授），福島和昭（当時，北海道大学教授），城　茂治（当時，岩手医科大学教授）ら3教授が加わって編集された．歯科麻酔学が歯科医学教育の「診療基本」として，歯科診療における「コア」の1つに位置づけられていることを念頭に，患者の全身管理に関する項目の多い，特徴ある歯科麻酔学の教科書となっている．すなわち，生体の生理学や疾患の病態・評価，さらに歯科診療の侵襲と生体反応，モニタリングを加えて，歯科患者管理の基本を記述した章を設けた．また新たに「訪問歯科診療における患者管理」と「歯科治療における全身的偶発症」の章を起こしている．

　第7版は，2011年に，第6版の編集にあたった金子教授が新たに設けた「監修」という立場で総括をし，同じく福島教授に加え，原田　純（当時，愛知学院大学教授），嶋田昌彦（東京医科歯科大学教授），一戸達也（東京歯科大学教授），丹羽　均（大阪大学教授）といった新進気鋭の4教授を加えた計6人の編者が企画・立案にあたった．この版では編集会議に際して，各歯科大学・歯学部に依頼していたアンケート調査の結果をもとに議論を重ね，1）内容は学部教育から歯科麻酔認定医試験の水準とする，2）各種試験対策用に特化した手軽なhow to本とは一線を画し，通読の中で考え，理解，習熟につながる内容にする，3）図表のみの羅列は避ける，などの基本的な方針を決定し編集にあたっている．内容的には，歯学教育モデル・コア・カリキュラム，歯科医学教授要綱に準拠し，さらに心肺蘇生法に関しては2010年改訂の日本救急医療財団ガイドラインに沿っているものとし，歯学生，研修医，さらに日本歯科麻酔学会認定医・歯科麻酔専門医にとっても欠かせないものとしている．

　第8版は，第7版の改訂に携わった福島（監修），一戸，嶋田，丹羽の4教授と，新たに加わった北畑　洋（徳島大学教授），宮脇卓也（岡山大学教授）の2教授が編集に携わった．第8版の改訂は第7版の骨格を大きく変更せずに踏襲し，この8年間で発展，進展した事項の追加と修正，また各歯科大学・歯学部の歯科麻酔指導者変更に伴う新たな執筆依頼を念頭に置いた編集方針を論議，立案した．したがって，歯科麻酔の直接的な関与があまりない在宅診療の章を削除し，一方で，より重要性が増すと考えられる地域医療と歯科麻酔との連関についての内容を取り上げることになったが，新たな章を起こすなどの変更はない．その他，一部で項目の整理をし，また編集会議の論議を経て第7版の記述を挿入した部分もあるが，多くの章および項目で主に歯科麻酔指導者の退職などによる執筆者の変更があった．

目次 ● CONTENTS

歯科麻酔学　第8版

第1章　歯科麻酔学総論 … 1
- Ⅰ　歯科医学における麻酔学 …… 福島和昭 ● 1
  1. 歯科臨床における麻酔学の役割…1
  2. 歯科麻酔学の教育と研究…2
  3. 世界における歯科麻酔の立場…3
  4. 地域歯科医療における歯科麻酔科医の役割 …………………………… 丹羽 均 ● 4
- Ⅱ　麻酔・歯科麻酔の歴史 ………… 金子 譲 ● 6
  1. 麻酔史…6
  2. 日本歯科麻酔学会小史…9
- Ⅲ　麻酔の法と倫理 ………… 佐久間泰司 ● 11
  1. 歯科における麻酔業務と法…11
  2. 医科麻酔科研修…12
  3. インフォームド・コンセント…13
  4. 医療過誤における歯科医師の法的責任…15

第2章　全身管理に必要な基本的知識 … 16
- Ⅰ　全身管理に必要な生理学…16
  1. 神経の生理 ………………… 瀬尾憲司 ● 16
  2. 呼吸の生理 …… 原田 純・佐藤(朴)曾士 ● 24
  3. 循環の生理 ………………… 川合宏仁 ● 37
  4. 腎の生理 …………………… 大井良之 ● 50
  5. 酸塩基平衡…54
  6. 内分泌系の機能…57
- Ⅱ　歯科診療の侵襲と生体反応 ………………………………… 松浦信幸 ● 59
  1. 侵襲の内容と伝達経路…59
  2. 侵襲に対する神経系の反応…62
  3. 侵襲に対する内分泌系の反応…65
  4. 侵襲に対する免疫系の反応…69
- Ⅲ　診察と検査…71
  1. バイタルサイン ……………… 智原栄一 ● 71
  2. 診察法…74
  3. 臨床検査 …………………… 佐藤健一 ● 79
- Ⅳ　モニタリング…90
  1. モニタリングの意義 ………… 飯島毅彦 ● 90
  2. 呼吸系モニタ…90
  3. 循環系モニタ…94
  4. 体温測定 …………………… 佐野公人 ● 101
  5. 中枢神経系モニタリング…102
  6. 筋弛緩のモニタ…105

第3章　局所麻酔 … 108
- Ⅰ　局所麻酔薬の作用機序 …… 瀬尾憲司 ● 108
  1. 局所麻酔薬の結合部位…108
  2. 局所麻酔薬の神経生理学的性質…108
- Ⅱ　神経線維の種類による局所麻酔効果の違い…110
- Ⅲ　局所麻酔薬 ………………… 一戸達也 ● 111
  1. 局所麻酔薬の化学構造…111
  2. 局所麻酔薬の麻酔効果に影響する因子…112
  3. 薬物動態…114
  4. 毒性…120
  5. 各局所麻酔薬の特徴 ………… 渋谷 鑛・山口秀紀・一戸達也 ● 122
  6. 歯科用局所麻酔薬製剤…125
- Ⅳ　血管収縮薬 ………………… 一戸達也 ● 126
  1. 血管収縮薬を併用する目的…127
  2. 使用薬物…131
  3. 薬物相互作用…137
  4. 臨床的考察…138
- Ⅴ　局所麻酔に必要な解剖 …… 深山治久 ● 140
  1. 伝達麻酔のための解剖…140
  2. 浸潤麻酔のための解剖…144
  3. 小児の局所麻酔のための解剖…144
  4. 高齢者の局所麻酔のための解剖…144
- Ⅵ　局所麻酔法…145
  1. 表面麻酔法…145
  2. 伝達麻酔法…145
  3. 浸潤麻酔法…151
- Ⅶ　局所合併症とその対応 …… 百田義弘 ● 155

第4章　精神鎮静法　……………………………………………………………………● 159

Ⅰ　精神鎮静法の概念 ………… 宮脇卓也 ● 159
1. 背景…159
2. 精神鎮静法の位置づけと分類…159
3. 歯科臨床における精神鎮静法…161
4. 精神鎮静法の種類と使用薬物…163

Ⅱ　吸入鎮静法 ……………… 藤澤俊明 ● 164
1. 亜酸化窒素の性質…164
2. 亜酸化窒素吸入鎮静法の利点と欠点…167
3. 亜酸化窒素吸入鎮静法の適応，非適応…167
4. 亜酸化窒素吸入鎮静法の禁忌症…168
5. 亜酸化窒素吸入鎮静法に使用する器械，器具…168
6. 至適鎮静レベル…169
7. 術前管理…169
8. 術中管理…171
9. 術後管理（帰宅許可条件）…172

Ⅲ　静脈内鎮静法 ………………………… ● 172
1. 静脈内鎮静法で使用される薬物
 ……………………………… 宮脇卓也 ● 172
2. 鎮静レベルの評価とモニタリング…185
3. 静脈内鎮静法と生体反応…187
4. 静脈内鎮静法の実際 ………… 前田 茂 ● 191

第5章　全身麻酔 ……………………………………………………………………… ● 197

Ⅰ　全身麻酔の概念と方法
 ………………… 吉田充広・入舩正浩 ● 197
1. 全身麻酔の概念…197
2. 理想的な全身麻酔とは…197
3. 周術期管理…198
4. 歯科医療における全身麻酔の適応…200

Ⅱ　全身麻酔薬の作用機序 …… 入舩正浩 ● 200
1. Meyer-Overton 法則…201
2. 膜タンパク説…201
3. 最近の研究動向…202

Ⅲ　術前の全身状態評価と管理
 ………………………………… 櫻井 学 ● 204
1. 全身状態の評価…204
2. 術前管理…213

Ⅳ　吸入麻酔 ………… 一杉 岳・横山武志 ● 217
1. 吸入麻酔薬の概要…217
2. 吸入麻酔薬の摂取と分布…218
3. 麻酔薬の導入に影響する因子…219
4. 生体機能への影響…224
5. 麻酔薬の排泄と覚醒…226
6. 麻酔深度…226
7. 吸入麻酔薬…228

Ⅴ　静脈麻酔 ………………… 飯島毅彦 ● 232
1. 静脈麻酔薬の薬物動態…233
2. 静脈麻酔薬の種類…236
3. 麻酔補助薬…238
4. 静脈麻酔法の実際…242

Ⅵ　筋弛緩薬 ………………… 水田健太郎 ● 243
1. 意義…243
2. 適応…243
3. 作用機序…244
4. 臨床で使用される筋弛緩薬…246
5. 筋弛緩薬の作用に影響する因子…249
6. 非脱分極性筋弛緩薬の拮抗…250

Ⅶ　麻酔器と麻酔回路 ………… 藤井一維 ● 250
1. ガス供給装置…250
2. 麻酔器…252
3. 麻酔回路（患者呼吸回路）…256

Ⅷ　気道管理 …………………………… ● 258
1. 気道管理の意義・必然性 …… 鮎瀬卓郎 ● 258
2. 上気道の解剖と機能…259
3. 上気道閉塞の病態生理…260
4. 気道確保…261
5. DAM（difficult airway management, 気道確保困難管理）……………… 讃岐拓郎 ● 270

Ⅸ　術中管理 ………………… 砂田勝久 ● 275
1. 麻酔記録…275
2. 麻酔導入…277
3. 麻酔の維持…278
4. 麻酔の覚醒…282
5. 術中合併症の予防・対処…283

Ⅹ　術後管理 ………………… 杉村光隆 ● 286
1. 術後管理の意義と目的…286
2. 術後合併症の予防・対処とモニタリング…290
3. 術後疼痛管理…295

Ⅺ　輸液・輸血…297
1. 輸液 ……………………… 山崎信也 ● 297
2. 輸血 ………………………… 脇田 亮 ● 304

第6章　全身管理上問題となる疾患の病態と患者管理　●314

Ⅰ　呼吸系疾患　…………　小長谷 光　●314
1. かぜ症候群・急性気管支炎とその周術期管理…314
2. 気管支喘息・咳喘息・COPDとその周術期管理…315
3. 特発性肺線維症…321
4. 急性呼吸不全，急性呼吸促迫症候群…322
5. 慢性呼吸不全…322
6. 睡眠時無呼吸症候群…323
7. 肺結核…324

Ⅱ　循環系疾患　…………　北畑 洋　●325
1. 高血圧…325
2. 虚血性心疾患…330
3. 先天性心疾患…336
4. 心臓弁膜疾患…338
5. 心筋症…342
6. 感染性心内膜炎…344

Ⅲ　脳血管障害　…………　渡邉誠之　●345
1. 概略…345
2. 脳血管の走行と灌流領域…345
3. 脳循環の生理と薬理…346
4. 病的状態での脳循環・脳代謝…349
5. 体循環および脳血管障害のある患者の管理目標…351

Ⅳ　代謝・内分泌疾患　………　谷口省吾　●357
1. 糖尿病…357
2. 甲状腺機能亢進症…361
3. 甲状腺機能低下症…363
4. 副腎疾患…364
5. 副甲状腺疾患…366
6. 下垂体疾患…366

Ⅴ　肝・胆道系疾患　…………　糀谷 淳　●366
1. 歯科患者にみられる代表的な肝・胆道系疾患…367
2. 肝機能の評価と周術期の管理…368

Ⅵ　泌尿器系疾患　…………　亀倉更人　●372
1. 腎障害を有する患者（血液透析を受けていない患者）の管理…372
2. 血液透析中の患者の管理…376
3. 腎移植後患者の管理…377

Ⅶ　神経・筋疾患　…………　照光 真　●378
1. 神経筋接合部疾患…378
2. 原発性筋疾患…379
3. 運動ニューロン障害…380
4. 進行性変性疾患…381
5. 脱髄性疾患…383
6. 脊椎脊髄損傷…383

Ⅷ　血液疾患　…………　森本佳成　●384
1. 赤血球異常―貧血…384
2. 白血球異常…385
3. 出血性素因…385
4. 抗血栓療法…386

Ⅸ　精神疾患　…………　山口秀紀　●387
1. 統合失調症…387
2. 気分障害…390

Ⅹ　その他の病態…392
1. 肥満患者　…………　岡 俊一　●392
2. 関節リウマチ…395
3. 臓器移植後の患者…395
4. 輸血拒否患者　…………　有坂博史　●396
5. アルコール依存症・薬物依存症の患者…399
6. 指定難病（特定疾病）…399

第7章　口腔外科手術と全身麻酔　●401

Ⅰ　特　徴　…………　一戸達也　●401
1. 気道管理に関連した注意点…401
2. その他の注意点…402

Ⅱ　主な口腔外科手術と麻酔管理…402
1. 膿瘍切開術の麻酔　…………　松木由起子・一戸達也　●402
2. 顎顔面外傷手術の麻酔　…………　半田俊之・一戸達也　●404
3. 外科的矯正術（上顎 Le Fort Ⅰ型骨切り術，下顎枝矢状分割術）の麻酔…406
4. 腫瘍切除および再建術の麻酔　…………　松浦信幸　●408
5. 口唇裂・口蓋裂手術の麻酔　…………　松木由起子・一戸達也　●412

第8章　歯科患者の日帰り全身麻酔 …………………………………………… 佐野公人●414

- Ⅰ　歯科患者の日帰り全身麻酔の特徴…414
  1. 利点…414
  2. 欠点…414
- Ⅱ　日帰り全身麻酔の適応と禁忌…414
  1. 適応…415
  2. 禁忌…415
- Ⅲ　日帰り全身麻酔の実際…415
  1. 術前管理…415
  2. 術中管理…416
  3. 術後管理…417

第9章　小児の麻酔管理 ………………………………………………………… 正木英二●419

- Ⅰ　小児の特徴…419
  1. 小児麻酔の特徴…419
  2. 解剖・生理学的特徴…419
  3. 薬理学的特徴…423
- Ⅱ　小児麻酔の実際…424
  1. 術前管理…424
  2. 術中管理…426
  3. 術後管理…429

第10章　高齢者の全身麻酔 ……………………………………………………… 河原 博●432

- Ⅰ　高齢者の特徴…433
  1. 麻酔管理上の特徴…433
  2. 解剖・生理学的特徴…434
  3. 薬理学的特徴…435
- Ⅱ　高齢者麻酔の実際…437
  1. 術前管理…437
  2. 術中管理…439
  3. 術後管理…441

第11章　障害者の麻酔管理 ……………………………………………………… 澁谷 徹●445

- Ⅰ　主な障害・疾患と管理上の特徴…445
  1. 知的能力障害（精神遅滞）…445
  2. Down症候群…445
  3. てんかん…446
  4. 自閉スペクトラム症（自閉性障害）…447
  5. 注意欠陥多動性障害…447
  6. 重症心身障害児・者…448
  7. 脳性麻痺…448
- Ⅱ　術前管理…449
  1. 術前評価…449
  2. 術前の説明…450
  3. 常用薬と麻酔に関連する薬物との相互作用…450
- Ⅲ　術中管理…451
  1. 局所麻酔…451
  2. 精神鎮静法…451
  3. 全身麻酔…452
- Ⅳ　術後管理…453

第12章　ペインクリニック ……………………………………………………………●454

- 概説 ……………………………………… 嶋田昌彦●454
- Ⅰ　痛みの分類と病態
  ……………………… 今村佳樹・岡田明子●454
  1. 痛みの定義と分類…454
  2. 侵害受容性疼痛…457
  3. 神経障害性疼痛…457
  4. 精神・心身医学的疾患ならびに心理社会的背景に関連した疼痛…461
  5. 神経血管性の頭痛とその他の頭痛・顔面痛…462
  6. 癌性疼痛…464
  7. その他…465
- Ⅱ　口腔顔面痛の評価と診断
  ……………………………………… 嶋田昌彦●465
  1. 病歴聴取…465
  2. 診察…467
  3. 検査…469
- Ⅲ　感覚障害および麻痺性疾患の用語
  ……………………………………… 福田謙一●474
- Ⅳ　三叉神経感覚障害…476
  1. 中枢性三叉神経感覚障害…476
  2. 末梢性三叉神経感覚障害（三叉神経ニューロパチー）…476

V 口腔顔面領域の運動性疾患
　　　………………………… 椎葉俊司● 481
　1. 麻痺性疾患…481
　2. 顔面部の不随意運動…486
VI 心身医学的療法 …………… 嶋田昌彦● 488
　1. 心身医学的療法の適応…489
　2. 歯科医師が行う心身医学的療法…489
　3. 心理療法…489
　4. 薬物療法…491
VII 東洋医学的療法…491
　1. 東洋医学における基礎概念…491
　2. 診察および診断法…493
　3. 漢方治療…494
　4. 鍼灸治療…495

VIII 緩和医療 ………………… 小板橋俊哉● 497
　1. 緩和ケア概念の変化…497
　2. 緩和ケアにおける歯科麻酔科医の役割…497
　3. がん性疼痛の種類…498
　4. WHO方式のがん性疼痛治療法の5原則
　　…498
　5. オピオイド製剤…499
　6. オピオイド（医療用麻薬）の副作用とその対処
　　…500
　7. 鎮痛補助薬…501
　8. オピオイドスイッチング…502
　9. 口腔がん患者の特徴と最近の話題…502
　10. 歯科麻酔科医と緩和ケア…503

第13章 歯科治療における全身的偶発症 ………………………………………… 丹羽 均● 504

I 総論…504
　1. 全身的偶発症とは…504
　2. 全身的偶発症の原因（ストレッサー）と
　　種類…504
　3. 全身的偶発症の発生頻度…505
　4. 全身的偶発症の種類…506
　5. 死亡症例…506

II 各論…506
　1. 内科的基礎疾患が増悪して起こる全身的
　　偶発症…506
　2. 内科的基礎疾患とは無関係に起こる全身的
　　偶発症…506
　3. 徴候・症状・所見からみた歯科治療時の
　　偶発症への対応…516

第14章 ショック ……………………………………………………………………… 後藤倶子● 522

I ショックの概念と分類…522
　1. ショックの概念と定義…522
　2. ショックの分類…522
　3. 各ショック時の血行動態…522
II ショックの病態…523
　1. 循環血液量減少性ショック…523
　2. 心原性ショック…526
　3. 心外閉塞・拘束性ショック…526
　4. 血液分布異常性ショック…526
III ショックの臨床症状と診断…528

　1. ショックの診断…528
　2. 敗血症の診断基準…528
IV ショックの治療…529
　1. 初期診断と治療…529
　2. アナフィラキシーショックの初期治療…530
　3. 病態別治療…531
　4. 歯科診療室でのショック発症時における
　　初期対応…531
　5. Rapid Response System（RRS）…532

第15章 心肺蘇生法 …………………………………………………………………… 佐久間泰司● 533

I 生命を脅かす状況の患者への対応…533
　1. 心肺蘇生法の歴史…533
　2. 救命の連鎖…534
II 急変時のアプローチ…534
III 一次救命処置…535
　1. 成人の一次救命処置…535
　2. 小児・乳児の一次救命処置…543

IV 二次救命処置…545
　1. 心肺蘇生におけるBLSの位置づけ…545
　2. 気道確保…545
　3. 電気治療…545
　4. 成人の心停止に対するALSの実際…549
　5. 蘇生の継続…550

第16章　歯科医療におけるリスクマネジメント　………………………………　百田義弘 ● 551

- I　歯科医療における事故の特殊性…551
  1. 歯科診療所における安全管理体制…551
  2. 医療事故とは…551
  3. 歯科医療の特徴…552
  4. 歯科医療事故の特徴…553
  5. 医療事故調査制度…553
- II　医療安全管理の体制…554
- III　ヒヤリハット・アクシデント・医療事故…555
- IV　原因究明と改善のための方策…556
  1. 根本原因分析…556
  2. SHEL分析・SHELL分析・P-mSHELL分析…557
  3. 4M-4E…557

付　録　………………………………………………………………………　笠原正貴 ● 558

- I　物理・化学…558
- II　救急医薬品…563

文　献…573　　索　引…587

第1章 歯科麻酔学総論

I 歯科医学における麻酔学

1. 歯科臨床における麻酔学の役割

「麻酔」とは，薬物を作用させて全身または局所の感覚を鈍麻・消失させることで，一般に手術で生じる痛みの一時的な制御を意味して用いられている[1]．「麻酔」なしの処置，手術は拷問といえるほど耐えがたく，生体にさまざまな反応を起こしてショック状態，時には心不全から死に至ることさえある[2]．そこで，人類は早くから受傷，処置・手術時の疼痛を和らげる方法を求め，古代ギリシャではマンダラゲやアヘンが，古代中国ではインド大麻やマンダラゲをもとにした麻沸散などが用いられていた．しかし多くは，秘薬，秘術として門外不出で，詳細な記録がなく，科学的な検討も十分とはいいがたいものであった．

歯科医師Morton WTGは，1846年，MGH（Massachusetts General Hospital）で頸部腫瘍切除にエーテルを用いた全身麻酔の公開実験に成功し，近代外科学の幕開けの一翼を担った「麻酔」の嚆矢として語り継がれている．その前年には，被験者が興奮状態となって不成功であったが，同じく歯科医師のWells HがMGHで亜酸化窒素による全身麻酔を試みている[3]．このような近代「麻酔」の黎明期の歯科医師による貢献は偶然に生じた結果ではなく，歯科臨床と「麻酔」のつながりの強さを示している．すなわち，対象の口腔領域は疼痛刺激に鋭敏であり，一方で痛みを伴う外科的処置・手術が多いという歯科臨床の特徴から，当時の歯科医師にとって適切な除痛法の取得は喫緊の課題であった．その最大関心事が，歯科医師をもって黎明期の「麻酔」を切り開くパイオニアとして名を残すことにつながることになった．

除痛法は，麻酔薬の中枢作用による全身麻酔と，末梢神経の支配領域に限定した効果を得る局所麻酔に大別される．Mortonはエーテルの吸入による全身麻酔で無痛を得たが，その直後，あるいはほぼ同時にコカインに始まる各種局所麻酔薬の発見，開発，また注射器や注射針の発明などが相まって，歯科臨床においては局所麻酔が広く普及した．小手術・処置が多く，外来診療主体の歯科臨床に適していたためである．以来，長い間，歯科における麻酔は，麻酔≒局所麻酔という限定された図式のもと，教育も含めて口腔外科学の一部という区分におかれていた．

医科領域では，1954年，東京大学医学部にわが国最初の麻酔学講座が創立されたが，歯科領域においても口腔外科の進歩・発展に伴い局所麻酔のみでは困難な手術が増加し，円滑，確実な全身麻酔の施行が望まれた．そこで口腔外科の一部から分離，独立した専門的な体制が必須となって，1964年の東京医科歯科大学歯学部に始まり，神奈川歯科大学，東京歯科大学，日本歯科大学と次々に歯科麻酔学講座が新設された．

1970年代から，口腔機能維持のQOLに果たす重要性の認識が広まるにつれて，重度心身障害者など局所麻酔による除痛のみでは歯科診療が困難な症例に対する全身麻酔実施の要請が増え，歯科大学・歯学部付属病院では口腔外科に加えて小児歯科，障害者歯科などより多くの専門領域との連携が進められた．また大学以外で

は，地方自治体や歯科医師会立の診療施設に全身麻酔下歯科治療を施行しえる体制が構築されるようになった[4]．一方，同時期に精神鎮静法が歯科臨床に広く普及，浸透した．これは亜酸化窒素の吸入や鎮静薬の静脈内投与によって歯科治療に対する恐怖・不安感の緩和を得る，歯科外来での適応が容易で，快適，安全な歯科診療につながる管理法である．現在では，歯科麻酔分野における不可欠で非常に重要な要素の1つとなっている．

超高齢社会の到来により急増した高齢者，また医療の進歩・発展に相まって増加する全身疾患を有する"有病者"などに対する安全，円滑な歯科診療が，QOLを目指す社会的な要請もあって歯科臨床に強く求められている．これらの患者では，歯科診療がストレッサーとなって生体の防御機構に破綻をきたし，容易に不快な，時には危機的な状況に陥る危険性が高い．そのため，各種麻酔方法に加えて全身状態の的確な評価，各種モニタリングの知識と活用，偶発症・合併症の予防と処置などを含めた総合的な歯科周術期管理学としての歯科麻酔学が一層，役割を増して歯科医学の中の1つの不可欠な分野となった．また除痛法への通暁ということから口腔領域の疼痛治療の分野（ペインクリニック）にも大きな役割を果たしている．

2. 歯科麻酔学の教育と研究

歯科医学生に対する歯科麻酔学の教育は，歯科麻酔学を専門とする講座，教室分野などにおいて行われている．その教育内容は歯科医学教授要綱（歯科大学長・歯学部長会議編，2008），また歯学生が履修すべき必要最小限の事項を提示している「歯学教育モデル・コア・カリキュラム―歯学教育ガイドライン―」（医学・歯学教育の在り方に関する調査協力者会議　平成28年改訂版，文科省）などに準じている．歯科医師国家試験における歯科麻酔学関連事項の出題は，これらをもとに，歯科医師国家試験出題基準改定部会（医道審議会，厚労省）において4年ごとに検討，提示されている[2]．

歯科麻酔学は，生理学，薬理学，内科学などの基礎・臨床医学をもとに，口腔外科，補綴，保存などの歯科臨床専門領域との連関の中で成り立っている．歯科医学生に対しては，歯科治療が生体に及ぼす身体的，精神的侵襲とその制御方法，使用薬物を含めた歯科周術期管理方法の特徴などについての理解が求められる．さらに最近では，歯科治療に際しての的確な全身的評価と適切な周術期管理手段の選択についての学習が歯科麻酔学教育の中での重要性が増している．感覚に鋭敏であることから歯科診療に強い恐怖を抱き，時には除痛のための局所麻酔によって血圧低下，意識消失，さらに心停止に遭遇することはまれではなく，その予防法や対処方法の学習は必須となる．また除痛法に関連することから教育の進め方をみると，講義での知識の整理に加えて，心肺蘇生法，静脈路確保，モニタリング機器の操作，局所麻酔法，精神鎮静法さらに全身麻酔法など，シミュレーターや臨床見学を含めた実習が行われる．

一方，歯学部卒業の歯科医師に対しては，日本歯科麻酔学会認定医・歯科麻酔専門医資格の取得を柱とした教育が，歯科大学・大学歯学部の歯科麻酔学講座が中心となって行われている．日本歯科麻酔学会から，認定医・歯科麻酔専門医資格取得のためのカリキュラムが医科麻酔科研修も含めて提示されている．認定医で最低2年，歯科麻酔専門医で最低5年に及ぶ全身麻酔症例を主とした周術期全身管理経験と歯科麻酔学にかかわる研究実績が申請の条件となり，筆記試験と口頭試問が課せられるシステムが運用されている．このうち研究実績が申請要件となっているのは，歯科麻酔科医の基本的素養としてリサーチマインド，すなわち＜情報の集積，解析，問題抽出そして解決能力＞が重要とされているからに他ならない．

歯科麻酔学が歯科周術期管理を根幹として歯

科医学の確立した一分野と認められてからの歴史は短い．しかし，わが国のすべての歯科大学・歯学部に歯科麻酔学講座・教室が設置されたことにより，近年，歯科麻酔学に関する研究は急速な進展を示した．研究フィールドをみると，口腔外科学はもとより高齢者歯科学や障害者歯科学など歯科の他専門領域にまたがったすそ野の広さに特徴があり，また当然ながら医科麻酔科学はもとより生理学，薬理学や解剖学など医科領域との接点もある．この広いフィールドに立脚した歯科医学，歯科医療に貢献をする研究業績が生まれている．

3. 世界における歯科麻酔の立場

世界のいずれの国においても，診療中における全身的な安全性の確保，痛みそして不安・恐怖のない管理，必要に応じた救急処置・心肺蘇生法は歯科医師が理解，習得しておくべき基本的な事項となっている．しかし，実際の歯科臨床の場からみると，全身麻酔法，時には静脈内鎮静法においても歯科医師の関与に濃淡がみられる．これは，各国の行政・医療制度によって「歯科麻酔」の"在り方"に相違が生じたもので，わが国における「歯科麻酔」のコンセプトがそのまま世界で通用しないことを示している．

わが国では歯科麻酔学の教育・研修体制が整備され，歯科麻酔専門医・認定医の育成によって全身麻酔法や静脈内鎮静法などの各種周術期全身管理の的確な応用が進み，国民の歯科医療の質の維持に大きく貢献している．また米国をみると，全身麻酔や鎮静法が口腔外科医を中心に歯科診療で広く実施されてきた経緯があり，米国歯科麻酔学会 American Dental Society of Anesthesiology (ADSA) の主導する研修体制・認定医制度が整備され，また歯科麻酔専門医は別途，米国歯科麻酔科医学会 The American Society of Dentist Anesthesiologists (ASDA) を組織し，歯科麻酔が一層，歯科臨床に浸透していく手立てを講じている．

一方，韓国では，国立ソウル大学 Seoul National University (SNU) や国立プサン大学 Pusan National University (PNU) などの基幹大学歯学部には歯科麻酔学講座が設置され，医科麻酔科医のスタッフによって歯科麻酔に関連する教育，臨床，研究が行われている．さらに口腔外科医や小児歯科医に医科麻酔科医が加わって韓国歯科麻酔学会 Korean Dental Society of Anesthesiology (KDSA) を組織し，歯科麻酔学に関する研究の発展に寄与するとともに，精神鎮静法や救急蘇生法，鎮静法の一般歯科医への普及に務めている．また中国では，基幹的な大学歯学部関連病院に顎顔面口腔外科手術症例を主な対象とした「口腔麻酔科」が医科麻酔科医をスタッフとして設置され，中華口腔麻酔学会 Chinese Association of Stomatological Anesthesiology (CASA) を中心に豊富な症例をもとに，積極的な研究活動を繰り広げている．

一方，英国，ドイツやロシアなどのヨーロッパ，またオーストラリア，ニュージーランドなどのオセアニア諸国では，歯科医師による全身麻酔が医療制度から実施が困難な国が多く，歯科麻酔科を独自に有する大学はほとんどみられない．しかし，これらの国々においても，臨床の場から必要性を認めて歯科麻酔学に関連した学術団体を組織し，精神鎮静法を中心とした普及活動，卒後研修体制の構築がなされている．

このように，国によって「歯科麻酔」の歯科診療における位置づけは異なるが，安全，円滑，的確な歯科診療を支えるために歯科麻酔学の進歩，普及のために国際的な連携が重要との考えのもと，英国の主導で国際歯科麻酔学会連合 International Federation of Dental Anesthesiology Societies (IFDAS) が設立され，1976年に第1回学術大会 (Monte Carlo, Monaco) が開催された．以後3年ごとに学術大会があり，1982年第3回大会 (東京，会長：故久保田康耶 東京医科歯科大学教授)，2006年第11回大会 (横浜，会長：金子 讓 東京歯科大学教授) がわが国で

開催され，2018年の第15回大会は奈良で一戸達也 東京歯科大学教授が主催した．

また，アジアの歯科麻酔学の発展を目指し，日本歯科麻酔学会，韓国歯科麻酔学会，中華口腔麻酔学会が中心となって，2007年にアジア歯科麻酔学会連合 The Federation of Asian Dental Anesthesiology Societies（FADAS）が組織され，毎年，関連国のもち回りで学術大会が開催されている．IFDASと比べ，大学歯学部の歯科麻酔学講座中心の学会で，特に日中韓の3国では，臨床，教育，研究面で類似している部分が多く，学術雑誌「*Journal of Dental Anesthesia and Pain Medicine*」（*JDAPM*）の発刊もあって，世界の歯科麻酔をリードする数多くの成果が生まれることが期待される．さらに2000年に歯科麻酔学分野 Dental Anesthesiology Research Group（DAR）が国際歯科研究学会 International Association for Dental Research（IADR）の一分野として認められ，わが国からは多くの歯科麻酔研究者がリーダーとして勇躍，参画している[5]．

以上，歯科麻酔学が歯科における体系的な一分野として確立されたのは比較的日が浅く，グローバルな観点からみて世界各国に共通する一致したコンセプトを有しているとはいいがたい面がある．しかし，いかなる国にとっても，今後の歯科診療の進歩・発展には歯科麻酔学が重要なコアの1つという認識では一致がみられる．歯科麻酔学教育および研究体制が整備されているわが国から諸外国へ，歯科麻酔にかかわる教育，臨床，研究の成果を発信し続けることが，わが国の歯科麻酔学の使命の1つと思われる．

4. 地域歯科医療における歯科麻酔科医の役割

大学病院や病院歯科に勤務している歯科麻酔科医の多くは，全身麻酔や鎮静法などの周術期管理やペインクリニック業務に携わっており，地域歯科医療に直接関与する機会は少ない．また，開業している歯科麻酔医も多いが，積極的に歯科麻酔学の知識・技術を地域歯科医療の中で活用している者は決して多くない．将来的には，歯科麻酔学を地域医療の各分野において生かしていくことが，歯科麻酔科医の活躍する領域の拡大につながっていくものと考えられる．

1）地域歯科医療における医療安全への関与

近年，医療安全に対する意識が非常に高まっている．平成19年に施行された改正医療法により，医療安全に関する研修を年2回以上受けることも義務付けられている．歯科麻酔学の目的として掲げられている「安心・安全な歯科治療」は，まさに医療安全に直結しており，医療安全に関する専門知識をもつ歯科麻酔科医は，地域医療において医療安全の啓発活動を担うことが期待されている．

2）障害者歯科医療への関与

現在，障害者歯科医療において歯科麻酔科医はなくてはならない存在となっている．歯科麻酔科医による薬理学的行動調整（全身麻酔法や静脈内鎮静法）は管理方法の1つとして確立している．障害者歯科医療の多くは，福祉医療として各地域で行政と連携して運営されている．そのような施設における歯科麻酔科医の活動の重要性は，ますます高まっている．

3）超高齢社会における歯科麻酔医の役割

総人口における65歳以上の高齢者人口が占める割合を高齢化率といい，高齢化率が21％を超えた場合を，「超高齢社会」という．わが国は，2007年に高齢化率が21.5％となり，すでに超高齢社会へ突入している．また，2025年には団塊の世代（1947～1949年生まれ）がすべて75歳以上となる．

このような背景から，要介護状態となっても住み慣れた地域で自分らしい暮らしを人生の最後まで続けることができるよう，医療・介護・予防・住まい・生活支援が包括的に確保される

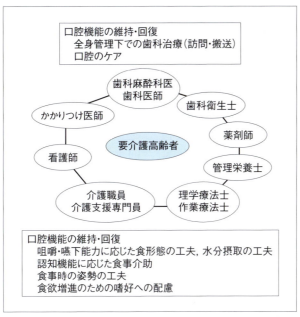

図1-I-1　多職種連携による口腔機能に関する地域包括ケアシステム

体制「地域包括ケアシステム」の構築が進められている．特に，65歳以上の5人に1人が認知症患者となり，自立度Ⅲ（日常生活に支障をきたすような症状・行動や意志疎通の困難さが，日中，または夜間にみられ，介護を必要とする）以下となる患者が，2025年には，176万人に達すると予測され，認知症高齢者の地域での生活を支えるため，認知症施策推進総合戦略（新オレンジプラン）も推進されている．

健康長寿の鍵を握る1つの要因として，食生活も含めた健全な口腔機能が重要と考えられるようになり，8020運動が推進されている．2016年にはその達成者が5割を超えるようになった．しかし，元気な高齢者ばかりではなく，要介護状態となる患者も少なくない．要介護高齢者の9割が口腔のケアを含めた歯科的介入が必要とされている一方，実際にはその3割しか，歯科的介入を受けていないという調査結果がある．

そのような状況の中で歯科医師は，要介護高齢者の容態に応じた適時・適切な「口腔機能の維持・回復」を担うことが期待されている．これらの患者は何らかの医学的問題を抱えており，その問題を十分評価したうえでの治療やケアプランが策定されなければならない．このような場面において歯科麻酔学に基づいた医学的知識が必須となる．さらに，「口腔機能の維持・回復」だけが独立して実行され，完結することはありえない．いろいろな問題を抱えた要介護高齢者のケアにおいては，多職種連携が必須となる（図1-I-1）．

かかりつけ医師，看護師，薬剤師，管理栄養士，介護職員，作業療法士，理学療法士，介護支援専門員と歯科医師，歯科衛生士が共同で個々の患者に応じた「口腔機能の維持・回復」を含めたケアプランを作成する必要がある．そのような多職種連携の中で，歯科麻酔科医は，自身のもつ専門性を発揮し，積極的にかかわっていく必要がある．このような地域包括ケアシステムへの歯科麻酔科医の関与が求められている．

Ⅰ　歯科医学における麻酔学

II 麻酔・歯科麻酔の歴史

1. 麻酔史

1804年に紀州の外科医である華岡青洲[1]が，乳がん手術で薬草によった全身麻酔を世界で最初に成功させた．現在の全身麻酔法の源は19世紀中頃に米国で発見された吸入麻酔法であり，それ以降が近代麻酔とされている．

全身麻酔は局所麻酔より40年も早い発見であった．アトランタの外科医Longが，エーテル麻酔を1842年に発見したと今日，認定されている．同年にロチェスターのClarkが同様にエーテルで抜歯したとされているが，Clarkに関しては詳細な研究がされていない．Longはエーテルの麻酔作用を公表せず，後に下記のMortonのエーテル発見者争いの騒ぎから発表したことから，その後，発見者認定は長いこと混沌としていた．近代麻酔の扉を開いたのは米国ハートフォードのWells（1815-1845）とボストンのMorton（1815-1898）という二人の歯科医師である[2]．発見者はLongであるが，麻酔の恩恵を世界に広げたのはMortonである．そしてWellsはエーテルの前に亜酸化窒素で公開実験を行った．Long, Morton, そしてWellsの関係を知ることは，麻酔発見の偉大な業績の理解につながると考える．

なぜ麻酔の発見に歯科医師が大きくかかわったのか．歯科医師の日常は痛みとの戦いである．どうしたら痛みなく歯科治療ができるかという頭から離れない考えが幸運を呼び込んだ．「偶然の発見・セレンディピティ」とよばれている．なぜ？どうしたら？という疑問がなければ幸運は宿ってくれない．昔も今も変わらない日常臨床におけるリサーチマインドの重要性である．

1）全身麻酔
(1) 亜酸化窒素（笑気）麻酔[2]

1844年12月10日，ハートフォードのユニオンホールで「笑気遊び」の興行がコロンビア大学化学教授のColton（1814-1898）によって開かれた．壇上で吸入していたWellsは，同様に吸入していた一人の男が足をぶつけて出血していたが痛い素振りもせずに陽気に踊り続けていたことに気づいた．Wellsは，痛みへの解決がここにあることを悟った．1844年12月11日，Wellsは亜酸化窒素（笑気）を自分で吸入し同僚のRiggsに抜歯してもらった．彼は意識が戻ると「いままでにない大発見だ．針ほどの痛みもなかった」と叫んだ．

Wellsは，1845年1月15日，マサチューセッツ総合病院で亜酸化窒素吸入の公開実験を行った．彼は学生の智歯抜去に亜酸化窒素を用いたが，術中に学生が体動とうめき声を上げたため実験は失敗とされインチキ野郎と烙印を押された．以後，亜酸化窒素は20年間麻酔薬として用いられなかった．

亜酸化窒素は1772年に英国のPriestly（1733-1804）とBlack（1728-1799）によって別々に発見され，1800年（英国）にDavy（1778-1829）がその高揚感と疼痛の軽減作用を発見して「laughing gas（笑気）」と命名した．化学者であったDavyの示唆を外科医は見逃していた．

忘れ去られていた亜酸化窒素麻酔を再登場させたのはあのColtonであり，1864年から33年間で1,938,000人の抜歯患者に亜酸化窒素麻酔を1例の死亡事故もなく行った．麻酔作用の弱い亜酸化窒素を小児から高齢者に適用した驚くべきみごとな記録である．

亜酸化窒素は，Wellsが願ったようにその後の麻酔科学発達の第一走者となった．1867年，SS White社は亜酸化窒素吸入器を試作，翌年，Andrewsが亜酸化窒素に酸素を混合した．亜酸化窒素は外科手術の麻酔薬として揮発性麻酔薬とともに使用され，揮発性麻酔薬は新薬開発で変わる一方で，亜酸化窒素はその特徴的な薬理作用から20世紀末までは必ずといっていいほど併用された．21世紀になると地球環境の汚

染問題などから次第に消費量は減少していった．

わが国[3]では，1873年「日講記聞，薬物学編」の「亜酸化窒素」の紹介が最初とされている．歯科では，1886年，高山紀齋述「歯科薬物摘要」によった．実際には1891年，米国から帰国した片山敦彦が持参した吸入器で抜歯したのが最初だとされている．

(2) エーテル麻酔[4]

1846年10月16日，マサチューセッツ総合病院で顎下リンパ節摘出患者が無痛下に手術された．執刀したハーバード大学Warren外科教授は「皆さん，これはいかさまではない」という一言で麻酔大発見のニュースは世界中に発信された．麻酔を行ったのは歯科医師のMortonで，患者はガラス吸入器から揮発物と空気を呼吸しているうちに意識を失った．ガラス吸入器にはエーテルが入れられていて，中にスポンジが置かれていた．

彼はハーバード大学の化学教授であるJacksonの勧めでエーテルを使うことにした．亜酸化窒素もエーテルも高価だったので上流階級の吸入遊びに使われていた．

麻酔の成功は，揮発性であるエーテルの薬物動態特性と空気中の酸素と，十分なエーテル濃度を吸入し続けられる吸入器がMortonの味方をした．Mortonは人類に大きな福音をもたらしたが，その後は麻酔発見者争いの苦難の中で人生を終えている．

誰が麻酔の発見者かという問いには，Larson[4]は，吸入麻酔という「発想」を優先させればWellsが発見者であり，世界に全身麻酔を知らしめた功績を優先させればMortonになるとしている．WellsとMortonは，成否は分かれたが確信をもって公開という証明法に挑んだ．

わが国[3]では1850年，杉田成卿「済生備考」にエーテル吸入麻酔法が初めて記載され，ここで「麻酔」という用語が使用された．実際のエーテル麻酔は1855年に杉田成卿が乳がん手術などに行ったとされている．

(3) クロロホルム麻酔[4]

クロロホルムは，スコットランド・エジンバラの産科医Simpson (1811-1870)によって1867年に用いられた．

Simpsonは自身で吸入し昏睡状態になったことからその作用を利用して，分娩時の疼痛緩和にクロロホルムを用いることを提唱し普及させた．クロロホルムは，十数年使用されたが，1890年代に小児の遷延性クロロホルム性肝炎の報告がなされてから，ゆっくりとした終焉が始まった．そして，浅いクロロホルム麻酔でのアドレナリン注射が心室性細動を起こすことが動物実験で証明され，術中の原因不明の突然死がこれによって説明されたことから，クロロホルムは麻酔の舞台から去っていった．

わが国[3]では1857年，長崎に来たオランダ海軍軍医Meedervootによってクロロホルム麻酔は紹介され，実際にはシーボルトに師事していた伊藤玄朴が1861年に右足切断にクロロホルム麻酔を使用した．

2) 麻酔—anesthesiaの語源[4]

anesthesiaという用語はエーテル麻酔発見によってつくられた言葉である．ボストンの医師で詩人で博学者のHolmes (1809-1894)が，麻酔発見の報を知ってMortonに手紙を書いた．内容は，「この発見を人類は待ち望んでいました．この状態を"anesthesia"とよぶのがよいと思う．ギリシャ語でan (no)とeisthesia (ability of feel sensation)との合成で，将来世界中の人がこの言葉を口にするに違いありません」というものだった．

わが国[3]では，1850年杉田成卿によって「麻酔」という言葉が使われた．歯科では，高山紀齋が高山歯科医学院講義録とした1892（明治25）年の「歯科学術沿革史」では，笑気（原文は酸化窒素）もエーテルも詳しく紹介し，anaestheticを迷蒙薬 (pp.175-206) と訳していたが，1895（明治28）年の「歯科薬物学」では「麻酔剤」という項目を設けている[5]．

3) 精神鎮静法 (鎮静法)
(1) 亜酸化窒素吸入鎮静法[6]

　低濃度亜酸化窒素吸入による高揚作用を利用した不安除去法である．歯科で発達した精神鎮静法の一種であり全身麻酔ではない．

　亜酸化窒素は濃度によって中枢神経に多様な感覚をもたらす．低濃度では上記の感覚，高濃度では意識消失となるが，その間の濃度依存で鎮痛作用が生じる．この鎮痛効果を目的とした方法を笑気アナルゲジア nitrous oxide analgesia とよび，ペテルブルグの産科医 Klicowich が，1881年にシリンダーに詰めた80％亜酸化窒素と20％酸素を出産時の鎮痛に使用した．歯科では，1889年，リバプールの歯科医師が窩洞形成に用いた．

　1947年，ニューヨークの歯科医師 Seldin は，笑気アナルゲジアの目的で使用している過程の低濃度で得られる高揚効果（鎮静効果）が，歯科臨床で価値があることを記述した．1950年から，ニューヨークの歯科医師 Langa が鎮痛を目的とした笑気アナルゲジアの研修を精力的に開始したが，次第に鎮静効果に重点を置き出した．

　わが国では，1970年の川勝ら[7]による30％亜酸化窒素吸入の学会報告では，その鎮痛作用を観察したものであったことからも，その導入初期には鎮静よりも鎮痛に目が向けられていたと考えられる．しかし，東京医科歯科大学の久保田康耶教授による研究グループ[8]を主体にした諸研究から，1973年の健康保険に導入されたときには「笑気吸入鎮静法」としてその目的は明確になっていた．以上のように亜酸化窒素吸入鎮静法は，吸入濃度を利用して「遊び」から歯科医療として「全身麻酔」「鎮痛」そして「鎮静」へと変遷した方法である．

(2) 静脈内鎮静法

　不快な歯科治療に耐えることを目的とした精神鎮静法の1種で，抗不安薬あるいは静脈麻酔薬を静脈から投与する方法である．

　1945年，米国ロマリンダ大学歯学部の歯科医師である Jorgensen[9] が，ペントバルビタール投与後にメペリジンとスコポラミンを静脈内投与して鎮静を得る方法を開発した．彼は初期に静脈内前投薬 intravenous premedication と名付けた．Jorgensen（あるいは Loma Linda）technique と呼称されている．

　1958年には，ロンドンの歯科医師 Drummond-Jackson が短時間作用型のオキシバルビツール剤であるメトヘキシタールの少量頻回投与によって，鎮静を持続的に一定の幅の深度で保つ方法を保存治療に用いた．1963年には，水溶液として開発されたジアゼパムの静脈内投与をフランスの歯科医師 Davidau が同年に行って，以後フルニトラゼパムなどが用いられ，現在ではミダゾラム（1978年開発）の使用頻度が高い．最近では，1977年に臨床導入されたアルキルフェノール類で，チオペンタールより優れた調節作用を有するプロポフォール[10]を少量持続投与が可能な注入器を使用して，任意の鎮静レベルと持続時間を調節して安全性と効果を両立させる方法が用いられている．

　わが国では1971年に，メトヘキシタール[11]やジアゼパムの静脈内注射の紹介[12]や臨床成績[13]が金子譲らの報告にみられる．その後，歯科大学・歯学部や病院歯科，障害者歯科センターを中心に歯科患者に多数適用されている．

　本法は過量投与で死亡に至る事故の危険性が高いことから，1985年，ADSA による NIH でのコンセンサス・ディベロップメント・カンファレンス声明[14]に始まり，米国麻酔科学会，また日本歯科麻酔学会によるガイドラインなどによる鎮静の定義のもとに厳しい安全管理対策が求められている．

4) 局所麻酔[15]
(1) コカインに始まった局所麻酔の薬物と方法

　1884年9月15日，ハイデルベルクのドイツ眼科学会で，ウィーンの眼科医 Koller の論文発表と供覧が行われた．供覧は角膜と結膜へのコカイン滴下であり，コカインの粘膜塗布による

局所麻酔作用（表面麻酔 topical anesthesia）が再現された．局所麻酔発見のニュースはただちに世界に広がった．ウィーンの精神科医Freudは，患者の治療薬としての利用を研究しているときに，コカインが舌のしびれや歯肉炎痛の鎮痛をもたらすことに気づいて，インターンのKollerに少量のコカインを提供したことが，局所麻酔の発見につながった．

1885年1月20日のニューヨーク歯科医師会集会で，歯科医師のLaymondは，コカインの局所注射で歯科処置が無痛で行えた6例を紹介した．注射したのは若い外科医のHalsted（1852-1922）であった．彼は，下顎孔，眼窩下孔そしてオトガイ孔の神経幹に注射して，歯牙の無痛効果を得たのであった．Halstedと仲間のHallはハイデルベルクの発表の2か月後にはコカインの注入効果の観察実験を開始した．彼らは，4％コカインの前腕注入によって末梢の麻酔が得られたことを1884年12月6日の*New York Medical Journal*にレターとして掲載した．これが伝達麻酔 block anesthesiaの最初の報告となった．

皮膚切開の麻酔効果はコカインでは十分得られないとされていたことから，浸潤麻酔 infiltration anesthesiaは最後の仕事となった．Schleichは1892年に低濃度コカインを皮下に注射し浸潤させる方法を導入した．四肢に駆血帯を巻いて浸潤麻酔をすると，麻酔効果が持続することを見出したのはCorningであり，局所血流が低下するとコカインの血管内への吸収が減少するからだとする論文を1885年に発表した．

(2) アドレナリンの局所麻酔薬含有

現在，歯科用局所麻酔薬のほとんどの種類にはアドレナリンが含有されている．この起源は，1897年頃からドイツの外科医Braun（1862-1934）が，コカインにアドレナリンを含有したことに始まる．この論文発表は1903年と遅れた．彼はこの方法を「化学的な駆血帯法」とよんだ．コカインの麻酔作用は弱く，短時間性であり，何よりも血管吸収によったコカイン急性中毒が使用早期から問題となっていた．副腎抽出物質が副腎エキスとして，1890年代後半には止血効果と出血量の減少のために眼科でも耳鼻科でも臨床適用されていた．Braunはこれにヒントを得た．

(3) コカイン以後の局所麻酔薬

コカインの麻酔作用はエステル型の安息香酸にあることがわかり，1904年にドイツの化学者Einhorn（1856-1917）は，エステル型の新しい麻酔薬の誘導に成功し，プロカインと命名した．麻酔効果と安全性からコカインからプロカインに一気に変わった．

現在，世界の歯科用局所麻酔薬として最も多く使用されているのはアドレナリン含有のリドカインである．1943年，Löfgren（1913-1967）とLindqvist（1922-1953）がアミド型の麻酔薬（リドカイン）を開発した[16]．歯への有効性は，ストックホルム王立歯科大学の歯科医師Björn（1907-1995）[17]によって確認され，1947年に論文発表された．Björnは，麻酔薬濃度とアドレナリン含有による歯の麻酔成功率への影響を明快に示した．

1969年，ドイツのRuchingによって開発されたアミド型のアルチカインが，毒性が少なく強い効力によって普及し，特に1976年に臨床導入されたドイツの歯科臨床では，2012年に使用された歯科用局所麻酔薬の97％がアルチカインであり，リドカイン製剤と交代した[18]．

2. 日本歯科麻酔学会小史

日本歯科麻酔学会は1973（昭和48）年に設立され，ただちに日本歯科医学会の分科会となった．2023（令和5）年の会員数は2,897名である．毎年，学術集会（2018年第46回）と機関紙『日本歯科麻酔学会雑誌』発刊（2018年第46巻）を行っている．歯科麻酔科医の質の平準化のために1974（昭和49）年には，日本歯科麻酔学会認定医制度の実施に向けて制度設置委員会（野口

政宏委員長）が発足し，1977（昭和52）年に第1回認定医試験が実施された．2023（令和5）年には1,438名が認定医として学会に登録されている．1994（平成6）年には，歯科麻酔指導医制度（2017年31名）を発足させた．2005（平成17）年には学会の法人化（福島和昭理事長）に伴い，「日本歯科麻酔学会専門医」制度が発足した[19]．2002（平成14）年に厚生労働省は，広告の規制緩和に伴って認可制の「専門医」制度を発足させた．日本歯科麻酔学会は歯科医学会で「専門医」制度が認められた5団体の1つとなり，2005年には第1回歯科麻酔専門医試験を実施し，合格者は，「歯科麻酔専門医」の広告が可能となった．2023（令和5）年の時点で366名が歯科麻酔専門医として登録されている．2016（平成28）に認定歯科衛生士制度（初代委員長，河合峰雄）（2018年65名）が発足した．

1964（昭和39）年に東京医科歯科大学歯学部に歯科麻酔学講座（上野　正が口腔外科学と兼任教授，その後，久保田康耶教授）がわが国で最初に設立されたことから，歯科大学・歯学部に講座ないしは診療科が順次設置されていった．

1959（昭和34）年に東京大学医学部麻酔学教室の山村秀夫教授が，東京歯科大学からの全身麻酔の研修を目的とした口腔外科医を，厚生・文部両省の許可のもとに医学部として初めて受け入れた．その後，多数の歯科医師が大学病院，総合病院あるいは小児病院などで医科麻酔の研修を受けられ，歯科麻酔学講座設置とともに日本の歯科麻酔の育成・発展の根源となった．1997（平成9）年，日本歯科麻酔学会設立25周年，2022（令和4）年同50周年の記念講演・式典・祝賀会が開催され，前者では山村秀夫東京大学名誉教授が「わが国の麻酔の発展と歯科麻酔」，後者では金子譲東京歯科大学名誉教授が「日本歯科麻酔学会設立50周年記念―半世紀の歩み―」と題した記念講演を行った．

2001（平成13）年，歯科医師の医科研修を違法とする新聞報道キャンペーンが社会問題となった[20]．これが契機となり，歯科医師の医科研修におけるガイドラインの作成が急務となった．医科・歯科の協働作業による厚生科学研究の結果[21-24]から，厚生労働省の課長通知として「歯科医師の医科麻酔科研修ガイドライン平成14年・改訂版平成20年」「救急救命研修ガイドライン平成15年」が発出された．法的問題では本ガイドラインを遵守することで違法性が阻却されることになった．

日本の歯科麻酔の特徴は表1-Ⅱ-1に示すように教育・研究体制が整っていることであり，また歯科患者の安全に対して全身麻酔管理も法的に歯科医師が行うことが認められている．このような状況は文部科学省・厚生労働省の先進性を示すものとして世界でもまれである．したがって，日本の歯科麻酔学は世界の歯科医療に貢献できることから，日本歯科麻酔学会は国際交流事業にも積極的である．

International Federation of Dental Anesthesiology Societies（IFDAS）（国際歯科麻酔学会連合）の学術大会は，英国のSociety of Advancement of Anesthesia in Dentistry（SAAD）の主導で1976（昭和51）年に始まり，1979年第2回ロンドン大会（Holden GP会長）の盛会が国際化への基盤をつくった．1982（昭和57）年第3回の東京大会（久保田康耶会長）で本連合が組織された．現在，18学会（15か国・地域）が加入し，3年ごとに大会を開催している．IFDASの準機関誌は「*American Dental Society of Anesthesiology*」（*ADSA*）と日本歯科麻酔学会の機関誌である「*Anesthesia Progress*」である．

2001年にInternational Association for Dental Research（IADR）におけるDental anesthesiology groupが，そして2007年にThe Federation of Asian Dental Anesthesiology Societies（FADAS）（アジア歯科麻酔学会連合）[25]が日本歯科麻酔学会の呼びかけで設立された（表1-Ⅱ-2）．FADASの機関誌として，「*Journal of Dental Anesthesia and Pain Medicine*」が2016

表1-Ⅱ-1　わが国の歯科麻酔の特徴

1. 歯学部における独立講座・診療科の存在
2. 歯科医療における歯科麻酔の役割の明確性
3. 整備されている学会専門医・認定医の育成方式
4. 強固な専門学会と活発な研究活動
5. 医科麻酔科の歯科麻酔への支援・協力
6. 日本の法制度：歯科医師の歯科医療における全身麻酔

表1-Ⅱ-2　日本歯科麻酔学会が関係している歯科領域の国際学会

1. International Federation of Dental Anesthesiology Societies (IFDAS)（国際歯科麻酔学会連合）
   学術大会名 International Dental Congress on Anesthesia, Sedation and Pain Control（国際歯科麻酔学会連合）
   第1回1976年 モナコ（大会長：L Guela）．第3回1982年 東京（大会長：久保田康耶）．第11回2006年 横浜（大会長：金子 譲）．第15回2018年 奈良（大会長：一戸達也）．3年ごとの開催．
2. International Association for Dental Research (IADR), Dental Anesthesiology Group (DAG)
   第79回2001年 幕張（会長：金子 譲，DAGとして第1回）．第83回2005年 ボルティモア（会長：山城三喜子）．第86回2008年 トロント（会長：城 茂治）．第89回2011年 サンディエゴ（会長：吉田和一）．第91回2013年 シアトル（会長：宮脇卓也）．第93回2015年 ボストン（会長：山崎信也）．第95回2017年 サンフランシスコ（会長：藤澤俊明）．第98回2020年ワシントンD.C.（会長：鮎瀬卓郎），第101回2023ボゴタ（会長：砂田勝久），毎年開催．
3. Federation of Asian Dental Anesthesiology Societies (FADAS)（アジア歯科麻酔学会連合）
   第1回2007年，小倉（会長：金子 譲）．第4回2010年，神戸（会長：福島和昭）．
   第7回2014年，新潟（会長：小谷順一郎）．第11回2018年，奈良（会長：砂田勝久，参加国：日本，中国，韓国）．
   第14回2023年，長崎（会長：鮎瀬卓郎）．
   毎年開催国を順次変えて開催．チャイニーズ・タイペイ（台湾）は第7回から参加国となったが第9回（開催地：台北）をもって退会した．

年に発刊された．なお，1994年，第1回日米歯科麻酔シンポジウムをThe American Society of Dentist Anesthesiologists (ASDA) とボストンで，ADSAの亜酸化窒素麻酔発見150年記念大会のときに開催し，第4回まで日米交互に開催したが，FADASへ移行することで発展的に解消した．

麻酔学の発展は，麻酔薬の開発だけに依存したのではなく，生理学，薬理学，内科学，外科学などの広範囲な進展とともにあった．また，生体情報を連続的に数値化あるいは画像化する機器（モニタ），あるいは注射器や麻酔器，微量持続注入器などの器械の発展も同様である．麻酔法は手術のために開発されたが，痛みへの対応だけでなく，救急処置を含めた全身の安全管理や，「痛み」治療への局所麻酔適応など，多くの領域が麻酔学から広がった．歯科患者への「麻酔学」の本質の適用は医科患者と変わることがない．歯科患者の特徴あるいはニーズに「麻酔学」を適応させることが「歯科麻酔学」の創造につながるのであり，そこに歯科麻酔学の発展の鍵があることを歴史は知らせている．

Ⅲ　麻酔の法と倫理

1. 歯科における麻酔業務と法

1) 歯科医業[1]

歯科医師は歯科医業を行うことができる．歯科医業とは「歯科医行為を反復継続の意思をもって行うこと」である．歯科医行為とは「歯科医師の歯科医学的判断および技術をもってするのでなければ人体に危害を及ぼす恐れのある行為」をいう．

対象疾患の解剖学的範囲（いわゆる診療領域）は，「その当時の歯科医学上是認されている範囲」とされ，歯科医学の発展により次第に広がっていると考えられている．法律で解剖学的

範囲は一切，決まっていない．もっとも「歯科口腔外科」の解剖学的範囲は明文化されている[2)]ので，歯科口腔外科を標榜するときは留意する．歯科医師は，疾患が解剖学的範囲から外れていれば，たとえ症状が歯にあっても治療ができない．心筋梗塞で歯痛が生じても，疾患は冠動脈にあるので治療はできない．

制限を受けるのは対象疾患の解剖学的範囲のみで，医療行為は全身に対して行うことができる．また医療行為の手段に制限はない．たとえば歯科治療後の歯痛に対してアセトアミノフェンを処方したとする．アセトアミノフェンは胃から吸収されて門脈，肝臓を経て視床など脳に作用して解熱鎮痛効果を現すので，歯は関係ない．しかし当然，歯科医師はアセトアミノフェンを処方できる．歯科医師が歯科患者のために行う全身麻酔も同様で，歯科患者に安全な医療を提供するために必要な管理手法となる．

歯科治療中に全身的合併症が起きた場合，それに対処するのも歯科医業の範囲である．歯科治療中に心筋梗塞が起これば，歯科医師はその初期治療・対処にあたらなければならない．もっともこのような場合，ただちに医師に引き継ぐべきであることは論をまたない．歯科治療は医的侵襲のため全身的合併症が一定確率で起こりうる．このため歯科医師は常に全身的合併症で患者が危険にさらされないように注意深く観察し，モニタし，また合併症が発症すれば適切に対処しなければならない．このような行為は反復継続の意思をもってする行為であり，やむをえずにする行為（緊急避難．刑法37条）には該当せず，あくまでも歯科医業の範囲として行う行為といえる．

2) 歯科医師が全身麻酔を行う条件

歯科医師は歯科患者の全身麻酔および付随行為を行うことができる．これはあくまでも資格の話で，歯科医師免許をもっていることに加え，当該歯科医師に全身麻酔を行う知識と技術があることが必要である．知識と技術については，たとえば病院によって，中心静脈カテーテル挿入などでみられる院内認定制度による質保証があるが，専門医制度の普及・進展から，今後は歯科麻酔領域についても，歯科麻酔専門医制度が質保証の手段として用いられていくであろう．

全身麻酔に関して求められる知識と技術は，医師である麻酔科医と同様な水準が求められる．歯科医師だから胸部エックス線写真が読影できなくてもよい，とはならない．麻酔科医は二次救命処置講習を受講しないと専門医となれないが，歯科麻酔科医も同様に学ぶ必要がある．

3) 歯科衛生士の歯科麻酔診療の補助

歯科医師が全身麻酔を行うことができる以上，歯科衛生士は全身麻酔の補助を行うことができる．行える業務は歯科限定であるものの看護師と同一であり，採血，静脈路確保なども含まれる．これは法律上，看護師は「診療の補助」ができ，歯科衛生士は「歯科診療の補助」ができるからである．歯科医業に全身麻酔業務が含まれる以上，歯科衛生士が歯科医師の行う全身麻酔の補助ができるのは当然である．もっとも行う以上，知識と技術が必要である．歯科衛生士養成機関で十分な教育を受けていなければ，卒後研修できちんと追加教育を受けなければならない．

2. 医科麻酔科研修

歯科医師は，上述のように歯科患者のための全身麻酔が行える．全身麻酔を行うに際し，患者が歯科であろうが歯科以外であろうが，求められる知識や技術に差はない．しかし歯科医師は歯科以外の患者の全身麻酔を行うことはできない（医師法17条．医師でなければ，医業をなしてはならない／違反すれば3年以下の懲役もしくは100万円以下の罰金または併科）．

歯科医師が歯科以外の全身麻酔を医師の指導のもとに研修すること（医科麻酔科研修）も同

様にできないが，一定の要件を満たせば合法化される．これが「歯科医師の医科麻酔科研修制度」である．歯科医師が医科麻酔科研修をすることは歯科麻酔臨床の向上に寄与するところが大であり，1950年代後半より東京大学や京都大学などで行われてきた．

現行の医科麻酔科研修制度は，「歯科医師の医科麻酔科研修のガイドライン」（厚生労働省通知　医政医発第0609002号，医政歯発第0609001号）に規定されている[3]．研修のできる施設は，日本麻酔科学会麻酔科認定病院あるいは日本麻酔科学会認定の麻酔科指導医または麻酔科専門医が常勤する歯科大学・歯学部附属病院のみである．研修指導できるのは日本麻酔科学会認定の麻酔科指導医，麻酔科専門医または麻酔科認定医である．研修を受けることのできる歯科医師は，歯科医師臨床研修を修了し，ガイドラインに規定された歯科麻酔学に関する研修歴，臨床経験および知識・技能のある者で，歯科医師の所属元および研修先の承認が必要である．研修症例の麻酔の責任担当者はあくまでも研修指導者であり，歯科医師ではない．

医科麻酔科研修の研修水準は，医療行為の内容に応じA：研修指導者の指導・監督のもとに実施可能なもの，B：研修指導者の指導・監督および介助のもとに実施が許容されるもの，C：研修指導者の行為を補助するもの，D：見学にとどめるもの，に分類されている．たとえば気管挿管はBである．ここで「介助」は歯科医師の行為が実質的に機械的な作業とみなしうる程度のものをいい，「補助」は機械的な作業を行うことと規定されている．

これ以外にも細かい規定があるので，医科麻酔科研修を行う際は最新のガイドラインを十分に理解し，遺漏のないようにしなければならない．研修中の歯科医師は日本歯科麻酔学会の研修登録システムに登録され，一元的に情報管理されている．

本制度はあくまでも一定の要件を満たしたときのみ合法化されることを忘れてはならない．要件を満たしていない場合，たとえば研修登録を忘れた場合，研修期間を過ぎても研修を継続した場合などは，医師法17条違反となる．また医師法に違反した歯科医師は重い行政処分（すなわち歯科医師免許取り消しもありうる）の対象[4]となることを指摘しておきたい．

補足　医科麻酔科研修の法的根拠

歯科医師の医科麻酔科研修は医師法17条の例外である．法律の規定（医師法17条）をガイドラインという厚生労働省通知（行政行為）によって変えられるかは，法律論的には問題なしとしない．しかし医師である研修指導者のもとでの研修行為であり歯科医師が独立して医業を行う制度ではないこと，医科麻酔科研修を行う要件が合理的に定められていること，行える行為と要件が細かく定められており，研修が患者に害を与えるものでないこと，研修が歯科麻酔臨床の向上に不可欠であること，歯科医師には歯科患者に限定されているとはいえ全身麻酔を行うことが許されていることなどより，通知は行政庁の裁量権の範囲にあると考えられる．もっとも三権分立の原則より最終判断は裁判所のみが下せる．

3．インフォームド・コンセント

インフォームド・コンセント informed consentは，患者が自己決定権を行使するうえで重要である．自己決定権とは「他人に迷惑をかけないのであれば，個人の好きにする権利を認める」というもので，プライバシー権（国家や他人から独りにさせてもらう権利 the right to be let alone）の1つである（日常用語のプライバシーとは意味が異なることに注意）．プライバ

シー権は憲法13条に根拠をおく．医療分野で自己決定権は，「自分の治療方針を自分で決める権利」と言い換えることができる．

成人の正常な判断能力のある患者が，正確な情報を得たにもかかわらず，医学的に妥当でない判断をすることがある．たとえば口腔内裂傷で大量出血し，輸血をしないと確実に死亡することが予想され，それを患者が正確に理解しているにもかかわらず宗教的信念から輸血を拒否する場合などである．患者の意向を無視して輸血する（この立場をパターナリズム paternalism，父権主義という）ことは，患者の自己決定権を侵害することになる．

自己決定を行うには，その前提として自分の病状および治療法について正確に知らなければならないので，病状などを知る権利が必要となる．つまり自己決定権には自己情報アクセス権が付随して認められる．自己情報アクセス権は，ただカルテや検査データをみる権利ではなく，医療の素人である患者にも理解できる平易な言葉で解説を受ける権利，治療法の利点・欠点の説明を受ける権利，治療法が複数あればそれぞれの説明を受ける権利，セカンドオピニオンのために自己の医療情報を持ち出す権利なども含まれる．これに付随し，情報が間違っていた場合に訂正を求める，自己情報コントロール権も認められている．

患者の自己情報アクセス権に基づき医療者が説明することが「インフォームド」（説明）で，説明を受けた患者が自己決定権を行使することが「コンセント」（同意）である．インフォームド・コンセントは「説明と同意」と訳されることが多いが，「説明」は上記のように患者が正確に理解して初めて成立する．説明文を渡しただけでは不十分である．臨床現場では「すべてお任せします」と，パターナリズムを患者から求めることが多いが，それでもインフォームド・コンセントはきちんと得るべきである．なお医療法1条の4に「医師，歯科医師…は，医療を提供するに当たり，適切な説明を行い，医療を受ける者の理解を得るよう努めなければならない」と規定されている．

歯科麻酔分野で問題となるのは，エホバの証人信者に対する輸血である．エホバの証人という宗教団体の信者の中には輸血を拒否する者がいる（輸血を許容する信者もいる）．明確に輸血を拒否した患者に無断で輸血した事例において最高裁は，手術中に輸血をする可能性があることを事前に説明する義務があると判示しており（東大医科研事件[5]），輸血する可能性があるなら説明する義務がある．もっとも患者の輸血拒否を法律上保護すべき権利と認めるかは学説が分かれており（生命はどのような場合でも尊重されるとの考えも根強い），これに関する判例もない．東大医科研事件は輸血拒否の意思を法律上保護すべきとした判決だとの誤解が広く流布しているが，これは間違いである．説明義務があるとしかいっていない．宗教的輸血拒否に対しては，病院でガイドラインを定め，組織として合議のうえ個々の患者ごとに方針を決めることが重要である．

未成年患者は同意能力がないので，インフォームド・コンセントは同意権のある親権者から得る．親権は父母が共同してもっている（民法818条3項）ので，父母両方から同意を得る．一方が遠隔地にいるなどで親権が行使できないときは他方のみの同意でよいが，その経緯はカルテなどに記録しておく．両親が離婚している場合は一方のみが親権者に定められている（民法819条1項）．未成年といえども説明は理解できる範囲で行うべきで，同意能力が成熟する年齢以上の場合（おおむね14歳以上とされる）は患者の同意が必要であり，また患者の同意で足りる場合もある．両親が医療ネグレクト（宗教的信念，医療不信，経済的理由，障がいのある子どもの成育拒否などでみられる）で医療行為への同意を拒否した場合，親権乱用を理由に親権者の職務停止の保全処分[6]などを行

う．

成年で同意能力のない患者，たとえば精神遅滞や認知症の場合，家庭裁判所により後見人（保佐人・補助人）が選任されていれば，後見人の同意を得る．ただ後見人が同意できるのは治療費の支払いなど財産権に限られ，医療行為そのものへの同意権はないので，同意能力のない患者から同意を得るしかない[7]．これは法制度の不備である．

4. 医療過誤における歯科医師の法的責任

医療過誤では歯科医師には3つの責任が課せられる．これらはそれぞれ独立して別々にかかる．

1) 民事責任

民事責任は，医療過誤によって患者に与えた損害を賠償する責任である．損害は治療費および通院交通費だけでなく，医療過誤による収入減（休業損害，逸失利益），精神的損害（慰謝料）も含まれる．不法行為（民法709条）あるいは債務不履行（民法415条）を法的根拠とする．

医療契約は医療機関と患者との間になされるので，被告は医療機関の経営者（経営が法人や公共団体の場合もある）であるが，原告があえて行為者である歯科医師，指導医などを被告に加える場合もある．原告は患者（患者が死亡していれば遺族）である．

民事責任は金銭支払いが原則で，原告・被告の話し合い（裁判外の和解）で金額が決まる．話し合いがまとまらないときは，原告は裁判所に調停を申し立てる，あるいは訴訟を提起するなどを行う．歯科医師会や弁護士会が和解に関与することもあり，ADR（裁判外紛争解決）とよばれる．

2) 刑事責任

医療過誤を犯罪として行為者に刑罰を科すことがある．歯科医師の過失で患者に健康被害が生じたときは，業務上過失致死傷罪（刑法211条．5年以下の懲役もしくは禁錮または100万円以下の罰金）となる．故意に健康被害を生じさせた場合（たとえば治療に協力しない小児を叩いて傷害を負わせた場合）は傷害罪（刑法204条．15年以下の懲役または50万円以下の罰金）となる．刑事事件は検察が起訴し，必ず裁判で判決が下される．行為者の社会に対する責任を問われるからである．

処罰の対象者は過失を起こした歯科医師（行為者）である．それに加えて指導医や診療科長など，適切に指導すべき立場の者も刑事責任が追及される場合もある[8]．

3) 行政処分

医療過誤を起こした歯科医師に対して，行政処分がなされることがある．

歯科医師に対する行政処分には，期間を限った歯科医業停止あるいは歯科医師免許の取り消しがある．行政処分は刑事責任の量刑などを参考に決定される．医道審議会の審議を経て厚生労働大臣が処分を決める．

第2章 全身管理に必要な基本的知識

I 全身管理に必要な生理学

1. 神経の生理

1) 神経系の構成

神経系を構成している細胞は，神経細胞（ニューロン）とグリア細胞である（表2-I-1）．神経細胞は脳神経系の機能単位で，樹状突起・細胞体・軸索から構成される．細胞体ではさまざまなタンパク質合成が行われ，活動電位は細胞体と軸索の間にある軸索丘で発生し，軸索を伝導して軸索終末に達した活動電位は，次の神経細胞に伝達される．この部位をシナプスといい，軸索終末まで伝導した電気的興奮がシナプス間隙に化学物質を放出させ，それを受け取った別の神経細胞に電気的興奮または抑制を生じさせる（図2-I-1）．

グリア細胞は神経細胞の軸索の周囲にミエリン鞘を形成したり，神経細胞を支えたり，栄養を与えるなどの神経細胞の環境を維持する．その数は神経細胞より10倍も多く存在する．この中で軸索の絶縁を行って速やかな神経伝達を可能にしているのは，中枢神経では希突起膠細胞，末梢神経ではシュワン細胞である．さらに

表2-I-1　神経細胞とグリア細胞の分類

1. 神経細胞
　1) 感覚神経細胞　末梢感覚器から中枢神経への情報伝達
　2) 運動神経細胞　中枢神経から骨格筋などへの情報伝達
　3) 介在神経細胞　神経細胞間の情報伝達とその促進・抑制
2. グリア細胞
　1) マクログリア細胞
　　希突起膠細胞：中枢神経における軸索の絶縁
　　シュワン細胞：末梢神経における軸索の絶縁
　　アストロサイト：神経の栄養，血液脳関門を形成
　2) ミクログリア細胞
　　侵入したウイルスや死んだ神経細胞・その残渣を除去

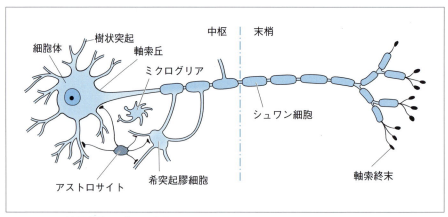

図2-I-1　神経細胞とグリア細胞
軸索は中枢神経内では希突起膠細胞で，末梢神経ではシュワン細胞で覆われる．

中枢神経系には神経の栄養や血液脳関門の形成を行っているアストロサイトがある．なお，中胚葉由来であるミクログリアは神経内に侵入したウイルスやダメージを受けた神経細胞の処理を行う．

2) 神経細胞による電気的興奮の原理

すべての細胞は脂質二重層の細胞膜で包まれているため，細胞内外のイオンは膜の内外を自由に移動できない．しかし細胞膜には，ATPを利用してナトリウムイオンとカリウムイオンの細胞膜の内外への能動輸送を行うナトリウムポンプがあり，これにより細胞の外にはナトリウムイオンが多く，細胞の内にはカリウムイオンが多い状態を維持している．

細胞膜には特定のイオンを通過させることができる通路があり，それをイオンチャネルという．このチャネルは主にナトリウムイオン，カリウムイオンなどを選択的に通過させることができ，これらのイオンは細胞膜内外の濃度差によってのみ通過する受動輸送が行われるが，通常は不活性化されているために通過できない．このときの細胞膜内外の電位差を膜電位という．

(1) 平衡電位

神経細胞では，膜の静止状態において通常チャネルが閉じているためナトリウムイオンは通過できない．しかし，カリウムチャネルの中には通常でも開いているものが存在しているため，ナトリウムポンプによってカリウムイオンが細胞内に入っても自然に細胞内から外に流れ出てしまう．これが静止電位を決定する要因となる．

ナトリウムポンプや膜電位差によって引き寄せられたイオンなどにより，細胞内外に生じたナトリウムイオンとカリウムイオンなどの濃度差はそれぞれ細胞内外に電位差を生じさせる．あるチャネルが開いた場合，そのチャネルのイオンは常に電位差を打ち消すような方向に受動的に細胞内外を移動する．そのときの細胞内外のイオン流出と流入が等しくなるような電位を平衡電位とよぶ．この電位はイオンの細胞膜の透過性がそれぞれ異なっているため，イオン別に存在し，細胞内外のイオン濃度により決定される (Nernstの式)．

$$E_{ion} = \frac{RT}{zF} \ln \frac{[ion]_o}{[ion]_i}$$

R：気体定数，T：絶対温度，z：イオンの荷数，F：ファラデー定数，ln：自然対数，$[ion]_o$：細胞外のイオン濃度，$[ion]_i$：細胞内のイオン濃度

これに細胞内外のイオン濃度を代入すると，カリウムイオンの平衡電位は$E_K \fallingdotseq -88\,mV$，ナトリウムイオンの平衡電位は$E_{Na} \fallingdotseq +59\,mV$と計算される．これはそれぞれのイオンチャネルが完全に開放したときに生じる膜電位であり，神経の活動電位に相当する．なお平衡電位は他のイオン濃度の局在には影響されない．

(2) 膜電位

実際の膜にはカリウムやナトリウム，クロライドイオンなどのチャネルが存在し，それぞれのイオンはその透過性に比例して膜電位に影響を与える．したがって膜全体の電位は各イオンの電流の和が0になる電位を求めなければならず，これはGoldman-Hodgkin-Katz方程式によって求められる．

$$Vm = \frac{2.3RT(P_K[K^+]_o + P_{Na}[Na^+]_o + P_{Cl}[Cl^-]_i)}{F(P_K[K^+]_i + P_{Na}[Na^+]_i + P_{Cl}[Cl^-]_o)}$$

膜電位Vmは上の式によって求められ，P_K，P_{Na}，P_{Cl}はイオンの透過係数である．生体内では$P_K:P_{Na}:P_{Cl} = 1:0.04:0.45$であるので細胞内外のイオン濃度を代入すると静止膜電位は$-70\,mV$となる．

静止状態の細胞ではクロライドイオンの平衡電位が膜の静止電位に近い．クロライドイオンのコンダクタンスは高いため，ナトリウムイオンの透過性増大による脱分極を抑える．グリシンや$GABA_A$受容体のような抑制性受容体は，

クロライドイオンの膜透過性増大により脱分極を抑制する．

(3) 活動電位

細胞膜が静止状態にあり，細胞内が細胞外に対してマイナスの電位を維持している状態を「分極」という．そして細胞内の電位がプラスに転じることを「脱分極」という．活動電位とは，静止電位から始まって脱分極・過分極・静止電位への帰着までの膜電位の一連の変化を指す．この全過程は約1,000分の1秒～1,000分の2秒で完結する（図2-Ⅰ-2）．

膜電位変化の主体となって働くのは，電位依存性ナトリウムチャネル（図2-Ⅰ-3）と電位依存性カリウムチャネルといわれる膜タンパクである．膜のわずかな脱分極（電位変化）によりこれらの膜タンパクに構造変化を生じさせて，ナトリウムまたはカリウム選択性のチャネルが開いて，これらのイオンがそれぞれのチャネルを通って膜を通過する．

先に示したように，神経細胞は静止状態で-70 mVに細胞内電位が維持されている．軸索終末より放出された神経伝達物質は局所の小さな脱分極を生じさせ，ナトリウムチャネルが開き，細胞内へナトリウムイオンが流入する．この流入は膜電位を変化させ，さらなるナトリウムチャネルを開放させて多くのナトリウムイオンの流入を増大させる（図2-Ⅰ-4）．これにより細胞膜内の負電荷は減少し，静止電位が-55 mV以上に達すると，軸索上の電位依存性ナトリウムチャネルの多くが爆発的に開放される．その結果，ナトリウムイオンの細胞内外の移動は完全に自由となり，膜電位はナトリウムイオンの平衡電位である$+59$ mVに向けて変動する．その後，ナトリウムチャネルは不活性化し，ナトリウムイオンの細胞内流入は阻害されるようになる．代わりに電位依存性カリウムチャネルが開放され，カリウムイオンの細胞外への移動が始まる．カリウムイオンの細胞外漏出による細胞内電位の低下は，今度はカリウム

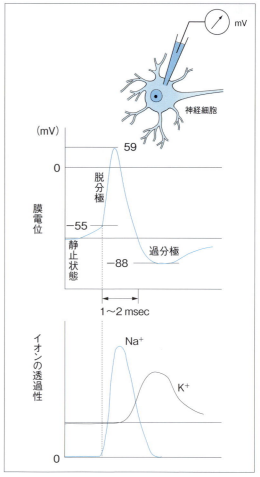

図2-Ⅰ-2　神経興奮の原理

神経細胞に電極を刺して測定した細胞内の電位と細胞膜のイオン透過性との関係．

刺激のない安静時の細胞内電位はマイナスに安定しており，他のニューロンからの刺激により膜電位が-55 mVまで上昇すると，電位依存性ナトリウムチャネルが開放してナトリウムイオンの細胞内への流入が始まり，活動電位が生じる．その後，遅れてカリウムチャネルが活性化されて，カリウムイオンの細胞外放出により，一過性の過分極状態を引き起こす．

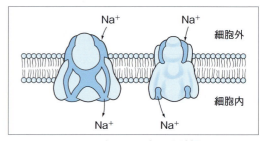

図2-Ⅰ-3　ナトリウムチャネルの外観
（Catterall, 2001[1]より改変）

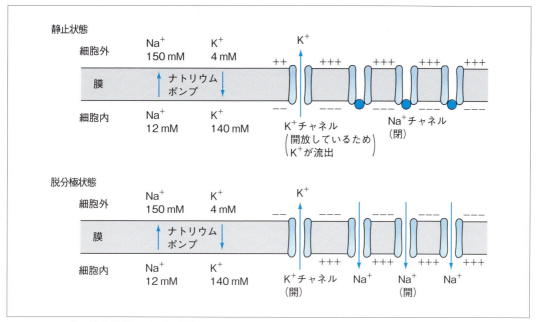

図2-Ⅰ-4 膜の静止状態と脱分極状態のイオンチャネルとその流れ
　細胞膜のナトリウムポンプの作用により,細胞内外のナトリウム,カリウム濃度はそれぞれ12 mM, 150 mM, 140 mM, 4 mMである.静止時にはナトリウムチャネルは閉鎖しているためナトリウムイオンは通過できないが,カリウムチャネルには開放しているものがあるために細胞外へカリウムイオンが漏出する.
　脱分極状態になると電位依存性のナトリウムチャネル,カリウムチャネルが開放してナトリウムイオンは細胞内へ,カリウムイオンは細胞外へ一気に移動する.
(Lodishほか,2005[2]より改変)

イオンの平衡電位である−88 mVにめがけて低下する.このときに生じる一過性の電位低下を過分極という.活動電位はその後,不応期とよばれる不活化状態である期間の後,以前の静止膜電位に戻る(図2-Ⅰ-4).

(4) 伝導

　軸索丘で発生した活動電位は,ナトリウムチャネルに不応期が存在するために一方的に軸索を伝わって軸索終末へ到達し,シナプス伝達が行われる.末梢への興奮伝達の速度は神経・軸索の太さとミエリン鞘の有無によって影響される.ミエリン化されていない神経においては,太い軸索ほど拡散するイオンの数が多いため,伝導速度は軸索の直径に比例する.しかし,軸索がグリア細胞のミエリン鞘に包まれている場合,ランビエ絞輪とよばれる1 μmのミエリン鞘に包まれていない領域から,隣接するランビエ絞輪へジャンプして活動電位が伝達される.これにより長い軸索であっても速く活動電位を末梢へ伝達することができるようになる.軸索では,ランビエ絞輪にのみ,電位依存性ナトリウムチャネルとナトリウムポンプが存在しているために,そこでのみ活動電位を引き起こすナトリウムイオンの軸索内流入が生じる.これを跳躍伝導とよぶ(図2-Ⅰ-5).

3) シナプス

　神経細胞から別の神経細胞へ,または神経細胞から筋組織などの別の組織へ神経活動を伝えるために形成される接合部位の構造をシナプスとよび,これには化学シナプスと電気シナプスがある.化学シナプスとは神経伝達物質を媒介として信号の伝達を行うもので,1方向性の信号伝達が行われるが,電気シナプスではギャップジャンクションを介して接合した神経細胞間で,直接イオン電流が流れて信号の伝達が行われ,双方向性に信号伝達が行われる.中枢神経

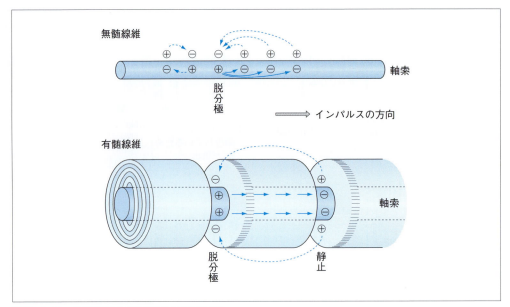

図2-Ⅰ-5　無髄線維と有髄線維の興奮伝達
軸索の脱分極は局所回路電流を生じさせ，隣接する周囲の脱分極を生じさせるが，有髄線維の場合ランビエ絞輪に存在するナトリウムチャネルを活性化させるように局所回路電流が生じるために，ミエリン鞘を飛ばすように興奮が伝達する（跳躍伝導）．

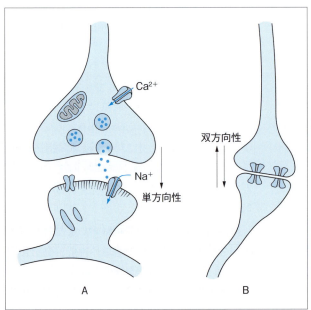

図2-Ⅰ-6　シナプスにおける興奮伝導
A：化学シナプス．化学シナプスはシナプス間隙が広く，脱分極によるシナプス前膜のカルシウムチャネルにカルシウムイオンが流入することにより，刺激されてシナプス小胞が移動し，神経終末から伝達物質が放出される．シナプス後膜にある受容体は活性化することにより，ナトリウムチャネルが開放して，興奮が伝わる．シナプスの前から後ろへの単方向性の伝達．
B：電気シナプス．シナプス間隙が非常に狭くイオンなどが直接流れ，高速で双方向性に興奮が伝わる．

での神経伝達はほとんどが化学シナプスで行われている（図2-Ⅰ-6）．

（1）化学シナプス

シナプス前細胞の軸索を活動電位が伝わると，軸索終末では電位依存性カルシウムチャネルが活性化・開放されてカルシウムイオンが軸

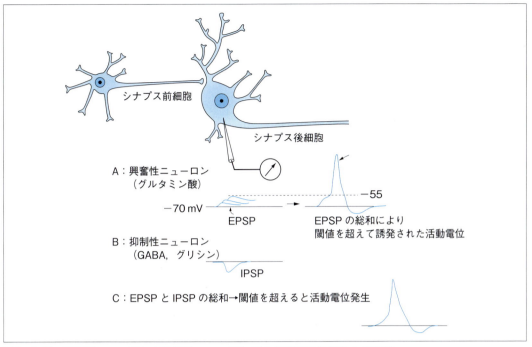

図2-Ⅰ-7 興奮性ニューロンと抑制性ニューロンによる活動電位発生への影響
A：興奮性ニューロン．グルタミン酸などの興奮性伝達物質のシナプス前細胞からの放出により，シナプス後細胞ではEPSPが発生する．このEPSPにより膜電位が上昇し，閾値を超えると活動電位が発生し伝達する．
B：抑制性ニューロン．GABAなどの抑制性伝達物質のシナプス前細胞からの放出により，シナプス後細胞ではIPSPが発生する．このIPSPにより膜電位は下降してその上昇を抑え，活動電位発生を抑制する．
C：活動電位の発生はこれらEPSPとIPSPの総和によるシナプス後細胞における電位の変化に影響される．

索終末内に流入する．軸索終末ではシナプス小胞が膜表面に移動し，中に含んだ神経伝達物質を放出する．放出された神経伝達物質は約20μmの隙間であるシナプス間隙を拡散し，シナプス後細胞の細胞膜上に分布するイオンチャネル型または代謝型受容体に結合し，シナプス後電位post synaptic potential（PSP）を発生させる．このとき，イオンチャネルを流れるイオンの種類によってPSPの極性や大きさが変わる．すなわち，ナトリウムイオンならば細胞外からの流入（内向きとよぶ）が増加するために，正電荷のイオンが増加して細胞内は電位が上昇し，その結果，脱分極性の興奮性シナプス後電位excitatory post synaptic potential（EPSP）が生じる．流れるイオンがカリウムイオンまたはクロライドイオンであるならば，正電荷が減少あるいは陰電荷の流入により細胞外へ電流が流れる（外向き）ことになり過分極を生じさせる．シナプス前に作用して終末の脱分極の抑制により，シナプス小胞分泌を抑制するものがシナプス前抑制であり，シナプス後細胞に作用して抑制性シナプス後電位inhibitory post synaptic potential（IPSP）を発生させて，シナプス後細胞のEPSP発生を抑制するものがシナプス後抑制である（図2-Ⅰ-7）．

(2) 電気シナプス

化学シナプスよりも高速の神経伝達が行われるもので，網膜や心筋細胞などにみられる．細胞同士は数nmという非常に狭い間隙を挟んで接しており，膜上にあるコネクソンというタンパク質を通してイオンが流れ，多数の細胞を同調させて興奮させることができる．

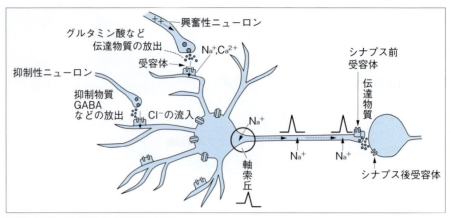

図2-Ⅰ-8 神経細胞の興奮の調節
興奮性入力と抑制性入力の総和により電位が変化して，軸索丘での興奮が調整される．

(3) 神経伝達物質

神経終末より放出される特異的な物質を神経伝達物質（リガンド）とよび，受容体に結合して細胞の反応を開始させる機能をもつ．これには3つの型があり，非常に速い伝達に関与するタイプ（グルタミン酸，GABA，グリシン），緩徐に作用するタイプ（アセチルコリン，ドパミンなどのカテコラミン類，セロトニン），神経ペプチド（エンケファリン，サブスタンスP）がある．

(4) 受容体

受容体は細胞膜に存在し，神経伝達物質またはホルモンに結合して細胞の反応を開始させる．これには代謝型とイオンチャネル型の2種類が存在する．代謝型受容体ではリガンドが受容体に結合するとグアニン三リン酸を変化させるGタンパク質を介して細胞内情報伝達物質の生成を刺激し，ゆっくりと作用して細胞興奮を調節する．これにはムスカリン性アセチルコリン受容体（ムスカリン性受容体），アドレナリン受容体，ドパミン受容体，GABA_B受容体，オピオイド受容体，セロトニン受容体などがある．イオンチャネル型受容体は，細胞膜に内在してイオンを透過させ，膜電位を非常に速く変化させ，速い情報伝達に関与するもので，グルタミン酸受容体，$GABA_A$受容体，ニコチン性アセチルコリン受容体（ニコチン性受容体）などがある．

(5) チャネル

生体膜の基本構造であるリン脂質二重層構造は，水溶性分子やイオンを簡単に通過させない．酸素や二酸化炭素などの気体や尿素・エタノールなどの電荷をもたない小さな親水性分子は，細胞内外の濃度勾配によって受動的に拡散することにより細胞膜を通過できる．チャネルというのは細胞膜内に存在し，細胞の中と外をつなぐ（膜貫通性）通路をもったタンパク質を指す．この通路が開くと静止状態では通過できなかった特定のイオンが1列縦隊になって細胞の中から外，外から中へ高速で移動できるようになる．イオンを通過させるチャネルには，膜電位に応じて開くもの，グルタミン酸などの特定の物質の結合によって開くもの，温度によって開くものなどの種類がある．イオンチャネルはこうして神経細胞の電気的興奮の発生に関与する．

(6) 神経細胞の興奮の調節

神経細胞の興奮の調節は，樹状突起または細胞体の膜上にある各種の受容体の影響を受ける．すなわち細胞膜の受容体は，リガンドの結合によりチャネルが開口すると，チャネルの中をナトリウムイオンまたはカルシウムイオンが通過して，細胞内電位は脱分極側に変化する．

表2-Ⅰ-2　神経の分類

	求心性神経	遠心性神経
体性神経系	感覚神経	運動神経
自律神経系	内臓求心性神経	交感神経，副交感神経

これにより神経細胞は脱分極または興奮しやすくなる．一方，陰イオンであるクロライドイオンは，細胞内に流入すると膜電位は過分極となり，その結果，活動電位は抑制される．このように神経細胞の膜電位は，興奮性受容体または抑制性受容体による影響を受けて，その総体として膜電位が決定され，その結果，軸索への興奮発生，すなわち活動電位の発生が調節される（図2-Ⅰ-8）．

麻酔薬プロポフォールは，抑制性のGABA$_A$受容体に結合するとクロライドイオンを細胞内へ流入させて，それにより神経活動を抑制させることによって，麻酔効果を発生させる．一方，麻薬性鎮痛薬はシナプス前受容体に結合し，膜電位を抑制するために神経伝達物質の放出を抑制して，その結果，侵害情報が伝達されにくくなる，すなわち鎮痛作用が発生する．

4) 神経の機能分類 (表2-Ⅰ-2)

末梢神経系は，脳神経と脊髄神経に分かれる．機能的には，環境の変化を感受して意識的に運動機能をコントロールする体性神経系と，無意識に内臓機能をコントロールし，生命活動の維持に関与する自律神経系とに分かれる．

体性神経系には，組織に分布する感覚受容器からの情報をインパルスとして中枢に伝達する経路があり，これを求心性神経または感覚神経という．また，骨格筋などに分布して中枢からの指令により運動を行うものを遠心性神経または運動神経という．自律神経系は交感神経と副交感神経からなり，これらは互いに拮抗的に作用する．自律神経系には内臓組織からの生体情報を中枢に送るニューロンがあり，その神経細胞は末梢組織にある．これを内臓求心性神経と

いう．一方，遠心性に作用するものには交感神経と副交感神経がある．

末梢神経線維は髄鞘形成の有無，すなわち軸索がシュワン細胞で包みこまれている（有髄線維）か，包まれていない（無髄線維）かで大きく分類される．ErlangerとGasserは，1944年に神経線維の種類によって伝導速度が違うことを発見したことによりノーベル賞を受賞した．神経線維は直径が太いほうからA, B, C線維の3つに分類され，さらにA線維は$\alpha, \beta, \gamma, \delta$に細分類される．自律神経系はB線維またはC線維に属する．各神経線維の機能を表2-Ⅰ-3に示す．

5) 神経系におけるシナプス伝達

交感神経・副交感神経（節前線維）はともに中枢神経系から出た後，末梢の効果器に至るまでに神経節で一度シナプスを介して神経細胞を変える（節後線維）．この神経節は，交感神経系では脊髄の両側に位置する交感神経幹に存在し，節後線維が内臓組織に分布して機能調節を行う．一方，副交感神経系の節前線維の細胞体は脳幹または脊髄に存在し，軸索を末梢に長く伸ばしている．この神経節は末梢臓器の中に存在し，節後線維は短い（図2-Ⅰ-9）．

神経節において，節前線維の神経終末からは交感神経・副交感神経ともにアセチルコリンが分泌されて，ニコチン性受容体を介して節後線維に伝達される．節後線維と効果器との間の伝達物質は交感神経と副交感神経で異なっており，交感神経ではノルアドレナリンまたはアセチルコリンが，副交感神経ではアセチルコリンが分泌される．交感神経から放出されたノルアドレナリンはαまたはβ受容体を介して心臓や平滑筋などの末梢臓器の機能を調節する．汗腺に分布する交感神経節後線維ではアセチルコリンを分泌する．なお，副腎髄質に分布する交感神経は，血中へアドレナリンを分泌させる．一方，副交感神経はムスカリン性受容体を介する．

表2-Ⅰ-3 末梢神経線維の分類

分類	種類	径（μm）	伝導速度（m/s）	機能
Aα	有髄	13〜22	70〜120	感覚神経（筋・腱），運動神経（骨格筋）
Aβ	有髄	8〜13	40〜70	感覚神経（皮膚触覚・圧覚）
Aγ	有髄	4〜8	15〜40	運動神経（錘内筋）
Aδ	有髄	1〜4	5〜15	感覚神経（皮膚痛覚・温覚）
B	有髄	1〜3	3〜4	内臓求心性神経（交感神経節前線維）
C	無髄	0.2〜1.0	0.2〜2	感覚神経（皮膚痛覚・温覚），内臓求心性神経（交感神経節後線維）

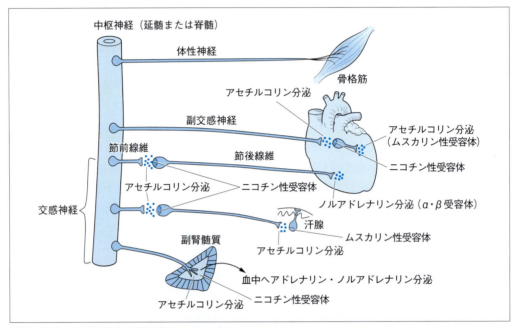

図2-Ⅰ-9 末梢神経遠心性活動のメカニズム
　体性神経と自律神経に分かれ，さらに自律神経は交感神経，副交感神経とに分かれる．交感神経では神経節が中枢側にあるのに対し，副交感神経では末梢組織付近に存在する．交感神経系では節前線維からアセチルコリンが分泌され，副交感神経系では，組織の付近に存在する自律神経節での節後線維への伝達は，アセチルコリンの受容体のニコチン性受容体により行われる．節後線維は交感神経ではノルアドレナリンが放出され，αまたはβ受容体が刺激を受ける．なお汗腺ではアセチルコリンが分泌され，ムスカリン性受容体が刺激を受ける．副腎髄質に分布する交感神経ではアセチルコリンが分泌され，その結果，副腎髄質の細胞は血中へアドレナリン・ノルアドレナリンを放出する．

　骨格筋などを支配する運動神経は神経筋接合部でアセチルコリンが放出されて，ニコチン性受容体を介して筋収縮が生じる．これらの受容体には，それぞれに働く特有の刺激薬や拮抗薬が存在する．したがって臨床では，これらの薬を全身投与した場合に，それぞれの効果が複合して現れることを知っておかなければならない．

2. 呼吸の生理

　呼吸とは，外界から体内に酸素を取り入れ細胞へ運び，細胞がその酸素を消費して代謝を行い，生じた二酸化炭素を体外へ排出する全過程をいう．通常，細胞内で酸素を消費して行う代謝過程は内呼吸といい，外界と細胞間との酸素

表2-I-4　麻酔による呼吸機能の低下

1. 機能的残気量の減少
2. 肺コンプライアンスの低下
3. 呼吸抵抗の上昇

表2-I-5　低酸素血症の原因

1. 吸気酸素濃度低下
2. 肺胞低換気
3. 拡散障害
4. 換気血流不均等
5. 右・左シャント

や二酸化炭素のガス交換の過程は外呼吸という．麻酔薬や麻酔法は呼吸機能に影響を与え，その結果，自発呼吸下であろうと調節呼吸下であろうと，低酸素血症が生じ，その影響は手術・麻酔中のみならず，手術後も遷延する可能性がある（表2-I-4，5）．

1）気道の構造

鼻腔から喉頭までが上気道，気管から終末細気管支までが下気道である．

気管支の終末部である呼吸細気管支は肺胞構造が出現し始めるため，一般には呼吸細気管支はガス交換の場となる肺実質の領域として区分され，終末細気管支までを下気道とすることが多い．

(1) 鼻腔

鼻呼吸は細菌や塵埃の除去，気道の加湿・加温といった利点をもつ．よって，口呼吸に比べて気道抵抗が高いにもかかわらず，幼少児を除いて，一般に呼吸は鼻呼吸が行われる．鼻閉や激しい運動の後では，鼻腔粘膜にある圧受容器を介して，口呼吸への転換が反射性に生じる．この口鼻呼吸転換は全身麻酔で抑制される．

鼻腔粘膜には化学的・機械的刺激に反応する被刺激受容器や寒冷流速受容器が存在する．異物や吸入麻酔薬などの異臭は，被刺激受容器を刺激し，くしゃみ反射や無呼吸反射を引き起こす．

鼻腔咽頭粘膜は呼気ガスから熱と水分を回収し蓄えることで，吸気ガスを加温・加湿する熱湿交換機能を有する．気管挿管時にはこの加温加湿機能が働かなくなるため，人工鼻 heat and moisture exchanger（HME）の装着が有用となる．

(2) 咽頭

咽頭は上咽頭，中咽頭，下咽頭に分けられる．上咽頭は三叉神経支配，中咽頭は舌咽神経支配，下咽頭は迷走神経の枝である上喉頭神経の感覚支配を受ける．咽頭腔の維持にはオトガイ舌筋などの舌筋群や咽頭筋群の緊張が必要となる．全身麻酔はこれらの筋の緊張を弱めることで，舌根沈下を引き起こす．

(3) 喉頭

喉頭の内腔は仮声帯と声帯の部位で狭く，喉頭浮腫によって容易に閉塞が生じる．声帯の動きは主に，下喉頭神経（反回神経）により支配されており，両側の反回神経の麻痺で気道閉塞が生じる．喉頭への刺激が誘因で反射性に持続して声帯が閉鎖されるのが喉頭けいれんである．

(4) 気管・気管支

気管は第4～第5胸椎の高さで左右の主気管支に分岐し，さらに2分岐を繰り返し，およそ23分枝で肺胞嚢を形成する．気管から終末細気管支までは伝導気道とよばれ，直接ガス交換には関与せず解剖学的死腔を形成し，気道領域として分類される．肺胞管，肺胞嚢は多数の肺胞によってガス交換の機能をもち，呼吸領域として分類される（図2-I-10）．気管と気管支粘膜には刺激受容器が存在し，機械刺激，温度刺激，化学刺激，また炎症性のサイトカインに反応することで，咳反射，呼気反射，無呼吸反射，さらには気管・気管支平滑筋の反射性収縮を生じる．また，気管・気管支の膜様部や平滑筋線維間に存在する伸展受容器は，気道内の圧変化（気道内の圧上昇）に反応し，吸気を停止させ呼気へ移行させる Hering-Breuer 反射を引き起こす．これらの受容器を介する反射の求

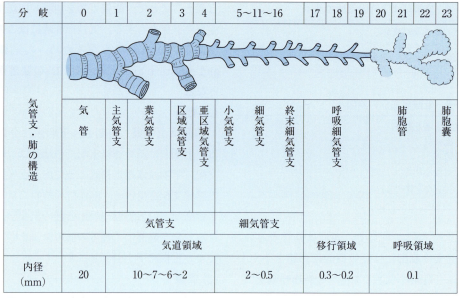

図2-Ⅰ-10　気管・気管支・肺の構造

心路と遠心路は迷走神経がつかさどる．

(5) 肺胞

　肺胞は直径約0.1～0.2 nm，成人で約3億個あり，表面積は両肺で約70 m²である．肺胞表面の90％以上を覆っている薄く扁平な肺胞Ⅰ型上皮細胞は，基底膜を挟み肺胞毛細血管壁と接している．肺胞被覆層，肺胞上皮細胞，基底膜，血管内皮細胞よりなる肺-毛細血管膜を拡散することにより，肺胞気と毛細血管血の間でガス交換が行われる．肺胞の液相の被覆層には，肺胞Ⅱ型上皮細胞から産生された表面活性物質（肺サーファクタント）が含まれ，肺胞壁の表面張力を減少させ，肺胞の虚脱を防いでいる．

2) 換気

(1) 肺気量分画

　肺に含まれる気体の量を肺気量といい，4 volumeからなる（図2-Ⅰ-11）．肺活量 vital capacity (VC) とは，肺の容積を表す指標で，ゆっくりと行った最大呼出量をいい，呼吸運動に関する筋機能（肋間筋や横隔膜）に影響される．最大限の努力で早く呼出したものを努力性肺活量 forced vital capacity (FVC) とよぶ．最大呼気後も肺の中に残っている気体量を残気量 residual volume (RV) といい，他の3 volumeと異なりスパイロメータで測定することはできない．全肺気量に対する残気量を残気率といい，正常では30％を超えることはない．

(2) 機能的残気量

　安静時呼気終末の時点で肺内に残っている空気の量を機能的残気量 functional residual capacity (FRC) といい，正常では全肺気量の50～60％となる．肺の収縮に向く力と，胸郭を拡大し肺を膨張させようとする力が平衡した状態にあり，呼吸筋活動はみられない．機能的残気量は，加齢で増加し，肥満・仰臥位・全身麻酔では減少する．全身麻酔下では，吸入麻酔，静脈麻酔，自発呼吸，調節呼吸を問わず減少し[1]，予備呼気量はほとんど消失する（図2-Ⅰ-12）．この減少は，呼吸筋の緊張が維持された状態であるケタミン麻酔ではみられない[3]ことから，麻酔薬による呼吸筋の緊張低下が関与しているとされる．

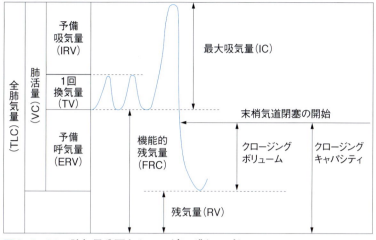

図2-Ⅰ-11　肺気量分画とクロージングキャパシティ

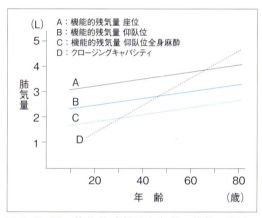

図2-Ⅰ-12　機能的残気量と年齢・体位・麻酔・クロージングキャパシティ
（Miller ed, 2010[2]より改変）

(3) クロージングキャパシティ・クロージングボリューム

　安静呼気位からさらに呼気を続けていくと，肺底部の末梢気道が閉塞し始め，肺胞にガスが閉じ込められる．この閉塞が始まる肺気量をクロージングキャパシティ closing capacity（CC）とよび，これから残気量を除いたものがクロージングボリューム closing volume（CV）である．CCは気道の潰れやすさを反映する．喫煙者や高齢者では増加し，65歳ではFRCとほぼ等しくなる．つまり高齢者では安静呼気時にすでに末梢気道の閉塞が生じている．

(4) 肺の収縮と拡張
①コンプライアンス

　肺や胸郭のふくらみやすさを表す指標をコンプライアンスという．肺と胸郭全体のふくらみやすさを全コンプライアンスまたは肺胸郭コンプライアンスといい，肺と胸郭を分けたものをそれぞれ肺コンプライアンス，胸郭コンプライアンスという．肺・胸郭それぞれでコンプライアンスは異なるが，肺と胸郭を単独で測定することは臨床上不可能である．そのため，肺・胸郭コンプライアンスと呼吸系コンプライアンスとして評価する．

　呼吸系コンプライアンスには動的コンプライアンス，静的コンプライアンスがある．動的コンプライアンスは，安静換気時における呼気と吸気位の圧差と換気量から求めることができるが，気道や呼吸回路内抵抗も反映する．静的コンプライアンスは吸気終末の状態で測定し，気流の影響を受けないため，純粋な肺・胸郭コンプライアンスを示す．肺・胸郭の弾性抵抗が高くコンプライアンスが小さいと，肺・胸郭はふくらみにくくなる．全身麻酔では機能的残気量は減少し，肺コンプライアンスが小さくなる．

②抵抗と気道

　換気は正常な場合には意識することはない

が，胸郭，肺組織，気道で構成される呼吸器全体の換気運動を妨げる力，すなわち弾性抵抗，粘性抵抗，慣性抵抗に抗して行われる．これらの抵抗を合わせたものが広義の呼吸抵抗である．

これらの抵抗のうち，粘性抵抗は狭義の呼吸抵抗であり，気道抵抗，肺組織抵抗，胸郭抵抗からなるが，ほとんどを気道抵抗が占める．気道平滑筋の収縮や気道粘膜の浮腫などで気道抵抗は上昇する．全身麻酔中には自発呼吸下でも調節呼吸下でも高くなり，機能的残気量の減少が関与しているとされる[4]．

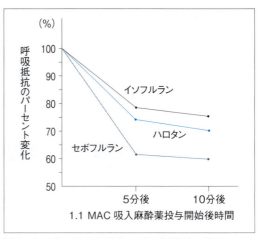

図2-I-13　吸入麻酔薬の呼吸抵抗低下作用
(Miller ed, 2010[5]より改変)

(5) 気道平滑筋の収縮と弛緩

気道平滑筋活動には，自律神経や非アドレナリン作動性-非コリン作動性nonadrenergic noncholinergic (NANC) 神経系がかかわっている．中でも副交感神経の迷走神経が，気道平滑筋の収縮に最も強く関与している．揮発性吸入麻酔薬は強力な気管支拡張作用をもっており，呼吸抵抗や動的コンプライアンスを改善する (図2-I-13)．その機序は，直接的な平滑筋弛緩作用と気道反射抑制作用によるとされる[5]．拡張作用は中枢気道に比べて末梢気道で大きい．吸入麻酔薬の直接作用としては平滑筋細胞のカルシウムイオンの濃度や感受性を低下させることや，気道上皮からプロスタグランジンや一酸化窒素 (NO) を放出させることが示されている[6]．

(6) 呼吸筋

横隔膜をはじめ，外肋間筋，内肋間筋を総称して呼吸筋とよぶ．呼吸運動の大部分は横隔膜の収縮・弛緩によって行われている．横隔膜の運動は第3〜第5頸神経からなる横隔神経に支配される．横隔神経が麻痺すると横隔膜は上昇したまま動かなくなるが，安静時の呼吸は肋間筋だけでも維持が可能である．安静時の吸気では主に横隔膜，外肋間筋が吸息筋として働き，安静時の呼気は吸息筋の弛緩と肺弾性力による受動的な働きで生じる．努力性の吸気時には安静吸気時の筋に加え，斜角筋，胸鎖乳突筋などが収縮し，努力性呼気時には内肋間筋などが収縮する．横隔膜の動きは，体位や全身麻酔により影響を受け，無気肺や換気血流不均等などの原因になる．仰臥位では呼気時に横隔膜が腹腔臓器の圧排により頭側に移動するが，自発呼吸下では吸気時の横隔膜収縮がみられるため，背側の横隔膜の動きが大きくなる．筋弛緩薬を用いた調節呼吸下では横隔膜の収縮がみられないため，腹腔臓器による圧排のない腹側の横隔膜の動きが大きくなる．

①腹式呼吸と胸式呼吸

胸郭を動かして呼吸運動をすることを胸式呼吸といい，腹部の運動によって横隔膜を動かして呼吸運動をすることを腹式呼吸という．腹式呼吸では横隔膜によって胸郭を上下に動かして体積を増減させ，胸式呼吸では横隔膜に肋間筋が加わり，胸郭を上下の他，左右前後にも動かすことで体積を増減させる．

(7) 呼吸仕事量

呼吸仕事量とは呼吸筋による呼吸運動に要するエネルギー消費をいう．気道抵抗や弾性抵抗の増加があると，呼吸仕事量は増加する．生体は呼吸仕事量を増やさないように呼吸を選択するため，弾性抵抗が大きいときは浅く速い呼吸

を行い，気道抵抗が高いときは深くゆっくりとした呼吸になる．正常な状態では，呼吸数が13～15回/分のとき呼吸仕事量は最小となる．麻酔はコンプライアンスの低下と気道抵抗の上昇をもたらし，自発呼吸下の呼吸仕事量を増加させる．

3) ガス交換

肺胞気と血液の間の拡散による酸素と二酸化炭素のやりとりを，肺胞ガス交換ないし単にガス交換という（図2-Ⅰ-14）．肺胞壁は，肺胞Ⅱ型上皮細胞から産生された表面活性物質（肺サーファクタント）が含まれた液相に覆われる．肺サーファクタントは，肺胞壁の表面張力を減少させ，肺胞の虚脱を防いでいる．

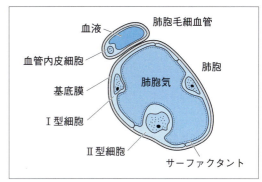

図2-Ⅰ-14　肺胞と肺胞毛細血管

(1) 外呼吸と内呼吸

外界と細胞との間における酸素や二酸化炭素のガス交換を外呼吸とよび，細胞内で酸素を消費し行う代謝過程を内呼吸とよび，区別する．

(2) 呼吸と拡散

外呼吸・内呼吸におけるガス交換は，ガスの分圧差（圧勾配）によって拡散が生じることで行われる．

①拡散

肺胞に達した酸素は，肺胞上皮，基底膜，間質，毛細血管内皮，血漿，赤血球膜を通過しヘモグロビンと結合する．この現象を拡散とよぶ．肺胞から肺毛細血管血への酸素の拡散は肺胞気と混合静脈血の酸素分圧格差，肺胞表面積，肺胞気と肺毛細血管血との接触時間，毛細血管のヘモグロビン量，酸素の血液溶解度によって規定される．二酸化炭素は酸素と比較し，20倍の拡散能力があるため，肺における拡散障害はほとんど生じない．

②拡散障害

肺胞に達した酸素の拡散経路である肺胞上皮，基底膜，間質，毛細血管内皮細胞，血漿，赤血球膜のうち，いずれかに異常が存在すると酸素は拡散しにくくなり，低酸素血症が生じる．拡散障害を生じさせる疾患には，肺気腫，肺水腫，間質性肺炎，サルコイドーシス，肺血栓塞栓症，肺動脈高血圧症などがある．

(3) 吸入気ガス組成

吸気は気道に入ると，37℃の体温により温められた水蒸気で飽和（飽和水蒸気圧47 mmHg）されるため，肺胞に到達する直前の吸気酸素分圧（$P_{I_{O_2}}$）は，

$$P_{I_{O_2}} = F_{I_{O_2}} \times (P_B - P_{H_2O})$$

で示される．$F_{I_{O_2}}$は吸気酸素濃度，P_Bは大気圧，P_{H_2O}は飽和水蒸気圧を示し，空気中酸素濃度20.93%，大気圧760 mmHgとすると，

$$P_{I_{O_2}} = 0.2093 \times (760 - 47) = 149 \text{ mmHg}$$

となる．

(4) 肺胞酸素濃度

肺胞酸素分圧（$P_{A_{O_2}}$）は，残存肺胞内酸素量，換気によって新たに到達した酸素，二酸化炭素の産生量，および肺の換気機能のバランスで決定され，次の式で示される（A）．

$$P_{A_{O_2}} = P_{I_{O_2}} - P_{A_{CO_2}}[F_{I_{O_2}} + (1 - F_{I_{O_2}})/R] \quad \cdots (A)$$

$P_{A_{CO_2}}$は肺胞二酸化炭素分圧で，動脈血二酸化炭素分圧（$P_{a_{CO_2}}$）とほぼ等しい．

Rはガス交換率ないし呼吸商とよばれ，二酸化炭素産生量/酸素消費量（$R = \dot{V}_{CO_2}/\dot{V}_{O_2}$）により求められる．また，前述の式は簡略化すると，

$$P_{A_{O_2}} = P_{I_{O_2}} - P_{a_{CO_2}}/R \quad \cdots (A')$$

となる．

表2-Ⅰ-6　肺胞二酸化炭素濃度の上昇する原因

1. 肺胞換気量の減少　①1回換気量の減少
　　　　　　　　　　②呼吸数の減少
　　　　　　　　　　③死腔の増大
2. 二酸化炭素産生量の増大
3. 吸気二酸化炭素濃度の上昇

表2-Ⅰ-7　肺胞酸素濃度の低下する原因

1. 吸気酸素濃度の低下
2. 酸素消費量の増大
3. 肺胞換気量の減少

(5) 肺胞二酸化炭素濃度

呼気による二酸化炭素排泄量（$\dot{V}_{CO_2}$）は，肺胞二酸化炭素濃度（$F_{A_{CO_2}}$）と呼出される肺胞換気量（$\dot{V}_A$）の積である．すなわち，

$$\dot{V}_{CO_2} = F_{A_{CO_2}} \times \dot{V}_A$$

となる．$F_{A_{CO_2}}$を$P_{A_{CO_2}}$に換算し，$P_{A_{CO_2}}$をPa_{CO_2}とほぼ等しいとすると次のように変形できる．

$$P_{A_{CO_2}} = Pa_{CO_2} = 0.863 \times \dot{V}_{CO_2}/\dot{V}_A \cdots (B)$$

$P_{A_{CO_2}}$，すなわちPa_{CO_2}は$\dot{V}_A$に反比例することがこの式よりわかる（表2-Ⅰ-6）．

また，前述の（A'）は，（B）と$R = \dot{V}_{CO_2}/\dot{V}_{O_2}$を用いて次の式で表すことができる．

$$P_{A_{O_2}} = P_{I_{O_2}} - K(\dot{V}_{O_2}/\dot{V}_A) \quad (Kは定数)$$

この式から，肺胞酸素分圧は，吸気酸素濃度の低下，酸素消費量の増大，肺胞換気量の減少の3つの因子によって低下することがわかる（表2-Ⅰ-7）．

(6) 肺胞換気量と死腔

肺胞において直接ガス交換に関与する換気を肺胞換気という．分時換気量（$\dot{V}_E$）から死腔換気量（$\dot{V}_D$）を除いたものが肺胞換気量（$\dot{V}_A$）であり，

肺胞換気量（$\dot{V}_A$）＝分時換気量（$\dot{V}_E$）－死腔換気量（$\dot{V}_D$）

となる．

一方，死腔とは，気道と肺胞でガス交換機能が働かない部分の容積をいう．解剖学的死腔と肺胞死腔からなり，両者を加えたものが，生理学的死腔である．解剖学的死腔は鼻腔，咽頭腔，喉頭腔から終末細気管支までの下気道が含まれ，およそ2.0（ないし2.2）mL/kgとされる．仰臥位よりも立位で増加し，頭部を後屈するとさらに増加する．加えて全身麻酔薬や気管支拡張薬，副交感神経遮断薬の投与で気管支が拡張し，死腔が増大する．肺胞死腔は肺胞レベルでのガス交換ができない部分で，正常でも換気血流比の不均衡によって50 mLほどになる．喫煙や肺塞栓症，肺炎などで増加する．生理学的死腔と1回換気量の比（$\dot{V}_D/\dot{V}_T$）を死腔換気率といい，次のBohrの式で計算される．

$$\dot{V}_D/\dot{V}_T = \frac{Pa_{CO_2} - P\bar{E}_{CO_2}}{Pa_{CO_2}}$$

$P\bar{E}_{CO_2}$は呼気中の平均二酸化炭素分圧である．死腔換気率の基準値は約0.3となる．

全身麻酔中は気管チューブ，フェイスマスク，麻酔回路の一部が死腔となる．これを器械的死腔 apparatus dead space とよぶ．気管チューブは上気道の死腔を70 mLほど減らすことができるが，麻酔回路との接続の結果，死腔は増大する．フェイスマスク装着の場合，死腔はさらに増大する．

(7) 静脈血混合

静脈血混合とは，静脈血がガス交換を受けないまま直接動脈系に混ざり込む状態で，シャントともよばれる（図2-Ⅰ-15）．正常な状態でも気管支循環系の静脈血の一部が肺静脈へ，または冠循環系の一部がテベシウス静脈を介して，左心室へ流れ込み，解剖学的シャントとよぶ．全血流量に対して流れ込む静脈血の割合がシャント率（$\dot{Q}_s/\dot{Q}_t$）である．拡散障害，低換気血流比領域の増加，無気肺でシャントが増大し低酸素血症（表2-Ⅰ-5）が生じる．シャントは自発呼吸であろうと調節呼吸であろうと全身麻酔で増加する[2]．

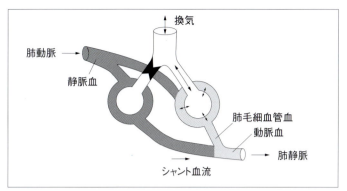

図2-Ⅰ-15　静脈血混合

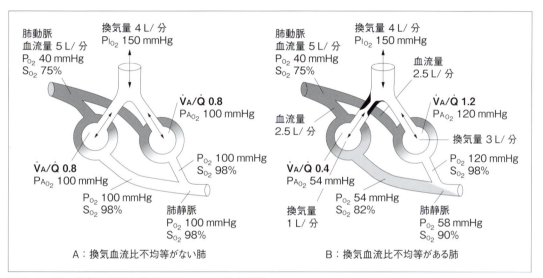

A：換気血流比不均等がない肺　　B：換気血流比不均等がある肺

図2-Ⅰ-16　換気血流比不均等がPa_{O_2}に及ぼす影響
肺全体として換気量と血流量に違いがなくても，肺胞ごとの換気血流比不均等が強まると酸素解離曲線の形から，Pa_{O_2}の低下がヘモグロビン酸素飽和度の低下に大きく影響するため，$\dot{V}_A/\dot{Q}$の低い肺胞と高い肺胞からの血液が混合した場合，$\dot{V}_A/\dot{Q}$の低い肺胞からの影響が強く現れ，Pa_{O_2}を低下させる．

(8) 換気血流比
①換気量と血流比の分布

肺は無数のガス交換単位で構成されている．単位時間あたりの肺胞換気量$\dot{V}_A$と単位時間あたりの毛細血管血流量$\dot{Q}$の比を換気血流比（$\dot{V}_A/\dot{Q}$）という．効率のよいガス交換は，$\dot{V}_A$と$\dot{Q}$が肺のどのガス交換単位でも均一に同じ値であるときに生じる．

②換気血流比不均等

健康な人の肺全体でみた$\dot{V}_A/\dot{Q}$は，0.8〜1.0になる．しかし，個々の肺胞をみると$\dot{V}_A/\dot{Q}$は同一とはいえない．このことを換気血流比不均等とよぶ．$\dot{V}_A/\dot{Q}$が0〜無限大までの肺胞単位が肺内には存在する．$\dot{V}_A/\dot{Q}$の大きい肺胞単位でガス交換を終えた血液の酸素分圧は高く，逆に，$\dot{V}_A/\dot{Q}$の小さい肺胞単位の血液は酸素分圧が低くなる．高い酸素分圧は，酸素解離曲線が示すように酸素含量の増加にあまり貢献しないことから，双方の肺胞単位からの血液が混合した場合の酸素分圧は，$\dot{V}_A/\dot{Q}$の小さい肺胞単位

からの血液に大きく影響され，低値を示すことになる（図2-Ⅰ-16）．不均等分布の程度が増大すると低酸素血症が生じる．自発呼吸下でも調節呼吸下でも，全身麻酔患者では換気血流比不均等が増加し，酸素化が障害される．また，麻酔中の吸気酸素濃度を高くすると，換気血流比不均等の増加やシャントの増加がみられる[7]．

(9) 無気肺

無気肺はシャントや換気血流比不均等を生じ，肺における酸素化障害の原因となる．全身麻酔により約90％の患者に無気肺が発生する[2,8]．自発呼吸と調節呼吸，あるいは静脈麻酔と吸入麻酔の間で差は認めない．最も無気肺ができやすいのは背側肺の横隔膜に接する部位で，全身麻酔の導入開始5分以内にできる[9,10]．横隔膜の圧迫を受けて肺胞や気道が閉塞され，肺胞に閉じ込められたガスが吸収され無気肺となる．無気肺の形成は年齢や喫煙歴には関係がなく，BMIが高いほど多くなる．術後数日間持続し，肺感染症を起こすことも知られている[11]．麻酔導入時に高濃度酸素の使用を避ける，また，導入や維持でCPAPやPEEPを付与した換気や，一定の時間，高い圧をかけて気道，肺胞を開通させるrecruitment maneuverを行うことで，発生を減少させることができる[12]．

(10) 肺胞-動脈血酸素分圧較差（A-aD$_{O_2}$）

A-aD$_{O_2}$とは，肺胞酸素分圧（P$_{A_{O_2}}$）と動脈血酸素分圧（Pa$_{O_2}$）の差のことで，動脈血液ガス分析で測定することができる．正常なガス交換の場合A-aD$_{O_2}$が0になることが理想的であるが，実際は生理的な換気血流比不均等やシャントが存在するため，正常でもA-aD$_{O_2}$は5～15 mmHgとなる．A-aD$_{O_2}$は拡散障害，換気血流比不均等，シャントで開大し，いずれも低酸素血症をきたす．

(11) 低酸素性肺血管収縮

肺胞酸素分圧（P$_{A_{O_2}}$）が低下すると，肺胞直前で毛細血管性小動脈が収縮する．これを低酸素性肺血管収縮 hypoxic pulmonary vasoconstriction（HPV）とよぶ．これによって，血流はP$_{A_{O_2}}$の高い部分に移動するようになるため，HPVは換気血流不均等を減少させる合目的な反応といえる．HPVの機序は明確ではないが，神経を介さない反応で，肺動脈血の低酸素よりも肺胞気の低酸素に強く反応する．揮発性吸入麻酔薬はHPVを濃度依存性に抑制するが，臨床的に影響は少ない[5]．亜酸化窒素はHPV抑制作用が弱く，プロポフォール，バルビツレート，ケタミンなど多くの静脈麻酔薬はHPVに影響しない[13]．

(12) ガス運搬

① 酸素運搬

血液中の酸素で血液に溶解しているのは微量で，ほとんどが赤血球のヘモグロビン（Hb）と結合している．血液に溶解する酸素の量は，Henryの法則により酸素分圧に比例し，100 mLの血液に溶けている酸素の量は0.003×Pa$_{O_2}$ mLとなる（0.003は酸素の血液に対する溶解度）．したがって，Pa$_{O_2}$が100 mmHgなら100 mLの血液中に0.3 mLの酸素が溶存していることになる．Hbの総量に対するオキシヘモグロビン（HbO$_2$）の割合をヘモグロビン酸素飽和度（S$_{O_2}$）という．Hbが100％酸素で飽和されると，1 gのHbは1.39 mLの酸素が結合する．すなわち，血液100 mL中のヘモグロビン結合酸素量は1.39×Hb濃度（g/dL）×S$_{O_2}$（％）mLとなる．S$_{O_2}$が98％，Hb濃度が15 g/dLとすると，血液100 mL中のヘモグロビン結合酸素量は1.39×15×0.98で20.4 mLである．血液中に含まれる酸素の総量を酸素含量といい，Hb結合酸素と溶存酸素の和である．上記の例では0.3＋20.4＝20.7 mL/dLとなる．

③ ヘモグロビン-酸素解離曲線

ヘモグロビン酸素飽和度（S$_{O_2}$）は血液の酸素分圧に影響され，その関係を表したのがヘモグロビン-酸素解離曲線である（図2-Ⅰ-17）．曲線はS字状となりP$_{O_2}$ 100 mmHgのときのHb

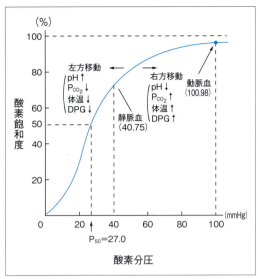

図2-I-17　正常ヘモグロビン-酸素解離曲線
(pH : 7.40, P_{CO_2} : 40 mmHg, 37℃)

表2-I-8　酸素解離曲線の移動

左方移動（P_{50}減少）	右方移動（P_{50}増加）
pHの上昇	pHの低下
P_{CO_2}低下	P_{CO_2}上昇
温度低下	温度上昇
ATP減少	ATP増加
2,3-DPG減少	2,3-DPG増加
メトヘモグロビンの増加	

の酸素飽和度は約98％で，解離曲線の平坦部に位置し，肺胞酸素分圧が少々低下しても上昇しても，血液中の酸素含量はほとんど影響を受けない．また末梢組織に相当するP_{O_2} 40 mmHg付近では解離曲線の傾きは急峻で，わずかのP_{O_2}の低下で飽和度が大きく減少し，HbO_2からO_2の遊離が促進される．

③ヘモグロビン-酸素解離曲線の移動

ヘモグロビン-酸素解離曲線は血液の二酸化炭素分圧，水素イオン濃度，温度などによって影響を受ける（表2-I-8）．代謝が盛んな組織では二酸化炭酸分圧の上昇，水素イオン濃度の増加があり，酸素解離曲線は右方へ移動する（右方シフト）．これによりHbO_2は組織に対し，より多くのO_2を供給できるようになる．これをBohr効果とよぶ．逆に，左方移動はヘモグロビンと酸素の親和性が増大し，組織への酸素供給が障害される．また，解離曲線の移動を表す指標としてP_{50}がある．P_{50}は酸素飽和度が50％となるときのP_{O_2}の値であり，基準値は27 mmHgで，小さいときは左方移動を，大きいときは右方移動を示す．

④二酸化炭素運搬

組織の代謝により産生された二酸化炭素（CO_2）は組織毛細血管中に拡散し，血液中で物理的な溶解，重炭酸塩，カルバミノ化合物の3つの形で存在している．CO_2はO_2の20倍の溶解度をもつが，物理的に溶解するCO_2の量は血液中のCO_2全体からみれば数％にすぎない．CO_2は，赤血球内で炭酸脱水酵素により瞬時に水素イオン（H^+）と重炭酸イオン（HCO_3^-）に解離する．赤血球内に生じたHCO_3^-は，3/4がただちに赤血球から血漿中に出る．このとき，イオン平衡を保つため血漿クロライドイオン（Cl^-）が入れ代わりに赤血球内に入る．これをクロライドシフトとよぶ．血漿のHCO_3^-はすべて赤血球内で産生されたものといわれ，HCO_3^-の形で輸送されるCO_2は全体の90％である[14]．物理的に溶解したCO_2のうち赤血球内に拡散したCO_2の一部は，ヘモグロビンタンパクと結合してカルバミノ化合物（カルバミノヘモグロビン Hb-NHCOO$^-$）を形成する．カルバミノ化合物として輸送されるCO_2（カルバミノCO_2）は，輸送されるCO_2の5％である（図2-I-18）[14]．

血液のCO_2の受け渡しはヘモグロビンの酸素飽和度にも影響される．デオキシヘモグロビン（HHb）はオキシヘモグロビンよりもCO_2やH^+との親和性が強いため，静脈血は動脈血に比べてCO_2を取り込みやすい．したがって末梢組織ではCO_2を取り込みやすく，肺胞ではCO_2を放出しやすい．これをHaldane効果という．この

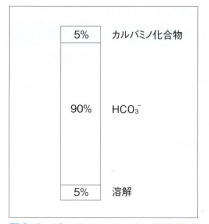

図2-Ⅰ-18 動脈血中の全二酸化炭素含量の内訳
（West et al, 2018[14] より改変）

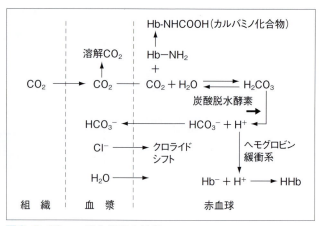

図2-Ⅰ-19 二酸化炭素の輸送

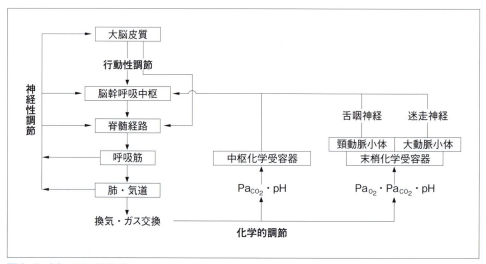

図2-Ⅰ-20 呼吸調節系

ようにCO_2の輸送には赤血球が重要な役割を果たし，CO_2の大部分はHCO_3^-の形で運搬される（図2-Ⅰ-19）．CO_2は安静時には混合静脈血中に約52 mL/dL，動脈血中に約48 mL/dLが含まれる．その差が肺から排泄される量であるが，動脈血中にも常に多量のCO_2がHCO_3^-として貯蔵されており，血液の酸塩基平衡の機構に重要な役割を果たしている．

4) 呼吸調節

延髄から橋にかけて分布する神経細胞群が形成する呼吸中枢の周期的な興奮が，運動神経を通じて呼吸筋に伝わり呼吸運動を作り出す．同時に，呼吸中枢は血液ガスや感情といった外部からの情報を取り入れ，呼吸の大きさや回数を制御することができる．この機構を呼吸調節といい，化学的調節，神経性調節，行動性調節からなる（図2-Ⅰ-20）．

(1) 呼吸の化学的調節

呼吸運動は動脈血のPa_{O_2}，Pa_{CO_2}，pHの値に制御され，それぞれ常に正常範囲に維持されて

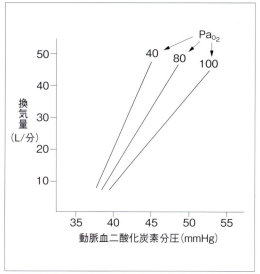

図2-Ⅰ-21　Pa_{O_2}の違いによる高二酸化炭素換気応答曲線の変化

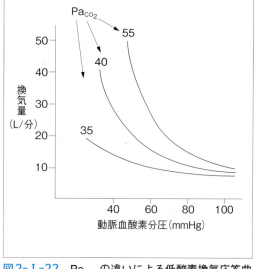

図2-Ⅰ-22　Pa_{CO_2}の違いによる低酸素換気応答曲線の変化

いる．これを呼吸の化学的調節とよび，呼吸調節の基本をなしている．Pa_{O_2}，Pa_{CO_2}，pHの変化を検知する装置が末梢化学受容器と中枢化学受容器である．

①末梢化学受容器

末梢化学受容器には左右の総頸動脈分岐部に位置する頸動脈小体と大動脈弓に位置する大動脈小体がある．頸動脈小体は舌咽神経，大動脈小体は迷走神経を介して呼吸中枢へ刺激を伝える．どちらの末梢化学受容器もPa_{O_2}，Pa_{CO_2}，pHの変化を検知するが，頸動脈小体に比べて大動脈小体は感度が劣り，その役割は小さい．Pa_{O_2}低下による換気量増加反応のすべては末梢化学受容器の働きである．直接的な刺激となる低酸素は，酸素含量の低下ではなく酸素分圧の低下である．Pa_{CO_2}上昇による換気量増加の20～30％が末梢化学受容器の働きとされる[15]．

②中枢化学受容器

中枢化学受容器は，Pa_{CO_2}の上昇を検知し換気量を増加させるが，Pa_{O_2}の低下は検知できない．Pa_{CO_2}上昇による換気量増加の70～80％は中枢化学受容器の働きによる[15]．Pa_{CO_2}が1 mmHg上昇するのに伴って，換気量はほぼ直線的に1～3 L/分増加する．中枢化学受容器は延髄腹外側表面近くに分布している．受容器の興奮は，Pa_{CO_2}の上昇により延髄の表面を覆う脳脊髄液にCO_2が移行し，髄液中のH^+が増加することによると考えられている．

③高二酸化炭素換気応答曲線

Pa_{O_2}を一定に保ちながら，吸気にCO_2を付与しPa_{CO_2}を上昇させたときの換気量増加反応を示した曲線で，呼吸の化学的調節機能を評価できる．Pa_{O_2}が低値の場合には，CO_2に対する換気量増加の反応はより強調され，これを換気刺激に対する低酸素-高二酸化炭素相互作用とよぶ（図2-Ⅰ-21）．

④低酸素換気応答曲線

Pa_{CO_2}を一定に保ちながら吸気中の酸素濃度を低下させ，Pa_{O_2}を低下させたときの換気量増加反応を示した曲線で，高二酸化炭素換気応答曲線と同様に，呼吸の化学的調節機能を評価する．Pa_{O_2}が60 mmHg以下に低下すると換気量は双曲線上に急激に増加する．低酸素状態での呼吸を維持するための防御反応といえ，Pa_{CO_2}

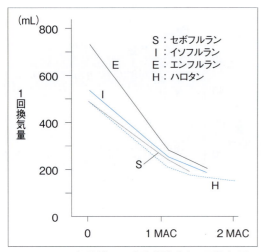

図2-Ⅰ-23　揮発性吸入麻酔薬濃度と1回換気量
(Miller ed, 2010[5])より改変)

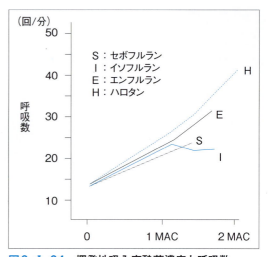

図2-Ⅰ-24　揮発性吸入麻酔薬濃度と呼吸数
(Miller ed, 2010[5])より改変)

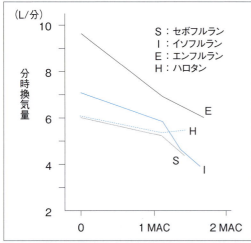

図2-Ⅰ-25　揮発性吸入麻酔薬濃度と分時換気量
(Miller ed, 2010[5])より改変)

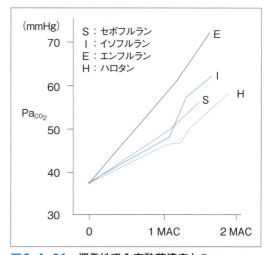

図2-Ⅰ-26　揮発性吸入麻酔薬濃度とPa_{CO_2}
(Miller ed, 2010[5])より改変)

が高い値のときの低酸素に対する換気応答は，低酸素-高二酸化炭素相互作用により強調される（図2-Ⅰ-22）．

(2) 呼吸の神経性調節

肺や気道あるいは呼吸筋などの受容器を介する調節を呼吸の神経性調節とよぶ．受容器としては刺激受容器，肺伸展受容器，C線維受容器，筋紡錘と腱の機械的受容器がある．

(3) 呼吸の行動性調節

意識や感情によって呼吸は変動する．この大脳皮質や脳幹網様体からの情報による呼吸の調節を行動性調節とよぶ．化学的調節と神経性調節と行動性調節は互いに影響し合って呼吸運動を調節している．

(4) 呼吸調節への麻酔薬の影響

全身麻酔薬は呼吸中枢を抑制するため，呼吸抑制が生じる．また，すべての吸入麻酔薬は中枢化学受容器の機能を濃度依存性に抑制するため，呼吸は浅くて速いものとなり，分時換気量は減少し，Pa_{CO_2}が上昇する（図2-Ⅰ-23～26）．吸入麻酔薬による呼吸抑制の強さは，イソフルラン，セボフルラン，亜酸化窒素の順となる．

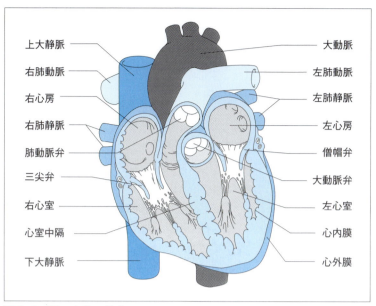
図2-Ⅰ-27 心臓の構造

セボフルランによる呼吸抑制は亜酸化窒素の付加で弱くなるとの報告があり[16]，また，イソフルランの呼吸抑制は手術刺激で弱くなるとの報告もある[17]．静脈麻酔薬のプロポフォール，バルビツレートや，ベンゾジアゼピン系薬，麻薬も同様な抑制が起こる．末梢化学受容器も吸入麻酔薬やプロポフォールにより抑制され，低酸素換気応答が弱まる．低酸素-高二酸化炭素相互作用によりもたらされる換気刺激が特に強く抑制され，鎮静レベルの麻酔深度であっても抑制がみられる．換気応答反射は低酸素状態での呼吸を維持するための防御反応といえ，その抑制は患者に重大な障害をもたらしうる．

3. 循環の生理

1) 心臓
(1) 構造と機能

心臓は左右の心房と左右の心室の4つの部屋からできており，最も重要な機能は，血液ポンプ作用である．心筋は4つの中空の器官を構成し，表面は心嚢膜に包まれ，内部は心室中隔，心房中隔，房室弁によって右心房，右心室，左心房，左心室の4心腔に分かれる．右心房と右心室の間には三尖弁，右心室と肺動脈の間には肺動脈弁，左心房と左心室の間には僧帽弁，左心室と大動脈の間には大動脈弁がそれぞれ存在する（図2-Ⅰ-27）．心臓周囲の血液の流れをまとめると，大静脈（上大静脈・下大静脈）→右心房→三尖弁→右心室→肺動脈弁→肺動脈→肺→肺静脈→左心房→僧帽弁→左心室→大動脈弁→大動脈となる．

(2) 心筋細胞の特徴

心筋細胞は，固有心筋細胞と特殊心筋細胞の2つに分かれる．固有心筋細胞は心房と心室の自由壁と中隔の大部分を構成し，心筋自体の収縮を起こしながら，直接，血液を拍出する役割を担う．これに対して，特殊心筋細胞は，心臓の調律を生み出すペースメーカの役割と電気的興奮を心臓全体に伝える役割を担っている．特殊心筋細胞の集合は，洞結節，房室結節，His束，左右の脚，Purkinje線維を形成し，洞結節は上大静脈の開口部の下に，また房室結節は右心房の心房・心室境界部の肥厚部に存在する．His束から左右の脚にかけての部分は，中隔を

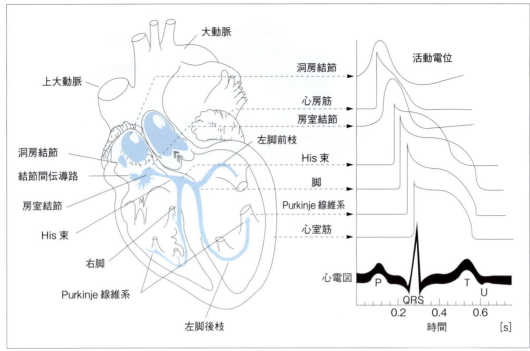

図2-Ⅰ-28　心臓の刺激伝導系と活動電位　　　　　　　　　　　　　　　　　　　　（Ganong, 2000[1])）

下行しながら，左右に分岐した索枝までのところに位置し，Purkinje線維は，His束の末端部が心室内膜下で細かく網状に枝分かれした部分となる．

　心筋細胞同士の接合部には境界膜とよばれる特殊構造が認められる（細胞間隙は12〜15 nm）．形態上，心筋細胞同士がギャップ結合という特殊な構造で連結し，機能的に連携をはかりながら収縮を行うため，心房と心室は一体となって連動する．これは機能的合胞体とよばれ，骨格筋と違って心筋は同期性が高く，神経支配がなくとも一定のリズムで立体的に調和のとれた興奮と収縮によってポンプ作用を発揮する．また，ギャップ結合は興奮伝導の遅い部位ではまばらであるが，伝導速度の速い心室筋，心房筋およびPurkinje線維では多く存在する．

(3) 興奮の発生とその伝導（図2-Ⅰ-28)[1)]

　ペースメーカ細胞の集合体でもある洞房結節は別名，洞結節ともよばれ，ペースメーカの役割を果たすように，その発生した興奮は両側の心房筋に伝わり，心房全体を収縮させる．興奮の一部が房室結節に及ぶと，その後，興奮はHis束から心室の中隔を走行し，左脚と右脚を通過後，枝分かれしたPurkinje線維を通って心室全体に伝わり，左右の心室固有筋を収縮させる．

(4) 心臓の自動能とペースメーカ

　心筋には自発的に興奮を生み出す細胞群が存在し，これらの細胞群が発生する興奮によって心臓のリズムが支配される．これらの電気的な興奮を発生させる機能を心臓の自動能という．心臓には，この自動能をもつ細胞群が，洞房結節，房室結節，His束，Purkinje線維，心室筋に存在し，自発的に興奮を生み出す能力をもつため，ペースメーカ細胞ともいわれている．健康成人の場合，洞房結節の興奮発生頻度が60〜100回/分と最も多く，下位になるに従って，その回数は少なくなる（図2-Ⅰ-29)．

通常は，洞房結節が初めに興奮を出すため，

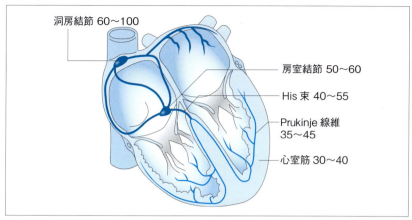

図2-Ⅰ-29　心臓のペースメーカ部位と刺激発生回数

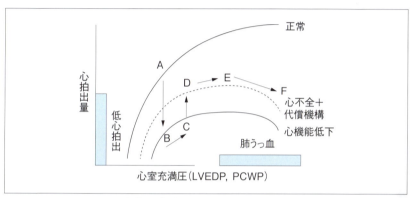

図2-Ⅰ-30　Starlingの心臓の法則
　心収縮性が減少すると，Starling曲線は右下に偏位し，A点からB点に移動．心拍出量が減少するため，前負荷の増大で代償機転が働き，心拍出量を維持しようとして，C点に移動．交感神経の興奮も相まって，D点，E点と移動する．しかしながら，循環系疾患をもつ患者などで，心機能の低下している心臓では，過剰な容量負荷によって前負荷の予備力を超えてしまうと，F点のように，逆に心収縮性の低下が進み，心拍出量の減少につながることになる．
LVEDP：左室拡張終期圧，PCWP：肺動脈楔入圧　　　　　　　　（大津，2001[2]より改変）

これより下位の部位（房室結節，His束，Purkinje線維，心室筋）では洞房結節からの刺激を受けて活動することになる．しかし，洞房結節からの興奮が伝わってこない場合や興奮の発生が遅れる場合には，房室結節，His束，Purkinje線維，心室筋が独自に興奮を発生し，これらの部位から発生した興奮が刺激となって伝わり，心室は収縮を始めることになる．

(5) 心臓の収縮性

　正常な心臓の心筋は，生理的範囲内では伸展されるほど大きな張力を発生する．すなわち，拡張期の心室容量（心室充満度）が大きいほど心室筋の収縮力や1回拍出量が増大する．この事実は，心臓全体としての圧-容積関係におけるStarlingの心臓の法則[2]とよばれる（図2-Ⅰ-30）．ただし，この法則は心臓の動きが生理的範囲内であることを前提にしている．
　心臓の収縮性を調節する機構として，心臓交感神経と心臓副交感神経による神経性調節，血中カテコラミン類，Ca^{2+}，K^+などの電解質イ

表2-Ⅰ-9 自律神経による心臓の調節

自律神経の種類 神経伝達物質 受容体 作　用	心臓交感神経 神経伝達物質： ノルアドレナリン 作用する受容体： $β_1$アドレナリン受容体	心臓副交感神経 神経伝達物質： アセチルコリン 作用する受容体：ムスカリン受容体 （M_2受容体）
変時作用 （chronotropic action）	心拍数増加	心拍数低下
変力作用 （inotropic action）	心房筋収縮性を増加 心室筋収縮性を増加	心房筋収縮性を低下 心室筋収縮性をわずかに低下
変弛緩作用 （lusitropic action）	心房筋弛緩速度を上昇 心室筋弛緩速度を上昇	心房筋弛緩速度を低下 心室筋弛緩速度をわずかに低下
変伝導作用 （dromotropic action）	促進（PQ時間を短縮）	遅延（PQ時間を延長）

オンによる調節機構，薬物による調節などがある．心臓交感神経の神経終末は，洞房結節，心房，房室結節，心室内刺激伝導系，心室筋に広く分布する．心臓交感神経の主な作用のうち，心拍数を高めることを陽性変時作用といい，心臓の収縮能力をより強くすることを陽性変力作用という．心臓副交感神経は心房内で節後ニューロンに移行すると考えられ，その線維は洞房結節と房室結節やその周囲に分布し，アセチルコリンを分泌する．心臓副交感神経の主な作用のうち，心拍数を減らすことを陰性変時作用といい，心房の収縮能力を弱めることを陰性変力作用という．また，心筋の房室伝導時間や興奮伝導速度に対する作用を変伝導作用，弛緩速度に対する作用を変弛緩作用という．これらの心臓における自律神経作用をまとめたものを表2-Ⅰ-9に示す．

(6) 心周期

心臓は収縮と弛緩を繰り返し，図2-Ⅰ-31のように周期的に拍動している．これを心周期といい，表2-Ⅰ-10のように大きく5期に分類される[3]．

①心房収縮期

心電図上のP波の出現に伴い心房筋の脱分極が起こると，心房は収縮期に入る．房室弁は開いているため，心房圧が上昇すると心房から心室へ血液が流入する．心房収縮最後の時点は，心室収縮開始直前でもあり，このときの心室容積を拡張終期心室容積という．

②等容性収縮期

心電図のQRS波に続いて房室弁が閉じ（このときに心音の第Ⅰ音が聴取される），血液の駆出が始まるところまでの時期で，房室弁と動脈弁はどちらも閉じている．房室弁の閉鎖から動脈弁が開くまでの間は心室容積は一定であるが，心室が収縮を開始すると心室内圧が著しく上昇する．

③駆出期

血液が心室内から駆出されて動脈に流入する時期を指す．心室収縮開始後，心室内圧が大動脈圧よりも上昇し血液を駆出するが，心室内の全血液は駆出されず，心室内には血液が残る．この残った血液を収縮終期心室容積という．

④等容性弛緩期

血液の駆出が終わると心室は弛緩し，心室内圧は低下し始め動脈弁が閉じる（このときに心音の第Ⅱ音が聴取される）．この心室内圧の低下と動脈弁の閉鎖から，心房内圧が心室内圧よ

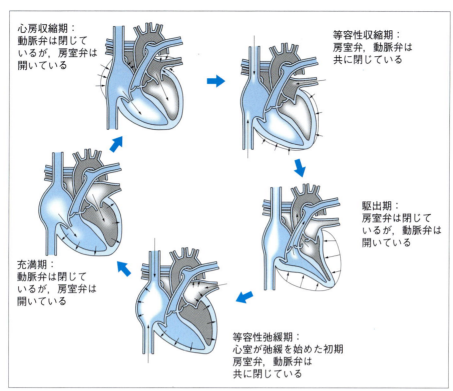

図2-I-31　心周期

表2-I-10　各周期における心臓の動き（特徴的な部分のみ）

	心房収縮期	等容性収縮期	駆出期	等容性弛緩期	充満期
心房筋	収　縮	―	―	―	―
心室筋	―	収縮開始	収　縮	弛緩開始	弛　緩
房室弁 （三尖弁） （僧帽弁）	開　く	閉じる	閉じる	閉じる	開　く
動脈弁 （肺動脈弁） （大動脈弁）	閉じる	閉じる	開　く	閉じる	閉じる
血行動態	心房から 心室に流入	―	心室から 大動脈へ駆出	―	心房から 心室に流入

り上回るまでの時期を指す．動脈弁と房室弁は閉じたままの状態である．

⑤充満期

心房内圧が心室内圧よりも上回るため房室弁が開き，心房の血液が心室に流入し，心房が収縮を開始する直前までの時期を指す．

(7) 心音と心雑音[4]

心音は第I音～第IV音まであるが，ここでは第I音と第II音について述べる．聴診器を用いて心音を聴診すると，1回の心拍ごとに，主に2つの心音を聴取することができ，これらの心音をそれぞれ第I音と第II音という．

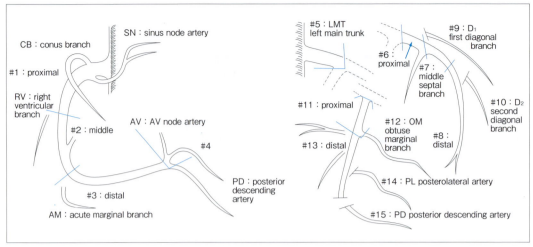

図2-Ⅰ-32 冠動脈造影所見のAHA分類
冠動脈を15のセグメントに分類する．＃1が右冠動脈基始部，＃5が左冠動脈本幹，＃6が左冠動脈前下行枝基始部，＃11が左冠動脈回旋枝基始部になる．

　第Ⅰ音は，心室の収縮開始から僧帽弁と三尖弁が閉鎖するときに生じる心音である．この成分には，左心系の僧帽弁と右心系の三尖弁の成分が含まれるはずであるが，通常の場合は，左心室収縮エネルギーが右心室よりも大きいため僧帽弁成分が多くを占める．僧帽弁成分は心尖部（左第5肋間と鎖骨中線の交点）で，また三尖弁成分は第4肋間胸骨左縁部で聴取しやすい．第Ⅱ音は，大動脈弁と肺動脈弁の半月弁が心室の収縮終期から閉鎖する際に生じる心音である．この心音は，大動脈成分と肺動脈成分からなり，大動脈弁成分は第2肋間胸骨右縁のところ，肺動脈弁成分は第2肋間胸骨左縁の部分で聴取しやすい．
　血液の流れは層流であるが，心臓の内腔や血管内において血流が障害されると，乱流，渦流，逆流が生じ，周囲の組織が共鳴して聴診上の異常な音を発生する．このような異常な音が心臓内で発生した場合，この音を心雑音という．

(8) 冠循環

　心臓は，心臓自体が駆出した血液を左右冠動脈に流入することにより栄養や酸素を得ている．左冠動脈 left coronary artery（LCA）は，大動脈の根部のValsalva洞の左洞に始まり，1～1.5 cmで左前下行枝 left anterior descending coronary artery（LAD）と左回旋枝 left circumflex coronary artery（LCX）に分岐する．左前下行枝は，前室間溝を心尖部に向かって下行し，側枝を左心室前壁や心室中隔に分岐し，主に左心室の前壁，心室中隔，心尖部に血液を供給する．左回旋枝は，左房室間溝を進み，左心室の後側壁を灌流し，左心室の側壁，後壁，前乳頭筋に血液を供給する．また，右冠動脈 right coronary artery（RCA）は右洞に始まり，洞房結節，房室結節，右心房，右心室へ血液を供給する．血液はさらに毛細血管から静脈へと注ぎ込むが，左心室壁からの静脈血は冠静脈洞に注ぎ，右心室壁からの静脈血は前心静脈を通って右心房に入る．
　虚血性心疾患は，冠動脈の血管性閉塞，器質的狭窄，攣縮などの各病態がおのおの単独で，もしくは種々の程度に組み合わさり症状を発現する．このような虚血性心疾患患者において，正確な病態診断が必要となり，冠動脈の閉塞位置や狭窄位置が正確に共有できるように，米国心臓協会（AHA）では冠動脈主要分枝を図2-Ⅰ-32のように分類している．この分類は，虚血性心疾患患者に関する医科への対診や相談

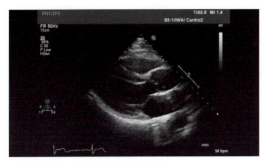

図2-Ⅰ-33　心臓超音波検査画像
心臓に向けて発信した超音波とその反射波から，白と黒の濃淡のついた画像が得られる．

時に使用される場合が多く，冠動脈の狭窄度は狭窄部前後の健常部の内径の差と狭窄部の差を健常部の内径で割って求める．なお，その狭窄程度は7段階に分けて評価されている．

(9) 心電図

心電図は心臓の活動電位の時間的変化を体表面から記録したものである（図2-Ⅰ-28）．P波は心房筋の興奮を示し，QRS波は心室筋の興奮を示している．また，T波は心室筋興奮の回復過程を表している．心電図の所見から，電気的活動の起こり方や伝わり方の異常，心筋障害や心筋虚血，心膜炎，心房の負荷，心室肥大，電解質の異常などの判断が可能となる．しかし，心電図波形から心機能の異常やその程度，また，血圧の変化を知ることは不可能である．したがって，心電図異常がなくとも心疾患が存在することがあれば，この反対も起こりうる．

(10) 心臓超音波検査

心臓超音波検査は，別名心エコー検査ともいわれ，人の耳には聞こえないほどの高周波数の超音波を心臓に発信して，返ってくる反射波（エコー）を受信し，心臓の形態，動き，機能，大血管の血流を画像に映し出して評価する検査方法である（図2-Ⅰ-33）．エックス線撮影やRI検査のように放射線による被曝の心配がないため，妊婦や乳幼児でも安心して受けることができ，観血的処置がないことから非侵襲的である．

心臓機能を評価するときに参考にする指標を表2-Ⅰ-11に示す．心臓超音波検査を行う目的は2つあり，1つは心臓の形の異常を発見する形態的診断で，もう1つは心臓の働きをみる機能的診断である．特に，心臓は常に拍動しており，その動いている状態をそのまま画像として観察できることから非常に有用な検査である．具体的には，心室や心房の大きさ，壁の厚さ，壁の動き，弁の形態や動きなどがわかり，カラードプラ法を行うと，心臓の中の血液の流れを映し出すことができる．また，弁の異常や壁に穴があいているかどうかなどの異常も発見でき，病態の程度によっては，心臓カテーテル検査などのさらに詳しい検査が必要となる．

(11) 心筋虚血再灌流障害と心筋保護
①心筋虚血再灌流障害[5]

冠動脈が閉塞した場合，その冠動脈の灌流領域の心筋は虚血となり，すぐに収縮能を失う．冠動脈閉塞が短時間であれば，冠動脈血流の再開により心筋細胞は不可逆性の細胞障害を残さずに回復するが，この心筋虚血状態の時間が長い場合には，心筋細胞は不可逆性の細胞障害を受け，冠動脈の再灌流によっても回復せず，むしろ心筋障害は増悪する．これを心筋虚血再灌流障害という．

この再灌流障害の発生機序には，主にCa^{2+}の細胞内過剰負荷や活性酸素種reactive oxygen species（ROS）が関与しているといわれている．虚血中に生じた細胞膜の透過性亢進によって，冠動脈の再灌流直後に，心筋細胞内に過剰のCa^{2+}流入が生じ，細胞内のホスホリパーゼやプロテアーゼの活性化を介して，細胞内膜や細胞内タンパクを障害する．さらに，ミトコンドリア内ではリン酸カルシウムとして沈着し，呼吸能を障害する．一方，活性酸素種は，生体内でも非常に反応性が強く，心筋虚血時にも増加するが，再灌流時にはさらに大量の活性酸素種が発生する．蓄積した活性酸素種は心筋細胞内のATPaseタンパクや膜性微小器官のリ

表2-Ⅰ-11 心臓超音波検査の主な心機能指標

1. 1回拍出量（SV：stroke volume）
   SV=LVEDV−LVESV（mL）
   　左室拡張終期容量（LVEDV：left ventricular end-diastolic volume）
   　左室収縮終期容量（LVESV：left ventricular end-systolic volume）
2. 心拍出量（CO：cardiac output）
   CO=SV×HR（L）
   　心拍数（HR：heart rate）
3. 左室駆出率（EF：ejection fraction）
   EF=（LVEDV−LVESV）×100/LVEDV（%）
4. 左室内径短縮率（%FS：% fractional shortening）
   %FS=（LVDd−LVDs）×100/LVDd（%）
   　左室拡張終期径（LVDd：left ventricular end-diastolic diameter）
   　左室収縮終期径（LVDs：left ventricular end-systolic diameter）

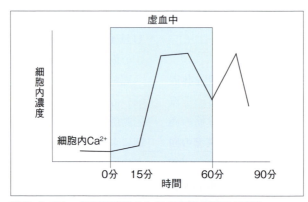

図2-Ⅰ-34　虚血再灌流における細胞内環境の変化
　細胞内のCa^{2+}濃度の変化は虚血中15～60分以内と，再灌流後約30分以内の二峰性となり，虚血中と再灌流後の2つの時期に細胞障害を引き起こす原因となる．　　　　（真田，2010[5]）

ン脂質と反応し，これらを変性させ，細胞内構造や細胞内基質の崩壊を招く．

　一連の変化をまとめると，図2-Ⅰ-34[5]のように，細胞内のCa^{2+}濃度の変化は虚血中15～60分以内と，再灌流後約30分以内の二峰性となる．これは，心筋の細胞障害が冠動脈の閉塞中すなわち心筋虚血中だけでなく，再灌流後にも活性酸素種の急激な産生が伴うため，心筋再灌流障害が生じるものと考えられている．臨床的には，心停止後に血流が再開された場合，異形狭心症で冠動脈の攣縮が解除された場合，急性心筋梗塞後に冠動脈の血流が再開した場合などに生じる[6]．

②虚血プレコンディショニング
　虚血プレコンディショニングとは，短時間の心筋虚血が先行することによって心筋が虚血耐性を獲得し，引き続く長時間虚血による心筋障害が軽減する現象のことである[7]．1986年にMurryら[8]が，麻酔開胸イヌにおいて5分間の冠動脈結紮による心筋虚血を先行させると，それに引き続く長時間虚血による心筋梗塞の範囲が25％縮小することを報告した．このプレコンディショニング効果は，先行虚血直後から出現し，1～2時間で消失するearly phaseのプレ

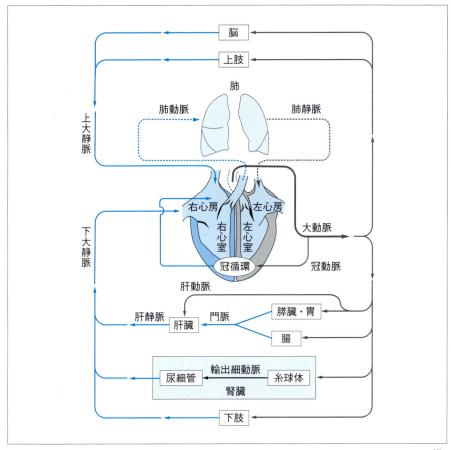

図2-I-35 体循環と肺循環　　　　　　　　　　　　　　　　　　　　（西川, 2014[10]）

コンディショニングと，虚血再灌流後24〜48時間後に再び出現するlate phaseのプレコンディショニングの2つの時相に出現する．いずれの時相においても先行する短時間の心筋虚血の存在によって，その後の長時間虚血時にもたらされる心筋内アデノシン三リン酸含量の低下が抑制されることが，心筋保護の原因と考えられている．

③薬物によるプレコンディショニング

薬物に関連したプレコンディショニングとして，イソフルラン，セボフルランなどの揮発性吸入麻酔薬や，オピオイド，カテコラミン，アデノシン，ニコランジルによる心筋保護効果も心筋虚血再灌流モデルで明らかにされている[9]．

2) 血液循環

(1) 体循環と肺循環

心臓は全身の各臓器に血液を送り出し，送り出された血液は再度心臓に戻ってくる．循環系は心臓と血管から構成された閉鎖回路で，心臓は，右心房と右心室からなる右心系と，左心房と左心室からなる左心系に大きく分かれ，血管は，大きく体循環と肺循環の2つに分かれる（図2-I-35）[10]．体循環は別名大循環ともいわれ，内圧が高く，高圧系ともよばれるのに対し，肺循環は低圧系で，血管抵抗が低く，体循環の約1/6の内圧となる．

(2) 各器官の血流量

健康成人の安静時における心拍出量は約5,400 mL/分で，酸素消費量は250 mL/分であ

表2-Ⅰ-12　体循環での各臓器血流量と酸素消費量

部位	組織重量(kg)	血流量 (mL/分)	心拍出量(%)	組織100gあたり(mL/100g/分)	酸素消費量 (mL/分)	全身(%)	組織100gあたり(mL/100g/分)
脳	1.4	(750)	13.9	54.0	46	(18.4)	3.3
心臓	0.3	(250)	4.7	84.0	29	(11.6)	9.7
肝臓	2.6	(1,500)	27.8	57.7	51	(20.4)	2.0
腎臓	0.3	(1,260)	23.3	420.0	18	(7.2)	6.0
皮膚	3.6	(462)	8.6	12.8	12	(4.8)	0.3
骨格筋	31.0	(840)	15.6	2.7	50	(20.0)	0.2
他の器官	23.8	(336)	6.2	1.3	44	(47.6)	0.2
全身	63.0	(5,400)	100.0	8.6	250	(100.0)	0.4

健常人(安静時，体重63 kg，平均血圧90 mmHg)の値　　　　　　　　　　　(問田ほか編，1982)[11]

る(表2-Ⅰ-12)[11]．全身の各器官における血流量は，臓器の重量や酸素消費量によっても異なる．安静時では，肝臓と腎臓への臓器配分が多く，どちらも心拍出量の20〜30％を占める．次に，骨格筋，脳という順で，いずれも心拍出量の約15％である．特徴的なのは，心臓と腎臓で，他の器官と比べると，心臓は300 gと小さな臓器の割には，酸素消費量が9.7 mL/100 g/分と高く，血流量も84.0 mL/100 g/分と多い．また，腎臓の安静時血流量は420 mL/100 g/分で，全身の各器官血流量の中で最も多い．一方，激しい運動時には各器官への血流配分が安静時と大きく異なり，骨格筋の血流量が心拍出量全体の80％にもなるのに対し，腎や内臓の血流量は大きく減少する．しかし心筋の相対的血流量はほとんど変動しない．

(3) 血流と血圧

血管内において，ある一部分の断面を単位時間あたりに流れる血液量を血流量という．また，血圧は，心臓の収縮によって血液が拍出されたときに，血管内の血液が有する圧力のことで，一般的には，血圧は動脈血圧のことを意味する．心臓の収縮期と拡張期の動脈血の圧を，それぞれ収縮期血圧(または最高血圧)，拡張期血圧(または最低血圧)という．血圧の決定因子は，心拍出量と末梢血管抵抗で，

(血圧) = (心拍出量) × (末梢血管抵抗)

の近似値で表される．

(4) 血管の構造と機能

血管を機能や解剖学的な形態から分類すると，大動脈，動脈，細動脈，毛細血管，細静脈，大静脈となり，これらの血管壁は，外膜，中膜，内膜の3層から構成される(図2-Ⅰ-36)．動脈の外膜は，血管の最外層を取り巻き，血管運動神経や感覚神経を含む結合組織線維でできている．中膜は，主に平滑筋と弾性線維からできており，交感神経や血管作動物質によって収縮と拡張を起こしている．内膜には内皮細胞が存在し，物質交換，血液凝固・線溶系などに関与する．

動脈は静脈に比べて弾性線維がよく発達し，血管壁は厚く，丈夫で伸縮性と弾力性に富むため，高い圧に対応できる．しかし，動脈が細くなるにしたがって弾性線維が少なくなり，平滑筋が多くなる．また，細動脈は血圧に最も影響を与える血管でもあるため抵抗血管ともよばれ，最終的には，内皮細胞からなる細く枝分かれした網状構造の毛細血管となる．一方，静脈

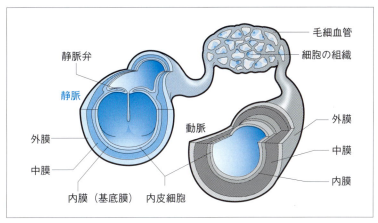
図2-Ⅰ-36　血管の構造

は動脈と同様に3層からなるが，高い圧を受けることがないため，中膜が薄く，平滑筋や弾性線維が少ない．静脈圧は低いため，血液の逆流を防ぐための弁，半月弁をもっている．これらの弁は，下肢静脈に多く存在し，筋肉の収縮を利用する筋肉ポンプの弁として働き，静脈血が心臓に戻るのを助けている．静脈は体循環血液量の約75％を貯留し，循環血液量の調節に関与していることから容量血管ともいわれる．

内皮細胞と内皮下組織を含む内膜は，血球や血液中に含まれるさまざまな物質が直接接触して，特定の物質の通過を援助・抑制する．また，内皮細胞は一酸化窒素（NO）やエンドセリンなど多くの血管作動性物質を放出し，血管壁の収縮や弛緩時には，血管壁への炎症細胞の接着，血管透過性，凝固・線溶系の調節などを行っている．

3）循環調節

生体内では，生命維持を目的として，各臓器の血流を維持するために神経性調節機構，体液性調節機構，局所性調節機構の3つの循環調節機構が働き生体の恒常性を維持している．

(1) 神経性調節
①心臓血管中枢

心臓血管系の働きを常に調節している心臓血管中枢は，延髄網様体に存在している．特に，延髄の腹外側にある吻側延髄腹外側部は，血圧の上昇や交感神経の興奮に関与する[12]．

②心臓の神経性調節
a. 交感神経

心臓を支配している交感神経節前線維は，第1～4胸髄から始まり，星状神経節などを含む交感神経幹でシナプスを形成し節後線維となる．この節後線維は心臓全体に分布し，ノルアドレナリンの放出により心拍数増加や心収縮力増強を起こす[13]．

b. 心臓副交感神経

節前線維は，延髄の迷走神経背側核と疑核から始まり，心房の洞房結節と房室結節でシナプスを形成し，節後線維は，洞房結節と房室結節に分布後，アセチルコリンを放出し，ムスカリン性受容体（M_2受容体）を介して，房室伝導時間の延長と心筋の興奮閾値の上昇を起こし，心拍数を低下させる．この作用は抗コリン薬であるアトロピンによって拮抗される．

③血管の神経性調節
a. 交感神経性血管収縮線維

交感神経性血管収縮線維は毛細血管を除いた全身のほとんどの血管を支配しており，この神経終末からノルアドレナリンを放出することによって，血管平滑筋のα_1受容体を介して血管収縮を起こす．

b. 交感神経性血管拡張線維

交感神経性血管拡張線維は，神経終末からアセチルコリンを放出し血管拡張を起こす．ただし，この線維の存在はヒトでは明確には証明されていない．

c. 副交感神経性血管拡張線維

副交感神経性血管拡張線維は，唾液腺，膵臓外分泌腺，脳軟膜，外生殖器など，限られた部分の血管に存在し，この神経終末からアセチルコリンを放出し血管拡張を起こす．

④循環反射

循環反射には，心臓反射と血管反射の2つがあり，心臓反射は心臓を効果器とし，血管反射は血管系を効果器としている．心拍数の変動，血圧の増減，呼吸の変化，精神的状態，体温の生理的変動などに対して，心臓または血管に存在する受容器を介して，これらの情報が延髄の心臓血管中枢へ伝えられ，循環が調節されることになる．代表的な効果器には，圧受容器baroceptorの伸張（展）受容器（あるいは機械的受容器：動脈系と心房系および肺）と，血液中の化学組成の変化を感知する化学受容器chemoreceptorがある．

a. 圧受容器反射

血圧が上昇し，頸動脈洞や大動脈弓の血管壁に存在する圧受容器が伸展されると，この興奮がそれぞれ舌咽神経と迷走神経を求心路として，延髄の循環中枢（孤束核）に情報が伝えられる．これに対し，反射性に交感神経活動の低下と迷走神経活動の亢進が起こり，副腎髄質ではカテコラミンの分泌が低下する．その結果，心臓では心拍数低下・心収縮力低下・心拍出量低下が起こり，血管では末梢血管拡張・容量血管（静脈）拡張が生じ，上昇した血圧が低下する方向に働く．反対に，血圧が低下した場合には，圧受容器と循環中枢を介して交感神経活動の亢進と迷走神経活動の低下が起こり，血圧は上昇する方向に働く．

b. 心肺部圧受容器反射

心肺部圧受容器は，心房と上・下大静脈の接合部，肺静脈に存在し，わずかな圧を感じて作動する伸展受容器であるため，低圧受容器ともいわれる．機能的には，大きく2種類に分けられる．1つは心房収縮期に活動して心拍数を監視し，もう1つは，心房拡張期に活動して血液量を監視している．

心肺部圧受容器が循環血液量の減少を感知すると，迷走神経を介して延髄の心臓血管中枢に，迷走神経の活動低下を伝える．次に，交感神経を介して腎臓でのレニン分泌を促し，その結果，アンジオテンシンやアルドステロンが増加する．また，心臓血管中枢から視床下部へインパルスが伝わり，バソプレシンの分泌が増加し，腎臓でのナトリウムと水の再吸収が増加し，循環血液量の増加に傾く．反対に，血液量が増加すると，バソプレシン分泌が抑制され，これにより尿量が増加し血液量が減少する．

c. 化学受容器反射

化学受容器反射に関与する動脈化学受容器には，頸動脈洞近くに存在する頸動脈小体と大動脈弓に存在する大動脈小体がある．これらの受容器が，Pa_{O_2}の低下，Pa_{CO_2}の上昇および水素イオン濃度上昇によって興奮すると，頸動脈小体からは頸動脈洞神経，大動脈小体からは迷走神経を介して求心性に延髄の孤束核に伝わる．次に，この情報が呼吸中枢と心臓血管中枢に伝わると，呼吸数，1回換気量，心拍数，血圧が上昇する．

d. その他の反射

(a) Bainbridge反射

心房に入る血液量が急に増加し心房壁が伸展されると，これを感知した伸展受容器が延髄の心臓血管中枢を介して心臓交感神経を興奮させ，反射的に心拍数を増加させることがある．これは，心房内の血液を早く動脈系に押し出そうとする反射機構と考えられている．

(b) 眼球心臓反射

　眼球を強く圧迫すると心拍数が減少する．これは眼球心臓反射またはAschner反射とよばれ，三叉神経の第1枝から迷走神経中枢を介して心臓を抑制することにより起こると考えられている．

(c) 呼吸心臓反射

　肺胞が伸展し，肺内に存在する伸展受容器が刺激されると心拍数が変化する．吸息すると心拍数が増加し，呼息すると心拍数が減少する．このような反射を呼吸心臓反射という．これは吸気時には交感神経活動が亢進し，呼気時には迷走神経が亢進するために起こると考えられ，小児でもしばしば観察される．

(d) Cushing反射

　頭蓋内圧や脳圧亢進により脳血流が減少すると脳虚血になるため，脳血流量を確保するために交感神経が刺激される．心拍数や心収縮力の増加が起こり，血圧が上昇すると末梢血管収縮を伴う高血圧などの反応が現れる．その結果，頸動脈小体や大動脈小体の圧受容体が刺激され徐脈となる．

(e) 腸管膜牽引による反射

　開腹手術中，小腸や腸間膜の牽引刺激により引き起こされる顔面紅潮・頻脈・低血圧の三徴を呈する反射で，別名，腸管膜牽引症候群ともいう．腸間膜血管の内皮細胞のシクロオキシゲナーゼ代謝経路を介したプロスタサイクリン（PGI_2）の放出や腸間膜の肥満細胞からのヒスタミン放出による血管拡張が原因と考えられている．

(2) 体液性調節

① カテコラミン

　交感神経が興奮したときに副腎髄質から分泌されるアドレナリンとノルアドレナリンは，心臓を支配する交感神経と交感神経性血管収縮線維と調和をはかりながら循環調節を行う．アドレナリンとノルアドレナリンはほぼ同じ作用を示すが，アドレナリンは心臓の収縮力や心拍出量を増加させ，多くの血管を収縮させる働きをもつ．また，ノルアドレナリンは，血管を収縮させ，末梢血管抵抗の上昇によって血圧を上昇させる働きをもつ．ただし，β_2受容体への親和性は，ノルアドレナリンよりもアドレナリンが高いため，各臓器の血管はアドレナリンのβ_2作用により拡張する．特に，骨格筋や肝臓ではこの拡張作用が強く現れる．

② バソプレシン

　バソプレシンは視床下部の視索上核および室傍核の神経細胞で産生され，血漿浸透圧の上昇，血液量の減少によって下垂体後葉にある神経終末から血中に放出される．心筋や血管平滑筋に作用することによって血圧上昇作用を示し，また，腎の集合管に作用して水の再吸収を促進し，循環血液量を増加させ，血圧上昇を促す．

③ レニン-アンジオテンシン-アルドステロン系

　循環血流量が減少すると，腎臓の傍糸球体装置が血圧低下を感知し，傍糸球体細胞からタンパク質分解酵素であるレニンを血液中に分泌する．レニンは，肝臓で合成されるアンジオテンシノーゲンを一部分解してアンジオテンシンⅠに変換する．アンジオテンシンⅠは，肺に存在するアンジオテンシン変換酵素によってアンジオテンシンⅡに変換される．アンジオテンシンⅡは血管を収縮し，血圧を維持する．一方，アンジオテンシンⅡは副腎皮質球状帯に作用して，ナトリウムの再吸収を促進するアルドステロンの分泌を促進する．アルドステロンは腎の集合管に作用し，ナトリウムおよび水の再吸収を促進させ循環血液量を増加させる．

④ 心房性ナトリウム利尿ペプチド

　循環血液量の増加によって心房壁の伸展が起こると，心房から心房性ナトリウム利尿ペプチドが血中に分泌される．心房性ナトリウム利尿ペプチドは，末梢血管の拡張によって血管抵抗を下げ，血圧を下げて心臓の負荷を軽減する．また，腎臓に作用して，ナトリウムと水分を排

泄させて循環血液量を減少させる．

⑤チロキシン

チロキシンは甲状腺ホルモンであり，心筋にβ受容体の発現を増加させ，心拍数と心収縮力を増加する．

(3) 局所性調節

①血管拡張物質

局所の血管拡張に関与する物質は，一酸化窒素（NO），二酸化炭素，ヒスタミン，ブラジキニン，アデノシン，ATP，乳酸などである．NOはNO合成酵素によりアルギニンから生成され，拡散により血管平滑筋に達すると，細胞内のグアニル酸シクラーゼの活性化を介してc-GMP（サイクリックグアノシン一リン酸）を産生し，血管平滑筋を弛緩させる．また，組織の活動によって局所の代謝が高まると，血管が拡張し，局所血流量が増加する．これを代謝性血管拡張といい，代謝性血管拡張を起こす物質には，二酸化炭素，ヒスタミン，アデノシン，ATP，乳酸などがある．

②血管収縮物質

局所の血管収縮を起こす物質には，エンドセリンやセロトニンなどがある．エンドセリンは血管内皮細胞由来のペプチドで，血管が伸展されたり低酸素になったりすると血管内皮細胞から放出され，血管収縮作用を示す．セロトニンの大部分は消化管に存在するが，セロトニンの一部は血小板中に取り込まれている．血管壁が損傷されると血小板からセロトニンが放出され，血管収縮が起こり，止血の調節に働く．

4．腎の生理

腎はそら豆型の形態をした臓器で重量は約130 gであり，最外側の皮質と深層部の髄質，尿を集める腎盂からなる．皮質には腎小体と近位および遠位尿細管が，髄質にはヘンレ係蹄と集合管が存在し，腎乳頭から腎盂に尿を排出する．

1) 腎の機能

腎は体液とその成分の恒常性の維持にきわめて重要な役割を果たしている（表2-Ⅰ-13）．

2) 体液と電解質のバランス

(1) 体液

成人では体重の約60%が水であり，体重70 kgであれば約42 Lとなる．そのうち2/3（28 L）は細胞内液，1/3（14 L）は細胞外液である．細胞外液のうち1/4（3.5 L）が血管内に存在し，3/4（10.5 L）は間質に分布する．

(2) 水の出納

体重70 kgの成人では1日あたり約2,550 mLの水が体内に取り込まれる．このうち1,000 mLは食物から，1,200 mLは飲料水として摂取される．350 mLは代謝過程から生じた水（代謝水）として体内で産生される．これらに対して，900 mLは不感蒸泄として皮膚や肺から失われ，50 mLは汗として喪失する．便の中には100 mLの水が含まれる．したがって，尿での水の排泄は1,500 mLとなる．生命の維持に必要な最少尿量は約430 mLであるので，通常は希釈尿が排泄されている．

(3) ナトリウムの出納

1日の食事から摂取されるナトリウムは457 mmol（10.5 g）である．そのうち11 mmolは汗から，11 mmolは便で失われる．残りの435 mmol（10 g）は尿中に排泄される．

(4) 水と電解質の1日最少必要量

表2-Ⅰ-14に水と電解質の1日最少必要量を示す．

3) 腎の機能解剖

(1) ネフロン（図2-Ⅰ-37）

ネフロンとは腎の機能である尿の産生を行う最小単位で，原尿を生成する腎小体と尿細管からなる．1つの腎には約100万個のネフロンが存在する．

腎小体は糸球体血管網とそれを取り囲むボーマン囊から構成される．尿細管は機能と形態の違いによって近位尿細管（曲部と直部），ヘン

表2-Ⅰ-13　腎の機能

1. 循環血液量の維持
2. 水と電解質のホメオスタシスの維持
3. 不用な代謝産物の排泄
4. 酸塩基平衡の維持
5. その他の機能
   1) レニン，エリスロポエチン，活性化型ビタミンD_3などのホルモンの分泌
   2) 薬物や化学物質の排泄
   3) 飢餓状態におけるアミノ酸からの糖新生

表2-Ⅰ-14　水と電解質の1日最少必要量

水	25〜35 mL/kg
ナトリウム	1〜1.4 mmol/kg
カリウム	0.7〜0.9 mmol/kg
塩素	1.3〜1.9 mmol/kg

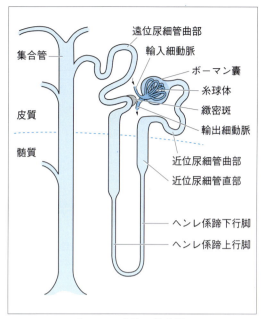

図2-Ⅰ-37　ネフロン全体の模式図
糸球体毛細血管からボーマン囊内に濾過された液体は腎皮質内に存在する近位尿細管に流れ込む．
(Greger，1996[1]より改変)

レ係蹄（下行脚と上行脚），遠位尿細管（直部と曲部），集合管に分けられる．

(2) 腎の血管系

輸入細動脈は腎動脈の末梢枝で高い血圧を有し，糸球体毛細血管となって複雑なループを形成した後に輸出細動脈となる．輸出細動脈は尿細管周囲で低圧の毛細血管となる．髄質に近い輸出細動脈は下降してヘンレ係蹄に伴走して髄質内に入り，上行する静脈となって戻ってくる．これらの血管系で形成される血管ループは対向流交換機構を形成する．

(3) 傍糸球体装置

傍糸球体装置は遠位尿細管が腎小体に接近する部位に存在し，輸入細動脈，輸出細動脈，傍糸球体細胞，緻密斑，糸球体外メサンギウムからなる．傍糸球体細胞からはレニンが分泌される．

4) 腎血流の調節

(1) 腎血流量

腎血流量は心拍出量の20％を占め，このうちの90％は原尿生成のために利用される．

(2) 腎血流量の自己調節（図2-Ⅰ-38）

輸入および輸出細動脈の収縮や拡張によって腎血流量は平均動脈圧が75〜170 mmHgの間

では一定に維持され，糸球体濾過量も維持される[2]．

(3) 交感神経性調節

交感神経α受容体刺激によって輸入細動脈と輸出細動脈が収縮し，糸球体濾過量が減少する．

5) 糸球体濾過（図2-Ⅰ-39）

糸球体を通過する血漿量の15〜20％がボーマン囊へと濾過される．分子量10,000程度までの分子は自由に濾過膜を通過するが，タンパク質など分子量が70,000〜80,000以上の分子は濾過膜を通過できない．糸球体からボーマン囊への濾過作用は，濾過膜で隔てられた双方の静水圧と膠質浸透圧に依存する．膜の面積と透過性に関連する因子を濾過係数（Kf）で示すと以下のようになる．

糸球体濾過＝Kf×濾過圧
（濾過圧＝糸球体毛細血管内静水圧－ボーマン囊内静水圧－糸球体毛細血管内膠質浸透圧：正常では約20 mmHg）

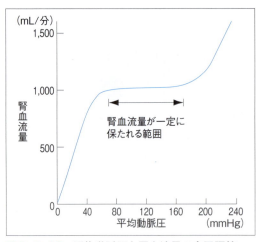

図2-Ⅰ-38　平均動脈圧と腎血流量の自己調節
腎血流量は，血圧75～170 mmHgの範囲では一定に保たれる． (Kirchheim et al, 1987[2])より改変)

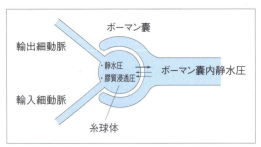

図2-Ⅰ-39　腎小体内における濾過に関係する圧
ボーマン嚢内にはタンパクはほとんど存在しないので，膠質浸透圧の影響はないと考えられる．

この濾液が原尿であり，1日で約180 Lとなる．

6）尿細管における再吸収と分泌

(1) 尿細管における再吸収

①水の再吸収：70％が近位尿細管で拡散によって等張性に再吸収される．この再吸収には水チャネルのアクアポリン1が関与する[3]．15％はヘンレ係蹄の下行脚で選択的に再吸収される．10％は遠位尿細管で再吸収され，5％は集合管でバソプレシン（抗利尿ホルモン，ADH）がバソプレシン2受容体に結合することにより，アクアポリン2を介して再吸収される．

②ナトリウムの再吸収：60～70％が近位尿細管で受動的に再吸収される．この再吸収にはNa^+, K^+-ATPaseが重要な役割を果たす．20～25％はヘンレ係蹄の太い上行脚で選択的にカリウム，塩素とcotransportにより再吸収される．10％は遠位尿細管でアルドステロンの作用によって塩素とcotransportにより再吸収される．

③塩素の再吸収：塩素は大部分がナトリウムとともに再吸収される．

④糖の再吸収：糸球体で濾過された糖はすべて近位尿細管でナトリウムとcotransportで再吸収される．しかし，近位尿細管細胞における糖の最大輸送量には限界があり，ヒトの場合，血糖値が180～200 mg/dLを超えると尿中に糖が出現する．近位尿細管の機能異常に基づいて尿糖が出現する場合を腎性糖尿病という．

(2) 尿細管における分泌

①水素イオンの分泌：水素イオンは近位尿細管および遠位尿細管から分泌される．この際には，Na^+-H^+交換輸送体によってナトリウムが再吸収され，同時に重炭酸イオンが再吸収される．近位尿細管細胞における重炭酸イオンの産生には炭酸脱水酵素が重要な役割を果たす．

②カリウムの分泌：大部分のカリウムは近位尿細管で再吸収されるが，一部は遠位尿細管でアルドステロンの作用によってナトリウムと交換して分泌される．

7）ヘンレ係蹄における尿の濃縮（図2-Ⅰ-40）

ヘンレ係蹄は腎髄質の間質浸透圧を高め，濃縮尿の産生に重要な役割を果たす．糸球体で濾過された原尿は血漿と同じ浸透圧（300 mOsm/kg H_2O）であるが，ヘンレ係蹄通過中に最大1,400 mOsm/kg H_2Oにまで濃縮される．上行脚の終末では100 mOsm/kg H_2Oにまで低下する．

①腎髄質の間質浸透圧効果：ヘンレ係蹄の太い上行脚におけるナトリウムと塩素の再吸収によって間質液の浸透圧が上昇し，水が下行脚

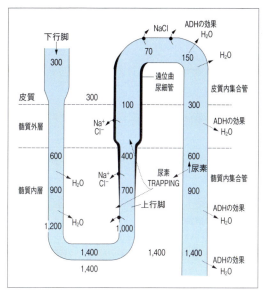

図2-Ⅰ-40　濃縮尿の産生
水分補給が少ない場合，集合管でのバソプレシン（ADH）の作用により尿細管から水が再吸収されて，尿は濃縮される．

（奥田，2006[4]）より改変）

から間質へと移動する結果，間質と下行脚内液の浸透圧が上昇し（400 mOsm/kg H_2O），上行脚内液の浸透圧は減少する（200 mOsm/kg H_2O）．

②ヘンレ係蹄の対向流増幅機構：ヘンレ係蹄の2つの脚の対向する流れによって原尿が一層濃縮される．この効果は脚の長さが長いほど大きくなる．

③直血管：近位尿細管からヘンレ係蹄を経て集合管に至るまで，脚に密着する形で直血管が走行する．この血管は髄質に形成された高浸透圧環境を減弱させることなく，髄質内に再吸収された水と溶質を体循環に戻す役割を果たす（対向流交換機構）．

④尿素：髄質の間質における高い浸透圧は，ヘンレ係蹄の太い上行脚におけるナトリウムと塩素の能動的再吸収による部分が大きいが，尿素も一定の役割を果たす．バソプレシンの存在下では髄質集合管の尿素透過性が亢進し，髄質の間質における尿素濃度が高くなっ

て，1,400 mOsm/kg H_2O のうち650 mOsm/kg H_2O の浸透圧を担うことになる．

8）集合管における尿の濃縮（図2-Ⅰ-40）

バソプレシンの作用によって水が再吸収される．皮質集合管における原尿の浸透圧は尿細管周囲の間質浸透圧と同じ300 mOsm/kg H_2O となり，髄質集合管では高い浸透圧の影響が加わることによってさらに水の再吸収が起こり，最大1,400 mOsm/kg H_2O にまで濃縮される．

9）水利尿と浸透圧利尿

水の摂取が過剰な際には血漿浸透圧が低下するため，バソプレシンの分泌が抑制されて尿量が増加する．この現象を水利尿という．一方，マンニトールのように糸球体で濾過されるが尿細管では再吸収されない物質を投与すると，近位尿細管内の浸透圧が上昇するため，水の再吸収が抑制されて尿量が増加する．この現象を浸透圧利尿という．浸透圧利尿は大量のナトリウムと塩素の排泄を伴う．

10）腎機能の内分泌性調節

(1) レニン-アンジオテンシン系（図2-Ⅰ-41）

①レニン：傍糸球体細胞から分泌される．レニンは肝で産生されたアンジオテンシノーゲンをアンジオテンシンⅠに変える．さらに肺に存在するアンジオテンシン変換酵素がアンジオテンシンⅠをアンジオテンシンⅡに変換する．

レニン分泌の調節には交感神経，緻密斑，圧受容体，アンジオテンシンⅡなどが関与する．交感神経α受容体刺激やアンジオテンシンⅡによる糸球体濾過量の減少によって，緻密斑部でのナトリウムと塩素の濃度が低下し，傍糸球体細胞からレニンの分泌が促進される．傍糸球体装置は輸入細動脈に隣接する腎内の圧受容体であり，血圧低下を感知するとレニンが分泌される．血中アンジオテンシンⅡが増加すると，ネガティブフィードバック機構によってレニン分泌が減少する．

②アンジオテンシンⅡ：アンジオテンシンⅡは

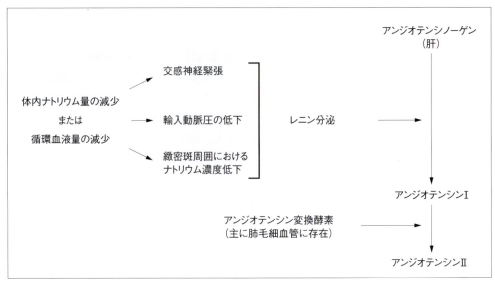

図2-I-41　レニン-アンジオテンシン系

ナトリウムと水の排泄を抑制し，循環血液量と血圧を維持する．同時にアルドステロン分泌を刺激し，ネフロンでのナトリウム再吸収を促進する．またアンジオテンシンIIは強力な血管収縮作用によって血圧を上昇させる．アンジオテンシンIIは視床下部を刺激して飲水を促し，バソプレシン分泌を刺激して水の再吸収を促進する．

(2) アルドステロン aldosterone

アルドステロンは，アンジオテンシンII，血清カリウム上昇，副腎皮質刺激ホルモンなどによって副腎皮質球状帯から分泌されるステロイドホルモンで，遠位尿細管におけるナトリウム再吸収を促進する．加えて腎皮質集合管の主細胞に作用してナトリウム再吸収とカリウム排泄を促進し，type A介在細胞に作用して水素イオン排泄を促進する．

(3) バソプレシン vasopressin，抗利尿ホルモン antidiuretic hormone（ADH）

バソプレシンは視床下部で合成されて下垂体後葉から放出される．バソプレシンは集合管膜の水に対する透過性を増し，髄質の高い浸透圧によって集合管内から水を間質へと引き込む．バソプレシンは尿素に対しても透過性を亢進して，髄質の間質浸透圧を高く保つ．バソプレシンの分泌は，動静脈や心房の圧受容体や視床下部の浸透圧受容体からの入力によって調節される．血漿浸透圧の上昇はバソプレシン分泌を増加させ，浸透圧低下は分泌を減少させる．

(4) 心房性ナトリウム利尿ペプチド atrial natriuretic peptide（ANP）

心房が拡大して心筋細胞に伸展刺激が加わると，心房性ナトリウム利尿ペプチドが分泌され，水とナトリウムの排泄が促進される．輸入細動脈を拡張すると同時に輸出細動脈を収縮することによって濾過圧は上昇し，さらに濾過係数Kfも増加して糸球体濾過量が大きくなる．心房性ナトリウム利尿ペプチドはレニンとアルドステロン分泌を抑制し，ナトリウムと水の分泌を促進する．さらに集合管ではナトリウム再吸収を抑制する．

5. 酸塩基平衡

体液中の水素イオン濃度が大きく変化すると，細胞内の酵素活性，膜の興奮性，エネルギー産生，中枢神経系の反射，内分泌系などに

異常をきたす．このため，水素イオン濃度はきわめて精密に調節されている．生体は代謝によって大量の揮発性酸（有機酸）と不揮発性酸（非有機酸）を産生するが，水素イオンの産生と排泄のバランスがつり合わなくても，水素イオン濃度は35～45 nmol/L（pH 7.35～7.45）の狭い範囲に維持される．このように酸-塩基環境，すなわちpHをある一定範囲に維持することは内部環境の恒常性（ホメオスタシス）を維持するうえで重要である．

1) 酸-塩基環境の恒常性

血漿中の水素イオン濃度は緩衝作用，代償作用，補正作用の3つの機構によって維持される．緩衝作用は，pHの変化が起きたときにただちにそれを緩衝する酸やアルカリが作用する（緩衝系）ことによって，pHの変化を最小限にする作用である．代償作用は，HCO_3^-/P_{CO_2}比を正常に回復させてpHの変化を小さくしようとする生理的な過程である．代償作用の場合，呼吸性代償は数分～数時間以内に，代謝性代償は数時間～数日で作動する．補正作用は，生体がpHの変化の原因そのものを回復させようとする過程である．

(1) 緩衝系

緩衝物質は$[H^+]$と可逆的に結合してpHの変化を最小限にする．緩衝系は一般的に，下記のように表現される．

緩衝物質$^-$ + H^+ ⇌ H・緩衝物質

細胞内にも細胞外にもいくつかの緩衝系が存在するが，主な系は重炭酸イオン系，ヘモグロビン系，タンパク系，リン酸系である．重炭酸系の反応式から質量作用の法則によって以下の関係（Henderson-Hasselbalchの式）が成り立つ．

$[H^+] = Ka \times [H_2CO_3]/[HCO_3^-]$（Ka：解離定数）

この式はさらに下記に示すように変形できる．

$[H^+] = 24 \times P_{CO_2}$(mmHg)$/[HCO_3^-]$(mmol/L)

ここでの24という数値はKa'×sP_{CO_2}〔Ka' = Ka×$[H_2O]$で800 nmol/L，sはCO_2の血漿中での溶解係数で0.03 mmol/L/mmHg（37℃）〕から求められる．

Henderson-Hasselbalchの式では酸-塩基の関係は下記のように表される．

$pH = pKa' + \log([HCO_3^-]/sP_{CO_2})$
またはpH = pKa' + log（腎/肺）

この式にpKa'とsの値を代入すると，

$pH = 6.1 + \log([HCO_3^-]/0.03 \times P_{CO_2})$

となり，

$[HCO_3^-]/0.03 \times P_{CO_2}$は24/(0.03×40) = 24/1.2

なので，

$pH = 6.1 + \log(24/1.2) = 7.4$

となる．

①重炭酸緩衝系

重炭酸緩衝系には弱酸としてH_2CO_3が存在し，細胞外液では重炭酸ナトリウムが，細胞内液では重炭酸カリウムや重炭酸マグネシウムが重炭酸塩として存在する．H_2CO_3はCO_2とH_2Oからつくられ，炭酸脱水酵素により両方向の反応を加速する．この酵素は尿細管，赤血球，肺胞細胞に多く存在する．

重炭酸緩衝系に強酸が加わると，酸から放出されたH^+はHCO_3^-に緩衝されてH_2CO_3になる．これは速やかに分解してCO_2とH_2Oになる．肺による換気は動脈血液中のCO_2濃度増加によって促進され，細胞外液から放出されるCO_2はさらに肺から排泄されることになる．強塩基は炭酸によって緩衝され，重炭酸ナトリウムを形成する．

重炭酸緩衝系におけるpKaは6.1と生体のpH 7.4より低く，緩衝力自体はさほど大きくない．しかし，重炭酸緩衝系はCO_2を肺から排泄

し、HCO_3^- は腎で排泄・再吸収することによって速やかに調整できるので、細胞外液での緩衝系としては重要である。腎での代償作用は数日かけてゆっくり行われる。

②ヘモグロビン緩衝系

ヘモグロビン（Hb）は赤血球の中に存在するが、速やかに細胞外液の酸を緩衝する。この緩衝系は重炭酸緩衝系とは独立した血液内の緩衝系である。ヘモグロビンは赤血球の中で弱酸のH・Hbまたはカリウム塩（K・Hb）として存在する。pKaが6.8と、重炭酸のpKa 6.1よりも高いので、酸としては重炭酸よりも弱い。そのため、H^+ がヘモグロビンによって緩衝されるにしたがって HCO_3^- が増加する。

これらの反応の結果、赤血球内の HCO_3^- が上昇して赤血球外に HCO_3^- が拡散するので、赤血球内で H^+ の緩衝が起こるにもかかわらず、血漿 HCO_3^- が増加する（図2-Ⅰ-42）。

③タンパク緩衝系

すべてのタンパク質はアミノ基とカルボキシ基をもつので弱酸の性質があり、H^+ を緩衝する能力をもつ。しかし、アミノ酸のpKaは9でカルボキシ基のpKaは2であり、生体のpH 7.4では緩衝作用は発揮しにくい。ただしヒスチジン残基のイミダゾールだけはpKaが生体のpH 7.4に近いので細胞外液の緩衝には重要である。

一方、細胞内液ではタンパクは重要な緩衝作用を発揮する。これは細胞内pHが酸性に傾いていることと、細胞内のタンパク濃度が高いことによる。

④リン酸緩衝系

リン酸は尿において重要な緩衝系である。

(2) 体内コンパートメントからみた緩衝系の役割

緩衝系は重炭酸系と非重炭酸系に分けて考えるとよい。

①血液

血中の代表的な緩衝系は、重炭酸系とヘモグロビン系である。血漿中の主な緩衝系は重炭酸系であり、その濃度は24 mmol/Lである。体内で産生された非炭酸系酸の約70%は重炭酸系で緩衝される。赤血球内の緩衝系はヘモグロビン系、重炭酸系、リン酸系である。赤血球内では炭酸脱水酵素（CA）の存在下に H_2O と CO_2 から HCO_3^- が産生され、赤血球外へ拡散する（図2-Ⅰ-42）。

②間質

間質の HCO_3^- は27 mmol/Lであり、重炭酸系は間質の主要な緩衝系となる。間質の容積は血管内容積の約3倍であり、非炭酸系酸の緩衝能力としては血管内よりも大きいことになる。間質のリン酸濃度は0.7 mmol/Lである。

③細胞内

タンパクとリン酸は細胞内に豊富に存在するので細胞内緩衝系として重要であり、約6 mmol/Lのタンパクとリン酸が存在する。これらの緩衝系のpKaは6.8であり、細胞内のpHである6.8〜7.1とほぼ等しい。このため、これらの緩衝系は炭酸系酸、非炭酸系酸のいずれも効率よく緩衝する。

(3) 代償作用による酸塩基平衡の維持

生体の酸塩基不均衡の際には、[HCO_3^-]/P_{CO_2} 比を一定に保つことによってpHが維持される。主に肺や腎において酸や塩基を除去することにより代償作用が働く。

2) アシドーシスとアルカローシス

アシドーシスとは体内のpHが低くなる傾向にある状態や過程を指し、アルカローシスは逆にpHが高くなる傾向にある状態や過程を指す。急性アシドーシス（アルカローシス）は未だ十分な代償機構が働かず、pHが変化している状態であるのに対して、慢性アシドーシス（アルカローシス）では代償機構が働き、原因は除去されていないものの、pHはほぼ生理的状態に回復している。

(1) 呼吸性アシドーシス

原因のほとんどは肺胞低換気による。臨床的には、呼吸抑制の強い薬物（吸入麻酔薬・鎮静薬・筋弛緩薬など）による低換気・呼吸停止、

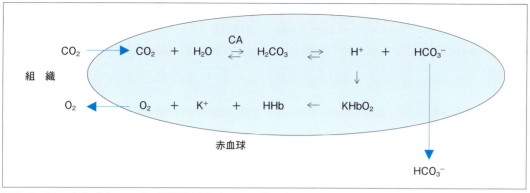

図2-I-42　赤血球内における重炭酸緩衝系とヘモグロビン緩衝系
酸素化されたヘモグロビンは酸のある状況（低いpH）で酸素を放出し，同時に二酸化炭素から産生される酸を緩衝する．
CA：炭酸脱水酵素．
(Guyton et al，1996[5])

異物による窒息などが原因となる．

(2) 呼吸性アルカローシス

過換気によってPa_{CO_2}が低下することによる．全身麻酔下における換気設定の問題を除けば，過換気症候群で経験するのがほとんどである．

(3) 代謝性アシドーシス

出血性ショックや重症の下痢などの際にみられる．体内の酸性物質が排泄されなかったり，不揮発性酸性物質が過剰に産生されていたり，また重炭酸イオンが過剰に排泄されている状態などから起きる．この状態から脱するために，生体は緩衝系の働きとしてCO_2を排泄するために過呼吸で代償する．

(4) 代謝性アルカローシス

激しい嘔吐により消化管から水素イオンを喪失して，結果として一時的に血中重炭酸イオン濃度が上昇する状態である．その他に利尿薬の投与や鉱質コルチコイドの過剰使用が原因となる．

6. 内分泌系の機能

内分泌系とは，ホルモンを分泌する器官（内分泌腺）の総称である．ホルモンは生物の成長，生命・恒常性の維持に不可欠な物質であり，精緻に制御されて微量でも標的器官の活動を制御するが，一方では分泌がわずかに正常域を脱すると特徴的な疾患を発現する．

1) 下垂体

(1) 前葉

①成長ホルモン growth hormone (GH)

　骨の先端にある軟骨の増殖を促進する．

②甲状腺刺激ホルモン thyroid stimulating hormone (TSH)

　甲状腺を刺激して，甲状腺ホルモンの合成・分泌を促進する．

③副腎皮質刺激ホルモン adrenocorticotropic hormone (ACTH)

　副腎皮質を刺激して，コルチゾル（糖質コルチコイド）とアンドロゲンの産生・分泌を促進する．

④卵胞刺激ホルモン follicle stimulating hormone (FSH)

　卵巣を刺激して，卵胞ホルモンの産生を促し，卵胞の発育・分化を促進する．

⑤黄体形成ホルモン luteinizing hormone (LH)

　排卵を促して，排卵後の黄体形成と黄体ホルモンの産生・分泌を促進する．

⑥プロラクチン prolactin (PRL)

　乳腺の発育と，分娩後の乳汁生成・分泌を促進する．

(2) 中間部
①メラニン刺激ホルモン melanocyte stimulating hormone（MSH）
　皮膚の色を黒くするメラニン合成を促進する．

(3) 後葉
①オキシトシン oxytocin
　成熟した子宮を収縮させる作用があり，分娩時に重要な役割を果たす．また，乳汁排出を促進する．
②バソプレシン vasopressin, 抗利尿ホルモン antidiuretic hormone（ADH）
a. 高濃度で末梢血管を収縮させ血圧を上昇させる．
b. 血漿浸透圧上昇，循環血液量減少の際に分泌され，腎の集合管において水の再吸収を増加させる．

2) 甲状腺
(1) チロキシン（T_4）とトリヨードサイロニン（T_3）
　循環する甲状腺ホルモンの多くはT_4の形で存在するが，T_4が生理活性の強いT_3と変換されて主に作用する．代謝亢進（熱量産生と酸素消費量の増加），成長・骨格筋の発達促進，交感神経活動促進，知能発達促進などの作用を示す．
(2) カルシトニン calcitonin
　骨の再吸収を抑制し，血中カルシウム濃度を低下させる（「3) 副甲状腺」参照）．

3) 副甲状腺（上皮小体）
(1) 上皮小体ホルモン parathormone（PTH）
　骨の再吸収を促進し，血中カルシウム濃度を上昇させる．ビタミンDの生成を促進し，腸でのカルシウムイオンの吸収を促進する．また，遠位尿細管とヘンレ係蹄上行脚でのカルシウム再吸収を促進する．

4) 心臓
(1) 心房性ナトリウム利尿ペプチド（ANP）
　腎尿細管でのナトリウム再吸収を抑制し，利尿を促進する．

5) 膵臓
(1) グルカゴン glucagon
　A細胞で分泌される．肝でのグリコーゲンの分解を促進し，血糖値を上昇させる．
(2) インスリン insulin
　B細胞で分泌される．細胞へのグルコース取り込みを促進し，血糖値を低下させる．
(3) ソマトスタチン somatostatin
　D細胞で分泌される．グルカゴン，インスリンや成長ホルモンなどの分泌を抑制する．

6) 副腎
(1) 皮質ホルモン
①鉱質コルチコイド mineralcorticoid
　アルドステロン aldosterone が代表的である．尿細管においてナトリウム再吸収を促進し，カリウムを尿中に排泄する．
②糖質コルチコイド glucocorticoid
　コルチゾール cortisol，コルチゾン cortisone，コルチコステロン corticosterone などがある．肝で糖新生を促進し，グリコーゲンを蓄積する．脂肪やタンパクを糖に変えて，血糖値を上昇させる．免疫反応・炎症反応を抑制する．
③副腎アンドロゲン（「9) 精巣」参照）
(2) 髄質ホルモン
①アドレナリン adrenaline
　心収縮力増強，筋血流増加，肝でのグリコーゲン分解，脂肪分解促進などの作用を示す．
②ノルアドレナリン noradrenaline
　末梢血管を収縮させ，血圧を上昇させる．

7) 腎臓
(1) レニン renin
　アンジオテンシン産生を刺激し，アルドステロン分泌を促進する．
(2) エリスロポエチン erythropoietin
　骨髄での赤血球生成を促進する．

8) 卵巣
(1) 卵胞ホルモン estrogen
　卵胞の発育・分化を刺激し，子宮内膜の増殖

を促進する．女性の第二次性徴を促進する．
(2) 黄体ホルモン progesterone
　排卵によって形成された黄体から分泌される．受精卵を着床可能な状態にし，排卵を抑制して妊娠を維持する．

9) 精巣
　アンドロゲン androgen（テストステロン testosterone）は男性の第二次性徴を促進する．骨格の発育を促進する．

II 歯科診療の侵襲と生体反応

1．侵襲の内容と伝達経路

　侵襲に対して生体は神経系，内分泌系，免疫系を介してさまざまな防御反応を示す．この反応を適切にコントロールし，恒常性を維持することは患者管理において重要となる．そのためには，歯科診療中の患者に加わる侵襲の程度，予測される生体反応を正しく理解することが重要である．

1) 歯科診療時の侵襲ストレス
　歯科治療時の侵襲ストレス因子（ストレッサー）には，治療に対する不安や恐怖などの精神的ストレス，治療時の疼痛や手術侵襲などの身体的ストレス，局所麻酔薬や血管収縮薬などの薬物ストレスがある．通常，これらのストレスに対する神経系，内分泌系，免疫系の生体反応は，患者の予備力の範囲内で起こり，問題となることは少ない．しかし，ストレッサーの強度が大きくなったり，相互に増幅したり，患者が予備力の小さな小児や高齢患者であったり，基礎疾患を有する患者の場合には，ストレッサーに対する生体反応は，患者予備力の範囲を超え，さまざまな全身的異常をきたす（図2-II-1）ことがある．
　全身麻酔での外科手術では上記以外にも以下のようなストレッサーが存在する[1]．

①臓器灌流の不足
　麻酔薬の影響，出血などによる循環血液量の相対的または絶対的減少など．
②細胞環境の変化
　低酸素血症，高二酸化炭素血症，水素イオン濃度の変化による細胞機能障害．
③寒冷刺激
　低温で維持された手術室での体温消失と代謝障害．
④栄養基質の利用障害
　術前の絶飲食，細胞での糖代謝抑制，インスリン／グルカゴン比の低下．
⑤炎症
　組織損傷による炎症性サイトカインの放出．
　全身麻酔中では，これらのストレッサーを軽減または制御し，患者の恒常性維持のための管理が必要となる．

2) 歯科治療における疼痛と神経機構
(1) 侵害受容器 nociceptor
　一次侵害受容ニューロンの末梢側軸索末端は自由神経終末 free nerve ending であり，高閾値機械受容器 high-threshold mechanoreceptor とポリモーダル受容器 polymodal receptor の2種類が存在する（表2-II-1）．高閾値機械受容器は，切る，刺すなどの鋭い侵害性機械刺激または侵害性熱刺激（＞43℃，＜15℃）に対して活性化し，その刺激はAδ線維によって伝導され，速く鋭い痛み（一次痛）を生じる．ポリモーダル受容器は，その名が示す通り，侵害性機械刺激，侵害性熱刺激，侵害性化学刺激といった多様（poly）な様式（mode）の刺激によって活性化する受容器である．それらの刺激はC線維によって伝導され，遅い痛み（二次痛）を生じる．また，炎症で産生されたプロスタグランジン，ブラジキニン，ヒスタミンなどの内因性発痛物質によってもインパルスは増大し，長時間持続する．
　近年，侵害受容器の分子実体としてさまざまなイオンチャネルが明らかとなってきており，

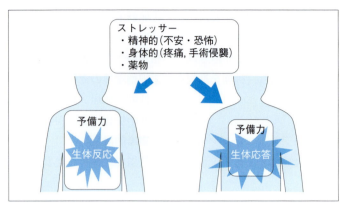

図2-Ⅱ-1 ストレッサーと生体反応

表2-Ⅱ-1 侵害受容器の種類と特徴

特　徴	高閾値機械受容器	ポリモーダル受容器
神経線維	主にAδ線維	主にC線維
直　径	1〜4 μm	0.2〜1.0 μm
伝導速度	5〜15 m/s	0.2〜2 m/s
反応誘発刺激	侵害性機械刺激 侵害性熱刺激	侵害性機械刺激 侵害性熱刺激 侵害性化学刺激 （内因性発痛物質）
神経伝達物質	L-グルタミン酸	サブスタンスP，CGRP
痛みの感覚	一次痛（速く鋭い痛み，局在明瞭）	二次痛（遅く鈍い痛み，灼熱痛，局在不明瞭）
髄　鞘	有　髄	無　髄

特に温度や化学物質に感受性をもつTRP (transient receptor potential) チャネルに関する研究が盛んである．TRPチャネルは，膜6回通過型のイオンチャネルであり，4量体として機能する．ヒトでは28種類の遺伝子が同定されており，TRPV，TRPC，TRPM，TRPA，TRPP，TRPMLの6つのサブファミリーを構成している．温度，酸，アルカリ，浸透圧，圧刺激に感受性を示し，全身の臓器に分布しており（表2-Ⅱ-2）[2-4]，TRPV1，TRPM8は歯痛との関連性も示唆されている[5-7]．

皮膚・粘膜に侵害刺激（機械的，冷温的，化学的刺激）が加わると，刺激の大きさに応じた脱分極性の電位変化（起動電位）を生じる．刺激強度が増し起動電位が閾値を超えた場合に活動電位が発生し，一次求心性インパルスとして中枢へと伝導される．

(2) 侵害刺激の中枢神経系への伝達

侵害刺激によって生じた痛みの中枢神経系への伝導路（上行性）は四肢・体幹と口腔・顔面領域では異なっているが，いずれも，少なくとも2回の中継点（シナプス伝導）を経て大脳の体性感覚野に投射される（図2-Ⅱ-2）．

四肢・体幹の侵害刺激によって発生した一次求心性インパルスは，後根神経節 dorsal root ganglia (DRG) に細胞体をもつ一次侵害受容ニューロン（一次ニューロン）によって後根から脊髄後角 dorsal horn に入力される．後角に

表2-Ⅱ-2 温度感受性TRPチャネルの性質と主な発現部位

受容体	活性化温度閾値	発現部位	温度以外の活性化刺激
TRPV1	43℃<	感覚神経，脳	カプサイシン，酸，カンフル，アリシン，脂質
TRPV2	52℃<	感覚神経，脳，脊髄，肝臓，肺，脾臓，大腸，膀胱上皮，筋肉，免疫細胞	機械刺激，成長因子
TRPV3	32〜39℃<	皮膚，感覚神経，脳，脊髄，胃，大腸	サイモール，メントール，オイゲノール，カンフル，カルバクロール，不飽和脂肪酸
TRPV4	27〜37℃<	皮膚，脳，膀胱上皮，腎臓，肺，内耳，血管内皮	低浸透圧刺激，脂質，機械刺激
TRPM4	warm	心臓，肝臓など	カルシウムイオン
TRPM5	warm	味蕾細胞，膵臓	カルシウムイオン
TRPM2	36℃<	脳，膵臓，免疫細胞など	環状ADPリボース，H_2O_2，ADPリボース，β-NAD$^+$
TRPM8	<25〜28℃	感覚神経，前立腺	メントール，膜リン脂質，イシリン
TRPA1	<17℃	感覚神経，内耳	アリルイソチオシアネート，アリシン，シンナムアルデヒド，機械刺激？，カルバクロール，アリシン，カルシウム，H_2O_2，細胞内アルカリ化

（富永，2013[4]）より改変）

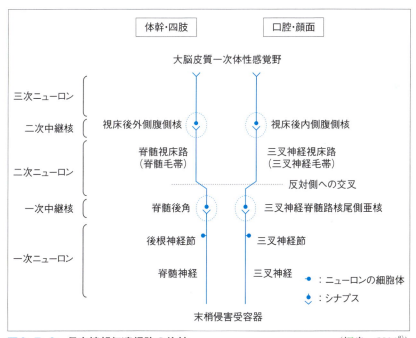

図2-Ⅱ-2 侵害情報伝達経路の比較　　　　　　（福島，2014[8]）

入力されたインパルスは二次侵害受容性ニューロン（二次ニューロン）へシナプスを介して伝達される．脊髄の灰白質は10層のレクセドの層Rexed laminaeに区分されており[9]，このうち脊髄後角はⅠ〜Ⅵの6つの層からなり，求心性の神経活動が投射される．一次ニューロンの

Aδ線維は主にⅠとⅤ層で，C線維は主にⅠ，Ⅱ層で二次ニューロンとのシナプスを形成している．

脊髄後角の二次ニューロンには，強い侵害刺激に対してのみ特異的に応答し，受容野が狭く，刺激強度変化に対して緩慢に反応する特異的侵害受容ニューロン nociceptive specific neuron と，侵害刺激と非侵害刺激の両方に対して応答し，受容野が広く，刺激強度変化に対して敏感に反応する広作動域ニューロン wide dynamic range neuron とが存在する[10]．

二次ニューロンは脊髄後角から脊髄内の白交連を交叉し，反対側の前側索から脊髄視床路を上行する．その後，視床の後外側腹側核 ventral posterior lateral nucleus（VPL）で三次侵害受容ニューロン（三次ニューロン）とシナプスを形成し，内包を通って大脳皮質にある体性感覚野に投射される[11-13]．

口腔・顔面部での侵害刺激によって生じた一次求心性インパルスは，三叉神経節に細胞体をもつ三叉神経線維を一次ニューロンとして延髄にある三叉神経脊髄路核に入力される．三叉神経脊髄路核は吻側から吻側亜核 subnucleus oralis，中間亜核 subnucleus interpolalis，尾側亜核 subnucleus caudalis に分けられ，吻側端は三叉神経主感覚核に，尾側端は頸髄後角へと続いている．尾側亜核は脊髄後角に似た層構造を有しており，特異的侵害受容ニューロンと広作動域ニューロンが分布している[14]．

三叉神経への侵害刺激による一次求心性インパルスは主に三叉神経脊髄路核尾側亜核に入力され，シナプスを介して二次ニューロンに伝えられる．二次ニューロンの軸索は反対側の三叉神経視床路を上行し，視床後内側腹側核 nucleus ventralis posteromedialis で三次ニューロンとシナプスを形成し，インパルスは大脳皮質の一次体性感覚野に投射される（図2-Ⅱ-3）．

(3) 侵襲情報の統合と生体反応

歯科治療時の不安・恐怖，疼痛などのスト

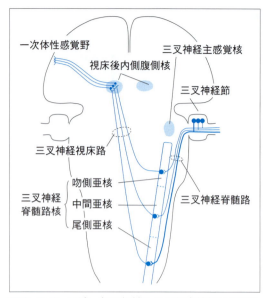

図2-Ⅱ-3　口腔・顔面領域からの侵害情報伝達経路
（福島，2014[8]）

レッサーは手術侵襲などと同様に大脳辺縁系や受容体を介して中枢神経系に伝えられ，視床下部と近接する神経核細胞で情報の統合と制御が行われる．これらストレッサーによって下行性に，脳下垂体，副腎，交感神経系からさまざまなホルモンや神経伝達物質が分泌され，各効果器へと作用して循環系や代謝系を中心としたさまざまな生体反応を生じ，恒常性の維持に重要な役割を果たしている（図2-Ⅱ-4）[1,8]．手術侵襲によって生じる生体反応には神経系，内分泌系，免疫系に大別されるが，それぞれが独立して機能しているわけではなく，さまざまな伝達物質（神経ペプチド，ホルモン，サイトカイン）を介して相互に連関する機構を有しており，それぞれの反応系が相互に補完，競合，あるいは増強する因子となっている[15]．

2．侵襲に対する神経系の反応

生体に侵襲が加わると自律神経系（交感神経，副交感神経）を介して呼吸，循環，免疫系にさまざまな変化を生じる．この自律神経系の応答は鋭敏かつ迅速であり，生体の防御反応，恒常性の維持にはきわめて重要で必要不可欠なもの

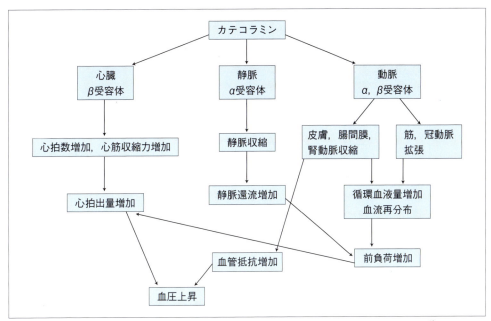

図2-Ⅱ-4 手術侵襲による交感神経亢進が心臓・血管系に及ぼす反応 （福島，2014[8]）より改変）

である．脊髄および下部脳幹は自律神経の中枢としてその役割を担うが，視床下部は脊髄と下部脳幹間での神経ネットワークをもち，統合的に自律神経調整を行う高次中枢として働いている．

自律神経の遠心路は中枢と末梢の効果器を結ぶ節前ニューロンと節後ニューロンからなり，それぞれのニューロン間にシナプスを形成している（図2-Ⅱ-5）．交感神経の節前ニューロンは胸髄と腰髄の側角に起始し，軸索は前根と白交通枝を経て一部は交感神経幹にある椎傍神経節で，一部は腹部にある椎前神経節で節後ニューロンとシナプスを形成し，末梢の効果器の調節を行う．副交感神経の節前ニューロンは，下部脳幹と仙髄に起始し，効果器の近傍あるいは効果器の壁内にある節後ニューロンに達している．そのため，節前ニューロンは長く，節後ニューロンは短い．脳幹から出力する頭部の副交感神経節前ニューロンは，脳神経（Ⅲ，Ⅶ，Ⅸ）の一成分として走行し，効果器近くの神経節でニューロンを変える．また，胸腹部を支配する副交感神経節前ニューロンは，迷走神経（第Ⅹ脳神経）として走行し，効果器内（壁内神経節）でニューロンを変える．

自律神経節におけるシナプスおよび効果器での節後ニューロン接合部では，興奮の伝達は化学的に行われている．交感神経の節前ニューロンはアセチルコリンを伝達物質とするニコチン性アセチルコリン受容体を介したコリン作動性ニューロンで，節後ニューロンはノルアドレナリンと少量のアドレナリンを伝達物質とするアドレナリン作動性ニューロンである．一方，副交感神経では節前，節後ニューロンともコリン作動性ニューロンである．

通常，これら自律神経系を介する反応は，恒常性を維持するため瞬時に行われ，バランスが保たれているが，生体への侵襲が過度であったり，加齢などにより自律神経調節能が低下していたり，生体予備力が低下している場合には，自律神経のバランスが崩れ，さまざまな全身的偶発症を発症し，病的状態にまで進展することがある．

図2-Ⅱ-5 自律神経(交感神経,副交感神経)遠心路

(小川,2001[1]より改変)

1) 循環系の反応（図2-Ⅱ-4）

生体に侵襲が加わると交感神経の興奮が起こり，副腎髄質からアドレナリンと交感神経終末からノルアドレナリンが分泌される．アドレナリンは刺激伝導系細胞の$β_1$受容体に直接作用し，洞房結節細胞のペースメーカ電位の勾配を増大させ，興奮閾値を低下させることで心拍数を増加させる（陽性変時作用）．加えて，アドレナリンが心筋細胞膜の$β_1$受容体を刺激すると細胞内cAMPが増加し，cAMP依存性リン酸化酵素であるプロテインキナーゼA（PKA）が活性化する．PKAはカルシウムチャネルをリン酸化することでチャネルを開口させ，心筋細胞内にCa^{2+}の流入が増加することで，心筋収縮力が増大する（陽性変力作用）．ノルアドレナリンは血管平滑筋に存在するα受容体作用（主に$α_1$受容体）により血管を収縮させ血圧を上昇させる．この作用は動脈系では皮膚，消化管，腎臓で強く，脳や心臓（冠血管）ではほとんど生じない．その結果，血流は皮膚，消化管，腎臓から脳，心臓へとシフトし，血液の再分布を生じる．腎血流の低下はレニン-アンジオテンシン-アルドステロン系（RAA系）を賦活化し，抗利尿ホルモン antidiuretic hormone（ADH）の分泌を促進させるため循環血液量が増加する．静脈系では血管の収縮により血管内に貯留していた血液量が減少し，心臓への静脈還流量が増加するため（前負荷の増加），心拍出量が増加し血圧は上昇する．

血管迷走神経反射は歯科治療中に発症する最も多い偶発症である[16]．歯科治療中のストレス（不安，緊張，疼痛，薬物）は交感神経を過度に緊張させ，同時に副交感神経活動も亢進する．たとえば，歯科治療に伴うストレスを感じている状況で，強い疼痛刺激が口腔内に加えられると三叉迷走神経反射 trigemino vagal reflexが起こり，迷走神経が過緊張状態となり循環抑制を生じる．同様の現象は全身麻酔下での口腔外科手術[17,18]でも発症しており，三叉神経-心臓反射から洞停止，心停止に至るものもある．

2) 呼吸系の反応

交感神経系-副腎髄質系の興奮は呼吸中枢を刺激し呼吸数と換気量を増加させる．アドレナリンは$β_2$受容体に作用して気管支平滑筋を弛緩して気管支を拡張させる．歯科治療中の精神的ストレスは過呼吸発作（過換気症候群）を誘発することがある．呼吸数，換気量が増加することで呼吸性アルカローシスとなり，呼吸困難感，テタニー様けいれん，めまい，動悸などの全身症状を呈する．

3) 代謝系の反応

手術侵襲による交感神経系-副腎髄質系の興奮はアドレナリンの分泌を増加させる．アドレナリンは$α_2$受容体に作用することで膵臓での細胞内cAMPが減少してインスリン分泌を抑制する．加えて，手術侵襲は抗インスリン作用を有する副腎皮質刺激ホルモン adrenocorticotropic hormone（ACTH），コルチゾール，成長ホルモン growth hormone（GH），グルカゴン，甲状腺ホルモンの分泌を促進させる．その結果，末梢組織でのインスリン抵抗性が亢進し，耐糖能の低下した外科的糖尿病 surgical diabetesとよばれる高血糖状態を惹起しやすくなる[19]．糖尿病患者では昏睡，死亡に至ることもあるので周術期管理には注意が必要である．この手術侵襲中の高血糖現象は，①インスリン分泌抑制，②末梢組織における糖利用の抑制，③糖新生とグリコーゲン分解の亢進，④肝臓・筋肉・脂肪組織などからの糖放出，⑤糖新生のための糖基質の取り込み亢進，⑥糖の拡散分布容量の現象が関与している[1]．

3. 侵襲に対する内分泌系の反応

手術侵襲を各受容体が感知するとその興奮は脊髄後角（三叉神経脊髄路核）を経て視床，大脳皮質感覚野に投射される（上行性刺激）．その後，その興奮は視床下部に投射され視床下部

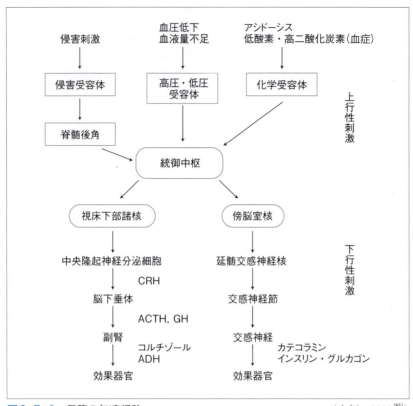

図2-Ⅱ-6　侵襲の伝達経路　　　　　　　　　　　　　　（土師, 2000[20]）

神経核で情報が統合され，神経内分泌系の反応（ホルモン分泌）が始まる（下行性刺激）（図2-Ⅱ-6）[20]．内分泌系の反応は神経系の反応に比べて緩慢で，数分から数十分で出現し，数十分から数時間で最大となる．分泌されたホルモンは血中濃度の消長時間によって，①短時間変動群：カテコラミン，ACTH，抗利尿ホルモン（ADH），βエンドルフィンなど，②中時間変動群：コルチゾール，RAA系，甲状腺刺激ホルモン thyroid-stimulating hormone（TSH），甲状腺ホルモン，インスリン，グルカゴン，GHなど，③長時間持続群：テストステロン，卵胞刺激ホルモンなどに分類される[21]．

1）副腎皮質刺激ホルモン（ACTH），コルチゾール

生体にストレスや侵襲が加わると，視床下部-下垂体-副腎系（HPA系）を介した内分泌反応を生じる．視床下部諸核から副腎皮質刺激ホルモン放出ホルモン corticotropin-releasing hormone（CRH）が放出され，下垂体前葉からACTHの分泌が促進される．ACTHは副腎皮質を刺激し，束状帯からのコルチゾールの分泌を促進する．コルチゾールは糖新生促進，脂質・タンパク質代謝，抗免疫作用，抗炎症作用，抗ストレス作用があり，侵襲からの生体防御として作用する．ACTHとコルチゾールの分泌には，サーカディアンリズムがあり，血中濃度は早朝に高値となる．

歯科口腔外科手術においても，ACTH，コルチゾールの分泌は亢進することが知られている[22,23]．手術中は漸次上昇し，術後その値は低下する．また，ACTH，コルチゾール値の上昇は侵襲的な治療でより高値となる（図2-Ⅱ-7）．亜酸化窒素による吸入鎮静では，ACTH，コル

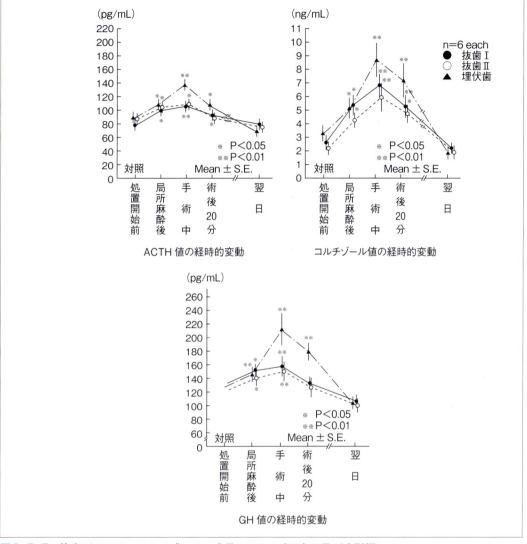

図2-Ⅱ-7 抜歯がACTH，コルチゾール，成長ホルモン（GH）に及ぼす影響
血管収縮薬含有2%リドカインを使用
抜歯Ⅰ：18～28歳（平均年齢24.7歳），平均手術時間9.7分
抜歯Ⅱ：50～61歳（平均年齢54.3歳），平均手術時間11.5分
埋伏歯：埋伏歯抜去，平均手術時間31.7分

(若菜，1984[23])より改変）

チゾールともに分泌は抑制される[23,24]（図2-Ⅱ-8）．さらにプロポフォールによる静脈内鎮静では，bispectral index（BIS値）と血清コルチゾールは正の相関関係にあり，BIS値が低下すると血清コルチゾールも低値となる（図2-Ⅱ-9）[25]．

2）成長ホルモン（GH）

成長ホルモンは，下垂体前葉から分泌されるホルモンで，視床下部からの成長ホルモン放出ホルモン growth hormone-releasing hormone（GHRH）と成長ホルモン放出抑制ホルモン growth hormone release-inhibiting hormone（GHRIH：ソマトスタチン）によって分泌調整

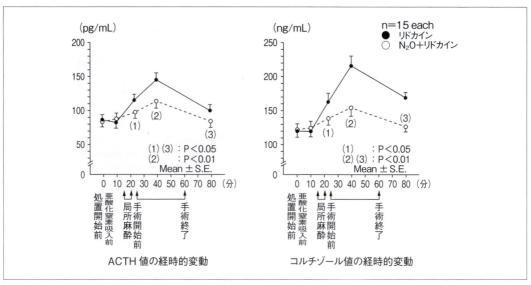

図2-Ⅱ-8　亜酸化窒素吸入鎮静法下の下顎埋伏智歯抜去時の血漿ACTH, コルチゾール値の変動

(若菜, 1984[23])

される．低血糖，運動負荷，ストレスなどで分泌が促進される．歯科治療によるストレスによっても成長ホルモンの血中濃度が上昇することが認められている (図2-Ⅱ-7)[23]．

3) アルドステロン

アルドステロンは，腎臓の遠位尿細管に作用してNa^+と水の再吸収とK^+とH^+排泄を促進して循環血液量を増加させる．アルドステロンの分泌は，主にRAA系によって調節されている．RAA系は動脈圧の低下，遠位尿細管での尿流量低下，交感神経β刺激などによって傍糸球体からレニンが分泌され，肝臓で産生されたアンジオテンシノーゲンをアンジオテンシンⅠに変換，肺などの血管内皮細胞から分泌されたアンジオテンシン変換酵素 (ACE) によってアンジオテンシンⅡに変換，アンジオテンシンⅡは副腎皮質に作用して副腎皮質球状帯からアルドステロンの分泌を促進させる．また，HPA系の亢進によるACTH分泌によってもアルドステロンは分泌される．

4) バソプレシン

視床下部で合成され，下垂体後葉から放出されるホルモンで，ADHともよばれ，血漿浸透

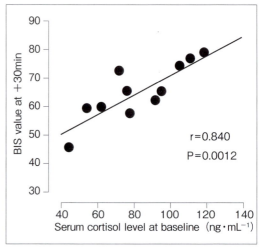

図2-Ⅱ-9　血清コルチゾール濃度とbispectral index

(Miyawaki, 2004[25])

圧の上昇により放出が促進される．また，術前不安，手術侵襲，疼痛などによっても分泌が促進される[1]．バソプレシンは，腎集合管の血管側細胞膜にあるV_2受容体に結合し，アクアポリン2 (AQP2) を介して水の再吸収を促進し，水分の喪失を抑制する (尿量減少)．他にも血管平滑筋のV_{1a}受容体に作用して血管を収縮さ

せる作用や下垂体前葉細胞のV$_{1b}$受容体に作用してACTHの分泌を促進させる作用もある[26]．

5) インスリン，グルカゴン

手術侵襲による交感神経系-副腎髄質系の興奮は，インスリンの分泌を抑制する一方で，膵ランゲルハンス島α細胞からのグルカゴンの分泌を促進させる．他にも副腎髄質からのカテコラミン（アドレナリン），副腎皮質からのコルチゾールといった抗インスリン作用のあるホルモンの分泌を高める．これによりグリコーゲンの分解，糖新生，脂肪分解などが促進され，血糖値と血中遊離脂肪酸濃度は上昇する．よって手術侵襲下では，外科的糖尿病状態に陥ることがあるため，コントロール不良の糖尿病患者の場合には配慮する必要がある．

4. 侵襲に対する免疫系の反応

生体での免疫系の反応には2通りあり，1つは細菌感染や組織損傷により誘導される免疫応答で，もう1つは手術侵襲やストレスに対する交感神経系，内分泌系を介する反応（三位一体型：交感神経系-内分泌系-免疫系）である[1,27]．三位一体型における免疫反応は，手術侵襲やストレスの情報がストレス中枢の視床下部で統合され，視床下部からまず遠心性の反応として交感神経系-副腎髄質系を中心とした自律神経系の反応と下垂体-副腎皮質系を中心とした内分泌系の反応により種々のホルモン，サイトカイン，ニューロペプチド，オピオイドペプチド，カテコラミンなどの情報伝達物質が放出される．そして，リンパ組織や胸腺，脾臓などに存在するリンパ球，単球，マクロファージなどの免疫細胞の膜表面にある受容体に結合することで，免疫細胞が活性化される[1,27]．また，活性化された免疫細胞からは，さまざまなサイトカインやニューロペプチドなどが放出され，求心性のフィードバック機構により視床下部，自律神経系，内分泌系の応答を制御している[1,27]（図2-Ⅱ-10）．

生体に侵襲が加わると，多種多様な細胞からサイトカインが産生される．サイトカインは，局所のみでなく血流に乗って全身に運ばれ，侵襲に対する免疫反応（サイトカイン誘発反応）において細胞間の情報伝達物質としての重要な役割を果たしている．

1) 口腔外科手術とサイトカイン

手術侵襲などにより局所細胞の破壊や炎症が起こると，まず，IL-1やTNF（tumor necrosis factor）が早期に誘導され，侵襲部位の周辺細胞（血管内皮細胞，線維芽細胞，筋芽細胞など）に情報が伝わり，IL-6などの産生を誘導し全身へ情報が伝達される．IL-6は肝細胞に働きCRPなどの急性期反応タンパク acute phase proteinの合成を促すとともに，B細胞の分化誘導や抗体産生も促し生体防護に作用するサイトカインである[28]．口腔外科手術後の血清CRP値上昇と血中IL-6の反応面積には有意な相関関係が認められている（図2-Ⅱ-11）[29]．さらに，術後の発熱はIL-6の血中濃度上昇と強い相関関係にあることが報告されている[30]．また，下顎単独の顎矯正術よりも侵襲の大きな上下顎同時移動術で血中IL-6は有意に高値となることが報告されている[31]．IL-6は末梢血中でも安定しているサイトカインで，長期かつ鋭敏に生体侵襲を反映するため，口腔外科手術の周術期において侵襲の程度を評価する有用な指標となりうる[29]．

2) 麻酔薬（鎮静薬）の免疫系に与える影響

術中の適切な鎮静と鎮痛は交感神経系の過剰な興奮を抑制し，神経内分泌系の反応を抑制することが知られている[32]．静脈内鎮静薬の免疫機能に与える影響に関する研究では，ベンゾジアゼピン系薬は，マクロファージの遊走と貪食作用を抑制し，IL-1，IL-6，TNF-αなどの炎症性サイトカイン産生を抑制する．プロポフォールは，炎症性サイトカイン（IL-1β，IL-10，TNF-α）の産生抑制に加えて好中球からの活性酸素，過酸化水素，一酸化窒素の産生を抑制す

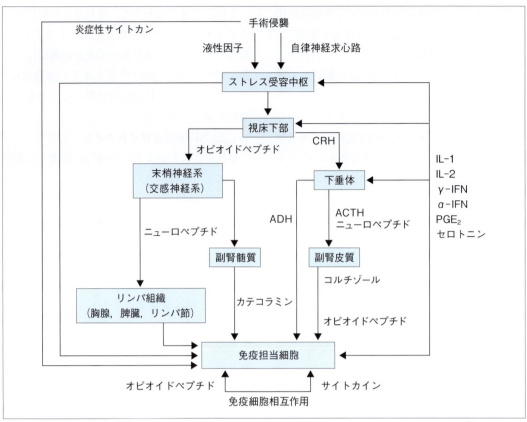

図2-Ⅱ-10　手術侵襲と中枢神経系−内分泌系−免疫系の相互作用　　　　　（細川，2001[27]）より改変）

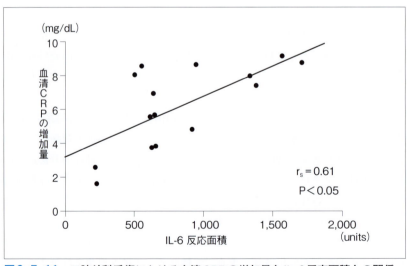

図2-Ⅱ-11　口腔外科手術における血清CRPの増加量とIL-6反応面積との関係
（Miyawaki et al, 1996[29]）)

表2-Ⅱ-3 静脈内鎮静薬が免疫機能に与える影響

静脈内鎮静薬	作用
ベンゾジアゼピン系薬	IL-1，IL-6，TNF-α産生抑制 マクロファージの遊走，貪食作用の抑制
プロポフォール	IL-1β，IL-10，TNF-α産生抑制 過酸化水素，一酸化窒素，活性酸素の産生抑制 血管内皮細胞機能不全の改善
デクスメデトミジン	IL-1β，IL-6産生減少 視床下部-下垂体-副腎系の活性化阻害

(Nseir et al, 2010[32]より改変)

る．デクスメデトミジンは，IL-1β，IL-6産生を減少し，HPA系の活性化を抑制し副腎皮質からのコルチゾール分泌を抑制する（表2-Ⅱ-3）[32]．

全身麻酔薬とサイトカインに関する研究では，揮発性麻酔薬は静脈麻酔薬に比べて手術侵襲に対するTNF-α，IL-6，IL-8の値は低い[33]．また，セボフルランはプロポフォールに比べて周術期患者のIL-6の値が低いため抗炎症作用が強い可能性が示唆されている[34]．

Ⅲ 診察と検査

1．バイタルサイン

バイタルサインとは生命徴候を確認する基本的な指標である．全身麻酔時や鎮静状態にあるときだけでなく，医療行為の対象になっている患者において常に把握しておくべき基本的情報である．**体温，血圧，脈拍数，呼吸数**の4項目が基本であるが，これらだけでは中枢神経系の障害が反映されにくいので，意識状態を5つ目の項目として加える場合もある．

1）体温

成人の体温は，腋窩で35〜37℃，鼓膜で36〜38℃程度である．測定部位によって当然値が異なるので，皮膚表層に近い大血管の近傍などできるだけ深部温に近いところで測定することが望ましい．値だけでなく測定部位を確認する必要がある．サーカディアンリズムがあるので，日々の変動を知るには同じ時間帯（できれば起床直後）で比較することが望ましい．環境温や，直前の運動や食事などにも影響を受ける．女性の場合は性周期による変動も考慮する必要がある．体温上昇は基礎代謝の活発さを反映しているので，甲状腺ホルモンの過剰などで基準値を逸脱しやすい．また，体内の産熱と皮膚血流・発汗による体外への放出バランスが，環境状況や循環障害などで狂う熱中症や，基礎代謝の低下がみられる慢性の栄養失調のような場合にも重要な指標になる．

小児の場合は成人に比べて基礎代謝が盛んであり，体温の基準値も成人より1〜2℃高めになる．小児では，皮膚血流の神経支配が成人ほど成熟していないため，外気温の影響を受けやすい．小児の皮膚が冷たい場合，成人以上に低体温の危険性が高いと考えなければならない．

2）血圧

体血圧は心拍数と併せて循環の状態を推測する最もよい指標であるといえる．

体血圧は体位や測定部位により値が異なるので，仰臥位で安静にした後，心臓とほぼ同じ高さにある上腕部にマンシェットを巻き，減圧時のコロトコフ音により測定する間接的測定が一般的である（図2-Ⅲ-1）．左右差を確認するため，両腕での測定を行い比較することが望ましい[1]．いったん収縮期血圧よりも十分高くカフ圧を上げてから減圧する必要があるので，血圧が高めの被測定者ではカフによる強い締めつけ

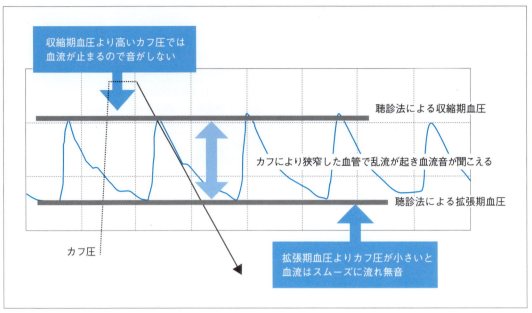

図2-Ⅲ-1　カフによる動脈血圧の間接的測定（聴診法）
　カフ圧が収縮期血圧より高い場合は血流遮断により血管音は発生しない．拡張期血圧より低い場合も血流がスムーズに流れるので特別な音は生じない．カフ圧がその両者の間の場合，血管狭窄が起こり乱流が起こるためコロトコフ音が生じることになる．カフ圧が適切に血管に及ぶためにはカフの幅は上腕の周径の40％程度のもの（成人の場合12 cm程度）を用いる必要がある．

で痛みを感じることもあり，注意が必要である．また，動脈硬化などにより血管の弾性が低下していると，コロトコフ音が不明確になり，聴診法による測定が難しい場合がある．種々の事情で上腕にカフを装着して測定ができない場合には，下腿・大腿部での測定も可能であるが，その場合は基準値が上腕部での測定と異なる．

　末梢血管における動脈圧波形は，収縮期圧と拡張期圧の差異が小さめな心臓からの駆出波と，それらの高周波成分が末梢血管先端で跳ね返された反射波との合成波形になり，収縮期圧と拡張期圧の較差が大きくなる．このため，心臓から遠く径の細い下肢の血管では，平均血圧は中心部より下がっているにもかかわらず収縮期圧は増幅され，上腕部より大きめの値を示すことになる．

3）脈拍数

　橈骨動脈の触診などにより15秒から20秒の脈拍数をカウントし，1分間の脈拍数を算出する．脈拍のカウントだけでなく，左右の橈骨動脈の脈圧に大きな差がないか，拍動の間隔が不規則になったり脈が飛んでいないかにも注意する．不整脈がない場合は，脈拍数と心拍数は一致する．拍動に不整がある場合は，ただちに心電図を装着し，心拍数をモニタすることが望ましい．

　脈拍数は交感神経が興奮すれば増加し，副交感神経の緊張が高まれば減少する．これらの自律神経を介した反応は，さまざまなストレスの影響を受けている．さらに代謝の亢進・低下により体温とともに増減している．心拍出量は1回拍出量と心拍数の積であるが，1回拍出量は70 mLから100 mLの程度しか変化できないのに対して，心拍数は安静時でも50回/分から110回/分の範囲で変化できるので，より心拍出量の変化に寄与しているといえる．特に加齢や疾病は心筋の拡張機能を抑制するので，1回拍

出量の増加は小さくなり，脱水などによる前負荷の減少は1回拍出量の減少につながる．高齢者では心拍数の増加程度は小さいので，前負荷低下は低心拍出量による血圧低下につながりやすい．

また，運動時には筋肉の収縮などにより静脈還流が促進され，心室の血液充満が容易であるため，安静時より高心拍数でも高い心拍出量を維持することが可能である．筋肉量と循環血液量には正の相関があり，運動能が高く筋肉質の人とサルコペニアの高齢者では，同じ心拍数でも生理学的な意味が異なる．また，心拍数は圧受容器反射を受けて変動するので，経時的に体血圧と心拍数がどのように変動しているかという観点で値を解釈する必要がある．

心拍数は神経を介した反射性の変化により容易に変化し，他のバイタルサインに比べきわめて短時間で大きく心拍出量を変動させる．徐脈性不整脈や血管迷走神経反射などの場合，急激に毎分30回台の徐脈になり意識消失に至る危険があるので，患者状態の変動を把握するためには，単回の測定ではなく，心電図モニタなどを用いて連続的に観察すべきである．

4）呼吸数

この指標は簡便かつ重要な指標であるのに，近年の臨床現場では軽視される傾向がある．パルスオキシメータが安価になり，経皮的動脈血酸素飽和度（Sp_{O_2}）測定が普及したため，その傾向が助長されたようである．これらの異なる指標は補完しあうものであり，決して代用はできない．

呼吸数は胸郭の動きを30秒間観察し，1分間あたりの回数を算出する．穏やかな胸郭運動を見落とさないためには，観察者の視点を患者胸郭の高さまで低くする．このときに，気道閉塞の有無や胸郭と腹部の上下運動にずれや奇異性の動きがないかも観察する．呼吸の有無がわかりにくい場合には，患者の口元に耳などを近寄せ空気の動きを確認する．

一般に成人において安静時の呼吸数の正常範囲は14〜20回/分である[1]．30回/分を超える場合は救急対応と考えるべきであり，経皮的動脈血酸素飽和度が正常域であることで対応が遅れることのないようにすべきである．

換気量は，Pa_{CO_2}が一定に保たれるよう無意識下で調節されている．発熱や甲状腺機能亢進時のような代謝亢進により，体内の二酸化炭素産出が多くなれば換気量が大きくなるが，1回換気量の増大より呼吸数の増大のほうが優位である．逆に麻薬性鎮痛薬による中枢性の呼吸抑制では，呼吸数の著明な減少（12回/分以下）を認める．また，さまざまな病態で代謝性アシドーシスが進行するときには，代償性に呼吸数が増加して過換気状態になる．

呼吸中枢は基本的にはPa_{CO_2}に反応するが，慢性の高二酸化炭素血症や高度な低酸素血症の場合はPa_{O_2}により制御される．呼吸数を観察するときには，1回換気量の相対的変化や，呼吸パターン（胸部と腹部の連動性や周期的な1回換気量変化）の異常を観察することで，呼吸中枢の障害の有無も推定できる．

ショック状態などでの全身状態の悪化（特に代謝性アシドーシスの進行）時には，代償性の過換気により血液の酸素化は比較的末期まで悪化しにくい．循環動態も交感神経系の賦活により初期には維持されるため，病態の悪化を一番鋭敏に示すのは呼吸数の増加である場合が多い．

5）意識状態

上記のバイタルサイン4項目は，意識状態にかかわらず評価されるべきであるが，患者によっては，呼びかけに対する反応が鈍かったり，興奮・不穏状態を示したりする場合もある．このような意識状態の異常は，中枢神経系の障害から生じていることも多いので，放置することはできない．意識消失状態の場合は，後述するように，一次救命処置（BLS）を念頭においた対応になるが，意識があってバイタルサ

インを測定するような際も，意識状態の異常がみられる場合は，それらを3-3-9度方式 Japan coma scale（JCS）や Glasgow coma scale（GCS）で評価し，さらに詳しい神経系評価への橋渡しを行う[2]．

また，臨床の場で意識を評価する場合は，何らかの刺激（呼びかけや痛み）などに対してどの程度合目的な反応がみられるかを評価しており，神経ブロックなどによる求心路遮断や痛覚低下，運動麻痺，筋弛緩状態にあるなどの場合，評価が困難であることには留意する．

2. 診察法

通常の予定手術の術前診察だけでなく，病棟急変時・交通事故などの緊急症例においても，前述のバイタルサインの確認に始まる患者診察は重要である．以下に示すように，心肺停止のような切迫した状況から，通常の術前診察を行う際までを一連の診察手順として理解し，状況により優先する手順が柔軟に適用できることが重要である．

急変時ではない通常の術前診察のような場合，既往歴・家族歴・全身状態のすべての項目を1回の診察で網羅することは現実的ではない．限られた時間で，必要な患者情報を得る focused physical examination を実施することになる．このような場合においても，基本情報として前述のバイタルサイン測定を行うことは重要である．

以下，一般の全身麻酔前に行われる術前診察を中心に説明する．

患者担当医と異なり麻酔担当者が患者と接触する機会は少ないので，術前診察時に患者との信頼関係を構築できるよう努力する．診療録や担当医から得た情報は重要だが，直接確認できる情報はより確度が高い．小児や若年者，また認知症の高齢者などでは，家族・親族など適当な同伴者の協力を要請する．術前診察の時点では，予定手術の病名以外の情報は不足している．効率のよい術前診察をするためには，それぞれの患者病態に沿った重要点を優先することが重要である．全身状態のいろいろな項目についての聴き落としを避けるためには，網羅的な問診アンケートを事前に実施することも有効である．

患者の診察は，問診と全身所見の診察からなる．現在の状態を把握するには，過去の既往や治療経過は重要であり，問診内容でポイントを絞って全身診察を実施する．多くの場合，超音波画像診断やMRIを含む放射線画像や各種生理検査など多様な患者情報が得られやすい．問診と診察からすべての情報を集めようとするのではなく，多様な情報を正しく解釈するために患者への問診と身体診察を活用することが勧められる．

1）病歴聴取

意識状態低下や呼吸循環系の疾患は全身麻酔に大きく影響するので，既往がある場合，現在の状況と併せて把握する必要がある[3]．患者が病名や病態を医学用語を使って申告した場合，その内容が誤記憶や理解不十分のため，実際とかなり異なることがある．「以前，○○の病気をしました」などの申告は，その病気が重要な場合には発症時の実際の症状や治療状況を聞き取り，どのような病態であったのかを確認することが必要である．

（以下，系統ごとに，特に注意すべき疾患・病態を青字で示してある）．

（1）中枢神経系

脳梗塞や脳出血などのいわゆる脳卒中，一過性脳虚血発作，てんかん発作，嚥下障害，過換気症候群，めまい，強い頭痛．

発症時期や頻度，引き金になるイベントなどには注意を要する．後遺症の状態や残存する神経障害などを十分把握しておかなければ，全身麻酔覚醒時の障害などを見落とすことになるので特に注意する．また，内頸動脈の狭窄は，術中の低血圧などによる脳梗塞発症のリスクとな

る．脳性麻痺・神経筋疾患・口腔から咽頭喉頭の異常などがある患者では，摂食時の嚥下障害がしばしば認められ，誤嚥性肺炎を併発している恐れがある．認知症がある場合には，術後の不穏やせん妄の頻度が高くなりやすい．

近年増加している高齢独居老人で日常の状態を把握している介護者がいない場合，自己申告に頼る必要があり，認知症が判別しがたいことがあるので注意を要する．認知症がなくても，服薬コンプライアンスが悪い・低栄養状態のまま医療的ネグレクトの状態にある，など他の注意点も多い．

(2) 循環系

心筋虚血（狭心症・心筋梗塞），不整脈（特にふらつきや意識障害を伴うもの），高血圧，心不全，ペースメーカや埋め込み式除細動器．

日常生活でどの程度の運動負荷が許容されているか，たとえば運動習慣・歩行状況や階段の昇降などADLの程度により，その患者の呼吸・循環系の予備能は推定できる．症状内容（動悸・胸痛・息切れ・起坐呼吸・失神など）も具体的に聴取する．自覚症状の申告がなくとも，自宅の二階への昇降が苦になるような場合はNYHA分類Ⅲ度の可能性が高く，全身麻酔への耐性は低く，術後心不全の危険性がある．心筋障害や弁疾患と違い，突発的な不整脈発作は，診察時の様子や非発作時の心電図検査では見落としやすいので，問診の重要性が高い．

循環系疾患の場合，服薬を続けているケースが多いので，後述の服薬の項にも記すように実際の服薬状況や副作用の有無についてチェックする．

高血圧は高齢者ではありふれた疾患であるが，どの程度コントロールされているかは異なっており，実際の安静時血圧の程度を把握しておく必要がある．

周術期にある程度心機能の悪化がありうる疾患の場合，心電図検査だけでなく心臓超音波検査などと併せて循環器内科に対診し，心機能の評価を行う．また過去に虚血性心疾患で冠動脈狭窄のステント治療を受けている場合や心房細動で血栓予防のための予防的内服をしている場合など，術後のステント開存の確認や抗血小板薬の周術期の休止の可否など治療機関への照会が必要である．

患者の全身麻酔を含む耐術能に関して他科（特に内科系）に対診を行う場合の注意点として，"全身麻酔は可能でしょうか"のような尋ね方ではなく，できるだけ具体的に侵襲程度を明らかにすることが大事である．たとえば，"全身麻酔で経鼻挿管をして30分程度の侵襲度の低い抜歯手術"と"骨を離断する侵襲度の高い6時間程度の手術で，筋弛緩薬や麻薬性鎮痛薬をかなり使用し，800 mL程度の出血に対して2 L以上の輸液や場合により赤血球濃厚液の輸血を行う予定である"とでは回答が異なる可能性がある．手術の緊急度についても記しておくことで，予定の手術より循環系疾患の治療を優先するほうが患者にとってより有益であるといった情報も得やすくなる．

(3) 呼吸系

肺炎，肺気腫，肺結核，息切れ，呼吸困難感，かぜ症状，夜間のいびき，気管支喘息，喫煙歴．

呼吸機能は病態が慢性に進行した場合，体がある程度順応するため，病態に比べて自覚症状に乏しいことがある．そのような場合でも，生活の中でどの程度の負荷まで耐えることができるかで評価ができる．長くしゃべると息が続かない・食事を休み休みでないとできない，など呼吸困難の進行を示す症状を聴き落とさないようにする．

気管支喘息は，吸入ステロイド療法が広く実施されるようになりコントロールのよい症例が増えたが，自己判断で治療を中止したり未治療の場合は，全身麻酔や人工呼吸の実施で増悪し，重症化しやすいので治療状況を確認しておく．

いびきの程度が著しい場合，閉塞性無呼吸症候群など上気道狭窄の可能性があり，術後トラブルの1つになりうる．本人は程度を自覚できない場合があるので，同居者や入院してからの就眠状態や昼間の強い眠気などの情報を得る．高度肥満の場合，仰臥位での睡眠が困難な患者もおり，就眠時の姿勢なども確認する．

喫煙者は相当数存在し，術前からの注意喚起を無視して喫煙を継続している症例もしばしばである．注意をされたときだけ禁煙を約束するような患者の場合，単に叱責しても問題は解決しないので，繰り返し具体的に喫煙継続の危険性と手術までの禁煙の必要性を説明するとともに，実際の喫煙状況を把握しておくことが必要である．特に手術直前の喫煙は血中CO濃度の有意な増加につながるので，医療機関への入院を早めにさせるなどの工夫も必要になる．

かぜ症状は最もありふれた呼吸器症状であるが，上気道感染の程度やインフルエンザなどとの鑑別によって手術・麻酔の延期もありうるので，症状・発症からの経過・治療状況などについて聴き取る必要がある．

(4) 消化器系・内分泌疾患

イレウス，肝硬変，逆流性食道炎，糖尿病，甲状腺機能異常．

肝疾患は基本的に血液検査などで評価することが重要であるが，肝性昏睡や黄疸の既往や治療歴は重症度を推測するうえで重要な情報である．消化器疾患は低栄養を伴う場合があるので，摂食状況と併せて問診する．逆流性食道炎などで胃内容逆流を起こしやすい場合，胸やけなど食後の胸部不快を訴えることが多い．

糖尿病は潜在的に多くの患者がおり，頻回に遭遇する．発症時期やインスリンなどの投薬内容だけでなく，低血糖発作の有無やケトアシドーシスなどの意識障害のエピソードは必ず把握する必要がある．またその合併症は血管障害・腎障害・神経障害など全身麻酔に大きな影響をもつので，単にHbA1cの値が基準値であればよいとの認識は不十分である．

甲状腺ホルモンの異常は，自覚症状を認識できないまま未治療になっている患者が比較的多い．若年者では特に甲状腺の腫大や発熱などを見落とさないように注意する．高齢者の甲状腺機能低下は慢性心不全や認知症と誤解されていることもある．

(5) アレルギー

薬物や食物のアレルギー，アナフィラキシー．

薬物と食物に関するアレルギーについては必ず問診の必要がある．特に過去にアナフィラキシー状態に陥った原因については詳しく問診する．

アレルギーの発症状況と症状の重症度，繰り返した既往などがあるかについて確認する．気管支喘息やアトピー性皮膚炎，花粉症についても確認する．また，金属アレルギーやゴム製品をはじめとした接触性のアレルゲンについても確認する．メロン・キウイなど特定の果物は，ラテックス抗原と交叉性があるので特に注意する．

医療施設で使用された過去の薬物のアレルギーは特定ができないケースも多いが，投薬状況などから，どのような薬効の薬（抗菌薬・消炎鎮痛薬など）に関して危険度が高いかを推定する．

(6) その他

腎不全，血液疾患，妊娠，免疫異常．

腎不全で人工透析を行っている患者については，透析の予定・ドライウエイト・透析用シャント血管の部位を確認する．血液疾患のある場合，特に血液凝固異常や血小板数の減少などは手術時の止血困難やDIC発生のリスクを高める．自己免疫系疾患の場合，しばしばステロイドを長期に服用しており，服用状況を確認し必要なステロイドカバーを行う．また，女性の場合妊娠・月経の状況を把握することは必要だが，男性が直接問診しにくい場合には女性スタッフなどの助けを利用する．

2）手術・麻酔歴

既往歴の中で特に重要である．全身麻酔の経験がある場合，可能であればその際の麻酔記録を確認することは有益である．その際，薬物アレルギーや挿管困難などに伴うような周術期のトラブルがなかったかの確認が必要である．入院期間が通常より長い場合，周術期トラブルがあった可能性があり詳しく検討する．手術に際しての輸血も確認する．患者から麻酔歴を聞き取る場合，処置時の記憶がなくなる鎮静と全身麻酔の区別がついていない場合も多いので注意する．

3）服薬状況

治療中の疾患がある場合，どのような薬を服用しているかの情報を得ることが必要である．お薬手帳なども参考にして服薬状況を聞き取る際の一般的な注意は，①患者は指示された通り服薬しているとは限らないので実際の服薬状況を明らかにすること，②服薬による治療効果および副作用（たとえば抗血小板薬による出血傾向，降圧薬によるたちくらみ，鎮痛薬・睡眠導入薬による昼間のふらつき，抗コリン作用のある薬物による口渇や尿閉など）の発現はないかなど，である．

服用薬によっては服用後比較的長時間薬効が持続したり，リバウンドがある場合もある．特に注意を要するのは，血小板機能や血液凝固を抑制する薬物，副腎皮質ステロイド，睡眠導入薬や抗うつ薬などを含む向精神薬，βブロッカーをはじめとする降圧薬や抗不整脈薬などの循環作動薬である．周術期にも継続するのか，あるいは一時的に休薬が可能かについての判断が難しい場合は，処方している医療機関へ早めに照会するようにする．ジェネリック医薬品の普及により，名称がこれまで以上に多様なため，提示された薬物の確認には注意を要する．

また，医療機関以外から入手できるサプリメントや漢方薬などにも，長期内服で電解質異常などの副作用をきたすものもあるので注意する．避妊薬として利用される低用量ピルも，手術前1か月は原則休薬が必要なので確認が漏れないよう注意する．最近の問題としては，覚醒剤，シルデナフィル，睡眠導入薬など全身麻酔のトラブル原因になるような薬物が，医療機関を介さずインターネットなどにより入手されているケースがある．

4）家族歴

血縁の中に特に全身麻酔手術などで治療に難渋した症例がなかったかなどを手がかりに，悪性高熱や神経筋疾患など遺伝性疾患の可能性をスクリーニングする．

5）患者診察

直接患者をみることで検査データや画像診断では得られない情報が得られる．術前診察と麻酔担当を分業する施設も増えているが，十分な経験を積むまではできるだけ自身が担当する麻酔患者を診察し，その術前情報と麻酔管理を結びつける臨床経験を蓄積するべきである．

バイタルサイン測定はすべての患者において実施する．

診察は患者が入室して着席する前から始まっている．呼吸や循環に問題があったり貧血状態や消耗性疾患の場合，短距離を歩いてくるだけでも息を荒くしたり，座って動悸が落ち着くのに時間がかかることがある．あいさつや会話の様子には，難聴・見当識障害・脳梗塞の後遺症・認知症の程度など多くの異常の手がかりが含まれている．

体格は身長と体重が基本情報であるが，BMI (body mass index) [体重(kg)÷(身長(m))^2]を算出することで比較がしやすくなる．特に18以下の病的やせの場合，低栄養状態のリスクがある一方，35以上の肥満では気道確保をはじめ全身麻酔のリスクが大きくなる．BMI値が大きい肥満でも，肥満体型には洋梨型（下肢などの皮下脂肪型）やリンゴ型（腹部などの内臓脂肪型）のような個人差がある．日頃の運動習慣の程度によって同じ肥満度でも筋肉量は異な

り，循環系や気道閉塞の程度などは個別に評価することが必要である．

顔貌観察では，瞳孔の左右差確認は必須である．Parkinson病独特の表情欠落や顔面神経麻痺による表情筋の左右非対称など表情の観察を行う．開口時には歯の確認だけでなく，口蓋垂や口腔内軟部組織や顎関節の異常がないかを確認する．舌圧子を用いて口蓋扁桃の大きさを観察する．巨舌がある場合，口が閉じにくく，いつもだらしなく口を開いているかのようにみえることがある．下顎骨の低形成による相対的な巨舌か，舌の組織そのものが大きいのかについてもよく観察する．開口障害や歯・歯列などの異常とともに，頸部の可動性も挿管に影響が大きいので同時に確認する．頸部の可動制限がある場合，同時に上肢の神経症状が姿勢によって誘発されないかも観察する．患者に正対して顔面観察するときに両手首の橈骨動脈の触診を同時に行う．この際，著明な左右差を触知する場合には血圧測定を左右で行い，20 mmHg以上あるような場合，血管病変を疑う必要がある．

胸部診察は脱衣を伴い時間的制約もあるので，既往歴や現病歴・胸部エックス線画像などの情報から不要と考えられる場合，省略しうることもある．必要と考えられる患者に対しては，胸部聴診時に呼吸時の胸郭運動観察を同時にしておく．呼吸状態の診察時には，聴診だけでなくパルスオキシメータを併用すれば低酸素血症の有無は簡単に確認できる．聴診器による診察の重要性は，さまざまな診療技術がなかった時代に比べて低下している．特に心臓については超音波画像診断の有用性が高いので詳細な聴診は必要とされないが，スクリーニングとして収縮期・拡張期雑音などはっきりとした所見は見落とさないように注意する．心雑音が聴取される場合，病的なものかの判断のために超音波画像検査を追加する．

また自発呼吸時の呼吸音は人工呼吸時より静かであるが，雑音のある場合，呼気時と吸気時の区別に注意する．中程度以上の気胸や無気肺の場合，聴診部位により呼吸音の消失や減弱を認めることがある．かぜ症状のある場合も肺に雑音が聴取されるのは，炎症が上気道に限局していない可能性を強く疑わせる所見であり，肺炎や気管支炎の有無を精査する必要がある．気管支喘息の特徴ある呼気時の喘鳴は診断的価値があるが，全肺野で一様に聞こえるのではなく，部位差があることや重症化した場合にはむしろ喘鳴音が減弱することは知っていなければならない．また，聴診を行うときに併せて頸部の動脈の雑音のチェックを行うことで，内頸動脈狭窄のスクリーニングができる．

腹部診察を術前診察で行う機会は少ないが，術後の消化管の状態をチェックする際や腹部症状がある患者をみる場合には腹部の触診と聴診は行う．腹部診察は仰臥位で少し膝を曲げて腹部の筋肉が緊張しない状態で行う．日頃から機会をとらえて腹部聴診を行い正常な状態で消化管蠕動に伴い聴き取られるグル音を知っていなければ，その異常亢進や抑制の所見をとらえることはできない．腹痛などを訴える際にどの程度腹壁が緊張しているか，特定の部位に圧痛があるか，腹膜刺激症状を示す反跳痛（手を押し込むようにゆっくり押さえた後，パッと緩めたときに強い腹痛が誘発される）の存在を確認する．イレウス状態で鼓腸を生じた際，腹部聴診で聞き取られる独特の金属音は重要である．腹膜炎やイレウスなどの重篤な疾患を疑わせる所見がある場合は，ただちに適切な診療科の応援を要請する．

四肢や体表の所見で見落としてはいけないものは，出血傾向を示す皮下出血斑や皮下水分貯留を示す浮腫などの存在である．浮腫を認めた場合は，脛骨前面など下に骨組織がある部分を指で強く押さえ，圧痕がどの程度残るかによって水分貯留の程度を推測できる．手指など末梢部に冷感が強いのは，交感神経の亢進や血管病変などによる末梢循環不全の徴候である．

脳梗塞の既往や神経筋疾患の疑いがある場合，聞き取りだけでなく日常生活でどのような動作が不自由であるのか確認する．上肢に関しては離握手，肘の曲げ伸ばし，肩の挙上など，下肢では足首・膝の曲げ伸ばし，腿の挙上などの動作に制限や著明な左右差がないか実際に四肢を動かさせて評価する．特に手術中の体位を想定して関節の可動範囲を確認する．

3. 臨床検査

臨床検査は検体検査と生体機能検査に大別される．人体から排泄された尿，糞便などの排泄物や採取した血液，組織などを検査の対象とする場合にこれらを検体といい，この検体について行われる検査が検体検査である．患者自身の身体を対象とし，呼吸機能や心電図などいろいろな器械を使って，体の機能を調べる検査が生体機能検査である．

1) 検体検査*

(1) 一般臨床検査

①尿検査

a. 色調

尿の色調は，正常では混濁がなく，淡黄色〜淡黄褐色を呈する．外観（混濁と色調の異常など）を肉眼的に観察することにより重要な情報が得られる（表2-Ⅲ-1）．

b. 尿量，尿比重

健康成人の尿量は500〜1,600 mL/日で，2,500 mL/日以上を多尿，400 mL/日以下を乏尿，100 mL/日以下を無尿という．比重は腎臓での再吸収の程度によって決まり，尿量が低下すると比重が増加し，多尿では低下する．その比重が尿量に見合ったものなのか，腎臓の異常によるものなのかを精査する必要がある．

c. pH

尿は通常，弱酸性（基準値：6.0〜6.5）で，pH4.5以下を酸性尿，7.5以上をアルカリ尿とい

う．酸性尿は糖尿病，慢性閉塞性肺疾患などの代謝性，呼吸性アシドーシスでみられる．アルカリ尿は嘔吐，過換気症候群などの代謝性，呼吸性アルカローシスでみられる．

d. 尿タンパク

健常者でも1日に40〜100 mg程度のタンパクが尿中に排泄される．150 mg/日以上の排泄は異常で，腎炎，ネフローゼ症候群が疑われる．

e. 尿糖

血糖値が180〜200 mg/dL以上になると，近位尿細管でのブドウ糖吸収閾値を超えるので尿糖が陽性になる．尿糖陽性の原因疾患の多くは糖尿病であるが，腎疾患で排泄閾値が低下した場合に，血糖値が正常でも尿糖が検出されることがある．また，糖尿病治療薬の1つにSGLT2阻害薬がある．SGLTはSGLT1とSGLT2の2種類があり，体内でグルコースやナトリウムを細胞内に取り込む役割を担っている．近位尿細管で再吸収されるグルコースのうち90％はSGLT2の働きによる．SGLT2阻害薬は，グルコース再吸収の働きを止めるので過剰な糖分は尿と一緒に排出される．SGLT2阻害薬服用患者では，通常ならば尿に糖が排泄されない程度の血糖値であっても糖が排泄されるようになる．尿糖検査は陽性になるが，これをもって糖尿病の状態が悪化したことを示すわけではないので注意が必要である．

f. ケトン体

糖質不足，糖代謝低下により体内で脂質をエネルギー源とした脂質代謝が亢進する結果，脂肪分解時の中間産物であるケトン体（アセト酢酸，β-ヒドロキシ酪酸，アセトン）が肝臓から産生される．陽性の場合は糖尿病性ケトアシドーシス，飢餓状態，脱水などを疑う．

g. 潜血

尿潜血反応の陽性は，腎または尿路系のいずれかの部位で出血していることを示す．尿中に赤血球が排泄されている状態が血尿である．ヘモグロビン尿やミオグロビン尿でも陽性反応を

---

* 基準値は文献1に準拠した．

表2-Ⅲ-1 尿の色調と原因

尿の色調	原因
ほぼ無色	多尿，尿崩症
黄色	ビタミンB_2, B_{12}摂取時
黄褐色	ビリルビン尿，ウロビリン尿
暗褐色，黒色	メトヘモグロビン尿，メラニン尿
赤色，赤褐色	血尿，ヘモグロビン尿，ミオグロビン尿
緑色	細菌感染，インドシアニングリーン投与
青色	インジゴカルミン投与
乳白色	乳び尿

表2-Ⅲ-2 血球検査の項目と基準値

検査項目	基準値
赤血球数	男性 $4.35〜5.55×10^6/\mu L$ 女性 $3.86〜4.92×10^6/\mu L$
白血球数	$3.3〜8.6×10^3/\mu L$
血小板数	$158〜348×10^3/\mu L$
ヘモグロビン濃度(Hb)	男性 13.7〜16.8 g/dL 女性 11.6〜14.8 g/dL
ヘマトクリット値(Ht)	男性 40.7〜50.1% 女性 35.1〜44.4%
赤血球恒数	MCV(平均赤血球容積)83.6〜98.2 fL MCH(平均赤血球ヘモグロビン量)27.5〜33.2 pg MCHC(平均赤血球ヘモグロビン濃度)31.7〜35.3 g/dL

(日本臨床検査標準協議会 基準範囲共用化委員会編，2014[1])

示すが，沈渣では赤血球がみられない．

h. ビリルビン，ウロビリノーゲン

ビリルビン陰性，ウロビリノーゲン弱陽性が正常である．ビリルビン，ウロビリノーゲン両方の増加は肝・胆道系疾患が疑われ，ウロビリノーゲンだけの増加は溶血性貧血，ウロビリノーゲン陰性は胆道閉塞が疑われる．

i. 尿沈渣

尿中に含まれる赤血球，白血球，上皮細胞，円柱，結晶などを顕微鏡下で観察する検査法である．赤血球の増加は出血性疾患，白血球の増加は尿路感染，上皮細胞の増加は膀胱炎，円柱の増加はネフローゼ症候群が疑われる．

(2) 血液学検査

①赤血球沈降速度

炎症が存在する場合には沈降速度は速くなる．基準値は男性2〜10 mm(1時間後)，女性3〜15 mm(1時間後)で，異常とみなされるのは男女ともに20 mm以上である．

②血球検査(表2-Ⅲ-2)

a. 赤血球数

赤血球は血球成分の重量比で96%を占め，その全重量の約1/3がヘモグロビンである．赤血球が減少するとヘモグロビンも減少し，必要な酸素を組織へ運べなくなる．基準値は男性$4.35〜5.55×10^6/\mu L$，女性$3.86〜4.92×10^6/\mu L$で

ある.一般的に男性$4.0\times10^6/\mu L$以下,女性$3.5\times10^6/\mu L$以下は貧血と診断される.

b. ヘモグロビン濃度(Hb)

ヘモグロビンは,赤血球中の血色素のヘム(赤色素)とグロビン(タンパク)が結合してできている.血中酸素分圧の高い肺で酸素と結合し,低い末梢組織で酸素を放出する.ヘモグロビン1分子は酸素4分子を運搬できる.基準値は男性13.7〜16.8 g/dL,女性11.6〜14.8 g/dLで,10 g/dL以下は貧血である.

c. ヘマトクリット値(Ht)

一定量の血液中に含まれる赤血球の容積の割合である.赤血球数が減るとヘモグロビン量も減り,ヘマトクリット値も低下する.基準値は男性40.7〜50.1%,女性35.1〜44.4%である.

d. 赤血球恒数

赤血球数,ヘモグロビン濃度,ヘマトクリット値の関係を調べることで貧血の種類を診断できる.次の3つの指標,平均赤血球容積mean corpuscular volume(MCV)[Ht/赤血球数×10],平均赤血球ヘモグロビン量mean corpuscular hemoglobin(MCH)[Hb/赤血球数×10],平均赤血球ヘモグロビン濃度mean corpuscular hemoglobin concentration(MCHC)[Hb/Ht×100]が用いられる.MCVが小,MCHCが低であれば小球性低色素性貧血,MCVが正,MCHCが正であれば正球性正色素性貧血,MCVが大,MCHCが正であれば大球性正色素性貧血である.基準値はMCV 83.6〜98.2 fL,MCH 27.5〜33.2 pg,MCHC 31.7〜35.3 g/dLである.

e. 白血球数

白血球は,細菌などの感染によって増加し,骨髄造血機能の低下などにより減少する.白血球数の増加・減少が認められた場合には白血球分画(好中球,好酸球,好塩基球,単球,リンパ球の比率)を検査する.基準値は$3.3\sim8.6\times10^3/\mu L$である.

f. 血小板数

血小板は,止血機構の中の血管損傷部位に血栓が形成される一次止血機構に関与している.血小板が減少すれば出血しやすくなり,著しく増加すれば血栓の素因になる.基準値は$158\sim348\times10^3/\mu L$である.$50\times10^3/\mu L$以下は血小板減少症,$450\times10^3/\mu L$以上は血小板増加症である.

③凝固・線溶系検査

a. 出血時間

耳朶を穿刺して測定する方法がDuke法,前腕を穿刺して測定する方法がIvy法である.基準値はDuke法で1〜3分,Ivy法で1〜5分である.

b. PT,PT-INR,APTT

PT(プロトロンビン時間),APTT(活性化部分トロンボプラスチン時間)とを組み合わせて凝固因子異常のスクリーニングとして検査を行う.PTは外因系(Ⅶ),APTTは内因系(Ⅷ,Ⅸ,Ⅺ,Ⅻ)を反映する.PTの測定結果を時間(秒)で示した場合,用いる試薬,機器によって異なるので,試薬や機器に影響を受けないPT-INR(国際標準比)を指標として用いる.PT-INRはワルファリン,APTTはヘパリンやトロンビン阻害薬の抗凝固薬投与中のモニタリングとして用いられる.基準値は,PT 11〜13秒,APTT 27〜40.0秒,PT-INR 0.9〜1.1である.

c. 血漿フィブリノゲン

フィブリノゲンは,肝臓で産生されるタンパク質で血液凝固因子の第Ⅰ因子である.血栓傾向,出血傾向を評価するとともに肝障害も評価できる.基準値は,200〜400 mg/dLである.

④輸血関連検査

a. 血液型

ABO式血液型では,赤血球上にA抗原またはB抗原があるかを調べる"オモテ試験",血清中に抗A抗体または抗B抗体があるのかを調べる"ウラ試験"の両試験を行って血液型を判定する.Rh(D)式血液型では,Rh抗原のC,c,D,E,eのD抗原の有無について判定を行い,Rh(+)とはD抗原が赤血球膜上に存在す

表2-Ⅲ-3　肝疾患と血清酵素との関係

酵素名	急性肝炎	慢性肝炎	肝硬変	肝癌	アルコール性肝炎	脂肪肝
AST	↑↑↑	↑↑	↑	↑	↑↑	↑↑
ALT	↑↑↑	↑↑	↑	↑	↑↑	↑↑
LD	↑↑	↑	↑	↑↑	↑	
ALP	→	→	→	↑	↑	↑
γ-GTP (γ-GT)	↑↑	↑	↑	↑↑	↑↑↑	↑〜↑↑↑
ChE	→	→	↓↓	↓↓	↑	↑↑

↑：上昇，↓：低下，→：不変　矢印の本数は程度を表す．

(原田，2003[3])

ることを意味する．日本人の99％以上がRh(+)である．

b．交差適合試験

交差適合試験を行う目的は，輸血のために準備した血液との適合性を判定し，ABO式不適合輸血とABO式以外の不規則抗体による不適合輸血を防ぐために行う．赤血球製剤投与前には必ず交差適合試験を行うが，血漿・血小板製剤では血液型だけ合わせ，交差適合試験は行わない．主試験は受血者の血清と供血者の赤血球，副試験は供血者の血清と受血者の赤血球で検査を行う．基準値は，陰性（凝集なし，溶血なし）である．

(3) 生化学検査

①酵素・アイソザイム

a．AST (aspartate aminotransferase) [GOT (glutamic oxaloacetic transaminase)]

肝細胞，骨格筋，心筋，赤血球などに分布していて，これらの細胞が破壊されると血液中に流出する（逸脱酵素）．肝障害以外にも筋ジストロフィー症，骨格筋壊死，心筋梗塞，溶血性貧血などで上昇する．基準値は13〜30 U/Lである．

b．ALT (alanine aminotransferase) [GPT (glutamic pyruvic transaminase)]

肝細胞に特異的に分布しているので，肝細胞が破壊されると血液中に流出してくる（逸脱酵素）．肝障害以外では上昇しにくく，高値の場合は肝障害があると判断する．一般的にウイルス性肝炎や脂肪肝ではALT＞ASTとなる．基準値は，男性10〜42 U/L，女性7〜23 U/Lである．肝疾患と血清酵素との関係を表2-Ⅲ-3に示す．

c．乳酸脱水素酵素 (LD)

LDは，ほとんどの生体組織に分布しているので，LD値の上昇はいずれかの臓器で組織の損傷が存在していることを意味する．LDには5種類のアイソザイム (LD1〜5) があり，アイソザイムを分析することで障害組織の部位を推定することができる．LD1, 2の上昇であれば心筋梗塞，LD5の上昇は肝障害の指標となる．基準値は124〜222 U/Lである．

d．アルカリフォスファターゼ (ALP)

ALPは，肝細胞，胆管上皮細胞，骨芽細胞，胎盤に分布する．幼児や思春期で骨が成長するときに骨芽細胞のALPが上昇し，成人の3〜5倍の高値になる．妊婦でも胎盤由来のALPが上昇し高値になる．基準値は106〜322 U/Lである．

e．γ-GT

特にアルコール性肝障害で高値を示し，アルコール摂取量とほぼ相関する．胆汁うっ滞でも上昇する．また抗てんかん薬，向精神薬，副腎皮質ステロイドなどの服用でも上昇する場合が

ある．基準値は男性13〜64 U/L，女性9〜32 U/Lである．

f. コリンエステラーゼ（ChE）

アセチルコリンを加水分解するアセチルコリンエステラーゼ（真性コリンエステラーゼ true ChE）とコリンエステルを加水分解するブチリルコリンエステラーゼ（偽性コリンエステラーゼ pseudo ChE）がある．アセチルコリンエステラーゼは筋肉，神経組織などに分布し，ブチリルコリンエステラーゼは血清，肝臓，膵臓に分布する．臨床検査で測定しているのは血清中のブチリルコリンエステラーゼである．コリンエステラーゼの低下は肝臓におけるタンパク合成の低下を反映するので肝機能障害の指標となる．基準値は男性240〜486 U/L，女性201〜422 U/Lである．

g. クレアチニンキナーゼ（CK）

クレアチニンキナーゼのアイソザイムには，骨格筋由来のCK-MM，心筋由来のCK-MB，脳と平滑筋由来のCK-BBの3種類がある．血清中ではCK-MMがほとんどすべてであり，数％がCK-MBで，CK-BBは1％以下である．CKの高値は筋肉や脳の組織の損傷が疑われる．健常人の生理的変動幅は大きく，激しいスポーツの後などでCKが高値のときがある．基準値は男性59〜248 U/L，女性41〜153 U/Lである．

CK-MBは心筋由来の逸脱酵素なので心筋に障害がある場合，心筋梗塞などで上昇する．急性心筋梗塞発症4〜6時間後に上昇しはじめ，12〜24時間で最高値となり，3〜4日後に基準値に戻る．基準値はCK-MB活性で25 U/L以下である．

h. 心筋トロポニンT

トロポニンは，心筋や骨格筋に存在する筋原線維を構成する収縮タンパクである．トロポニン複合体にはトロポニンC, T, Iの3種類あるが，トロポニンTは心筋特異性が非常に高い．心筋トロポニンTは心筋細胞質に存在し，心筋の微小な損傷，早期の損傷でも血中に逸脱してくるので急性心筋梗塞や不安定狭心症，心筋炎などの診断に有用である．基準値は0.10 ng/mL以下（ECLIA）である．

i. 脳性ナトリウム利尿ペプチド（BNP）

BNPは主に心室から分泌されるペプチドホルモンで，ナトリウム利尿作用と血管拡張作用がある．心室筋の伸展や負荷により過剰に分泌するので，左室拡張終期圧の上昇により心筋が伸展される心不全患者では分泌が亢進する．BNPは心不全の重症度に応じて増加することから，心機能障害の指標や予後の判定にも有用である．基準値は18.4 pg/mL以下（IRMA）である．

②含窒素成分

a. 尿素窒素（UN）

タンパク質の代謝産物であるアンモニアが肝臓で代謝されると窒素が産生される．尿素窒素とは血清中の尿素を構成する窒素成分であり，腎臓の糸球体で濾過されて尿中に排泄される．腎血流低下や腎機能障害などにより尿素排泄障害となって上昇する．基準値8〜20 mg/dLである．

b. クレアチニン（CRE）

クレアチニンは，筋肉でのエネルギー供給源であるクレアチンの最終代謝産物である．腎糸球体で濾過され，尿細管で再吸収されずに尿中に排泄される．腎血流量低下や腎機能障害で上昇する．基準値は男性0.65〜1.07 mg/dL，女性0.46〜0.79 mg/dLである．

c. 尿酸（UA）

尿酸は核酸やATPの構成成分であるプリン体の最終代謝産物で，ほとんどが尿中に排泄される．腎機能低下により尿酸排泄障害が起こり尿酸値が上昇する．高尿酸血症は痛風の原因となる．基準値は男性3.7〜7.8 mg/dL，女性2.6〜5.5 mg/dLである．

③糖代謝関連

a．(随時)血糖

血糖として測定されるのはブドウ糖(グルコース)である．グルコースは，肝臓に運ばれてグリコーゲンとして蓄えられ，組織へのエネルギー供給のために血液中に放出される．随時血糖とは，食事の時間とは関係なく随意の時刻に採血した血糖値である．随時血糖が200 mg/dL以上を糖尿病型と判定する．入院患者での日内変動として各食前，各食後2時間，就寝時の計7回血糖測定を行う．

b．空腹時血糖

空腹時血糖とは，前夜から10時間以上絶食し，当日の朝食前に測定した血糖値である．空腹時血糖値が126 mg/dL以上で糖尿病型と判定され，別の日に再び126 mg/dL以上であれば糖尿病と診断される．基準値は70～110 mg/dLである．

c．ブドウ糖負荷試験(75 g OGTT)

ブドウ糖負荷試験とは，一定量(75g)のブドウ糖液を経口摂取した後に血糖値がどのように推移するかを測る方法である．前日から10時間以上の絶食後に，空腹のまま採血し(空腹時血糖)，75gブドウ糖液の摂取30分後，1時間後，2時間後に血糖値を測定する．基準値は負荷前血糖値110 mg/dL未満，負荷2時間後血糖値140 mg/dL未満である．

d．HbA1c

糖化ヘモグロビン(HbA1c)は，赤血球のヘモグロビンとブドウ糖が非酵素反応によって結合したグリコヘモグロビンのことである．高血糖状態，すなわち糖が多ければ多いほどヘモグロビンが糖化される割合も高くなるので，HbA1cは高値となる．赤血球の寿命はおよそ120日間(4か月)なので，HbA1c値は赤血球の寿命の半分にあたる過去1～2か月の血糖値の平均を反映する．HbA1c値は長期の血糖コントロールの指標として用いられる．基準値は4.9～6.0%(NGSP)である．

④電解質・酸塩基平衡

a．Na

Na濃度の異常はNaの過剰や欠乏だけではなく，水とNaとの相対的な異常で起こる．高Na血症は，Naに対する相対的な水の欠乏状態である．低Na血症はNaに対する相対的な水の過剰状態である．Naの急激な補正は意識障害の原因になるので緩徐に行うことが必要である．血漿(血清)浸透圧の維持には細胞外液中のNaが重要な役割をもつ．

血清浸透圧＝Na×1.86＋血糖値/18

上記の概算式によって浸透圧が計算できる．基準値は138～145 mEq/Lである．

b．K

血清K濃度の基準値は3.6～4.8 mEq/Lの狭い範囲で，細胞内外へのKの移動や腎臓からの排出により変動する．K値の異常はインスリンの作用や酸塩基平衡の異常や腎機能障害によって起こる．また下痢や嘔吐でも減少する．高K血症，低K血症いずれにおいても不整脈，心停止が生じるので術前に異常値がみられたら手術を延期して補正する．

c．Cl

ClはNaと並行して増減するとともに，細胞外液の総陰イオン濃度を一定に保つように働くことからHCO_3^-とは逆方向に変動する．細胞外液中の陽イオンの総量と陰イオンの総量の差をアニオンギャップ(AG)といい，次の式で概算できる．

AG(基準値12±2 mEq/L)＝Na^+－(Cl^-＋HCO_3^-)

Cl代謝異常はNa代謝異常に伴うものと酸塩基平衡異常(HCO_3^-)およびその他の陰イオン変動によるものに分けられる．高Cl血症があるとHCO_3^-の減少がみられ，代謝性アシドーシスの存在が疑われる．AGは代謝性アシドーシスの原因を鑑別する指標となる．基準値は101～108 mEq/Lである．

d．Ca

Caの99%は骨と歯にあり，残り1%のうち

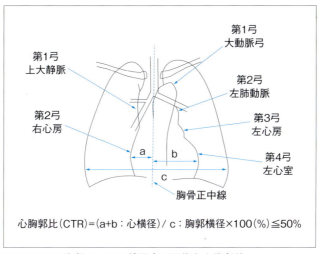

図2-Ⅲ-2　胸部エックス線写真正面像と心胸郭比

0.1％が血清中に存在する．血清Ca濃度の約50％は，筋収縮，血液凝固細胞内情報伝達など生体活動に重要な役割を担っている遊離Ca^{2+}（イオン化Ca）であり，残りの約40％がアルブミンなどのタンパクと結合している．Ca値は遊離Ca^{2+}とタンパクと結合しているCa^{2+}の総和である．過換気症候群などのアルカローシスの状態では，体液中のH^+が減少するのでタンパクとCa^{2+}の結合が促進され，遊離Ca^{2+}が減少するため，テタニー様けいれんがみられる．基準値は8.8〜10.1 mg/dLである．

2）生体機能検査
(1) 胸部エックス線写真

胸郭の大きさや形態，心陰影の大きさ，肋骨の形態や間隔，肺野の明るさや異常陰影，肺門陰影，肺紋理，気管の太さや偏位，横隔膜の位置などを読影する（図2-Ⅲ-2）．心陰影が大きくなり心臓と胸郭との比（心胸郭比：CTR）が50％を超えていれば心拡大を疑う．気管の太さをみておくことは気管チューブのサイズを決めるためにも必要である．腫瘍や癒着による気管の偏位，圧迫および狭窄についても確認しておくことが大切である．

(2) 動脈血ガス分析

動脈血ガス分析では，動脈血液中のpH，酸素分圧，二酸化炭素分圧，重炭酸イオン濃度などから，肺の機能障害の有無，生体の酸塩基平衡が把握できる．

①pH

基準値は7.4±0.05である．pH7.34以下をアシドーシス，7.46以上をアルカローシスという．pH＜7.0, pH＞7.8では生命維持が困難となる．

②動脈血酸素分圧（Pa_{O_2}）

動脈血液中に溶解している酸素の圧力を示し，基準値は80〜100 mmHgである．加齢とともに低下し，座位より仰臥位のほうが低い．また，吸気酸素濃度に比例して増加する．Pa_{O_2} 80 mmHg未満を低酸素血症，Pa_{O_2} 60 mmHg以下を呼吸不全という．Pa_{O_2}が低下する原因は，肺胞低換気，換気・血流比の不均衡，生理的シャントの増加，肺拡散能の低下である．

③動脈血二酸化炭素分圧（Pa_{CO_2}）

基準値は38〜46 mmHgである．肺胞の換気状態を反映し，換気不全では高値を示し，過換気では低値を示す．Pa_{CO_2} 50 mmHg以上を換気不全という．Pa_{CO_2}が上昇すれば呼吸性アシドーシスを呈し，脳血管が拡張し，脳血流量増

加により頭蓋内圧が亢進する．Pa_{CO_2}が低下すれば呼吸性アルカローシスを呈し，脳血管が収縮し，脳血流量減少により意識障害を起こす．

④重炭酸イオン(HCO_3^-)

細胞外液の緩衝系の1つであり，基準値は22～28 mEq/Lである．HCO_3^-とPa_{CO_2}の2つの因子がpHを調節している．HCO_3^-が上昇すればpHは上昇し，代謝性アルカローシスを呈する．HCO_3^-が低下すればpHは低下し，代謝性アシドーシスを呈する．

⑤BE (base excess)

酸塩基平衡の指標の1つで，塩基の過剰（欠乏）状態を測る．基準値は-2.0～2.0 mEq/Lである．採取した動脈血を37℃，Pa_{CO_2} 40 mmHgとしたときにpH 7.4に滴定するのに必要な酸または塩基の量である．BEがプラスであれば代謝性アルカローシス，マイナスであれば代謝性アシドーシスが疑われる．

(3) 呼吸機能検査

①スパイロメトリー

呼吸をするときの呼気量と吸気量を測定する生理検査がスパイロメトリーspirometryで，その検査で得られた記録がスパイログラム spirogramである．呼吸の各位相に応じて分画したのが肺気量分画である（図2-Ⅰ-11参照）．肺気量のうち基本的用量がvolume (V)，2つ以上のvolumeの和がcapacity (C)である．呼吸機能で基本的な量である1回換気量(tidal volume；TV)の健常人の基準値は400～500 mLである．

a. 肺活量 vital capacity (VC) および%肺活量 (%VC)

肺活量(VC)は，可能なだけ吸い込んだところ（最大吸気位）から，ゆっくりとできるだけはきだしたところ（最大呼気位）までの呼気量である．性別，身長，年齢に関係する．健常成人の基準値は男性3,500 mL，女性3,000 mLである．%肺活量(%VC)は，年齢と身長から求めたBaldwinの予測式から計算された，予測肺活量に対する実測肺活量との%比である．

%肺活量＝実測肺活量/予測肺活量×100(%)

Baldwinの予測式は，

男性：[27.63－(0.112×年齢)]×身長(cm)
女性：[21.78－(0.101×年齢)]×身長(cm)

であり，予測肺活量の標準値が求められる．

%VCが80%未満は拘束性換気障害（図2-Ⅲ-3）で，無気肺，肺線維症，肺水腫などである．%VCが60～80%では軽度拘束性換気障害とされ，50%未満では術後肺合併症の発生率が高いとされる[2]．実測肺活量が15 mL/kg以下であると術後に痰や分泌物が喀出できにくくなり，人工呼吸管理が必要になる場合がある[3]．努力性肺活量forced vital capacity (FVC)は，最大吸気位から一気にはきだしたところまでの呼気量であり，通常のVCより小さい値である．

b. 1秒量 forced expiratory volume 1.0 ($FEV_{1.0}$) および1秒率 ($FEV_{1.0}$%)

1秒量($FEV_{1.0}$)は最大吸気位から1秒間にはきだされる呼気量である．$FEV_{1.0}$が1.5 L以上あれば術中の呼吸管理に問題は生じない[4]．1秒率($FEV_{1.0}$%)はFVCに対する$FEV_{1.0}$の割合である．

1秒率($FEV_{1.0}$%) ＝ [1秒量($FEV_{1.0}$)/努力性肺活量(FVC)]×100(%)

$FEV_{1.0}$%が70%未満は閉塞性換気障害（図2-Ⅲ-3）で，気管支喘息，肺気腫，慢性気管支炎などである．特に%VCが80%未満かつ$FEV_{1.0}$%が70%未満は混合性換気障害であり（図2-Ⅲ-3），塵肺，結核後遺症，過敏性肺炎などで生じる．

c. 機能的残気量 functional residual capacity (FRC)

機能的残気量(FRC)は，安静呼気位で肺内に残っているガス容量のことで，健常成人では約2,400 mLである．予備呼気量 expiratory reserve volume (ERV) と残気量 residual volume (RV)との和（図2-Ⅰ-11参照）である．スパイロメータでは測定できない．FRCは閉塞性換

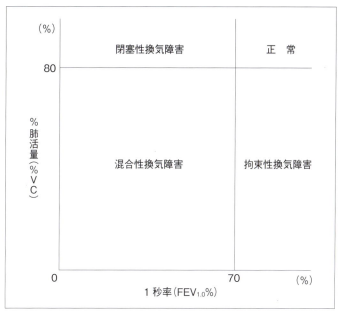

図2-Ⅲ-3　閉塞性換気障害と拘束性換気障害

気障害で大きく，拘束性換気障害で小さくなる．肺気腫のようにFRCが増加しすぎると換気率が低下し，低酸素症の原因となる．またFRCが低下してもPa_{O_2}の低下をきたしやすい．

(4) 心機能検査
①心電図

心電図とは，心臓の収縮に伴って生じる心筋の活動電位を経時的に心電計によって記録した波形である．12誘導心電図は，標準肢誘導（Ⅰ，Ⅱ，Ⅲ誘導），単極肢誘導（$_aV_R$，$_aV_L$，$_aV_F$誘導），および胸部誘導（V_1〜V_6誘導）からなる．標準肢誘導は双極誘導で，Ⅰ誘導は左手-右手，Ⅱ誘導は左足-右手，Ⅲ誘導は左足-左手の電位差を表す．単極肢誘導は右肩，左肩，横隔膜方向からの電気的変化を記録し，標準肢誘導とともに電気的変化を前額面に投影記録した波形である．胸部誘導は，電気的変化を第4，5肋間の高さで胸部を輪切りにした水平面に投影し記録した波形である．肢誘導は，Ⅰ・$_aV_L$誘導は左室前側壁と高位側壁，Ⅱ・Ⅲ・$_aV_F$誘導は下壁横隔膜面，$_aV_R$は右肩から左右心室内腔の電気的変化を反映する．胸部誘導は，V_1・V_2誘導は右室と左室後壁，V_3・V_4誘導は左室前壁，心室中隔および心尖部，V_5・V_6誘導は左室側壁の電気的変化を反映する（図2-Ⅲ-4）．

麻酔中は電極の数に制限があるので標準モニタ誘導で行い，その誘導法には3点誘導法と5点誘導法がある（図2-Ⅲ-5）．3点誘導法は，基本的に四肢誘導法で，左下腰部に付けている電極がプラス側となり，右肩の電極がマイナス側となっている．そのため，四肢誘導のⅡ誘導となる．5点誘導法は，標準の四肢誘導と同じ関係で，Ⅰ，Ⅱ，Ⅲ，$_aV_R$，$_aV_L$，$_aV_F$の波形が得られる．併せて白の電極を任意の胸部誘導部位に貼付することで，1つの胸部誘導波形もモニタできる．胸部誘導部位の選択は，不整脈の観察が主目的の場合は，V_1を選び，心筋虚血の判定が目的の場合には，V_5ないしV_6が適当である．さらにST変化（後述）をよくみるための修正双極誘導として，CM_5（胸骨柄とV_5）誘導，CS_5（右鎖骨下とV_5）誘導，CC_5（右胸部とV_5）誘導をモニタする（図2-Ⅲ-6）．CM_5誘導やCS_5

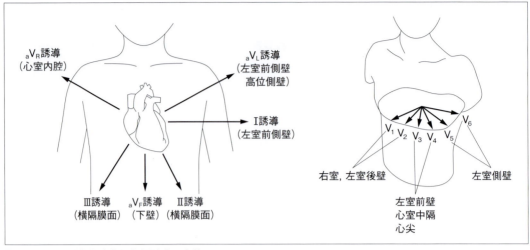

図2-Ⅲ-4　標準肢誘導と胸部誘導の意義

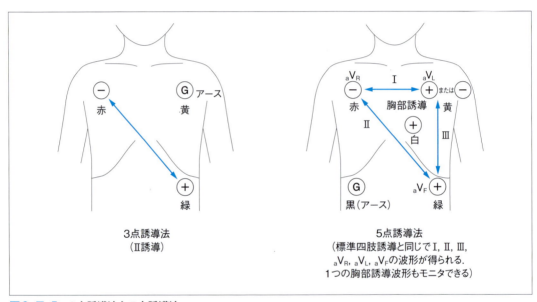

図2-Ⅲ-5　3点誘導法と5点誘導法

誘導でST変化のほぼ8割をとらえることができるといわれている[5]．

心電図の波形は，アルファベットのPから6文字をとってP，Q，R，S，T，U波と名づけられている．P波は心房の興奮（脱分極），PQ間隔は房室伝導時間，QRS波は心室の脱分極，ST部分は心室興奮の極期，T波は心室筋の再分極を示す（図2-Ⅲ-7）．心電図によって各種不整脈，心筋梗塞，狭心症（労作性・異型），心室肥大などが診断できる．

②負荷心電図

安静時心電図でST-T異常がみられる場合や潜在性の虚血性心疾患が疑われる場合には運動負荷試験を行って循環系予備力を評価する．運動負荷試験にはMaster's two stepテスト，Treadmill負荷試験がある．現在はTreadmill負荷試

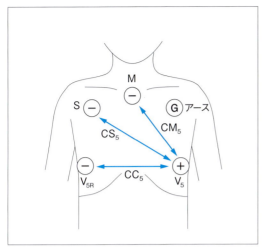

図2-Ⅲ-6　CM₅/CS₅/CC₅誘導

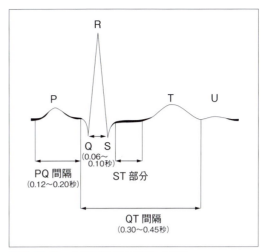

図2-Ⅲ-7　心電図波形と部分の名称

験が検査の主流である．電動式でベルトの傾斜と速度を一定時間ごとに増加させて負荷量を調整し，さらに走行運動させることで心筋虚血や運動誘発性不整脈の検出，運動耐容能を評価する．

③ホルター心電図

ホルター心電図は，短時間の心電図検査では異常がみつからないが，不整脈や狭心症などが疑われる場合に，24時間1日の心電図を記録する方法である．安静時狭心症や不整脈の診断に有効である．

④心臓超音波検査（心エコー検査）

高い周波数の超音波を出し，その反射で臓器の形や質をみる検査方法である．エックス線写真撮影と異なり被曝することがないので，繰り返し検査しても体への悪影響がない．超音波は，リアルタイムに心臓が拍動した状態で，心臓の動きを観察することができる．心房や心室の大きさや壁の厚さ，弁の形態や動きなどがわかる．カラードプラ法を行うと心臓の中の血液の流れがわかり，弁の異常や中隔欠損などの異常がわかる．超音波検査の中で最も大切な測定項目として，左室駆出率 ejection fraction（EF）がある．

駆出率（EF）＝（左室拡張終期容積−左室収縮終期容積）/左室拡張終期容積

で表す．健常人の基準値は60〜80％程度で，50％以下だと心疾患である可能性が高い．

(5) 肝・胆道機能検査
①色素排泄試験
a. ICG試験 indocyanine green test

ICGは，緑色の色素で，血中に投与されると肝臓でのみ取り込まれ，胆汁中に排泄される．色素の肝臓への流入，摂取，肝内処理，胆汁への排泄の各過程の障害を全体的に評価できる．基準値は血中停滞率10％以下（15分値）である．

(6) 腎機能検査
①クレアチニンクリアランス

クレアチニンクリアランスは，クレアチニンの排泄能力を表す．クレアチニンは，腎糸球体で濾過された後，尿細管で再吸収されずに尿中に排泄される．血清クレアチニンと尿中クレアチニンを測定してクレアチニンクリアランスを計算すると，さらに糸球体濾過率（eGFR）も求めることができる．腎臓の糸球体機能を測定でき，腎機能障害の指標となる．基準値は91〜130 mL/分である．

IV モニタリング

1. モニタリングの意義

モニタとは監視することである．全身麻酔中の患者は意識がないので生命活動が正常に行われているかを客観的に監視しなければならない．生きているという基本的な生命徴候（バイタルサイン）は呼吸，循環である．呼吸，循環が正常であれば，たとえ全身麻酔中で反応ができない患者でも「生きている」ということが保証される．

胸壁を聴診すると，呼吸音および心音を同時に聴取でき，心臓が動いていることと呼吸がなされていることを直接確認できる．音により直接，心臓と呼吸を確認できるが，それぞれの動きが正常であるかを評価するには，定量的なモニタが必要になる．

腎機能は尿量測定でモニタすることができる．さらに中枢は，脳血流のモニタおよび脳波のモニタがあり，脳が障害されていないか，あるいは十分な鎮静がなされているかを知ることができる．神経・筋肉にも麻酔中の筋弛緩度を知るためのモニタが使用されている．

このように，モニタは基本的な生命徴候の確認をすることから発展して，各臓器の機能をも確認するものとなっている．

麻酔中のモニタとしてさらに求められているのは痛みのモニタである．痛みに伴う交感神経反応を評価することで痛みの程度を測ることが試みられているが，いまだ開発途上である．

生体の状態を確認する上記のモニタの他，麻酔中の酸素濃度，麻酔薬濃度，換気量など，麻酔科医の設定が正しく維持されているかを確認するシステムにより麻酔科医の手技が正しく行われているかを確認する体制が確立された．

1990年代には麻酔自体が原因の死亡は1万症例につき1.4例程度であったものが[1]，30年後の現在には15万例に1例程度である．米国の統計では麻酔事故率は90万例に1例と報告されているものもある[2]．この安全性の向上に大きく貢献したのは，パルスオキシメータを筆頭にモニタの整備によるところが大きい．

日本麻酔科学会（表2-IV-1）および米国麻酔学会では，安全な麻酔のためのモニタの指針を出している．両者ともまず，酸素化と換気，次に循環と続く．これは，麻酔中のトラブルは呼吸系合併症が多いことによる．呼吸を確保し，循環を適正化することが麻酔を安全に行うことの基本である．

2. 呼吸系モニタ

1）呼吸系モニタの考え方

呼吸系のモニタは，呼吸の有無，適正な換気量，適正な呼吸運動の3つの要素からなる．

呼気ガスモニタ（カプノメータ）を用いて二酸化炭素の存在を確認することにより呼吸の有無を確認できる．最も大切であるのは，換気量が十分であり，身体に十分な酸素が行きわたっていることである．これを確認するモニタはパルスオキシメータであり，各臓器に酸素を運ぶ動脈血の酸素が十分であるかを示すものである．次に適正な換気量かを確認するのがカプノメータである．呼吸運動が適正であるかについては，気道内圧を測定することにより確認することができ，喘息発作の有無などを知ることができる．肺の状態が悪いかどうかについては，気道内圧の他，圧容量曲線により診断することができる．

歯科領域の麻酔では，薬物による鎮静中の呼吸を監視する必要がある．鎮静中には上気道閉塞を起こす危険性がある．上気道閉塞はただちには低酸素血症に至らない．そのため上気道閉塞を検知するモニタが必要となる．

2）パルスオキシメータ

動脈血酸素飽和度を非侵襲的に測定する機器である．動脈血の酸素飽和度あるいは酸素分圧は生命に直結するものであり，定量分析のでき

表2-Ⅳ-1　日本麻酔科学会モニタリングガイドライン（2014年7月，第3回改訂）

安全な麻酔のためのモニター指針

[前文]
麻酔中の患者の安全を維持確保するために，日本麻酔科学会は下記の指針が採用されることを勧告する．この指針は全身麻酔，硬膜外麻酔及び脊髄くも膜下麻酔を行うとき適用される．

[麻酔中のモニター指針]
①現場に麻酔を担当する医師が居て，絶え間なく看視すること．
②酸素化のチェックについて
　皮膚，粘膜，血液の色などを看視すること．
　パルスオキシメータを装着すること．
③換気のチェックについて
　胸郭や呼吸バッグの動き及び呼吸音を監視すること．
　全身麻酔ではカプノメータを装着すること．
　換気量モニターを適宜使用することが望ましい．
④循環のチェックについて
　心音，動脈の触診，動脈波形または脈波の何れか一つを監視すること．
　心電図モニターを用いること．
　血圧測定を行うこと．
　原則として5分間隔で測定し，必要ならば頻回に測定すること．観血式血圧測定は必要に応じて行う．
⑤体温のチェックについて
　体温測定を行うこと．
⑥筋弛緩のチェックについて
　筋弛緩モニターは必要に応じて行うこと．
⑦脳波モニターの装着について
　脳波モニターは必要に応じて装着すること．
[注意]全身麻酔器使用時は日本麻酔科学会作成の始業点検指針に従って始業点検を実施すること．

ない時代は，顔色からチアノーゼが出ているか否かで判断していた．動脈血液ガス分析が可能になると，動脈血内の酸素の多寡を知ることができるようになった．しかし，瞬時に変わる酸素化の状況を把握するには十分ではなかった．

パルスオキシメータは非侵襲的に，しかも連続的に動脈血酸素飽和度を測定する機器である（図2-Ⅳ-1）．通常は，動脈血は100％近く酸素化されている．そのため，異常値（基準値96～99％）が出れば瞬時に低酸素血症をみつけることができる．その原理は，目でみて判断していたチアノーゼを，光の吸光度を測定することによって定量化したものである（図2-Ⅳ-2）．動脈成分は拍動により変化しているので，拍動により吸光度の変化する部分（減光度）を取り出して動脈成分を分離した．パルスオキシメータ

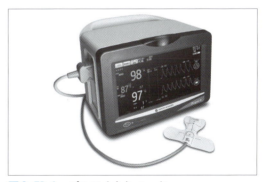

図2-Ⅳ-1　パルスオキシメータ
プローブを指先につけると動脈血酸素飽和度を測定できる．（日本光電工業㈱より提供）

の原理はわが国で発明されたが，米国麻酔科医の営業活動により世界中に広まったという歴史がある．いまや，世界中で使用され，患者管理の安全性の向上に貢献している[3]．

Ⅳ　モニタリング　91

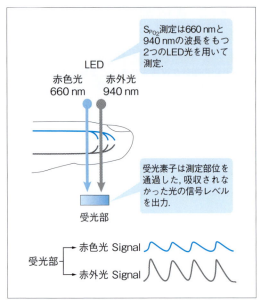

図2-Ⅳ-2　パルスオキシメータの原理
オキシヘモグロビンとデオキシヘモグロビンの吸光特性が異なるため，660 nmと940 nmでの吸光度の比率より酸素飽和度を測定することができる．

3) カプノグラフ（カプノメータ）

　呼気中の二酸化炭素を連続的に測定する機器である．波形を示すものをカプノグラフ，数値を示すものをカプノメータと呼ぶ．肺から排泄される二酸化炭素分圧は，35〜45 mmHgである．呼気中の二酸化炭素を確認することは，次のことを示している．
① 気道が開通していること
② 換気がなされていること
③ 臓器を循環した血液が肺に還流していること
　したがって，この数値の変化のみならず波形の変化は多くの情報をもたらす．カプノグラフには，サイドストリーム（サンプリング）法とメインストリーム法の2種類の検出法がある．サンプリング法は，50〜500 mL/分の速度で呼吸回路からガスをサンプリングし，測定する方法であり，メインストリーム法は，麻酔回路中に検出器をはめ込んで検出する方法である．
　カプノグラム（カプノグラフにより描出された軌跡）は第Ⅰ相〜Ⅳ相に分けられる（図2-Ⅳ-

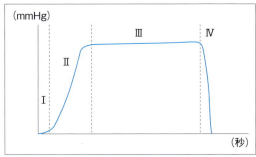

図2-Ⅳ-3　カプノグラムの波形
第Ⅰ相：死腔換気，第Ⅱ相：上行脚，呼出したガス，第Ⅲ相：プラトー相，呼出終了後の呼気ガス，第Ⅳ相：下行脚．

3）．第Ⅰ相は死腔の換気を示す．二酸化炭素分圧は0である．第Ⅱ相は上行脚，呼出したガスを検出している．第Ⅲ相はプラトー相，呼出は終了しても呼気ガスが検出されている．第Ⅳ相は下行脚，呼気ガスが吸気によりウォッシュアウトされる相である．したがって，呼気の問題は第Ⅱ相，吸気の問題は第Ⅲ相の波形に現れる．この波形の変化により，呼吸器および麻酔回路の異常を特定することができる（図2-Ⅳ-4）．
　カプノグラムの安定した記録は，肺動脈の血流が安定していることを示している．しかしながら，肺血栓塞栓症のように突然心拍出量が低下するようなことが起こると，肺血流量が減少するため終末呼気二酸化炭素分圧の低下がみられる．

4) 上気道閉塞のモニタ

　呼吸のモニタは，特に鎮静時には重要である．鎮静は深くなると舌根沈下などに伴い，上気道閉塞すなわち窒息の状態に陥りやすい．安全な麻酔管理を行うには，上気道閉塞をいち早く検知することが求められる．上気道閉塞自体は患者に障害を与えるものではないが，引き続き起こる低酸素血症は重篤な障害を起こす危険性をはらんでいる．低酸素血症はパルスオキシメータで知ることができるが，低酸素血症に陥る前に先行する上気道閉塞を検出することによ

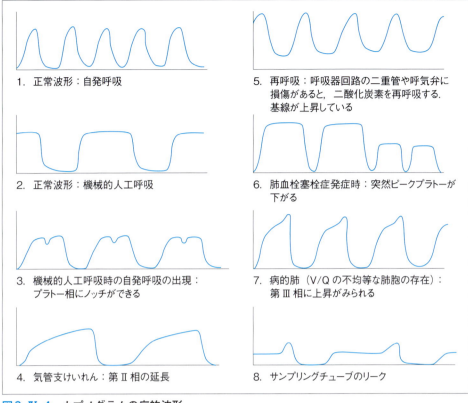

図2-Ⅳ-4　カプノグラムの病的波形

1. 正常波形：自発呼吸
2. 正常波形：機械的人工呼吸
3. 機械的人工呼吸時の自発呼吸の出現：プラトー相にノッチができる
4. 気管支けいれん：第Ⅱ相の延長
5. 再呼吸：呼吸器回路の二重管や呼気弁に損傷があると、二酸化炭素を再呼吸する。基線が上昇している
6. 肺血栓塞栓症発症時：突然ピークプラトーが下がる
7. 病的肺（V/Qの不均等な肺胞の存在）：第Ⅲ相に上昇がみられる
8. サンプリングチューブのリーク

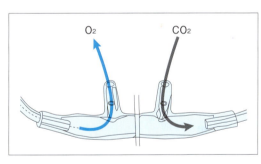

図2-Ⅳ-5　カプノグラフ測定用の鼻カニューレ
酸素を投与すると同時に酸素の流れを妨げずに呼気をサンプリングする．
（泉工医科工業㈱より提供）

り低酸素血症を未然に防ぐ必要がある．

　鎮静中の呼吸のモニタは，呼吸運動があることの確認とその運動に伴う気流の流れの確認という2つの目的がある．前者は胸の動きを目視でも確認できるが，心電図電極間のインピーダンスの変化からモニタ上に呼吸運動を描出できる．呼吸運動は必ずしも有効な換気になっているとは限らない．鼻孔から気流の流れが検出されれば，気道が閉じていないことを示している．

　カプノグラフは二酸化炭素濃度を検出することで気流の流れを確認できる．閉鎖回路での全身麻酔中と異なり，終末呼気二酸化炭素濃度の

Ⅳ　モニタリング　93

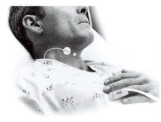
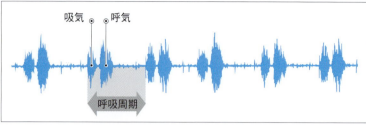

図2-Ⅳ-6, 7　頸部の呼吸音とらえる呼吸モニタ
音声により呼吸運動をモニタすることができる．上気道閉塞の発現もとらえることが可能である．（マシモジャパン㈱より提供）

絶対値は必ずしも動脈血中二酸化炭素濃度を反映しているわけではないが，気道の開通を確認できる．鼻孔につけたサンプリングチューブでカプノグラムを描出するが，鎮静中は酸素投与を行うことがあるので酸素の投与とサンプリングを分けて行うカニューレも開発されている（図2-Ⅳ-5）．気道の狭窄あるいは閉塞のモニタには頸部の音を検出し，その変化から上気道狭窄および閉塞を知ることもできる（図2-Ⅳ-6, 7）．このようにそれぞれのモニタには特徴があり，それを組み合わせて鎮静中の呼吸状態を判断できる．

5) 換気諸量
(1) 気道内圧
　全身麻酔中は麻酔回路中の圧をもって気道内圧としている．口径の広い閉じた回路の中では，圧較差は大きくないので，測定されている気道内圧は気管にかかる圧力としてみなしてもよいが，末梢気道は細いので麻酔回路上の気圧が末梢気道にかかっているわけではない．すなわち気道抵抗により末梢気道にかかる圧は減弱される．
　気道内圧は，気管支けいれんや回路のトラブルを検出するのに役立つ．気道内圧の突然の上昇は気管支けいれんの発生を疑わせるが，回路のトラブルでも同様のことが起こるので，鑑別は慎重に行わなければならない．
(2) 1回換気量
　呼気回路中に設けられた流量計で1回換気量を測定する．換気量が適正であるかは，分時換気量で判断するが，最大気道内圧（従圧式）あるいは1回換気量（従量式）を設定することで，それぞれの患者における適正な換気方法が決まる．
(3) 圧容量曲線
　人工呼吸中の肺は，吸気相では陽圧を与えられて肺胞がふくらむ．病的な肺では大きな圧をかけなければ肺はふくらまない（コンプライアンスの低下）．また，呼気相では末梢気道閉塞（喘息など）があると呼出に時間がかかる．
　このような圧と肺容量の変化をループで表現したものが圧容量曲線である（図2-Ⅳ-8）．このループの変化により肺の異常を検出することができる．
(4) 麻酔ガス濃度のモニタ
　吸気酸素濃度の他，吸気・呼気麻酔ガス濃度を常時監視することにより，麻酔が適正に行われているかをチェックすることができる．

3．循環系モニタ
1) 循環系モニタの考え方
　左心室が酸素化した血液を駆出し，動脈を経由して各臓器に運ばれ，静脈に血液が帰ってきて心臓へ戻る．さらに肺循環へ移行し，酸素化された血液が左心室に戻ってくる．この一連の流れが循環である．このシステムが正常に機能しているかをモニタする必要がある．基本的には血圧と心拍数が保たれていれば，おおむね正常に機能していると考えられる．したがって，

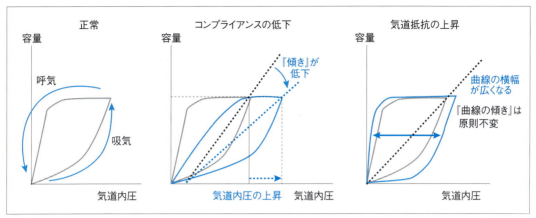

図 2-Ⅳ-8　圧容量曲線
吸気から呼気の圧・容量のヒステリシスを示している．このカーブの形態より病的な呼吸運動を診断する．

血圧計と心電図が基本的なモニタである．

　循環系は脳および内分泌を中心とした指令系統で恒常性を保っている．心臓あるいは血管に異常が起きてもさまざまな代償機構で血圧と心拍数は保たれるようになっている．代償機構が破綻するとショックに至るので，代償機構が働いているうちに異常が出ていないかを検出する必要がある．

　臓器にとって必要な酸素を運ぶには，十分な心拍出量が必要である．心拍出量は酸素消費量に応じて約3 L/分〜10 L/分を超えるまで大きく変動する．この大きな変化があっても血圧と心拍数は一定の範囲内に保たれるように調節機構が働いている．したがって，心拍出量は心室の活動で決められる．心室は柔軟な組織であり，拡張期の容量を調節することで1回拍出量が変化し，心拍数の変化で心拍出量が決定される．心拍出量は循環を知るうえで血圧や心拍数の陰に隠れた情報として重要である．肺動脈カテーテルによる熱希釈法あるいは，動脈圧波形分析により推定される．心拍出量は数値として得られるモニタであるが，さらに経食道心エコーでは，心臓の動きそのものをとらえることができる．心臓疾患のある患者では，1拍ごとの動きがみられるので有用なモニタである．

　循環管理では心臓の動きを評価することが重要であるが，心臓が運搬している血液および体液の状態も十分評価する必要がある．循環血液量は直接的，間接的に評価することができる．しかし，血管系は伸縮自在であり，その絶対量でその人の循環系にとって十分な量であるかどうかを判断することは難しい．相対的に必要な血液量が心臓に戻ってきているかが判断の対象となる．相対的な循環血液量の多寡を推察する指標が中心静脈圧であり，肺動脈楔入圧も指標になる．しかしながら，これらのパラメータは循環血液量の多寡だけでなく，心臓の動きにも大きく影響を受けるために，循環血液量を評価するには特異性の低いパラメータである．また，動脈圧波形を分析することにより，相対的な循環血液量の多寡を推定する方法，あるいは，中心静脈血酸素飽和度を測定する方法も臨床応用されている．

2) 血圧計

　血圧は，循環を知るうえで心拍数と同様に重要な指標である．カフを使って測定する間欠的な血圧測定法（非観血的血圧測定）と，カニューレを留置して圧を検知する圧センサに接続することにより連続的な動脈圧を測定する観血的血圧測定法がある．

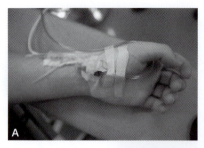
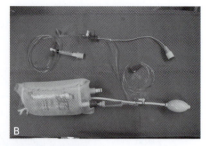
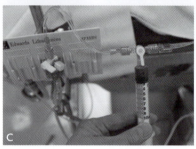

図2-Ⅳ-9　観血的血圧測定装置
　動脈は静脈と比較して圧が高いので留置したカテーテルに逆流する．そのため，逆流防止弁を通して加圧バッグから圧力をかけ，逆流を防止している．100 mmHgの加圧に対して1 mL/時のヘパリン加生理食塩液が流れる．閉鎖されたカテーテル内の圧力はトランスデューサにより電気信号に変換され，モニタ上に圧波形が連続的に描出される．
A：橈骨動脈に留置されたカテーテル．B：加圧バッグとトランスデューサ．C：患者の心臓の高さに設置されたトランスデューサと動脈血採血用シリンジ．

(1) 非観血的血圧測定法
①聴診法
　上腕動脈の血流の音を聞いて，収縮期血圧，拡張期血圧を測定する方法である．動脈を圧迫して収縮期血圧以上の圧をかけると動脈は閉塞し，その圧が徐々に下がっていくと閉塞が解除され，血管内を血液が流れ出すようになる．その際に血液が渦を巻くため，音が発生する（コロトコフ音）．この音が発生する時点のマンシェットの圧力が収縮期血圧になる．マンシェットの圧が拡張期血圧を過ぎると音が聞こえなくなる．このときの圧が拡張期血圧になる．本法では，この音を聞くために聴診器を上腕動脈相当部において測定を行う．
②オシロメトリック法
　アネロイドあるいは水銀柱の血圧計を利用する．カフ圧を下げていくと，カフ直下の動脈は血流を再開する．その際，マノメータの針あるいは水銀柱がわずかに振動する．この振動し始めの時点のカフ圧を収縮期血圧とし，振動がなくなった時点を拡張期血圧とする．
③自動血圧計
　麻酔中は多くの場合，自動血圧計で血圧をモニタする．自動血圧計の測定原理は，オシロメトリック法を用いており，マンシェット内で動脈の拍動をとらえて，測定を行っている．測定は自動的に設定された一定の時間間隔で行われる．
(2) 観血的血圧測定法
　主に橈骨動脈にカニューレを留置して測定する．トランスデューサでカテーテル内の圧力を電気信号に変え，モニタに連続的に血圧を表示する（図2-Ⅳ-9）．橈骨動脈は尺骨動脈とともに手に血流を供給している．尺骨動脈に高度の狭窄あるいは閉塞があると橈骨動脈のカニューレ留置中，留置後の血流の途絶により，手の血

流が確保できなくなる．したがって，両者の動脈の開存性をAllenテストで確認する．

　手を握った状態で橈骨動脈および尺骨動脈を圧迫して閉塞させ，手を開いた後，どちらかの動脈の圧迫を解除した際，手のひらの赤みが回復するかを確認する．赤みが戻らない，あるいは遅延するようであれば異常と判断し，カニューレの留置は避ける．手首には多くの神経線維が分布しており，穿刺により神経障害を起こすことがあるので注意する．

　連続的な血圧測定ができるので，急激な血圧の変化をとらえることができる．血圧測定とともに動脈血液のサンプリングが可能であるので，血液ガスや血糖分析が可能である．

3) 心電図

　心電図とは，体表から誘導される心臓の電気的な活動である．左手・右手・左足の3点誘導でモニタされる．心房の収縮を示すP波，心室の収縮を示すQRS波，心室の再分極を示すT波からなる（図2-Ⅳ-10）．モニタ心電図からわかることは，心拍数，不整脈，心筋の虚血である．12誘導心電図と異なり，虚血の部位の診断はできないが，STの低下あるいは上昇により虚血を推定することができる．12誘導心電図のV$_5$に相当する箇所からの誘導をモニタすると，心筋虚血をより鋭敏にとらえることができる．心電図は統合モニタの1つに加えられていることが多く（図2-Ⅳ-11），血圧と並んで循環のモニタとして最も基本的なものである．

4) 心拍出量測定

　心拍出量は，基本的には酸素消費量を動静脈酸素含量の差で割ることにより求めることができる（Fickの原理）．この原理は，呼気ガスを再呼吸する方法で間欠的に測定する方法が臨床応用されているが，連続的な測定はできない．

　一方，肺動脈カテーテルは肺動脈内にカテーテルを留置し，熱希釈法による心拍出量を測定することができる．同時に肺動脈圧を連続測定する．

　太い静脈（主に右内頸静脈）よりカテーテルを挿入し，右心房に挿入する．血液は右心房から三尖弁を越えて右心室に流れ，さらに肺動脈弁を越えて肺動脈内に流れ込んでいる．したがって，流れに沿って動くバルーンをふくらませれば右心室から肺動脈内へカテーテル先端は到達する．カテーテルの先端の位置は，先端の圧をモニタすることにより知ることができる．図2-Ⅳ-12のように右心房から右心室にカテーテルが入ると収縮期圧が上昇する．さらに，肺動脈弁を越えると拡張期圧が持ち上がり，波形も変化するので肺動脈内に先端が到達したことを知ることができる．

　肺動脈内を進んでいくと血管径が細くなり，バルーンが血管を塞ぐところまで行き着く（楔入）．このときのカテーテル先端の圧力を肺動脈楔入圧とよぶ．これは，肺毛細血管を介して左房に至る圧を推定することになるので，左房への血液還流量を推定するのに役立つと考えられる．

　熱希釈法による心拍出量は，肺動脈カテーテルに取り付けられた温度センサで中心静脈から注入された冷水による温度変化を測定し，右室の拍出量を測定する方法である．この方法は間欠的であるが，発熱端子をカテーテル内に設けて，その下流での温度変化を連続的に測定することにより連続的に心拍出量を観察することができる．しかしながら，肺動脈内にカテーテルを留置することが侵襲的であり，必ずしも患者の予後を改善しないという報告[5]がなされてから，より非侵襲的な方法が求められた．

　動脈内に留置したカテーテルの圧力の変化は動脈圧の変化を示す．このことから，動脈圧波形により心拍出量の相対的な変化を推定する方法として，APCO（arterial pressure based cardiac output）が臨床応用されている．脈圧の大きさは1回拍出量と比例関係にあるので，動脈圧の波形から1回拍出量を間接的に推定できる．APCOでは，多くの患者から集めた肺動脈

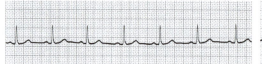
正常調律　一定間隔でR波が出現している．

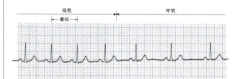
呼吸性変動　呼吸に伴いR-R間隔が周期的に変化する．

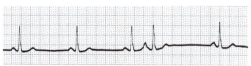
上室性期外収縮　一定間隔のR波の中にQRS幅の等しいR波がみられる．心室内の刺激伝導は等しいことを示している．

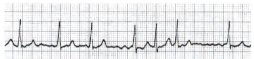
心房細動　QRS幅は等しいが，間隔が不定であり，心房収縮波は一定の形をしていない．

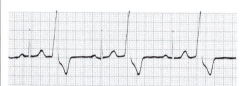
心室性期外収縮　一定間隔のR波の中にQRS幅が広いR波あるいはQ波が入っている．心室内の伝導が他のR波と異なることを示しており，この波形の起源が心室内にあるために幅が広くなっている．

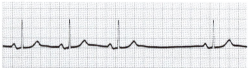
洞房ブロック　PQRSTの波形が突然抜ける．心房に至る洞結節からの伝導波がないことを示している．

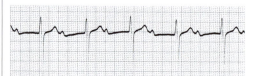
1度の房室ブロック　PR間隔が延長している．0.20秒を超えている．

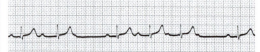
2度の房室ブロック（Wenckebach型）　PR間隔が徐々に延長し，P波の出現に伴うQRSの波形が欠損する．心房伝導が行われなかったことを示している．

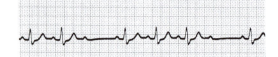
2度の房室ブロック（MorbitzのII型）　PR間隔の延長を伴わず，突然P波の出現に伴うQRSの波形が欠損する．P波が出現することが洞房ブロックとの違いである．

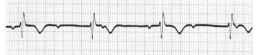
3度（完全）房室ブロック　P波の出現とQRS波の出現間隔が異なり，それぞれ連絡がなく，独立して刺激伝導が行われている．

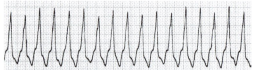
心室頻拍　QRS幅の大きな波形が続いて出現している．

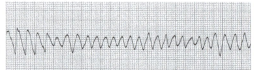
多型性心室頻拍（トルサード・ド・ポアンツ，torsade de pointes）
波形はリボンがねじれるように振幅を変えながら出現する．

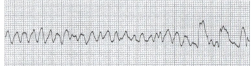
心室細動　PQRSの区別のつかない無秩序な波形である．

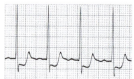
心内膜下虚血　ST-T部分が低下する．

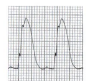
貫壁性心筋虚血　STが上昇する．

図2-IV-10　モニタ心電図の正常波形および代表的な不整脈　　　　　（五島ほか監修，1995[4]）

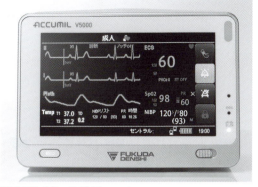

図2-Ⅳ-11 歯科用モニタ
　心電図，血圧，パルスオキシメータが1画面に表示される．自動血圧計は一定時間おきに測定する．
（フクダコーリン（株）より提供）

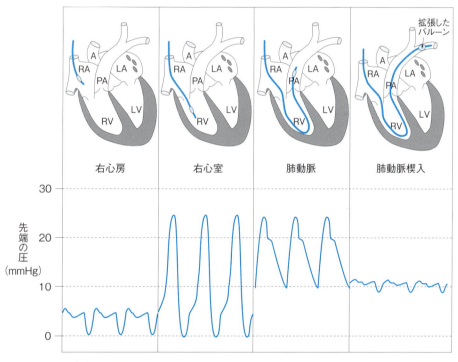

図2-Ⅳ-12 肺動脈カテーテル
　肺動脈カテーテルは右心房，右心室，肺動脈弁を経て肺動脈に至る．先端にはバルーンがついていて動脈を閉塞させ，肺動脈楔入圧を測定することができる．肺動脈カテーテルの先端の圧波形は心臓内のそれぞれの部位で特徴的な圧波形が描出される．右心房から右心室に入ると収縮期圧が上昇し，肺動脈に入ると拡張期圧が上昇するのでカテーテルの先端の位置を知ることができる．
(Klabunde[6])

カテーテルを用いた熱希釈法の実測値および年齢，性別，身長，体重から推定値を求めるための回帰式を導き，1回拍出量を推定している．あくまで推定値であるので，実測値とは誤差が出ることを念頭において表示された値を解釈する．動脈圧波形は刻々と変化しているので，1回

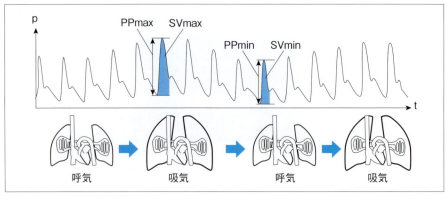

図2-IV-13　動脈圧波形分析
1つ1つの動脈圧の波形を分析すると1回拍出量を推定することができる．動脈圧は吸気と呼気に合わせて変動する．この変動の大きさは静脈還流量と反比例する．還流量が減少すると変動が大きくなる．
(文献7より改変)

拍出量が連続的に表示される．

また，動脈圧は収縮期と拡張期で周期的に変動するが，呼吸周期でも変動する．これは，吸気により胸腔内圧が上昇して，胸腔内に位置する上大静脈および下大静脈が圧迫され，これらの静脈からの右心房への還流量が減少するため，拍出量も低下するのである．もともと静脈還流量が多い場合は胸腔内圧の影響を受けにくくこの変動も小さいが，静脈還流量が少なくなると影響を受けやすくなり，呼吸周期ごとの変動が大きくなる．これを数値化したものが，SVV (Stroke Volume Variation)，PI (Pulse index)などとよばれている．

SVV = (SVmax − SVmin)/SVmean × 100 (%)
と定義されており，呼吸による脈波の変動量の大きさを示している (図2-IV-13)．

PPV (Pulse Pressure Variation) =
(PPmax − PPmin)/(PPmax + PPmin)/2 × 100
も同様に脈波の変動の大きさを表している．これは静脈還流量の相対的な多寡を示すものとして利用される．しかし，必ずしも循環血液量の多寡を示すものではない．

5) 中心静脈圧

全身を回ってきた血液は，上大静脈および下大静脈(中心静脈)を介して右心房に注ぐ．したがって，これらの血管にどのくらいの血液が充満しているかを知ると，循環に関与する血液の多寡を推定することができる．血管の径を知ればその充満度はより正確にわかるが，簡単にはその血管径を知ることはできない．その代わりに中心静脈の圧を測ることにより血液の充満度を推定している．

基準値は約3〜10 cmH$_2$O程度である．しかしながら，中心静脈圧は血管の緊張度が高くなるほどのうっ帯がないと上昇は緩やかなので鋭敏な指標ではない．心不全などで血液の前方駆出ができないときは血液が貯留し，このときは中心静脈圧が上昇する．すなわち，中心静脈圧は静脈還流量と心筋の収縮力の両者のバランスで決定される因子であることがわかる．

6) 経食道心エコー

経食道心エコーは心臓の動きを直接観察し，継続的にモニタできるものである．経食道心エコーでは，図2-IV-14に示すような画像を得ることができる．四腔像，二腔像，長軸像，短軸像(乳頭筋レベルおよび僧帽弁レベル)は基本的に形態の変化をとらえるものであり，主に以下のものが監視できる．

①心室壁運動
②弁の動き

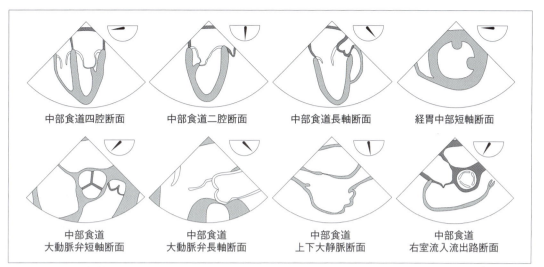

図2-Ⅳ-14　経食道心エコーの基本の8画像　　　　　　　　　　　　　（Cahalan, 2006[8]）より改変）

③心房，心室の負荷（特に肺梗塞の診断に有用）
④大動脈解離のある患者では偽腔

　これらの心臓，大血管の"動き"をリアルタイムで監視することができる．すなわち，血行動態だけでなく，形態学的な病態を監視することができるのである．エコー図法としてはBモード（形態の描出）およびMモード（時相の変化を表現する）により形態学的な変化をとらえ，ドプラ法として，カラードプラ（血流の二次元での観察），パルスドプラ（血流の分析），連続波ドプラ（弁口面積の計算）により血流の情報も得られる．したがって，形態学的な情報のみならず，血液の流れを調べることにより，さらにさまざまな機能的な情報も得ることができる．

4. 体温測定[1]

　体温は核心温（深部温）と外殻温に分けられ，特に核心温は脳内温度や心臓内の温度を反映するため，その測定が重要である．ヒトの体温は，視床下部にある体温調節中枢の放熱中枢（温中枢）と産熱中枢（冷中枢）により，皮膚の温度受容器で感知された温度や中枢の血液温度などで調節（産熱，放熱）されている．通常，調節閾値は0.2℃の範囲で36℃程度に調節されている．

1) 体温測定の意義

　体温の上昇（発熱）は疾患の徴候として重要であり，体温測定により異常発見が可能となる．
　全身麻酔中は体温中枢の機能が低下するため，外気温の影響を受けやすくなる．さらに，末梢血管拡張作用のある吸入麻酔薬や局所麻酔薬による末梢神経ブロックはこれを助長させる．術中の低体温により血管収縮による血圧上昇，心筋虚血，術後のシバリングによる酸素消費量増加，薬物代謝低下による全身麻酔からの覚醒遅延など好ましくない現象が起こる．体温上昇は悪性高熱症，悪性症候群などに特徴的であり，体温測定により早期発見と対応が可能となる．

2) 測定部位

　測定部位は多岐にわたるが，部位や手技により侵襲度や精度が異なる（図2-Ⅳ-15）[2]．

(1) 腋窩温

　測定前に腋窩の汗を拭き取り，腋窩に体温計の先端が触れるように差し込み，皮膚を密着させ腋窩を閉じる．核心温より0.8℃程度低い．

(2) 食道温（図2-Ⅳ-16）

食道聴診器にプローブが付属[3,4]しているものを使用することが多い．

(3) 直腸温

プローブを成人で5cm，乳児で2〜3cm挿入する．浅かったり，糞便があると正確な温度を示さない．

(4) 膀胱温

膀胱カテーテルに付属したプローブで測定する．核心温と外殻温の中間程度の温度を示す．尿量が少ないと外殻温に近い値を示す．

(5) 鼓膜温

鼓膜から放射されている赤外線をセンサが検出し表示．1〜3秒で測定が可能．

3) 正常体温[5]

①腋窩温：日本人の腋窩温の平均は，36.89±0.34℃

②直腸温，食道温，鼓膜温：腋窩温+0.5℃

③生理的変動：午前2時〜6時で低く午後3時〜8時に高くなる（1℃以内），月経前期は低く月経後期（排卵日から次の月経開始までの黄体期）は高くなる（0.3〜0.5℃）

4) 体温計

電子体温計，赤外線センサ，食道聴診器のサーミスタプローブなどで測定する．2014年に発売された深部温測定装置SpotOn™は，熱流補償式体温測定の原理を用い，前額部にセンサを貼り付けるだけで，測定値が得られるまで最初3分必要とするものの，食道温と高い相関を示す[6]．無侵襲でセンサの固定も簡便なため，今後の応用が期待できる．

5. 中枢神経系モニタリング

中枢神経系で特に重要なのは脳活動に対するモニタリングで，大脳皮質脳波や体性感覚誘発脳波，最近では独自の脳波解析によるBISモニタも日常臨床で頻用されている．

1) 脳波モニタ[7]

脳波は，大脳皮質のシナプス電位・後電位な

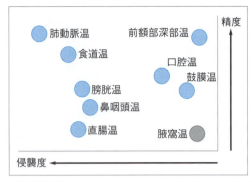

図2-Ⅳ-15　温度測定の部位による侵襲度と精度
（廣田，2016[2]）

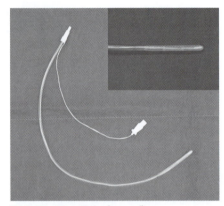

図2-Ⅳ-16　温度プローブ
・経食道壁心音および呼吸音聴診用のカテーテルに温度センサを内蔵させたもの．
・体温測定にはサーミスタを使用．
・サーミスタは，温度が変化すると抵抗値も変化する電子部品であり，その特性を利用し，温度測定などに利用される．
（村田製作所[3]，オムロン[4]）

どの電位変動を頭皮上から誘導し増幅したもので，脳の機能状態を無侵襲的に検査することができる．

(1) 正常脳波（図2-Ⅳ-17）

①δ波（0.5〜3 Hz）：深い睡眠
②θ波（4〜7 Hz）：うとうとした状態
③α波（8〜13 Hz）：ぼんやりとした目覚め
④β波（14〜30 Hz）：はっきりとした状態
に分類（δ，θ波が徐波，β波が速波）．

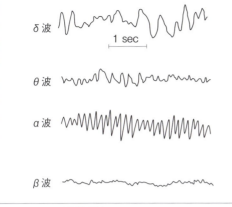

図2-Ⅳ-17　正常脳波

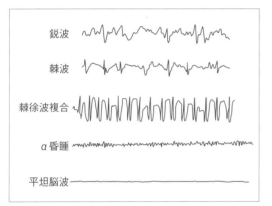

図2-Ⅳ-18　異常脳波

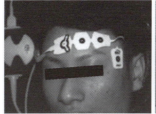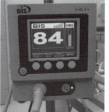

図2-Ⅳ-19　BIS-View A-300®

(2) 異常脳波 (図2-Ⅳ-18)
① てんかん波：発作時に鋭波，棘波や棘徐波複合がみられる．
② α昏睡：無酸素脳症，脳血管障害 (脳幹)
③ 平坦脳波：脳死，バルビツレート中毒

2) BIS (bispectral index) モニタ (図2-Ⅳ-19)
(1) 測定原理

専用の脳波電極を用い，患者の脳波をリアルタイムに測定し独自の解析処理で指数化し，睡眠レベルのモニタリングとして臨床応用したもので，あくまでも推定値であり測定値ではない．

すなわち，脳波の時間領域の解析，周波数領域の解析および高次スペクトラル解析から得られる4つのサブパラメータ (BSR, QUAZI, ベータ比, SynchFastSlow) の組み合わせより作り出される．

① BSR (バーストサプレッション比)：深い鎮静状態でみられる高周波数，高電位な時相 (バースト区間) と，ほとんど平坦な低電位相 (サプレッション区間) が繰り返す脳波パターンにおける低電位相の占める割合．
② QUAZI：バーストサプレッションの平坦部に基線のゆれが大きい場合に用いる指標．深い催眠状態を検出．
③ ベータ比：低周波数領域に対する高周波数領域のスペクトル成分の割合．軽度の催眠状態を検出する際に用いられる．
④ SynchFastSlow：高周波数領域に対する，ほぼ全周波数領域のバイスペクトラムの大きさの割合．主に中程度の催眠状態を検出する際に用いる．

(2) BISモニタの利点と注意

鎮静中のBISモニタによる意識のモニタリングによって，より少量の薬物で適切な鎮静深度が維持でき，回復時間短縮にも貢献した[9-11]とする報告があるが，BIS値は患者に与えられる刺激の強度 (切開など) により影響されるため，連続的な監視が必要である．また，全体的な脳波の緩徐化または完全な抑制を引き起こすような虚血または重度の低酸素状態の場合にはBIS値の低下を生じるが，塞栓などの局所的な虚血の発生は検出できない．

(3) BIS値と意識レベル (表2-Ⅳ-2)

BIS値が大きいほど (90以上) 覚醒状態に近づき，鎮静レベルや麻酔深度が深くなるにつれて数値は低下する．手術侵襲に適したBIS値は

表2-IV-2　BIS値と意識レベルの関係

BIS値	鎮静レベル
90以上	覚醒
80～90	浅～中等度の鎮静
70～80	覚醒しうる中等度の鎮静状態
60～70	浅い催眠状態 （覚醒しうるが想起リスクは低い）
40～60	外科手術中の適切な催眠状態
40未満	深い催眠状態

（小板橋，2011[8])）

40～60で，鎮静法では70～90が用いられる．BIS値40以下では平坦脳波となり深麻酔状態を示す．

(4) BIS値と麻酔薬[2)]
① BIS値が低下する麻酔薬：プロポフォール，ミダゾラム，チオペンタール，イソフルラン，セボフルラン
② BIS値が不変：ケタミン，少量のオピオイド（フェンタニル2μg/kgなど），亜酸化窒素，キセノン，NSAIDs
③ BIS値と解離：中等量のオピオイド（フェンタニル10μg/kg）

(5) BIS値に影響する因子
① 筋運動（含シバリング）：除去する機能があるが，値が上昇する傾向．
② 電気メス：信号収集が不可能になる．
③ ペースメーカ：ペースメーカのセンサが過度に反応し最大レートになることもある．
④ 低体温：数値が低下する．
⑤ てんかん，精神活性薬服用患者，脳梗塞患者，18歳未満の小児：解析に注意が必要．

なお，相互作用として高圧酸素治療装置，可燃性麻酔ガスや高濃度酸素環境下での併用は爆発または火災を起こすことがあり，磁気共鳴画像診断装置（MRI）は誘導起電力で局部の熱傷を起こすことがあるので併用禁忌になっている．

除細動を行う際には，トランスデューサや電極は患者から外す必要がある．

(6) BISモニタに表示されるパラメータ
BISモニタの機種にもよるが，下記パラメータなどが表示される．
① 脳波原波形（EEG）：リアルタイムの脳波からEMGのノイズやBISの妥当性をチェックできる．
② signal quality index（SQI）：信号の信頼度を表す．ノイズなどを省いた60秒間の良好な脳波の割合で50％以上が良好な信号．
③ 筋電図（EMG）：筋電図の混入でBIS値は増加する．
④ suppression ratio（SR）：60秒間の平坦脳波の割合．ショック時の脳虚血状態ではSRが上昇するため早期検出に有用である．

(7) BISモニタの問題点
① BIS値には個人差があり，BIS値が40でも覚醒している例[12)]がある．
② 直近の1分間の脳波データをもとに算出されるため，新しい情報に15秒程度のタイムラグがある．
③ データの蓄積のない麻酔薬，鎮静薬ではその数値は保証されない．
④ 低酸素血症，低体温，極端な低血糖状態では数値は保証されない．

3) 聴性誘発電位 auditory evoked potential（AEP）

音刺激によって誘発される電位が聴性誘発電位であり，潜時によって聴性脳幹反応，中潜時聴性誘発電位，長潜時聴性誘発電位に分けられる．中潜時聴性誘発電位は麻酔薬によって潜時が延長し，振幅が小さくなるため加算平均処理し，AEP指数を表示することにより意識レベルの評価が可能となる．

製品化されている聴覚誘発反応測定装置AEPモニタaepEX[PLUS]（フクダ電子）があり，静脈内鎮静法への応用もされている[13)]．

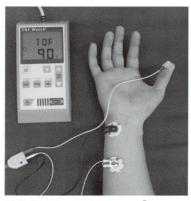

図2-Ⅳ-20　TOFウォッチ®
尺骨神経に電気刺激を与え，筋収縮を定量化する．

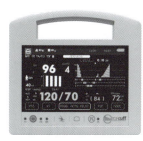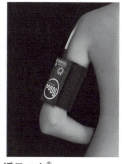

図2-Ⅳ-21　TOF-cuff 筋弛緩モニタ®
上腕に走行する尺骨神経を刺激することでTOF，PTCを表示する．非観血的血圧も測定できる．カフを下肢（足首）に巻くことで，後脛骨神経でも測定が可能．

6. 筋弛緩のモニタ

　筋弛緩薬は，気管挿管操作や手術手技で必要な筋弛緩を得るために全身麻酔中に投与される薬物である．筋弛緩薬の作用部位は神経筋接合部であるが，この部の反応を直接測定することは不可能なため，運動神経を電気刺激し筋肉の反応を評価することでモニタリングが可能となる．

1) 筋弛緩モニタリングの意義

　筋弛緩薬の投与後にその効果を評価することは，目標達成度や追加投与の必要性を判断するうえでも重要であり，個々の患者の薬剤感受性や併用薬物による影響を鑑みてもモニタリングは必要である．わが国で2007年にロクロニウムが市販され，持続静脈内投与により麻酔の維持方法も多岐にわたり，レミフェンタニルとプロポフォールによる全静脈麻酔の普及で使用頻度も増加の傾向にある．このことは，筋弛緩薬の過量投与や効果の遷延による危険性を内包しており，日本麻酔科学会でも「安全な麻酔のためのモニター指針」(2014年，第3回改訂)[14]の中で筋弛緩モニタの装着について必要性を言及している．

2) 筋弛緩モニタリングの種類

(1) 主観的モニタリング

　術野の観察や自発呼吸の程度，バッキングなどから筋弛緩の回復を推定することは可能であるが，咽頭筋は筋弛緩に対して感受性が高い[1]ので回復の判定には慎重でなければならない．

(2) 客観的モニタリング

　末梢の運動神経を電気的に刺激し，筋肉の収縮を定量化することにより客観的評価が可能になった．市販の機器はほとんどこのタイプのものである．

3) 筋弛緩モニタの原理

　加速度トランスデューサにより，尺骨神経を電気刺激して得られる母指内転筋の収縮加速度を測定し，数値化するものである（図2-Ⅳ-20）．測定条件として「電気刺激による母指の可動域の自由度を妨げない」があったが，近年，マンシェットに刺激装置とセンサが内蔵されたTOF-cuff筋弛緩モニタ®（図2-Ⅳ-21）が発売され，上腕の尺骨神経や下肢の後脛骨神経への刺激が可能になり，より簡便になった．

4) 神経刺激の種類

(1) 単収縮 single twitch 刺激

　通常0.1 Hz（1刺激/10秒）でパルス幅0.2〜0.3 msecの刺激を与え，単収縮の反応強度（収

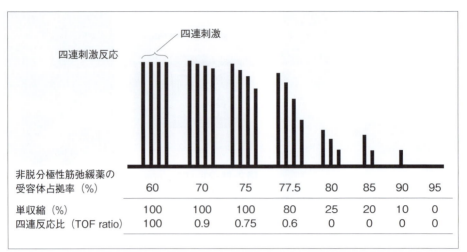

図 2-Ⅳ-22　TOF 反応とアセチルコリン受容体占拠率，単収縮刺激，TOF ratio
（花岡，2002[1]）

縮高）を測定する．

(2) 四連刺激 train of four (TOF) stimuli（図2-Ⅳ-22）

最大上刺激*を2Hz（0.5秒間隔）で4回連続して与え，筋の収縮高を測定するもので，1〜4回目までの収縮高を比べることで筋弛緩状態を評価する．1〜4回目の収縮高をT_1，T_2，T_3，T_4とよび，T_1とT_4の比（T_4/T_1）である四連反応比 train of four ratio（TOF ratio）で非脱分極性筋弛緩薬の神経遮断の程度を判断することができる．脱分極性筋弛緩薬の場合にはT_1〜T_4の収縮高は低下するが，四連反応比は一定（1に近い値を示す）になる．筋弛緩薬投与前のコントロールを必要としないため，臨床で頻用されている．

(3) テタヌス tetanus 刺激（図2-Ⅳ-23）

50〜100Hzの高頻度刺激を5秒間与え，筋の収縮高を評価する．非脱分極性筋弛緩薬による神経筋遮断があると，筋収縮の程度が次第に減少する（fade）．5秒間のテタヌス刺激で減衰がみられなければ，筋弛緩の拮抗は十分と考える．非脱分極性筋弛緩薬による効果が完全でな

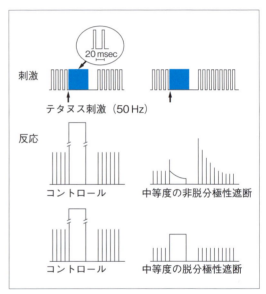

図 2-Ⅳ-23　テタヌス刺激とPTF
非脱分極性筋弛緩薬においてはテタヌス刺激後の最初の収縮高が大きくなっている（中段の右）．
（Miller, 2007[15]）

い状況では，テタヌス刺激後に単収縮高が増強する現象がみられ，これをテタヌス刺激後促進 post-tetanic facilitation（PTF）とよぶ．テタヌス刺激は疼痛を伴うので覚醒下では用いない．

---

* 筋線維は刺激に対して全か無の法則に従うが，筋線維ごとに閾値が違うため，目的とするすべての筋線維を収縮させるための刺激を最大上刺激という．

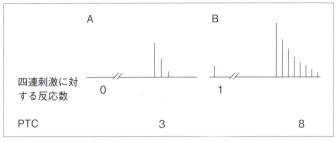

図2-Ⅳ-24　TOF刺激に対する反応数とPTC
AではTOF刺激に反応はないがPTCは3個出現しており，5分後にT₁が出現すると推測される．BではT₁出現時にPTCは8個認められる．
（Miller，2007[15]）

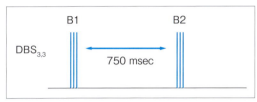

図2-Ⅳ-25　double-burst刺激
1回目の刺激（B1）と750 msec後の2回目の刺激（B2）で減衰の程度をみる．
（廣田，2016[2]）

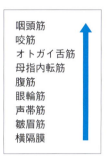

図2-Ⅳ-26　筋の筋弛緩薬に対する感受性
横隔膜が最も低感受性，咽頭筋が高感受性を示す．
（Fuchs-Buder，2013[16]）

（4）post-tetanic count（PTC）（図2-Ⅳ-24）

50 Hzのテタヌス刺激を5秒間与えた後，3秒後から1.0 Hzで単収縮刺激を与えたときの刺激に反応するカウント数で評価する．TOFでは反応がみられない深い筋弛緩状態でもPTCがみられるため，筋弛緩レベルを推定するために有用な方法である．

（5）double-burst刺激（DBS）（図2-Ⅳ-25）

短い50 Hzのバースト刺激を750 msec間隔で2回与え，2回目と1回目の収縮高を比べ，2回目に減衰があると非脱分極性筋弛緩薬の効果が残っていると評価される．2回目の刺激（図2-Ⅳ-25）の2個のものをDBS₃.₂，3個のものをDBS₃.₃とよび，減衰をみる．TOF刺激後よりDBS反応における減衰は著明に現れるため感度が高い．

5）筋群の筋弛緩薬に対する感受性と残存筋弛緩の問題点

臨床においてTOF刺激に反応がない場合でも，気管挿管時に横隔膜に動きがみられることがある．これは各筋における筋弛緩薬に対する感受性が異なるためと考えられる（図2-Ⅳ-26）．したがって，母指内転筋より感受性の高い筋群（咽頭筋，オトガイ舌筋など）では，TOF ratio 0.7でも嚥下機能の抑制による誤嚥の危険性がある[17]．現在は，抜管時にはTOF ratio≧1.0まで回復していることが推奨されている[18]．また，スガマデクスを投与しても筋弛緩モニタリングをしていないと，残存筋弛緩を完全に予防できないことがわかっており[19]，スガマデクスの投与量が少ないと再筋弛緩状態の危険性が報告されている[20]．

第3章 局所麻酔

I 局所麻酔薬の作用機序

1. 局所麻酔薬の結合部位

　局所麻酔薬の作用は，神経の細胞膜に存在するナトリウムチャネルをナトリウムイオンが通過することを防ぐことによる神経興奮の伝導抑制である．この効果は電位依存性ナトリウムチャネルへの作用による．このチャネルは細胞膜の脂質二重膜を貫通した構造をとり，その開閉により細胞内外にナトリウムイオンを通過させることができる（図3-I-1）．

　ナトリウムチャネルは3つのグリコシド化したタンパク質で構成され，それぞれをα，β1，β2サブユニットとよぶ．βサブユニットが細胞外に存在するのに対し，αサブユニットはらせん構造をとり，細胞膜を貫通するように存在する．このαサブユニットはさらにI～IVの4つのドメインに分かれており，それぞれのドメインはP領域という1つのループでつながれ，さらに6つのセグメント（S1～S6）に分かれている．この中でS4セグメントが膜の電位を感受するとセグメントの位置を変え，その結果，S6セグメントの再配置をもたらしてチャネルが開放し，ナトリウムイオンが細胞外から細胞内へと流れることになる．これが神経興奮の過程である．

　一方，ドメインIIIとIVにおけるそれぞれのS6セグメントのチャネル内側では，細胞膜近くに局所麻酔薬に反応する部位がある．局所麻酔の効果とは，局所麻酔薬がここに結合するとこれらのドメインが結合するため，チャネルが細胞の内側から閉鎖して，イオンの流れが止まることによる．すなわちナトリウムチャネルの閉鎖が神経細胞内のナトリウムイオンの上昇を防ぎ，脱分極する膜電位閾値に達することができなくなる．したがって伝達されてきた活動電位の神経膜に沿った興奮を抑えることになり，その結果，神経興奮の伝導が抑制される．

2. 局所麻酔薬の神経生理学的性質

　局所麻酔薬は生体内に注入されても細胞膜の外に存在しているだけでは，ほとんどその効果を生じさせることができない．注射された局所麻酔薬ははじめに脂溶性吸着により組織内に取り込まれてから，徐々に神経細胞内に到達し，そこで陽イオンとなってナトリウムチャネルと結合しなければならない．陽イオンとなるためにはpKa，組織のpHなどさまざまな影響を受ける（本章III参照）．したがって局所麻酔薬の効果を高めるためには，荷電されていない塩基型の局所麻酔薬として，注入部位からの拡散を防いで局所濃度を高めることが必要となる．

　局所麻酔薬濃度を増加させると神経の脱分極の頻度と大きさは減少して，最終的にはインパルスは消失する．細胞膜を通過するナトリウムイオンの量を測定すると，局所麻酔薬の影響を受けるだけでもわずかに減少することが観察されるが，これを持続性抑制tonic inhibitionという．一方，脱分極の刺激の回数を増やしていくと，その脱分極の数を重ねるほど，流入するナトリウムイオンの数は大きく減少していくことが観察され，これを頻度依存性抑制phasic inhibitionという．このことは局所麻酔薬による遮断効果で，脱分極が生じてナトリウムチャネルが開くたびに局所麻酔薬がナトリウムチャネ

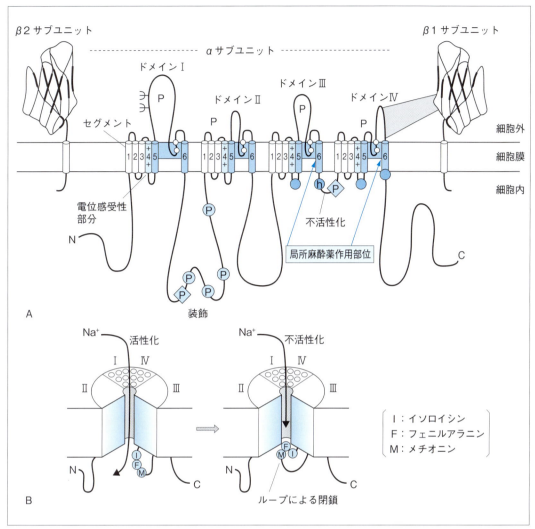

図3-Ⅰ-1　ナトリウムチャネルの構造と開閉のメカニズム
A：電位依存性ナトリウムチャネルのサブユニットの構造
　αセグメントはシリンダー構造状に表され，Ⅰ～Ⅳの4つのドメインから構成され，各ドメインはさらに1～6の6つのセグメントから構成される．β1サブユニットとβ2サブユニットは免疫グロブリン様構造をとり細胞外に存在する．Ψはグリコシル化部位，ⓟはcAMP依存性プロテインキナーゼによってリン酸化される部位，ⓟはcAMP依存性プロテインキナーゼCによってリン酸化される部位，ⓗは不活性化粒子．
B：ナトリウムチャネルの活性化状態と不活性化状態の概略
　ドメインⅢとⅣを結ぶ不活性化ループがチャネルの入口を細胞膜内部から塞いで，穴を閉じることによりナトリウムイオンの通過を妨げる．
（Catterall, 2000[1]）より改変）

ルに徐々に多く結合し，不活化されたナトリウムチャネルの比率が増加し，伝導遮断につながっていることを示唆している（図3-Ⅰ-2）．これらの現象は局所麻酔薬が静止状態よりも，チャネルを開口状態にさせるほうがナトリウムチャネルと局所麻酔薬が強固に結合することを示している．

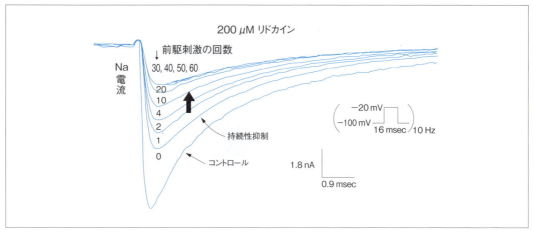

図3-Ⅰ-2　低濃度リドカインによるNa電流の持続性抑制と頻度依存性抑制
　膜電位固定下に−100 mV（保持電位）から−20 mVまで16 msecの矩形波脱分極（右のインセット）を与え，それによって生じたNa電流を示す．200 μMリドカイン投与5分後から10 Hzで矩形波を与えた．1番目の電流（前駆刺激の回数が0）の減少は，この5分間にチャネルに結合したリドカインによるものである．これを持続性抑制という．活性化の回数が増すとともに抑制が大きくなり，一定の値に近づく（太い矢印：頻度依存性抑制）．このことから，チャネルが活性化されると，リドカインが結合して開かなくなるチャネルが増加することがわかる．臨床使用濃度のリドカイン（1％約40 mM）では1番目の電流も完全に消失する．　　　　　　　　　　　　　　　　（Hardman et al, 2001[2]）より改変

Ⅱ　神経線維の種類による局所麻酔効果の違い

　生体に局所麻酔薬を注射すると最初は痛覚が消失し，ついで温覚・触覚などが次第に消失していくが，運動機能は最後まで残ることを経験する．このように局所麻酔薬は神経の種類によりその麻酔効果が異なる．多くの研究から細い有髄の軸索（Aγ運動線維およびAδ感覚線維）で最も活動電位が消失しやすく，C線維は同程度で伝達遮断が生ずることが知られている．次に遮断されるのは太い有髄線維（Aα線維およびAβ線維）である．運動神経は一般的には麻酔効果を受けにくい．そのため，局所に投与された局所麻酔の麻酔効果は痛覚消失，温覚消失，触覚消失，深部感覚消失，そして骨格筋弛緩の順に現れる．すなわち運動神経の遮断時間は短く，自律神経の遮断時間は最も長くなる．しかし，このメカニズムに関してはいまだ不明な点が多い．
　組織内に注射された局所麻酔薬ははじめ神経周囲に貯留する．ここから麻酔薬は物理的に組織内拡散が起こり，組織との結合と血流による除去が生じて，残った局所麻酔薬がはじめて神経鞘内に浸透することにより麻酔効果に関与する．インパルスの発生と伝導に寄与するナトリウムチャネルは，有髄線維ではランビエ絞輪に集中して存在しており，また，このランビエ絞輪の間隔は神経線維の直径が大きくなると長くなる．局所麻酔薬がその効果を発揮するためには4つ以上の絞輪がまとまって遮断されなければならないため，有髄線維の場合はランビエ絞輪の間隔が短いほうが遮断されやすい．すなわち細い神経では局所麻酔効果の感受性が高いことになる．また，局所麻酔薬が神経の軸索に達するためには4〜5層に折り重なった脂質の二重膜層である髄鞘（ミエリン）を通過しなければならない．この細胞膜の通過に関しては局所麻酔薬固有の解離定数pKaや脂溶性，タンパク結合率が影響する．
　一方，無髄線維は数本がまとまってシュワン細胞で囲まれており，ナトリウムチャネルは軸索全体に分布している．C線維が最も局所麻酔

効果に抵抗を示すという研究や同程度であるという研究もあり，これらの麻酔効果の違いについてはまだ明らかではない．

さまざまな神経線維が集合している末梢神経では，神経周膜の中でのそれぞれの神経の軸索が存在する部位などによっても，その麻酔効果は影響を受ける．

III 局所麻酔薬

1. 局所麻酔薬の化学構造

ほとんどの局所麻酔薬は，ベンゼン核を含む芳香族残基とアミノ基が6〜9Åの中間鎖を介して結合する基本骨格をもっており（図3-III-1），分子量は250〜300程度である（表3-III-1）．芳香族残基は疎水性（脂溶性）であり，アミノ基は親水性である．中間鎖がエステル結合（-COO-）を含むものをエステル型局所麻酔薬，アミド結合（-NHCO-）を含むものをアミド型局所麻酔薬という．

局所麻酔薬の基本骨格を，アミノ基の窒素原

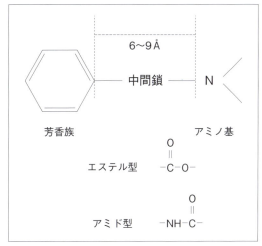

図3-III-1　局所麻酔薬の化学構造

子（N）からみると，窒素原子に3つの基が結合している状態であることから，この状態を第3級アミンとよぶ．第3級アミンはR≡Nという形で表現されることがあるが，決して三重結合しているという意味ではない．

局所麻酔薬は化合物としては脂溶性が高く，そのままの形では水溶液中に存在できない．このため，水溶性にする目的で塩酸塩としてある

表3-III-1　局所麻酔薬の物理化学的性質

	分子量	pKa	脂溶性	タンパク結合率(%)
エステル型				
コカイン	303	8.8		
プロカイン	236	8.9		
テトラカイン	264	8.4	100	6
アミノ安息香酸エチル	165	2.9	5,822	76
（ベンゾカイン）				
アミド型				
リドカイン	234	7.8	366	64
プロピトカイン	220	8.0(25℃)	129	55
メピバカイン	246	7.7	130	78
ブピバカイン	288	8.1	3,420	96
ロピバカイン	275	8.2(25℃)	775	94
レボブピバカイン	288	8.1	3,420	96
エチドカイン	276	7.9	7,317	94
アルチカイン	284	7.8		67
ジブカイン	343	8.5(25℃)		94

（森ほか, 2004[1], Jastak et al, 1995[2], Strichartz et al, 1990[3]）

(R≡N・HCl)．局所麻酔薬の塩酸塩は水溶液中でR≡N・H$^+$（第4級アミン）とCl$^-$とに解離して存在する．局所麻酔薬の水溶液は，血管収縮薬を含有しない場合にはpH 5〜7程度，血管収縮薬を含有する場合にはpH 3〜5程度の酸性となっており，薬液注入時の痛みの原因となる．

2. 局所麻酔薬の麻酔効果に影響する因子[1-6]

1) 組織のpH

水溶液として組織中に投与された第4級アミンの一部は，組織の弱アルカリ性（pH≒7.4）によって水素イオンがとれて第3級アミンとなり，平衡状態に達する．

$$R≡N・H^+ \rightleftarrows R≡N+H^+$$

この平衡状態では，質量作用の法則から以下の式が成立する．

$$Ka=[H^+]・[R≡N]/[R≡N・H^+] \cdots\cdots (A)$$

(A)式を変形すると，以下に示すHenderson-Hasselbalchの式が得られる．

$$pH=pKa+\log([R≡N]/[R≡N・H^+])$$

＊pKaは各局所麻酔薬に固有の解離定数．

したがって，第4級アミンと第3級アミンの存在比率は局所麻酔薬の解離定数と組織のpHによって決定され，リドカイン（pKa=7.8）はpH 7.4の組織中では71.5％が第4級アミン，28.5％が第3級アミンとなる（図3-Ⅲ-2）．

組織が炎症を起こすと組織のpHが低下するので，組織中での第3級アミンの割合が減少する．組織のpHが7.0の場合，リドカインは86.5％が第4級アミン，13.5％が第3級アミンとなる．すなわち，同じ局所麻酔効果を得るために，約2.1倍（28.5％/13.5％）の投与量が必要となる．

実際には，炎症部位では血管拡張によって局所麻酔薬は血中に吸収されやすく，滲出による組織の浮腫のために濃度が希釈されるので，さ

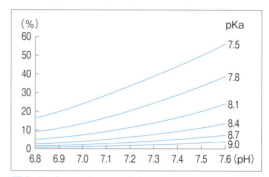

図3-Ⅲ-2 組織pHの変化が局所麻酔薬の第3級アミンの割合に及ぼす影響

らに多量の局所麻酔薬が必要となる．

2) 解離定数（pKa）（表3-Ⅲ-1）

pKaが小さいほど平衡状態での第3級アミンの割合が大きくなるので，局所麻酔薬が速やかに神経線維内へと進入し，作用発現が早くなる．プロカインのpKaは8.9であり，リドカインのpKa（7.8）との差は1.1であるが，pH 7.4の組織中における第3級アミンの割合は，リドカインが28.5％に対してプロカインではわずか3％である．したがって，プロカインの作用発現はリドカインと比較して遅い．

エステル型局所麻酔薬の多くはpKaが大きいうえに，アミド型局所麻酔薬に比較してアレルギー反応を起こしやすく，臨床的には注射薬としてあまり使用されていない．

3) 脂溶性（表3-Ⅲ-1）

脂溶性が大きいほど髄鞘を通過しやすいので，効力が大きく，作用持続時間が長くなる．リドカインとブピバカインとを比較すると，pKaはリドカインが7.8でブピバカインが8.1と作用発現はリドカインのほうが速やかであるが，脂溶性はリドカインが366なのに対してブピバカインは3,420ときわめて大きく，ブピバカインはリドカインよりも効力が4倍になり，作用持続時間が著明に長くなる．

4) タンパク結合性（表3-Ⅲ-1）

タンパク結合性が大きいほどタンパク質で構成されたナトリウムチャネルに強く結合するため，効力が大きく，作用持続時間が長くなる．

一般に，脂溶性が高い局所麻酔薬ほどタンパク結合性も大きい．局所麻酔薬はアルブミンやα1-acid glycoprotein（AAG：グロブリンの一種）などのタンパク質と親和性が高く，エステル型局所麻酔薬はアミド型局所麻酔薬と比較してタンパク結合性が小さい．

局所麻酔薬は分子量の小さな化合物であるため，血液脳関門 blood-brain barrier（BBB）や胎盤を容易に通過する．したがって，血漿中ではタンパク結合性の大きい局所麻酔薬ほど血液脳関門や胎盤を通過する薬物の割合が小さくなる．主な局所麻酔薬のタンパク結合率は，プロカインが6％，リドカインが64％，プロピトカインが55％，メピバカインが78％，ロピバカインが94％，ブピバカインが96％である．リドカインと比較してロピバカインやブピバカインはタンパク結合性が大きいため，胎盤通過性が低い．

5）血管拡張性

血管拡張性が大きいほど局所麻酔薬自身の血管内吸収が促進され，作用持続時間が短くなる．臨床使用濃度では，コカイン，メピバカイン，ロピバカイン，レボブピバカイン[7]は血管収縮作用を有するが，それ以外の局所麻酔薬は程度の差はあれ血管拡張作用を有する[8,9]．したがって，歯科用注射用製剤では，リドカイン製剤とプロピトカイン製剤には血管収縮薬が含有されている．

6）組織浸透性

組織浸透性が大きいほど，作用発現が速い．リドカインは高い組織浸透性を有する．同じ軟組織であっても，疎な脂肪組織と靱帯などの緻密な線維性結合組織とを比較すると，前者のほうが後者よりも局所麻酔薬が浸透しやすい．軟組織と比較して硬組織は局所麻酔薬が浸透しにくいため，骨の内部に局所麻酔薬を到達させることは容易ではない．したがって，顎骨内部に存在する根尖孔から歯髄に進入する神経線維に十分な局所麻酔薬を到達させるためには，高濃度で比較的多量の局所麻酔薬が必要となる．

7）神経線維の太さ（表2-Ⅰ-3参照）

一般に神経線維が細いほど，作用発現が速く，作用が長く持続するといわれており，この理由は，細い線維ほど神経線維の容積に比べて表面積が大きく，局所麻酔薬の神経線維内への移行が容易であるからと説明されている．臨床的には，局所麻酔施行後に鈍い痛み感覚（C線維）と冷温覚（B線維），鋭い痛み感覚（Aδ線維），触圧覚（Aβ線維）の順に麻酔され，最後に運動（Aα線維）が麻痺する．麻酔効果にこのような差がみられる現象を分離麻酔とよぶ．

しかし，その後の研究では神経線維の直径と局所麻酔薬による刺激伝導の遮断との間には有意な相関がないとする報告も多く，逆に実験条件によってはC線維が最も遮断されにくいという報告もある[10]．分離麻酔のメカニズムとして，単に神経線維の太さだけではなく，神経幹内部での神経線維の位置や安静状態での神経線維の活動性などの因子が考えられている．

8）神経幹内部での神経線維の位置

伝達麻酔で神経幹の周囲に投与された局所麻酔薬は，その表層から深部へと浸透していく．したがって，神経幹の表層を走行する神経線維は深部を走行する神経線維よりも速やかに作用が発現する．神経幹の表層を走行する神経線維は身体の中枢側に近い部位に到達し，深部を走行する神経線維ほど末梢側まで到達するので，中枢側から末梢側へと麻酔効果が広がっていくことになる．

9）注射部位

歯髄の麻酔のための浸潤麻酔では，局所麻酔薬が浸透しにくい骨組織の内部に局所麻酔薬を到達させなければならない．したがって，皮質骨の厚さや緻密度，および骨表面の形態が麻酔効果に影響する．下顎大臼歯部は皮質骨が厚く緻密であり，加えて骨表面の小孔が少ないため，他の部位と比較して浸潤麻酔の効果が得られにくい．

10) 局所麻酔薬濃度と投与量

生体内では，作用発現時間は使用する局所麻酔薬の濃度や投与量に依存する．pKaが大きく，摘出神経線維では作用発現が遅い局所麻酔薬であっても，生体内では高濃度または多量に投与することで神経線維周囲の分子数を増加させることができるので，作用発現が速やかになる．

11) タキフィラキシー

薬物投与後，短時間のうちに出現する薬物急性耐性をタキフィラキシーとよぶ．局所麻酔薬投与後にもみられることがある．このメカニズムとしては，酸性である局所麻酔薬水溶液の組織内注入によって組織液のpHが低下し，第3級アミンの産生が減少することが考えられる．

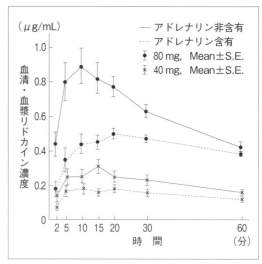

図3-Ⅲ-3 リドカイン40 mgによる伝達麻酔時，ならびに80 mgによる伝達麻酔・浸潤麻酔併用時の血清および血漿濃度の経時的変化 (伊東, 1979[12])

3. 薬物動態

1) 吸収

局所麻酔薬は投与組織の毛細血管から静脈系へと吸収され，全身に分布する．局所麻酔薬の血管内吸収に影響する因子として，投与部位の組織構造，投与量，局所麻酔薬の薬理学的性質，血管収縮薬含有の有無などがあげられる．

(1) 投与部位の組織構造

①組織構造の違いによる血管内吸収の差

局所麻酔薬は組織の血管網が密であり，血流量が豊富であるほど速やかに血管内に吸収される．一般的には粘膜下＞筋肉内≫皮下の順で吸収速度が遅くなり，静脈内投与では投与後1分以内に最高血漿濃度に達するのに対して，粘膜下投与や筋肉内投与では投与後5～10分，皮下投与では投与後30～90分で最高血漿濃度に達する．

神経ブロックを比較すると，肋間神経ブロック＞仙骨硬膜外麻酔＞腰部硬膜外麻酔＞腕神経叢ブロック＞大腿・坐骨神経ブロックの順とされる[11]．このことは，同じ局所麻酔薬の投与量であっても，部位によっては血漿局所麻酔薬濃度が上昇し，局所麻酔薬中毒の危険性があることを示唆している．

②口腔組織からの局所麻酔薬の血管内吸収

口腔組織は血管網が密であり血流量がきわめて多い．したがって，口腔粘膜下投与は鼻腔粘膜下投与とともに投与後に速やかに血漿局所麻酔薬濃度が上昇し，肋間神経ブロックに匹敵する．リドカイン80 mgを伝達麻酔と浸潤麻酔とで口腔粘膜下に投与した場合，投与後11.4分に最高血漿リドカイン濃度が0.93 μg/mLに達した．後述するように，リドカインにアドレナリンを併用することで血漿リドカイン濃度の上昇が抑制され，投与後18.9分に最高血漿リドカイン濃度が0.563 μg/mLとなった(図3-Ⅲ-3)[12]．

同じ口腔組織であっても，粘膜の表面に塗布または噴霧によって局所麻酔薬を応用する表面麻酔では，リドカイン80 mgで投与後18.3分に最高血漿リドカイン濃度が0.263 μg/mLに達し，40 mgでは投与後23.0分に最高血漿リドカイン濃度が0.163 μg/mL低下した[12]．この理由は局所麻酔薬が唾液で希釈され，粘膜からの吸収が阻害されるからである．なお，粘膜と異なり局所麻酔薬の皮膚からの吸収はわずかである．

(2) 投与量

局所麻酔薬の投与量が多いほど最高血漿リドカイン濃度が高くなる．同量の局所麻酔薬を高濃度で少量投与した場合と低濃度で大量に投与した場合とを比較すると，局所麻酔薬が血管拡張作用を有している場合には，後者のほうが広範囲にわたって局所麻酔薬の血管内吸収を促進するので，血漿局所麻酔薬濃度が上昇しやすい[4]．

(3) 局所麻酔薬の薬理学的性質

血管拡張性が大きいほど局所麻酔薬自身の血管内吸収が促進される．プロカインとリドカインは強い血管拡張作用を有する[8,9]．

(4) 血管収縮薬含有の有無

局所麻酔薬に血管収縮薬を併用することで，局所麻酔薬の血管内吸収が抑制され，最高血漿局所麻酔薬濃度が低下する．リドカイン 40 mg を用いて下顎孔伝達麻酔を行った場合，リドカインの吸収速度定数（Ka）はアドレナリン非含有で0.30，アドレナリン含有で0.28であり，吸収半減期（t1/2 Ka）は前者が2.6分，後者が3.4分となる．すなわち，アドレナリンはリドカインの血管内吸収を抑制する．その結果，最高血漿濃度への到達時間（Tmax）はアドレナリン非含有で12.5分，アドレナリン含有で14.8分と後者で延長し，最高血漿リドカイン濃度は前者が0.303 μg/mLであるのに対して，後者では0.203 μg/mLと低い値となる[13]．

2) 分布

(1) 血漿濃度

局所麻酔薬の体内分布は2コンパートメントモデルや3コンパートメントモデルで説明されることが多い（図3-Ⅲ-4）[14]．2コンパートメントモデルの場合には，中枢コンパートメントは血管内の他，脳，心臓，肝，腎などの血流の豊富な組織に相当し，末梢コンパートメントは筋，脂肪，皮膚などの血流の少ない組織に相当する．血漿局所麻酔薬濃度は局所麻酔薬の吸収，体内分布，代謝，排泄の各過程によって決定される．局所麻酔薬の静脈内投与後の血漿濃度曲線のうち，分布相は体内各組織への局所麻酔薬の取り込みによる分布の平衡化を示し，主にpKaや脂溶性，タンパク結合性などの局所麻酔薬の物理化学的性質に依存する．排泄相は局所麻酔薬の代謝と排泄を示し，各局所麻酔薬の代謝・排泄過程に依存する．

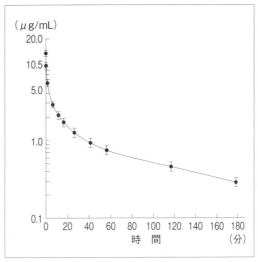

図3-Ⅲ-4　リドカイン静脈内投与後の動脈血血漿リドカイン濃度の経時的変化
(Tucker et al, 1971[14])

(2) 全身組織への分布

①タンパク結合

血管内に吸収された局所麻酔薬は血漿中のアルブミンやAAGと結合する．前者は非特異的であり，後者は特異的である[2,5]．タンパク結合した局所麻酔薬は薬理学的に不活性である．低タンパク血症やアシドーシスではタンパク非結合型の局所麻酔薬が増加する[15,16]．また，局所麻酔薬の血漿濃度が高くなるほどタンパク結合性が低下する（図3-Ⅲ-5）[17]．これらの結果，局所麻酔薬中毒の危険性が高くなる．この影響はタンパク結合性の強い局所麻酔薬ほど大きい．

②臓器分布

血管内に吸収された局所麻酔薬は，肺を通過する際に最大では投与量の90％もが一時的に組織内に抽出され，その後，徐々に血流中に放出される．このことは動脈血中局所麻酔薬濃度

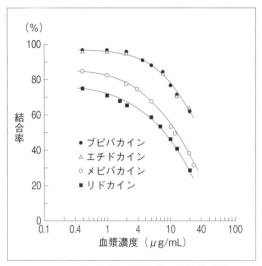

図3-Ⅲ-5　アミド型局所麻酔薬の血漿濃度とタンパク結合性との関係

（Tucker et al, 1975[17]）

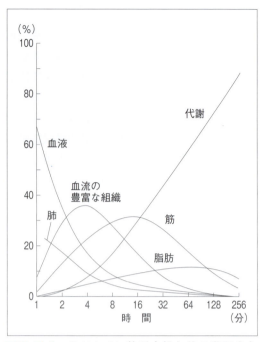

図3-Ⅲ-6　リドカイン静脈内投与後の臓器分布モデル

（Benowitz et al, 1974[18]）

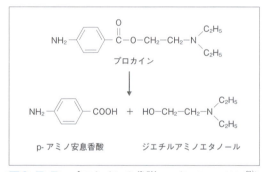

図3-Ⅲ-7　プロカインの代謝　（De Jong, 1994[21]）

の急激な上昇を防止するための緩衝機構としての意義がある．その後，局所麻酔薬は血流量の豊富な脳，心臓，肝，腎などに速やかに分布し，ついで血流の少ない筋や脂肪などに移行していく（図3-Ⅲ-6）[18]．骨格筋は非特異的ではあるが，局所麻酔薬の最大の体内リザーバーとなる．

③**胎盤通過性**[19, 20]

タンパク非結合型の局所麻酔薬は分子量が小さいため，容易に胎盤を通過する．しかし，通常の歯科臨床で使用される局所麻酔薬量であれば，胎児に悪影響を及ぼす血中濃度にはならない．局所麻酔薬が妊娠初期の催奇形・流産や妊娠後期の早産の原因となる危険性は小さいとされている．プロピトカインはタンパク結合性が低いために胎盤通過性が高い．臍帯静脈血中濃度と母体血漿中濃度の比は，リドカインが0.5〜0.7であるのに対して，プロピトカインは0.7〜1.2である．胎児/母体血中濃度比が1以上となる．リドカインの大量投与で子宮血流量が減少し，プロピトカインの大量投与ではメトヘモグロビン血症によって胎児への酸素供給が減少する可能性がある．

3) 代謝

(1) エステル型局所麻酔薬

主に血漿中のブチリルコリンエステラーゼbutyryl cholinesteraseで速やかに加水分解され，エステル結合が切れてカルボン酸とアミノアルコールになる．プロカインでは加水分解の結果，p-アミノ安息香酸para-aminobenzoic acid（PABA）とジエチルアミノエタノールになる（図3-Ⅲ-7）[21]．PABAは防腐剤として広く用いられているパラオキシ安息香酸メチル（メ

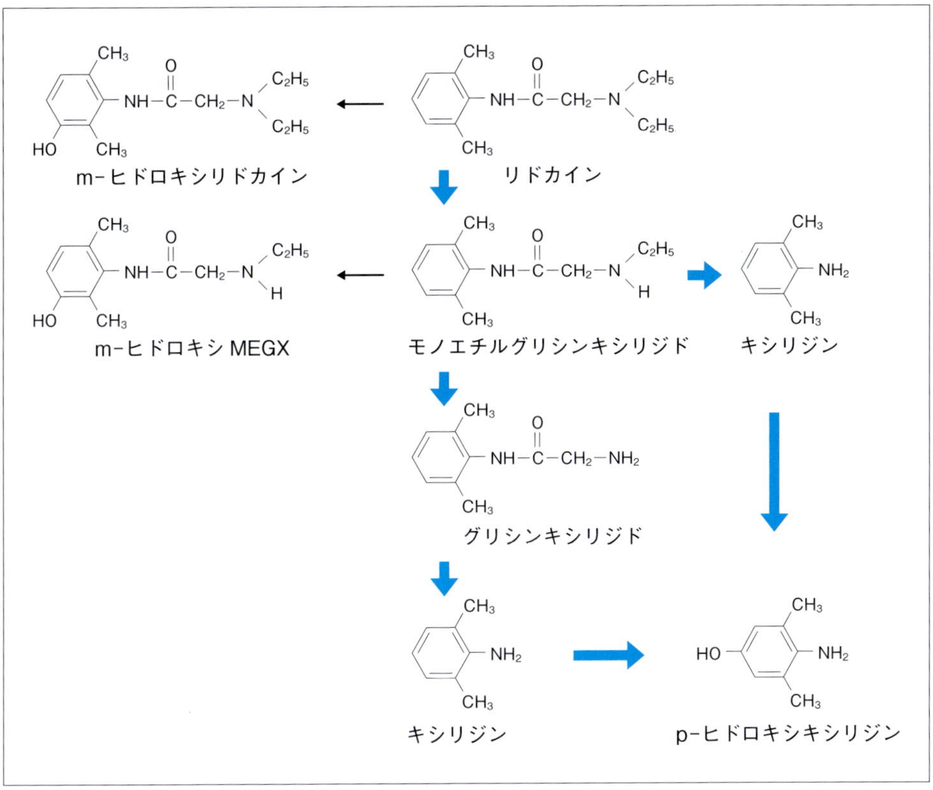

図3-Ⅲ-8 リドカインの代謝（太矢印は主要経路）　　　　　　（De Jong, 1994[21]より改変）

チルパラベン）と化学構造が類似しており，アレルギー反応を起こしやすい[4]．加水分解の速度は，プロカインが1.1 mol/mL/時，クロロプロカインが4.7 mol/mL/時，テトラカインが0.3 mol/mL/時であり[3,21]，血中半減期は10秒〜数分程度である[21,22]．

　肝機能が低下するとブチリルコリンエステラーゼの産生が低下するので，エステル型局所麻酔薬の代謝が遅延する．また，異型コリンエステラーゼ血症の患者では血漿中のブチリルコリンエステラーゼが少なく，エステル型局所麻酔薬の代謝が遅延する[6]．異型コリンエステラーゼは，ブチリルコリンエステラーゼと異なりその活性がジブカインによって抑制されにくいので，ジブカインによるコリンエステラーゼ活性の抑制率が参考となる（ジブカインナンバー）．重症筋無力症では治療薬として抗コリンエステラーゼが使用されるため，本疾患の患者にエステル型局所麻酔薬を使用すると代謝が障害される．

(2) アミド型局所麻酔薬

　主に肝のミクロソームでシトクロムP-450（CYP）酵素系によって脱アルキル化される[23]．リドカインの場合，約70％が脱アルキル化によってモノエチルグリシンキシリジド（MEGX）になり，その後脱エチル化や加水分解などによってグリシンキシリジド（GX）やキシリジンなどに代謝される（図3-Ⅲ-8）[21,24]．プロピトカインは加水分解によってo-トルイジンとN-プロピルアラニンになり，さらに代謝される（図3-Ⅲ-9）[21,24]．o-トルイジンの水酸化の代謝過程でヘモグロビンの2価鉄が3価鉄へと酸化されてメトヘモグロビンが産生されるため，プロピトカインの600 mg以上の投与はメトヘモグ

Ⅲ　局所麻酔薬　117

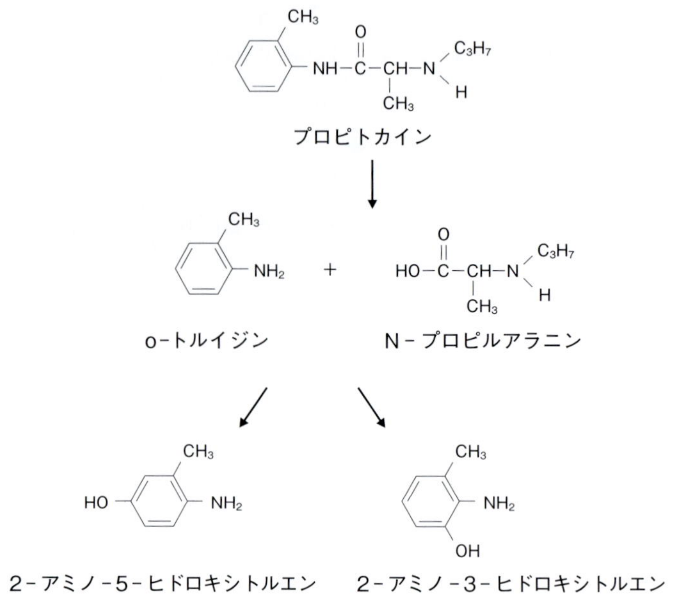

図3-Ⅲ-9　プロピトカインの代謝　　　　　　　　（De Jong, 1994[21]）

ロビン血症の原因となる[4]．メピバカインの代謝経路を図3-Ⅲ-10に示す[21,24]．

　アミド型局所麻酔薬の中ではプロピトカインの代謝速度が速い．体内総クリアランスで比較すると，プロピトカインが2.84 L/分であるのに対して，リドカインは0.95 L/分，メピバカインは0.78 L/分，ブピバカインは0.58 L/分である（表3-Ⅲ-2）[4]．アミド型局所麻酔薬の代謝には肝血流量と肝摂取率が大きく影響する．心不全やβ遮断薬常用者では肝血流量が減少し，アミド型局所麻酔薬の代謝が遅延する．肝摂取率はリドカインが0.72，メピバカインが0.51，ブピバカインが0.40であり，値が大きいほど肝血流量減少による代謝遅延が起こりやすい（表3-Ⅲ-2）[25]．

　シメチジンはCYPを阻害し，リドカインのクリアランスを低下させる．カルシウム拮抗薬やベンゾジアゼピン系薬はリドカインと同じCYPで代謝されるため，競合的にリドカインの代謝遅延を起こす．フェノバルビタールやカルバマゼピンの長期連用は酵素誘導によってリドカインの代謝を促進する（表3-Ⅲ-3）[22]．

4) 排泄

　投与された局所麻酔薬の大部分は，代謝された後に腎から尿中に排泄される．

　プロカインの代謝産物であるp-アミノ安息香酸は90％が，ジエチルアミノエタノールは33％が，それぞれ未変化体で排泄される．プロカイン自身も2％は未変化体で排泄される．リドカインは72.6％が4-ヒドロキシ-2,6-キシリジンとして排泄され，2.8％は未変化体で排泄される．プロピトカインやメピバカインでは約5％はCO_2にまで分解されて肺から排泄される．局所麻酔薬の腎からの排泄は尿のpHが低いほど促進される．

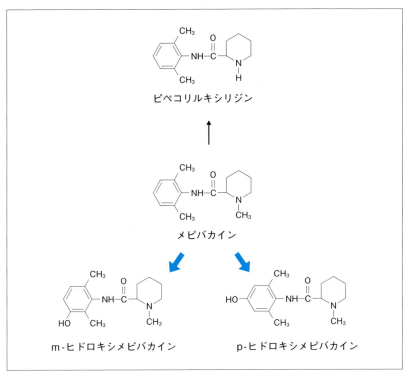

図3-Ⅲ-10 メピバカインの代謝（太矢印は主要経路） （De Jong, 1994[21]）

表3-Ⅲ-2 アミド型局所麻酔薬の薬物動態（3コンパートメントモデル）

	t1/2α （分）	t1/2β （分）	t1/2γ （分）	Vdss （L）	クリアランス （L/分）	肝摂取率 （%）
リドカイン	1	9.6	96	91	0.95	72
プロピトカイン	0.5	5	90	261	2.84	
メピバカイン	0.7	7.2	116	84	0.78	51
ブピバカイン	2.7	28	210	72	0.47	40
エチドカイン	2.21	19	156	133	1.22	

（Berde et al, 2015[4]）

表3-Ⅲ-3 リドカインの代謝に影響する因子

1. 代謝阻害
    1) シメチジン（H_2受容体拮抗薬）
    2) ニフェジピン，ジルチアゼム，ベラパミル（カルシウム拮抗薬）
    3) ジアゼパム，ミダゾラム（ベンゾジアゼピン系薬）
    4) プロプラノロール（β遮断薬）
    5) 心不全
    6) 肝硬変
2. 代謝促進
    1) フェノバルビタール（バルビツール酸系薬）
    2) カルバマゼピン，フェニトイン（抗けいれん薬）

（長谷，2004[22]）

4. 毒性

1) 全身毒性[2, 4, 6, 26]

局所麻酔薬の血漿濃度が上昇すると，さまざまな全身症状が現れる．血漿濃度の異常上昇は大量投与，血管内投与，肝・腎機能障害などの際にみられやすい．症状は中枢神経系や循環系で強くみられる（図3-Ⅲ-11）．

(1) 中枢神経系

タンパク非結合型の局所麻酔薬は分子量が小さいため，容易に血液脳関門を通過する．血漿濃度の異常上昇による局所麻酔薬中毒の際には，最初に中枢神経症状がみられる．

①初期症状

血漿局所麻酔薬濃度が緩徐に上昇した場合，初期症状として，他覚的には多弁や興奮などの中枢神経刺激症状がみられる．呂律が回らなくなり，会話が不明瞭になる．口唇周囲や舌のしびれ感と顔面筋および四肢遠位端から始まる振戦もみられやすい．自覚的には浮遊感，めまい，焦点が合いにくい，耳鳴りなどの症状を認める．場所や時間などがわからなくなる見当識障害や断続的な傾眠状態がみられることもある．リドカインの場合，血漿濃度が5～10 μg/mL程度でこのような状態となる．

②けいれん

血漿局所麻酔薬濃度がさらに上昇すると，強直間代性の全身けいれんを起こす．この際には，同時に意識を消失し，呼吸が停止してチアノーゼが出現する．リドカインの場合，血漿濃度がおよそ10 μg/mL以上でこのような状態となる．全身けいれんはおそらく大脳辺縁系，特に扁桃核の興奮と関係しており[27]，けいれん抑制性GABA作動性ニューロンの抑制が関与していると考えられている．局所麻酔薬の血管内過量投与（誤注を含む）の際には血漿局所麻酔薬濃度が急激に上昇するため，初期症状を認めることなく，いきなり全身けいれんを起こすこともある．星状神経節ブロックの際の椎骨動脈への局所麻酔薬誤注では，高濃度の局所麻酔薬が直接的に中枢神経系に到達するために，ごく少量の局所麻酔薬でも全身けいれんを起こす[28]．

呼吸性アシドーシスや代謝性アシドーシスは局所麻酔薬中毒の危険性を増加させる．Pa_{CO_2}を25～40 mmHgから65～81 mmHgに上昇させると，リドカイン，プロピトカイン，メピバカインのけいれん閾値は約50％低下する[29]．アシドーシスはタンパク非結合型局所麻酔薬の割合を増加させ[15, 16]，Pa_{CO_2}の上昇は脳血流量を増加させると同時に細胞内pHの低下によって細胞内における第4級アミンの割合を増加させるため，けいれんを起こりやすくする．逆にPa_{CO_2}が36.0±0.77 mmHgから27.0±0.98 mmHgに低下し，Pa_{O_2}が94.0±1.90 mmHgから113.0±2.20 mmHgに上昇すると，リドカインとアルチカインのけいれん閾値が上昇する[30]．けいれんによって呼吸性アシドーシスと代謝性アシドーシスとがさらに進行して悪循環となるため，速やかな対応が必要である．

③末期症状

けいれんに対して適切な対応がなされず，血漿局所麻酔薬濃度がさらに上昇すると，中枢神経機能は抑制されてけいれんが停止するが，同時に呼吸・循環機能も抑制されるため心肺停止となる．

(2) 循環系

①心臓

局所麻酔薬は固有心筋や刺激伝導系のナトリウムチャネルに作用し，以下のような電気生理学的影響をもたらす．すなわち，洞結節や心房の電気活動には大きな影響を与えない．房室結節では伝導時間を延長させる．Purkinje線維では自動能の低下，不応期の延長，伝導時間の延長，刺激閾値の上昇を起こす．心室筋では自動能の低下，興奮性の低下，伝導時間の延長を起こす（表3-Ⅲ-4）[4, 6]．これらの結果，心電図ではPR間隔が延長してQRS群の幅が拡大する．また，局所麻酔薬は心筋細胞へのカルシウム流

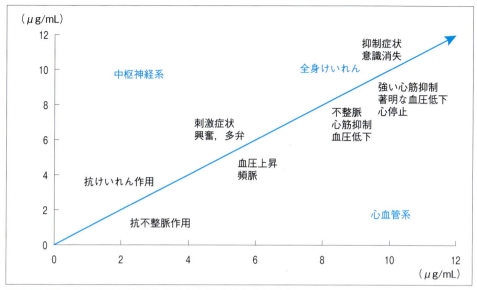

図3-Ⅲ-11　局所麻酔薬中毒の症状と血漿リドカイン濃度

表3-Ⅲ-4　局所麻酔薬の心臓への影響

洞結節	影響なし
心房	影響なし
房室結節	伝導時間の延長
Purkinje線維	自動能の低下，不応期の延長 伝導時間の延長，刺激閾値の上昇
心室筋	自動能の低下，興奮性の低下，伝導時間の延長

（Berde et al, 2015[4]，森川，1991[6]）

入とこれに基づくカルシウム遊離を抑制するため，陰性変力作用によって心筋収縮力が低下する．リドカインの場合，血漿濃度が1.5〜5.0 μg/mL程度でこのような影響がみられる．これらの作用から，リドカインは心室性不整脈の治療薬として用いられる．

ブピバカインやエチドカインはリドカインと比較して心毒性が強い．不可逆的な心血管系虚脱（CC）の発生に必要な投与量と中枢神経系毒性をきたす投与量（CNS）との比（CC/CNS比）は，リドカインが7.1±1.1であるのに対して，ブピバカインでは3.7±0.5である[31]．ブピバカインの中毒時には治療抵抗性の心室性不整脈や致死的心室細動をきたしやすい[32,33]．

②末梢血管

コカイン，メピバカイン，ロピバカインおよびレボブピバカイン以外の局所麻酔薬は末梢血管の血管平滑筋を直接的に弛緩させ，血管拡張作用を示す．

(3) 呼吸系

局所麻酔薬は，非中毒量では呼吸中枢に大きな影響を与えない．中毒量では頻呼吸や呼吸の不整がみられることがある．リドカインは呼吸停止を起こさない量で咳反射を抑制する[34]．

(4) 神経筋接合部

局所麻酔薬は神経筋接合部の伝達を抑制する．リドカインはスキサメトニウムの線維束性収縮を抑制する[35]．

(5) メトヘモグロビン血症

プロピトカインの代謝産物であるo-トルイジンは，その水酸化の代謝過程でヘモグロビンの2価鉄が3価鉄へと酸化されてメトヘモグロビンが産生される．メトヘモグロビンは酸素との結合能力がない．プロピトカインの600 mg以上の投与でメトヘモグロビン血症を起こす危険性があり，発症すると著明なチアノーゼを呈する．

アミノ安息香酸エチルもメトヘモグロビン血症の患者に禁忌である．

2) アレルギー

一般に，エステル型局所麻酔薬はアミド型局所麻酔薬に比較してアレルギー反応を起こしやすい．アミド型局所麻酔薬に対するアレルギー反応はきわめてまれである．プロカインの代謝産物であるPABAは防腐剤のパラオキシ安息香酸メチル（メチルパラベン）と化学構造が類似しており，アレルギー反応を起こしやすい．アレルギー反応のうち，I型（アナフィラキシー反応）とIV型（遅延型反応）がみられる[36]．IV型反応の頻度が高く，I型反応はまれであるが，発症した場合には致命的になりやすい．

3) 局所毒性

すべての局所麻酔薬は，神経線維内で十分に高い濃度に達した場合には，直接的な神経毒性をもたらす可能性がある[37,38]．4％アルチカインや3％プロピトカインは，2％リドカインと比較して，特に下顎孔伝達麻酔後の感覚異常paresthesiaの発生頻度が高いことが報告されている[39]．三叉神経痛に対する神経ブロックの目的で，アルコールの代わりに高濃度局所麻酔薬を使用した報告もなされている[40]．

5. 各局所麻酔薬の特徴（表3-III-5）

1) 主なエステル型局所麻酔薬

(1) コカイン

①特徴

効力と毒性はプロカインの4倍である．他の局所麻酔薬と異なり，中枢神経系や交感神経系への刺激作用を有する．その結果，末梢血管収縮作用を示す．過量投与で精神症状をきたすために麻薬に指定されている．

②使用法

局所麻酔作用と血管収縮作用を有するため，経鼻挿管時の鼻粘膜の表面麻酔などに用いられたこともあるが，現在ではほとんど使用されていない．

(2) プロカイン

①特徴

最初の合成局所麻酔薬であり，現在も効力や毒性評価の標準となる．

リドカインと比較すると作用発現が遅く，効力や作用持続時間は約1/2である．組織浸透性が小さいために表面麻酔には使用できない．末梢血管拡張作用が強力である．リドカインと同様に抗不整脈作用があり，エステル結合をアミド型結合に置換したプロカインアミドが用いられている．代謝産物であるPABAはアレルギー反応を起こしやすい．

②使用法

アドレナリンを含有して短時間手術のための浸潤麻酔に用いられる．

(3) テトラカイン

①特徴

効力と毒性はプロカインの10倍である．組織浸透性が小さく作用発現も遅いが，作用持続時間は長い．

②使用法

歯科領域では表面麻酔で，医科領域では脊髄麻酔，硬膜外麻酔に使用される．

(4) アミノ安息香酸エチル（ベンゾカイン）

①特徴

親水性アミノ基をもたないため，脂溶性が高い．pKaが2.9のため組織内ではすべてが第3級アミンの形で存在する．アミノ安息香酸エチルはその高い脂溶性のために神経線維の外側から神経膜内を経由して直接的にナトリウムチャネルに到達すると考えられている．メトヘモグロビン血症の患者には禁忌である．

②使用法

表面麻酔薬として使用される．

2) 主なアミド型局所麻酔薬

(1) リドカイン

①特徴

わが国では最も広く使用されている標準的なアミド型局所麻酔薬である．組織浸透性が良好

表3-Ⅲ-5　各局所麻酔薬の特徴

	名称	化学構造	組織浸透性	血管拡張能	麻酔効力	毒性	基準最高用量（浸潤麻酔, mg）アドレナリン非含有	基準最高用量（浸潤麻酔, mg）アドレナリン含有	麻酔作用 発現時間	麻酔作用 持続時間
エステル型	コカイン		強い	(−)	4	4	表面麻酔のみ		速い	短い
	プロカイン		非常に弱い	非常に強い	1	1	1,000		中程度	短い
	テトラカイン		弱い	弱い	10	10	100		中程度	長い
	アミノ安息香酸エチル（ベンゾカイン）		弱い	弱い			表面麻酔のみ		遅い	短い
アミド型	リドカイン		非常に強い	強い	2	1.5	200	500	速い	中程度
	プロピトカイン		強い	弱い	1.5	0.7	400	600	速い	中程度
	メピバカイン		強い	(−)	2	1	500	500	速い	中程度
	ブピバカイン		弱い	強い	8	4	100（伝達麻酔）		中程度	最も長い
	ロピバカイン		弱い	(−)	8	4	300（伝達麻酔）		中程度	長い
	レボブピバカイン			(−)	8	4	150（硬膜外麻酔）		中程度	長い
	エチドカイン		強い	強い	6	3	300		速い	長い
	アルチカイン			強い	2	1		500	速い	中程度
	ジブカイン		弱い	弱い	15	15		40	遅い	長い

Ⅲ　局所麻酔薬 | 123

で作用発現はきわめて速やかである．効力はプロカインの2倍であるが，毒性はほぼ等しいかやや強い程度である．末梢血管拡張作用も比較的強い．局所麻酔薬の他，心室性不整脈に対する抗不整脈薬としても使用される．

② 使用法

医科・歯科を問わず，表面麻酔，浸潤麻酔，伝達麻酔，硬膜外麻酔，脊髄くも膜下麻酔など，幅広く使用されている．歯科用注射用製剤は2％の濃度で血管収縮薬としてアドレナリンまたはアドレナリン酒石酸水素塩が含有されたものが使用されている．注射で使用した場合の基準最高用量は，アドレナリン含有で500 mg，アドレナリン非含有で200 mgである．

(2) プロピトカイン

① 特徴

わが国の一般名はプロピトカインであり，アメリカでの一般名はプリロカインである．効力はリドカインよりもやや弱いが，代謝が速く毒性が小さい．メトヘモグロビン血症の患者には禁忌である．

② 使用法

現在では歯科領域でのみ使用されており，注射用製剤として3％の濃度で血管収縮薬としてフェリプレシンが含有されたものが使用されている．注射で使用した場合の基準最高用量は，血管収縮薬含有で600 mg，血管収縮薬非含有で400 mgである．

(3) メピバカイン[40, 41]

① 特徴

リドカインとほぼ同様の性質で，弱い血管収縮作用を有する．

② 使用法

医科・歯科を問わず，浸潤麻酔，伝達麻酔，硬膜外麻酔などで使用されている．歯科用注射用製剤は3％の濃度で血管収縮薬非含有のものが使用されている．効力はアドレナリン含有2％リドカイン製剤と同等であるが，作用持続時間は約30分と短い．注射で使用した場合の基準最高用量は，血管収縮薬含有・非含有にかかわらず500 mgである．

(4) ブピバカイン

① 特徴

メピバカインに類似した性質をもつが，作用発現はリドカインよりもやや遅く，効力はプロカインの8倍で毒性は4倍である．作用持続時間が長く，知覚線維に対する麻酔作用が強い．中枢神経毒性と比較して心血管毒性が強い．

② 使用法

伝達麻酔，硬膜外麻酔，脊髄くも膜下麻酔に使用され，従来はペインクリニックで多く使用されていたが，最近はロピバカインなどの使用頻度が増えている．

(5) ロピバカイン[42]

① 特徴

メピバカインの誘導体であり，弱い血管収縮作用を有する．作用発現はリドカインよりもやや遅く，効力はプロカインの8倍で毒性は4倍である．作用持続時間も長い．知覚線維への選択的麻酔作用が強い．ブピバカインと異なり，心血管毒性は弱い．

② 使用法

伝達麻酔や硬膜外麻酔，ペインクリニックで使用されている．

(6) レボブピバカイン[43]

① 特徴

レボブピバカインはブピバカインのエナンチオマーで，純粋なS(−)ブピバカインである．ブピバカインとほぼ同様の性質を有するが，中枢神経毒性や心血管毒性が少ないとされている．

② 使用法

硬膜外麻酔に使用される．

(7) エチドカイン[44]

① 特徴

化学構造はリドカインに似ているが，薬理学的性質はロピバカインに類似している．作用発現はリドカインよりもやや遅い．タンパク結合性と脂溶性が高く，効力はプロカインの6倍で

表3-Ⅲ-6　歯科用表面麻酔用製剤の種類

商品名	組　成	性　状
ジンジカインゲル 20%	100 g中　アミノ安息香酸エチル　20 g	黄色の半固形ゼリー状で芳香（バナナ様）があり，わずかに苦い．
ハリケイン　ゲル 歯科用 20%	100 g中　アミノ安息香酸エチル　21.2 g	淡黄色の全質均等な半固形の軟膏で特異なにおいがあり，甘い．
ハリケイン　リキッド 歯科用 20%	100 mL中　アミノ安息香酸エチル　20.3 g	淡黄色の液体で特異なにおいがあり，甘い．
ビーゾカイン歯科用ゼリー 20%	100 g中　アミノ安息香酸エチル　20 g	青色透明〜半透明の半固形ゼリー状で，芳香があり，わずかに苦い．
ネオザロカインパスタ	100 g中　アミノ安息香酸エチル　20 g 塩酸パラブチルアミノ安息香酸ジエチルアミノエチル　5 g	黄色半透明のパスタで，オレンジのような芳香がある．
プロネスパスタアロマ	100 g中　アミノ安息香酸エチル　10 g テトラカイン塩酸塩　1 g ジブカイン塩酸塩　1 g	淡黄色の軟膏様で，わずかに特異なにおいがあり，やや甘い．
コーパロン歯科用表面麻酔液 6%	1 mL中　テトラカイン塩酸塩　60 mg	黄色のやや粘稠性，メントール様の芳香を有する溶液を，細切したビニールスポンジに浸漬したもの．

毒性は3倍である．作用持続時間も長い．運動神経遮断作用が強い．

②使用法

浸潤麻酔，伝達麻酔，硬膜外麻酔に使用される．欧米ではアドレナリン含有の歯科用カートリッジが市販されている．

(8) アルチカイン[45]

①特徴

わが国では前述したリドカインが最も広く使用されているが，世界的にみるとアルチカインが広く使用されている．

他のアミド型局所麻酔薬と同様の性質を示すが，その構造中にエステル結合を含むため，血漿中ではブチリルコリンエステラーゼによって速やかに加水分解される．組織浸透性が良好で作用発現は速やかである．効力はリドカインとほぼ等しく，毒性はリドカインの0.6倍である．末梢血管拡張作用も比較的強い．

②使用法

浸潤麻酔，伝達麻酔，硬膜外麻酔に使用される．欧米ではアドレナリン含有の歯科用カートリッジが市販されている．

(9) ジブカイン

①特徴

組織浸透性が良好であるが，作用発現は遅い．効力と毒性はプロカインの15倍である．作用持続時間も長い．

ジブカインはブチリルコリンエステラーゼの活性を阻害するが，異型コリンエステラーゼの活性を阻害しないため，異型コリンエステラーゼ血症の診断にジブカインが用いられる（ジブカインナンバー）．

②使用法

主に脊髄くも膜下麻酔に使用される．現在では歯科局所麻酔用製剤は製造されていないが，パラホルムアルデヒド製剤に含有されている．

6. 歯科用局所麻酔薬製剤

1）歯科用表面麻酔用製剤（表3-Ⅲ-6）

歯科用の表面麻酔用製剤はすべてエステル型局所麻酔薬を含んでいる．このため，アレルギー反応に注意が必要である．皮膚貼付用表面

表3-Ⅲ-7 歯科用注射用製剤の種類

	商品名	組成 有効成分	組成 添加物	用法・用量
リドカイン塩酸塩製剤	歯科用キシロカインカートリッジ	1 mL中 リドカイン塩酸塩 20 mg アドレナリン 0.0125 mg	ピロ亜硫酸ナトリウム 0.55 mg	浸潤麻酔または伝達麻酔には，通常，成人0.3〜1.8 mL（リドカイン塩酸塩として6〜36 mg，アドレナリンとして0.00375〜0.0225 mg）を使用する．口腔外科領域の麻酔には，3〜5 mL（リドカイン塩酸塩として60〜100 mg，アドレナリンとして0.0375〜0.0625 mg）を使用する．なお，年齢，麻酔領域，部位，組織，症状，体質により適宜増減するが，増量する場合には注意すること．
	エピリド配合注歯科用カートリッジ			
	キシレステシンA注射液（カートリッジ）	1 mL中 リドカイン塩酸塩 20 mg アドレナリン 0.0125 mg	乾燥亜硫酸ナトリウム 0.6 mg	
	オーラ注歯科用カートリッジ	1 mL中 リドカイン塩酸塩 20 mg アドレナリン酒石酸水素塩 0.025 mg	ピロ亜硫酸ナトリウム 0.55 mg	
プロピトカイン塩酸塩製剤	歯科用シタネスト-オクタプレシンカートリッジ	1 mL中 プロピトカイン塩酸塩 30 mg フェリプレシン 0.03単位	クロロブタノール微量 パラオキシ安息香酸メチル 1 mg	一般に成人に対して1回1管（1.8 mL：プロピトカイン塩酸塩として54 mg，フェリプレシンとして0.054単位）を注射する．ただし，麻酔部位，麻酔手技，手術術式，年齢等により用量を適宜増減する．
メピバカイン塩酸塩製剤	スキャンドネストカートリッジ3%	1 mL中 メピバカイン塩酸塩 30 mg	（−）	通常，成人には1管1.8 mL（メピバカイン塩酸塩として54 mg）を使用する．なお，年齢，麻酔領域，部位，組織，症状，体質により適宜増減するが，増量する場合には注意すること．

麻酔薬はリドカインの製剤であるが，粘膜への適応はないため，本剤を口腔粘膜に使用することは適応外使用（薬機法によって定められた用法・用量または効能・効果以外の使用）となる．

2）歯科用注射用製剤（表3-Ⅲ-7）

歯科用の注射用製剤は，アミド型局所麻酔薬であるリドカイン，プロピトカインまたはメピバカインを含む．製剤によっては，その他に血管収縮薬，防腐剤（パラベン類），酸化防止剤（亜硫酸塩：アドレナリン含有製剤のみ），pH調整剤などを含む．アミド型局所麻酔薬に対するアレルギー反応はまれであるが，添加されている防腐剤や酸化防止剤はアミド型局所麻酔薬に比べてアレルギーを起こしやすい．

局所麻酔薬カートリッジは凍結を避けて冷暗所に保管する．特にアドレナリンは，カートリッジのゴム栓の存在下に紫外線で容易に分解される[46,47]．カートリッジは，高圧蒸気滅菌，煮沸消毒，紫外線消毒，ガス滅菌，消毒薬浸漬のいずれもが不可である．使用の際には，全体を70%エタノールで清拭するのみとする．

Ⅳ 血管収縮薬

多くの局所麻酔薬は血管拡張作用を有している．その結果，局所麻酔薬の投与時にはその血管拡張作用によって自身の血管内吸収が促進され，作用持続時間を短縮させることになる．したがって，歯科用注射用製剤のうちリドカイン製剤とプロピトカイン製剤には血管収縮薬が含

有されている．現在，わが国で使用されている血管収縮薬はアドレナリンとフェリプレシンであり，前者はリドカイン製剤に，後者はプロピトカイン製剤に，それぞれ含有されている．

1. 血管収縮薬を併用する目的（表3-Ⅳ-1）

1）麻酔効果に対して
（1）麻酔作用の増強

局所麻酔薬が血管内に吸収されにくくなるため，注射部位における局所麻酔薬濃度が高まり，局所麻酔作用が増強される．

ヒト上顎側切歯歯髄に対する浸潤麻酔の効果は，リドカインにアドレナリンを含有しない場合，1％では全く麻酔効果が得られず，2％で約60％の成功率となった．しかし，リドカイン濃度を4％にしても成功率は80％までしか上昇しなかった．一方，1％リドカインにアドレナリンを含有すると，5 μg/mL（1/200,000）で約80％，10 μg/mL（1/100,000）で90％以上の成功率となった（図3-Ⅳ-1）[1]．

家兎の下顎切歯歯髄を電気刺激した際の開口反射で観察される，顎二腹筋前腹の筋電図の変化からみた下顎切歯歯髄に対する浸潤麻酔の効果は，アドレナリン非含有の2％リドカインでは全く麻酔効果が得られなかった．一方，2％リドカインにアドレナリンを含有すると，12.5 μg/mL（1/80,000）では6.25 μg/mL（1/160,000）の場合の約1/3の量で同等の麻酔効果が得られた．6.25 μg/mLアドレナリン含有2％リドカインは5 μg/mLアドレナリン含有4％リドカインとほぼ同等の麻酔効果を示し，局所麻酔薬の濃度を上昇させてもその血管拡張作用のために麻酔効果の増強が得られないことが示唆された（図3-Ⅳ-2）[2]．

同じ実験モデルで12 μg/mLアドレナリン含有4％アルチカインと6 μg/mLアドレナリン含有4％アルチカインとを比較すると，前者は後者の約1/2の量で同等の麻酔効果が得られたと同時に，作用発現も速やかであった．12.5 μg/

表3-Ⅳ-1　血管収縮薬含有の目的

1. 麻酔効果に対して
    1) 麻酔作用の増強
    2) 作用持続時間の延長
2. 安全性に対して
    1) 局所麻酔薬中毒の予防
    2) 局所麻酔薬使用量の節減
3. 手術に対して
    1) 出血量の減少
    2) 術野の明視化

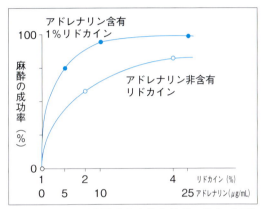

図3-Ⅳ-1　局所麻酔薬と血管収縮薬の濃度が麻酔効果に及ぼす影響

(Björn et al, 1947[1])

mLアドレナリン含有2％リドカインと12 μg/mLアドレナリン含有4％アルチカインとを比較すると，十分な麻酔効果が得られるまでの時間には大きな差を認めなかった．ED_{50}を指標として同等の麻酔効果を得るためには，リドカインはアルチカインの約2.5倍の投与量が必要であった（図3-Ⅳ-3）[3]．

放射線同位元素である^{14}Cラベルリドカインを用いて，家兎下顎切歯部歯槽粘膜に浸潤麻酔を行った後の12.5 μg/mLアドレナリン含有リドカインの組織内分布を観察すると，根尖部付近のリドカイン濃度は注射5分後に最高となり，アドレナリン非含有の場合には注射後速やかに血管内に吸収されてしまうことが示唆された[4]．

アドレナリンはそれ自体には局所麻酔作用はなく，血管収縮による神経線維の一過性低酸素

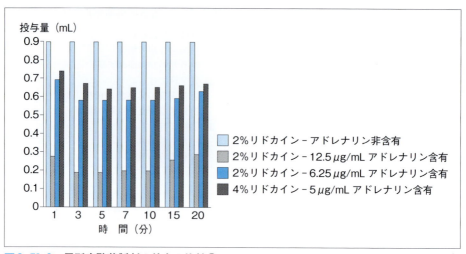

図3-Ⅳ-2　局所麻酔薬製剤の効力の比較①　　　　　　　　　　(Ohkado et al, 2001[2])
横軸に示された時間における各局所麻酔薬のED$_{50}$．

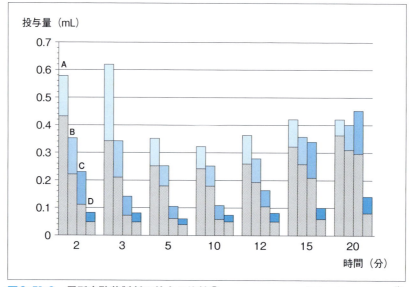

図3-Ⅳ-3　局所麻酔薬製剤の効力の比較②　　　　　　　　　　(Miyoshi et al, 2000[3])
横軸に示された時間における各局所麻酔薬のED$_{95}$とED$_{50}$．
A：0.03単位/mLフェリプレシン含有3%プロピトカイン，B：12.5 μg/mLアドレナリン含有2%リドカイン，C：6 μg/mLアドレナリン含有4%アルチカイン，D：12 μg/mLアドレナリン含有4%アルチカイン．

状態によって局所麻酔薬の麻酔効果が増強されると考えられている[5,6]．したがって，アドレナリンの血管収縮作用が強すぎれば，神経線維は虚血状態となり，麻酔後の感覚鈍麻を起こす可能性は否定できない．

フェリプレシンはアドレナリンと比較して血管収縮作用が弱い．アドレナリンがリドカインの麻酔効果を増強するのと同程度にフェリプレシンがプロピトカインの麻酔効果を増強できるかについては明らかではない．前述した実験モデルで，0.03単位/mLフェリプレシン含有3%プロピトカインと12.5 μg/mLアドレナリ

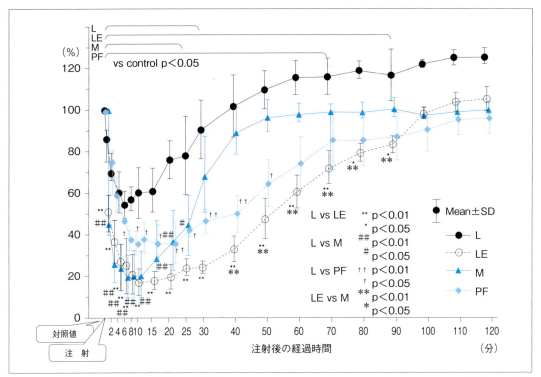

図3-Ⅳ-4　局所麻酔薬製剤の効力の比較③　　　　　　　　　　　　　　　　　　　　　　（笹尾，2006[12]）
縦軸は体性感覚誘発電位の振幅の変化率
L：リドカイン，LE：アドレナリン含有リドカイン，M：メピバカイン，PF：フェリプレシン含有プロピトカイン．

ン含有2%リドカインとを比較すると，前者は後者よりも作用発現が遅く，速やかな麻酔効果を得るためには約2倍の量が必要であった（図3-Ⅳ-3）[3]．

アドレナリン含有リドカインにマニトールを添加すると，下顎孔伝達麻酔時の歯髄麻酔効果が増強されることが報告されている[7-9]．しかし，この効果は上顎の浸潤麻酔では認められていない[10]．

(2) 作用持続時間の延長

局所麻酔薬が血管内に吸収されにくくなるため，注射部位において高い局所麻酔薬濃度が持続し，作用持続時間が延長する[11]．市販製剤の作用持続時間を比較すると，アドレナリン含有リドカイン製剤＞フェリプレシン含有プロピトカイン製剤＞メピバカイン製剤の順で短くなる（図3-Ⅳ-4）[12,13]．

リドカイン製剤では，アドレナリン濃度が12.5 μg/mL，5 μg/mL，3.3 μg/mL（1/300,000）と低下するにつれ，作用持続時間が短くなる．3.3 μg/mLアドレナリン含有リドカインと0.03単位/mLフェリプレシン含有3%プロピトカインの作用持続時間はほぼ等しい（図3-Ⅳ-5）[14]．

なお，アドレナリンやフェリプレシンなどの血管収縮薬だけでなく，デキストランやコンドロイチン硫酸ナトリウムなどの高分子化合物がリドカインの作用持続時間を延長して麻酔効果を増強することが動物実験で示されている[12,15,16]．

2) 安全性に対して

(1) 局所麻酔薬中毒の予防

アドレナリン含有の有無によってリドカイン口腔組織内注射後の血漿リドカイン濃度を比較すると，アドレナリン含有時には非含有時と比

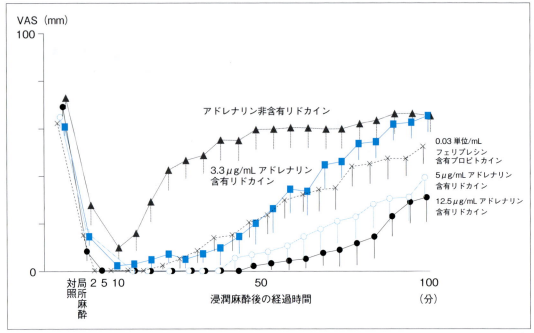

図3-Ⅳ-5　血管収縮薬の濃度差が麻酔効果に及ぼす影響　　　　　　　　　　　　　　　　　（岡，1990）[14]

較して血漿リドカイン濃度は約1/2であった[17]．したがって，リドカインの基準最高用量はアドレナリン非含有で200 mgであるのに対してアドレナリン含有では500 mgとなる．なお，プロピトカインの基準最高用量はフェリプレシン非含有で400 mgであるのに対して，フェリプレシン含有では600 mgとなる．

アドレナリンは血管外の局所麻酔薬が血中へと吸収されるのを阻害するが，その一方で，血漿アドレナリン濃度が高いほうが局所麻酔薬のけいれん閾値は低下する[18-20]．

(2) 局所麻酔薬使用量の節減

血管収縮薬の含有によって局所麻酔薬の麻酔作用が増強され，作用持続時間が延長するので，局所麻酔薬の使用量を節減できる．しかし，実際の使用時には各製剤としての臨床的な麻酔効力を考慮しなければならない．歯科用注射用の各製剤の添付文書によると，通常の成人に対する歯科治療に際して，アドレナリン含有リドカイン製剤では「0.3～1.8 mLを使用する」と記載されているのに対して，フェリプレシン含有プロピトカイン製剤とメピバカイン製剤では「1回1管（1.8 mL）を注射する」と記載されている[21-23]．

3) 手術に対して

(1) 出血量の減少

血管収縮薬は注射局所の血管を収縮させるので，浸潤麻酔で使用すれば術野からの出血量を減少させることができる．アドレナリンは主に毛細血管の動脈側に作用し，フェリプレシンは静脈側に作用するため，血管収縮作用はアドレナリン≫フェリプレシンとなる（図3-Ⅳ-6）[24]．

(2) 術野の明視化

血管収縮薬によって術野からの出血量が減少することによって術野が明視化され，手術操作が行いやすくなる．このことは歯科口腔外科領域の手術や治療にとってきわめて有用である．

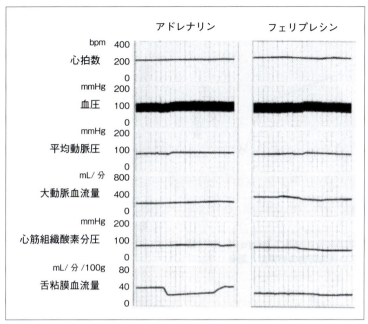

図3-Ⅳ-6 アドレナリンとフェリプレシンの循環作用の比較

(縣ほか，1998[24])

2. 使用薬物

1) アドレナリン

アドレナリンは交感神経作動性生体アミンの一種である．アドレナリン受容体はα_1受容体，α_2受容体およびβ受容体の3種類に大別できる．各受容体はさらにα_1受容体がα_{1A}，α_{1B}，α_{1D}に，α_2受容体がα_{2A}，α_{2B}，α_{2C}に，β受容体がβ_1，β_2，β_3のサブタイプに分類される．

α_1受容体はGqタンパク共役型であり，刺激によってホスホリパーゼCが活性化されてイノシトール1,4,5-三リン酸（IP_3）が産生され，細胞内カルシウム濃度が上昇する．α_2受容体はGiタンパク共役型であり，刺激によってアデニル酸シクラーゼが抑制されてcAMP濃度が低下する．β受容体はGsタンパク共役型であり，刺激によってアデニル酸シクラーゼが活性化されてcAMP濃度が上昇する．それぞれの受容体が刺激された際にみられる作用を表3-Ⅳ-2に示す[25]．

(1) 生理活性物質としての性質

アドレナリンは交感神経系の緊張にしたがって副腎髄質から分泌されるホルモンである．生体内に存在するアドレナリンと局所麻酔薬に含有される合成のアドレナリンはいずれも左旋性である．

ほとんどのアドレナリンはカテコール-O-メチルトランスフェラーゼ（COMT）またはモノアミンオキシダーゼ（MAO）によって代謝され，5%以下がそのまま尿中に排泄される（図3-Ⅳ-7）[26]．COMTはシナプス間隙，血液，肝，腎の可溶性分画などに存在し，生体外から投与された（外因性）アドレナリンや生体内で分泌された（内因性）アドレナリン，ノルアドレナリンの多くはまずCOMTで分解される．一方，MAOは神経終末，副腎髄質クロム親和性細胞やその他の細胞のミトコンドリアに多く存在し，主に神経終末に再取り込みされたノルアドレナリンを代謝する．

アドレナリンの血中半減期は数十秒〜1分以内である．また，経口投与されたアドレナリン

表3-Ⅳ-2　アドレナリン受容体サブタイプの特徴

	作動薬	作用部位	作用
α受容体			
α_1	A≧NA≫ISP	血管平滑筋 腸平滑筋 膀胱括約筋 肝	収縮 弛緩 収縮 グリコーゲン分解
α_2	A≧NA≫ISP	NA作動性神経終末 血管平滑筋 膵β細胞	NA放出抑制 収縮 インスリン分泌抑制
β受容体			
β_1	ISP＞NA＝A	心臓 腎	心拍数，心収縮力，伝導速度増加 レニン分泌促進
β_2	ISP≫A≫NA	血管，気管支，胃腸，尿路，子宮の平滑筋 肝	弛緩 グリコーゲン分解
β_3	ISP＝NA＞A	脂肪細胞	脂肪分解

A：アドレナリン，NA：ノルアドレナリン，ISP：イソプレナリン　　　　　　　　　　　　（稲永，2003[25]）

は速やかに分解されるため，薬理作用を示さない．なお，歯科注射用カートリッジ中のアドレナリンは，ゴム栓の存在下に紫外線や高温で容易に分解される（図3-Ⅳ-8）[27,28]．したがって，アドレナリン含有の歯科注射用リドカインカートリッジは凍結を避け，冷暗所に保管することが重要である．

(2) 薬理作用

①循環系

アドレナリンは主に細動脈に作用し，皮膚・粘膜血管収縮（α_1およびα_2作用），心刺激（β_1作用），骨格筋血管拡張（β_2作用）を示す．口腔粘膜下にアドレナリンを投与した場合，血漿アドレナリン濃度は投与後3分で最高値に達し，その後低下する．しかし，投与後30分経過しても，なお最高血漿アドレナリン濃度の60%程度を維持している[29]．

a. 局所血管収縮作用

注射部位では，血管収縮作用によって粘膜血流量が注射5分後に対照値の20%以下にまで減少し，この減少は30～40分間持続する[30]．歯髄血流量も同様の変化を示す（図3-Ⅳ-9）[31]．

したがって，アドレナリンの過量投与は，特に歯根膜内麻酔後には，歯髄血流量減少や抜歯後のドライソケットを起こす可能性がある．

b. 全身作用

血管内に吸収されたアドレナリンは，心拍数増加と心筋収縮力増強によって心拍出量を増加させるが，骨格筋血管の拡張によって全末梢抵抗が減少し，血圧は大きく変化しない[32,33]．ただし，血圧が上昇しなくても，心拍数増加と心筋収縮力増加とによって心筋酸素消費量が増加すると考えられるので，心筋虚血症状が強い患者では，アドレナリンの使用に細心の注意が必要である．

健康ボランティアを対象として，臨床で通常に使用される，カートリッジ1～2本分のアドレナリンによる循環の変化を観察した結果は以下の通りである（図3-Ⅳ-10）[33]．

アドレナリンはまず全末梢抵抗を減少させ，ついで心拍数と心筋収縮力を増加させた．血漿アドレナリン濃度がかなり上昇しなければ血圧は上昇せず，カートリッジ1～2本分のアドレナリンによる血漿アドレナリン濃度の上昇では

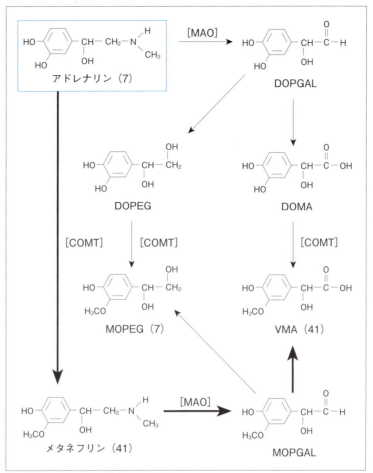

図3-Ⅳ-7 アドレナリンの代謝（数字は尿中の存在比率）
(LaBrosse et al, 1961[26])

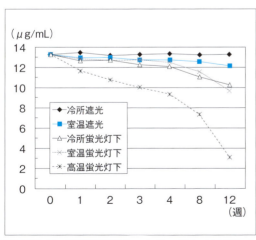

図3-Ⅳ-8 局所麻酔薬カートリッジ内のアドレナリン濃度の経時的変化
（櫻井ほか，1986[27]）

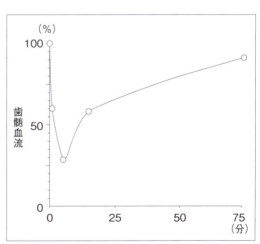

図3-Ⅳ-9 10μg/mLアドレナリン含有2％リドカイン1mL骨膜上注射後の歯髄血流の変化
(Kim et al, 1984[31])

Ⅳ 血管収縮薬 | 133

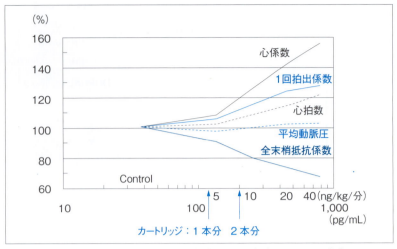

図3-Ⅳ-10 アドレナリン持続静脈注射時の循環系パラメータの変化
(一戸ほか，1990[33])

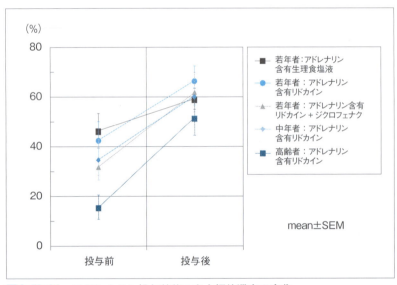

図3-Ⅳ-11 アドレナリン投与前後の血小板停滞率の変化
(Ichinohe et al, 1997[34])

血圧の変化はわずかであった．カートリッジ1本分のアドレナリンでは心拍数も血圧もほとんど変化せず，2本分では心拍数が10％程度，収縮期血圧が5％程度上昇した．アドレナリンによる心拍出量の増加はまず全末梢抵抗減少によってもたらされ，ついで心拍数増加と心筋収縮力増加が関与した．アドレナリンは心仕事量を増加させたが，そのほとんどは容積仕事量であり，心筋酸素消費量の増加は相対的に少なかった．したがって，アドレナリン投与後の心筋酸素需給バランスは維持されていた．

アドレナリンはα_2作用によって血小板凝集を促進する．歯科注射用カートリッジに換算すると，カートリッジ4～5本分以上のアドレナリンの投与では，血小板凝集が促進される可能性がある（図3-Ⅳ-11）[34]．

②呼吸系

アドレナリンはβ_2作用によって気管支平滑筋を弛緩させ，気管支を拡張して分時換気量を増加させる．アドレナリンを静脈注射すると，一過性無呼吸とその後の呼吸促進がみられる．無呼吸は圧受容体機能による反射性呼吸抑制である．

健康ボランティアを対象として，臨床で通常に使用される，カートリッジ1〜2本分のアドレナリンによる呼吸の変化を観察した結果，アドレナリンは酸素消費量と二酸化炭素排出量を増加させたが，その変化は循環に比べて小さかった[33]．

③代謝・内分泌系

アドレナリンは血糖，遊離脂肪酸，乳酸を増加させる一方，インスリン分泌を抑制する[35]．カートリッジ1〜2本分のアドレナリンでは血糖値の上昇はわずかである．

④中枢神経系

アドレナリンは極性が強く，血液脳関門を通過しにくいため，中枢作用はほとんどみられない．アドレナリン投与後の不安，不穏，頭痛などの症状は，循環や呼吸作用の副次的症状であると考えられる．

⑤神経筋接合部

アドレナリンは非脱分極性筋弛緩薬の筋弛緩作用に対して，α受容体を介して作用を拮抗し，β受容体を介して作用を増強する[36-39]．

(3) アドレナリンの含有濃度

歯科用注射用カートリッジ製剤では，麻酔効果と安全性のバランスから，12.5 μg/mLの濃度でアドレナリンが含有されている．1カートリッジ（1.8mL）中のアドレナリンの総量は22.5（12.5×1.8）μgとなる．アドレナリン酒石酸水素塩含有リドカイン製剤の場合には，アドレナリン濃度に換算すると13.3 μg/mL（1/73,000）であり，1カートリッジ中のアドレナリンの総量は23.9 μgとなる．健康成人ではアドレナリンの総投与量が200〜300 μg以下であれば全身的な異常はみられない．

2) フェリプレシン

フェリプレシン（2-フェニルアラニン-8-リジンバソプレシン）は，抗利尿ホルモンであるバソプレシンの血管収縮作用を強めた合成ポリペプチドである．

(1) 薬理作用

①循環系への影響

a. 局所血管収縮作用

主に細静脈に作用するので，注射部位の血流減少効果はアドレナリンと比較してかなり弱い[24]．また血管収縮の作用発現も遅い．

b. 体循環系への作用

本態性高血圧症患者にフェリプレシン含有プロピトカイン製剤を下顎孔伝達麻酔で投与すると，カートリッジ1〜2本分では心拍数と血圧はほとんど変化しなかった．カートリッジ3〜4本分以上の投与では，心拍数が減少し，血圧が上昇した．左室収縮時相で心機能を評価し，投与5分後の値で比較してみると，投与量依存性に心筋収縮力の指標となる$1/PEP^2$（PEP：前駆出期時間）の低下と心ポンプ機能の低下の指標となるPEP/LVET（LVET：左室駆出時間）の上昇とを認め，心機能が抑制されることが示唆された[40,41]（図3-Ⅳ-12）．健康成人に対して全身麻酔中に使用したフェリプレシン含有プロピトカイン製剤が原因となった可能性が示唆される冠動脈攣縮の症例も報告されている[42]．

動物実験では，いくつかの報告でフェリプレシンによる心機能抑制や心筋酸素需給バランスの悪化が報告されている[43-47]．体重換算でカートリッジ3〜4本分に相当する量以上のフェリプレシンの投与で，冠動脈収縮による心筋組織血流量の減少と心筋組織酸素分圧の低下を認めた[47]．これらの変化は冠動脈拡張作用のあるアムリノンとアデノシン3リン酸で改善された[48]．

アドレナリン含有リドカイン製剤またはフェリプレシン含有プロピトカイン製剤を体重換算にしてカートリッジ2, 4および8本分の量で舌

Ⅳ　血管収縮薬 | 135

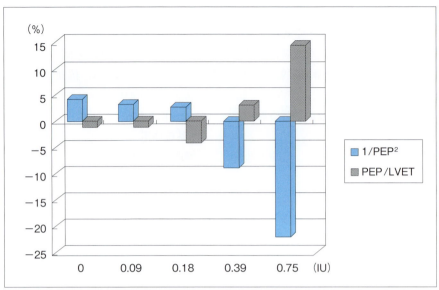

図3-Ⅳ-12　本態性高血圧症患者にフェリプレシン含有プロピトカインを投与したときの左室収縮時相の変化　　　　　　　　　　　　　　　　　　（砂田，1992[40]）より改変）
PEP：前駆出期時間，LVET：左室駆出時間．

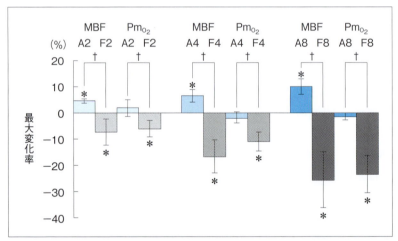

図3-Ⅳ-13　アドレナリン（A）とフェリプレシン（F）が心筋組織血流量（MBF）と心筋組織酸素分圧（Pm_{O_2}）に及ぼす影響　（Inagawa et al, 2010[50]）
2, 4, 8の数字は体重換算したカートリッジの本数を示す．
＊：対照値との有意差（$p<0.05$），†：2群間の有意差（$p<0.05$）．

筋内に注射した動物実験によると，アドレナリン含有リドカインの投与後には心筋酸素需給バランスが維持されていたのに対して，フェリプレシン含有プロピトカインの投与後には心筋酸素需給バランスが悪化し，心筋組織酸素分圧はカートリッジ4本分で約10%，8本分で約25%低下した（図3-Ⅳ-13）[49, 50]．

つまり，フェリプレシンの大量投与は冠動脈収縮と心機能抑制をもたらし，酸素需給バランスを悪化させることが示唆される．これらのこ

とから，虚血性心疾患患者にフェリプレシン含有局所麻酔薬を使用する場合，カートリッジ2本分以内に制限することが安全であろうと考えられる．

また，フェリプレシンは大量では子宮収縮作用があるとされている[51]．ただし，この「大量」の具体的な数値は明らかではない．

(2) フェリプレシンの含有濃度

歯科注射用カートリッジ製剤では，0.03単位/mLの濃度でフェリプレシンが含有されている．

3. 薬物相互作用[21-23]

1) β遮断薬

β遮断薬には$β_1$受容体選択性のものと非選択性のものとがあり，さらに内因性交感神経刺激作用をもつものともたないものとがある．非選択性で内因性交感神経刺激作用をもたないβ遮断薬の代表がプロプラノロールである．プロプラノロールの適応は，本態性高血圧症（軽症〜中等症），狭心症，期外収縮（上室性，心室性），発作性頻拍の予防，頻拍性心房細動，洞性頻脈，新鮮心房細動，発作性心房細動の予防などである．プロプラノロール常用者に対してアドレナリン含有リドカインを使用すると，そのβ遮断作用によってアドレナリンのα作用が優位となり，全末梢抵抗が増加するために血圧が著明に上昇する可能性がある（図3-Ⅳ-14）[52]．心拍数は反射性に徐脈となる．動物実験では血圧の著明な上昇に伴い，肺水腫を起こしたとの報告もある[53,54]．

2) 三環系抗うつ薬，MAO阻害薬

うつ病やうつ状態に使用されるアミトリプチリン，イミプラミンなどの三環系抗うつ薬やMAO阻害薬は，交感神経終末におけるカテコラミンの再取り込みを阻害し，受容体近傍でのカテコラミン濃度を上昇させるために，アドレナリンの作用を増強する．したがって，これらの薬物の常用者に対してアドレナリン含有リドカインを使用すると血圧上昇を起こすことがある．

3) α遮断薬，抗精神病薬

高血圧で使用される$α_1$遮断薬のプラゾシンなどに加え，統合失調症などの精神疾患に使用されるクロルプロマジンなどのフェノチアジン誘導体やハロペリドールなどのブチロフェノン誘導体はα遮断作用を有している．したがって，これらの薬物の常用者に対してアドレナリン含有リドカインを使用すると，そのα遮断作用によってアドレナリンのβ作用が優位となり，全末梢抵抗が減少するために血圧が過度に低下する可能性があるといわれている．しかし，抗精神病薬とアドレナリンの相互作用によると考えられる血圧低下の頻度は0.014％ときわめて低く，動物実験でもその可能性はきわめて小さいと報告されている[55-57]．

4) 分娩促進薬，麦角アルカロイド

分娩促進薬のオキシトシンや麦角アルカロイドのエルゴメトリンとアドレナリン含有リドカインとを併用すると，血管収縮作用が増強され，血圧上昇を起こすことがある．

5) 抗不整脈薬

クラスⅢ抗不整脈薬のアミオダロンとアドレナリン含有リドカイン，フェリプレシン含有プロピトカインまたはメピバカインとを併用すると，心機能が抑制されることがある．

クラスⅠb抗不整脈薬のアプリンジンとメピバカインとを併用すると，中枢神経系および心臓に対する副作用が増強される可能性がある．

6) ハロゲン含有吸入麻酔薬

ハロタンなどのハロゲン含有吸入麻酔薬は心筋細胞のアドレナリン感受性を亢進させるため，アドレナリン含有リドカインを使用すると重篤な不整脈や心停止を起こすことがある．

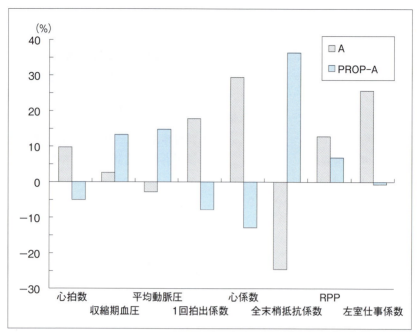

図3-Ⅳ-14　アドレナリン（A）持続静脈注射時の循環系パラメータに及ぼすプロプラノロール（PROP）の影響　　　　　　　　　　　　　　　　　　　　　　　　　　　　（Ichinohe, 1991[51]）

4. 臨床的考察

1) 添付文書に記載された注意事項

　局所麻酔薬を含めた治療用医薬品は，当然のことながらその適応（用法・用量と効能・効果）を守って使用するのが基本である．同時に，薬物投与にあたっては，「禁忌」，「重要な基本的注意」，「特定の背景を有する患者に関する注意」，「相互作用」，「副作用」などの注意事項を遵守して使用しなければならない．

2) 注意すべき状況・病態

(1) 循環系疾患

　前述したように，アドレナリンは心拍数増加と心筋収縮力増強によって心拍出量を増加させるが，骨格筋血管の拡張によって全末梢抵抗が減少し，血圧は大きく変化しない．したがって，アドレナリン含有リドカインの使用後には，心拍数と血圧といった通常のモニタリング項目のみからではわからない循環動態の変化が起きていることを知っておく必要がある．しかも，血圧が上昇しなくても，心拍数増加と心筋収縮増加とによって心筋酸素消費量が増加すると考えられる．

　以上のことから，循環器疾患患者にアドレナリン含有局所麻酔薬を使用する場合，New York Heart Association（NYHA）による心疾患の重症度分類やWHOによる高血圧症の病期分類にもとづいて疾患の重症度を判定し，軽症から中等症では45μg以内，重症では22.5μg以内のアドレナリン量に制限することが安全である．また，非選択性β遮断薬常用者でもカートリッジ1本分以内とする．さらに，閉塞性肥大型心筋症患者に対してはアドレナリン含有リドカインの使用は避けるべきである（表3-Ⅳ-3）[58]．

　循環器疾患患者にフェリプレシン含有プロピトカインを使用する場合についても，フェリプレシンの大量投与は冠動脈収縮と心機能抑制をもたらし，酸素需給バランスを悪化させると考えられることから，虚血性心疾患患者にフェリプレシン含有プロピトカインを使用する場合，

表3-Ⅳ-3　循環系疾患合併患者に対する局所麻酔薬含有アドレナリンの使用基準

	45 μgまで	22.5 μgまで
心疾患	NYHA分類1度・2度	NYHA分類3度
高血圧症	WHO分類1期・2期	WHO分類3期 β遮断薬常用者

閉塞性肥大型心筋症ではアドレナリン含有リドカインは禁忌. （金子, 1996[58]より改変）

カートリッジ2本分以内に制限することが安全であろうと考えられる.

血管収縮薬含有局所麻酔薬注射後の循環変動は, そのすべてが血管収縮薬に起因するものではなく, 注射に対する恐怖, 針刺入時の疼痛, 薬液注入時の疼痛など, 多くの因子が関連して起こる. したがって, 血管収縮薬含有局所麻酔薬注射後の循環変動を予防するためには, 血管収縮薬の作用ばかりに目を向けるのではなく, 注射そのものによる精神的・身体的ストレスを最小限にする努力が必要である.

(2) 糖尿病

アドレナリンは糖代謝に影響を与えるが, カートリッジ1～2本分のアドレナリンでは血糖値の上昇はわずかである. したがって, コントロールが良好な糖尿病患者であれば, アドレナリン含有リドカインの使用はさほど大きな問題とはならない.

(3) 甲状腺機能亢進症

コントロールされていない甲状腺機能亢進症患者に対するアドレナリン含有リドカインの使用は避けるべきである. 一方, コントロールが良好な甲状腺機能亢進症患者に対するカートリッジ1～2本分のアドレナリン含有リドカインの使用は問題ない.

(4) 高齢者

高齢者は循環器疾患など多くの基礎疾患を有しており, さまざまな薬物を常用している. 血管収縮薬がこれらの疾患に及ぼす影響や, 血管収縮薬と常用薬との薬物相互作用について理解しておく必要がある. アドレナリン含有リドカインを使用する場合, 血圧の程度と予想される総使用量によっては, アドレナリン濃度を1/2に希釈して投与することも考慮する.

(5) 妊娠

アドレナリンは通常使用量では子宮筋を弛緩させて子宮血流量を増加させるが, 大量投与では子宮血流量を減少させる. フェリプレシンは大量投与で子宮収縮を起こす. 加えて, プロピトカインはリドカインよりも胎盤通過性が大きい. これらのことから, 妊婦に対する局所麻酔では少量のアドレナリン含有リドカインが安全であると考えられる[59].

3) 口腔組織

アドレナリンはその血管収縮作用によって局所の組織血流量の減少と低酸素状態とを起こす. このため, アドレナリンの作用が強すぎた場合には局所組織に対する為害性を示すことになる.

下顎大臼歯部の抜歯を浸潤麻酔のみで行おうとした場合, 歯根膜血流が減少しやすく, その結果としてドライソケットを起こす恐れもある. 特に歯根膜内麻酔を行った場合には, 通常の浸潤麻酔よりもドライソケットの発現率が高くなる可能性がある. このような場合には血管収縮薬を含有していないメピバカイン製剤も選択の余地があるが, 作用持続時間が短く出血量が多くなることを知っておかなければならない.

アドレナリン含有リドカインを用いた歯根膜内麻酔では歯髄血流量が著明に減少することが報告されており, このことが歯根膜内麻酔を用

いた歯の切削後の歯髄障害の危険因子としてあげられている．しかし，歯の切削後の歯髄障害には，齲蝕の程度や切削時の状況など多くの因子が関与しており，歯根膜内麻酔と歯髄障害とを単純に結びつけることはできない．歯髄細胞活性は低酸素状態であってもかなりよく維持されることが報告されている[60]．いずれにせよ，この場合にもメピバカイン製剤の使用は考慮の余地がある．

糖尿病患者に対するアドレナリン含有リドカインの使用は，少量であれば全身的には大きな問題とならないが，注射局所では，糖尿病による易感染状態のために血流減少による刺入点部潰瘍や感染が起こりやすい．

4) 全身麻酔

全身麻酔時における局所麻酔薬の使用の目的は，血管収縮薬による出血量の節減と，局所麻酔作用による全身麻酔薬の使用量の節減である．このことによって先行鎮痛preemptive analgesiaの効果が期待でき[61]，術後の回復も促進される．

全身麻酔時には通常の意識下の状態よりも全身麻酔薬によって口腔組織の毛細血管が拡張している．このため，血管収縮薬含有局所麻酔薬はより速やかに血管内に吸収され，全身作用をもたらす．

(1) 循環系

アドレナリン含有局所麻酔薬を使用した場合，血圧はβ_2刺激作用によると思われる一過性の低下の後に上昇する二相性の変化を示す[62]．血圧上昇はアドレナリン投与量が40 μgを超えると明らかとなる[63]．心拍数は一過性の増加の後，投与前と同程度に戻る．意識下と同様に，血圧や心拍数の変化率と比較して心拍出量や全末梢抵抗の変化率が大きい．

(2) 呼吸系

調節呼吸下では，アドレナリン含有局所麻酔薬の投与によって呼気終末二酸化炭素分圧（Et_{CO_2}）と動脈血二酸化炭素分圧（Pa_{CO_2}）が上昇する[35,64]．この理由は心拍出量の増加とそれに引き続く代謝亢進のためであると考えられる[35]．

(3) 代謝系

アドレナリン含有局所麻酔薬の投与によって血糖，遊離脂肪酸，乳酸が増加し，インスリン分泌が抑制される．血清カリウム濃度は低下し，その低下量は最高血漿アドレナリン濃度と負の相関を示す[65]．血清カリウム濃度の低下によって心電図T波が平低化する．この変化はアドレナリン含有局所麻酔薬投与後20分で最大となる[65]．

V 局所麻酔に必要な解剖

1. 伝達麻酔のための解剖

伝達麻酔は，奏効部位より中枢寄りで比較的神経が密集している神経幹または神経叢に麻酔薬を停留させ，それより末梢の部位の麻酔を得ようとする方法である．したがって，周囲の部位を含めて局所の解剖を熟知しておく必要がある．

歯科の麻酔領域で注目すべき神経は，脳神経の中でも最大の三叉神経である．その中の麻酔に関係する知覚根は，脳幹から出た後に側頭骨錐体尖の近くを通り，後頭蓋を経て中頭蓋に達する．その後，三叉神経節をつくり，眼神経（第1枝），上顎神経（第2枝），下顎神経（第3枝）の3枝に分岐する．そのうち，一般の歯科診療に関与するのは，上顎神経（第2枝）と下顎神経（第3枝）である．

1) 上顎神経（図3-V-1, 2）

三叉神経の第2枝である上顎神経は，三叉神経節より蝶形骨にある正円孔から頭蓋腔を出て翼口蓋窩に入る．

(1) 眼窩下神経

ここで主枝は眼窩下神経となり，下眼窩裂から眼窩を通り，眼窩下孔から顔面の前部に分布

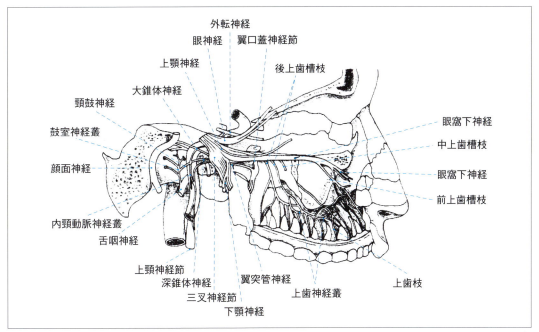

図3-V-1　上顎神経　　　　　　　　　　　　　　　　　　　　　　　　　　　　　　　　　　　　　　（大井，2003[1]）

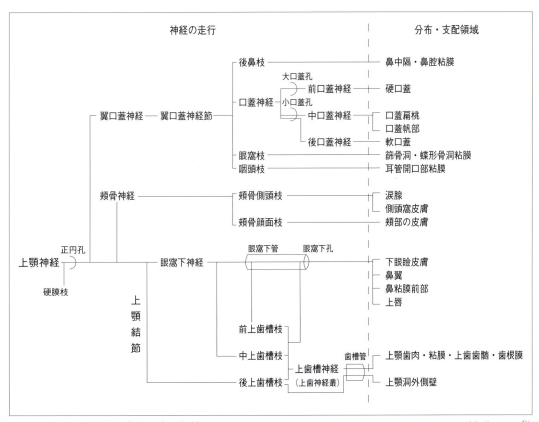

図3-V-2　上顎神経の走行と支配領域　　　　　　　　　　　　　　　　　　　　　　　　　　　　　　（大井，2003[1]）

する．この神経は翼口蓋窩で後上歯槽枝を出し，上顎の大臼歯部に分布する．また，眼窩下孔で中上歯槽枝を出し，上顎の小臼歯部に分布する．さらに，眼窩下神経は眼窩下管内で前上歯槽枝を出し，上顎の前歯部に分布する．ただし，これら3枝は，存在が不規則で，後上歯槽枝あるいは前上歯槽枝が第二小臼歯を支配する場合があり，さらに，前上歯槽枝が左右で吻合することもある．これらは，上歯槽神経叢とよばれる神経叢となって，上顎のそれぞれの歯に分布する他，この神経叢から出る上歯枝，上歯肉枝は歯肉にも分布する．すなわち，片側の眼窩下神経が分枝しながらも結果的に同側の歯ならびに歯周組織に分布していることになる．

(2) 口蓋神経

上顎神経の内側枝は翼口蓋窩で翼口蓋神経となり，翼口蓋神経節で眼窩枝（眼窩骨膜），咽頭枝（咽頭鼻部粘膜），後鼻枝（鼻腔外側壁，鼻中隔粘膜後部，切歯孔部粘膜）と口蓋神経とに分かれる．この口蓋神経はさらに大口蓋孔から出て硬口蓋に分布する前口蓋神経，小口蓋孔から出て口蓋扁桃と口蓋帆部に分布する中口蓋神経，軟口蓋に分布する後口蓋神経の3枝に分かれる．

(3) 鼻口蓋神経

翼口蓋神経節の内側から起こった鼻口蓋神経は鼻中隔粘膜下に分布し，さらに切歯管を抜け切歯孔より前歯部の口蓋粘膜に分布するが，この部位で前口蓋神経と吻合している．

(4) 頰骨神経

上顎神経の外側枝である頰骨神経は頰骨側頭枝と頰骨顔面枝となり，顔面の側方部の皮膚に分布する．

2) 下顎神経 (図3-V-3, 4)

三叉神経のうち最も太い下顎神経は，頭蓋内の三叉神経節で分かれた後，蝶形骨大翼の卵円孔を通り，外側翼突筋の内面から翼状下顎隙に入る．この隙は外側翼突筋，下顎枝内面，内側翼突筋，頰筋，耳下腺に囲まれている．そこから下顎枝の内側を通り，硬膜枝，咀嚼筋枝，顔面の側部の皮膚に分布する頰神経，耳介側頭神経，舌神経を分枝し，下顎孔を抜けて下歯槽神経となる．下歯槽神経は下顎骨内の下顎管を通り，下顎の各歯に分かれ，最終的にオトガイ孔から出てオトガイ神経となる．

(1) 頰神経

下顎神経が卵円孔を抜けた直後に分かれた頰神経は，外側翼突筋の中を通り，前下方に走る．その後，下顎枝の前縁から頰筋に分布し，頰粘膜や皮膚を支配する．頰筋外側から前方は側切歯，後方は臼後三角までの頰側歯肉に分布する．

(2) 舌神経

下歯槽神経の前内面を下行する舌神経は，内側翼突筋の前縁から舌の外側縁に至る．分枝は舌骨舌筋とオトガイ舌筋の間から舌の内部に入る．その結果，舌前方の2/3の粘膜の知覚ならびに味覚，一部は舌側歯肉の知覚を支配する．また，舌神経は顔面神経の分枝である鼓索神経と結合し，味覚と顎下腺・舌下腺への分泌神経線維を受け，さらに，最終的に舌下神経の枝と結合している．

(3) 下歯槽神経

感覚神経だけでなく運動神経を含む下歯槽神経は，舌神経を分枝し，下顎孔に入る直前に顎舌骨筋神経を分枝する．下顎孔から下顎管に入るときに下歯槽動・静脈を伴い，臼後枝，臼歯枝，切歯枝などの下歯槽枝を分けるが，これらは吻合して下歯神経叢となり，オトガイ孔まで達する．下歯神経叢から歯髄や歯肉に分布し，下歯肉枝は下顎歯肉を支配する．

(4) オトガイ神経

下顎管から出たオトガイ神経は下唇枝とオトガイ枝，切歯枝に分かれる．下唇枝は下唇の皮膚ならびに粘膜に分布し，オトガイ枝はオトガイ部皮膚，切歯枝は切歯管を通り，正中部で舌側歯槽縁から出て同部位の舌側歯肉に分布し，正中部で吻合する．さらに，オトガイ神経の分

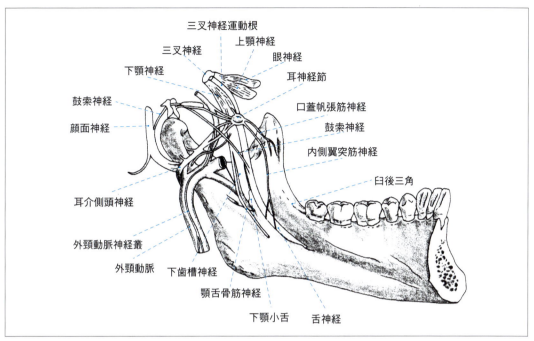

図3-V-3　下顎神経　(大井，2003[1])

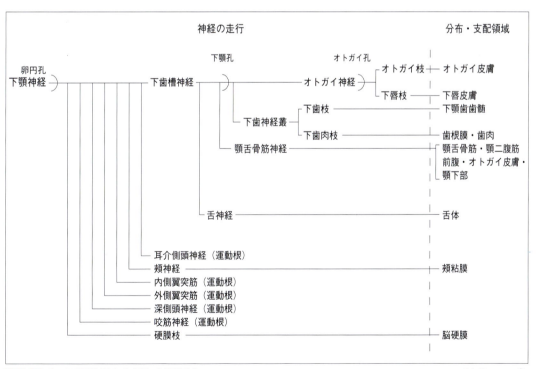

図3-V-4　下顎神経の走行と支配領域　(大井，2003[1])

V　局所麻酔に必要な解剖　143

枝は中切歯から第一小臼歯まで及ぶ．

2. 浸潤麻酔のための解剖

　歯は，顎骨の歯槽骨に歯根膜を介して強固に植立していて，麻酔薬が浸潤するのを妨げている．歯肉は不動性で，辺縁歯肉と乳頭歯肉からなる遊離歯肉と，遊離歯肉溝から粘膜歯肉境界線までの付着歯肉からなる．歯肉は歯面・歯槽骨面との間に密な結合組織があり，粘膜下組織はなく，上皮は厚く角化している．また，付着歯肉には痛点が多いといわれている．粘膜歯肉境界線から歯肉頰移行部までを歯槽粘膜とよび，軟らかく，粘膜下組織がある．歯槽骨面との間は疎な結合組織で満たされている．

1) 上顎骨

　上顎骨の歯槽突起は唇・頬側とも薄く，第二大臼歯を除き，各歯の根尖部付近の骨も薄い．また，骨自体が下顎骨に比較して多孔性で薬剤が浸潤しやすい．犬歯部唇側や第一小臼歯部頬側はそれぞれの歯の歯槽突起からの骨穿孔がみられることがある．

2) 下顎骨

　歯を把持する歯槽突起は前歯部では薄いものの，臼歯部に向かうに従って上顎骨に比べて著しく厚くなる．さらに上顎骨に比べて骨質が緻密になり，骨小孔も少ない．そのために局所麻酔薬の浸透は緩徐で，薬液の浸潤には時間を要する．なお，前歯部唇側と小臼歯部頬側には骨穿孔が認められることがある．

3. 小児の局所麻酔のための解剖

　よくいわれていることであるが，小児は成人を単に小型化したものではなく，部位によって，あるいは歴齢が上がるに従って各部位の位置や大きさは異なるのが特徴である．このことは局所麻酔に際しての解剖学的特徴にもいえる．小児は成長が著しいので，常に相対的な位置は変化し，一概に小児の解剖学的特徴を述べるのは困難である．ただし，乳歯と永久歯，それらの交換（混合歯列期）などのダイナミックな変化があるので，局所麻酔にあたっては解剖学的な特徴を把握しておくことが望ましい．

　たとえば，下顎孔は歯列期を問わず常に下顎枝の最狭部で後方2/3に開口しているが，乳歯列期では咬合平面に対して下方に位置し，混合歯列期にほぼ同じ高さに，成人の永久歯列では約10 mm上方に位置する．また，オトガイ孔は歴齢が上がるとともに相対的に後方に位置するようになるので，小児では第一乳臼歯の根尖付近に，成人では第二小臼歯の根尖付近に開口している．

　乳歯に局所麻酔を行う場合には，現在の乳歯あるいは混合歯列の状況や後継する永久歯の形態を把握しておき，局所麻酔注射が後継永久歯に影響が及ばないようにする．

4. 高齢者の局所麻酔のための解剖

　高齢者においては，骨量は加齢に伴い減少する．齲蝕や歯周疾患により歯の喪失もみられ，いわゆる骨粗鬆症の進展に伴い，歯槽骨は脆弱化する．下顎骨の前歯部は唇側上方から歯槽骨の吸収が起こり，臼歯部は上方から水平の吸収がみられるようになる．ただし，残存歯があると，上顎骨より下顎骨の吸収は緩慢であるとされる．その結果，相対的な位置関係に変化がみられ，著しい場合にはオトガイ孔が上方に向かって開口したり，歯槽粘膜の直下に位置したりすることがある．下顎孔が低くなるうえに上面に露出したりすることがあり，伝達麻酔時には基準とするべき部位が変位していることを念頭におく．また，歯根膜が加齢により変性するので，後述する歯根膜内麻酔が難しくなることがある（第10章参照）．

Ⅵ 局所麻酔法

1. 表面麻酔法

　液体やスプレー，軟膏，ゼリーなどを局所に貼付したり接触させたりすることで麻酔効果を得ようとする方法で，歯科領域ではいわゆる注射による麻酔に先立って施行されることが多い．すなわち，注射針の刺入による痛みを和らげるために使われる．その他の表面麻酔の目的は，歯石除去などの表層で比較的簡単な短時間の処置の無痛状態をもたらすこと，表層の生検時の一時的な無痛状態を得ることなどであるが，完全な無痛を得るのは，現状の薬剤やそれらの濃度，貼付方法では難しい．そこで，多くは局所麻酔時の注射針刺入の痛みを緩和するために用いられている．

　作用させる前にクロルヘキシジンなどの消毒薬で注射針を刺入する部位をぬぐう．アルコールは粘膜を刺激するので避ける．清潔な綿球やガーゼで粘膜の水分を拭き取っておいたほうが，局所からの拡散を防止でき，表面効果がより確実になり，さらに不要な部位の麻酔や苦味などの不快感を及ぼさずに済む．なお，目的とする部位から薬剤が逸脱して口腔内深くまで達し，咽頭部や喉頭部にまで麻酔効果が及ぶ危険性も考えられる．したがって，スプレーを用いる際には口腔外で小さな綿球に噴霧してから口腔内におき，口腔内に直接吹きつけたりしない．綿球やロール綿などにリドカインゼリーを塗りつけたり，綿棒でペースト状の薬剤をすくったり，薬液を浸したスポンジを取り出したりして準備する（図3-Ⅵ-1～4）．このような表面麻酔薬を，目的とする局所に貼付して，表層から拡散によって浸潤するのを待つ．作用時間が長いほど，また，作用部位に薬剤が確実に停留するほど効果は確実になるので，綿球やロール綿を留置し，さらに，薬剤の漏出（リーク）を起こりにくくして濃度を維持したり，より確実に薬剤を停留させたりして作用時間を延長させる工夫をすることが多い．そのため，口唇粘膜や頰粘膜などで固定がしやすい唇・頰側を対象としたほうが，効果が確実になる（図3-Ⅵ-5～7）．

2. 伝達麻酔法

　中枢寄りの神経が密集している神経幹または神経叢に麻酔を施行して，それより末梢の部位の麻酔を得ようとする方法である．一度の麻酔で浸潤麻酔法に比べて広範囲の効果が得られる特徴がある．複数の歯や部位を処置する場合や，麻酔による局所の変形を避けたい場合に適応があるが，反対に処置しない歯や歯肉を一時的に麻痺させることになる．一方，注入部位が浸潤麻酔の部位よりも深部になるので，注射操作により神経や血管を損傷する可能性が高くなるといった欠点もあり，浸潤麻酔法に比べるとやや熟練した手技が要求される．

　歯科領域では従来，正円孔，卵円孔，眼窩下孔，大口蓋孔などの部位にそれぞれ伝達麻酔を施行してきたが，近年は下顎孔伝達麻酔法がほとんどで，その他はオトガイ孔，上顎神経前上歯槽枝，および切歯孔に限定されるようになってきている．

　なお，準備・後片付け中や刺入・注入操作時に注射針を誤って手指に刺してしまう事故（針刺し事故）は想像以上に多く，歯科医師ばかりでなく歯科衛生士などの医療従事者の感染の原因として大きな脅威になる．歯科で用いる注射針はほとんどが逆針（両側に針先が突き出ている特殊な注射針）となっていることもあり，危険性は高く，慎重に取り扱わなければならない．たとえば，使用直前まで注射針のキャップは外さずにおく．さらに，使用後の注射針は，一般の医療現場ではリキャップせずにそのまま適切に廃棄することが推奨されているが，歯科領域，特に後述する浸潤麻酔では追加して注入できるように，処置中はそのままトレー上に置

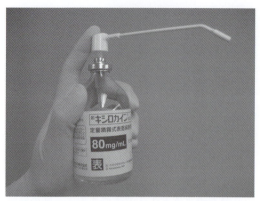

図3-Ⅵ-1　スプレー式の8%リドカイン溶液
直接口腔内には噴霧せずにロール綿や綿球に含ませる．

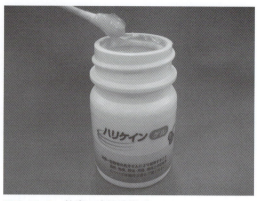

図3-Ⅵ-2　軟膏の表面麻酔薬
20%のアミノ安息香酸エチルが含まれる．

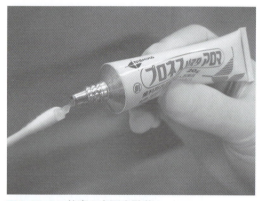

図3-Ⅵ-3　軟膏の表面麻酔薬
アミノ安息香酸エチル，テトラカイン，ジブカインの合剤である．

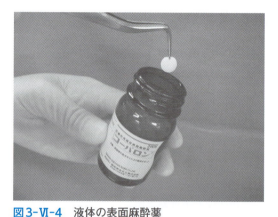

図3-Ⅵ-4　液体の表面麻酔薬
6%のテトラカインで，直径7mmのスポンジに浸漬してある．

いておくことが多い．したがって，リキャップする必要があるが，その際には先端をキャップに入れるまでは注射針の方向に手指をもってこない（ワンハンドテクニック），リキャップにピンセットを用いるといった点に配慮する（図3-Ⅵ-8,9）．

1）下顎孔伝達麻酔法

歯科領域では最も頻繁に使われている伝達麻酔法である．下顎孔は下顎枝のほぼ中央に，後上方に向かって開口していて，下歯槽神経が入り込んでいる．下顎孔伝達麻酔を行うと，同側の下顎歯髄・歯根膜・歯槽骨，下口唇皮膚・粘膜，オトガイ部皮膚の他，舌神経の支配領域である舌側歯肉，舌の前方2/3，口底部粘膜，舌

下腺が麻酔される．この方法には口内法と口外法とがあるが，歯科臨床では口外法はほとんど用いられておらず，口内法が行われる．さらに口内法は，直接（直達）法と間接法とに分かれるが，後者は注射針を刺入したまま方向を変えるため，組織の損傷や注射針の破折などが懸念されるので，あまり使われず，直接法が主流となっている．

注射器は図3-Ⅵ-10に示すような一般の医療用注射器と注射針（23G程度）を使う他，カートリッジ用局所麻酔薬とカートリッジ型注射器・注射針（図3-Ⅵ-11～13）を使う場合がある．その際には吸引操作ができるように，押子（プランジャー，内筒）は先端が銛型のものを使用

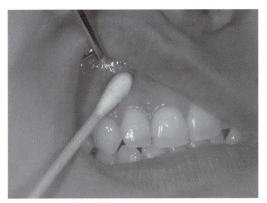

図3-Ⅵ-5　表面麻酔薬の塗布
できるだけ，狭い範囲に塗布する．

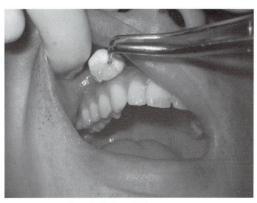

図3-Ⅵ-6　表面麻酔薬の塗布

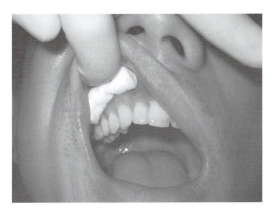

図3-Ⅵ-7　表面麻酔薬の貼付
ロール綿に塗布して局所に留置することがある．

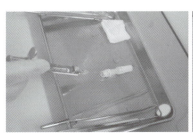

図3-Ⅵ-8　リキャップ

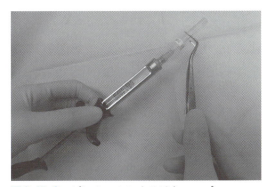

図3-Ⅵ-9　ピンセットによるリキャップ

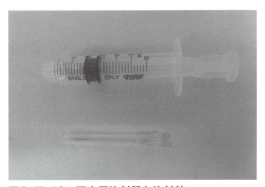

図3-Ⅵ-10　医療用注射器と注射針

Ⅵ　局所麻酔法　｜　147

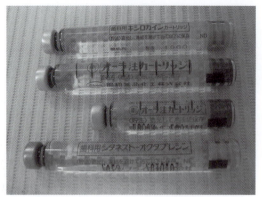

図3-Ⅵ-11　カートリッジ用局所麻酔薬

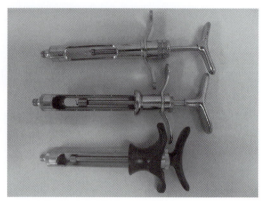

図3-Ⅵ-12　カートリッジ型注射器

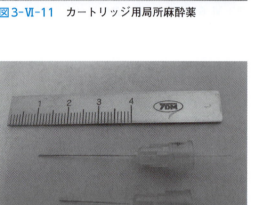

図3-Ⅵ-13　カートリッジ型注射器用の注射針

する．

(1) 刺入点と刺入方向の決定

　患者を最大に開口させ，下顎の咬合平面が水平になるように頭位を調整する．そして，最後方臼歯の後方に位置する外斜線を示指で触知する．次に，外斜線から示指を内側に反転させ内斜線を触知する．内斜線においた示指の先端と内側翼突筋前縁の靱帯である翼突下顎ヒダの中間点で，下顎の咬合平面より10 mm上方を刺入点とする．刺入側と反対側の下顎小臼歯咬合面付近から刺入点に向かって，咬合平面に平行に刺入する（図3-Ⅵ-14〜16）．なお，無歯顎など臼歯が欠損していると刺入点は低くなりやすい．

(2) 注射針の進入

　針先をゆっくり進める．刺入後すぐに下顎骨に当たるのは，下顎枝の前方に針先が達したためで，その場合には刺入点まで針を戻し注射器の方向を正中に変えて進める．反対に深く進めすぎて下顎骨に当たらないと，耳下腺を傷つけたり顔面神経麻痺を生じたりすることもある．多くは，注射針を20〜25 mm進めたところで下顎骨の内面に当たる．もし，注射針を進めている間に奏効部位の痛みを訴えたら，注射針の先端が下歯槽神経に接したことが考えられる．このときには遷延性の知覚麻痺を考慮してブロックを中止する．

(3) 薬液の注入

　プランジャーを引き，血液の逆流がないことを確認して局所麻酔薬を注入する．血液の逆流を認めた場合には，いったん注射針を抜去し止血を確認する．舌神経もブロックする場合には，注射針を約5 mm引き抜き，さらに追加注入する．

(4) 注射針の抜去

　注入が終了したら，注射針の方向に注意してまっすぐに，また，静かに注射針を抜去する．患者の突然の体動に注意する．

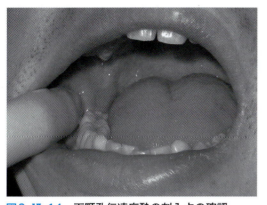

図3-Ⅵ-14　下顎孔伝達麻酔の刺入点の確認
　内斜線においた示指の先端と内側翼突筋前縁の靱帯である翼突下顎縫線の中間点で，下顎の咬合平面より10 mm上方を刺入点とする．

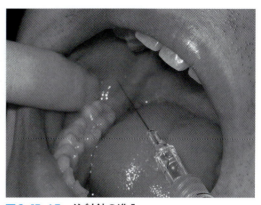

図3-Ⅵ-15　注射針の進入
　刺入側と反対側の下顎小臼歯付近から咬合方面に平行に20～25 mm進める．

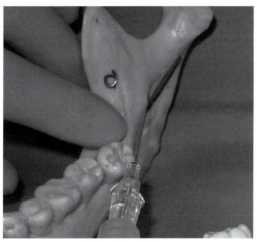

図3-Ⅵ-16　注射針の進入方向
　下顎枝は歯列弓に一致した下顎体の彎曲よりさらに外側に向いていることに注意する．

2) Gow-Gates法

　この麻酔法は下歯槽神経，オトガイ神経，舌神経，顎舌骨筋神経，耳介側頭神経，頰神経に奏効する．最大に開口させ，上顎第二大臼歯の遠心舌側咬頭に近接する頰粘膜を刺入点として，口角と耳珠下縁を結ぶ方向に注射針を進める．25 mm進めたところが下顎頭の内側面の内側翼突筋付着部すなわち顆頭頸部内側面で，この部位に麻酔薬を注入する．この時点から数分間かけて薬剤が翼突下顎隙を下降して，下顎孔や舌神経根に達して効果を発現するので，開口状態をできるだけ長く保つとより確実な麻酔効果が期待できる．

3) オトガイ孔伝達麻酔法

　オトガイ孔は第一・第二小臼歯の根尖の中間で下顎体の頰側中央に位置し，後外方に開口している．奏効部位はオトガイ神経領域で，下顎前歯・小臼歯の歯髄・歯根膜，唇側歯肉，下口唇粘膜・皮膚が麻酔される．注射法として口内法と口外法があるが，口内法が用いられることが多い．下唇，頰を外下方に牽引して，第二小臼歯根尖部に相当する頰側歯肉を明示する．ここを刺入点として上方より骨面に沿わせて注射針先端を約10 mm進めると，オトガイ孔の下壁またはその陷凹部に達するので吸引テストを行った後に注入する．第二小臼歯とその隣接歯が広範に欠損している場合には，相対的にオトガイ孔が上方に移動していることがある．

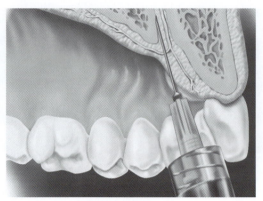

図3-Ⅵ-17　切歯孔伝達麻酔
（Milestone Scientific より提供，1998）

5）切歯孔伝達麻酔法

前歯部の麻酔，すなわち，両犬歯間の6歯の歯髄ならびに周囲の歯肉と口蓋部前方に対して用いられる．刺入点は切歯乳頭の中央部で，中切歯歯軸と平行の方向とする．前述の上顎神経前上歯槽枝・中上歯槽枝の伝達麻酔法と同様に，できるだけ緩徐に注射針を進め，また，薬剤を少量ずつ注入しながら注射器を進める．5〜10mm刺入したところで吸引テスト行い，血液の逆流がないことを確認した後にこれもゆっくりと薬剤を注入する．薬液の広がりが速いと効果部位が白色化 blanching して，奏効したことがわかる（図3-Ⅵ-17）．

6）その他の伝達麻酔法

時に広範囲の局所麻酔や，ペインクリニックでの神経ブロックが目的で，下記の伝達麻酔を施行することがある．いずれも刺入点からブロックする部位までの距離が長く，血管や神経の損傷には注意する必要がある．

（1）正円孔ブロック

注射側の上顎神経全体を麻酔する方法で，広い範囲の処置やペインクリニックで用いられる．眼窩下縁より下した垂線と頬骨突起下縁とが交わった点，すなわち，頬骨弓の中点で外耳孔の30mm前方を刺入点として，太さ25G（ゲージ，外径0.5mm）で60mmの長さの注射針を皮膚面に垂直に刺入する．約50mm進めたところで蝶形骨の翼状突起の外側板に当たるので，40mm引き戻して外側板に当たったところより10mm前方，10mm上方に挿入し直し，吸引した後に薬液を注入する．

（2）卵円孔ブロック

注射側の下顎神経全体を麻酔できる．正円孔ブロックと同じ刺入点から注射針を進め，蝶形骨の翼状突起外側板に当たったところで，皮膚表面から10mm離れた注射針にマーカーを設定する．いったん，注射針を皮下まで引き戻してから方向を5mm前上方に向けて，さらに5mm深く刺入する．吸引してから薬液を注入する．

（3）眼窩下孔ブロック

注射側の上顎神経の眼窩下神経，前上歯槽枝，中上歯槽枝に麻酔ができる．口内法では，眼窩下縁中央の眼窩下孔上の皮膚に指をおき，中切歯と側切歯の間の緊張させた歯肉唇移行部から注射針を進めると，20mmほどで眼窩下孔に達する．吸引した後に薬液を注入する．

なお，目的の部位に達するまでに組織や血管を傷害するおそれがある．口外法では眼窩下孔を触診した後に直達するので，注射針を進める距離は短いが，注射器が患者の視界にあるために不安を与えやすい．

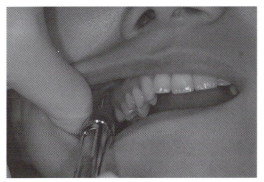
図3-Ⅵ-18　上顎結節ブロック（刺入点の位置）

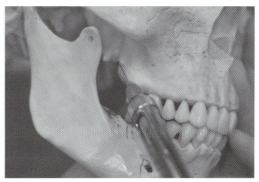
図3-Ⅵ-19　上顎結節ブロック（針先の位置）

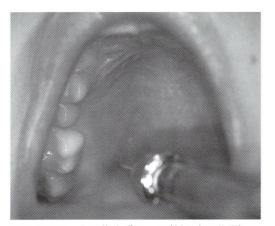
図3-Ⅵ-20　大口蓋孔ブロック（刺入点の位置）

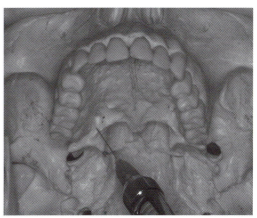
図3-Ⅵ-21　大口蓋孔ブロック（針先の位置）

(4) 上顎結節ブロック

上顎骨の上顎洞後壁の後方への膨隆，すなわち，第三大臼歯の上方の骨隆起を上顎結節とよび，ここの歯槽孔から出る上顎神経の後上歯槽枝を麻酔する方法である．上顎の大臼歯を中心に小臼歯，それらを囲む頬側の歯肉と骨膜などに奏効する．軽く開口させて口角を上方に牽引して，第二大臼歯の遠心頬側根の根尖相当部やや上方の歯肉頬移行部を刺入点とする．大臼歯の咬合平面に対して45度，顔面矢状断面と30〜45度になるように後上方に向かって，上顎結節に沿わせながら10〜15 mm進める．骨面との接触感のなくなったところで薬液を1〜1.5 mL注入する（図3-Ⅵ-18,19）．注射針を深く進めすぎた場合の血腫の形成，外側翼突筋を損傷した場合の開口障害に注意が必要である．

(5) 大口蓋孔ブロック

第三大臼歯の口蓋歯槽縁から10 mm程度正中寄りで，内前方に開口している大口蓋孔からは大口蓋神経が出て，臼歯部の口蓋粘膜に分布している．したがって，奏効範囲は上顎臼歯部相当の口蓋粘膜と骨膜である．この神経の麻酔のためには，第二大臼歯の口蓋側の歯頸部から8〜15 mm正中寄りの口蓋歯肉を刺入点として，後上方に10 mm進める．そして，大口蓋孔の開口部付近に0.5 mL程度の少量の薬剤を注入するが，この際，針先は随伴する動静脈が存在する大口蓋管に直接刺入しないように注意する（図3-Ⅵ-20,21）．

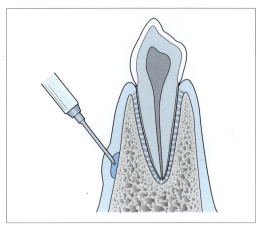

図3-Ⅵ-22　浸潤麻酔
浸潤麻酔法で用いられる傍骨膜注射法では，骨膜に針先が接したところで止めて薬液を注入し，浸潤を待つ．

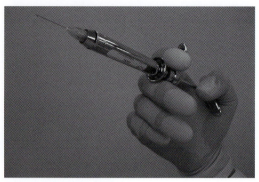

図3-Ⅵ-23　握り込み

なお，小口蓋神経が第一，第二大臼歯の口蓋粘膜や遠心側の粘膜の一部に分布していることがあるので，その場合には浸潤麻酔を追加する．

3．浸潤麻酔法

歯髄や歯肉など，目的とする部位の近傍に局所麻酔薬を注入し，濃度差を利用して拡散させ，目的の部位に達せしめる方法である．したがって，局所麻酔薬の濃度が高ければ高いほど，注入部位が目的とする神経に近ければ近いほど効果は速やかにかつ長時間持続し，併せて，不要な部位への麻酔の浸潤効果が抑えられる．しかし，たとえば歯髄の麻酔を目的とする場合でも根尖孔付近は歯槽骨で覆われているので，特殊な注射器を使う以外には歯髄の近くに麻酔薬を到達させることは難しく，麻酔薬の濃度をむやみに上げることもできないことから効果発現には時間を要し，また，不要な部位にまで麻酔効果が及んでしまうことがある．

1）傍骨膜注射法

浸潤麻酔法には，以下に述べる骨膜下・歯根膜内・骨内注射法があるが，最もよく使われている注射法は，傍骨膜注射である．傍骨膜とは骨膜の近傍という潜在的な意味で，局所麻酔薬を注入する際に注射針を骨膜に接したり骨膜下に深く入れたりするものではないということである（図3-Ⅵ-22）．骨膜注射あるいは骨膜下注入では，注入された薬剤が広がる際の痛みがきわめて大きいといわれているので，傍骨膜注射法はそれらに比べて痛みが少なく，推奨されている．理論上，注射針先端が傍骨膜に到達したことは厳密にはわからないので，実際には骨膜に到達したときの硬い感覚を最も深い刺入位置として，それ以上は進めずに麻酔薬を注入することになる．

(1) 刺入前の準備

歯科領域の局所麻酔は頻繁に行うことが多いので，準備を簡略化するためにカートリッジに前もって充塡された薬液を使うことが多い（図3-Ⅵ-11）．また，注射法によっては注入に強圧を必要とするので，広く用いられている医療用の注射器では困難なことがある．そこで，押子（プランジャー，内筒）を母指と示指の間でしっかりと押し込めるような金属製の注射器（図3-Ⅵ-12,23）を使用する．この注射器にはアダプタの両側に針先が突き出ている特殊な注射針（逆針）（図3-Ⅵ-13）を用いる．短い注射針がカートリッジのゴムの部分に食い込んで，薬液が注入できるようになっている．これらの注射針は，刺入の痛みを和らげるために，一般に用いられる注射針よりも細い，31G（外径

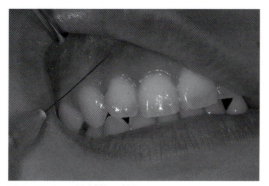

図3-Ⅵ-24 注射針の刺入
歯肉頬移行部の根尖相当付近を刺入点とする。可及的に緩徐に注射針を粘膜下に刺入する。

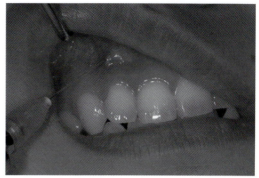

図3-Ⅵ-25 薬液の注入
薬液の注入は緩徐に行う。

0.26 mm)や33G(外径0.21 mm)が好んで使われる。

これから浸潤麻酔を行うことを患者に告げる。その際には「注射をする」とか「チクッとする」といった痛みを連想するような言葉遣いは避け，「歯の周囲を感じなくさせる」とか「麻酔をかける」などの表現を用いる。特に，小児にはこのような配慮が求められ，「少し爪で押すよ」とか「歯を静かにさせましょう」などといい，コミュニケーションを続ける。注射器はコントロールしやすいように手指でしっかりと固定し，注射器を持つ腕の脇を締める。

(2) 注射針の刺入 (図3-Ⅵ-24)

基本的には，刺入点を目的とする歯の歯肉頬移行部の根尖相当部の付着歯肉とするが，その他，歯間乳頭部も好んで使われる。この部位は血流が十分ではないので，血管収縮薬を含む局所麻酔薬を大量に注入すると，虚血などの末梢循環不全を起こしやすいといわれるが，そのために歯肉が壊死を起こしたという報告はない。注射器を持たない手指またはミラーで口唇や頬粘膜を牽引して刺入点を明視下におく。この際，無理に口唇や頬粘膜を引っ張ると思わぬ痛みを与えるので，表情を観察しながら愛護的に行う。注射器を刺入点の近くに持っていくときには，できるだけ患者の視野に入らないよう工夫する。たとえば，補助者からの注射器の受け渡しは，患者の胸や頭部の周囲で行ったり，注射器を持たない手掌で患者の視野を遮ったりして，患者の視界から注射器を遠ざけておく。

注射器を安定させるために，手指を患者の歯やオトガイ部，頬骨弓など刺入点に近い強固な位置において固定点（レスト）とする。なお，万一，患者が体を動かしても，固定点から外れないように備える。刺入点に注射針をできるだけ緩徐に刺入して，同時にゆっくりと麻酔薬の注入を開始する。

(3) 注射針の進入と薬液の注入 (図3-Ⅵ-25)

歯肉頬移行部であれば注入を続けながら2 mmほど進めると，硬い骨膜に当たる。そして，注射針の先端を保持したままできるだけ低速で麻酔薬を注入する。強圧で注入すると傍骨膜注射でも周囲の組織を急激に膨張させ，激しい痛みを起こす。注入に強い圧力が必要な場合は，注射針先端が骨膜に接したか，骨膜下に入り込んでしまっているので，針先をほんのわずか抜く。疎な粘膜では，注入するに従って，粘膜下に水泡状に薬液が盛り上がってくる（図3-Ⅵ-26）のが認められる。

歯間乳頭部への刺入では注射針をあまり進めずに注入を開始する（図3-Ⅵ-27）。効果的に注入できると，歯間乳頭部歯肉と辺縁歯肉が白色

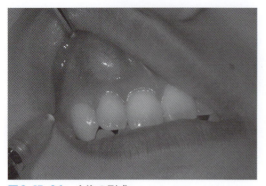

図3-Ⅵ-26　水泡の形成
　薬液により，粘膜が水泡状に盛り上がってくるのが観察される．

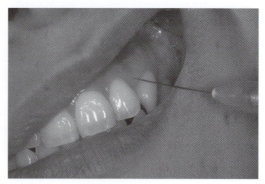

図3-Ⅵ-27　歯間乳頭部への刺入
　刺入点を歯間乳頭部とすることもある．

化 blanching して，効果が確実であることがはっきりとわかる．

　注入量は部位，治療する歯種，歯肉であればその範囲，治療の内容および治療に要する時間に依存しており，基準量を述べることは難しい．一般に解剖的な特徴から上顎よりも下顎の浸潤麻酔のほうが多量の薬液を必要とする．

(4) 注射針の抜去

　注入が終了した後は静かに注射針を抜去する．粗暴な操作は痛みを与えるだけでなく，麻酔効果を減弱させる．なお，歯肉頰移行部の刺入は，複数回行うとすでに使用した刺入点から薬液が漏れることがあるので，できれば1カ所にしたい．

(5) 患者の観察・監視

　患者は麻酔注射に強い恐怖心と不安感とをもっていることが多い．したがって，処置を通じて患者の表情を観察する．眉間にしわを寄せたり，顔をしかめたり，刺入を避けるような素振りをみせる場合には観察を続け，必要に応じて「もうすぐ終わりますよ」などと適切に声かけをしたり注射を一時中断したりすることも考慮しておく．

2) 骨膜下注射法

　傍骨膜注射法を行い，十分な麻酔効果が得られたと判断した後，さらに針先を進め，骨小孔を介して薬液を注入させる方法である．

傍骨膜注射の後，骨膜を貫き，骨面に接触させながら緩徐に薬液を注入する．この際，注入には圧力が必要であるが，強圧にすると骨膜を剝離することになるので，可及的に低圧で行う．傍骨膜注射法より確実な麻酔効果が期待できる．

3) 歯根膜内注射法

　歯肉溝（ポケット）から局所麻酔薬を作用させて根尖部の神経を麻酔しようとする方法である．

　傍骨膜注射では，歯以外にも周囲の歯肉や頰粘膜，口唇にまで麻酔効果が及び，不快感が訴えられる場合があるのに対し，歯根膜内注射法ではそれらがない．すなわち，この方法の特徴は，歯根膜腔だけに薬液が注入されるので，目的とする歯だけに麻酔効果が及ぶことである．なお，正常な歯根膜腔は狭くて歯根膜線維が密になっているので，注射薬の注入にはきわめて高い圧力が必要となり，通常の注射器では注入圧や注入量をコントロールするのが難しい．そこで，数種類の歯根膜内注射専用の注射器が供給されている．

(1) 歯根膜内麻酔の準備（図3-Ⅵ-28）

　薬剤が急激に歯根膜を広げることになるので，注入時に痛みを伴うことがあり，特に手動の注射器を用いるとその確率が高いという．したがって，傍骨膜注射を先に行い，ある程度の

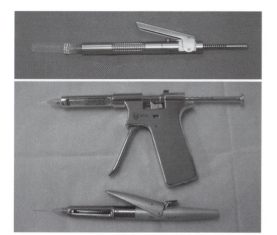

図3-Ⅵ-28　歯根膜内注射器
　強圧を必要とするので，少量(0.2 mL)を確実に注入できる専用の注射器がある．

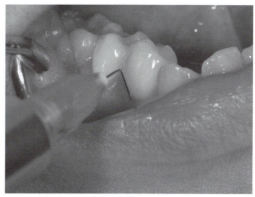

図3-Ⅵ-29　歯根膜内注射の実際

麻酔効果が得られたところでこの方法に移行するか，または，電動注射器を利用して，ごく低流量で麻酔薬を注入することが強く推奨される．

(2) 注射針の挿入

33Gなどの細い注射針を，ベベル(注射針先端の開口部)を歯面に向け，歯の長軸方向から歯肉溝(ポケット)に静かに挿入する．その際に歯根面に針先を沿わせて進めるように，歯軸とはある程度の角度をつける．単根歯であれば1カ所，複根歯であれば近心と遠心の2カ所から静かに針先を挿入する．

(3) 薬液の注入 (図3-Ⅵ-29)

抵抗のあったところで注射針を止め，できるだけゆっくりと0.2 mLの薬液を注入する．歯根膜内麻酔専用の注射器では1クリックで0.2 mLが注入される．辺縁歯肉が白くなれば，奏効している目安となる．電動注射器では流量を最低にして行う．

(4) 注意点

歯根膜腔に薬剤を注入するので，不潔なポケットからは感染の危険性や急性の歯根膜炎の可能性がある．また，後継永久歯が近接している乳歯には，永久歯のエナメル質への影響を考慮して避けたほうがよい．さらに抜歯にこの注射法を用いると，術後のドライソケットの原因の1つになるともいわれている．

4) 骨内注射法

歯槽骨内に麻酔薬を注入して，傍骨膜注射や歯根膜内注射よりも速やかにかつ確実に奏効させようとする方法である．この方法には歯槽骨に注射針が入るような小孔を穿ったり，注入する注射針が歯槽骨内に進入したり，注射針自体が回転して歯槽骨内に入るなどの特殊な注射システムが海外では使われている．

Ⅶ 局所合併症とその対応

1) 遅延性感覚障害 (神経障害)
(1) 原因と症状

浸潤麻酔や伝達麻酔の際，注射針による直接的な神経線維損傷，軟組織内出血や感染による神経線維の圧迫，局所麻酔薬に含有された血管収縮薬による虚血性変化などで起こる．下顎孔伝達麻酔では下歯槽神経，舌神経が障害され，眼窩下孔伝達麻酔では眼窩下神経が障害される．舌神経の障害では味覚障害を伴う場合がある．神経走行に一致した感覚障害が生じ，損傷程度や部位，年齢により症状，経過が異なる．軽度であれば短時間で回復することが多いが，重症の場合は数か月以上感覚障害が持続し，回復しないこともある．まれに神経障害性疼痛へ移行することもあり経過観察が重要である．

(2) 対応

神経損傷部位への圧迫軽減，神経細胞の賦活化，血行改善を目的として発症直後から積極的な治療を行うことが重要である．薬物療法として副腎皮質ステロイド，ビタミンB群などの投与の他，低出力レーザー照射，温罨法，星状神経節ブロックなどが有効とされている．

2) 開口障害
(1) 原因と症状

下顎孔伝達麻酔時に発生することが多い．注射針による内側翼突筋などの咀嚼筋の損傷や筋組織内出血，不潔操作に伴う刺入部位からの感染が原因となる．嚥下痛や開口時に疼痛が生じることが多く，数日から1週間程度で改善する．感染を伴う場合は，発熱，発赤，腫脹を伴い2，3日後に開口障害，嚥下痛が顕著になる．

(2) 対応

注射針が不潔にならないよう注意し，組織内での不必要な注射針の操作や針先端による骨膜損傷を避ける．感染が疑われる場合は早期に消炎鎮痛薬や抗菌薬を投与する．

3) 咬傷
(1) 原因と症状

局所浸潤麻酔や下顎孔伝達麻酔後，麻酔の効果遷延に伴う違和感，不快感から口唇や頰粘膜，舌を故意にかんだり指や爪で傷つけることがある．小児や知的障害者に多くみられる自傷行為である．

(2) 対応

局所麻酔薬の使用量を可及的に少なくし，短時間作用型局所麻酔薬を選択することも大切である．本人と保護者に麻酔奏効範囲や持続時間について注意を促し，自傷行為を避け，保護者にも看視してもらうようにする．咬傷に対しては，創傷面の保護を行い，重度の場合は抗菌薬，消炎鎮痛薬の投与も必要である．

4) 注射部位のびらん・潰瘍・壊死
(1) 原因と症状

口蓋粘膜や付着歯肉，歯間乳頭部に生じることが多い．特に，薄く緻密な粘膜組織部位に強圧で血管収縮薬を含有する局所麻酔薬を注入した際に起きやすい．骨膜，骨膜下への薬液注入時は，強圧がかかるとともに薬剤浸潤に伴う組織の剝離により，びらんや潰瘍あるいは壊死が生じることがある．さらに血管収縮薬により組織血流が減少し，虚血にさらされる時間が長くなると刺入部位にびらん，潰瘍が生じる危険性が高い．注射24時間後位から刺入部位を中心に発現し痛みを伴う．食物などによる接触痛は症状が軽減するまで持続することが多い．

(2) 対応

血管収縮薬が含有された局所麻酔薬を注入する際，時間をかけた過剰な圧による注入を避けるとともに粘膜の虚血を短縮させることで発生を予防できる．びらん，潰瘍は通常，1週間程度で症状は軽減する．その間，形成面の洗浄を行い食物などによる接触痛を避けるようにしたい．必要に応じて副腎皮質ステロイドや抗菌薬の軟膏を塗布すると有効である．

5) 注射針の破折・組織内への迷入
(1) 原因と症状

口腔粘膜への局所麻酔で使用される注射針は，細い形状の針が多く用いられる．通常，金属針は途中で破折することはきわめてまれであるが，術者による人為的な屈曲の繰り返し，患者の突然の体動，歯槽骨に対し強い力で繰り返し刺入することで破折することがある．特に針のつけ根部分で屈曲を繰り返すと金属疲労により破折の危険性が高まる．下顎孔伝達麻酔では注射針が深く挿入されるため，破折により組織内に迷入すると開口障害や嚥下障害をきたすことがある．

(2) 対応

破折し組織内に迷入した場合は，開口器などを用いて開口状態を保持し，注射針の断片が目視できる場合は鉗子などを用い適切に把持し速やかに摘出することが重要である．不必要な操作を行うことで組織内に移動し，見失うことが

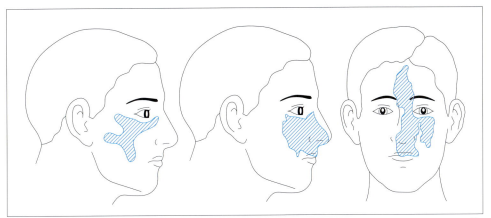

図 3-Ⅶ-1　伝達麻酔後に現れるキューンの貧血帯　　　　　　　　　　　　　　　　　　（Fischer, 1995[1]）
左から，大口蓋孔注射時，上顎結節注射時，切歯孔注射時に現れた貧血帯を示す．

あるので注意が必要である．完全に組織内に迷入し目視不可能な場合は，三次元CTなどエックス線撮影により位置関係を確認後，粘膜切開し摘出を試みる．

6）顔面神経麻痺（第12章Ⅴ参照）
(1) 原因と症状

下顎孔伝達麻酔時，注射針が翼突下顎隙後方まで挿入されると耳下腺領域まで局所麻酔薬が浸潤し，一過性に顔面神経麻痺が生じることがある．麻酔薬の作用の消失とともに回復する．

(2) 対応

症状は一過性で自然回復するが，眼瞼閉鎖不全がみられる場合は角膜保護を行う．

7）キューンの貧血帯（図3-Ⅶ-1）
(1) 原因と症状

刺入時の刺激による血管攣縮や局所麻酔薬に含有される血管収縮薬が影響するといわれているが発生機序は不明である．頰部から鼻翼部にかけて一過性に境界明瞭な貧血帯が発現することが多いといわれている．眼窩下孔，切歯孔，上顎結節など上顎領域の伝達麻酔の際に出現することがある．貧血帯の出現は一過性であり，60分以内に消失する．貧血帯に紫斑を伴う場合は，1～2週間で消失するといわれている．

(2) 対応

症状は一過性で自然消失することが多く，経過を観察するだけにとどめる．

8）内出血
(1) 原因と症状

口腔粘膜は毛細血管が豊富なため，微細な注射針による浸潤麻酔においても起こることがある．注射針により血管や静脈叢を損傷した場合は血腫が形成され，粘膜下や皮下組織，筋層に拡大すると紫斑を形成する．血腫により数日間顔面腫脹がみられるが，その後は吸収される．紫斑は2週間程度で消失する．抗凝固療法中，出血性素因のある患者では起こりやすい．

(2) 対応

十分な圧迫止血や温罨法，感染予防のため抗菌薬の投与を行う．

9）視覚障害
(1) 原因と症状

眼窩下孔や上顎結節への伝達麻酔時に，麻酔薬が眼窩内に浸潤することで生じる．視覚障害や複視が起こるが症状は一過性である．

(2) 対応

一過性で自然回復するが，症状が消失するまで経過観察を行う．

10) 感染, 炎症の拡大

(1) 原因と症状

不潔な歯面, 感染部位に接触した注射針による刺入, 薬液が注入されることで生じる. 深い歯周ポケットへの刺入やその周辺歯肉, 歯肉膿瘍部位への注射時に起こりやすい. 注射24時間後から発赤, 腫脹, 疼痛, 発熱がみられ, 重度の場合は開口障害, 嚥下障害をきたすことがある.

(2) 対応

抗菌薬, 消炎鎮痛薬の投与, 症状に応じて切開, 排膿を行う. 糖尿病患者やステロイド療法中の患者では十分な注意が必要である.

11) ドライソケット

(1) 原因と症状

抜歯後の過剰な含嗽により起こることが多いが, 血管収縮薬が含有された局所麻酔薬により血餅が形成されず, 歯槽骨がむき出しの状態となり疼痛を伴う. 下顎智歯の抜歯後に多いといわれ, 疼痛は2〜3日後から始まり数週間持続する. ドライソケット部に食物片が入り込むと感染を起こすことがある.

(2) 対応

抗菌薬, 消炎鎮痛薬の投与, 抜歯窩の洗浄, 消毒を行い, 形成された血餅をはがさないよう安静を保つことが大切である.

第4章 精神鎮静法

I 精神鎮静法の概念

1. 背景

　歴史的に歯科治療は恐怖の対象であり，近年においても世界各地において4〜21％の人たちが歯科治療に対して不安・恐怖をもっていることが報告されている[1]．また，その割合が経年的に低下していないことが特徴であるといわれている．

　一般に歯科疾患は疼痛があり，さらに麻酔下でなければ疼痛を伴う侵襲的な処置が多いことから，歯科治療は生体にとって侵襲であり，ストレス（ストレス反応）をもたらす刺激であるといえる．ストレス（ストレス反応）をもたらす刺激は「ストレッサー」とよばれているが，まさに歯科治療は身体的・精神的緊張を誘発する「ストレッサー」といえる．歯科疾患は頻度の高い一般的な疾患common diseasesであることから，歯科治療は身近な「ストレッサー」といえる．

　歯科治療におけるストレスの対策として，疼痛を制御するための局所麻酔の適用，刺激の少ない歯科治療器具の開発，さらにアメニティに視点をおいた設備・施設も普及している．しかし，歯科治療に伴う不安・恐怖は常に潜在していると考えられ，それが身体的・精神的刺激と合わさることによって，迷走神経反射，過換気症候群，および全身疾患の急性増悪などの全身的偶発症が誘発されることがある．

　また，歯科治療に対して特異的に強い不安・恐怖をもっている状態を「歯科治療恐怖症」とよんでおり，歯科治療恐怖症をもっている患者は歯科治療を回避してしまい，歯科疾患の悪化による食生活の支障だけでなく，歯科疾患の重症化によって全身の健康に悪影響を与える場合もありえる．さらに，歯科治療に対する強い不安・恐怖のために，歯科治療に対して拒否行動のある知的障害者，または口腔内に異物が入ると強い嘔吐反射が誘発される，いわゆる「異常絞扼反射」のある患者には特別な対応が必要である．

　以上の歯科特有の背景により，歯科治療に対する不安・恐怖に対応する有用な方法として，歯科領域では精神鎮静法psychosedationとよばれる方法が発展してきた．精神鎮静法とは歯科治療に対する恐怖心や不安・緊張感を最小限に抑制し，快適かつ安全に治療を施行するために，薬物を使用して患者管理を行う方法である．麻酔薬または鎮静薬を用いた周術期管理の一手法であるが，麻酔法の中での位置づけを理解したうえで，歯科診療の特殊性を十分考慮して実施する必要がある．

2. 精神鎮静法の位置づけと分類

1）精神鎮静法の位置づけ

　精神鎮静法は麻酔薬または鎮静薬を投与することによって鎮静の状態を作り出す周術期管理の一手法である．医科臨床では一般に「鎮静sedation」と呼称されている．麻酔薬または鎮静薬を投与することによって，投与薬物の薬理作用として，用量依存性に意識状態および刺激に対する反応が低下するが，それらの状態には段階があり，「鎮静レベル」「鎮静の程度」または「鎮静度」とよばれている．精神鎮静法では，目標とする鎮静レベルに達するように薬物が投

I 精神鎮静法の概念　159

表4-I-1　米国麻酔科学会（ASA）による鎮静レベルの分類

	抗不安 minimal sedation	中等度鎮静 moderate sedation	深鎮静 deep sedation	全身麻酔 general anesthesia
反応 responsiveness	呼びかけに対し，普通に反応する．	呼びかけや刺激に対し，正常に反応する．	繰り返し，または痛みを伴う刺激に対して正常に反応する．	痛み刺激に対しても覚醒しない．
気道 airway	影響なし	介入の必要なし	介入が必要なことがある．	介入がしばしば必要である．
自発呼吸 spontaneous ventilation	影響なし	適度である．	不十分なことがある．	しばしば不十分である．
心血管系機能 cardiovascular function	影響なし	おおむね維持されている．	おおむね維持されている．	抑制されることがある．

（Practice guideline for sedation and analgesia by non-anesthesiologists, 2002[2] より改変）

与され，また，目標とする鎮静レベルを維持するように追加投与される．

精神鎮静法は鎮静レベルによって，意識下鎮静 conscious sedation と深鎮静 deep sedation に分類される．米国麻酔科学会 American Society of Anesthesiologists（ASA）は，精神鎮静法（鎮静）を minimal sedation，moderate sedation，deep sedation に分類しており（表4-I-1）[2]，意識下鎮静は moderate sedation に相当するとしている．しかし，わが国の歯科領域では，意識下鎮静は minimal sedation と moderate sedation を合わせたものとして解釈されており，特殊な場合を除き，意識下鎮静を目標に実施されている．

2）意識下鎮静 conscious sedation

精神鎮静法においては，意識下鎮静を行うことが基本である．意識下鎮静とは，意識消失をきたさない程度で鎮静レベルが保たれた精神鎮静法である．つまり，歯科治療や口腔外科処置に対する不安感や恐怖心が取り除かれ，精神的に安静であり，さらに常に開眼して呼びかけに対して応答する，あるいは閉眼していても呼びかけや身体への軽い刺激に対して開眼し，かつ速やかに応答する状態である．麻酔薬または鎮静薬を比較的低用量で投与し，血中濃度を比較的低濃度で維持することで，意識下鎮静を行うことができる．投与薬物の薬理作用として，催眠効果ではなく，抗不安効果や健忘効果を期待したものである．薬理学的には，主として麻酔薬または鎮静薬が有している異なる薬理作用が，用量依存性に現れることを利用して，目的とする治療域に血中濃度を維持することによって実現される．

一般的な意識下鎮静の状態としては，①意識消失がない，②自主的に気道が確保されている，③自発呼吸が十分保たれている，④循環が有意に抑制されていない，⑤生体防御反射が十分に保たれている，があげられる．麻薬性鎮痛薬などのオピオイドを併用すると，意識はあるが呼吸抑制が強く現れる危険性があるため，意識があるからといって，必ずしも呼吸抑制がないとは限らない．逆に，麻薬性鎮痛薬などを併用して，明らかな呼吸抑制が出現している状態では意識下鎮静とはいえない．容易に深鎮静に移行する可能性があるため，常に患者の観察とモニタリングが必要である．

3）深鎮静 deep sedation

深鎮静は，意識下鎮静よりも鎮静レベルが深い状態で，かつ全身麻酔のレベルではない状態

で一定時間維持する方法である．あらかじめ期待した鎮静レベルで維持するものであり，意識下鎮静を行っていて，鎮静レベルが深くなってしまった状態は薬物の過量投与による副作用であり，深鎮静とはいえない．よって，深鎮静は最初から目標として実施されるべきものである．深鎮静は歯科治療に対する拒否行動が激しい知的障害者などに対する行動調整を目的に施行されることが多く，その他，異常絞扼反射の抑制などにおいても，深鎮静が適用されることがある．

深鎮静は意識が消失した状態であり，身体への軽い刺激に対しても開眼しない，あるいは応答しない状態であるが，それよりも深い，痛み刺激に対しても反応しない状態ではない．つまり生体防御反射が抑制された状態ではない．薬物による薬理作用の催眠作用が強く現れている状態であり，薬理学的には薬物の目的とする薬物血中濃度の治療域が，意識下鎮静よりも高濃度である．また，それより高くなると全身麻酔の治療域に達するものである．生理学的には，深鎮静の状態では，①意識が消失している，②自主的な気道確保が困難である，③自発呼吸は残存しているが呼吸抑制がある，④循環抑制がある，⑤生体防御反射は部分的に抑制されている．よって，意識下鎮静と比較して副作用，合併症のリスクは高くなるため，容易に深鎮静を適用するべきではない．基本的に深鎮静施行にあたっては，全身麻酔と同等の周術期管理（気道確保，呼吸管理，循環管理，生体防御反射の維持管理，救急蘇生）が必要であり，それらに関する知識の習得と技術習得のための訓練が求められる．

4）監視下麻酔管理 monitored anesthesia care（MAC）

ASAは，診断または治療行為のための特定の麻酔サービスを監視下麻酔管理 monitored anesthesia care（MAC）と定義づけている[3]．処置内容や患者の状態によって麻酔管理が必要であ

表4-I-2　精神鎮静法と全身麻酔法の相違

	精神鎮静法	全身麻酔法
意　識	あり	なし
患者の協力	得られる	得られない
防御反応	あり	なし
鎮痛効果	なし	あり
健　忘	不完全	あり
回　復	速やか	遅い

（小谷，2011[4]より改変）

り，全身麻酔や区域麻酔に移行する可能性のあるものを適応としており，術前から術後までのすべての周術期管理を包含している．MACには鎮静も含まれているが，MACが全身麻酔への移行を想定した管理法であることから，意識下鎮静を基本としている歯科診療における静脈内鎮静法とは必ずしも同一の概念ではない．

5）全身麻酔との相違

全身麻酔 general anesthesia は，完全な意識の消失，不動化，疼痛抑制をはかる方法であり，意識レベル，体動の有無，疼痛に対する反応，生体防御反射の有無などの点で，精神鎮静法とは異なる状態である（表4-I-2）[4]．しかし，この違いは単に使用する薬物の種類や投与量によって決まるのではなく，同一患者に対して同一薬物の同量投与であっても，手術や処置による刺激の程度や患者の状態によって異なる．よって，容易に鎮静の状態から全身麻酔の状態に移行してしまうことを十分認識し，患者の状態を常に観察およびモニタリングしなければならない．

3．歯科臨床における精神鎮静法

1）精神鎮静法の目的

精神鎮静法を適用することによって，①歯科治療に対する不安や恐怖の緩和，②循環動態の安定，③過呼吸の予防・抑制，④骨格筋の緊張・不随意運動の予防・緩和，⑤異常な神経反

射（血管迷走神経反射，異常絞扼反射など）の抑制，⑥行動調整，⑦けいれん発作の予防，⑧健忘の効果が期待できる．ただし，投与する麻酔薬または鎮静薬の種類および鎮静レベルによって効果が異なるため，それぞれの目的に応じて，麻酔薬または鎮静薬の選択，目標として鎮静レベルを定めておくべきである．

2) 精神鎮静法の適応

吸入鎮静法，静脈内鎮静法を通じて以下のようなものが適応となる．

①歯科治療に対し，不安・恐怖感が強い患者
②これまで歯科治療中に気分不良や意識消失などの経験があり，精神的要因が強いと考えられる患者
③異常絞扼反射（強度の嘔吐反射）の患者
④高血圧や心疾患などの全身疾患を有する患者で，ストレスを少なくしたい場合
⑤局所麻酔下での長時間・大きな侵襲の歯科治療
⑥治療に非協力的な患者の歯科治療
⑦不随意運動が激しい中枢神経系疾患患者の歯科治療

3) 歯科臨床における特徴

歯科臨床における精神鎮静法の特徴は，①術野と気道が同一であること，②口腔内で注水下の処置が行われること，③頻回の治療が必要であること，④主に外来患者が対象で日帰り麻酔であること，⑤通常，外来診療室で行われること，などの特殊性を有している．このため，安全を確保するためには特別な注意が必要である．

特に術野と気道が同一部位であり，さらに注水下の処置をすることについては細心の注意が必要である．口腔内に水が貯留しても自発呼吸が維持されるよう，意識や上気道反射を保つ鎮静レベルに保つことが重要となる．つまり意識下鎮静で，自主的な気道確保が可能であり，身体の刺激や口頭での指示に対して適切に反応する鎮静レベルが目標となる．

しかし，歯科治療に対して拒否行動が激しい知的障害患者に対しては，行動を制御するために深い鎮静レベルが必要となる場合がある．この場合，意識があるかぎり患者は拒否行動を示すことが多いので，ある一定時間，意図的に意識を消失させる必要があるため，深鎮静になる場合がある．意識消失まで中枢神経系を抑制すれば，生態防御反射や上気道の開通性維持機構も損なわれている危険性があり，目標としている精神鎮静法とは異なり，全身麻酔に準じた周術期の管理が求められる．

4) 高齢者，小児に対する精神鎮静法

高齢者に対して精神鎮静法が適用される場合も少なくない．高齢者は循環系疾患を有していることが多く，精神鎮静法の適用は患者のストレスを軽減し，循環系疾患の急性増悪の危険性を低下させる利点を有しているが，麻酔薬または鎮静薬を投与すること自体が，呼吸，循環機能を低下させるため，合併症を誘発する可能性がある．また，代謝が低下しているため，若年者と比較して薬物血中濃度が高くなる傾向にあるため，精神鎮静法における麻酔薬または鎮静薬の投与量は適宜少なくするなど，慎重に投与する必要がある．

小児に対して精神鎮静法が適用されることがある．小児は，高齢者と逆に代謝が亢進しているため，麻酔薬または鎮静薬の効果が得られにくい傾向にあり，行動の制御を目的とした場合，投与量が増加してしまう場合が少なくない．しかし，小児は気道が狭いために気道閉塞に陥りやすいこと，さらに分泌物によって喉頭けいれんが誘発されることがあるため，小児に対する精神鎮静法では，麻酔薬または鎮静薬の過量投与に注意しなければならない．また，通常の方法で鎮静効果が得られなければ全身麻酔の適用を考慮するべきである．

4. 精神鎮静法の種類と使用薬物

1) 精神鎮静法の種類

　精神鎮静法は，鎮静薬または麻酔薬の投与経路には，吸入，静脈内投与（静注），筋肉内投与（筋注），経口投与，経鼻投与，経直腸投与がある．鎮静薬または麻酔薬を吸入させるには専用の装置が必要であること，また静脈内投与のためには静脈路確保が必要であるのに対して，筋肉内投与（筋注），経口投与，経鼻投与，および経直腸投与は，比較的容易にできるため，小児の画像検査や麻酔の導入前などに適用されている．しかし，吸入および持続静脈内投与（静注）は投与量を調節できるが，その他の経路からの鎮静薬の投与は調節性に乏しい．鎮静レベルの維持（タイトレーション）が十分できないため，患者の個体差によっては，不十分な鎮静レベルまたは過度の鎮静レベルに陥り，危険な場合もありうる．歯科治療において安全で効果的な精神鎮静法を実施するには，吸入，静脈内投与（静注）が適している．それぞれ吸入鎮静法 inhalation sedation (IS)，静脈内鎮静法 intravenous sedation (IVS) とよばれている．

2) 吸入鎮静法，静脈内鎮静法で使用される薬物

　吸入鎮静法 inhalation sedation (IS) では，主に亜酸化窒素 nitrous oxide が用いられている．静脈内鎮静法 intravenous sedation (IVS) では，静脈麻酔薬として主にベンゾジアゼピン（ベンゾジアゼピン系薬）とプロポフォール，鎮静薬としてデクスメデトミジンが使用されており，その他，補助的にオピオイドや静注用の鎮痛薬が使用される場合がある．また，ベンゾジアゼピンまたはオピオイドに対する拮抗薬があり，必要に応じて使用される．

3) その他の精神鎮静法[5]

　静脈確保に協力が得られない，静脈確保に適する血管をみつけにくい，あるいは，静脈内投与法の欠点を回避したい場合，鎮静薬の筋肉内投与，直腸内投与，鼻腔内投与，経口投与を行う方法がある．これらの方法は，特に，小児に対する管理法として有効な場合が多い．しかし，効果の確実性，即効性，調節性において静脈内投与法に劣り，適用は制限される．また，鎮静薬を用いず，聴覚や視覚への働きかけを通して鎮静をはかる方法もある．鎮静法の選択には，患者の緊張の度合いや協力性，歯科処置および鎮静法の侵襲度，鎮静薬の確実性や調節性など各方法の長所短所を十分に考慮する必要がある．

　抗不安薬や鎮静薬を経口投与する方法は oral sedation とよばれており，投与法としては最も簡便で侵襲度が低い．消化器官で緩やかに吸収されるので，安全域の高い投与法である．来院まであるいは治療開始までの不安軽減を期待する前投薬としては有用であるが，歯科治療時の鎮静としては，十分な効果が得られない場合が多く，効果発現も遅く，投与後に鎮静レベルの調整が難しいという欠点をもつ．さらに，本法で十分な鎮静を得ようとすると過量投与または複数回投与となる場合が多く，過度の鎮静による気道・呼吸系の合併症を引き起こしたり，回復遅延にて帰宅が遅れる可能性が高くなる．

　市販の内服薬では，トリアゾラム 0.25 mg を歯科医院へ来院する1時間前に服用させる方法が米国で推奨されている[1]．静脈注射用薬剤であるミダゾラムを小児に対する麻酔前投薬として経口投与する試みも多く報告されている[6]．ミダゾラムは非常に苦く，また，pH が高くなると，沈殿や白濁を生じるので，酸性のシロップ（pH3.5〜4.0）に溶解して用いる（2.5 mg/mL）．小児におけるミダゾラムの経口投与量は 0.3〜0.75 mg/kg で，効果発現時間は15〜20分，30分程度で効果のピークに達し，60分後くらいには効果が減弱してくる[6]．

　歯科治療時のタービンや歯科用電気エンジンの音は患者にとって不快な音であり，緊張，不安，心理的ストレスを引き起こすことから，音

楽を応用する方法がある．歯科治療時にヘッドホンで音楽を聴くことは，これら不快な音の遮断効果もある．大腸内視鏡検査においてその有効性と鎮静薬の投与量の削減効果が証明されており[7]，静脈内鎮静法との併用は有効ではないかと考えられる．

II 吸入鎮静法[1]

吸入鎮静法とは，吸入麻酔薬を低濃度で吸入させることにより，意識を保ったまま歯科治療に対する精神的緊張や恐怖心を和らげ，ストレスなく治療に協力できる状態をつくり出す方法である．

全身麻酔薬として適用されていた亜酸化窒素吸入が，「鎮静」を目的として歯科患者に最初に用いられたのは1930年代で，米国のSeldinによった．彼は，初期には高濃度亜酸化窒素を吸入させていたが，後に今日と同様に20〜30％の低濃度亜酸化窒素を使用し，その名称は，1972年に米国歯科医師会が本法をpsy-chosedation（精神鎮静法）として明確にしたことによって，それまで使用されていた「亜酸化窒素（笑気）アナルゲシア」という言葉は，「亜酸化窒素（笑気）吸入鎮静法」という用語に定まった[2]．つまり，本法は軽度の疼痛閾値上昇は得られるが，その目的はあくまでも鎮静であり，痛みを伴う歯科治療に際しては，局所麻酔法で確実に鎮痛をはかることが大原則である．

吸入鎮静法には，揮発性吸入麻酔薬を用いる方法もあるが，ここでは，亜酸化窒素吸入鎮静法に限って記載する．

1. 亜酸化窒素の性質

1）物理・化学的性質

一般名は亜酸化窒素 nitrous oxide，化学名も同じで，分子式 N_2O，分子量44.01，比重1.53（空気＝1），沸点－88.7℃，臨界温度36.5℃，臨界圧力7.26 MPaである．室温，大気圧下において

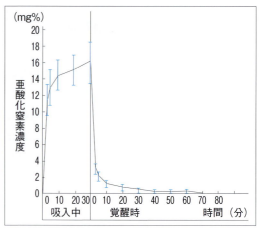

図4-II-1 30％亜酸化窒素吸入時の動脈血中亜酸化窒素濃度

（鈴木，1974[3]）

無色のガスで，においはない．不燃性で室温では化学的に不活性であるが，300℃以上では熱分解する．支（助）燃性を有する．亜酸化窒素1 mLは20℃，1気圧で，水1.5 mLまたはエタノール（95％）0.4 mLに溶け，ジエチルエーテルまたは脂肪油にやや溶けやすい．亜酸化窒素1,000 mLの重量は，0℃，1気圧で約1.96 gである．

2）吸収・代謝・排泄

亜酸化窒素の血液/ガス分配係数や脳/血液分配係数は，それぞれ，0.47，1.1と吸入麻酔薬の中では小さい．また，生体内代謝率は0.004％と吸入麻酔薬の中で最も小さい．したがって，生体に速やかに吸収され，体内ではほとんど分解されず，排泄も迅速である．30％亜酸化窒素吸入後の血中濃度は，吸入開始後3分間で急激に上昇し，かつ，吸入停止後3分間で急激に下降する（図4-II-1）．排泄経路はほとんどが呼気であり，わずかに皮膚からも排泄される．

亜酸化窒素は体内の閉鎖腔に移行し，容積や内圧を上昇させる．なぜならば，亜酸化窒素の血液/ガス分配係数（0.47）は窒素（0.013）の36倍であり，窒素より格段に血液に溶解しやすい．

したがって，亜酸化窒素は肺胞から血液を通って閉鎖腔に速やかに移行するが，閉鎖腔にある窒素は血液に溶解しにくく閉鎖腔にとどまるからである．以上より，耳管が閉塞した中耳，気胸，気腫性囊胞（ブラ，ブレブ），腸閉塞などの閉鎖腔を有する患者への亜酸化窒素の使用は原則避けるべきである．また，網膜剝離再付着術などの硝子体手術施行時にガスタンポナーデを行った患者に対しても，亜酸化窒素の使用を避けるべき期間が存在する．網膜などを固定するためにperfluoropropane（C_3F_8）やsulfur hexafluoride（SF_6）などの拡散性の低い不活性ガスや空気を硝子体内に封入するが，これらのガスは，手術後もC_3F_8で55〜65日間，SF_6で10〜14日間，空気で5〜7日間残存する[4]．この期間に亜酸化窒素を使用すると眼圧を上昇させ，視力低下，時には失明に至ることがある．なお，使用頻度の最も高いガスはSF_6である．

3）薬理作用
(1) 麻酔・鎮静作用

亜酸化窒素の麻酔効果は，他の吸入麻酔薬と比較して著しく弱く，50％の人が皮膚切開にて体動しなくなる最小肺胞濃度minimum alveolar concentration（MAC）は105％である．したがって，通常，亜酸化窒素を全身麻酔薬として単独投与することはない．

亜酸化窒素は低濃度で用いることにより，意識や協力性を失うことなく良好な鎮静を得ることができる．通常，吸入開始10分後に十分な鎮静効果が得られる[5]．歯科治療時の至適鎮静は，会話による十分なコミュニケーションと歯科治療に対する協力性を保障できる意識レベルで精神的緊張が緩和された状態である．この鎮静作用は，内分泌の面からも実証されている（図2-Ⅱ-8参照）．この程度の鎮静状態でも，軽度の鎮痛作用が認められ，健忘効果もわずかではあるが期待できる．通常，亜酸化窒素吸入鎮静法には亜酸化窒素が20〜30％の吸入濃度で用いられるが，効果に個人差があり，他覚的徴候や患者の自覚的徴候を確認しながら適正な濃度設定に努める必要がある．意識レベルの低下，鎮痛効果，健忘効果を過度に期待し，吸入濃度を上げ過ぎると興奮状態や意識消失をきたしやすくなり，歯科治療時の協力性を失うばかりでなく，本法の最大の特徴である安全性を失うことにもなる．ボランティア被験者の半数に健忘効果が得られる亜酸化窒素濃度は約53％（0.5 MAC）であったとの報告がある[6]．

(2) 鎮痛作用

鎮痛作用は他の吸入麻酔薬に比べて比較的強い．現在広く認められている作用機序としては，中脳で内因性オピオイドペプチド（エンドルフィンやエンケファリンなど）の放出を引き起こし，下行性抑制系の活性を介して中枢への痛覚情報伝達を抑制するとされているが，下行性抑制系の中では，ノルアドレナリン作動性の関与の報告が多い[7]．

亜酸化窒素分子の作用部位は明確にはなっていないが，N-メチル-D-アスパラギン酸（NMDA）受容体やニコチン性アセチルコリン受容体への抑制作用が候補としてあげられている[7]．

亜酸化窒素の鎮痛効果は，20％濃度ではモルヒネ15 mgに相当し，50％濃度ではペチジン100 mgの静脈注射より強いといわれている．30％の亜酸化窒素吸入時には，歯への電気刺激時の反応閾値が上昇することが証明されている（図4-Ⅱ-2）．また，30％の亜酸化窒素を吸入すると，静脈確保のための留置針穿刺時の血漿ノルアドレナリンの上昇が有意に抑制される[9]．いずれにせよ，吸入鎮静法での30％以下の使用濃度では，完全な無痛は期待できず，疼痛を伴う歯科治療では局所麻酔が不可欠である．

(3) 循環系への影響

亜酸化窒素は，心・血管系に大きな影響を及ぼさない．直接の陰性変力作用を有するが，これは交感神経刺激作用による収縮能上昇にて相殺される．しかし，左室機能障害を有する場合，亜酸化窒素の陰性変力作用はより明確にみられ

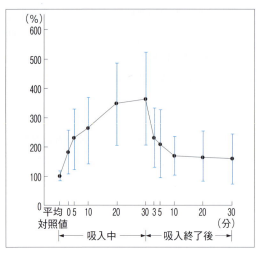

図4-Ⅱ-2　30％亜酸化窒素吸入のヒトにおける歯髄電気刺激時の疼痛閾値に及ぼす影響
（伊藤，1975[8]）

るとされる[10]．亜酸化窒素は *in vitro* において冠血管に直接的な影響を及ぼさない[10]が肺血管抵抗を上昇させるので，肺高血圧症患者への使用には注意を要する．

　低濃度の亜酸化窒素が循環系に及ぼす影響はさらに少ない．時に，低濃度亜酸化窒素吸入の初期に，血圧や心拍数が軽度上昇することがあるが，これも，亜酸化窒素自体の影響よりも吸入開始時の精神的緊張によるもので，多くの場合，吸入5〜10分後には鎮静作用により減少する．

(4) 呼吸系への影響

　亜酸化窒素は，気道刺激性がなく，揮発性吸入麻酔薬と比較して呼吸・気道への影響は小さい．

　低濃度の亜酸化窒素の呼吸系への影響はさらに小さい．30〜50％の亜酸化窒素吸入で低酸素に対する換気応答が抑制されたとの報告があるが，亜酸化窒素吸入鎮静法は，高濃度酸素を併用するので，臨床的には問題ない．鎮静レベルの亜酸化窒素濃度は，小児や青壮年の気道（咳嗽）反射をほとんど抑制しない[11]．なお，患者が適切な鎮静状態を超えて興奮状態になると，二次的に呼吸が不規則になることがある．高濃度亜酸化窒素吸入では，吸入中止後の空気吸入で，血液中に溶解していた亜酸化窒素が肺胞中に急激に拡張して生じる拡散性低酸素症 diffusion hypoxia が起こることがあるが，低濃度亜酸化窒素吸入では，通常臨床的に問題とならない．

(5) 長時間曝露による骨髄・造血機能および神経系への影響[12]

　長期投与された亜酸化窒素の直接的ビタミンB_{12}不活性化作用による葉酸代謝障害，ひいてはDNA合成障害に起因する骨髄造血機能抑制が問題視されている．50％亜酸化窒素の12時間吸入で巨赤芽性の骨髄変化が認められているが，歯科外来での通常治療時間では患者への悪影響はほとんどない．一方，神経学的な障害（亜急性混合型脊髄変性症）は，数か月にわたって毎日，亜酸化窒素に曝露されると発症する．歯科診療従事者が，換気不十分な歯科診療室で長期間にわたって，しかも，時には1,000 ppmもの余剰亜酸化窒素に曝露される場合は危険であり，診療室内の汚染に対する十分な配慮が必要である．

　なお，医療従事者が嗜好のために亜酸化窒素を自分で吸入する例が報告されており，このような例では長期曝露による健康被害が懸念される[13]．

(6) その他の器官などへの影響

　軽度の脳血流量増加作用および頭蓋内圧亢進作用をもつが，臨床的に大きな問題となることはない．脳血流量の自己調節能には影響しない．筋弛緩作用はなく，また，筋弛緩薬の作用も増強させない．他の吸入麻酔薬と異なり，悪性高熱の原因とならない．明らかな肝・腎毒性も認められていない．

4) 環境汚染への影響

(1) 室内汚染

　1960年代後半以降，手術室の残留吸入麻酔薬による手術室従事者の健康被害（流産，先天奇形，癌，肝障害など）の可能性を指摘する報告が相次いだ．しかし，1990年代後半，米国麻酔学会専門調査会によるこれらの文献の厳密な再検討，さらには，その後の前向き研究など

により，手術室において亜酸化窒素を含めた吸入麻酔薬の長期曝露と前述のような健康被害との間に確実な関連性はないと結論された[14]．手術室において余剰ガス排出装置が普及し，手術室の亜酸化窒素許容濃度である時間平均25 ppm[15]を下回ることが可能となったため，手術室汚染による生体への悪影響の危険性は低い．

一方，歯科診療室は狭く換気が不十分である傾向にあり，通常，亜酸化窒素吸入鎮静法には非再呼吸式の呼吸回路を使用するため呼気が室内に漏れやすく，余剰ガス排出装置の普及も十分でなく，歯科外来診療室の亜酸化窒素許容濃度とされている時間平均50 ppm[15]を上回ることも少なくない．実際，約26 m^{2}の歯科診療室で，余剰ガス排出機構のない通常の鼻マスクを用いた亜酸化窒素吸入鎮静法施行中の患者周囲の亜酸化窒素濃度は平均570 ppmとの報告があり[16]，また，余剰ガス排出装置なしでは5,000 ppmに達するとの報告もある[17]．余剰ガス排出がなされていない歯科診療室で亜酸化窒素を頻回使用した際，女性医療従事者に自然流産の危険性が高いとの報告もみられる[17]．

(2) 地球環境汚染

余剰ガス排出装置で室内汚染は防ぐことができても，室内から排除されたガスはそのまま大気中に放出されており，地球温暖化やオゾン層破壊の要因の1つとなる可能性がある．1997年の地球温暖化防止京都会議で，地球温暖化の原因となる温室効果ガスとして6種類のガスの1つに亜酸化窒素が掲名された．亜酸化窒素の地球温暖化係数は310と，二酸化炭素の約300倍で[17]，大気中での寿命が約120〜150年と長く，蓄積性が大きい．2004年の日本の亜酸化窒素全排出量は温室効果ガスの全排出量の2%とされており，麻酔に使用された亜酸化窒素の推定排出量は，温室効果ガスの全排出量の0.02%とわずかではある[18]．しかし，医療従事者としては，地球温暖化を防ぐため大気への排出を必要最小限に抑える義務がある．また，亜酸化窒素は直接的オゾン層破壊作用を有しないものの，成層圏の酸素と反応し一酸化窒素を生成することにより，窒素酸化物を介した成層圏オゾン層破壊を増長する[13]ので，この点からも大気中への排出を最小限にしなければならない．

2．亜酸化窒素吸入鎮静法の利点と欠点

1) 利点

①気道刺激性がなく，導入が円滑である．
②調節性に富み，覚醒が早い．
③通常使用濃度では臓器機能を抑制せず，安全である（呼吸，循環，嚥下・咳嗽反射を抑制しない）．
④軽度の鎮痛効果がある．
⑤非観血的に投与できる．
⑥酸素を同時に供給できる．

2) 欠点

①高価な吸入鎮静器が必要である．
②鎮静効果が不安定である（口呼吸や会話に影響される）．
③鼻マスクを用いなければならない（治療の妨げとなり，また，鼻閉患者や鼻呼吸が苦手な患者では不向き）．
④環境汚染（室内，室外）．

3．亜酸化窒素吸入鎮静法の適応，非適応

1) 適応患者

①歯科治療に不安や恐怖心を有する患者．
②全身疾患を有し，侵襲に対する予備能の少ない患者．
③歯科治療時のストレスに起因する全身的偶発症経験者．
④絞扼反射の強い患者．

2) 適応となる治療内容

①比較的長時間の歯科治療（多数歯の抜去術や多数のインプラント埋入術など）．
②比較的侵襲の大きな歯科治療（口角が強く引っ張られたり，顎に強圧がかかる埋伏智歯抜去術など）．

3) 非適応患者
①鼻閉患者，口呼吸患者．
②歯科治療の必要性を理解できないため協力性の全くない患者．
③鼻マスクの装着を嫌がる患者（ゴムのにおいを嫌がる，また，呼吸しにくいという先入観）．

4. 亜酸化窒素吸入鎮静法の禁忌症
①体内に閉鎖腔（中耳炎による中耳内圧上昇，気胸，気腫性嚢胞，腸閉塞，気腹など）を有する患者．
②最近，眼科手術時にガスタンポナーデを施行された患者．
③妊娠初期（3か月以内）の患者．
　過換気症候群の既往がある患者も発作を誘発する可能性があり，避けたほうが無難である．

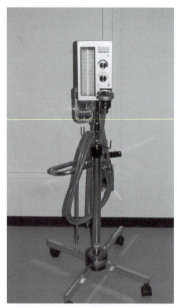

図4-Ⅱ-3　持続的流出型吸入器

5. 亜酸化窒素吸入鎮静法に使用する器械，器具

1) 亜酸化窒素吸入鎮静器
(1) 安全装置
　低酸素血症防止や吸入気量確保のため，いくつかの工夫がなされている．
①ピンインデックス方式
　ボンベや中央配管と鎮静器との間で，亜酸化窒素と酸素の接続ミスが起こらないよう接続ピンの大きさや位置が両気体間で異なる仕組みになっている．
②最低吸入酸素濃度の保障
　酸素吸入濃度が20.9％未満にならないよう，各器種により一定値以上（通常25％以上）の供給酸素濃度を保障する仕組みになっている．
③酸素流入停止時の安全対策
　吸入中に酸素供給が途絶えると，亜酸化窒素も自動的に供給を中止し，代わりに空気が回路内を流れる仕組みになっている．
④高流量酸素供給システム
　緊急時に高流量の酸素（60 L/分）を供給できるバルブ（フラッシュバルブ）がついている．
⑤吸入気量の保障
　吸入する総ガス流量の相対的不足により呼吸嚢（リザーバーバッグ）のふくらみが減少した際，大気が流入するよう安全弁がついている．
(2) 種類
①**持続的流出型吸入器**（図4-Ⅱ-3）
　亜酸化窒素と酸素が一定の流量で持続的に流出し，亜酸化窒素と酸素の混合ガスを呼吸嚢にとどめて患者に吸入させる方式である．亜酸化窒素と酸素それぞれの流量計があり，2気体の流量比によって濃度を調節するタイプと，総流量（L/分）を設定後，亜酸化窒素と酸素の混合比調節ダイヤルにて亜酸化窒素濃度を調節するタイプとがある．後者では，亜酸化窒素濃度に30％でストッパーがついていて，30％以上の亜酸化窒素を吸入させたいときには，専用レバーを押し下げながらダイヤルを調節する機種が多く，誤って，あるいは，安易に高濃度の亜酸化窒素を吸入させないよう配慮された仕組みになっている．

②間欠的流出型吸入器

患者の吸気時に，陰圧により吸入弁が開放され亜酸化窒素と酸素の混合ガスが流出するが，呼気時には弁が閉鎖しガスの流出が止まる．現在，このタイプの鎮静器は製造されていない．

2) ボンベ

(1) 亜酸化窒素ボンベ

亜酸化窒素の液化臨界温度は36.5℃で，ボンベ内は気相と液相が混在している．ボンベは，大部分が灰色で上一部が青色の2色塗りとなっている．減圧弁に液相が流入しないように必ず立てて，かつ，倒れないよう固定して使用する（横にして使用してはならない）．未使用のボンベでは約9割が液相，残りが気相として充填してあり，気相の圧は52気圧である．約86.6％の亜酸化窒素が消費され，液相が消失してはじめて気相の圧が低下し始める．したがって，ボンベ内圧が低下し始めたら内容量は13.4％以下ということになる．ボンベの内容量は，圧ではなく重量で判断しなければならないが，ボンベの重量測定は日常臨床にはそぐわない．歯科診療室で鎮静器と直接接続する際に頻用される3.5Lボンベ（亜酸化窒素が2.5kg充填）の場合，内圧が下がり始めたときの亜酸化窒素20℃，1気圧換算の残量はボイル-シャルルの法則を用いて180Lと推定できる．毎分3Lで使用して約60分後に供給が止まるので，この点を考慮してボンベ交換の準備をしておく．また，中央配管システムにおいては，ボンベを2本，または2つのボンベ群に分け，片方が空になると，もう一方の側のボンベが使用できるよう自動的に切り替わり，かつ，警報でそれを知らせてくれる装置（マニホールドシステム）と併用される．

(2) 酸素ボンベ

酸素は室温下150気圧で充填されており，ボンベ内は気相のみである．したがって，ボンベの中の酸素内容量は圧力に比例する．歯科診療室で鎮静器と直接接続する際に頻用される3.5Lボンベには，35℃，1気圧換算で，500Lの酸素が充填されている．したがって，圧力計が充填時の半分である75気圧を指していると，酸素残量は充填時の半分の250Lである．酸素ボンベは黒の1色塗りとなっている．

3) 鼻マスク

マスクを装着しながら口腔内の治療ができるよう，鼻マスクを用いる．鼻マスクの固定は，専用のヘッドストラップを用いる方法（図4-Ⅱ-4）と，マスクについている2本のチューブを締めて固定する方法（図4-Ⅱ-5）とがある．

4) 亜酸化窒素による環境汚染への対策器具および装置[14,16,17,19]

①余剰投与された，または呼気中の亜酸化窒素をscavenging systemなどを用いて回収し，余剰ガス排出装置にて室外に排気する．
②患者の口の近くに歯科用吸引器（機）をおく．
③密着性のよい鼻マスクを使用する．
④換気扇の完備と窓を開放する．
⑤総投与量を必要最小限にする（分時換気量と同程度の量）．
⑥亜酸化窒素分解処理装置を使用する（高価で大型のため普及には至っていない）．

6. 至適鎮静レベル

自覚的，他覚的徴候に注意を払いながら，至適鎮静を保つよう亜酸化窒素濃度を調整する．リラックスした表情（ボーっと遠くをみるような眼差し），瞬きの減少がみられ，患者が気分がよいと感じたら至適鎮静状態と判断できる（表4-Ⅱ-1）．至適鎮静に至る濃度は個人差が大きいので低濃度から吸入を始める．表4-Ⅱ-1に示す過度の鎮静状態の徴候がみられたら，速やかに亜酸化窒素濃度を下げる．

7. 術前管理

1) 実施前の医療面接および診察

バイタルサインも含め，全身状態，既往歴の評価とともに，適応症，非適応症，禁忌症につ

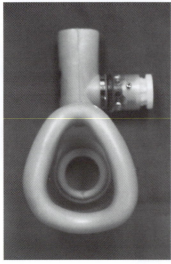
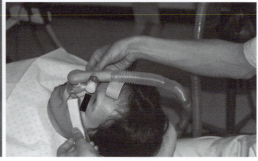

図4-Ⅱ-4　ヘッドストラップによる鼻マスクの固定

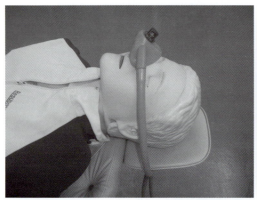
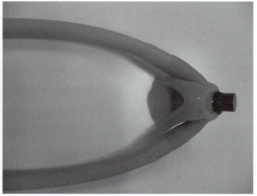

図4-Ⅱ-5　付属チューブによる鼻マスクの固定

表4-Ⅱ-1　亜酸化窒素吸入鎮静法における鎮静レベルと自覚的・他覚的徴候との関係

	至適鎮静状態 （濃度：通常20～30％）	過度の鎮静状態 （濃度：通常40～50％以上）
自覚的徴候	・恐怖心や緊張感が減少 ・多幸感，気分がよい ・軽い酩酊感（ほろ酔い） ・体が温かく感じる	・興奮，周囲からの隔絶感 ・不快感，不快な幻想や夢，悪心，嘔吐 ・悪酔いした感じ
他覚的徴候 （所見）	・ボーッと遠くをみるような眼差し ・リラックスした表情 ・瞬きの減少 ・指示に従う ・自力で開口可能 ・体動減少，緩慢 ・防御反射は正常 ・バイタルサイン安定 ・疼痛閾値軽度上昇	・眼球の変位 ・にらみつけるような険しい表情 ・閉眼（眠る） ・指示に一時的に従うか，全く従わない ・閉口傾向 ・時に多動や筋緊張 ・防御反射低下 ・不規則な呼吸

いての評価も十分行う．

2) 患者への説明と注意事項

　鎮静法の目的と注意事項を患者にわかりやすい言葉で十分かつ簡潔に説明し，施行の了承を患者から得る．亜酸化窒素の吸入を開始してから，どのような自覚的徴候がどのような順で現れるか説明しておく．意識はなくならないこと，指先がピリピリ（ジンジン）して身体が温かくなり始めた後に気分がよくなり，歯科治療に対する恐怖感が和らぐことを説明する．加えて，全身麻酔との相違点，回復の速さについても説明する．術前の禁食禁水の必要性はないが，極端な空腹や満腹を避けるよう伝えておく．口頭での説明とともに，注意事項を文書で手渡すのが好ましい．

3) 体験吸入

　亜酸化窒素吸入鎮静法を受けたことのない患者に対しては，事前に10〜20％の比較的低濃度の亜酸化窒素の吸入を体験させるのがよい．マスク使用でも呼吸が楽にできることや自覚的徴候を事前体験でき，また，鼻マスクの適合状況，至適サイズを事前確認でき，さらに，鼻呼吸ができるかのチェック，鼻呼吸がうまくできない場合の事前練習を行えることは，後日の実際の管理のために益すること大である．

8. 術中管理

1) 器械・器具の安全確認
①加湿装置（ビン）に新しい水を入れる．
②酸素供給や装置に不備がないことを確認する．

2) 体位
　リラックスできるリクライニングポジションで吸入させる．

3) モニタリング
　血圧，脈拍数，呼吸数などバイタルサインの測定を行う．虚血性心疾患や不整脈などの心疾患，慢性閉塞性肺疾患などの呼吸系疾患を合併している患者に対しては，心電図やパルスオキシメータなどのモニタを追加する．

4) 鼻マスクの装着と鼻呼吸の確認，流量設定

　1分間に流す酸素と亜酸化窒素の総流量は，患者の分時換気量あるいはそれを少し上回る量（通常6〜8 L/分）を目安とし，吸入中のバッグのふくらみ具合を確認して設定する．吸入ガスの漏れがないよう鼻マスクを適合させ固定する．鼻呼吸ができているか，また，鼻マスクが適合しているかも，吸入中のバッグのふくらみで確認する．

5) 亜酸化窒素吸入の実際

　亜酸化窒素の吸入は15％から開始し，以降は患者の反応を観察しながら5％ずつ上げる．血中濃度が平衡に達するまで3分ほどかかるので，3〜4分ごとに濃度を上げていく．「手足の先がジンジンして温かくなってきますよ」，「だんだん気分がよくなり，リラックスしてきますよ」などの言葉かけを行い，暗示をかけるとともに患者の孤立感を払拭する．至適鎮静状態が得られるまでには10分くらい必要である．至適鎮静を確認後，局所麻酔が必要な処置ならば，この時点で局所麻酔を施行し，治療を開始する．治療中は，鎮静の他覚的徴候や患者の自覚的徴候を確認しながら投与濃度を調節する．通常は亜酸化窒素20〜30％で維持される．術中に痛みを訴えた場合は，亜酸化窒素濃度を上げるのではなく，局所麻酔を追加して対応する．過度の鎮静を疑う徴候がみられたら，亜酸化窒素濃度を速やかに下げる．

6) 亜酸化窒素吸入の停止

　歯科治療が終了したら，亜酸化窒素の吸入を停止する．30％以下の亜酸化窒素吸入では，停止後の拡散性低酸素症はほとんど問題とならないため，停止直後の酸素吸入は必須ではないが，より速やかで爽快な回復のために，鼻マスクを適合したままでの数分間の酸素吸入が好ましい．なお，50％亜酸化窒素の吸入後では，吸入停止後の拡散性低酸素症が生じるといわれている．酸素吸入終了後は，バイタルサインに異常がないことを確認し，転倒防止に配慮しながら，待

合室まで歩かせる．

9．術後管理（帰宅許可条件）

待合室で10分くらい経過を観察し，異常がなければ帰宅を許可する．

帰宅条件は以下の通りである．
①バイタルサインの安定．
②応答が明瞭で，歩行時に自他覚的にふらつきがない．

Ⅲ 静脈内鎮静法

静脈内鎮静法intravenous sedationは，歯科治療および口腔外科手術の精神鎮静法として広く適用されている．静脈路を確保する必要があるが，吸入鎮静法よりも効果が得られやすく，また，静脈路を確保していることで全身的偶発症に対処しやすいという利点がある．しかし，静脈内に薬物を投与することによって短時間で全身的な合併症が誘発される危険があるため，安全を確保するうえで，正確な知識と的確な技能が要求される．歯科診療における静脈内鎮静法の実施における指針の1つとして，日本歯科麻酔学会が作成したガイドライン[1]が公開されている．

1．静脈内鎮静法で使用される薬物

わが国における全国調査[2]では，歯科診療における静脈内鎮静法には，ミダゾラムなどのベンゾジアゼピンとプロポフォールが多く使用されており，それらが単独あるいは併用投与されている．これらの薬物は静脈麻酔薬として全身麻酔の導入，維持に使用されているが，投与方法および投与量を調整することによって，静脈内鎮静法の目的に応じた状態を確保，維持できる．また，近年では，α_2アドレナリン受容体作動薬であるデクスメデトミジンが使用されるようになった．

静脈内鎮静法で使用される鎮静作用のある薬物は，鎮静薬とよばれることもある（以下，静脈麻酔薬を含めて鎮静薬と記載）．また，静脈内鎮静法に，鎮静薬と鎮痛薬が併用される場合があり，非ステロイド性抗炎症薬（NSAIDs）であるフルルビプロフェンアキセチルや，アセトアミノフェンが使用されている．このように歯科治療における静脈内鎮静法では，多彩な薬物が使用されており，また，投与方法も多彩であるが，これらの個々の薬物および投与方法について解説する．主な薬物の薬物動態パラメータは表4-Ⅲ-1に示す通りである．

1）ベンゾジアゼピン（ベンゾジアゼピン系薬）benzodiazepines

ベンゾジアゼピンは構造式の中にベンゾジアゼピン骨格を有する化合物のことである．静脈内鎮静法の鎮静薬として最も使用されている．ベンゾジアゼピンは催眠，鎮静，抗不安，健忘，抗けいれん，中枢性筋弛緩の作用を有しているが，これらの作用は，脳内の抑制性神経伝達物質であるγ-アミノ酪酸γ-aminobutyric acid（GABA）が結合するGABA$_A$受容体の作用を増強することによって発現する．

GABA$_A$受容体はシナプス後膜にあり，クロライドイオン（Cl$^-$）チャネルを含んでいる．GABAはGABA$_A$受容体と結合すると，Cl$^-$が神経細胞内に流入し，細胞を過分極させることによって神経活動を抑制する．GABA$_A$受容体は5個のサブユニットによって構成されている．これまでにサブユニットは19種類（$\alpha 1 \sim \alpha 6$, $\beta 1 \sim \beta 3$, $\gamma 1 \sim \gamma 3$, δ, ε, π, θ, $\rho 1 \sim \rho 3$）確認されているが，ほとんどのGABA$_A$受容体は2個のαサブユニット，2個のβサブユニット，1個のγサブユニットによる5個のサブユニットで構成されている[5]．サブユニットの組み合わせの違いによって性質が異なっており，$\alpha 1$サブユニットを含むGABA$_A$受容体は，鎮静，健忘，抗けいれん作用を介し，$\alpha 2$サブユニットを含むGABA$_A$受容体は抗不安，筋弛緩作用を介することがわかっている[6]．

表4-Ⅲ-1　静脈内鎮静法に使用される主な薬物の薬物動態パラメータ

	血漿タンパク結合率（％）	排泄半減期（時）	クリアランス（mL/kg/分）	Vdss（L/kg）
ミダゾラム	96〜98[*1]	1.7〜2.6[*2]	6.4〜11[*2]	1.1〜1.7[*2]
ジアゼパム	97.5〜98.6[*1]	20〜50[*2]	0.2〜0.5[*2]	0.7〜1.7[*2]
フルニトラゼパム	77.6〜79.6[*1]	24[*1]	2.27[*1]	0.58[*1]
プロポフォール	97〜99[*1]	4〜7[*2]	20〜30[*2]	2〜10[*2]
デクスメデトミジン	94以上[*1]	2〜3[*2]	10〜30[*2]	2〜3[*2]
フルマゼニル	54〜64[*1]	0.7〜1.3[*2]	5〜20[*2]	0.6〜1.6[*2]
ケタミン	21.9〜46.9[*3]	2.5〜2.8[*2]	12〜17[*2]	3.1[*2]

Vdss：定常状態におけるみかけ上の分布容積
＊1）各薬物のインタビューフォーム
＊2）（Reves JG et al, 2010[3]）
＊3）（Dayton PG et al, 1983[4]）

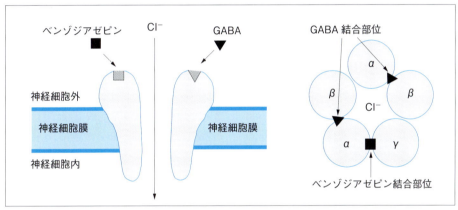

図4-Ⅲ-1　GABA_A受容体とγ-アミノ酪酸（GABA）およびベンゾジアゼピンの結合部位
Cl⁻：クロライドイオン．α，β，γ：サブユニット．

　ベンゾジアゼピンは，GABA_A受容体に結合してGABAの受容体への結合親和性を高め，間接的にGABAによるCl⁻の流入を増加させることによって，中枢神経抑制作用を増強する．ベンゾジアゼピンはシナプス前膜のGABAの分泌には影響を与えず，GABAのない状態ではGABA_A受容体機能に影響を与えない．GABAはα-β間に結合するのに対して，ベンゾジアゼピンはα-γ間に結合し，それぞれ異なった部位に結合する（図4-Ⅲ-1）[7]．

　GABA_A受容体には，ベンゾジアゼピンだけでなくバルビツレートやプロポフォールが結合する部位があり，GABA_A受容体の機能を増強して鎮静作用を発現するが，これらの結合部位はベンゾジアゼピンとは別であり，GABA_A受容体への作用も異なっている[6]．バルビツレートやプロポフォールは高用量で直接Cl⁻チャネルを活性化させるため，中枢神経抑制が強く現れる．一方，ベンゾジアゼピンはGABAを介した間接的な作用であることから，バルビツレートやプロポフォールよりも安全と考えられている[6,7]．

　ベンゾジアゼピンが結合する部位はベンゾジアゼピン受容体とよばれているが，ベンゾジア

ゼピン受容体には中枢型と末梢型がある．中枢型は中枢神経系に分布しており，主に嗅球，大脳皮質，小脳，海馬，黒質，下丘に高密度に分布しているが，線条体，脳幹，脊髄での密度は低い．一方，末梢型ベンゾジアゼピン受容体は$GABA_A$受容体とは関係なく，免疫細胞や消化管など多くの組織に分布している．末梢型ベンゾジアゼピン受容体の役割は十分に解明されておらず，炎症にかかわっていることが示唆されている[6]．

ベンゾジアゼピン受容体に結合する薬物はベンゾジアゼピン受容体作動薬（アゴニスト）とよばれているが，不眠治療に使用されている薬物の中にベンゾジアゼピン骨格をもたない，つまりベンゾジアゼピンでないにもかかわらず，ベンゾジアゼピン受容体に作用するものがある（非ベンゾジアゼピン系睡眠薬：ゾルピデム，ゾピクロンなど）．よって近年では，ベンゾジアゼピン受容体 benzodiazepine receptor という表記よりも，ベンゾジアゼピン結合部位 benzodiazepine binding site または benzodiazepine site と表記される傾向にある．

ベンゾジアゼピンの作用は受容体の占有率に依存していると考えられている．実験的には，占有率が増えるにつれて，抗不安作用，抗けいれん作用，鎮静作用，健忘効果，筋弛緩作用の順に発現するとされているが，臨床的には，健忘効果は血中濃度が比較的低いレベルで現れる（図4-Ⅲ-2）[8]．それぞれの作用は，用量依存性に強くなるが，ベンゾジアゼピンによるGABAの増強作用には限界がある（天井効果 ceiling effect）とされている[5]ことから，比較的高い安全性を有していると考えられている．また，鎮静から催眠，意識の消失に進行しても，痛みに対する反応は残存し，全身麻酔の状態は引き起さない．よって，臨床使用量の静脈内投与では臨床的な鎮痛作用は認められない．

歯科診療における静脈内鎮静法には，ミダゾラム，ジアゼパム，フルニトラゼパムが使用さ

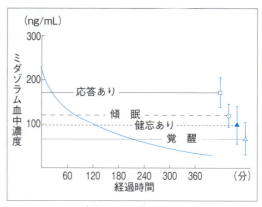

図4-Ⅲ-2　ミダゾラムの血中濃度と臨床効果
(Persson MP et al, 1998[8])

れているが，作用時間が最も短いミダゾラムが最も多用されている[2]．

(1) ミダゾラム midazolam
①物理・化学的性質

分子量325.77，白色～帯微黄白色の結晶または結晶性の粉末である．水にはほとんど溶けないが，酸性下（0.1 N塩酸溶液）ではよく溶けて安定した水溶液となる．逆に，pHが高くなると沈殿や白濁を生じる．酸塩基解離定数pKaは5.88である．市販の注射用製剤は1アンプル2 mLで10 mgのミダゾラムを含有し，pH 2.8～3.8，浸透圧比（生理食塩液に対する比）は約1である．ミダゾラムは酸性下でベンゾジアゼピン環が開環現象を起こし水溶性であるが，静脈内に投与されて血中でpH 7.4前後になるとベンゾジアゼピン環が閉じて脂溶性に変化する．これによって，血液脳関門を通過し，脳組織に取り込まれる．

②薬物動態[6]

ミダゾラムは他のベンゾジアゼピンと比較して，クリアランスが大きく，排泄半減期も短いことから，代謝が速く，作用時間が短いのが特徴である（表4-Ⅲ-1）．静脈内投与されたミダゾラムは肝臓のシトクロムP-450（CYP）のうち，主にCYP3A4で代謝され，主としてα－ヒドロキシミダゾラム（1－ヒドロキシミダゾラム）が

生成される．これはミダゾラムの20～30％の臨床的効力を有しているが，クリアランスはミダゾラムよりも大きいため，比較的速く体外に排泄される．よって，ミダゾラムは代謝物による作用の延長は少ない．他のベンゾジアゼピンも同様であるが，加齢や肝硬変などの肝機能の低下によって代謝は延長し，CYPに影響を及ぼす薬物との併用によって影響を受ける．習慣的な飲酒はミダゾラムのクリアランスを増加させる．

③鎮静作用

全身麻酔時には，通常0.2～0.3 mg/kgが静脈内投与されるが，鎮静法に用いる投与量としては，0.05～0.075 mg/kgが適当とされている[9]．鎮静・催眠効果はジアゼパムの2～3倍で，ミダゾラム（0.07 mg/kg）とジアゼパム（0.2 mg/kg）を比較すると，ミダゾラムはジアゼパムよりも鎮静レベルがわずかに高く，鎮静レベルの回復や精神運動機能の回復が速い[10]．投与方法については，0.015 mg/kg/分の注入速度で投与することが安全であるとされている[11]．しかし，投与中は患者の鎮静レベルおよび呼吸と循環の状態を確認しながら行い，至適鎮静レベルに達した時点で，投与は中止するべきである．回復については，0.075 mg/kgの投与量で，精神活動は約90分，運動機能の回復には約120分を要する[12]．

(2) ジアゼパム diazepam

①物理・化学的性質

分子量284.74，白色～淡黄色の結晶性粉末，無臭で苦みがある．水にはほとんど溶けず白濁するので，他の注射液と混合または輸液製剤で希釈することができない．有機溶媒のベンジルアルコール，プロピレングリコール，無水エタノールなどで溶解されたものが注射用製剤として市販されており，pHは6.0～7.0，浸透圧比は27～30である．酸塩基解離定数pKaは3.38である．

②薬物動態[6]

ジアゼパムのクリアランスは小さく，排泄半減期が長い（表4-Ⅲ-1）．主に肝臓のCYPで代謝され，その後グルクロン酸抱合されて，体外に排泄される．CYPのうちCYP3A4，CYP2C19，CYP2C9で代謝される．人種によって代謝に違いがあり，CYP2C19はアジア民族で遺伝子変異が高頻度でみられることがわかっている．ジアゼパムは年齢の影響を受けやすく（高年齢で代謝が遅延する），逆に喫煙で代謝が亢進するとされている．代謝物であるデスメチルジアゼパムとオキサゼパムは，いずれも薬理学的活性があり，長い半減期を有している．このことから，ジアゼパムの薬理作用が完全に消失するまでにはさらに長時間を要する．

③鎮静作用

中程度の抗不安作用，鎮静作用，催眠作用，抗けいれん作用，筋弛緩作用を有しており，主に抗不安作用，抗けいれん作用を目的に用いられている．鎮静法では0.2～0.4 mg/kgのジアゼパムが静脈内投与されるが，鎮静状態での血中濃度は300～400 ng/mL，けいれん制御や催眠有効血中濃度は600 ng/mL以上である．

鎮静状態の持続時間は，0.2～0.4 mg/kgを2 mgずつ30秒間隔で患者の様子を観察しながら間欠的に注入すると，およそ1時間程度である．作用時間が長いため，回復には時間を要し，0.2 mg/kg投与後の帰宅許可まで最低120分は患者の様子をみる必要がある[13]．回復までにさらに時間を要する場合もあり，外来患者に投与する際には，精神機能回復とともに運動機能回復に十分注意する必要がある．

④抗けいれん作用

ジアゼパムは，抗けいれん作用を目的に用いられことも多く，てんかん発作や熱けいれんの際の第一選択薬で，局所麻酔薬中毒のけいれんに対しても用いられる．

(3) ベンゾジアゼピンの循環系への影響

健康成人の場合，ジアゼパム0.3 mg/kg，ミダ

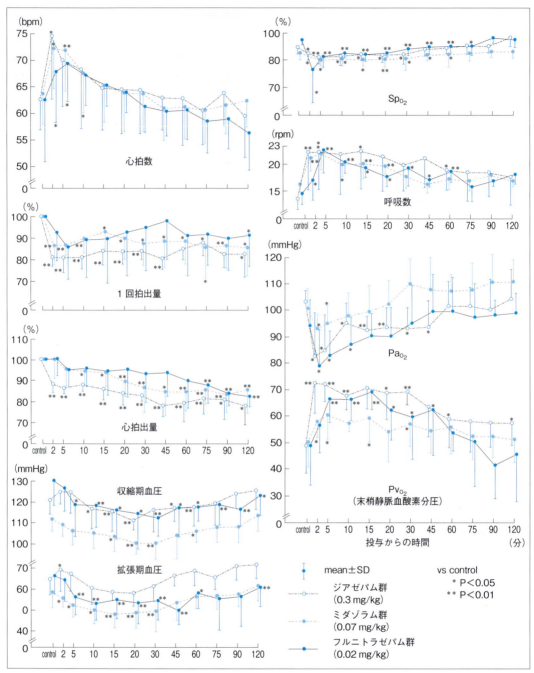

図4-Ⅲ-3　ベンゾジアゼピンが呼吸・循環系に及ぼす影響　　　　　　　（野口，1999[14]を承諾を得て改変）

ゾラム 0.07 mg/kg，フルニトラゼパム 0.02 mg/kg を静脈内投与後，いずれの薬物も心拍数は投与直後に一過性に上昇した後，減少傾向を示す（図4-Ⅲ-3）[14]．1回拍出量と心拍出量も投与後減少させ，収縮期血圧はいずれも軽度低下し，拡張期血圧はミダゾラムで低下するが，ジアゼパムでは低下はみられない．ミダゾラムは1回拍出量，心拍出量の低下は軽度であり，血

圧の低下は主に末梢血管抵抗の減少によるものであると考えられている．いずれの薬物も，静脈内鎮静法での臨床使用量を超えず，なおかつ緩徐に投与したときの循環系への影響は軽度である．しかし，オピオイドと併用した場合，相乗的に心機能の抑制が出現する．また，新生児，高齢者および心血管系疾患を有する患者では急速な静脈内投与を行ってはならず，慎重に投与しなければならない．

(4) ベンゾジアゼピンの呼吸系への影響

健康成人の場合，ジアゼパム 0.3 mg/kg，ミダゾラム 0.07 mg/kg，フルニトラゼパム 0.02 mg/kg を静脈内投与後，いずれの薬物も投与後呼吸数が増加し，動脈血酸素飽和度は低下する（図4-Ⅲ-3）[14]．これは筋弛緩作用による1回換気量の減少によるものであると考えられている．ジアゼパムは，低酸素症に対する反応性は低下するが，二酸化炭素に対する呼吸中枢の反応性は変化しないとされている．呼吸抑制は軽度である．ミダゾラムは，高用量で二酸化炭素に対する換気反応が抑制され，一過性の無呼吸が生じることもあることから，呼吸抑制の程度はジアゼパムよりも強いとされている．

過量投与によって呼吸抑制は発現するが，通常量であっても急激に静脈内投与した際には一時的に無呼吸になる．また，オピオイドと併用した場合，相乗的に呼吸抑制が現れ，無呼吸になることがある．さらに，高齢者，閉塞性肺疾患患者または睡眠時無呼吸症候群患者では，通常量以下であっても呼吸抑制が強く発現することがあるため，基本的には患者の呼吸状態を確認しながら，緩徐に投与する必要がある．

(5) ベンゾジアゼピンの使用上の注意

①急性閉塞隅角緑内障患者への投与

ベンゾジアゼピンの開発初期の動物実験で，弱い抗コリン作用が認められたため，眼圧の上昇をきたす危険があるという理由で，急性閉塞隅角緑内障患者への使用は禁忌とされている．

②重症筋無力症患者への投与

ベンゾジアゼピンは筋弛緩作用を有しており，それは脊髄の多シナプス反射の阻害，多シナプス抑制の増強，γ運動ニューロンの抑制などによる脊髄・脳幹レベルで生じるといわれている．そのため，重症筋無力症を悪化させることになるため禁忌である．

③妊婦，産婦，授乳婦への投与

ベンゾジアゼピン（ジアゼパム，フルニトラゼパム，ミダゾラムなど）は代謝産物とともに，胎盤通過は速く，胎児への移行が報告されていることから，妊娠初期（3か月以内）または妊娠している可能性のある婦人には催奇形性とともに新生児への影響も考え，有益性に配慮しなければならない．妊娠中にベンゾジアゼピンの投与を受けた新生児に口唇裂・口蓋裂が有意に多かったという疫学的調査報告がある[15]．

妊娠後期の婦人に投与した際には，新生児に哺乳困難，筋緊張低下，嗜眠，黄疸の増強などの症状を起こすことがあるので，有益性に配慮しなければならない．また，母乳への移行もあることから，授乳婦への投与は避けることが望ましいが，投与する際には授乳を避けさせる．

④新生児，1歳以下の乳児への投与

新生児，1歳以下の乳児は代謝機能が十分でなく，作用が増強，遷延する危険性があるため，慎重に投与する必要がある．

⑤薬物相互作用

ベンゾジアゼピンの主な代謝酵素であるCYPの作用を抑制する薬物と併用することによって，ベンゾジアゼピンの作用が増強，遷延することがある．HIVプロテアーゼ阻害薬，HIV逆転写酵素阻害薬であるエファビレンツ，コビシスタットを含有する薬物，リトナビルを含有する薬物はCYP3A4に対する競合的阻害作用があるため併用すると，ミダゾラムの血中濃度が上昇するため，併用禁忌である．同様にCYPに影響を及ぼす薬物など，併用に注意する必要のある薬物がある（表4-Ⅲ-2）．また，

表4-Ⅲ-2 ミダゾラムの薬物相互作用

併用禁忌

薬物	相互作用	機序・危険因子
HIVプロテアーゼ阻害薬 エファビレンツ コビシスタット	過度の鎮静や呼吸抑制を起こすおそれがある．	これらの薬物によるCYP3A4に対する競合的阻害作用により，ミダゾラムの血中濃度が上昇することが考えられている．
エルマトレルビル・リトナビル	過度の鎮静や呼吸抑制を起こすおそれがある．	CYP3A4に対する競合的阻害作用により，ミダゾラムの血中濃度が上昇することが考えられている．

併用注意

薬物	相互作用	機序・危険因子
中枢神経抑制薬 　フェノチアジン系薬 　バルビツール酸系薬 　麻薬性鎮痛薬　　など モノアミン酸化酵素阻害薬 アルコール（飲酒）	鎮静・麻酔作用が増強されたり，呼吸数，収縮期血圧，拡張期血圧，平均動脈圧および心拍出量が低下するおそれがある．	これらの薬物との併用により，相加的に中枢神経抑制作用（鎮静・麻酔作用，呼吸および循環動態への作用）を増強する可能性がある．
CYP3A4を阻害する薬物 　カルシウム拮抗薬 　アゾール系抗真菌薬 　シメチジン 　エリスロマイシン 　クラリスロマイシン 　ホスネツピタント塩化物塩酸塩 　カロテグラストメチル　など	中枢神経抑制作用が増強されるおそれがある．	これらの薬物によるCYP3A4に対する競合的阻害作用により，ミダゾラムの血中濃度が上昇したとの報告がある．
抗悪性腫瘍薬 　ビノレルビン酒石酸塩 　パクリタキセル　など	骨髄抑制などの副作用が増強するおそれがある．	ミダゾラムがシトクロムP-450を阻害し，これらの薬剤の代謝を阻害し，血中濃度が上昇することが考えられている．
プロポフォール	麻酔・鎮痛作用が増強されたり，収縮期血圧，拡張期血圧，平均動脈圧および心拍出量が低下することがある．	相互に作用（麻酔・鎮静作用，血圧低下作用）を増強させる．また，CYP3A4に対する競合的阻害作用により，ミダゾラムの血中濃度が上昇したとの報告がある．
CYP3A4を誘導する薬物 　リファンピシン 　カルバマゼピン 　エンザルタミド 　ダブラフェニブ 　ミトタン 　アメナメビル 　ロルラチニブ　など	ミダゾラムの作用を減弱させることがある．	リファンピシンの肝薬物代謝酵素誘導作用により，ミダゾラムの代謝が促進される．

（ドルミカム®添付文書2023年2月改訂（第1版）より改変）

エタノールによる増強作用もあるため，ベンゾジアゼピン投与後の飲酒は厳禁である．

⑥薬物依存

ベンゾジアゼピンの重大な副作用として，長期連用によって薬物依存を生じることがある．

⑦血管為害性

ジアゼパムは，溶媒のプロピレングリコールによると考えられている静脈内投与に伴う血管痛，あるいは血栓性静脈炎が生じることがあるので，比較的太い血管から，できるだけ緩徐（2分間以上）に投与しなければならない．一方，ミダゾラムは血栓性静脈炎の報告はあるが，十分に希釈すれば血管痛はほとんどないと考えてよく，ミダゾラムの大きな利点の1つである．

2) プロポフォール propofol

全身麻酔の導入および維持に使用されている静脈麻酔薬である．また，集中治療における人工呼吸中の鎮静に使用されるが，歯科診療における静脈内鎮静法においても頻用されている薬物である[2]．

プロポフォールの作用は主に，$GABA_A$受容体のβサブユニットに結合することで，$GABA_A$受容体の作用を増強させ，神経活動を抑制することによって発現する．$GABA_A$受容体に対しては，GABAによるCl^-チャネルの活性を増強させる間接的作用と，高用量でCl^-チャネルを直接活性化させる作用を有している．また，海馬と前頭連合野におけるアセチルコリンの放出抑制，α_2アドレナリン受容体への間接的作用，N-メチル-D-アスパラギン酸（NMDA）型グルタミン酸受容体の抑制がプロポフォールの中枢神経作用に関与しているようである．また，プロポフォールによる側坐核におけるドパミン濃度上昇が多幸感に関連していると考えられている[6]．

(1) 物理・化学的性質

分子量178.27，無色～微黄色の液で，特異なにおいがある．水にほとんど溶けないので，ダイズ油，精製卵黄レシチンおよび濃グリセリンなどからなる脂肪乳剤に溶解され，白色の乳濁性のエマルジョン製剤として市販されている．製剤1 mL中にプロポフォール10 mg含有し，pH7.0～8.5，浸透圧比は約1である．酸塩基解離定数pKaは11.05である．

(2) 薬物動態[6]

プロポフォールはクリアランスが大きく，代謝が速いことが特徴である．臨床的にも状況感受性半減期 context-sensitive half-time（投与してから薬物濃度が50%になるまでの時間）が，他の鎮静薬と比較して短い（図4-Ⅲ-4）[16]．よって，長時間持続投与しても回復が速やかであることから，静脈内鎮静法においても低用量で持続静脈内投与を行うことができる．代謝は肝臓においてグルクロニル転移酵素によるグルクロン酸抱合または硫酸抱合されて排泄される．代謝産物には活性がない．また，プロポフォールのクリアランスが肝血流量より多いため，肝臓以外でも代謝されていると考えられている．

プロポフォール自体はCYPを濃度依存性に阻害することから，併用薬物の代謝に影響を及ぼす．

(3) 鎮静作用

プロポフォールは，用量依存性に健忘効果，鎮静作用，催眠作用を有している．意識消失を起こす50%有効量（ED_{50}）は，単回静脈内投与で1.0～1.5 mg/kgであるが，この催眠量以下であっても健忘と鎮静が現れる．投与量を調整することで，意識下鎮静および深鎮静による静脈内鎮静法に応用されている．

専用のシリンジポンプを用いることによって，プロポフォールの血中および効果部位（脳内）濃度を予測し，設定した目標血中濃度を維持するように，投与速度を自動的に制御する方法がある．Target controlled infusion（TCI）とよばれており，全身麻酔のために開発，実用化されたが，歯科における静脈内鎮静法においても応用されている．意識下鎮静での至適な鎮静

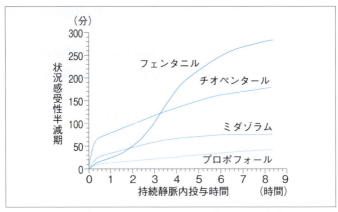

図4-Ⅲ-4　持続静脈内投与した際の状況感受性半減期 (context-sensitive half-time) の変化　　(Hughes MA et al, 1992[16]より改変)

レベルに相当する目標血中濃度は，1.0～1.5 μg/mL[17]あるいは1.2～1.4 μg/mL[18]が目安である．しかし，シリンジポンプに組み込まれている薬物動態パラメータは，必ずしも個々の患者の薬物動態を反映しているとは限らないので，設定した目標血中濃度と実際の濃度とに差がある可能性があること，また，薬物感受性には個体差があることから，TCIを用いて静脈内鎮静法を行っている場合であっても，臨床症状を十分に観察しながら，適宜目標血中濃度を調整する必要がある．

(4) プロポフォールの循環系への影響

プロポフォールは用量依存性に循環を抑制する．ベンゾジアゼピンとは異なり，循環系疾患の有無にかかわらず過量投与によって臨床的に問題となる循環抑制を起こしやすい．全身麻酔導入量 (2.0～2.5 mg/kgの静脈内投与) で血圧が25～40％の低下，心拍出量が約15％の低下，体血管抵抗が15～25％の低下がみられる．これらは，プロポフォールによる血管拡張作用，交感神経活動の低下によるものであると考えられているが，直接的な心筋抑制については議論のあるところである．循環抑制は意識消失後も数分間続くといわれている．心拍数には有意な変化を起こさない．これは，圧受容体反射をリセットまたは抑制し，低血圧に対する頻脈反応を減弱させるためではないかと推測されている[6]．

一方，健康成人を対象とした，意識下鎮静の適切な鎮静レベルで維持された静脈内鎮静法では，統計学的に有意な血圧の低下はみられても，臨床的に問題となるような循環抑制はみられない[18～20]．心拍数にも有意な影響はみられない．しかし，プロポフォールの過量投与によって鎮静レベルが過度に進行した場合，あるいはオピオイドと併用した場合，血圧低下が著明になることがある．また，循環系疾患を有している患者では，鎮静レベルが適切であっても，循環系疾患が増悪することによって，重篤な循環抑制をきたす危険性がある．

(5) プロポフォールの呼吸系への影響

プロポフォールは用量依存性に強い呼吸抑制があるため，ベンゾジアゼピンとは異なり，呼吸系疾患の有無にかかわらず過量投与によって，臨床的に問題となる呼吸抑制を起こしやすく，場合によっては無呼吸を生じる．全身麻酔導入時に2.5 mg/kgの静脈内投与によって，無呼吸を起こす頻度は25～30％であり，その時間も30秒以上に及ぶこともある[21]．1回換気量と呼吸数の低下がみられる．二酸化炭素に対する換気応答も抑制され，動脈血二酸化炭素分圧の上昇がみられる．さらに，低酸素に対する換

気応答，低酸素性肺血管収縮も抑制する．

一方，健康成人を対象とした，意識下鎮静の適切な鎮静レベルで維持された静脈内鎮静法では，1回換気量の低下[19]，TCIでの目標血中濃度が1.2 μg/mL以上で経皮的動脈血酸素飽和度(Sp_{O_2})の低下[18]と，その代償による呼吸数の増加がみられるが，臨床的に問題となるような呼吸抑制ではない[18-20]．しかし，オピオイドと併用する場合，または慢性閉塞性肺疾患(COPD)を有している場合には，たとえ通常量の投与であり，鎮静レベルが適切であっても，著明な呼吸抑制や呼吸停止が現れる危険性が高くなる．また，深鎮静は自発呼吸のある状態であるが，呼吸系の合併症の出現の頻度は明らかに多くなることから，予想したうえでそれらに対応する必要がある．

(6) プロポフォールの使用上の注意

①過敏症（アレルギー）

プロポフォールは，脂肪乳剤（ダイズ油製剤）に溶解されていることから，本薬物だけでなく，他の静注脂肪製剤（エマルジョン製剤）に過敏症の既往のある患者には投与しない．卵アレルギー患者や大豆アレルギー患者への使用については議論があるが，卵や大豆でアナフィラキシー発症の既往のある患者への使用は控えることが望ましい．

②妊婦，産婦，授乳婦，小児への投与

プロポフォールは胎盤を通過し，胎児に移行することから，治療上の有益性が危険性を上回ると判断される場合にのみ投与する．母乳中へ移行することが報告されているので，授乳婦への投与は避けることが望ましいが，やむをえず投与する場合には授乳を控えさせる．また，小児に対しては，集中治療における人工呼吸中の鎮静での使用は禁忌になっている．

③血管為害性

静脈内投与時に血管痛がある．また，血栓性静脈炎を引き起こすことがあるので，太い血管から投与する必要がある．

④てんかん患者への投与

てんかんを有する患者に対して，てんかん発作を誘発するという報告と，逆に発作を抑制するという報告がある．発作を誘発するとしてもその頻度はきわめてまれであるとされ（50,000回の投与に約1回），現状ではてんかん患者の静脈内鎮静法にプロポフォールは多用されている．使用にあたっては十分注意は必要であるが，禁忌ではない．

⑤汚染による細菌増殖

プロポフォールは，脂肪乳剤（ダイズ油製剤）に溶解されていることから，汚染されると薬剤中で細菌が増殖する可能性がある．市販の製剤には細菌増殖を抑制するために，エデト酸ナトリウム水和物が加えられている製剤もあるが，基本的には無菌的に取り扱い，開封後は速やかに使用する．さらに，脂肪乳剤中は12時間以後に細菌が急速に増殖することから，12時間を超えている場合は廃棄し，注射器やチューブ類も交換しなくてはならない．

⑥プロポフォール注入症候群 propofol infusion syndrome (PRIS)

プロポフォール注入症候群は，ICUにおける鎮静で小児に対してプロポフォールを長期間投与することで，不整脈，代謝性アシドーシス，脂質異常症，横紋筋融解，肝肥大，急性腎障害などの症状を呈する致死的合併症として報告され，高用量（4〜5 mg/kg/時以上）で48時間以上の持続投与することを避けることが推奨された[22]．しかし，成人であっても，また短時間あるいは低用量（4〜5 mg/kg/時未満）であっても発症することが明らかになっている[23]．発症はプロポフォールがミトコンドリア内の電子伝達系を攪乱し，活性酸素を細胞で発生させることに起因しているのではないかと考えられている[24]．リスク因子として，中鎖アシルCoA脱水素酵素（MCAD）欠損症などの脂質代謝異常，ミトコンドリア異常などが考えられている．診断の指標として，乳酸性アシドーシス，心電図

変化，ミオグロビン尿，脂質異常，CK値の上昇などがあげられている[25]．

3) デクスメデトミジン dexmedetomidine

デクスメデトミジンは，α_2アドレナリン受容体作動薬であり，鎮静作用，鎮痛作用，抗不安作用，交感神経系亢進の緩和などの薬理作用を有している．デクスメデトミジンはα_2受容体に対して，非常に高い選択性を有しており，α_1受容体に対するα_2受容体への選択性は1,600倍である．

デクスメデトミジンによる鎮静は，呼吸抑制が少なく，呼びかけに対して速やかに応答できることが特徴である．

(1) 物理・化学的性質

分子量236.7，白色の結晶または結晶性の粉末である．製剤2mL中に200μg含有の製剤と，プレフィルドシリンジとして500mL中に200μg含有の製剤がある．pH4.5～7.0，浸透圧比は約1である．酸塩基解離定数pKaは7.1である．

(2) 薬物動態

デクスメデトミジンは肝臓で広範な代謝を受け，N-グルクロン酸抱合，水酸化，N-アルキル化されるが，水酸化にはCYPのうち，CYP2A6，CYP2E1，CYP2D6，CYP3A4，CYP2C9などが関与している．代謝産物にはα_2受容体刺激作用がないか，あったとしてもごく弱く，臨床的に問題にはならない．

(3) 鎮静作用

デクスメデトミジンは静脈麻酔薬とは異なり，生理的な睡眠に近い鎮静作用を示し，刺激により容易に反応する．青斑核のα_2受容体を刺激して鎮静作用を示し，用量依存性である．また，α_2受容体にはα_2A，α_2B，α_2Cのサブタイプがあり，デクスメデトミジンはいずれの受容体にも作用するが，鎮静作用はα_2A受容体が関与している．

推奨されているデクスメデトミジンの投与方法は，初期負荷投与として6μg/kg/時の投与速度で10分間静脈内に持続投与し，続いて0.2～0.7μg/kg/時で維持する方法である．これによってプロポフォールと同程度の至適鎮静レベルが得られることが報告されている[26]．

(4) 循環系への影響

延髄および脊髄のα_2A受容体が刺激されると，交感神経が抑制され，副交感神経が刺激されるため，血圧低下および徐脈となるが，末梢血管平滑筋のα_2B受容体が刺激されると末梢血管が収縮し，血圧が上昇する．デクスメデトミジンはα_2A受容体とα_2B受容体の両者に作用するため，血圧への影響は複雑である．また，心拍数は減少する．デクスメデトミジンの投与により低血圧，高血圧，重篤な徐脈，洞停止，心室細動などが現れるおそれがあることが指摘されており，投与後は患者の呼吸状態，循環動態などの全身状態を注意深く継続的に監視することが求められている．臨床的には，推奨されている初期負荷投与量（6μg/kg/時の投与速度で10分間）よりも低用量で，3μg/kg/時で20分間[27,28]，または1μg/kg/時で60分間かけて投与する方法が推奨されている[28]．また，少量のミダゾラム（1mg）と併用し，初期負荷投与を2μg/kg/時に減量する方法も報告されている[29]．

(5) 呼吸系への影響

舌根沈下などの上気道閉塞が起こりにくく，呼吸抑制は少ない．分時換気量を低下させるが，二酸化炭素に対する換気応答の抑制が軽度で，自然睡眠時にみられる変化とよく似ている．呼吸数はほとんど変化しないとされている[6]．歯科での静脈内鎮静法への応用においても，単独使用[26,30]およびミダゾラムとの併用[31]のいずれにおいても，臨床的に問題となる呼吸抑制は認められていない．

(6) デクスメデトミジン使用上のその他の注意

歯科治療におけるデクスメデトミジンによる静脈内鎮静法で，投与中に不安感が増悪したため投与を中止した症例が報告されている[32]．また，デクスメデトミジンの単独投与[30]，または

ミダゾラムとの併用で，回復までに長時間を要したことが報告されている[31]．さらに，デクスメデトミジンによる静脈内鎮静法では短時間であっても健忘効果が遷延することが報告されていることから[33]，外来患者に適用する場合は，帰宅可能となるまで十分な観察が必要である．

4) 拮抗薬 antagonists

受容体に結合してもなんら作用をもたないものが拮抗薬（アンタゴニスト）である．拮抗薬は作動薬（アゴニスト）の作用を拮抗するため，拮抗薬として，薬物の過量投与に対する治療，または薬物中毒の診断に使用されている．

ベンゾジアゼピンとオピオイドには，それぞれの受容体の作動薬に対する拮抗薬があり，ベンゾジアゼピンまたはオピオイドの過量投与による副作用あるいは過剰な反応に対して使用することができる．しかし，本来は拮抗薬を使用しなくてもいいように，ベンゾジアゼピンやオピオイドの投与量を調整して投与するべきであり，あくまで緊急避難的に使用するべき薬物である．また，拮抗薬の作用は絶対ではないので，薬理学的特徴をよく理解したうえで使用する必要がある．

一般に，拮抗薬は作動薬と競合して受容体を占有することによって効果を現す．よって，作動薬と受容体との結合力，および拮抗薬と受容体との結合力の強さによって状況は異なるが，基本的には受容体付近の作動薬と拮抗薬の各濃度によって決まる．受容体付近の濃度を血中濃度で代用すると，作動薬の血中濃度が高いときに拮抗薬を使用しても十分な効果は得られない．さらに，半減期の長い作動薬に対して，半減期の短い拮抗薬を使用して，作動薬の作用または副作用を拮抗した場合，拮抗薬の血中濃度が作動薬よりも速く低下してしまうと，再度作動薬の作用または副作用が出現することになる．このことから，回復過程において拮抗薬を使用する場合は，血中薬物動態をよく理解したうえで使用し，さらに，作用または副作用の再出現を想定した対応が必要である．ベンゾジアゼピンであれば再鎮静，オピオイドであれば呼吸抑制の再出現に十分注意する必要がある．

(1) フルマゼニル flumazenil

フルマゼニルはベンゾジアゼピン受容体に対する拮抗薬である．全身麻酔や静脈内鎮静法の際に，ベンゾジアゼピンによる呼吸抑制や術後の覚醒遅延が発症した場合に，それらの作用を解除するために使用される．その他，ベンゾジアゼピン中毒患者の治療，原因不明の昏睡患者の診断などに用いられている．

①物理・化学的性質

分子量303.29，白色の結晶性粉末で，わずかに特異なにおいがあるが，ほとんど無臭である．製剤1アンプルの用量は5 mLで，フルマゼニルを0.5 mg含有し，pHは3.0～5.0，浸透圧比は1である．

②薬物動態

ミダゾラム，ジアゼパム，フルニトラゼパムと比較して，排泄半減期が短く，クリアランスが大きい（表4-Ⅲ-1）．作用発現が速く，1～3分で効果がピークとなるが，作用の持続時間はジアゼパム，フルニトラゼパム，ミダゾラムのいずれの薬物よりも短い．代謝，排泄については，大部分がエチルエステルの加水分解により不活性のカルボン酸体に代謝され，その約40%がグルクロン酸抱合され，尿中に速やかに排泄される．

③薬理作用

フルマゼニルは，中枢型ベンゾジアゼピン受容体に対する特異的な拮抗薬であり，受容体に結合しても何も作用を発現しない．ベンゾジアゼピン受容体に対しては，結合して正の作用を有する作動薬，作用を有していない拮抗薬，さらに，負の作用を有する逆作動薬（インバースアゴニスト）がある（図4-Ⅲ-5）[34]．

④用法と作用

通常，初回0.2 mgを緩徐に静脈内投与する．投与後4分以内に，望まれる覚醒状態が得られ

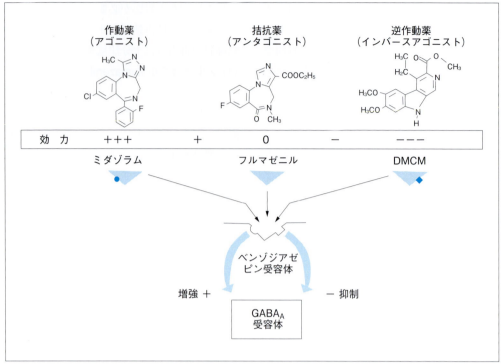

図4-Ⅲ-5　ベンゾジアゼピン受容体のリガンドによるGABA_A受容体への作用様式
（Mohler et al, 1988[34] より改変）

ない場合には0.1 mgを追加投与し，以後，必要に応じて1分間隔で0.1 mgを総量1 mgまで投与する．ただし，ベンゾジアゼピンの投与状況や患者の状態により適宜増減する．

　ミダゾラム0.05 mg/kg投与後30分にフルマゼニル0.004 mg/kgを投与した場合，フルマゼニルを投与しなかったコントロール群と比較して，投与後10～30分までの時間帯において，平衡機能，臨床所見および計算テストにおける顕著な拮抗作用がみられたことが報告されている[35]．しかし，フルマゼニル投与後40～50分でフルマゼニルの作用減退が観察されている．このように，いったん拮抗された鎮静状態が再び発現する現象は再鎮静とよばれており，フルマゼニルの半減期がベンゾジアゼピンより短時間であるために生じる．このため，ベンゾジアゼピンによる鎮静法において，フルマゼニルで拮抗を行ったときには，十分な回復が認められたとしてもフルマゼニル投与後60分以上の監視が必要である．

⑤フルマゼニルの使用上の注意

　一般に，フルマゼニルの副作用の出現は少ない．しかし，急激な覚醒に伴う血圧上昇，頭痛，興奮，嘔気などが生じる場合があることから，フルマゼニルの静脈内投与の際には，患者の様子をみながらの緩徐な投与が必要である．さらに，ベンゾジアゼピンを長期間にわたって常用しているてんかん患者には禁忌であり，パニック発作がある患者あるいは不安の強い患者に対しては，フルマゼニルの投与によって，離脱症状，パニック発作あるいは不穏症状などが出現する場合がある[36]．また，その他の向精神薬服用患者においても異常反応を生じた例が報告されていることから，これらの患者に対しては，投与の是非を含めて慎重な判断が求められる．

5) 静脈内鎮静法で使用されるその他の薬物

(1) フルルビプロフェンアキセチル flurbiprofen axetil

フルルビプロフェンアキセチルは，静注用のプロピオン酸系のNSAIDsである．薬物そのものは無色～微黄色の油状の液で澄明であるが，プロポフォールと同様に，ダイズ油，卵黄レシチンおよび濃グリセリンなどからなる脂肪乳剤に溶解され，白色の乳濁性のエマルジョン製剤として市販されている．

成人の口腔外科手術において，術後鎮痛を目的に術中または手術終了前に50 mgを静脈内投与すると，ジクロフェナクナトリウム坐薬50 mgと同等の鎮痛効果がある[37]．静注後10～20分（平均11分）で効果が発現し，10～70分（平均36分）で術後疼痛は消失し，鎮痛効果は5時間以上持続するが，疼痛の程度が軽度な早期に投与する必要があると報告されている[38]．一方，口腔外科手術において術前投与と手術終了直前の投与とで効果に差がなく，先行鎮痛効果は認められなかったと報告されていることから[39]，投与時期については手術終了直前あるいは終了後早期が適切であると考えられる．

使用にあたっては，他のNSAIDsと同様の注意が必要であるが，投与に際しては，患者の状態に注意し，できるだけ緩徐（1分間以上）に投与する必要がある．

(2) ケタミン ketamine

視床や新皮質を抑制し，大脳辺縁系を賦活することから解離性麻酔薬といわれている全身麻酔薬である．強力な鎮痛効果を有する特徴を利用して，静脈内鎮静法に使用されることがある．投与方法としては，単独投与も可能であるが，歯科治療における静脈内鎮静法としては，ケタミンを主体で使用するのではなく，鎮痛効果を期待して補助的にベンゾジアゼピンなどの鎮静薬と併用されている．しかし，ケタミンの過量投与あるいは他の薬物との併用によって生体防御反射が抑制され，重篤な合併症を引き起こす危険性がある．意識下鎮静の至適な鎮静レベルを必ず維持し，万が一，鎮静レベルが過度になった場合には，気管挿管による気道の確保を含め，全身麻酔管理に移行できるような環境で行うべきである．

2. 鎮静レベルの評価とモニタリング

鎮静レベルの評価には，患者の状態を他覚的に観察し，評価表などを用いる評価方法と，脳波モニタを用いることによって，客観的に定量評価する方法がある．

1) 鎮静レベルの他覚的評価

基本的に薬物は用量依存性に薬理効果を示すが，投与量が同じであっても，薬物動態は患者の全身的背景によって異なり，また血中濃度が同じであっても，患者の状態や反応には個体差がある．静脈内鎮静法では，目的とする鎮静レベルを確保，維持するためには，患者の状態や反応を常に観察し，鎮静レベルを評価する必要がある．鎮静レベルを主観的に評価するための項目としては，①患者の自覚症状，②呼びかけへの応答，③指示に対する順応性，④バイタルサイン，⑤顔面や四肢の状態，⑥眼（眼瞼）の状態，がある．たとえば意識下鎮静では，患者は不安感がなく，やや眠気はあるが，呼びかけに対して速やかに応答でき，開口の指示や処置をスムーズに受け入れることができる．また，呼吸は浅いが，正常範囲内の回数であり，脈拍数や血圧も正常範囲内である．さらに顔面や四肢は緊張しておらず，開眼あるいは上眼瞼下垂の状態（Verrillのサイン：図4-Ⅲ-6）[40]である．このような状態が至適鎮静レベルであり，このレベルを維持するように鎮静薬の投与量を調整する．

至適鎮静レベルを確保，維持するために，評価表を用いて患者の状態をスコア化して評価する方法がある．鎮静レベルのスコアには，①Ramsay鎮静スコア（Ramsay Sedation Scale）（表4-Ⅲ-3）[41]，②OAA/Sスコア（Observer's As-

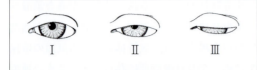

図4-Ⅲ-6　Verrillのサイン（意識下鎮静における上眼瞼下垂の状態）
至適な鎮静レベルではⅡの状態が最も多い．
(O'Neil et al, 1970[40])

表4-Ⅲ-3　Ramsay鎮静スコア

スコア	反応
1	不安そうで，イライラしている，または落ち着きがない
2	協力的，静穏，見当識がある
3	言葉による指示に反応
4	入眠しているが，眉間への軽い叩打または大きい聴覚刺激に反応して素早く反応
5	入眠しているが，眉間への軽い叩打または大きい聴覚刺激に反応して緩慢に反応
6	反応なし

(Ramsay et al, 1974[41])

表4-Ⅲ-4　OAA/Sスコア

スコア	評価項目			
	反応	会話	顔面の表情	眼
5	普通の調子の声で名前を呼ぶとすぐに反応する	普通	普通	開眼していて眼瞼下垂はない
4	普通の調子の声で名前を呼ぶと鈍く反応する	少しゆっくりまたは不明瞭	少し弛緩	どんよりまたは少し眼瞼下垂（半分以下）がある
3	大きな声または繰り返し名前を呼ぶと反応する	明らかに遅い	明らかに弛緩（口がゆるんでいる）	どんよりし明らかに眼瞼下垂（半分以上）がある
2	軽くつついたり揺すったりすると反応する	ほとんど言葉を認識できない	—	—
1	軽くつついたり揺すったりしても反応しない	—	—	—

(Chernik et al, 1990[42])

sessment of Alertness/ Sedation Scale)（表4-Ⅲ-4）[42]，③RASS（Richmond Agitation-Sedation Scale）（表4-Ⅲ-5）[43,44]，④VAS（Visual Analogue Scale）（図12-Ⅱ-1参照），⑤FAS（Facial Anxiety Score）などがある．歯科治療または口腔外科手術における意識下鎮静では，Ramsay鎮静スコア2～3，OAA/Sスコア3～4，RASSでは0～-3が目安である．

　行動調整を目的とした，非協力な障害者に対する静脈内鎮静法では，診療可能な鎮静レベルを確保，維持するためには，健常者での静脈内鎮静法と比較して，高用量の鎮静薬が必要である[45]．そのため，深鎮静を行うことが多く，通常の評価表のスコアでは適切に評価できない場合が多い．歯科治療の行動調整のための深鎮静においては，「閉眼」「睫毛反射の消失」「スムーズなバイトブロックの挿入」を鎮静レベルの指標として用いると，スムーズに歯科治療ができる鎮静レベルを評価するのに有効であると報告されている[46]．

2) 鎮静レベルの客観的定量評価

　全身麻酔時の麻酔深度のモニタとして使用されている脳波モニタを鎮静レベルのモニタリングに応用することができる．脳波を解析して，麻酔深度を数値化した値（bispectral index：BIS値）をモニタリングする脳波モニタ（BISモニ

表4-Ⅲ-5　RASS

スコア	用語	説明	
+4	好戦的な	明らかに好戦的な，暴力的な，スタッフに対する差し迫った危険	
+3	非常に興奮した	チューブ類またはカテーテル類を自己抜去；攻撃的な	
+2	興奮した	頻繁な非意図的な運動，人工呼吸器ファイティング	
+1	落ち着きのない	不安で絶えずそわそわしている．しかし動きは攻撃的でも活発でもない	
0	意識清明な 落ち着いている		
−1	傾眠状態	完全に清明ではないが，呼びかけに10秒以上の開眼および アイコンタクトで応答する	呼びかけ刺激
−2	軽い鎮静状態	呼びかけに10秒未満のアイコンタクトで応答	
−3	中等度鎮静状態	呼びかけに動きまたは開眼で応答するが，アイコンタクトなし	
−4	深い鎮静状態	呼びかけに無反応．しかし，身体刺激で動きまたは開眼	身体刺激
−5	昏睡	呼びかけにも身体刺激にも無反応	

ステップ1：30秒間，患者を観察する．これ（視診のみ）によりスコア0～+4を判定する．
ステップ2：
 1）大声で名前を呼ぶか，開眼するように言う．
 2）10秒以上アイコンタクトができなければ繰り返す．
   以上2項目（呼びかけ刺激）によりスコア−1～−3を判定する．
 3）動きがみられなければ，肩を揺するか，胸骨を摩擦する．
   これ（身体刺激）によりスコア−4，−5を判定する．

(Sessler CN et al, 2002[43]．日本呼吸療法医学会，2007[44]）

タ）が最も使用されている．表示される値は0～100の範囲であり，100に近づくと覚醒状態を示し，全身麻酔では術中のBIS値は40～60が基準とされている．プロポフォールまたはミダゾラムによる麻酔深度，つまり鎮静レベルとBIS値とはよく相関している[47]．歯科診療における静脈内鎮静法では，BIS値で70台から80台前半が至適鎮静レベルであるとされている[18,48]．しかし，障害者歯科治療時の行動調整を目的とした深鎮静においては，臨床的に至適な鎮静レベルにおける術中BIS値は，70未満になることもある．

本来，全身麻酔の麻酔深度を標的に開発されたものであり，中枢神経活動の程度を1つの指標を用いて示しているにすぎない．鎮静レベルを客観的に評価するうえで有用な指標であるが，状況によっては必ずしも実際の鎮静レベルを反映しているとは限らないことは知っておくべきである．まず，BIS値は自然な睡眠中には30程度まで低下することから，刺激のない状態では，静脈内鎮静法の至適レベルを反映するものではない．また，オピオイド単独投与はBIS値に影響を与えないが，鎮静薬のBIS値を低下させる．概して静脈内鎮静法では，BIS値は環境の影響を受けやすく，安定しないことが多いことから，常に患者の症状を観察し，他覚的な評価と合わせて，総合的に鎮静レベルを評価すべきである．

3．静脈内鎮静法と生体反応

1）中枢神経系（鎮静作用以外）

①健忘効果

鎮静薬の投与量を多くすることによって，通常，鎮静レベルは進行し，催眠，さらには呼びかけによる応答が遅延あるいは弱く，不明瞭になってくる．一般に，催眠に至るまでに健忘効

果が現れる（図4-Ⅲ-2）．健忘とは，外傷や薬物などにより，言語で表現される記憶が欠落する状態であり，外傷や薬物投与以降の記憶が欠落する状態を前向性健忘，それ以前の記憶が欠落する状態を逆向性健忘とよんでいる．鎮静薬による健忘効果は前向性であるとされている．つまり，鎮静薬投与以降の記憶が欠落する効果を有している．鎮静薬投与後の比較的初期に実施される局所麻酔時の針刺入の疼痛の記憶がないこと，さらに術中の部分的な記憶の欠落は，治療時間を短く感じるさせるため，患者にとっては有益な効果であるといえる．

意識下鎮静を目的とした静脈内鎮静法では，常に健忘効果が得られるとは限らない．健忘効果を得るためにはさまざまな要因がある．それらには，①患者の年齢，②薬物の種類，③血中濃度，④鎮静レベル，⑤術中刺激の強さ，⑥個体差，⑦既往の有無がある．患者の要因としては，高齢者では健忘効果が現れやすいが，個体差は大きく，記憶の残存を予知できないことがある．また，静脈内鎮静法を受けた既往のある患者は，1回目と2回目とで効果に違いがあるようである．術中刺激については，処置および手術中に疼痛などの強い刺激が連続すると，痛みの記憶が残存しやすく，健忘効果が期待できない．静脈内鎮静法においては，意識レベルよりも健忘効果の有無が患者の満足度に大きく影響することから[49]，この健忘効果を目標に，安易に鎮静薬を過量投与することのないよう注意する必要がある．また，静脈内鎮静法施行後に健忘効果が遷延していることがあるため，術後の説明での重要事項を記憶していない可能性に十分注意する必要がある．この作用は時間が経つほど顕著になり，術後数日経過すれば術中の記憶はさらに低下する傾向がある．

鎮静薬について，意識下鎮静でのベンゾジアゼピンの単回静脈内投与では，血中濃度が比較的高い間，つまり投与後早期は期待できるが，時間の経過とともに健忘効果は弱くなる．ミダゾラムとフルニトラゼパムの健忘効果はジアゼパムより強く，持続時間も長い．ミダゾラム0.07 mg/kgの静脈内投与後16分までは，90%以上の被験者に健忘効果がみられたことが報告されている[10]．プロポフォールはミダゾラムなどのベンゾジアゼピンよりも健忘効果が有意に弱い[50]．プロポフォールで健忘効果が得られる血中濃度の目安は，TCIによる目標血中濃度では1.2〜1.4 μg/mL，鎮静レベルとしてはBIS値80以下である[17,18]．プロポフォールの投与前に少量のミダゾラムを投与することで，プロポフォールの鎮静と健忘効果が増強することが報告されている[49,51]．

デクスメデトミジンは，健忘効果が弱く，単独で十分な健忘効果を得るのは困難であるため，ミダゾラムと併用する方法が報告されている[31]．逆に，デクスメデトミジンは投与が短時間であっても，健忘効果が投与終了後も遷延することが多いと報告されており[33]，デクスメデトミジンの単独投与では健忘効果に関して予知性が低いと考えられる．

②興奮・不穏・せん妄

鎮静薬は，基本的には用量依存性に中枢神経活動を抑制する．中枢神経活動が抑制される結果，抗不安，健忘，催眠が現れるが，逆に興奮または不穏状態になることがある．症状として，体動，多弁，不快感の訴え，非協力などが現れる．脱抑制disinhibitionまたはdyscontrol reactionsとよばれており，ベンゾジアゼピン投与後にみられることがある．興奮・不穏症状の出現には個体差があるが，患者の感受性に対して鎮静薬が過量である場合が多い[7]．また，術後の鎮静において，ベンゾジアゼピンやプロポフォールがせん妄の発症のリスク因子になっていることが報告されており，術後の鎮静ではデクスメデトミジンの使用が推奨されている[52]．

③脳血流・脳酸素消費量[6]

ベンゾジアゼピンは用量依存性に脳血流量と

脳酸素消費量を減少させ，低酸素に対して脳保護効果を有している．ミダゾラムの保護効果はジアゼパムよりも優れているが，ペントバルビタールよりも弱い．プロポフォールにも，脳血流量と脳酸素消費量減少させる作用がある．低酸素に対して脳保護効果があり，抗酸化作用などが関与している．さらに，頭蓋内圧を低下させる．デクスメデトミジンは，脳血流量を減少させるが，酸素消費量は維持される．オピオイドは，脳血流量と酸素消費量を低下させるが，頭蓋内圧にはほとんど影響しない．ケタミンは脳血流量，脳酸素消費量，頭蓋内圧を上昇させる．

2) 循環系

ケタミンを除く鎮静薬は，薬理作用として用量依存性に循環抑制作用があるが，健常人に対して至適鎮静レベルでの投与量であれば，循環抑制の程度は比較的軽度であり，臨床的に問題となる程のものではない．しかし，高齢者や循環系疾患を有する患者に対して，重篤な循環抑制あるいは既存の循環系疾患が急性増悪することもあるため，注意が必要である．また，単独では循環抑制の少ない薬物であっても，複数の薬物を併用することで，薬物相互作用によって，循環抑制が相乗的に現れることがある．特に，オピオイドとの併用には十分注意する必要がある．

3) 呼吸系
①気道

ミダゾラムは，至適鎮静レベルが得られる0.05～0.075 mg/kgの範囲の投与量であれば，健康成人では危険なレベルの上気道閉塞はほとんど起きないことが報告されている[9]．さらに，ミダゾラム0.068 mg/kg静脈内投与による静脈内鎮静法における上気道の開通性について調べた研究[53]によると，意識下鎮静での上気道の閉塞圧は健康成人の睡眠中よりも高いが，いびきをかいている時よりも低く，臨床的には気道閉塞の程度は軽度である．プロポフォールによる静脈内鎮静法で，気道閉塞がなく呼びかけに反応する鎮静レベルとして，BIS値が75を超えていることが望ましいとされている[54]．デクスメデトミジンは，他の麻酔薬と比較すると気道閉塞のリスクは低いが，1.7 μg/kg/時の低用量での初期負荷であっても舌根沈下がみられた報告[55]があるため，呼吸状態は十分に観察する必要がある．

②呼吸

鎮静薬やオピオイドは，それぞれ薬理作用として用量依存性に，また急速に投与することによって呼吸系の合併症を引き起こす．鎮静レベルが過度に進行している，つまり薬物が過量投与された場合に，呼吸系の合併症が現れることが比較的多いため，最も注意すべきである．呼吸系の合併症としては，①舌根沈下，②気道閉塞，③呼吸数の減少，④高二酸化炭素血症，⑤低酸素血症，⑥呼吸停止，がある．これらの合併症を回避するためには，基準となる投与量を目安に，患者の状態を確認しながら緩徐に投与すること，さらに意識下鎮静の適切な鎮静レベル（呼びかけに応答する状態）を保つことが必要である．逆に，意識下鎮静の適切な鎮静レベルを保つことによって，臨床上問題となるこれらの呼吸系の合併症は回避できる．

③過換気の抑制

過換気症候群を発症しやすい患者に対して，静脈内鎮静法を施行することにより，過換気を抑制することができる．これは呼吸系への直接作用ではなく，精神的緊張を緩和することによって，過換気の誘因を制御することができるためである．すでに過換気状態になっている患者への対応として，鎮静薬を用いて精神的緊張を緩和することもよく行われるが，過換気が精神的・心理的要因で誘発されていること，低酸素血症がないことを確認したうえで，投与するべきである．

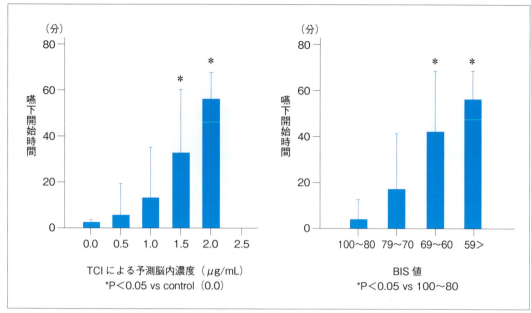

図 4-Ⅲ-8 プロポフォールの嚥下反射への影響　　　　　　　　　　　　　　　　　　　　　（倉田ほか，2007[20]）

4）上気道に関する神経反射
①気道反射[56]

静脈内鎮静法では，全身麻酔法とは異なり，鎮静状態下にあっても種々の反射機構が維持されている必要がある．歯科治療と密接に関連する上気道反射として，咳反射や気道閉鎖反射 airway closing reflex などの防御反射が重要である．鎮静レベルが過度に深くなると，これらの反射が減弱または消失することによって気管内に血液や水が吸引される危険がある．また，鎮静状態で生じる"むせ"は，嚥下反射の低下と水分の口腔内保持機能の減弱とが相まって，分泌物が一部気管内に入ろうとしている状態で発生する．

気道を開通しようとする反射機構の存在も重要である．これは気道の開大反射とよばれ，上気道の開通性を保持するうえできわめて重要な役割を果たしている．声帯より口腔側の軟組織は虚脱性に富むため，気道内に発生する陰圧で容易に閉塞を起こす．すなわち，吸気時に気道内に陰圧が発生すると，咽頭腔は狭小化する方向に働く．このとき，咽頭腔を開くように働くオトガイ舌筋などの筋活動が，上気道の陰圧刺激に同期して増大し，気道を閉塞させないように拮抗している[57]．このように，吸気時の陰圧と筋活動のバランスによって上気道の開通性が保持されているが，一般的にすべての麻酔薬や鎮静薬はこのバランスを崩す作用を有している．意識下鎮静では，これらの反射が維持された鎮静レベルである．

②嚥下反射と口腔内水保持

プロポフォールによる静脈内鎮静法の嚥下反射に対する影響を調べた研究[20]によると，用量依存性に嚥下反射は抑制され，TCIによる予測脳内濃度が1.5 μg/mL以上，BIS値が70未満，OAA/Sスコアで3以下の鎮静レベルで，有意な抑制がみられている（図4-Ⅲ-8）．また，嚥下反射の抑制は呼吸抑制よりも低用量で発現する．一方，誤嚥の危険性を評価するために口腔内水保持能力を調べた研究によると，呼びかけにより開眼し，指示に従う程度の鎮静レベルでは，プロポフォールによる静脈内鎮静法および

ミダゾラムによる静脈内鎮静法ともに，口腔内水保持能力は十分維持されている[58]．この研究でのBIS値はプロポフォールで78.9±8.6，ミダゾラムで81.9±4.2であることから，意識下鎮静における至適な鎮静レベルでBIS値を80程度に保った状態では，誤嚥の危険性は低いと考えられる．

③異常絞扼反射

プロポフォールは意識下鎮静の通常投与量以下（予測血中濃度0.6 μg/mL）で，異常絞扼反射を抑制することができ[59]．一方，ミダゾラムは深鎮静の鎮静レベルが必要であることから[50]，プロポフォールはミダゾラムよりも有用であると考えられる．

オピオイドも異常絞扼反射の抑制に有効であるとされているが，呼吸抑制や筋強直などの副作用が現れないよう，必要最少量にとどめるべきである．

4．静脈内鎮静法の実際

静脈内鎮静法は自発呼吸を残した状態で管理するため，簡便で安全な方法であるが，気道の管理が不確実であることから，適応や管理を誤ると思わぬ事故をもたらす可能性がある．安全な管理を行うためには，静脈内鎮静法の限界を常に意識し，術者にも共通の判断基準をもってもらうことが前提として必要である．

1）静脈内鎮静法の適応

（1）適応症例

①恐怖心または嘔吐反射が強い患者

歯科治療に対する恐怖心を和らげることは，静脈内鎮静法の適応として最も適しており，ほとんどの場合，意識下鎮静で十分に恐怖心を和らげることができる．嘔吐反射に対する静脈内鎮静法の効果は，患者によって大きく異なり，深鎮静のレベルであっても嘔吐反射をコントロールできない場合もある．コントロールが難しい場合には，全身麻酔の適用もしくは治療方針の変更を検討する．

②小手術

従前より，埋伏智歯の抜歯などの小手術に際して静脈内鎮静法が用いられてきたが，近年，口腔インプラント治療が普及してきたことに伴い，静脈内鎮静法も歯科医院で行われるようになった．インプラント治療の患者は比較的高齢であり[1]，そのうえに広範囲の手術では局所麻酔薬および血管収縮薬の必要量が多くなる．さらに循環器疾患や糖尿病などを有する患者の割合が増し[2]，また高齢な患者ほど出血傾向を有する割合も増す．

鎮静を行う目的は循環動態を安定させ，治療中の苦痛を軽減することであるが，鎮静法の効果を最大限に生かし，安全な治療を効率よく行うために，麻酔担当者は治療計画や手術内容について積極的に主治医と意見交換を行い，単に鎮静を行うというだけでなく，患者の全身状態に配慮された治療が行われるようにかかわる責務がある．

③障害者

障害や疾患の中でも，特に知的障害者に対する歯科治療を目的とした鎮静法は，歯科麻酔に特有の領域として，大学病院や地域の専門施設などで広く行われている．静脈内鎮静法だけでは限界があるため，多くの施設では全身麻酔も行われている．知的障害者に対する静脈内鎮静法は深鎮静で実施されることが多いが，静脈路を確保するために，ミダゾラムによる前投薬や吸入麻酔薬による導入が必要となることもあり，各種管理手段のボーダーを越える，あるいは「往き来」する多様な対応が行われている．治療中には舌根沈下による上気道閉塞をきたしやすいため，絶え間なくモニタすることが必要である．

④高血圧

歯科治療に対するストレス反応として，血圧が上昇することがある．特に中高年者で，精神的緊張による血圧上昇のため歯科治療が行えないときに静脈内鎮静法が効果的である．この場

合には，意識下鎮静あるいはそれよりも浅いレベルの鎮静であっても血圧のコントロールに有効であることが，介入研究により明らかとなっている[3]．

⑤認知症

認知症のため歯科治療に対する協力が困難となった場合に，全身状態が良好であれば，プロポフォールを主体とした静脈内鎮静法が有効である[4]．

⑥CT・MRI検査

小児および障害者の画像検査のために静脈内鎮静法が必要となることがある．CT検査はほとんどが1分以内であるため問題となることは多くないが，MRI検査では多くの場合20分以上を要し，検査中に鎮静レベルが浅くなり体動がみられることや，上気道閉塞からSp_{O_2}の低下を招くことがある．原則的には検査室外から監視するが，鎮静を安全に行い，検査の目的を達成するために，麻酔担当者が検査室内へ入り，麻酔薬の調整や体勢の保持などを行う必要が生じることもある．

(2) 危険因子

①肥満

肥満の患者では鎮静により上気道が閉塞しやすく，鎮静レベルを深くすることが難しい．そのため肥満の患者では，体重あたりの麻酔薬の初期投与量を減らし，その後も浅いレベルの鎮静を維持する必要がある．深鎮静では下顎挙上や経鼻エアウェイが必要となることが多く，リスクも増す．

②嚥下機能の低下

活動性が低下しつつある高齢者や，誤嚥による発熱や喀痰の既往がある身体障害を有する患者では，嚥下機能が低下していると判断するべきである．このような患者では，静脈内鎮静法により治療中および治療後の誤嚥を引き起こす可能性があり，静脈内鎮静法の適応と実施には十分な注意が必要である．

③開口障害

器質的な理由により，開口量が著しく制限されている患者では，口腔内の治療が十分に行えないだけでなく，緊急時の対応も困難であるため，静脈内鎮静法の適用は慎重に判断する．

④妊産婦

妊産婦には原則的に静脈内鎮静法を行わず，歯科治療が必要となった場合には，局所麻酔で可能なものに限定して行う．添付文書では，授乳婦への投与は避けることが推奨されており，投与する際には授乳を控えさせることになっているため，麻酔薬投与から24時間は授乳を制限することが一般的に行われている．しかし，プロポフォールおよびミダゾラムでは母乳への移行が非常にわずかであり，母親が覚醒した後の授乳であれば，新生児および乳児への影響はほとんどないとの報告[5]もある．

2) 術前評価
(1) 医療面接

全身麻酔と同様の医療面接を行う．

(2) 診察

外観は最も重要な患者評価である．重度の脳性麻痺や極度の肥満はリスクが高い．逆に身体障害や極度の肥満がない場合には，問題なく鎮静法を実施できる場合が多い．脳性麻痺の患者では，首のすわり具合をよく確かめる．開口状態の評価は，知的障害をもつ患者では開口指示に従えず，確認できない場合もあるが，あくびのときの開口の状態やスプーンでの食事の可否について，家族らに確認する．そして，静脈路確保についての協力の程度を推し量り，家族らと相談して，前投薬の使用や吸入麻酔薬を使った導入の適用について，打ち合わせをする．

(3) バイタルサイン測定

血圧，脈拍数，Sp_{O_2}を測定する．未治療の高血圧などがみつかれば，専門医へ紹介する．肥満傾向のため糖尿病，脂肪肝などが疑われる場合には血液検査を行い，必要に応じて専門医へ紹介する．

(4) 説明と同意

治療前の注意として，全身麻酔と同様の絶飲食が必要であり，基本的に軽食は6時間前まで，水やスポーツドリンクなどの水分は2時間前までとして，それ以降は経口摂取しないことを指示する．

全身麻酔に準じた合併症などの説明に加えて，静脈内鎮静法が治療中の完全な無意識を約束するものではないことや，予定通りの治療が行えない可能性があることなどを文書で説明し，そこに日付，説明者と患者氏名を署名し，控えを保存する．

3) モニタリング

(1) 鎮静レベルの評価

鎮静レベルの評価方法は，Ramsay鎮静スコア，OAA/Sスコアなどいくつかの方法があるが，呼びかけや軽い刺激に対する反応をみるということは共通しており，刺激に対する反応をみながら鎮静レベルを判断する．知的障害者に対する鎮静では，深鎮静のレベルを意図的に維持する場合も多いが，開口器の装着や，浸潤麻酔の刺入時などの強い刺激に対する反応は保つようにする．

(2) 脳波による麻酔深度モニタ

Bispectral index（BIS値）を用いたBISモニタは，全身麻酔時の術中覚醒を予防することを目的として広く用いられているが，静脈内鎮静法では鎮静レベルの評価としても有用である[1,6]．また，BISモニタは痛みのために鎮静レベルが浅くなることをよく反映することから，処置の様子をよく観察することによって，鎮静下での局所麻酔の効果を確認することにも有用である．

(3) 呼吸状態の観察

静脈内鎮静法では患者の自発呼吸に委ねるため，胸郭がなめらかに動き，換気が行われていることを常時確認しなければならない．呼吸のモニタとして，パルスオキシメータは気道閉塞からSp_{O_2}の低下までに1分程度を要する．カプノグラフも気道の異常がモニタに反映されるまでに多少のタイムラグがあり，さらに静脈内鎮静法の場合，サンプリングの安定性に問題がある．そこで，胸郭の動きを観察することは，リアルタイムの呼吸状態の評価という点で，モニタ機器に比べて現在でも優位性がある．特に深鎮静では上気道閉塞が起こりやすいため，常時胸郭の動きを観察する必要がある．

(4) パルスオキシメータ

非侵襲で簡便に呼吸と循環のモニタが可能である．特にSp_{O_2}の値は呼吸状態が不安定になりやすい静脈内鎮静法においては，最も重要なモニタである．

(5) 血圧計

基本的な循環系のモニタであり，非侵襲であることから全例に装着する．

(6) 心電図

パルスオキシメータは脈拍のモニタであるが，心電図は心臓のモニタであり，不整脈の種類を区別することができることの意義は大きい．心電図はパルスオキシメータ，血圧計と同じく非侵襲であり，全例に装着することが推奨される．

(7) カプノグラフ

全身麻酔ではスタンダードの1つとして広く用いられているが，静脈内鎮静法では麻酔回路を使わないことから，連続的な測定を安定して行うことが難しい．また静脈内鎮静法ではサンプリングチューブの先端が鼻腔および口腔内で開放された状態にあるため，呼気終末二酸化炭素濃度は全身麻酔の場合ほど，肺胞気を反映するものではない．そのような不利な条件ではあるが，リアルタイムで自発呼吸の有無を客観的にモニタできる意義は大きく[7]，特に深鎮静ではカプノグラフを使用することが望ましい．

4) 静脈内鎮静法の実施方法

(1) 当日の体調，絶飲食および帰宅方法についての確認

(2) 意識下鎮静

鎮静レベルは一貫して，呼びかけや軽い刺激で目を覚ます，または反応する程度とし，深鎮静とならないように注意する．BISモニタが使える状況であれば，BIS値の目安を80として麻酔薬の調節を行う[1]．酸素は経鼻カニューレを通じて，1～2L/分の量で投与する．血圧，心電図，Sp_{O_2}をモニタする．

①ミダゾラムのみによる静脈内鎮静法

プロポフォールが発売される以前は，ミダゾラムが歯科における静脈内鎮静法の中心的役割を果たしていた．ミダゾラムは血管痛がなく呼吸抑制も少ないが，投与時には1アンプル10mg（2mL）を10mLに希釈して，30秒で0.5mL（0.5mg）または1分で1mL（1mg）の間隔で投与する．初回投与量は2mg以内にとどめて，患者の状態を観察した後，必要であれば0.075mg/kgを目安にして鎮静レベルを判断しながら追加投与する．プロポフォールと異なり，ミダゾラムは総投与量に相関して回復に要する時間が延長するため[8]，ミダゾラムのみで長時間の鎮静や深鎮静を行うことのメリットは小さい．

②プロポフォールのみによる静脈内鎮静法

歯科領域では，後述のミダゾラムとプロポフォールの併用が広く行われているが，プロポフォールのみで行う場合にはTCI（target controlled infusion）による方法が鎮静レベルを調節しやすい．TCIの目標血中濃度を1.0～1.5μg/mLとして投与を開始し，患者の状態をみながら調節する．回復が早いため外来患者には適しているが，血管痛が強く感じられる患者に，この方法は好まれない．

③ミダゾラムとプロポフォールの併用

歯科領域の鎮静では，導入には血管痛のないミダゾラムを用いて，維持には調節性に優れたプロポフォールを用いるという方法が広く行われている．予定された治療時間が十分に長い場合には，導入のミダゾラムで至適鎮静を得てからプロポフォールを投与してもよい．治療時間が比較的短いと想定される場合には，ミダゾラムは1～2mgの投与にとどめ，速やかにプロポフォールの投与を開始したほうが，術後の速やかな回復につながる．

プロポフォールの投与は投与速度を設定する方法とTCIを用いる方法とがある．投与速度を設定する方法では，まずミダゾラム1～3mgを投与して至適鎮静レベルに到達させると鎮静の維持が行いやすい．ミダゾラムで鎮静が得られた後に，プロポフォールを2～3mg/kg/時で開始する．当初プロポフォールの効果はほとんどないが，血中濃度は徐々に増加して10分ほどでほぼプラトーに達し，その後は緩やかに上昇する[9]．治療中は鎮静レベルをみながらプロポフォールの投与速度を調節する．

TCIによりプロポフォールを投与する場合には，ミダゾラムは1～2mgの投与にとどめる．ミダゾラムの効果は2～3分後に発現するので，その後プロポフォールを開始したほうがプロポフォールによる血管痛の記憶を薄めることが期待できる．プロポフォールは，TCIでの目標血中濃度設定を1.0μg/mL前後として投与を開始する．その後は適宜鎮静レベルを評価しながらTCIの目標血中濃度を調節する．当初のミダゾラムの効果は徐々に弱まるため，TCIでの目標血中濃度は，徐々に上げていくのが一般的である．

(3) 深鎮静

知的障害者に対する鎮静法は，多くが深鎮静となり，実際にはほとんど記憶が残らないと推測されるが，全身麻酔ではないことを認識し，患者に対する接し方や言葉がけに配慮する．

①前投薬

知的障害や恐怖心のために，診療室内に入ることができない成人患者に対しては，ミダゾラ

ム10〜20 mgを目安に内服による前投薬を行う．効果には個人差が非常に大きいが，2回目からは前回の前投薬の効果が参考になる．ミダゾラム注射液の原液は口腔内で非常に刺激が強いため，希釈して服用させる．水の他にスポーツドリンクや炭酸飲料もよく用いられる．希釈する水分の量は一口で飲める程度がよく，10 mLを目安とする．ミダゾラムの効果が十分に発現すれば，穏やかな導入が可能であるが，回復に時間を要することになるため[1]，特に外来では軽い鎮静状態を前投薬の目標とするべきである．

液体の薬剤を服用できない場合には，トリアゾラムを錠剤で前投薬として服用させることもできる．トリアゾラムは睡眠薬の中では作用時間が比較的短いとされるが，歯科治療時間が短い場合には回復に長時間を要することを予測しておくべきである．

チェア上で点滴を行う際に体動が大きい場合，静脈路確保に先立ち，セボフルランを用いて入眠させることがある．ミダゾラムによる前投薬と併用されることが多い．

②鎮静薬

深鎮静はミダゾラムとプロポフォールの併用が適している．ミダゾラムによって，血管痛を与えずに意識レベルを下げることができる．そしてプロポフォールのcontext-sensitive half-timeは120分の持続投与後でも10分以内であり[10]，総投与量の増加により回復に要する時間が延長することもないため[8]，深鎮静の後でも速やかな覚醒が期待できる．プロポフォールは，TCIによる投与のほうが容易に鎮静の深度を調整できる．初めにミダゾラムを2〜3 mg投与し，TCIでの目標血中濃度を2.0 μg/mL前後で開始し，鎮静レベルに応じて目標血中濃度を調整する．ミダゾラムによる前投薬が効いている場合にはミダゾラムの静脈内投与は行う必要はない．

深鎮静では，患者は呼びかけや軽い刺激に対して反応しないレベルにあるため，局所麻酔針の刺入や，開口器の装着などの刺激に対する反応を注意して観察し，深鎮静のレベルであっても，必要以上に麻酔薬を投与することのないように配慮する．そして，麻酔担当者は患者のかたわらに位置し，自発呼吸が円滑に行われていることを常時確認し，必要に応じて下顎挙上やオトガイ挙上などで気道確保を行う．さらに舌根沈下傾向が強い患者では経鼻エアウェイを挿入することが必要となる．

(4) デクスメデトミジンによる静脈内鎮静法

デクスメデトミジンは半減期が長いため，主に入院患者に使用する．呼吸抑制が少ないため安全な麻酔管理が可能であるが，調節性に劣るため鎮静レベルを安定させるまでに十分な時間をかける必要がある．重症心身障害者にプロポフォールを併用した鎮静下で歯科治療を行った報告や[11]，高齢者の抜歯[12]，さらに認知症患者の外来でのMRI検査[13]で，安全に鎮静が行えたことが報告されている．

(5) オピオイドによる静脈内鎮静法

フェンタニルまたはレミフェンタニルによる静脈内鎮静法は，ミダゾラムとプロポフォールの併用によってコントロールできない嘔吐反射に対して有効な場合があるとされるが[14,15]，ミダゾラムやプロポフォールなどの麻酔薬との併用は，意識と自発呼吸を容易に消失させるため，全身麻酔に準じた装備が必要である．

5) 合併症と対応

(1) Sp_{O_2}の低下

原因は舌根沈下または咳込みのことが多い．舌根沈下に対しては，意識下鎮静であれば呼びかけて反応を促すとともに，鎮静レベルを評価し，意図した鎮静レベルを保つように麻酔薬の投与速度を調整する．深鎮静であれば下顎およびオトガイ挙上で気道確保を行い，必要に応じて経鼻エアウェイを使用する．

(2) むせ

むせを完全に防ぐことはできないが，意識を

表4-Ⅲ-6　意識下鎮静法後の帰宅許可の目安

- バイタルサインが安定している．
- 人，場所，時間等について認識する基本的精神運動機能が回復している．
- 自他覚的にふらつきなく通常速度歩行可能，または閉眼両脚直立検査で30秒間立位保持可能など，基本的運動・平衡機能が回復している．
- 術後出血がない．
- 疼痛がない．
- 嘔気や嘔吐がない．
- 帰宅後の術後注意事項や連絡先が記された印刷物が渡される．

（歯科診療における静脈内鎮静法ガイドライン　改訂第2版，2017[16]）

保つように注水の前に呼びかけることや，注水の量自体を制限することは有効である．2系統の口腔内吸引を用いることもむせの予防に効果的である．

(3) 誤飲および誤嚥

静脈内鎮静法は開通した気道の中で歯科治療を行うという手技であり，通常の歯科治療よりも誤嚥・誤飲のリスクが高い．そこで，技工物に糸を通すためのリングを付与し，フロスなどを通した状態で調整を行うことや，ガーゼを咽頭に広げておくこと，またラバーダムを使用することなどの配慮を行う．もし誤飲・誤嚥が疑われたら，ただちに静脈内鎮静法を中止し，その対応に専念する．

6) 術後管理

意識下鎮静の場合にはチェア上で30分ほど安静に保った後，待合室へ移動してもよい．付き添いのもとで，付き添い人の運転する自動車およびタクシーなどで帰宅し，自宅で回復を待つという条件で，表4-Ⅲ-6に示す評価項目[16]に準じて回復の程度を評価し，条件を満たしていれば帰宅を許可する．知的障害者に対する深鎮静の後は，オトガイ挙上などの気道確保が不要となるまで，チェア上で回復を待ち，その後ベッドへ移動する．安静に過ごしているようであればパルスオキシメータを装着する．帰宅許可は障害の程度に応じて，上記の評価項目に準じて判定を行う．深鎮静後の帰宅許可までの標準的な時間は，ミダゾラムの前投薬を行った場合90分，行わなかった場合60分程度である[17]．

第5章 全身麻酔

I 全身麻酔の概念と方法

1. 全身麻酔の概念

　全身麻酔薬としてエーテルやクロロホルムが使用されていた70年以上も前の時代では，全身麻酔の最大の目的は意識消失であった．意識が消失していれば，患者は手術に対し不安になることはなく，術中の痛みも覚えていなくてすむと考えられていたからである．しかし，近年では，たとえ麻酔中に意識がなくても，組織の損傷により侵害受容器が刺激され，プロスタグランジンなどの疼痛性や炎症性の関連物質が遊離されることが明らかになってきた．

　このようなことから，手術侵襲による痛み刺激を取り除くことの重要性が提唱され，全身麻酔は意識消失と鎮痛の2つの要素からなるとされた．最近では，麻酔を提供するうえで最も重要視されているのは，術中に患者を無痛状態にすることであり，手術内容によっては意識消失が絶対条件ではないとさえいわれている[1]．

　一方で，全身麻酔では，手術侵襲による精神的，身体的な有害作用を予防すると同時に，手術が安全かつ円滑に行える環境を作り出す必要がある．そのためには，健忘，意識消失，鎮痛，痛み刺激による体動の抑制（不動化），有害反射の抑制などの麻酔要素が必要なことが指摘されている[2]．つまり，全身麻酔では，鎮痛で手術侵襲による侵害刺激を取り除き，健忘と意識消失で手術中の潜在・顕在記憶をなくすことにより精神的有害作用を予防し，不動化で術者が手術を円滑に遂行できるようにする．また，手術操作に伴う痛み刺激に対する自律神経系の過度な反射によって生じる生体の有害反応を抑制する．

　これまでに，全身麻酔の構成要素についてさまざまなものが提唱されてきたが，現在では，健忘，意識消失，鎮痛，不動化，および侵害刺激によるストレス反応や有害な自律神経反射の抑制にまとめられるであろう[3]．

　かつての全身麻酔では，単一の麻酔薬で麻酔深度を調節することにより全身麻酔に必要な構成要素を満たす状態を作り出していた．しかし，この方法では，高濃度（用量）の麻酔薬を用いる必要があり，呼吸抑制や循環抑制などの副作用が高頻度で起こる．現在では，作用の異なる複数の薬物を少量ずつ組み合わせて使用することにより，必要な構成要素を満たした全身麻酔状態を作り出し，麻酔薬の過量投与による副作用をできるだけ生じさせないようにしている．この場合，健忘や意識消失には吸入麻酔薬や静脈麻酔薬，鎮痛や不動化にはオピオイドや筋弛緩薬などの全身麻酔作用の各構成要素に適した薬物を使用するため，全身麻酔のそれぞれの要素に重点をおく方法が可能になった．

　このように，全身麻酔の各構成要素を満たす適切な薬物投与を行えるようにするためには，血圧や脈拍，心電図，パルスオキシメータといった循環や呼吸の標準的なモニタに加え，脳波モニタや筋弛緩モニタのように全身麻酔の特定の構成要素を評価するためのモニタリングが必要になってきた[4]．

2. 理想的な全身麻酔とは

1）低侵襲性

　侵襲とは生体の恒常性を乱す外部からの刺激

のことをいい，全身麻酔下で手術が行われるとき，患者には全身麻酔による侵襲と手術による侵襲が加えられる．したがって，できるだけこれらの侵襲を軽減できる方法が理想的な全身麻酔に求められる．

全身麻酔では，鎮静薬，鎮痛薬，筋弛緩薬などの使用により，意識や疼痛の消失，有害反射の抑制をはかるが，このような薬物の使用はそれ自体が侵襲となり，呼吸や循環をはじめとする生体の恒常性を乱す要因にもなる．また，静脈路確保や気管挿管，術中の人工呼吸器による換気といった全身麻酔に伴う操作も生体の恒常性を乱す侵襲となりうる．したがって，全身麻酔の構成要素を保ったうえで，可及的にこれらの侵襲を軽減できる麻酔方法を選択し，適切な麻酔管理を行うことが求められる．

手術による侵襲には，手術操作に伴う組織の切開，剥離といった組織の損傷と，これに伴う出血や疼痛，炎症反応などがある．また，手術に対する不安や恐怖などの精神的苦痛も侵襲の1つである．麻酔薬の使用なしに手術が行われていた時代では，手術の侵襲によって多くの患者が亡くなっていたが，その後，一般的に麻酔法が手術に使用されるようになるにつれ，手術の侵襲を麻酔管理によって軽減することができるようになった．手術による侵襲を軽減するには，記憶，意識，疼痛，体液，代謝，体温などの管理を適切に行う必要がある．これらの管理によって精神的ストレスが軽減されたり，炎症性サイトカインの産生やタンパク異化作用が抑制されたりすることで，患者の術後回復が促されることが示唆されている[5]．

2）安全性

全身麻酔時の管理では「患者の取り違え」や「薬物の誤投与」といったヒューマンエラーが常に付きまとう．このようなヒューマンエラーを予防するためには，「WHOの手術安全チェックリスト」や「インシデントレポート」を活用し，手術室スタッフ全員で周術期のモニタリングや情報共有を行う必要がある．

さらに，近年，安全な医療を推進するためのガイドラインが数多く策定されている．全身麻酔に関連したものでは，「麻酔器の始業点検に関するガイドライン」や「気道管理のためのガイドライン」などがある．各症例に対し必要なガイドラインを適応して診療の一助にすることも，全身麻酔の安全性の向上に役立つと考えられる．

全身麻酔の安全性は過去数十年の間に著しく向上したが，安全な全身麻酔を提供するためには，継続的な安全性向上への努力が必要である．

3．周術期管理

周術期管理は，主に1）術前管理，2）術中管理，3）術後管理からなり，これらの3要素が互いに関連しあって構成されている[6]．現在の周術期管理は，医師だけでなく看護師，薬剤師，臨床工学士など多職種が連携し，より安全で効率的な周術期医療を提供する周術期管理チームによって行われることが多い．また，周術期管理チームによる管理では，術後の早期回復への有効性が科学的に証明された手法を取り入れた，術後回復強化 enhanced recovery after surgery（ERAS）も広く実施されている．

1）術前管理
①患者評価

術前検査の結果や問診票の内容を勘案し，患者からの直接の医療面接や診察を行った後，全身状態評価を行う．疑問のある項目については，患者本人や家族からの対話を通じ，より詳細な情報を得るように努め，麻酔管理上の問題点を把握する．必要に応じて，かかりつけ医への現在の診療状況を問い合わせたり，患者の術前全身状態の補正・改善を循環器内科や呼吸器内科などの医科専門診療科へ依頼したりする．

最近では，高齢者や重篤な全身的合併症をもつ患者が多くなってきており，医科専門診療科

と連携して患者の評価，管理を必要とする場合が増加している．

②インフォームド・コンセント

術前検査，医療面接，診察などから得られた情報をもとに，全身麻酔に伴う合併症（気管挿管に伴う歯の破折や咽頭痛，針刺しに伴う神経損傷，術後の痛みの程度など）について具体的に患者に説明する．インフォームド・コンセントでは，アナフィラキシーショック，肺塞栓症，悪性高熱症といった重大な合併症や，全身麻酔の死亡率についても説明する必要はあるが，全身麻酔の利益を十分理解させたうえで説明を行うことで，必要以上に合併症が強調されることなく，患者を不安にさせることがないよう心がける．

③歯科麻酔科術前診察外来

以前は，患者の全身状態評価やインフォームド・コンセントは患者のベッドサイドで麻酔担当医が個別に行うことが多かったが，最近では，術前診察担当医が麻酔科外来で集中的に行う方法が普及してきている．この方法では，歯科麻酔科医が術前の早期から患者管理にかかわることで，周術期合併症を起こす可能性のある高リスク患者に対し，適切に対応する時間の確保ができる．また，あらかじめ十分な診察時間を確保できる点や，患者のプライバシーの保全といった点に関しても有利である．

④麻酔管理計画

患者評価で得られた情報や手術内容（手術時間や侵襲度）を考え合わせて麻酔管理計画を立てる．必要に応じ，手術内容について執刀医と連絡を取り，打ち合わせを行う．

⑤前投薬

最近では，気道刺激性の少ない麻酔薬が使用されるようになったことや，前投薬を投与せずに手術室へ独歩入室させることで呼名による患者確認が容易になるといったことから，前投薬を使わない施設が増えている．しかし，不安の強い患者や小児，知的障害者では，円滑な麻酔導入のために抗不安薬などの前投薬を考慮する[7, 8]．

2) 術中管理

①モニタリング

患者の全身状態を評価するには，前投薬投与後から手術室退室時まで酸素化，呼吸，循環，体温，代謝などの絶え間ないモニタリングが必要である．

モニタ機器の進歩により，人間の五感だけでは得られない生体情報が入手できるようになり麻酔の安全性は格段に高められてきた．特にパルスオキシメータとカプノグラフの導入は，重大な麻酔事故に直結する気道，呼吸トラブルの発生を飛躍的に減少させた[9]．

②麻酔の導入

患者を意識のある状態から麻酔状態へ移行させ，手術が可能な状態にするまでのことをいう．麻酔導入には，プロポフォールなどの静脈麻酔薬を投与することで速やかに意識を消失させる急速導入法と，セボフルランなどの吸入麻酔薬を吸入させて比較的ゆっくりと意識消失させる緩徐導入法がある．

③気道確保

手術内容によりさまざまな気道確保法が選択されるが，歯科・口腔外科手術の場合は気道確保の確実性，血液や唾液の誤嚥防止などの観点から，気管挿管による気道確保を選択することが多い．

④麻酔の維持

以前，全身麻酔の維持は揮発性麻酔薬と亜酸化窒素の併用で行うことが多かったが，現在では，健忘と意識消失を吸入麻酔薬や静脈麻酔薬，鎮痛を麻薬性鎮痛薬の投与により得ることが多い．これらの鎮静薬や鎮痛薬を適切に投与することで，麻酔や手術による侵襲で乱される生体の恒常性を維持するよう努める．

3) 術後管理

①全身麻酔からの覚醒

手術が終了した時点で麻酔薬の投与を中止

し，意識を回復させる．歯科・口腔外科手術では，術野と気道が重なっていることが多いため，術野の止血を十分に確認し，血液を誤嚥させないよう注意する．また，手術内容によっては，舌の可動性低下による舌根沈下や浮腫による気道閉塞を起こす可能性もあり，覚醒後の気道管理にも細心の注意を払う．

②術後鎮痛

術後痛は，患者にとって不快なだけでなく，術後の深呼吸，咳，歩行といった患者回復のための活動性を低下させ，術後の呼吸系合併症や離床の遅れにつながる．また，術後痛は，生体内のインスリンやカテコラミンといったストレスホルモンのレベルを変化させ，交感神経系が賦活されることにより心血管系に多大な負荷を与えるだけでなく，長期にわたり持続する場合，慢性痛に移行することもある．そのため，術後痛は積極的に取り除き，術後合併症を予防するとともに，早期離床による回復を促進する必要がある[10]．

4. 歯科医療における全身麻酔の適応

わが国で最も使用されている局所麻酔薬のリドカインが紹介された1940年代以降，歯科・口腔外科処置の多くは局所麻酔下で行われている．しかし，近年では，歯科手術の術式の複雑化や術野の拡大のため，局所麻酔では術中の十分な鎮痛や安全性が確保できないことが多くなり，全身麻酔が適応となる症例も多くなってきた．また，意識下で歯科処置や小手術ができない場合も，全身麻酔が適応となる．歯科医療において全身麻酔が適応とされるケースには以下のようなものが考えられる[11]．

1) 局所麻酔薬では十分な鎮痛や安全性が確保できない場合

頸部リンパ節郭清を伴う腫瘍切除術や顎矯正手術のような，術野が広範囲で，長時間を要する手術を行う際に局所麻酔で確実な鎮痛を得ることは不可能である．また，広範囲にわたる手術を意識下で行うことは，患者に精神的ストレスを長時間与えることになるため，全身麻酔を選択し，可及的に患者に加わる侵襲を軽減する必要がある．

広範囲にわたる膿瘍や蜂窩織炎では，多量の局所麻酔薬を投与しても効果が得られにくい．また，炎症が気道まで波及し気道閉塞を起こす可能性がある場合は，気管挿管による確実な気道管理が必要となり全身麻酔の適応となる．

2) 意識下で歯科手術や処置ができない小児，障害者，歯科治療恐怖症患者

小児や知的障害の患者では，十分な協力が得られないため歯科治療中の開口や姿勢の保持ができず，安全に歯科治療を行えないことがある．また，歯科治療恐怖症患者では，過度な緊張で自律神経が過剰に刺激され，生体の恒常性が大きく乱される場合もある．このような患者では，意識消失と不動化を主たる目的とし，全身麻酔下での治療が適応になる．

3) 局所麻酔薬が使用できない場合

きわめて頻度は低いが，局所麻酔薬アレルギーの患者では，局所麻酔薬が使用できない．局所麻酔薬以外の方法で鎮痛を得て歯科治療を行うことが困難な場合，全身麻酔が適応となる．

Ⅱ 全身麻酔薬の作用機序

麻酔作用機序の研究は，分子レベルから細胞，組織，個体までさまざまなレベルで行われてきた．動物（個体）が現す麻酔作用は，健忘，意識消失，鎮痛，骨格筋弛緩，侵害刺激による体動の抑制（不動化）など，種々の要素からなる．したがって，分子や細胞，組織に対する麻酔薬の作用がどのように各麻酔要素と関係しているのか明らかにするには，分子から個体レベルまで，すべての実験結果を注意深く，総合的にみる必要がある．

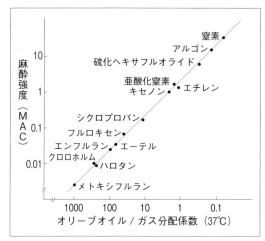

図5-Ⅱ-1 吸入麻酔薬の麻酔強度（MAC）とオリーブオイル/ガス分配係数の関係

縦軸のMACは，皮膚切開のような侵害刺激に対して50％のヒトが体動を起こさなくなるのに必要な麻酔薬の最小肺胞内濃度を示す． （武田，1990[3]）より改変）

1．Meyer-Overton法則

Meyer[1]とOverton[2]は，それぞれ1899年と1901年に，吸入麻酔薬の麻酔強度の1つの指標である最小肺胞濃度minimum alveolar concentration（MAC）がオリーブオイルへの溶解度（オリーブオイル/ガス分配係数）と強い相関をもつことを報告し，麻酔作用は細胞膜脂質に麻酔薬分子がある一定の量を占めたときに起こると推測した（図5-Ⅱ-1）．このことは，全身麻酔薬が生体分子の疎水性の強い部位に作用することを示唆している．

このMeyer-Overton法則の発見以降，長い間，麻酔薬はすべての細胞に対し共通の作用部位をもち（unitary theory），麻酔作用は麻酔薬による細胞膜脂質の膨張や流動化の増加といった物理的変化により起こると考えられた．

ところが，吸入麻酔薬のうちアルコール類や炭化水素は，その化学構造内にある炭素鎖を伸ばすと疎水性が増し，麻酔強度も増すが，ある鎖長以上になると疎水性は増すが突然麻酔作用は消失する．これは麻酔のカットオフ現象とよばれている．

また，全身麻酔薬の中には，イソフルランのように立体特異性を有するものがあり，これらの麻酔薬の異性体同士の物理的性質は同じであるが，麻酔強度は全く異なる．このことは，麻酔薬が有する溶解度以外の特性が麻酔作用を起こすうえで重要であることを示唆している．その結果，麻酔薬には特定のタンパク結合部位が存在するという理論が注目されるようになった．

さらに，エーテルなど他の吸入麻酔薬と物理・化学的性状にほとんど違いがないにもかかわらず，Meyer-Overton法則（溶解度）から推測される麻酔強度（MAC）の濃度を動物に吸入させても不動化immobilityを生じない，フルロチルといった物質がみつかり，これを非不動化薬non-immobilizerと名付けた．

カットオフ現象や立体異性体，非不動化薬に関する知見は，Meyer-Overton法則の矛盾を指摘した．しかし，いまのところMeyer-Overton法則を否定するに足る十分な証拠はなく，ほとんどの麻酔薬がこの法則に従っている．したがって，新しい麻酔理論はMeyer-Overton法則を説明できるものでなければならない．

2．膜タンパク説

FranksとLieb[4]は，1984年に脂質を全く混在しないタンパク標本として発光現象を触媒する酵素ルシフェラーゼを用い，各種全身麻酔薬の麻酔強度がルシフェラーゼの酵素活性を抑制する強さと相関することを示した（図5-Ⅱ-2）．このことから，麻酔薬は細胞膜にあるイオンチャネルや受容体などのタンパクに特異的に作用し，その機能変化を起こすことにより麻酔作用が発現すると推測した．

ただし，この実験では，神経細胞膜の機能に直接関与するタンパクについての結果は示されていない．

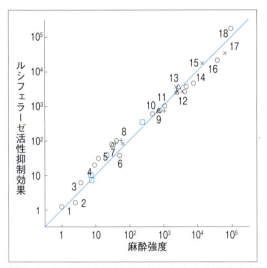

図5-Ⅱ-2 各種麻酔薬の動物に対する麻酔強度とルシフェラーゼ活性抑制効果の関係

縦軸はルシフェラーゼ活性を抑制する麻酔薬の効果を，横軸は動物に麻酔を起こす強さを，水溶液中50%有効モル濃度の逆数で示す．動物は，□：ヒト，×：マウス，＋：イモリ，○：オタマジャクシ，△：キンギョを示す．麻酔薬は，1：メタノール，2：エタノール，3：アセトン，4：n-プロパノール，5：ブタノン，6：パラアルデヒド，7：エーテル，8：n-ブタノール，9：ベンジルアルコール，10：クロロホルム，11：n-ヘキサノール，12：ハロタン，13：メトキシフルラン，14：n-オクタノール，15：n-ペンタン，16：n-ノナノール，17：n-ヘキサン，18：n-デカノールを示す．

(武田，1990[5])より改変)

3. 最近の研究動向

1) 分子レベル

最近のエックス線結晶構造解析や膜分子モデル，構造活性相関の研究により，全身麻酔薬は細胞膜タンパクの間に形成された疎水性小窩に結合することが明らかになった．麻酔薬の結合部位が疎水性の性質をもつというこの発見は，Meyer-Overton法則を支持している．

また，分子生物学的研究は，全身麻酔薬がγ-アミノ酪酸（GABA）やグルタミン酸などを神経伝達物質とするイオンチャネル内蔵型受容体タンパクを標的分子としていることを示している．ほとんどの麻酔薬は，GABA受容体サブタイプのGABA$_A$受容体機能を増強する（図5-Ⅱ-3A, B）．

GABA$_A$受容体は，グリシン受容体，ニコチン性アセチルコリン受容体，5-HT$_3$受容体などを含む，システイン-ループ依存性イオンチャネル内蔵型受容体スーパーファミリーの一員である．GABA$_A$受容体は5つのサブユニット（2つのα，2つのβ，1つのγまたはδ）からなり，これらが集まって完全な膜貫通型イオンチャネルを形成している（図5-Ⅱ-3C左）．受容体に2分子のアゴニスト（作動薬）が結合することでCl$^-$チャネルが開口し，細胞外のCl$^-$が細胞内に流入する（図5-Ⅱ-3A）．Cl$^-$の平衡電位はほとんどの神経細胞で静止膜電位に近いため，細胞内Cl$^-$濃度が増加することにより神経細胞は過分極し，興奮性入力の膜分極効果が減少して興奮性が抑制される．多くの麻酔薬がこの過程に促進的に作用する（図5-Ⅱ-3B）．

GABA$_A$受容体の膜構造は，長いN末端細胞外ドメイン，4つのαヘリックスの膜貫通領域（TM1〜TM4），TM3とTM4の間の長い細胞内配列，そして短い細胞外C末端ループからなる．最近，全身麻酔薬の結合部位（標的分子）が，GABA$_A$受容体のαあるいはβサブユニットの2番目と3番目の膜貫通領域（TM2とTM3）の間にあることが明らかになった（図5-Ⅱ-3C右）．αもしくはβサブユニット上にある，TM2もしくはTM3の中のただ1個のアミノ酸をより分子量の大きなアミノ酸に置換（ノックイン）すると，麻酔薬によるGABA$_A$受容体のGABA応答の増強が消失する．これは，TM2もしくはTM3部位にある1個のアミノ酸置換により麻酔薬の結合部位の大きさが変化したことを示唆している[6]．

2) 細胞・シナプスレベル

揮発性麻酔薬は，臨床濃度においてGABAに対するGABA$_A$受容体の感受性を高めることにより抑制性神経伝達を促進し，中枢神経系の活動を抑制している．他にも，抑制性グリシン受容体の増強やtwo-pore domain K$^+$（K$_{2p}$）チャ

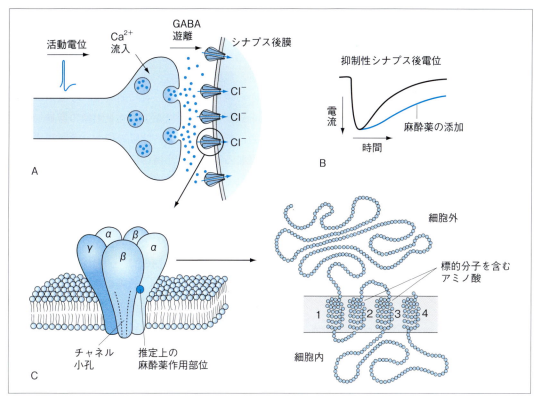

図5-II-3　γ-アミノ酪酸（GABA）神経シナプスとGABA_A受容体の模式図
A：GABA神経終末からGABAが遊離されシナプス後膜にあるGABA_A受容体に結合すると，Cl^-チャネルが開口し細胞は過分極する．B：全身麻酔薬はCl^-チャネル開口時間を延長させ，シナプス後抑制を増強する．C：5量体構造をもつGABA_A受容体複合体と推定上の麻酔薬作用部位を模式図で示す（左）．推測されている麻酔薬の標的分子を含むTM2（図中の2）とTM3（図中の3）ドメインを模式図で示す（右）．

(Perouansky et al, 2015[6]より改変)

ネルの活性化，興奮性N-メチル-D-アスパラギン酸（NMDA）型グルタミン酸受容体やニコチン性アセチルコリン受容体の阻害あるいはシナプス前Na^+チャネルの遮断を引き起こす．静脈麻酔薬のプロポフォールやバルビツレートは，GABA_A受容体に選択的に作用する．一方，ガス麻酔薬（亜酸化窒素，キセノン，シクロプロパン）は，GABA_A受容体には影響しないが，NMDA受容体遮断やK_{2p}チャネルの活性化を起こす．静脈麻酔薬のケタミンはNMDA受容体チャネルの非競合的拮抗薬である[6]．

3）組織・個体レベル

　全身麻酔薬は，中枢神経内の異なった部位に作用することで，健忘，意識消失，不動化などさまざまな要素を含んだ麻酔状態をつくり出すと考えられている．

　健忘作用と不動化をもたらすために必要な麻酔薬濃度の比（健忘作用の50％有効濃度/不動化の50％有効濃度）は，種々の吸入麻酔薬の間で明らかに異なっている．たとえば，亜酸化窒素では0.5（52.5％/105％）であるのに対し，イソフルランでは0.2（0.24％/1.2％）である．この現象は，それぞれの麻酔薬により異なった神経部位や細胞，分子機構を介して各麻酔要素を生じる可能性を示唆している．

　健忘は，麻酔要素の中でも特に麻酔薬に対する感受性が高く，脳内の海馬，扁桃体，側頭葉が関係すると考えられている．また，意識消失

は，大脳皮質，視床，脳幹網様体での麻酔薬の作用により起こっているようである．

ラットに視床や海馬を含めた両側の除脳を行ったり，脊髄と脳の機能を分断したりしても，不動化を起こすために必要なイソフルラン濃度は変化しない[7]．これらのことから不動化には脳以外の部位，特に脊髄が重要であることが指摘された．

しかし，不動化が脊髄より上位の中枢を介して生じることを示唆する全身麻酔薬もある．したがって，脊髄での麻酔作用は，侵害刺激により生じる上行性の神経インパルスを鈍麻させ，間接的に健忘作用や意識消失，不動化に貢献しているのかもしれない．

III 術前の全身状態評価と管理

1．全身状態の評価

術前の全身状態の評価は，全身麻酔を安全に行ううえで必要不可欠なものであり，決して粗雑に行ってはならない．

術前評価は病歴聴取，身体所見および検査所見に基づいて系統的に行う．まず，病歴を聴取し問題点を絞る．次にそこから予想される疾患を考慮して身体所見，検査所見を観察し総合的に評価する．決して検査所見のみで評価を行ってはならない．

1）術前診察
(1) 病歴聴取

患者自身から病歴をとる必要があるが，事前に診療録，主治医や担当看護師などから年齢，性別，職業などの基本情報を得ておく．病歴では，原疾患以外に運動耐容能，現病歴や既往歴，内服歴，手術・麻酔歴，アレルギー歴，喫煙やアルコールなどの嗜好歴，家族歴・遺伝性疾患などを聴取する．また，小児や，知的能力障害あるいは意識障害があり，意思の疎通が困難な症例では，家族などから情報を得るようにする．

(2) 身体所見

病歴から予想される所見も含め，身長，体重，血圧，脈拍数，体温などのバイタルサインから現症を把握し，特に循環系，呼吸系の状態を確認する．呼吸系では呼吸困難の有無，呼吸数，呼吸のリズム，呼吸の深さ，呼吸様式も診察する．また，患者の協力度など麻酔の施行を困難とする要因の有無についても確認する．

①視診，聴診，触診

視診では出血斑，乾燥，血管確保部位などの皮膚の状態，感染などの異常がないかを確認する．また，瞳孔不同の有無，眼球・眼瞼結膜の色調なども確認する．顔貌の確認，口腔内では動揺歯，義歯，矯正装置，口腔内病変の有無を確認する．それとともにマスク換気，気管挿管など気道確保の難易度を評価する．また，気管挿管の難易度の評価には，Mallampati分類（図5-III-1）や喉頭展開時の確認があるが，直視型喉頭鏡（Macintosh型）のブレードによる視認度を基準としたCormack & Lehane分類（C-L分類）も用いられている（図5-III-2）．

聴診では，心雑音の有無，呼吸音での吸気・呼気時の雑音の有無とその連続性を確認する．

触診では，四肢の温度，感覚，握力などの左右差や浮腫の有無の確認を行う．また，橈骨動脈に穿刺をする予定があるときは検査側の手のみに行う修正Allenテストを行い，動脈穿刺によって手に虚血が起きないことを確認する．修正Allenテストの方法は，まず検査側の手を強く握ってもらい，検者が橈骨動脈と尺骨動脈を強く圧迫し，その状態で手を開かせ，手掌が蒼白になっていることを確認した後，尺骨動脈の圧迫を解除する．そして10〜15秒で血流が回復し手掌に赤みが戻ることを確認する．

ただし，最近では，修正Allenテストの有効性に否定的な意見もある．

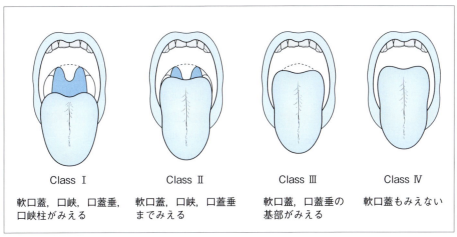

図 5-Ⅲ-1　Mallampati 分類
座位で正面を向かせ，大開口させた状態で声を発生させずに舌を完全に突出させ，咽頭所見評価する．Class Ⅲ，Ⅳでは挿管困難が予想される．
（花岡ほか編，2003[2]）

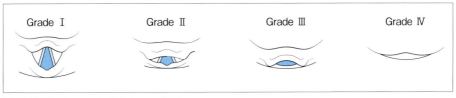

図 5-Ⅲ-2　Cormack & Lehane 分類
Grade が上がると挿管困難度が増す．
（花岡ほか編，2003[2]）

②体温

a．発熱と高体温

　体温上昇は発症原因の違いにより，高体温と発熱の 2 つに大別される．高体温は高温環境下で体温が上昇する状態であり，熱中症や悪性症候群などがある．発熱は体温中枢の設定温度が上昇し，体内の熱産生増加と末梢血管収縮による放熱機構の抑制により体温が上昇した状態である．感染症法は 37.5℃ 以上を発熱と定義するが，測定部位は明確にされていない．一般に腋窩温は直腸温より約 0.8℃ 低いとされている．

b．体温上昇の原因

　発熱の原因には感染性と非感染性がある．感染性では上気道感染が代表的だが，口腔外科の手術対象となる頭頸部の蜂窩織炎や尿路感染でも発熱が認められる．非感染性のものでは，外傷や熱傷，内分泌性疾患などがあげられる．小児は，啼泣や脱水，うつ熱などで容易に高体温をきたす．

Ⅲ　術前の全身状態評価と管理 | **205**

表5-Ⅲ-1　乳幼児のかぜスコア

① 鼻閉・鼻汁・くしゃみ
② 咽頭発赤・扁桃腫脹
③ 咳嗽・喀痰・嗄声
④ 呼吸音異常
⑤ 発熱（乳児38.0，幼児37.5℃以上）
⑥ 食欲不振・嘔吐・下痢
⑦ 胸部エックス線写真異常
⑧ 白血球数増加（乳児12,000，幼児10,000/mm³以上）
⑨ かぜの既往（入院前2週間以内）
⑩ 年齢因子（生後6か月未満）

各項目1点とし，認められた項目の合計点を算出する．
0～2点：全身麻酔可能，3～4点：十分な麻酔管理と合併症への対策の準備が必要，5～：全身麻酔中止．

（水島，1989[3]より改変）

c. 発熱と周術期合併症

術前に発熱した場合，その原因を明らかにすることが重要である．手術対象の疾患が原因であり，手術による治療効果が期待できれば，適切な体温管理を行いながら手術を施行する．発熱で手術を延期するのは，発熱が組織異化の亢進や酸素消費量の増大，脱水などを起こしているからだけではなく，発熱を起こしている原因疾患が，手術や全身麻酔により悪化する可能性があるからである．静脈麻酔薬も揮発性麻酔薬も免疫抑制を起こすことは報告されており，術前に発熱している患者の術後合併症の発症率は高くなる．体温上昇が認められたときは，最も発生頻度の高い上気道感染症を疑い，鼻汁，鼻閉，咳嗽，咽頭痛，咽頭発赤，倦怠感などの症状の有無を確認する．

小児は年に数回，上気道感染症に罹患するが，その程度はさまざまであり，その客観的評価として，かぜスコア[3]（表5-Ⅲ-1）が用いられることも多いが，その有用性に対しては，まだ十分な評価がされていない．

上気道感染症を発症していると，努力性肺活量，1秒量などが減少する．また，気道内分泌物の増加やクリアランス能の低下が生じ，無気肺が生じやすくなる．それらに加え酸素消費量が増加するため低酸素症を発症しやすくなる．全身麻酔時の2週間以内に上気道感染の既往のある小児では気管支けいれん，喉頭けいれん，酸素飽和度低下，気道閉塞などの発生リスクが高まることが報告されている[4]．成人でも上気道感染症を2週間以内に発症した患者では，周術期呼吸系合併症が多いと報告されている[5]．

上気道感染症も含めた感染症罹患後の全身麻酔の延期期間については，ガイドラインなどはなく2週間～6週間とさまざまな意見がある．本来，完治し全身状態が安定してから麻酔を行うことが望ましいが，それぞれ感染症の特徴や患者の背景，手術内容からそれぞれの症例ごとに検討する必要がある．また，発熱の原因がインフルエンザやウイルス性腸炎などのように感染力の強いものが疑われたときは，速やかに検査を行い，陽性であれば可及的に早く院内から隔離することにより院内感染の発症を防ぐ必要がある．また，患者本人が感染していなくても，感染症発症者と居住をともにする者，汚染物質の接触者，感染症発症者との直接対面接触者は，濃厚接触者（高危険接触者）とみなし，潜伏期間が過ぎるまで全身麻酔を延期する必要がある．

③ 予防接種

予防接種は，病原性を弱めた病原体を用いる生ワクチン，病原体を不活化または一部の構成タンパクから作製した不活化ワクチン，毒性を消失させ免疫原性だけを残したトキソイドに分類される．新型コロナウイルス感染症に対しては，メッセンジャーRNAワクチンやウイルスベクターワクチンが用いられる．

a. 予防接種後の全身麻酔

予防接種後の全身麻酔の問題点として，予防接種の副反応と麻酔や手術の合併症との鑑別が困難になることや，麻酔や手術による免疫機能への影響により予防接種による十分な抗体産生が行われないこと，予防接種の副反応を増強することなどがあげられる．予防接種と全身麻酔との期間をどのくらいにすべきか明確にした報告はないが，一般的には副反応が発症する期間をあければよいと考えられており，生ワクチン

表5-Ⅲ-2　ワクチン接種後の全身麻酔延期期間

ワクチン	一般的基準
生ワクチン 　麻疹，風疹，水痘，ロタ，BCG， 　流行性耳下腺炎 　麻疹風疹混合（MRワクチン）など	3週間
不活性化ワクチン 　ポリオ（2012年以降） 　日本脳炎，B型肝炎，肺炎球菌 　インフルエンザ 　インフルエンザ菌b型（Hib） 　ヒトパピローマウイルス（HPV） 　四種混合（DPT-IPV：ジフテリア， 　百日咳，破傷風，ポリオ）など	2日

(Siebert, 2007[6]) より改変）

では3週間，不活性化ワクチンやトキソイドでは2日間あけることが望ましい（**表5-Ⅲ-2**）[6]．

b．全身麻酔後の予防接種

麻酔や手術による免疫系への影響は数日以内に回復するとされていることから，1週間程度の期間をあければ予防接種を行っても問題ないと考えられている[7]．

(3) 術前検査

わが国では全身麻酔が予定されている患者の術前検査として，血液・生化学検査，尿検査，心電図，胸部単純エックス線写真および呼吸機能検査などがルーチンに行われるが，健康な小児も含む70歳未満の症例に対しては，スクリーニング検査を行っても，その結果により，術式や麻酔法が変更になる可能性は低く，施行の有無により周術期合併症の発生率は変わらない．そのため，本来術前検査は，術前の病歴聴取および身体診察を行ったうえで，術式，麻酔法を考慮して必要な検査のみを施行すべきで，ルーチンに行うスクリーニング検査は勧められないという意見もある．

① 血液検査

a．血算・一般血液検査

赤血球数，ヘモグロビン値，ヘマトクリット値，白血球数，血小板数などがある．手術中の多量出血が予測されるときや，肝・腎機能障害，血液疾患，高齢者には施行が望ましい．

b．凝固機能検査

出血時間，プロトロンビン時間prothrombin time（PT），プロトロンビン時間国際標準比prothrombin time-international normalized ratio（PT-INR），活性化部分トロンボプラスチン時間activated partial thromboplastin time（APTT）がある．出血傾向や腎機能障害，肝機能障害，抗凝固療法中，手術侵襲が大きいときには必要である．ただし，出血時間で行うDuke法については再現性も乏しく，その必要性が問題視されている．

c．生化学検査

腎機能，肝機能，内分泌機能，電解質異常などの評価を行う．検査で腎障害が疑われたときは，脱水や栄養障害などの可能性があるので，その鑑別をする．肝機能検査での異常では，ウイルス性肝炎，アルコール性・薬物性肝炎，肝硬変の可能性を考える．

電解質異常は検査前の状態が影響することも多く，それも考慮する必要がある．たとえば低ナトリウム血症は，下痢，嘔吐，利尿薬投与などによることも多い．高ナトリウム血症では脱水や尿崩症などで認められる．一方，低カリウム血症は利尿薬の影響やアルカローシスによっても起こる．高カリウム血症は，腎不全やカリウム保持性利尿薬投与などにより起こるが，著しい上昇は致死性不整脈をきたす危険がある．

d．血液型

ABO型，RhD型，不規則抗体検査を行う．

e．感染症

医療従事者や他の患者への感染防止，病室や手術室の汚染対策のためにルーチンに行っている施設も多く，B型肝炎ウイルス表面抗原（HBs抗原），C型肝炎ウイルス抗体（HCV抗体）などの検査が行われている．

② 尿検査

腎疾患，尿路感染症，糖尿病などが認められる場合以外は必須ではない．

表5-Ⅲ-3 麻酔科医からみた重症患者の基準

循環系
- 狭心症（CCS分類Ⅲ度以上は特に重症）
- 心筋梗塞（発症後3か月以内の症例）
- 不安定な高血圧
- 心不全の既往，NYHA心機能分類Ⅲ度以上の心不全は特に重症
- 心筋症
- 弁膜疾患
  ▷ Ⅱ度以上の大動脈弁閉鎖不全，僧帽弁閉鎖不全または三尖弁閉鎖不全
  ▷ 大動脈弁平均圧較差≧50 mmHgの大動脈弁狭窄
  ▷ 僧帽弁平均圧較差≧10 mmHgの僧帽弁狭窄
- 重症不整脈
  ▷ 高度の房室ブロック
  ▷ 心室性不整脈
  ▷ 頻脈性上室性不整脈
- ペースメーカまたは植込み型除細動器装着者

呼吸系
- 呼吸不全：$Pa_{O_2}<60$ mmHg または $Pa_{O_2}/F_{I_{O_2}}<300$
- 換気障害：$FEV_{1.0\%}<70$ %，かつ%VC<70 %
- 喘息
- 肺塞栓の既往

その他
- 重症糖尿病（HbA1c≧8.4，空腹時血糖値≧160 mg/dLまたは食後2時間血糖値≧220 mg/dL）
- 腎不全（Cr>4.0 mg/dL），透析患者
- 肝機能障害，肝不全（Child-Pugh分類B以上）
- 出血傾向（PT-INR>2.0，血小板数<50,000/μL）および播種性血管内凝固症候群
- 貧血：Hb<6.0 g/dL
- 全身性炎症反応症候群
- ショック状態
- 人工呼吸，経皮的心肺補助装置，大動脈内バルーンパンピング装着症例

CCS：Canadian Cardiovascular Society，NYHA：New York Heart Association，Pa_{O_2}：動脈血酸素分圧，$F_{I_{O_2}}$：吸気酸素濃度，$FEV_{1.0\%}$：1秒率，%VC：%肺活量，Hb：ヘモグロビン，Cr：クレアチニン，PT-INR：プロトロンビン時間国際標準比． (許ほか，2014[8])

③ 生理学的検査

a. 12誘導心電図

「非心臓手術における合併心疾患の評価と管理に関するガイドライン（JCS 2022）」[8]では，低リスク手術予定の術前安静時12誘導心電図検査の意義は低いとしている．ただし，病歴や身体所見で，心血管疾患が疑われる患者には心電図は必要である[8]．

b. 呼吸機能検査

呼吸系疾患の種類，呼吸機能障害の重症度，肺機能の予備力の判定や術後呼吸系合併症の予測のために行う．

④ 画像検査

a. 胸部単純エックス線写真

肺野（左右差，異常陰影），肺門部（肺血管陰影），気管（太さ，左右の偏位，気管支形状），横隔膜（上下の偏位），縦隔（左右の偏位），心臓（心胸郭比，大動脈弓）などを確認する．

術前スクリーニングとしての胸部エックス線写真から得られる情報は，周術期のリスクを判定するうえで意義は少ない．理学的所見で異常がある場合や高齢者，喫煙者，慢性閉塞性肺疾患，心疾患などがある場合，または直近の上気道感染症や肺炎の既往がある場合は推奨されている[9]．

b. 心エコー

左室機能評価，弁疾患の有無や先天性心疾患などの形態的異常，心房細動に伴う心房内血栓の存在の有無などの評価に有効だが，ルーチンに行う検査ではない[8]．

2) 全身疾患合併患者の術前評価（表5-Ⅲ-3）

(1) 循環系疾患

a. 高血圧

「非心臓手術における合併心疾患の評価と管理に関するガイドライン（JCS 2022）」[8]では，Ⅰ，Ⅱ度の高血圧症（収縮期血圧が180 mmHg未満かつ拡張期血圧が110 mmHg未満）は，手術を延期する必要はない．Ⅲ度の高血圧症では，血圧がコントロールできるまでの手術延期の有益性を考慮し，手術の可否を決定する[8]．未治療の高血圧の場合は，病歴聴取や身体所見，採血，検尿，ECGなどの検査を行い高血圧に伴う臓器障害を確認し，必要に応じて二次性高血圧に対する精査を行う．また周術期合併症を発症しやすい脳血管障害，左室肥大，冠動脈疾患，腎機能障害などの有無を確認する．

表5-Ⅲ-4 Duke Activity Status Index (DASI) 質問票

	項　目	点数
1	身の回りのこと（食事，着替え，入浴，トイレ）は自分でできますか？	2.75
2	家の中を歩くことはできますか？	1.75
3	平地を200 m程度歩くことはできますか？	2.75
4	階段で2階以上に上がることはできますか？	5.5
5	少しの距離でも走ることはできますか？	8
6	簡単な家事（棚にたまった埃を拭いたり，払ったりすることや，食器洗いなど）はできますか？	2.7
7	負担が中程度の家事（掃除機をかけること，床をほうきで掃くこと，食料品店で買い物かごをもって移動など）はできますか？	3.5
8	負担が大きな家事（床磨き，重い家具の持ち上げまたは移動など）はできますか？	8
9	庭仕事（熊手を使って落ち葉を掃くこと，草むしり，草刈り機での草刈りなど）はできますか？	4.5
10	性交渉はできますか？	5.25
11	中程度の運動（ゴルフ，ボーリング，ダンス，ダブルステニス，ボール投げ）はできますか？	6
12	重度の運動（水泳，シングルテニス，サッカー，バスケットボール，スキー）はできますか？	7.5

(Hlatky MA, et al. 1989[11] より)

b. 虚血性心疾患

①運動耐容能の評価

最近では，自己申告による運動耐容能に代わり，運動耐容能の客観的評価のために開発されたDuke Activity Status Index (DASI) が用いられる[8]．DASIは12項目からなる質問票（表5-Ⅲ-4）で，最大酸素消費量と有意に相関するとされている．METsへの変換式はMETs＝［(DASIスコア×0.43) ＋9.6］/3.5で，10点が約4 METs，34点が約7 METsとなり，34点が周術期心臓合併症の予測閾値と報告されている[1]．

②2014 ACC/AHAガイドラインのアルゴリズム[12]

米国心臓病学会 American College of Cardiology (ACC) と米国心臓協会American Heart Association (AHA) より発表されている「非心臓手術のための周術期心血管評価と治療ガイドライン」(ACC/AHAのガイドライン) では，患者の保有するリスク，運動耐容能，手術のリスクに基づいた段階的対応法を示している（図6-Ⅱ-3参照）．

c. 心不全

高齢化に伴い心不全の罹患率も上昇しているが，心不全は周術期の重大合併症を引き起こす重大因子であり，術中死の割合も高い．NYHA (New York Heart Association) 分類（表5-Ⅲ-5）Ⅳ度や，新たに起きた心不全，重症化傾向の心不全は手術を延期すべきである．

①左室駆出率の影響

左室駆出率が40％未満では周術期の心血管合併症（死亡，急性心不全，急性心筋梗塞）発症リスクが大きくなる[28]．29％未満になると生

表5-Ⅲ-5　NYHA（New York Heart Association）による心機能分類

Ⅰ度	心疾患はあるが身体活動に制限はない 日常的な身体活動では著しい疲労，動悸，呼吸困難（息切れ）を生じない
Ⅱ度	軽度の身体活動の制限がある．安静時には無症状 日常的な身体活動で疲労，動悸，呼吸困難（息切れ）を生じる
Ⅲ度	高度な身体活動の制限がある．安静時には無症状 日常的な身体活動以下の労作で疲労，動悸，呼吸困難を生じる
Ⅳ度	心疾患のためいかなる身体活動も制限される 心不全症状が安静時にも存在する．わずかな労作でこれらの症状は増悪する

存率が大幅に低くなる[13]．

②ナトリウム利尿ペプチドによる評価

　特に脳性ナトリウム利尿ペプチド brain natriuretic peptide（BNP）は左室拡張終期圧を反映することから心不全の補助診断法として，感受性，特異度ともに優れており，心不全との重症度との相関も高いため，心不全の生化学マーカーとなりうる．BNPの基準値は18.4 pg/mL以下であり，100 pg/mLを超えると心不全の可能性があるので精査した後に手術をするのが望ましい．

　また，BNPの前駆物質であるN末端プロ脳性ナトリウム利尿ペプチド（NT-proBNP）も心不全の生化学マーカーとして有効である．NT-proBNPは安定性に優れており，BNPよりも半減期が長く，測定値はBNPより数倍高くなり，400 pg/mL以上になると心不全が疑われる．また，NT-proBNPの代謝経路は腎臓のみであるため，腎疾患ではBNPより影響を受けやすく高値を示す．

d．弁膜疾患

　臨床的に中等度以上の狭窄や逆流が疑われ，1年以内に心エコー検査が行われていないときや，最終の心エコー検査から臨床症状の変化や身体所見の明らかな変化が認められるときは，術前に心エコーを行う必要がある．また，成人で手術に緊急性がなく弁狭窄や逆流に対する外科的治療が推奨されている症例では，弁膜疾患治療を先行すべきである．抗凝固薬の内服の有無も確認する．

e．不整脈

　心室性期外収縮では，心筋梗塞や左室拡大を伴う大動脈弁閉鎖不全症を合併していなければ，侵襲的なモニタリングや術前の治療は必要ないとされている．心房細動は，臨床的に安定していることが一般的であり，頻脈を伴わなければ抗凝固療法の調整以外に特に手術前の特別な治療は必要としない．ただし，左心房の血栓の可能性は考慮する必要がある．洞不全症候群や高度の房室ブロックがある場合は，一時ペーシングや埋込み式ペースメーカによる対応が必要である．

f．ペースメーカ装着者

　ペースメーカ装着の適応としては，高度房室ブロック，2枝および3枝ブロック，洞機能不全症候群などがあげられ，これらうち，一過性脳虚血による失神（Adams-Stokes発作）のあるものは絶対適応となる．ペースメーカに対しては，ペーシングモード，設定レート，マグネットモード，ペーシング率，バッテリー残量

表5-Ⅲ-6　ペースメーカの作動モード

第1文字	第2文字	第3文字	第4文字	第5文字
刺激部位	感知部位	反応様式	心拍応答機能	多部位刺激機能
O：なし A：心房 V：心室 D：A＋V	O：なし A：心房 V：心室 D：A＋V	O：なし T：同期 I：抑制 D：T＋I	O：なし R：心拍応答機能あり	O：なし A：心房 V：心室 D：A＋V

表5-Ⅲ-7　Hugh-Jonesの分類

1度	同年齢の健康人と同様の仕事ができ，歩行，階段昇降も健康人並みにできる
2度	同年齢の健康人と同様に歩行できるが，坂道・階段は健康人並みには登れない
3度	平地でも健康人並みに歩けないが，自分のペースなら1.6 km以上歩ける
4度	休み休みでなければ46 m以上歩けない
5度	会話・着替えでも息切れがする．息切れのため外出できない

期間などを把握する必要があり，患者自身が持っているペースメーカ手帳や担当医から情報を得るようにする．また心電図からもペーシングの状態を把握しておくようにする．表5-Ⅲ-6にペースメーカの作動モードを示す．

ペースメーカの作動様式は，国際基準による5文字の英文字コードで識別される．最初の3文字は刺激部位・感知部位・自己心拍を感知したときの反応様式を示し，日常臨床では，3文字が使用されることが多い．4文字目は心拍応答機能，5文字目は多部位刺激機能を示す．モノポーラの電気メスを使用する全身麻酔時のペーシングモードは，AAI，VVI，DDIだと電磁干渉によるノイズを自己心拍と誤認し，ペーシングされないことがあるのでAOO，VOO，DOOなどの固定モードに変更する．

植込み型除細動器 implantable cardioverter defibrillator（ICD）を装着した患者で，術中に電気メスの使用が考えられるときは，誤認による不適切放電を回避するために，手術前に除細動機能を停止しておく必要がある．

(2) 呼吸系疾患

日常生活の状態把握，息切れの程度などが重要な呼吸機能の指標となる．呼吸系に障害があると労作時に息切れを生じるが，同時に心不全などの循環系疾患でも生じるので鑑別する必要がある．呼吸系疾患に伴う運動耐容能の低下は，術後の呼吸系合併症発症のリスクを増大させることから，その重症度の評価が大切である．重症度の評価は，諸外国ではMRC息切れスケール（Medical Research Council Dyspnea Scale）を用いるのが一般的で，現在まで頻繁に改定されているが，わが国での使用頻度は低い．

わが国ではHugh-Jonesの分類（表5-Ⅲ-7）が広く用いられているが，これは本来Fletcherらが作成したもので，Hugh-Jones分類という名称は諸外国では通用しない．それとともにHugh-Jonesの分類で用いられている「距離」はあくまでも参考程度に考えておくべきである．また，これらの重症度分類で評価されていない，気道分泌物の量，起坐呼吸の有無，呼吸困難に対する増悪・寛解因子，早朝の頭痛（高二酸化炭素血症）などの症状にも注意を払う必要がある．

a. 慢性閉塞性肺疾患 chronic obstructive pulmonary disease（COPD）

COPDは術後に肺炎，無気肺などを発症しやすく，特に術後肺炎の発症は，そのうちの1/3をCOPD既往患者が占めるとも報告されてい

る[14]．高齢，喫煙指数が高い，また術前からの呼吸困難の自覚症状が強い，低酸素血症，高二酸化炭素血症，運動耐容能低下，1秒量が低値，低栄養（アルブミン値3.5 g/dL以下[15]）などがある場合は注意を要する．

b. 気管支喘息

慢性鼻炎の患者は喘息であることも多いので注意する．気管支喘息の既往があれば喘息状態の調整期間を考慮して，手術の2週間程度前までに術前評価は行うことが望ましい．病歴聴取では，発作時の状態，発作の誘発因子，アトピー素因の有無，治療薬の使用状況，直近の上気道感染症の有無を確認する．特に，会話不能や意識障害などの重篤発作の既往があるような患者はリスクが高い．これらの聴取に加え，経皮的動脈血酸素飽和度やピークフロー値，1秒量などの検査所見から，重症度，周術期呼吸系合併症のリスクを検討する．

また，普段症状が軽く，喘鳴のない患者で喘鳴が認められるときは手術の延期を検討する．喘鳴が改善しても，気道過敏性の亢進は持続しているため，手術を2週間は延期する．上気道感染があるときも気道過敏性亢進は続くため，可能であれば少なくとも2週間は延期すべきである．また，内服薬の有無を確認し，手術まで継続させ，特に吸入薬は手術当日も吸入させる．ただし，テオフィリンは有効安全域が狭く，薬物相互作用から血中濃度が上昇することも考えられるので，手術当日の内服は避けたほうが望ましい．

視診では鼻茸の有無を確認する．鼻茸のある患者はかなりの確率で喘息を合併するとされており，特にアスピリン喘息患者には鼻茸があることが多い．

(3) 肝疾患

ASTやALTは健常者でも上昇することもあり，正常上限の2倍以内であり，他に異常が認められなければ，それ以上の精査の必要はない．肝疾患患者の周術期のリスクは，肝疾患の重症度とそれに伴う合併症，そして手術侵襲によって決まる．肝疾患が確認されたときは，周術期リスクを明らかにしたうえで手術適応を決定するべきである．

(4) 腎疾患

慢性腎疾患であることが明確であれば，その重症度を全身麻酔前に把握する必要がある．非透析患者では，体液量異常，貧血，出血傾向，高カリウム血症，低ナトリウム血症，代謝性アシドーシス，高血圧，心不全，感染症の有無を確認し，必要があれば透析を行う．24時間以内の透析は，抗凝固薬の影響が残っていることや脱水による低血圧を生じやすいので避ける．術前に透析が行われていなくても，術後は脱水，疼痛，サイトカインの分泌などにより腎機能が悪化するため，透析治療が必要となる可能性があることも患者に説明する．また，慢性腎疾患は急性化することもあるので，薬物の使用にも注意を払い，特に造影剤の使用は必要最少量にとどめ，その種類選択も慎重に行う．

3) 総合評価

手術に対する危険度の評価は，病歴聴取から得られた情報と身体所見による危険度，保有する合併症から全身状態を米国麻酔科学会による術前状態分類 American Society of Anesthesiologists physical status classification (ASA-PS, 表5-Ⅲ-8[16,17]) で判定し，さらに運動耐容能や手術侵襲を総合して評価する．その結果から，追加・再検査などが必要になるか，全身的な治療を優先させるか，手術法を変更するかなどを判断する必要がある．

ASA-PS分類が高くなるほど死亡率が上昇する傾向にあることは知られているが，これは，死亡率に限られたものではない．1999〜2006年の日本麻酔科学会・偶発症例調査によると，緊急症例を除くASA-PS分類における危機的偶発症（心停止，高度低血圧，高度低酸素症など）の発生率は図5-Ⅲ-3に示すように，ASA-PSが高くなるにつれ上昇する[18]．

表5-Ⅲ-8 米国麻酔科学会(ASA)による術前状態の分類

ASA-PS	定義	例	1万症例あたりの死亡率[17]
ASA Ⅰ	正常健康患者	健康 非喫煙 飲酒はしないか少量のみの飲酒	0.15
ASA Ⅱ	軽度の全身疾患を有する患者	喫煙者 日常的な飲酒 妊娠 肥満(BMI 30〜40) コントロール良好な糖尿病や高血圧 軽度の肺疾患	1.15
ASA Ⅲ	高度の全身疾患を有する患者	コントロール不良の糖尿病や高血圧 慢性閉塞性肺疾患 高度肥満(BMI≧40) 活動性肝炎 アルコール依存者 植込みペースメーカ 駆出率の中等度低下 透析中の末期腎疾患 未熟児(受胎後週<60週) 3か月を超えて経過した 　心筋梗塞 　脳血管障害 　一過性脳虚血発作 　冠動脈ステント治療	9.71
ASA Ⅳ	生命を脅かすような高度の全身疾患を有する患者	3か月以内の 　心筋梗塞 　脳血管障害 　一過性脳虚血 　冠動脈ステント治療 進行性の心筋虚血や重症弁膜疾患 駆出率の高度低下 敗血症 播種性血管内凝固症候群 急性呼吸促迫症候群 透析が行われていない末期腎疾患	160.41
ASA Ⅴ	手術なしには生存できない瀕死の患者	腹部あるいは胸部大動脈瘤破裂 広範囲に及ぶ外傷 mass effectの認められる頭蓋内出血 心臓病や多臓器不全を起こす虚血性腸疾患	998.02
ASA Ⅵ	臓器移植ドナー		

緊急手術ではEを付ける. (ASA website[16], 偶発症例調査2009-2011[17])

2. 術前管理

1) 術前経口摂取制限

全身麻酔時の誤嚥性肺炎による重篤な合併症の発生頻度は高くはない. これは, 経口摂取制限が徹底されていることによるとも考えられる. しかし, 長時間の絶飲食は患者に強い不快感を与えるだけではなく, 体内水分量の減少を

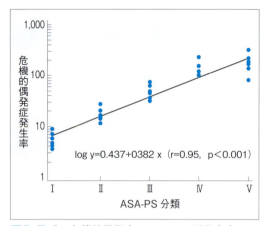

図5-Ⅲ-3　危機的偶発症のASA-PS別発生率
1万症例あたりの発生率．発生率を対数変換したときわめて高い相関関係を示す．　　　　　　（津崎，2018[18]）

表5-Ⅲ-9　術前絶飲時間
（術前絶飲食ガイドライン[20]）

摂取物	絶飲時間（時間）
清澄水	2
母乳	4
人工乳・牛乳	6

伴い，術後の回復という面からみても妥当とはいえない．また経口摂取を制限されていても，実際には胃液の基礎分泌量は30〜100 mL/時であり，唾液も嚥下していることから，導入時の胃液は，誤嚥すると重篤な肺炎となり死亡率も高まるとされるpHが2.5以下，量が0.4 mL/kg以上となっていることも多い．

健常成人における胃内容物の排出速度は，水分は1時間でほとんどが胃から排出されるが，固形物は2時間後でも50％が残存する[19]．ただし，外傷や疼痛，オピオイドの使用は胃内容排出時間を遅らせるので注意する．

(1) ERASを考慮した経口栄養

手術患者の短期回復の方策としてenhanced recovery after surgery（ERAS）プロトコールが注目されている．これはヨーロッパ臨床栄養代謝学会によって開発されたプログラムであり，周術期合併症の予防と入院期間の短縮およびコスト削減を目的としたもので，エビデンスに基づき作成されている．具体的には，術後鎮痛，消化管機能低下の予防，早期離床（可動化）を可能とする術後回復力強化をはかるものである．このうちの消化管機能の最適化のためには，経口栄養を重視し，術前から術後にかけて絶飲食時間を最小限とすることが求められてい

る．導入2時間前までの水分，特に炭水化物含有飲料水の摂取は口渇感，空腹感，不安感を改善するだけでなく，術後インスリン抵抗性増大と異化作用を抑制する可能性が示されている．

(2) 絶飲食時間

「日本麻酔科学会　術前絶飲食ガイドライン」による術前の禁飲食時間を表5-Ⅲ-9[20]に示す．ここでは，固形食の摂取についてのエビデンスが不十分であることから明確な絶食時間が示されていない．ただし固形食のうちトーストなどの軽食については，欧米のガイドラインでは摂取から麻酔導入までは6時間以上あけることとしている．揚げ物や脂質を多く含む食物，肉では8時間以上あける必要がある．

経口摂取の制限中に，従来は術前輸液が行われてきたが，最近では水分と電解質の補給として経口補水液を使用する施設も多い．麻酔導入前に1,000 mL輸液した群と導入2時間前までに1,000 mLの経口補水液を摂取した群とを比較した研究では，経口補水液群のほうが胃内容量は逆に少ないとの報告もある[21]．

2）常用薬への対応

高齢化に伴い常用薬を内服している患者も増えてきている．多くの薬物は手術当日まで内服を継続させるが，中には手術や麻酔への影響を考慮し術前から休薬が必要となるものもあり，休薬に対する代替処置が必要なこともある．

(1) 降圧薬

① アンジオテンシン変換酵素（ACE）阻害薬，アンジオテンシンⅡ受容体拮抗薬（ARB）

全身麻酔中，交感神経が抑制された状況では，通常，レニン-アンジオテンシン系の賦活

作用が代償機構として血圧の維持に関与している．しかし，術前のACE阻害薬やARBの使用により，レニン-アンジオテンシン系の賦活が抑制されるため代償機転が働かず，重篤な低血圧をきたす可能性があることから，術当日の内服の中止を推奨するものもある．

②利尿薬

降圧薬として用いられるものにはループ利尿薬，サイアザイド系利尿薬やカリウム保持性利尿薬などがある．麻酔中に重篤な低血圧を起こすというようなエビデンスはなく，術当日までの内服継続を推奨しているものも多い．ただし，利尿薬は低カリウム血症や代謝性アルカローシスを起こすことがあるので注意する．

③β遮断薬

β遮断薬の急激な中断は，交感神経の刺激性が高まり反跳性高血圧をきたす恐れがあるため，高血圧や頻脈の治療ですでに内服中の患者では周術期に中断することなく，当日朝まで少量の水とともに内服させる．

(2) 抗血栓薬

抗血小板薬や抗凝固薬の服用患者の手術では，術中出血のリスクと休薬に伴う血栓塞栓症のリスクを比較し，抗血栓薬の継続あるいは休薬とその期間を決定する．休薬期間は各薬物の作用機序や作用持続時間などで決定される．休薬期間の設定が不適切であれば，術中出血のリスクが増すだけではなく，術後出血のために抗血栓療法の再開が遅れ，血栓塞栓症のリスクが増すことになる．小手術では抗血栓薬の休薬の必要はないが，鼻腔から咽頭にかけての止血処置は困難なので，原則として経鼻挿管は避ける．

①抗血小板薬

不可逆的に機能障害をきたすものと，血中濃度の低下により抗血小板作用が消失するものがある．前者にはアスピリンがあるが，休薬後3日以上すれば正常な血小板数が5〜10万/μLになり止血が可能になる．しかし，大手術に対しては「循環器疾患における抗凝固・抗血小板療法に関するガイドライン（2009年改訂版）」[22]が7〜14日前からの中止を推奨している．

②抗凝固薬

プロトロンビン時間（PT）は，外因系凝固因子の影響を受ける．その中で第VII因子の半減期は数時間で最も短く，またPTの第VII因子に対する感受性は高い．ワルファリン長期投与中止後は，第VII因子活性は速やかに回復し，PT-INRは低下し基準値に近づくが，第II，X因子活性の回復は緩徐であるため，止血能が回復していない可能性がある．そのため，ワルファリンの休薬の必要があるときは術前3〜5日前から行う．

新規経口抗凝固薬（NOAC）/直接経口抗凝固薬（DOAC）は，ワルファリンと作用機序が異なり，現在は直接トロンビン阻害薬であるダビガトラン，直接活性化第X因子阻害薬であるリバーロキサバン，アピキサバン，エドキサバンの4種がある．術前の休薬期間は，出血の危険性が高い場合，ダビガトランが1〜4日，リバーロキサバンが24時間，アピキサバンが24〜48時間前からとすることが推奨されている[8, 23]．

(3) 血糖降下薬

血糖降下薬には，GLP-1（glucagon-like peptide-1）受容体作動薬，スルホニル尿素薬，ビグアナイド薬，α-グルコシダーゼ阻害薬，速効型インスリン分泌促進薬，DPP-4（dipeptidyl peptidase-4）阻害薬，チアゾリジン薬など多くの種類があり，その作用機序は薬物によって異なる．それぞれの副作用や周術期の休薬期間については，2015年にイギリス・アイルランド麻酔科医協会が「糖尿病合併患者の周術期管理ガイドライン」の中にまとめている[24]．これによると，これまでの術前日あるいは数日前までに血糖降下薬を中断させるのとは異なり，絶飲食開始日に中断することを推奨している．ただし，チアゾリジン薬は術当日の内服も可能としている．一方，わが国ではビグアナイド系薬による乳酸アシドーシスが報告されており，手術前後の2日間休薬させている施設も多い．

(4) 副腎皮質ステロイド

副腎皮質ステロイドを内服や吸入している場合は，原則として手術当日も使用する．ステロイドホルモンを長期連用していると，手術侵襲などの強いストレスが加わっても，内因性ステロイドホルモンが増加されず，急性副腎不全（副腎クリーゼ）を発症する．このような状態を避けるために，周術期に副腎皮質ステロイドを通常使用量に追加して投与するいわゆるステロイドカバーが行われる（表6-IV-5参照）が，その方法に対する明確なエビデンスはない．

(5) 経口女性ホルモン製剤

女性ホルモン製剤には，卵胞ホルモン（エストロゲン）製剤，黄体ホルモン類似物質（プロゲストーゲン）製剤，卵胞・黄体ホルモン配合剤などがある．エストロゲンは肝臓での血液凝固因子合成の促進作用があるため，重大副作用として血栓症がある．そのため，女性ホルモン製剤には，手術前の投与が禁忌のものがある．

特に低用量経口避妊薬ではエストロゲンの合成物であるエチニルエストラジオールが配合されており，結合型エストロゲンよりも強いホルモン活性を有する．さらに，経口避妊薬に配合されているプロゲストーゲンはLDLコレステロール上昇や糖代謝異常などを起こし，動脈硬化などを起こしやすくする．このため低用量経口避妊薬は，ホルモン補充療法で用いるホルモン製剤と比較して動静脈血栓のリスクが高い．また，低用量経口避妊薬は避妊や生理不順の目的で使用されており，健常者の服用と考えられるため，安全性を考慮し，周術期の休薬期間は手術前4週間と術後2週間となっている．

(6) サプリメント

近年，サプリメントの利用者は急増しているが，サプリメントにはハーブ類を含んでいるものが多く，ガーリック，イチョウ葉エキス，朝鮮人参などは血液凝固に影響を与えるので注意が必要である．それ以外にも鎮静作用を有するものや，逆に代謝を促進し麻酔薬の効果を減弱させる可能性があるものもある．いずれにしてもサプリメントについてはその作用機序や体内動態などについて不明な点も多く，術前の中断期間を決めるのは困難であるが，1～2週間の術前休薬が適当であろう．

3) 禁煙指導

喫煙者は非喫煙者と比較して，呼吸系合併症だけではなく，循環系，感染などの合併症が増加し，死亡率も高くなる可能性を，日本麻酔科学会が2021年に作成した「周術期禁煙プラクティカルガイド」で示している[25]．また，頭頸部の癌患者では喫煙の継続により放射線療法の有効性が低下し，生存率が下がるとされることも報告されている[26]．しかし，喫煙者は依存状態になっていることも多く，患者の意志のみで克服することは困難である．周術期管理チームが禁煙に協力するべきであり，必要に応じカウンセリングや禁煙補助薬の使用を考慮する．

(1) 術前禁煙の効果

ニコチンの半減期は約1時間，一酸化炭素の半減期は約4時間であり，禁煙後短期間で酸素の需給バランスは改善する．つまり，数時間から数日の禁煙でも心筋などの虚血のリスクを下げる利点があり，喫煙者に対しては，いつの時点でも禁煙をさせるべきである．ただし，禁煙期間は長いほうが好ましく，禁煙後3週間で治癒不全が有意に減少し，禁煙後4週間以上で術後呼吸系合併症の頻度が低下する．

周術期禁煙プラクティカルガイドでは，禁煙期間を4週間以上とすることを強く推奨しており，待機可能な手術では手術延期も考慮されてよいとしている[25]．加熱式タバコや電子タバコも従来タバコと同様に取り扱う必要がある．また，受動喫煙も考慮すべきであり，副流煙は小児の呼吸器系合併症や喉頭けいれんの発症を増加させることも報告されている[27]．

(2) カウンセリングと禁煙補助薬

術前禁煙はERASなどのプレリハビリテーションの一部と位置づけられており，他の療法

や口腔ケアなどとともに行うことが効果的である．ニコチン依存者の場合，カウンセリングや禁煙補助薬の使用により，周術期の禁煙率が有意に高まることが明らかになっている．禁煙補助薬としては，バレニクリンが推奨されており，手術までの時間が短い場合は，少量のニコチンを持続的に体内に取り込ませることでニコチン離脱症状を緩和させる目的のニコチンパッチやニコチンガムなどを用いる．ただし，ニコチンパッチの使用により気管挿管後の心拍数を有意に増加させることが報告されているので，虚血性心疾患患者ではニコチンガムも含め，手術当日には使用を避ける必要がある．

4) 患者への説明と同意書取得

患者および家族に麻酔法を説明し，リスクと予後についての理解も確認して医療側と患者側とが共通認識をもつように心がける．同時にコミュニケーションを十分にとり，患者と家族からの信頼が得られるようにする．

5) 麻酔前投薬

前投薬とは，麻酔に先立って麻酔薬や手術操作に伴う副作用や合併症を防止し，麻酔が円滑に行われるように，薬物を投与することという．麻酔前投薬の目的は，手術前の不安軽減，唾液，気道分泌抑制，鎮痛，胃酸分泌抑制などである．現在では行わない施設が多い．

(1) 鎮静薬

手術に対する不安の軽減の目的で，ミダゾラムやジアゼパムなどのベンゾジアゼピン系薬が用いられる．しかし，最近では歩行入室ができないことや患者確認が困難になることから，使用される頻度は少ない．

(2) 抗コリン薬

唾液や気道内分泌物の抑制で用いられてきた．また，迷走神経反射の抑制の目的でも使用されてきたが，その意義はなく，現在では使用される頻度は少ない．

(3) H_2受容体拮抗薬

胃酸分泌を抑制して，誤嚥性肺炎の予防の目的で使用された．ラニチジン，シメチジン，ファモチジンがあるが，使用により誤嚥性肺炎の発症が減少するというエビデンスはない．

(4) 鎮痛薬

術前から疼痛の存在する患者には有効である．オピオイドや麻薬拮抗性鎮痛薬であるペンタゾシンが用いられる．

Ⅳ 吸入麻酔

1. 吸入麻酔薬の概要

吸入麻酔薬は，呼吸により肺を介して吸収および排泄される気体の麻酔薬であり，常温で気体であるガス麻酔薬と，常温で液体であり揮発させて使用する揮発性麻酔薬に大別される．わが国で使用されている代表的なガス麻酔薬として亜酸化窒素がある．また，揮発性麻酔薬としてはセボフルランとイソフルランがあり，2011年にはデスフルランが発売された．これらは構造の中にハロゲン元素を含んだハロゲン化吸入麻酔薬である．ハロゲン元素を含むことにより不燃性になっている．いままでに多くの吸入麻酔薬が開発され使用されてきたが，その多くは引火性や臓器障害などのために使用されなくなっている．亜酸化窒素も地球温暖化作用，体腔膨張作用，造血への影響などの問題から使用は減少している．また，ハロタンは肝障害などの副作用の点からほとんど使用されなくなっている．

理想的な吸入麻酔薬としての要件は，まず十分な麻酔作用を有し，その濃度に応じて麻酔深度を推し量ることができること，作用部位へ速やかに移行し，また排出も速やかであること，気道への刺激が少ないこと，不燃性もしくは難燃性であること，生体内で代謝されないこと，循環系への影響が少ないこと，悪性高熱を含めて副作用がないこと，環境を汚染しないことなどがあげられる．さらに害をなさないというだ

けではなく，臓器保護作用を有することも今後は期待される．必ずしも利点とはいえないが，この他に筋弛緩作用を有することや気管支拡張作用を有することなどもあげられる．

2. 吸入麻酔薬の摂取と分布

吸入麻酔薬はまず麻酔回路内に投与され，マスクを介して口腔もしくは鼻腔から吸入させたり，気管チューブを介して吸気として肺胞に至る．肺胞に達した吸入麻酔薬は，拡散によって毛細血管を流れる血液に溶け込み，肺静脈から左心房，左心室を経て全身に運ばれる．全身の各組織に運ばれた吸入麻酔薬の一部はそのまま血液中にとどまり肺胞に戻るが，一部は組織に移行する．そこで肺胞内の吸入麻酔薬濃度（分圧）に平衡するように組織の吸入麻酔薬分圧も上昇する．

吸入麻酔薬の作用点は中枢神経系（脳・脊髄）である．脳重量は成人で1,200～1,400 gと体重の2％程度にすぎないが，酸素消費量は安静時で全体の約20％を占め，脳血流量は60 mL/100 g/分で他の組織に比べて多い．そのため脳組織における吸入麻酔薬の濃度上昇は速やかである．麻酔作用は作用部位における吸入麻酔薬濃度に依存する．麻酔回路内への吸入麻酔薬の投与を中止すれば，脳組織から血液を介して肺胞に戻り，拡散により呼気として体外に排出される．

1）吸入麻酔薬の摂取

現在使用されている吸入麻酔薬はほとんど不活性であり，生体内で代謝されることは少なく，物理化学的性質に基づいて拡散および溶解によって体内に移行し，また排泄される．吸入麻酔薬の種類によって血液への溶解量は異なる．吸入麻酔薬を含んだ気相と血液を平衡させたとき，気相における吸入麻酔薬濃度と血液における吸入麻酔薬濃度の比を，血液/ガス分配係数とよぶ．この値が大きい吸入麻酔薬ほど，血液中に多く溶け込むことを意味している．

気道や肺胞のような気相では，吸入麻酔薬濃度は分圧と置き換えることもできる．しかし，血液や組織では吸入麻酔薬濃度はそれぞれの分配係数に比例して取り込まれて，最終的に平衡に至る．そのため，それぞれの組織によって分子密度が異なることになる．

(1) 第1相：吸入気への混合

亜酸化窒素の場合には，麻酔器に接続したボンベもしくは配管から直接供給され，流量計で調節して麻酔回路に投与する．揮発性麻酔薬の場合には，気化器で設定濃度に合わせて揮発させて麻酔回路に投与する．麻酔回路内の吸入麻酔薬濃度は，時間あたりの投与量および麻酔回路の容量に依存する．すなわち投与される吸入麻酔薬の濃度が一定でも流量が多ければ，吸入麻酔薬濃度の上昇は速い．また，麻酔回路の容量が大きければ吸入麻酔薬濃度の上昇は遅くなり，投与される吸入麻酔薬の濃度と麻酔回路内の濃度が平衡に達するのに時間を要する．

(2) 第2相：肺胞気との混合

麻酔回路内の吸入麻酔薬は，吸気として気道を経て肺胞に至る．ここで吸入麻酔薬は拡散によって速やかに血液中に取り込まれる．そのため肺胞における吸入麻酔薬濃度（F_A）は吸入気の吸入麻酔薬濃度（F_I）よりも低くなるが，血液中の吸入麻酔薬濃度が上昇して肺胞における吸入麻酔薬濃度と平衡すれば，F_AとF_Iも等しくなる．F_A/F_Iの上昇が速い吸入麻酔薬ほど，速やかな麻酔作用の発現が期待できる．

(3) 第3相：血液への取り込み

肺胞から血液への移行は吸入麻酔薬の血液への溶け込みやすさ（血液/ガス分配係数）と心拍出量に依存する．すなわち血液/ガス分配係数や心拍出量が大きいとF_Aの上昇は遅れる．そのため麻酔導入は遅くなる．

吸入麻酔薬は濃度（分圧）勾配に従って高いほうから低いほうに移動するため，麻酔回路に投与するF_Iを上昇させれば，F_Aを上昇させることができる．それによって血液中の吸入麻酔

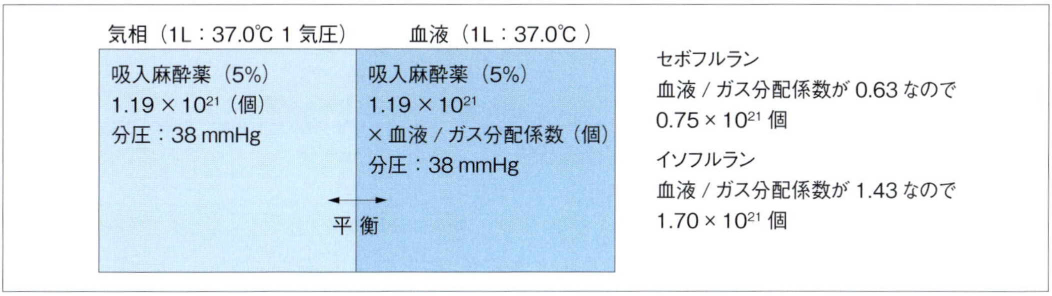

```
気相（1L：37.0℃ 1気圧）    血液（1L：37.0℃）
吸入麻酔薬（5%）            吸入麻酔薬（5%）          セボフルラン
1.19×10²¹（個）            1.19×10²¹                血液/ガス分配係数が0.63なので
分圧：38 mmHg              ×血液/ガス分配係数（個）    0.75×10²¹ 個
                          分圧：38 mmHg
                                                    イソフルラン
                                                    血液/ガス分配係数が1.43なので
                     平衡                            1.70×10²¹ 個
```

図5-Ⅳ-1　吸入麻酔薬の分子数
　吸入麻酔薬はほぼ理想気体として扱える．したがって，0℃，1気圧の条件下で，気体1モル（$6.02×10^{23}$個）は22.4Lなので，37.0℃，1気圧では25.4Lになる．つまり，1L中に$23.7×10^{21}$個の分子が存在する．吸入麻酔薬濃度が5％だとするとその数は$1.19×10^{21}$個になる．このときの分圧は38 mmHgになる．

薬濃度が上昇し，作用部位である中枢神経系における吸入麻酔薬濃度も上昇する．脳血流は他の組織に比較して多いために，どのような吸入麻酔薬でも数分で90％以上飽和する．麻酔回路に投与する吸入麻酔薬の投与を中止したり，濃度を下げた場合にも，麻酔薬は濃度（分圧）勾配に従って高いほうから低いほうに移動して平衡に達する．吸入麻酔薬の血液への溶け込みやすさ（血液/ガス分配係数）が小さい吸入麻酔薬ほど，移動する麻酔薬分子数が少なく，速やかに平衡に達するため導入が速くなる．F_Aが一定に保たれれば，作用部位である中枢神経系（脳・脊髄）での吸入麻酔薬分圧も速やかに一定に保たれる．麻酔深度を評価するための指標として，換気血流比がある程度保たれている場合にF_Aを利用するのは有用である．

　血液/ガス分配係数の大きな吸入麻酔薬ほど同じ分圧に平衡するために多くの麻酔薬分子が移行する必要がある．そのため時間あたりの吸入麻酔摂取量が一定であれば，血液/ガス分配係数の大きな麻酔薬ほど時間を要することになる（図5-Ⅳ-1）．

2）吸入麻酔薬の体内分布

　肺胞で血液中に取り込まれた吸入麻酔薬は肺静脈を経て体循環に入り，全身の組織に運ばれる．各組織における吸入麻酔薬の吸収量は，血流量と吸入麻酔薬の組織への溶け込みやすさ（組織/血液分配係数）および吸入麻酔薬の分圧の差に依存する．

①組織の血流量が多いほど吸入麻酔薬が多く運ばれて，速く平衡に達する．
②組織/ガス分配係数が小さいほど，組織に移行する麻酔薬分子数が少なく，速く平衡に達する．
③組織と血液で吸入麻酔薬の分圧の差がなくなり平衡に達するまで，吸入麻酔薬は組織に取り込まれ続ける．

　血流が少なく組織/ガス分配係数の大きい場合には，吸入麻酔薬が移行し，平衡に達するのに時間がかかる（図5-Ⅳ-2）．

3．麻酔薬の導入に影響する因子

　吸入麻酔薬の作用は，それぞれの麻酔薬の麻酔作用の強さが重要であるが，感受性には個人差がある．また，年齢や人種差などによっても感受性が異なる．吸入麻酔薬の性状としての導入にかかわる因子では，投与する吸入麻酔薬の濃度や組み合わせ，血液や組織への溶け込みやすさなどが影響する．この他に導入にかかわる因子としては，体型や体位なども影響する．もちろん吸入麻酔薬を用いた導入では，それぞれの麻酔薬の気道刺激性も大きな要因になる（図5-Ⅳ-1, 2）．

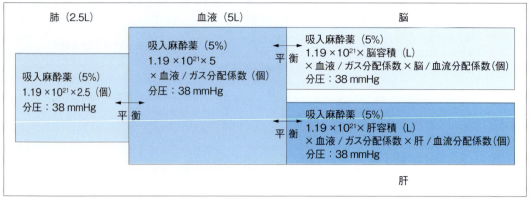

図5-Ⅳ-2 体内での吸入麻酔薬の分子数

血流の多い臓器として脳，肝および腎がある．系を単純化するため，脳と肝に比較して体積が小さい腎と，他の血流が少ない臓器は無視する．

機能的残気量が2L（予備呼気量と残気量がそれぞれ1L），1回換気量が0.5Lと仮定すると，安静吸気時の肺容量は2.5Lになる．循環血液量を5Lとする．

このような条件下では，セボフルラン5％で，肺，血液，肝，脳が平衡に達した際には，各臓器血液中のセボフルラン分子総数が$0.75 \times 10^{21} \times$臓器中の血液量（L）個になる．イソフルラン5％では，総数$1.70 \times 10^{21} \times$臓器中の血液量（L）個になる．

導入に必要な吸入麻酔薬の分子数を考えた場合，緩徐導入の際に，吸入麻酔薬を2MACまで上昇させる必要があるとすれば，目標濃度はセボフルランでは3.42％，イソフルランでは2.3％になる．それぞれの濃度で平衡させた場合，脳組織のセボフルラン分子総数はさらに脳血液分配係数を乗じて$0.87 \times 10^{21} \times$脳容積個になる．イソフルランは，$2.03 \times 10^{21}$個になる．

体内での拡散の条件は等しいので，イソフルランのほうが多くの分子を必要とするため麻酔導入に時間を要する．

揮発性麻酔薬は亜酸化窒素と比較して飽和蒸気圧が低いため，20℃での飽和状態でもセボフルラン：20.6％，イソフルラン：31.3％が上限になる．実際に普及している気化器では，セボフルランが8％，イソフルランが5％まで供給できる．

また，セボフルランは気道刺激性が低いため最初から高濃度で投与できるが，イソフルランは気道刺激性が高いため，吸入濃度を緩徐に上昇させる必要がある．この要素が，イソフルランの麻酔導入をさらに遅くする方向に働く．

1）麻酔作用の強さ

それぞれの麻酔薬によって麻酔作用に違いがあるため，その強さの指標として最小肺胞濃度minimum alveolar concentration（MAC）がよく利用される．これはヒトまたは動物に侵害刺激を加えた場合に，50％の個体に体動が認められない際の肺胞内吸入麻酔薬濃度（％）を意味し，この値が小さいほど麻酔作用が強いことを意味する．このMACをそれぞれの吸入麻酔薬の作用の強さの指標として，2倍の濃度であれば2MAC，3倍であれば3MACと表示する．MACと同様な指標であるが，気管挿管による侵害刺激に対して50％の個体が体動や咳反射を生じない濃度をMAC$_{EI}$（MAC endotracheal intubation），また，侵害刺激に対して50％の個体で交感神経反射による15％以上の血圧および心拍数の増加をきたさない濃度をMAC$_{BAR}$（MAC blockade of adrenergic response）とする．

吸入麻酔単独での麻酔導入には1.5～2MACが必要になるため，導入に要する時間は，効果器である脳において吸入麻酔薬濃度がそこまで上昇するのに必要な時間でもある．

2）吸入麻酔薬の濃度
（1）濃度効果（図5-Ⅳ-3）

吸入麻酔薬濃度（F$_I$）が高いほど肺胞麻酔薬濃度（F$_A$）の上昇が速く，より短時間でF$_A$/F$_I$が上昇して1に近づく．この現象は高濃度で使

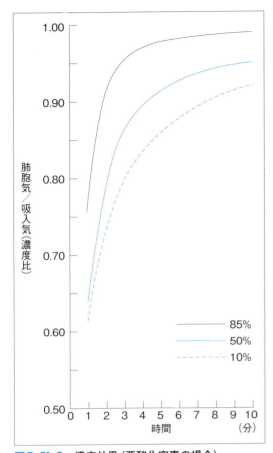

図 5-Ⅳ-3　濃度効果（亜酸化窒素の場合）
　吸入濃度（%）（FI）は終末呼気肺胞濃度（FE）の上昇濃度に影響を及ぼす．
（Eger, 1963[1]）

用する吸入麻酔薬で顕著である．

(2) 二次ガス効果（図5-Ⅳ-4, 5）

　濃度効果と同じ機序で，高濃度の吸入麻酔薬（一次ガス）と他の吸入麻酔薬（二次ガス）を併用した場合に一次ガスが血液に先に多く溶解し，その減少分が気管支から補われるため肺胞内の二次ガスの濃度が上昇する．また，二次ガスとして酸素を考えた場合にもこの効果は成立する．すなわち高濃度亜酸化窒素と20%程度の酸素を併用すると肺胞内の酸素濃度は上昇する．

3) 肺胞換気量（図5-Ⅳ-6）

　吸入麻酔薬は肺胞で血液に移行するため，その肺胞内濃度は吸入気の麻酔薬濃度よりも低くなる．肺胞換気量を増加させれば吸入麻酔薬の流入が多くなり，肺胞での吸入麻酔薬濃度（F_A）と吸入気の吸入麻酔薬濃度（F_I）の比（F_A/F_I）が速やかに1に近づき，麻酔導入が速くなる．

4) 機能的残気量

　吸入された麻酔薬は肺に残存している気体によって希釈される．すなわち機能的残気量が多いほど希釈率も大きくなり，肺胞での吸入麻酔薬濃度（F_A）の上昇が遅くなり，導入に時間がかかる．機能的残気量は体型や体位にもよる．

5) 血液/ガス分配係数（図5-Ⅳ-7）

　血液/ガス分配係数の値が大きいほど平衡した場合の気相の吸入麻酔薬に比して血液中の麻酔薬の分子数が多いということ，すなわち吸入麻酔薬が血液へ多く溶け込むということを意味する．またこの値が大きいということは血液中の吸入麻酔薬の分圧が肺胞での吸入麻酔薬の分圧と平衡に達するために多くの吸入麻酔薬が血液に溶解する必要があり，導入が遅れる．

6) 換気血流比

　肺胞への血流に対して換気量が少ない場合，吸入麻酔薬の血液への移行が制限され，呼気終末吸入麻酔薬分圧は高くても血液中の吸入麻酔薬分圧は低くなる．そのため導入は遅くなる．この影響は血液/ガス分配係数の小さな吸入麻酔薬で顕著になる．

7) 組織/血液分配係数

　組織/血液分配係数は吸入麻酔薬を含んだ組織と血液の間で平衡が成立したときの組織における吸入麻酔薬濃度と血液における吸入麻酔薬濃度の比のことであり，組織によってその値は異なる．この値が大きいほど平衡に達するまでに多くの吸入麻酔薬が組織へ移行するということを意味する．そのため多くの吸入麻酔薬が取り込まれる必要があり，導入に時間がかかることになる．特に作用部位以外の組織への吸入麻酔薬の移行が多くなれば血中濃度はさらに低下する．
　組織における吸入麻酔薬の濃度は吸入する麻酔薬とも平衡するわけであり，実際には組織/

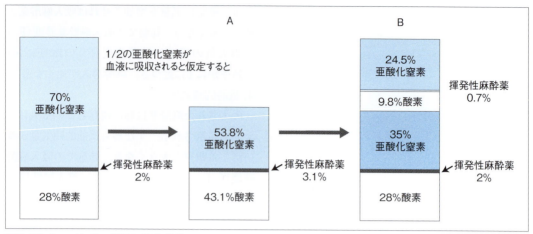

図5-Ⅳ-4　二次ガス効果と濃度効果
　亜酸化窒素（一次ガス）が肺胞で吸収された後の肺胞を補充されるように吸入気が取り込まれる．1/2すなわち35％相当の亜酸化窒素が吸収されるので（A），あらたに0.7％の揮発性ガス（二次ガス）が肺胞内に取り込まれ，肺胞内濃度は2.7％に上昇する（二次ガス効果）（B）．亜酸化窒素はいったん低下した肺胞内分圧が吸入気の補充で上昇するので，多くの亜酸化窒素が血液中に移行し，血中濃度は上昇する（濃度効果）．この効果は高濃度亜酸化窒素で顕著である．
（Stoelting et al, 1970[2]）

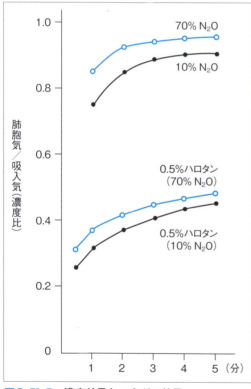

図5-Ⅳ-5　濃度効果と二次ガス効果
（Epstein et al, 1964[3]）

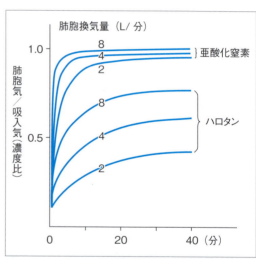

図5-Ⅳ-6　肺胞換気量の麻酔ガス取り込みへの影響
　心拍出量が一定であれば，分時換気量の増加により，麻酔薬の肺胞内濃度の上昇が促進される．この効果は，血液への溶解度が高い麻酔薬で大きく現れ，血液への溶解度の低下とともに小さくなる．
（Eger, 1974[4]）

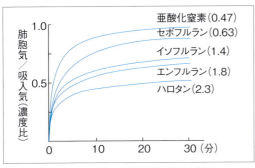

図5-Ⅳ-7　血液/ガス分配係数と導入時間
血液/ガス分配係数の大きな麻酔薬ほど肺胞気濃度が吸入気濃度に近づくのに時間がかかる（麻酔導入に時間がかかる）.　　　　　　　　　　　　（Eger, 1974[4]）

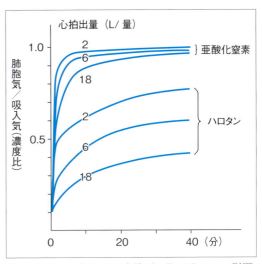

図5-Ⅳ-8　心拍出量の麻酔ガス取り込みへの影響
心拍出量の増加は血液中への麻酔薬の取り込みを加速し, 肺胞内の麻酔薬濃度（分圧）の上昇を抑えるため, 麻酔の導入が遅くなる.　　　　（Eger, 1974[4]）

ガス分配係数が小さいことが重要である.

8) 心拍出量（図5-Ⅳ-8）

通常, 心拍出量は肺血流量と等しい. 心拍出量が増加すると肺血流量も増加するため, 肺胞内の吸入麻酔薬が運び去られて肺胞での吸入麻酔薬濃度（F_A）が上昇しにくくなる. 交感神経系の亢進や副交感神経系の抑制によって心拍数や血圧が上昇し, 心拍出量が増加している場合は麻酔導入に時間を要することになる. 逆にショック状態では心拍出量が低下するため, 肺胞での吸入麻酔薬濃度（F_A）は上昇しやすく, 換気血流比が正常に近く保たれていれば血液中の吸入麻酔薬分圧も高くなる. さらに, 末梢循環が減少する結果, 相対的に中枢である脳への血流の割合も増加し, 導入がより速くなる. このとき冠動脈血流も保たれるため, 吸入麻酔薬による心抑制作用はより強く現れる.

9) 気道刺激性

ガス麻酔薬である亜酸化窒素は, ほとんど無臭で気道刺激性はない. 現在使用されている揮発性麻酔薬では, セボフルラン＜ハロタン＜イソフルラン≒デスフルランと大きくなる. セボフルランは最初から高濃度で投与することも可能で, 血液/ガス分配係数が小さいことと合わせて速い導入が可能である[5].

10) 生体内分布（図5-Ⅳ-9）

吸入麻酔薬が作用するためには, 作用部位における吸入麻酔薬濃度が上昇することが必要になる. 麻酔薬は分圧勾配に従って高いほうから低いほうに移動するため, 組織を灌流する血液の吸入麻酔薬の分圧が, 組織中の麻酔薬の分圧よりも高いことが必要である. しかし, 作用部位以外の組織における吸入麻酔薬の移行が速く大きければ, 血液の吸入麻酔薬の分圧は上昇しにくくなり導入に時間を要することになる. また, 組織を灌流する血液量の影響も受ける.

①血流の豊富な組織：脳, 心臓, 腎, 肝, 内分泌腺

これら組織重量の総和は体重の10％程度であるが, 血流量は心拍出量の75％にもなる. また, 組織/血液分配係数は筋肉や脂肪と比較して小さいため, 吸入麻酔薬の移行と濃度（分圧）上昇も速い. 吸入麻酔薬の90％平衡に10分以内で達する.

②筋を中心とする組織：筋肉, 皮膚

筋肉や皮膚の組織重量の総和は体重の50％程度を占めるが, 血流量は心拍出量の20％程度にとどまる. 吸入麻酔薬が筋組織に移行して平衡に達するには2〜4時間を要する.

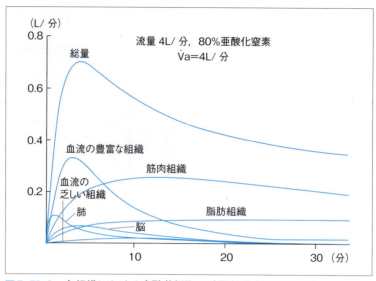

図5-Ⅳ-9　各組織における麻酔薬摂取の時間経過（亜酸化窒素）
(Pappeer et al, 1963[6])

③脂肪を中心とする組織：脂肪組織

脂肪の組織重量の総和は肥満のない健康な成人で体重の20%程度を占めるが，血流量は心拍出量の6%である．しかし，吸入麻酔薬の組織/血液分配係数は他の組織と比較して著しく大きい．このため吸入麻酔薬の分圧の上昇には時間を要し，平衡に達するのに24時間以上かかる．

④血流の乏しい組織：靱帯，腱，骨，軟骨

これら組織重量の総和は体重の20%程度を占めるが，血流に乏しいため麻酔薬の取り込みにはほとんど影響しない．

4. 生体機能への影響

1) 中枢神経系への影響

(1) 脳血流量（図5-Ⅳ-10）

個々の吸入麻酔薬で差はあるが，用量依存性に脳血管を拡張し，脳血流量を増大させ，頭蓋内圧を上昇させる．そのため，脳血流の血圧変化に対する自己調節能も抑制する．また，代謝に関しては脳酸素消費量を減少させる．

(2) 脳波

吸入麻酔薬を投与すると，脳波は用量依存性に徐波化し，振幅も大きくなる．吸入麻酔薬濃度を上昇させると，徐波の群発と平坦に近い低振幅波形が数秒間隔で繰り返すバーストサプレッションとよばれる脳波が出現する．さらに濃度を上昇させると脳波波形は平坦化する．

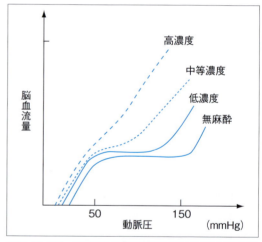

図5-Ⅳ-10　脳血流の自己調節能に及ぼす揮発性麻酔薬の影響
(Drumond et al, 1994[7])

2) 循環系への影響

(1) 心筋抑制
個々の薬物で差はあるが，揮発性麻酔薬は用量依存性に心筋収縮力を抑制し，1回心拍出量を減少させる．

心拍数の増加を伴う場合には心拍出量の減少は軽度にとどまる．

(2) 血管拡張作用
個々の薬物で差はあるが，揮発性麻酔薬は末梢血管拡張作用を有している．

(3) 不整脈誘発作用
カテコラミンによる不整脈誘発作用に対する心筋の感受性は，揮発性麻酔薬により上昇する．

(4) プレコンディショニング作用
セボフルランは心筋虚血に陥っても，梗塞巣をより小さくするというプレコンディショニング作用を有している．この臓器保護作用はイソフルランやデスフルランにも認められ，長期的な予後にも影響する．実際に心臓麻酔症例における1年死亡率は，プロポフォールに対してセボフルランやデスフルランが有意に低いと報告されている[8]．

3) 呼吸系への影響

(1) 呼吸中枢への抑制作用
揮発性麻酔薬は延髄の呼吸中枢に作用して，用量依存性に二酸化炭素に対する換気応答および末梢化学受容体における低酸素に対する換気応答を抑制する．

(2) 肺および呼吸筋への作用
揮発性麻酔薬は強い気管支拡張作用を有し，気管支喘息の治療にも利用されることがある．一方で低酸素性肺血管収縮を抑制するため，低酸素血症を助長する可能性がある．また，揮発性麻酔薬は筋弛緩作用を有し，呼吸筋や横隔膜を抑制する．

揮発性麻酔薬は，乾燥した吸気や高濃度酸素，陽圧換気と同様に粘膜線毛運動を抑制して気道浄化作用を低下させる．

(3) 肺胞での抗炎症作用
揮発性吸入麻酔薬（セボフルラン）の抗炎症作用が示唆されている[9]．これまで肺に障害がある症例では静脈麻酔が多く実施されていたが，現在は揮発性吸入麻酔薬の抗炎症作用を期待して，セボフルランを主とする揮発性吸入麻酔薬が使用されるケースが増加している．

(4) 低酸素性肺血管収縮の抑制
低酸素性肺血管収縮は低酸素血症の増悪を抑制するための生理的な反応で，肺胞気の酸素分圧が低下した場合にその肺胞に隣接する細動脈の血管平滑筋が収縮する現象である．これによって酸素化効率の悪い肺胞への血流を低下させてシャントを減少させ，低酸素血症の増悪を抑える．しかし，イソフルランやセボフルランのような揮発性吸入麻酔薬では低酸素性肺血管収縮を抑制してしまう．

4) 肝への影響
個々の薬物で差はあるが，揮発性麻酔薬は肝血流を減少させる．ハロタンでは嫌気性代謝によって比較的早期に発生する酵素誘導を伴う軽度の肝障害を生じる．このリスクは肥満や加齢によって増加する．また，好気性代謝によってトリフルオロ酢酸を産生し，この物質が免疫応答を引き起こして重篤な肝障害を生じる．

イソフルランなども微量だが代謝によってトリフルオロ酢酸を産生する．一度ハロタンを投与してトリフルオロ酢酸に感作すると，イソフルランでも重篤な肝障害を生じる可能性がある．

5) 腎への影響
揮発性麻酔薬では，循環抑制作用による血圧低下や腎血管抵抗の上昇により，腎血流量を減少させる．そのため，糸球体濾過量も減少し尿量も減少する．吸入麻酔薬自体には腎障害性はほとんどないが，ハロゲン化揮発性麻酔薬では代謝によって生じる無機フッ素に腎毒性がある．

メトキシフルランは代謝率が高く，大量の無機フッ素の産生により腎不全を引き起こす．そのため，現在は使用されていない．

セボフルランは麻酔回路内のソーダライムと反応してコンパウンドA（fluoromethyl-2, 2-difluoro-1-vinyl ether）が生成される．メトキシフルランと同様に，無機フッ素の産生による腎障害が懸念されたが，回路流量を毎分2L以上に維持すれば障害は起こらない．

5. 麻酔薬の排泄と覚醒

吸入麻酔薬の投与を中止すると，物理化学的性質に基づく拡散によって，導入とは逆の過程を経て排出される．効果器である脳において吸入麻酔薬濃度が特定の値よりも低下すれば，それに伴って覚醒する．

1) 肺からの排泄

吸気中の麻酔薬濃度がゼロになれば，肺胞内の吸入麻酔薬濃度が低下し，血液中の吸入麻酔薬分圧のほうが高くなるために，血液から肺胞中に吸入麻酔薬が拡散してくる．この吸入麻酔薬の移行は血液/ガス分配係数が小さいほど速く，麻酔薬の投与中止から速やかに肺胞に移動する．肺胞換気量を増加させると，吸入麻酔薬の肺胞からの排出が促進され，覚醒が速くなる．ただし，血液/ガス分配係数の大きな麻酔薬では血液から肺胞への移行は遅くなり，肺胞換気量を過度に増加させると血液中の二酸化炭素分圧が減少し，脳血流量が減少して効果器である脳からの吸入麻酔薬の排出が遅れ，覚醒も遅延する．

組織/血液分配係数の小さい血流の豊富な組織では，吸入麻酔薬の排出は速やかに進むが，組織/血液分配係数の大きい脂肪を中心とする組織からの排出には時間を要する．そのため長時間麻酔のように脂肪への吸入麻酔薬の蓄積が大きい場合には，血液中の吸入麻酔薬濃度の低下に時間がかかり，覚醒が遅れる．

2) 生体内での代謝

吸入麻酔薬は主として肺から排泄されるが，揮発性麻酔薬の一部は肝細胞内のミクロソーム内のP-450により代謝される．代謝率は各麻酔薬によって異なるが，代謝産物は主として尿中に排泄される．

現在使用されているセボフルランおよびイソフルランの代謝による無機フッ素は腎障害を引き起こす血中濃度に達することはない．しかし，以前使用されていた生体内代謝率の大きいハロタンでは嫌気的条件下で産生されたフリーラジカルが脂質過酸化を亢進させ肝細胞傷害を引き起こす．これは代謝酵素の少ない小児では少なく，年齢や肥満度に応じてリスクが増大する．

3) 腎からの排泄

吸入麻酔薬の体内代謝産物で非揮発性のものが排泄される．また量的には少ないが，吸入麻酔薬は水相にも移行する．尿に溶け込んだ吸入麻酔薬も排泄される．

6. 麻酔深度

全身麻酔は，麻酔薬の作用により鎮静と鎮痛を行い，手術に必要な不動を実現しなければならない．さらに全身状態，すなわち呼吸，循環，代謝を適切に管理する必要がある．麻酔薬の投与によって麻酔効果が発現されるが，過量投与は有害でもある．外科手術などに応じて適切な麻酔状態を得ることが重要である．

1) Guedelの麻酔深度表（表5-Ⅳ-1）

吸入麻酔薬による麻酔深度の指標としてGuedelが提唱したエーテル麻酔の深度表がある．

この表は呼吸，瞳孔の大きさ，眼球運動などの臨床所見から麻酔深度を評価したものであるが，現在使用されているイソフルランやセボフルランを用いた際にみられる徴候と必ずしも一致しない．また，バランス麻酔では筋弛緩薬や鎮痛薬などの併用薬物の影響を受けるためそのまま利用することはできないが，麻酔深度を考えるうえで参考になる．

(1) 第1期（無痛期）

吸入開始から意識消失までの時期である．呼

表5-Ⅳ-1 エーテル麻酔の深度表（Guedel）

麻酔深度による分類		臨床徴候							
		呼吸運動		瞳孔	眼球運動	眼の反射	咽喉頭反射	筋緊張	血圧	脈拍
		肋間筋	横隔膜							
第1期（無痛期）				●	普通		普通		やや上昇または正常	やや頻または正常
第2期（興奮期）				●	眼振	結膜反射	嚥下反射／嘔吐反射	亢進	上昇	頻
第3期（手術期）	第1相			●	外転	角膜反射			ほぼ正常	正常
	第2相			●	中心固定	対光反射	喉頭反射		やや低下	正常
	第3相			●					かなり低下	やや頻
	第4相			●			気管分岐部反射		低下	頻細
第4期（麻痺期）				●					著明低下／心停止	微細

（Guedel, 1920[10] より改変）

吸は規則的で呼びかけに対して応答できるが鎮静状態にあり，健忘も認められる．亜酸化窒素吸入鎮静法で利用される麻酔深度である．

(2) 第2期（興奮期）

中枢神経系における抑制系を抑えることによりさまざまな反応が亢進する時期である．呼吸は不規則で頻回になり，体動や反射の亢進を伴う．血圧上昇や頻脈も認め，瞳孔は散大する．この時期は不要な刺激は避け，なるべく速やかに麻酔深度を深めることが重要になる．

(3) 第3期（手術期）

侵襲に対する生理的反応が抑制され，手術を行うことが可能な時期である．Guedelは4相に分類したが，明確な区別は難しい．手術侵襲に対して麻酔深度が不足している浅麻酔，適切に麻酔深度が維持されている至適麻酔，手術侵襲に対して麻酔過剰となっている深麻酔に分けて考えるとよい．

(4) 第4期（麻痺期）

呼吸は停止し，放置すれば循環虚脱から心停止に至る時期である．瞳孔は散大している．

2) 最小肺胞濃度 minimum alveolar concentration (MAC)

MACは皮膚切開に対して体動で反応することを指標としたED_{50}である．95％の個体に体動がなくなる肺胞濃度はMACの約1.2倍に相当しMAC_{95}とよぶが，手術操作のためにはこれ以上の濃度が必要になる．

また吸入麻酔薬からの覚醒の際に，50％の患者が簡単な指示に従える濃度をMAC_{awake}とよび，セボフルランでは0.66％である．一般的に揮発性麻酔薬ではこの値はおよそ0.3～0.5MACに相当する．複数の吸入麻酔薬を併用した場合のMACは個々の吸入麻酔薬のMACの総和として求めることができる．

3) MACに影響する因子

他の薬物と比較して吸入麻酔薬のMACは個

体差が少なく標準偏差も10%である．しかし状態によって影響を受ける．

(1) 年齢
生後3か月を中心として，生後1か月から6か月が最もMACが高くなる．すなわち吸入麻酔薬に対する感受性が低い．加齢とともにMACは低下し，高齢者では若年者の半分程度になる．

(2) 体温
MACは体温の上昇によって上昇し，低体温では低下する．そのため手術中の低体温は覚醒遅延を招く．

(3) 中枢カテコラミン神経系活動
脳においてカテコラミンを減少させる薬物はMACを低下させ，逆にカテコラミンを増加させる薬物はMACを上昇させる．

(4) 妊娠
妊婦ではMACが低下する．

7. 吸入麻酔薬 (表5-Ⅳ-2)

1) 亜酸化窒素 (笑気：N_2O)
17世紀後半に発見され，1795年に麻酔作用があることが認められた．わが国で現在用いられている唯一のガス麻酔薬である．

(1) 性状
吸入麻酔薬の中で唯一の窒素化合物であり，分子量44と空気よりもやや重い．沸点は-89℃であり，常温で気体のガス麻酔薬である．無色でわずかな甘味臭がある．使用の際は，ボンベで供給されるが，内部では気相と液相が混在し，ボンベ内圧は常に一定である．そのため液相が麻酔器に供給されるようにボンベを立てて使用する（横にして使用してはいけない）．またボンベ内の残量は重量測定によって評価する．

(2) 生体への作用
鎮痛作用を有するが，麻酔作用は弱く，単独で全身麻酔を施行することはできない．そのため，吸入鎮静法や揮発性麻酔薬との併用での全身麻酔に利用されてきた．気道刺激性はなく，高濃度で二酸化炭素換気応答を軽度に抑制する．軽度の交感神経刺激作用があり，血圧や心拍数をわずかに上昇させる．また，脳血流量をわずかに増大させて軽度に頭蓋内圧を亢進させる．生体内ではほとんど代謝されず呼気中に排出される．高濃度で使用することから濃度効果が認められ，また，一次ガスとして併用する揮発性麻酔薬の肺胞濃度を上昇させる二次ガス効果を示す吸入麻酔薬である．ヒトではないが，妊娠ラットで骨格筋奇形が増加することが報告されている．

(3) 問題点
①拡散性低酸素症
高濃度の亜酸化窒素を吸入した後に投与を中止して空気を吸入させると，亜酸化窒素が血液から肺胞内に急激に拡散する．このため肺胞内の酸素分圧が低下し，低酸素血症に陥る．亜酸化窒素の投与を中止する場合には必ず数分間は高濃度酸素を吸入させる．

②閉鎖腔への貯留
血液/ガス分配係数は小さく，血液への溶解度も低い．しかし，窒素に比較して亜酸化窒素は20倍も拡散しやすい．そのため窒素を含んだ閉鎖腔では，亜酸化窒素の閉鎖腔への拡散が窒素の排出よりも速くなり容積が増大する．腸閉塞，ブラ，気胸，中耳炎などの閉鎖腔が問題となる疾患や空気塞栓を生じた場合では亜酸化窒素は使用しない．また，気管チューブのカフではカフの外側の膜を通過してカフ内に亜酸化窒素が拡散し容積を増大させるので，カフ圧の上昇に注意する．

③環境汚染
亜酸化窒素は医療現場での曝露だけではなく，大気中の半減期が150年と長く二酸化炭素と同様に地球温暖化を招き，オゾン層を破壊する．

④メチオニン合成・阻害
必須アミノ酸の1つメチオニンの合成酵素の不可逆的抑制を生じる．臨床症状は悪性貧血と

表5-IV-2 吸入麻酔薬の物理化学的性状

(青枠内は現在使用されなくなった揮発性麻酔薬)

	ガス麻酔薬	揮発性麻酔薬						
	亜酸化窒素 nitrous oxide	イソフルラン isoflurane	セボフルラン sevoflurane	デスフルラン desflurane	ハロタン halothane	エーテル diethyl ether	メトキシフルラン methoxyflurane	エンフルラン enflurane
構造式	N≡N⁺−O⁻ または N⁻=N⁺=O	F H F | | | H−C−O−C−C−F | | | F Cl F	F₃C H | | H−C−O−C−F | | F₃C F	F H F | | | H−C−O−C−C−F | | | F F F	F H | | F−C−C−Br | | F Cl	H H H H | | | | H−C−C−O−C−C−H | | | | H H H H	H F F | | | H−C−O−C−C−Cl | | | H F F	F H F | | | H−C−O−C−C−F | | | F Cl F
引火性	−	−	−	−	−	＋	−	−
気道刺激性	−	±	−	＋＋＋	−	＋＋＋	＋	±
分子量	44.01	184.49	200.06	168.04	197.38	74.1	165.0	184.49
沸点(℃)	−88.7	47〜50	58.6	23.5	49〜51	34.6	104.6	54〜57
蒸気圧(mmHg at 20℃)	39,000	238	156.9	669	244	442	25	172
分配係数 血液/ガス	0.47	1.43	0.63	0.42	2.3	12.0	11.1	1.91
脳/血液	1.1	2.6	1.7	1.3	2.9	2.0	1.4	1.4
筋肉/血液	1.2	4	3.1	2	3.5	1.3	1.6	1.7
脂肪/血液	2.3	45	48.7	27	60	66 (5)	38	36
油/ガス	1.4	90.8	53.9	18.7	224	65	970	98.5
水/ガス	0.46	0.61	0.36	−	0.86	13.0	4.5	0.82
MAC	105	1.15	1.71	6	0.77	1.92	0.16	1.68
代謝率(%)	0.004	0.2	3.3	0.02	15〜20	3.6	50%以上	2

IV 吸入麻酔 | 229

同等だが，発生頻度は低い．

2) セボフルラン

1971年に合成され，最初は米国で開発が進められていたが中断し，それを引き継いだわが国の企業によって開発が進められ，1990年にわが国で臨床使用が始まった．その後米国でも使用されるようになった．近年，肺での抗炎症作用が報告され[9]，肺に障害がある症例でも多く使用されている．

(1) 性状

ハロゲン化麻酔薬で，分子量200.1である．沸点は58.6℃であり，常温で液体の揮発性麻酔薬である．無色で芳香臭がある．イソフルランと比較して血液/ガス分配係数が小さい．

(2) 生体への作用

MACはイソフルランやハロタンに比べて大きく，麻酔作用は弱いが，気道刺激性が少ないために最初から高濃度で投与することができ，血液/ガス分配係数も小さいため速く導入することができる．また覚醒も速い．呼吸系への影響としては，1回換気量は減少するが，呼吸数は変わらないか軽度上昇する．循環系へは，用量依存性に1回拍出量は減少するが心拍数は増加するため心拍出量はあまり変化しない．揮発性麻酔薬の中で生体内代謝率が3.3%と高いが，肝腎障害は少ない．代謝によってトリフルオロ酢酸を産生しないため，ハロタンによる麻酔でトリフルオロ酢酸にすでに感作している症例であっても問題なく使用できる．

(3) 問題点

①けいれん誘発作用

けいれん誘発作用があり，麻酔中にけいれん発作を生じることがある．健康者で発症することはほとんどないが，てんかん症例などでは高濃度の使用を避けたほうがよい．

②異常発熱

まれではあるが，セボフルランと乾燥したソーダライムを使用した場合に，異常発熱を生じたり発火したとの報告がある．

③コンパウンドA

肝で代謝され，ヘキサフルオロイソプロパノールを生じる．これは二酸化炭素吸収剤であるソーダライムと反応してコンパウンドA（[fluoromethyl-2, 2-difluoro-1-(trifluoromethyl) vinyl ether]）を生成する．このコンパウンドAは肝臓でグルタチオンS抱合体を経てシステインS抱合体となり，腎でも代謝を受けてフリーラジカルを生成するため，低流量麻酔では腎障害を生じる可能性があった．しかし，実際に腎障害を生じたという報告はない．また，セボフルランを使用してもコンパウンドAを生じない二酸化炭素吸収剤アムソープ®が開発されたため，安全にセボフルランによる低流量麻酔が行える．

3) イソフルラン

1965年に合成され，1980年に米国で臨床使用が始まった．エンフルランの構造異性体として開発された．わが国では1990年から使用されている．

(1) 性状

ハロゲン化麻酔薬で，分子量184.5である．沸点は48.5℃であり，常温で液体の揮発性麻酔薬である．無色でエーテル臭がある．安定性が高く，光では分解されない．光学異性体が存在し，それぞれの麻酔作用の強さに差があるが，現在はラセミ体が使用されている．

(2) 生体への作用

気管支拡張作用があるが，気道刺激性もあるため緩徐導入にはあまり用いられない．セボフルランと比較してMACは小さいものの1回換気量は減少するが，呼吸数は変わらないか軽度上昇する．用量依存性に1回拍出量は減少するが心拍数は増加するため心拍出量はほとんど変化しない．脳血流は増加するが，ハロタンよりもその作用は少ない．またハロタンよりも強い筋弛緩作用があるが，筋弛緩薬に代用できるほど強くはない．現在，わが国で使用されている揮発性麻酔薬の中で生体内代謝率が0.2%と低

く，肝・腎障害は少ない．ただし，微量ではあるが代謝によってトリフルオロ酢酸を産生するため，ハロタンによる麻酔でトリフルオロ酢酸にすでに感作している症例では重篤な肝障害を生じる可能性がある．

(3) 問題点
①冠動脈スチール現象
　イソフルランは強い血管拡張作用を有しているが，冠動脈の病変部の狭窄は改善しない．冠動脈に病変をもつ血流低下領域では，その部位以外の冠動脈全体の拡張により他の領域の血流が増加するため，相対的に血流低下領域の血流がさらに減少する．このように冠動脈の拡張によって，血流低下領域の血流がさらに減少する現象を冠動脈スチール現象という．現在，臨床的にはイソフルランによる冠動脈スチール現象は問題ないと考えられている．

4) デスフルラン
　1960年代半ばに米国で合成され，欧米で臨床使用されている．わが国では2011年7月から使用が可能になっている．

(1) 性状
　ハロゲン化麻酔薬で，分子量168である．沸点は23.5℃であり，室温が少し高いと沸騰する．蒸気圧も20℃で669 mmHgである．このため扱いにくいことが考えられたが，気化器の開発により克服されている．イソフルランのClをFで置き換えた構造をしている．そのためか刺激臭があり気道刺激性も高い．しかし，血液/ガス分配係数は0.42，脂肪/血液分配係数は27とセボフルランよりも小さいため，覚醒は速やかである．

(2) 生体への作用
　他の吸入麻酔薬と同様に年齢などの影響を受けるが，MACは約6％と非常に高い．そのため高流量では消費が大きい．また，高濃度で一過性に循環刺激作用を示し，血圧，心拍数が増加することがある．脂肪親和性が低く，生体内代謝率は0.02％程度と非常に少ないが，微量のトリフルオロ酢酸を産生するため，以前にハロタンで麻酔を受けて感作されている症例では肝障害への注意が必要である．

(3) 問題点
①一酸化炭素の発生
　イソフルラン，セボフルランおよびハロタンでも発生するが，乾燥したソーダライムで一酸化炭素を発生することがある．この発生はまれであるが，発生量は他の揮発性吸入麻酔薬よりもデスフルランが多い．

5) 使用されなくなった麻酔薬
(1) ハロタン
　1951年に合成され，1956年に米国で臨床使用が始まった．しかし，肝障害，悪性高熱症などの問題が生じたため，現在わが国ではほとんど使用されていない．

①性状
　ハロゲン化麻酔薬で，分子量197である．沸点は50.2℃であり，常温で液体の揮発性麻酔薬である．無色で芳香臭がある．イソフルランやセボフルランと比較して血液/ガス分配係数が大きい．揮発性麻酔薬なので気化器が必要だが，長時間気化器の中で放置すると安定化剤のチモールが沈着して，気化器の使用に障害を生じることがある．

②生体への作用
　気道刺激性はセボフルランよりもやや強いが，イソフルランよりは少ない．血液/ガス分配係数は大きいが，MACが0.75％と麻酔作用が強く，緩徐導入に使用できる．気管支喘息のような閉塞性疾患を有する症例でも有用である．1回換気量は減少するが，呼吸数は上昇する．イソフルランやセボフルランと比較して筋弛緩作用は少ない．心筋抑制作用や血管運動中枢の抑制，自律神経遮断作用により用量依存性に血圧および心拍数は低下する．特に小児ではコリン作動性もしくは迷走神経刺激により徐脈になりやすい．しかし，揮発性麻酔薬の中で最も脳血流を増加させ，頭蓋内圧を上昇させる．

③問題点
a. 低酸素性肺血管収縮の抑制
　イソフルランと同様に低酸素性肺血管収縮を抑制する．
b. 肝障害
　揮発性麻酔薬の中で生体内代謝率が約20％と高く，好気性代謝および嫌気性代謝によって肝障害を引き起こす．特に好気性代謝によってトリフルオロ酢酸を産生し，タンパクと結合して免疫反応を起こし，重篤な肝障害に至ることがある．
c. 不整脈
　手術では，血管収縮薬としてアドレナリンを含有した局所麻酔薬を使用することが多い．イソフルランやセボフルランに比べて，ハロタンはアドレナリンに対する心筋の被刺激性を高めるため心室性期外収縮や頻脈性不整脈を誘発しやすい（図5-Ⅳ-11）．

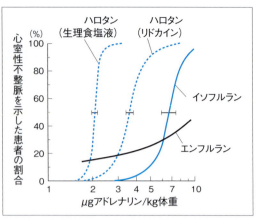

図5-Ⅳ-11　各麻酔薬におけるアドレナリンの投与量と心室性不整脈の発生率
(Johnston et al, 1976[11])

(2) エーテル（物質名：ジエチルエーテル）
　1846年にMortonにより全身麻酔が施行されたとき使用された吸入麻酔薬である．燃焼性があるため，現在は使用されていない．
　化学的に不安定で密閉して冷所に保存する必要がある．無色透明で刺激臭があり，可燃性である．気管支拡張作用はあるが，気道刺激性が強い．血圧，脳圧の上昇，血糖値の上昇といった交感神経刺激作用があるが，心筋のアドレナリン感受性は亢進させず，不整脈を起こしにくい．非脱分極性筋弛緩薬の作用を増強する．血液/ガス分配係数が大きいため導入に時間を要する．

(3) メトキシフルラン
　1959年に臨床使用が始まった，非爆発性のエーテルと形容される吸入麻酔薬である．非爆発性であるため電気メスとの併用が可能であり，鎮静作用も強く大いに期待された麻酔薬であったが，生体内代謝により大量の無機フッ素が生成され腎毒性を生じたために使用中止になった．
　現在，吸入麻酔薬として使用されることはないが，その強い鎮痛作用により外傷時の緊急の鎮痛薬として海外で使用されている．3 mLを専用の吸入器で自己吸引することにより4分程度で無痛期（表5-Ⅳ-1）に達し，鎮痛効果は30分程度持続する．

(4) エンフルラン
　1966年から使用されたが，けいれんを生じやすいため使用されなくなり，2008年に発売中止になった．イソフルランの構造異性体である．
　アドレナリンに対する心筋感受性を高めないため不整脈が発生しにくいという長所はある．しかし，深麻酔でけいれんを誘発し，筋けいれんや不随意運動を生じる．脳波上でけいれん波を認めるだけでなく，過換気でけいれんが誘発されやすい．

Ⅴ　静脈麻酔

　全身麻酔は吸入麻酔薬のエーテルで始まった．麻酔薬は麻酔中に一時的に体内にとどまり，終了すれば速やかに出ていくことが理想である．そのため，肺から吸収され，代謝されることなく体外に排泄される吸入麻酔薬は麻酔薬としては理想的な体内動態をもつ薬物である．一方，静脈麻酔薬は血液中に投与されるが，体

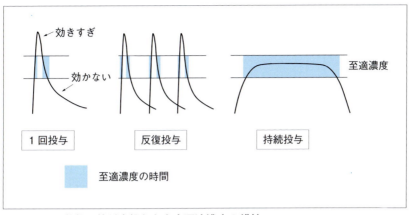

図5-V-1　薬物の静脈内投与と血中至適濃度の維持
　投与された薬物の血中濃度は急速に上昇するが，その後急速に低下する．望ましい血中濃度の範囲にある時間は上行脚と下降脚のわずかな時間である．反復投与しても血中濃度は変動するので至適濃度を安定して保つことはできない．至適濃度を保つように設定して薬物を持続投与すると至適濃度を安定して保つことができる．

内で代謝されないと排泄型にならないために代謝経路が必要である．そのため，代謝に要する時間が長いと作用時間が長くなり，調節性が悪く，麻酔薬としては不向きであった．しかし，代謝の早い麻酔薬が開発され，吸入麻酔薬と同様の調節性のよさが期待できるようになり，静脈麻酔が普及するようになった．

　揮発性麻酔薬は余剰ガス排出装置を使用しても手術室内に少なからず漏れて，手術室内の環境汚染をもたらす．また，ハロゲン化化合物である揮発性麻酔薬はオゾン層を破壊することも知られており，吸入麻酔のこれらの問題により，静脈麻酔が普及してきている．

1. 静脈麻酔薬の薬物動態

　静脈麻酔薬は血管内に投与されるので血中濃度はただちに上昇する．単回投与では薬物は血流で各臓器に運ばれ，血管外に移行するために速やかに薬物濃度は低下する．望むべき薬理作用を発揮する至適濃度範囲にある時間は，上行脚および下降脚の短い時間である．繰り返し投与すると，この時間は長くはなるが安定して至適濃度を維持することはできない．持続投与により一定濃度を保つようにすると，至適濃度を任意の必要な時間の間保つことができる（図5-V-1）[1]．薬物動態 pharmacokineticsの理論を利用すると標的臓器で至適濃度を保つための持続投与量を求めることができる．

　静脈麻酔薬は血管内に投与された後，その薬物の分布領域に拡散していく．薬物はそれぞれのコンパートメントに分布し，そのコンパートメント間では一定の時間が経過すると平衡に達する．ミダゾラムのように単回投与するものも，プロポフォールのように持続投与するものも，このコンパートメントモデルを使用することにより効果部位濃度を推定することができる．

1）コンパートメントモデル

　静脈内に投与された薬物は血流により各臓器に運ばれる．各臓器は血流，容積の多寡，あるいは脂溶性か水溶性かにより，薬物の分布速度は異なる．分布の早い臓器（急速平衡コンパートメント）と遅い臓器（緩徐平衡コンパートメント）の2つのコンパートメントと，血液および血液から速やかに分布する組織間液に相当する中心コンパートメントの3つのコンパートメ

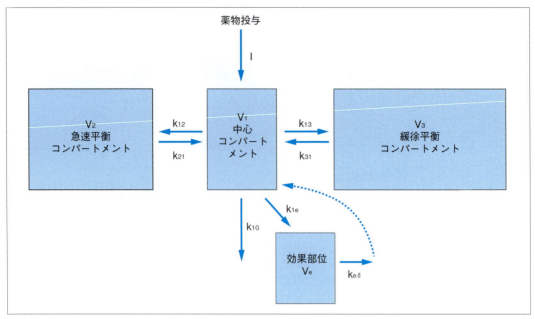

図5-V-2 コンパートメントモデルの概念 (Miller, 2007[1])

ントを想定する(図5-V-2). これらのコンパートメントは分布容積(Vd)と移行率定数(k)により薬物の移行速度および濃度が決定する.

麻酔薬の標的臓器は脳であり, 血流に富み容積は小さな臓器である. このコンパートメントを効果部位(effect site)とし, このコンパートメントの薬物濃度を効果部位濃度として求める(図5-V-3)[2]. 中心コンパートメントに投与された薬物の濃度は, 指数関数的に速やかに他のコンパートメントに移行する. そのため中心コンパートメントの薬物濃度は,

$$C(t) = C(0)e^{-kt}$$

で表せる. 3つのコンパートメント(A, B, C)を想定する. それぞれのコンパートメントの濃度を $Ae^{-\alpha t}$, $Be^{-\beta t}$, $Ce^{-\gamma t}$ とすると, その総和は,

$$C(t) = Ae^{-\alpha t} + Be^{-\beta t} + Ce^{-\gamma t}$$

となる. この式に従って, 単位時間あたり入れられた薬物は血中濃度が変化していく.

移行速度の違いによりそれぞれの傾きが異なり, これらの異なった傾きの消失曲線を合わせたものが中心コンパートメントの濃度変化になる(図5-V-3). それぞれの時間に入れられた

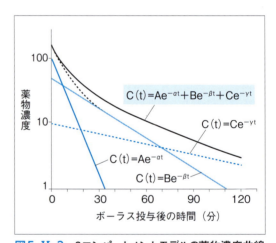

図5-V-3 3コンパートメントモデルの薬物濃度曲線
薬物の移行速度の速いコンパートメント(A)および遅いコンパートメント(C), その中間のコンパートメント(B)を想定する. それぞれの移行速度が異なるが, 中心コンパートメントはそれぞれのコンパートメントへの移行を合わせた薬物動態になる. これは単回のボーラス投与後の薬物動態を示しているが, 持続投与も単回投与の繰り返しと考え, それぞれのコンパートメントの薬物の濃度を求めることができる.

(内田, 2015[2])

薬物の濃度の総和がそれぞれのコンパートメントの薬物濃度になる.

それぞれの薬物のコンパートメントモデルは

複数提案されており，効果部位濃度の推定に利用されている．

2) 状況感受性半減期 (CSHT)

持続投与で一定の血中濃度を維持した後に薬物投与を中止した際，血中薬物濃度が50％まで低下するのに要した時間を状況感受性半減期 context-sensitive half-time (CSHT) とよぶ．薬物はそれぞれ分布する容積が異なり，移行速度の遅いコンパートメントに移行する薬物は中心コンパートメントに戻る時間も多くかかる．このため，持続投与時間が長くなると遅く平衡に達するコンパートメントへの移行量も多くなるため，中心コンパートメントである血液中への移行にも時間がかかり，血中濃度の消失半減期が延長することになる．CSHTはそれぞれの薬物の持続投与時間に対する消失半減期を示したものである．

オピオイドでは，フェンタニルのCSHTは持続投与時間が長くなると延長するが，レミフェンタニルは延長しない（図5-V-4）[3]．したがって，静脈麻酔法に使用される麻酔薬としては持続時間が延長してもCSHTが延長しない麻酔薬が望ましい．

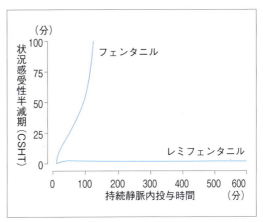

図5-V-4 フェンタニルとレミフェンタニルを持続静脈内投与した際のCSHTの変化
(Egan et al, 1993[3])

3) TCI (target controlled infusion) 法 (目標濃度調節静注法)

コンパートメントモデルを用いると，薬物の投与速度と投与時間を設定することにより標的臓器の濃度を一定時間保つことが可能となる．効果部位の濃度をいち早く上げるには投与開始時の投与速度を一時的に早くすることで速やかに標的 target の濃度を上げることができ，また，目標濃度を下げる際も薬物投与を一時的に停止することにより，目標濃度に到達させることができる．一定濃度で投与した場合，血中濃

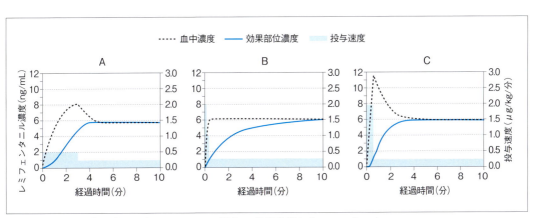

図5-V-5 麻酔導入時のレミフェンタニル投与の薬物動態シミュレーション
A：投与速度を0.5 μg/kg/分で投与開始したもの
B：標的臓器を中心コンパートメントに設定したもの
C：標的臓器を脳に設定したもの
それぞれ初期負荷量が異なる．TCIで設定すると標的臓器の濃度が速やかに増加する．

(内田，2015[4])

V 静脈麻酔 | 235

度を目標濃度にした場合，効果部位（脳）濃度を目標濃度にした場合のシミュレーション（図5-V-5)[4]をみると，標的により初期負荷速度を変えることで，より速やかに目標とする標的組織の濃度を上げることができる．

4) クローズドループ方式

標的臓器における推定薬物濃度は，シミュレーションで性別，体重，年齢を考慮して求められるものであるが，必ずしも実際の濃度と一致するものではない．実際に一致したとしてもその患者にとって適切な濃度かどうかは，その薬物の効果によって判断するべきものである．鎮静薬であれば術中記憶が残らず，至適な濃度であるかは個人差があり，また，その際の痛みのコントロールによっても必要な鎮静薬の濃度は異なってくる．BIS値や血圧などが鎮静の指標の1つになるが，このような薬物の効果をもとに薬物の投与速度をフィードバックする方式をクローズドループ方式とよび，臨床応用されつつある．鎮痛薬も鎮痛効果を指標にフィードバックするのが適切であるが，麻酔中に鎮痛のレベル，あるいは痛みを感じているレベルを測定する指標がない現在，自動的に行う臨床応用はいまだ開発途上である．

2. 静脈麻酔薬の種類

1) プロポフォール

(1) 物理化学的性状

プロポフォールはアルキルフェノール類の1つであり（図5-V-6），脂溶性の静脈麻酔薬である．液体として投与するために，大豆油，グリセオール，精製卵黄レシチンを乳化剤として添加し，エマルジョンとして調剤されている．pHは7.0であり，やや粘稠で乳白色をしている．脂肪製剤を含むが防腐剤が添加されていないため，製剤内での細菌増殖を起こさないために25℃以下に保存することが推奨されている．そのため，投与する準備は投与直前に行い，長時間放置しないようにする．

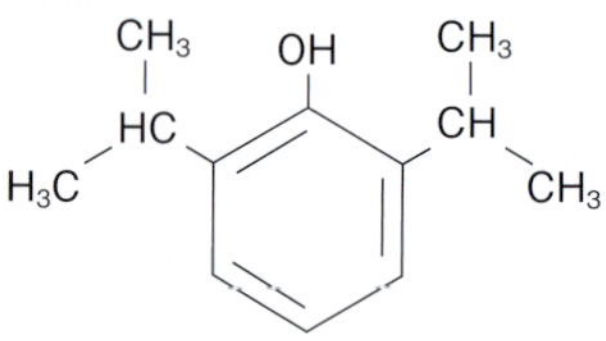

図5-V-6 プロポフォールの化学式

(2) 薬物動態

代謝は肝臓でグルクロン酸抱合あるいは硫酸抱合により分解され，胆汁中に排泄される．肝代謝経路であるが，代謝は速やかであり，CSHTも延長しにくく，蓄積作用が少ないために麻酔の維持にも使用することができる．初期および緩徐分布は，それぞれ1〜8分，30〜70分であり，排泄半減期は4〜23.5時間と報告されている．8時間投与後のCSHTは40分未満とされている．排泄半減期が長い場合があるのは移行速度の遅いコンパートメントへの移行があることを示しており，CSHTは延長しにくいものの，長時間の使用では血中濃度の低下に時間がかかることもある．

(3) 薬理作用

①作用機序

中枢への作用は，A型γ-アミノ酪酸（GABA$_A$）受容体βサブユニットに結合することにより，塩素イオン電流を増強させ，GABAの作用を増幅させる[5]．また，中枢性興奮物質の受容体であるN-メチル-D-アスパラギン酸 N-methyl-D-aspartate（NMDA）受容体に対しても広範囲で抑制し，中枢抑制作用を発揮すると考えられている．完全に意識を喪失させることができるのでプロポフォールは全身麻酔薬に分類される．中枢作用としては制吐作用および多幸感がある．これらの作用は，それぞれ最後野におけるセロトニン濃度の低下および側坐核におけるドパミン濃度の上昇作用によると考えられている．また，身体依存性があるので医療目的以外の使用による濫用には注意する．頭蓋内圧に対しては低下させる作用がある．

呼吸に対しては抑制的に働き，ボーラス投与後に呼吸が停止する．意識喪失に伴い舌根沈下による上気道閉塞もみられる．したがって，プロポフォールの投与時には気道確保，酸素吸入，人工呼吸の準備をしておくように求められている．

プロポフォールにより血圧は低下する．これは前負荷の減少および後負荷の減少により起こり，心筋の収縮力を直接的に抑制する陰性変力作用はないと考えられている．したがって，血圧低下は血管拡張が主な機序であると考えられる．呼吸抑制に対する準備と同様に循環管理の準備も求められる．

(4) 適応および禁忌

全身麻酔の導入および維持，集中治療における人工呼吸中の鎮静が適応である．一方，胎盤通過性があるので，妊産婦には治療上の有益性が危険性を上回ると判断される場合にのみ投与する．また小児では，集中治療における人工呼吸中の鎮静は禁忌である．

(5) 使用方法

全身麻酔導入時には，通常は1〜2.5 mg/kgでボーラス投与され，維持に用いる際は4〜10 mg/kg/時で投与される．維持投与量の範囲が広いが，これは症例に合わせて投与するということであり，過量投与は避ける．TCI法で使用する際には，TCI法の計算ソフトを内蔵したシリンジポンプを用いる．初めに十分な効果部位濃度（3.0〜4.0 μg/mL）に設定し，投与を開始する．就眠を確認し，その際の効果部位濃度を覚えておく．その濃度の1.5〜2.0倍程度に効果部位濃度の維持濃度として設定する．麻酔維持中はBISモニタなどの意識のモニタ値を参考として投与量を調整する．低出生体重児，新生児，乳児，幼児または小児に対する安全性は確立していないとされているが，吸入麻酔後にしばしばみられる小児の興奮が起きにくく，悪心嘔吐も起こしにくいので小児でも麻酔の維持に使用されている．

(6) 小児への使用

小児では成人と薬物動態が異なるため，成人のTCIモデルでは効果部位濃度を推定するのは困難であり，TCIの使用は認可されていない．そのため，mg/kg/時の設定により投与される．McFarlanらの方法によると，短時間手術では12〜15 mg/kg/時，1時間以上を超える場合は8〜10 mg/kg/時が目安であり，成人よりも多い投与速度が必要とされている．このように初期負荷を多く設定し漸減させるステップダウン法が用いられる．これは，成人と比較して体重あたりの分布容積およびクリアランスが大きいため血中濃度の上昇が遅れることによるものである．

(7) プロポフォール注入症候群 propofol infusion syndrome (PRIS)

プロポフォールを長時間投与した症例の中で，筋肉の崩壊が起こり，腎不全およびアシドーシスに陥り，死亡するという報告がみられている．これをプロポフォール注入症候群と呼称し，その病態解明と予防策が講じられている．その病態は十分に解明されていないが，プロポフォールがミトコンドリアの呼吸鎖を障害し，遊離脂肪酸の代謝を障害するためと考えられている．

(8) その他

プロポフォールは尿の色を白濁，ピンク色から緑色に変色させることがある．これは尿酸の排泄が増えたためと考えられている．しかし，特に腎障害などは起こらないとされている．

2) レミマゾラム

レミマゾラムは超短時間作用型ベンゾジアゼピン系の静脈麻酔薬である．日本では2020年1月に全身麻酔の導入および維持の適応が承認された．レミマゾラムはGABAA受容体のベンゾジアゼピン結合部位に作用することで麻酔・鎮静作用を発現すると考えられている．また，肝臓の組織エステラーゼによって速やかに代謝されるため，持続投与で使用できる．循環抑制作

用が少なく，血管痛もないなどの利点がある．
　レミマゾラムはベンゾジアゼピン受容体拮抗薬であるフルマゼニルで拮抗することができるため，外来麻酔や処置時の鎮静にも有利である．日本では処置時の鎮静は現状では適応外であるが，アメリカでは2020年7月に処置時の鎮静の適応が承認されている．レミマゾラムの代謝にはCYPは寄与しておらず，エステラーゼによって加水分解されるため臨床上問題となる薬物相互作用を引き起こす可能性が低く，代謝物（加水分解物）は活性を有していないなどの特徴を有する．今後，その特徴を生かした臨床応用が期待されている．

3) チオペンタール，チアミラール

　超短時間作用型のバルビツレートである．水に溶けない粉末であり，pH 10.5の炭酸ナトリウム溶液で溶解する．強アルカリ性のため，血管外への漏出には特に注意する．代謝は肝臓のシトクロムP-450で行われるが，代謝率は10〜15％/時と遅い．作用時間が短いのは代謝が速いからではなく，脂溶性に富む脳に作用した後にその他の組織に再分布するからである．代謝が遅いために蓄積性が高く，持続投与あるいは反復投与すると覚醒までの時間が長くなるため単回投与で麻酔の導入に使用される．麻酔の導入には，成人では3〜5 mg/kgを静脈内投与する．入眠しなければさらに同量を追加投与する．強アルカリ性の溶液のため，他剤と併用すると沈殿物を形成するので，投与路では他剤との混合を避ける．気道抵抗を上昇させるために重症気管支喘息患者には使用禁忌である．また，急性間欠性ポルフィリン症の患者には症状を悪化させることがあるため使用禁忌である．
　速やかな中枢抑制作用があり，脳酸素消費量を低下させるので，脳虚血患者に脳保護の目的で使用されることがあるが，十分なエビデンスはない．

4) ケタミン

　鎮痛作用をもつ静脈麻酔薬である．耽溺性があり，濫用薬物として使用されている現状から平成19年に麻薬指定となった．脳においては，大脳皮質，視床-皮質系を抑制するが大脳辺縁系を抑制しない．このため，他の麻酔薬のように脳全体を抑制するものとは異なり，脳の部位により抑制度が異なるために解離性麻酔薬とよばれている．中枢抑制の機序は，興奮性アミノ酸の受容体であるNMDA受容体に対し非競合的に拮抗し，中枢神経活動を抑制することによる．延髄や視床の知覚侵害入力を抑制して強い鎮痛効果を発揮する．
　この静脈麻酔薬は筋肉注射もできることから動物の捕獲にも使用されている．臨床でも静脈路が確保できない患者に筋肉内投与により鎮静を得ることにも使用されている．静脈麻酔の導入には1〜2 mg/kgをボーラス投与する．血圧は下がりにくいため，麻酔の導入により血圧を下げたくない患者にも使用される．
　解離性麻酔薬という性質に起因すると思われる麻酔中の悪夢を経験する患者もおり，ミダゾラムなどの鎮静薬を併用することもある．

3. 麻酔補助薬

1) バランス麻酔

　静脈麻酔薬は意識を喪失させる作用はあるが，鎮痛作用，筋弛緩作用はない．そのため，静脈麻酔薬で麻酔を施行するときは同時に鎮痛薬と筋弛緩薬を併用することになる．このように麻酔に求められる要件の鎮静，鎮痛，筋弛緩のそれぞれを別々にバランスよく作用させる麻酔をバランス麻酔とよぶ．鎮静効果と鎮痛効果は互いに相乗的に働くと考えられ，鎮痛薬であるフェンタニルの投与量を上げると就眠に必要な鎮静薬のプロポフォールの濃度を下げることができる（図5-V-7）[6]．

2) 麻薬性鎮痛薬 narcotic analgesics, opioid analgesics

　オピオイドはオピオイド受容体に作用する化合物を総称し，鎮痛作用のあるものは麻薬性鎮

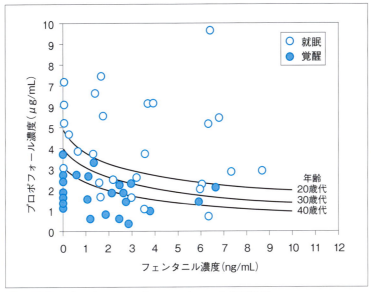

図5-V-7　プロポフォールとフェンタニルの相互作用
実線はそれぞれの年代において50％の患者で口頭指示に対する反応が消失するプロポフォールとフェンタニルの濃度を示す．　　　　　　（Smith et al, 1994[6]）

痛薬とよばれる．強力な鎮痛作用を有するため麻酔中の鎮痛薬として使用される．オピオイド受容体には，μ，δ，κ受容体があり，内因性のオピオイドであるエンドルフィン，エンケファリン，ダイノルフィンがそれぞれの受容体に親和性をもち，生理的な作用を発揮する（表5-V-1）．この受容体はGタンパク質共役受容体に属し，細胞内シグナリングを介してさまざまな生理活性を発現する（図5-V-8）．

麻薬性鎮痛薬はμ受容体に結合し，鎮痛作用を発揮する．その機序は，脊髄後角あるいは三叉神経脊髄路核に対する直接作用の他，中脳水道周囲灰白質や延髄網様体に存在する神経核に作用し，下行性抑制系を介して脊髄後角あるいは三叉神経脊髄路核の痛覚伝達を抑制する作用がある．多幸感といった望ましい薬理作用の他，呼吸抑制，消化管蠕動運動抑制に伴う便秘などの副作用を引き起こす．

麻薬は痛みの程度によってその必要量は大きく異なる．麻薬投与量が過量であると，それまで出現しなかった副作用が発現する．その人のもつ痛みの強さに相当する適量の麻薬を使用している間は嘔気は発生しないが，過量になると嘔気が突如出現する．

すなわち，副作用が発現する投与量は個人差が大きく，個体内でもその痛みの程度に応じて異なってくる．オピオイドは鎮痛作用を通して交感神経反射を強力に抑えることができる．そのため，気管挿管時の血圧上昇や心拍の増加を抑えることができる．

(1) レミフェンタニル

持続投与が可能な麻薬性鎮痛薬である．レミフェンタニルは血中あるいは組織の非特異的なエステラーゼにより分解される．そのため，肝臓で代謝される薬物と比較して速やかに代謝されるという特徴がある．これまでの麻薬は投与している時間が長いと消失半減期も長くなるという傾向があった．しかし，レミフェンタニルは超短時間作用型であるため，必要量に応じて高用量を投与しても消失速度は延長しないという特徴をもつ．4時間投与後のCSHTは約4分と短い．そのため，広い範囲で投与量を調整す

V　静脈麻酔　**239**

表5-V-1　オピオイド受容体

	μ受容体	δ受容体	κ受容体
内因性オピオイド	エンドルフィン	エンケファリン	ダイノルフィン
作用部位	脳および脊髄	脊髄	視床下部および脊髄
脳内分布	大脳皮質，視床扁桃核，青斑核，孤束核，黒質など	大脳皮質，側坐核など	線状体，視床下部，側坐核，孤束核など
麻薬性鎮痛薬	モルヒネ フェンタニル レミフェンタニル ペチジン		
部分作動薬および麻薬拮抗性鎮痛薬	ブプレノルフィン	ブプレノルフィン（ペンタゾシン）	ペンタゾシン ブトルファノール ブプレノルフィン
生理作用	鎮痛作用，多幸感，呼吸抑制，徐脈，消化管蠕動抑制，縮瞳，身体精神依存	鎮痛作用，多幸感，呼吸抑制，徐脈，消化管蠕動抑制	鎮痛作用，多幸感，呼吸抑制，徐脈，利尿，縮瞳，興奮・幻覚

（土肥ほか編，2014[7]より改変）

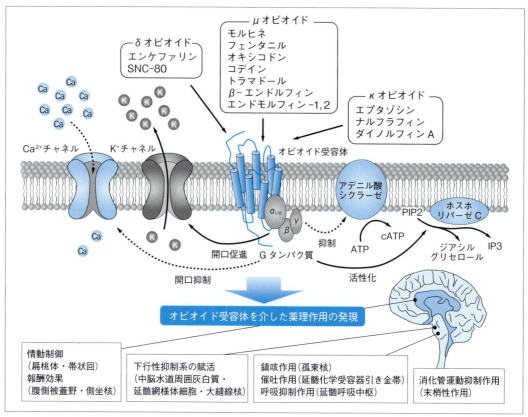

図5-V-8　オピオイドの作用機序（日本癌治療学会　がん診療ガイドライン[8]より）

ることで侵襲に合わせて痛みを十分コントロールすることができる．副作用としては呼吸抑制があるが，気管挿管患者では問題になることはない．気管挿管前では声門が閉鎖することも含め，筋硬直を起こすことがあり，気管挿管する前の過量投与では注意が必要である．

実際には，生理食塩液に溶解した製剤をシリンジポンプを使って投与する．麻酔導入時には0.2〜0.5μg/kg/分で持続投与し，鎮痛作用を得る．投与量が十分であれば，血圧，心拍数の変動もほとんど観察されないほど反射を抑制することができる．その反面，高齢者や全身状態の不良な患者では，徐脈や低血圧をもたらすことがあるので投与量の調整が必要である．

(2) フェンタニル

μ受容体と親和性をもつ合成麻薬である．鎮痛作用はモルヒネの50〜100倍とされている．鎮痛作用の比較は同等の鎮痛作用を発揮するための重量の比較で表される．すなわち，フェンタニルはモルヒネと同等の鎮痛作用を発揮するのに必要な重量はモルヒネの1/50〜1/100である．注射液製剤として供給されているフェンタニルは50μg/mLであるが，モルヒネは10,000(10 mg)μg/mLである．フェンタニル注射液1A(2 mL)はモルヒネ注射液1A(1 mL)に相当することになる．鎮痛作用として，同等量を投与してもフェンタニルの作用時間は30〜60分であり，モルヒネは6〜8時間と長い．そのため，静脈麻酔中の鎮痛薬としては調節性のよいフェンタニルが使用されることとなる．

フェンタニルは広く臨床麻酔で使用されているが，投与量が多くなると蓄積作用があり，次第に消失半減期が長くなる（図5-V-4）．そのため，手術侵襲による痛みのコントロールは，調節性のよいレミフェンタニルが好んで使われることになる．歯科口腔外科の全身麻酔では，局所麻酔を併用するため局所麻酔が奏効している間に手術が終了し，麻酔も終了すると術後鎮痛はさほど必要ないが，術後に局所の痛みが懸念される場合には，術後も麻薬による鎮痛作用が必要になることがある．そのような場合には，術中に使用されていたレミフェンタニルの鎮痛効果は麻酔終了とともになくなるので，鎮痛作用の持続するフェンタニルに鎮痛を引き継ぐ(transitional opioid)ことができる．

フェンタニルを含めたオピオイドの副作用として，問題になるのは術後の悪心・嘔吐である．麻薬は痛みの程度に応じて必要量は大きく変動するが，必要量以上に使用すると悪心・嘔吐が現れる．投与量は痛みの程度に応じて使用する必要がある．

また，鉛管硬直 leadpipe rigidity とよばれる筋硬直を起こすことがある．鉛の管は硬いが可塑性があるところから，筋硬直するが受動的には動くといった現象を表現したものである．急速，大量投与した際に起こることがある．筋弛緩薬の投与によりこの硬直は解除される．また，喘息患者には投与禁忌となっている．急速投与した際には咳嗽がみられ，場合によっては気管支けいれんを引き起こす．

3) 麻薬拮抗性鎮痛薬 opioid analgesics (non-narcotic)

(1) ペンタゾシン

オピオイド受容体のκおよびμに部分作動または拮抗する．鎮痛効果はモルヒネの1/2程度である．筋肉注射も可能である．呼吸抑制は少ない．術中の麻酔補助薬としても使用されるが，鎮静作用もあるために術後の鎮痛および鎮静にも使用される．副作用としては血圧上昇，および心拍数の増加がみられる．耽溺性は弱いとされているが，濫用される可能性があり，管理には注意が必要である．

(2) その他

ブトルファノールはκ受容体作動薬であり鎮痛作用を発揮する．μ受容体には部分作動薬，拮抗薬として作用するとされている．ブプレノルフィンはμ受容体の部分作動薬であり，同じく鎮痛作用を発揮し，作用時間は長い(10時間

以上）．悪心・嘔吐の副作用がある．

4）麻薬拮抗薬
(1) ナロキソン
μ受容体に親和性が高く，阻害作用をもつ．κ，δ受容体には親和性は低いものの阻害作用をもつ．フェンタニルやモルヒネなどのμオピオイド作動薬の拮抗薬になる．呼吸抑制や覚醒遅延などの術中麻薬の過量投与に拮抗できる．作用時間は30～60分である．作用時間の長い麻薬の拮抗に使われると，呼吸抑制などの副作用が再び起こることがあるので注意が必要である．

4. 静脈麻酔法の実際

1) 全静脈麻酔 total intravenous anesthesia (TIVA)
全身麻酔は吸入麻酔が主流であったため，静脈内投与する薬物だけで麻酔を維持することはあまり行われていなかった．そのため，すべて静脈内投与薬で麻酔を維持することを強調して全静脈麻酔と呼称した．現在では一般的に普及している方法であるが，静脈内投与できる短時間作用型の鎮静薬および鎮痛薬の開発により広く応用できるようになった麻酔法である．鎮静薬としては持続投与できるプロポフォール，鎮痛薬には同じく持続投与できるレミフェンタニルが使われる．投与速度はTCIで脳内濃度をシミュレーションして調整する方法で管理されるが，脳波モニタ（BISモニタなど）を参考に体重あたりの投与速度で調整されることもある．適切な投与速度で麻酔を維持すれば，覚醒も速やかである．

(1) 長所
① 揮発性麻酔薬を使用しないので手術室の室内環境を麻酔薬で汚染しない．
② 持続注入速度を変えることにより適切な鎮静，鎮痛のバランスを個々に調整することができる．
③ 気化器を必要としない．

(2) 短所
① 揮発性麻酔薬でも起こりうるが，維持麻酔薬の量が不足すると術中覚醒を起こす可能性がある．
② 揮発性麻酔薬の使用量は体重に依らないが，静脈内投与薬の使用量は体重に依存するため，体重の多い患者では使用量が増える傾向がある．
③ シリンジポンプで投与するが，設定を間違えて過少あるいは過量投与する危険がある．

2) 全静脈麻酔の流れ
(1) 患者の全身評価
吸入麻酔と同様の全身評価を行う（本章Ⅲ参照）．

(2) 術前の経口摂取制限
吸入麻酔と同様に経口摂取を制限する（本章Ⅲ参照）．

(3) 準備
持続注入のためのシリンジポンプを準備する．プロポフォール注入用とレミフェンタニル注入用に2台必要である．気管挿管のための筋弛緩薬も用意する．静脈麻酔薬の投与速度の調整のため脳波のモニタを装着することが勧められている．

(4) 静脈路の確保
静脈路を確保する．プロポフォールは血管痛を生じることがあるので，できれば太い血管に確保する．静脈麻酔は点滴路から投与するため，点滴路のトラブルがあり，投与が中断すると麻酔が維持できなくなるため，特に確実な確保が必要である．

(5) 薬物投与計画
麻酔に用いる鎮痛薬および麻酔薬は患者の体重に合わせて投与量を決める．同じ体重でも肥満患者ではそれぞれ分布領域が異なるため，脂肪への分布の少ない薬物では実体重よりも身長をもとにした理想体重を用いることがある．それぞれの薬物により計算のもとになる体重算定が異なる（表6-X-4, 5参照）．

プロポフォールの維持投与量はDW（dosing weight，補正体重）を用いるとされるが，TBW（total body weight，実体重）も推奨されている．特に肥満患者では術中覚醒を防ぐため，レミフェンタニルはボーラスおよび維持投与量ともにIBW（ideal body weight，理想体重）あるいはLBW（lean body weight，除脂肪体重）をもとに設定し，術中適宜増減する．

持続注入には，体重あたり，時間あたりの投与量で設定する方法と，TCI法がある．効果部位濃度がシミュレーションでの推定値と一致するのであれば，効果部位濃度を速やかに変化させることができるのでTCI法は有用である．しかし，鎮静薬および鎮痛薬ともに推定値は30％程度ずれることがあり，TCIの数値を過信するべきではなく，麻酔薬の過量投与につながることもあるので，バイタルサインおよびBISモニタなどの意識のモニタの数値を参考に調整する必要がある．

(6) 麻酔の維持

手術中は持続注入ポンプの投与速度で鎮静の程度，鎮痛の程度を調整する．局所での麻酔が奏効しているときには鎮痛薬の投与速度も少なくてよいが，局所麻酔でカバーできない痛みを患者が感じる場合は鎮痛薬の投与速度を上げて対応する．麻酔中でも患者は痛みを感じる．痛みのレベルを測定するモニタはないが，痛みを感じていると血圧，心拍数の増加がみられる．この際に鎮痛薬の投与量を増加させて血圧や心拍数がもとに戻れば，痛みを感じていたと推定できることもある．意識のモニタであるBISモニタは痛みのモニタではないが，痛みを感じると患者の意識レベルは上がるのでBIS値も上昇する．これらのバイタルサインをもとに麻酔中の薬物投与の調整を行う．

手術中に痛みを感じなければ患者は動くことはないが，気管挿管時に投与した筋弛緩薬は次第に効果がなくなり，患者は動くことができる．そのため，突然の体動を防ぐために筋弛緩薬の反復投与を行うこともある．

(7) 麻酔からの覚醒

手術が終了したら，麻酔薬，鎮痛薬の投与を中止する．TCIを用いている際には効果部位濃度の推移をシミュレーションしているので意識が回復するまでの時間を推定することができる．患者が覚醒したら速やかに抜管する．

VI 筋弛緩薬

1．意義

筋弛緩薬は骨格筋の緊張を抑制する薬物である．その作用部位により中枢性筋弛緩薬と末梢性筋弛緩薬に分類され，全身麻酔時には後者が用いられる．全身麻酔時に筋弛緩薬を使用する主な目的は，①全身麻酔の導入に際して気管挿管を円滑にすること，②手術中の不動化を維持すること，③術野確保の補助である．

2．適応

筋弛緩薬は横隔膜を含むすべての骨格筋を弛緩させる薬物であるため，気道管理に習熟した者のみが投与すべきである．また，筋弛緩薬自体は鎮痛作用や鎮静作用をもたないため，全身麻酔状態下の患者に限って投与すべきである．もし不十分な麻酔深度のときに筋弛緩薬を投与した場合，患者は体動しないため，あたかも手術に適切な状態が得られていると外科医や麻酔科医が誤認する恐れがある．

1) 気管挿管時

生体には気道への異物侵入を防ぐための気道防御反射が存在する．全身麻酔時に麻酔深度が不十分な時期に気管挿管操作を行うと，気道防御反射により声門閉鎖筋群が攣縮して喉頭けいれん laryngospasm が生じ，換気不能となることがある．そのため筋弛緩薬は気管挿管操作時の喉頭けいれんの予防を目的に用いられる．また，筋弛緩薬の投与により開口や頸部伸展も容

易となり，気管挿管がより容易となる．

2) 手術時

開胸術や開腹術では，筋弛緩薬の使用により胸腹部の骨格筋群の弛緩が得られることで，術野が確保され手術操作が容易になる．歯科・口腔外科手術では，開口や頸部伸展が容易となり，術野を十分に確保できるようになる．また，全身麻酔中に生じる体動，吃逆（しゃっくり），バッキングの抑制にも用いられる．

3. 作用機序

1) 骨格筋の収縮機構

(1) 神経筋接合部

骨格筋に分布するニコチン性アセチルコリン受容体には，成熟型と未熟型の2つのアイソフォームがある．成熟型受容体は5つのサブユニット（2つのαサブユニットとβ, δ, εサブユニットが各1つ）で構成され，これらのサブユニットで囲まれた中央にイオンチャネルがある（図5-Ⅵ-1）．成熟型受容体は神経筋接合部に分布し，筋収縮のシグナル伝達を担う．一方，未熟型受容体はεサブユニットの代わりにγサブユニットを含んでおり，主に接合部外に分布する．未熟型受容体の発現は普段は抑制されているが，除神経や熱傷などで発現が劇的に増加し，筋細胞膜全体に分布するようになる[1]．

運動神経の活動電位が神経終末に達すると，電位依存性Ca^{2+}チャネルを通じてCa^{2+}が神経細胞内に流入し，シナプス小胞に蓄えられたアセチルコリンがシナプス間隙（約20 nm）に遊離する．遊離したアセチルコリンはシナプス間隙を拡散によって移動し，終板の成熟型ニコチン性アセチルコリン受容体に結合する（図5-Ⅵ-2）．アセチルコリンがニコチン性アセチルコリン受容体の2つのαサブユニットの両方に結合したときのみイオンチャネルが開き，濃度勾配により細胞外のNa^+と少量のCa^{2+}が筋細胞内に流入し，K^+が細胞外に流出する．流入荷電量のほうが多いので，正味の電流は内向きとなり，終板およびその周囲の筋細胞膜が脱分極する．活動電位が横行小管（T管）を介して筋線維に伝わり，筋小胞体からCa^{2+}が遊離することで筋細胞内のCa^{2+}濃度が上昇する．細胞内のCa^{2+}がトロポニン複合体中のトロポニンCに結合すると，トロポミオシンがアクチンフィラメントから外れ，ミオシンの頭部がアクチン上のミオシン結合部位に結合できるようになり，筋収縮をもたらす．

アセチルコリン受容体に結合しなかったアセチルコリンや，結合後に解離したアセチルコリンは，シナプス間隙でアセチルコリンエステラーゼにより速やかに加水分解される．そのため，アセチルコリンにより生じる反応は15 msec以内に終結し，次の活動電位が到達する前に終板は静止膜電位に戻る．

(2) 接合部前受容体

接合部前（運動神経終末）のニコチン性アセチルコリン受容体は，3つのαサブユニットと2つのβサブユニットで構成されており，シナプス間隙のアセチルコリンを感知して正のフィードバックにより神経終末からのアセチルコリン放出を促進させる[1]．そのため，十分に高頻度で短期間の神経刺激を行うと筋の強縮が生じる．

2) 筋弛緩薬の作用機序

筋弛緩薬はニコチン性アセチルコリン受容体に対する作用機序により，脱分極性筋弛緩薬（アセチルコリンの作用に近似）と非脱分極性筋弛緩薬（アセチルコリンの作用と競合）の2種に分類される．

(1) 脱分極性筋弛緩薬

脱分極性筋弛緩薬は，アセチルコリンに類似した働きをする．脱分極性筋弛緩薬が終板のニコチン性アセチルコリン受容体に結合すると，終板が脱分極して一過性の細かい筋収縮（線維束性攣縮 fasciculation）を生じる．脱分極性筋弛緩薬は，アセチルコリンと異なりアセチルコリンエステラーゼで分解されずにシナプス間隙

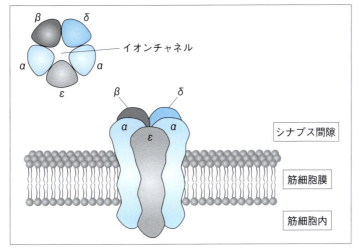

図5-Ⅵ-1 ニコチン性アセチルコリン受容体(成熟型)
2つのαサブユニット,各1つずつのβ,δ,εサブユニットで構成され,その中央にイオンチャネルがある.
(Golan et al, 2016[5])およびPardo et al, 2017[6])より改変)

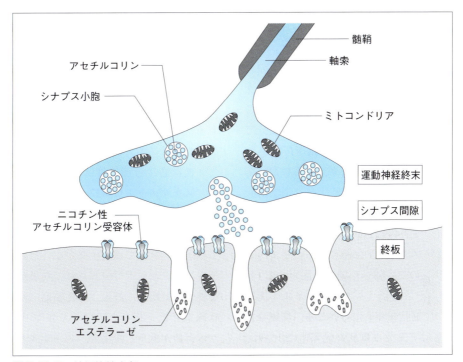

図5-Ⅵ-2 神経筋接合部
運動神経終末から放出されたアセチルコリンが終板のニコチン性アセチルコリン受容体に結合することで,終板が脱分極する.

に長くとどまるため,終板とその周辺膜領域の脱分極が長く続く.これにより周辺膜領域のNa⁺チャネルの不活性化状態が維持されるた め,骨格筋は活動電位を発生できず,脱分極性遮断(第Ⅰ相遮断 phase Ⅰ block)が生じる.線維束性攣縮が終わったときに筋弛緩作用は最

大に達する．臨床では第Ⅰ相遮断の作用が利用されている．非脱分極性筋弛緩薬と異なり，ネオスチグミンでは作用が拮抗されず，かえって増強される．なお，脱分極性筋弛緩薬は接合部前のニコチン性アセチルコリン受容体には作用しないため，テタヌスfade現象（強縮を発現するような十分に高頻度で短期間の神経刺激を与えると，筋収縮が減衰する現象）は生じない．

反復投与や持続投与により脱分極性筋弛緩薬の投与量が増加すると，終板は次第に再分極して，アセチルコリンに不感応な状態，つまり遮断の性質が非脱分極性筋弛緩薬の特徴を帯びてくる（第Ⅱ相遮断 phase Ⅱ block）．第Ⅱ相遮断はアセチルコリンに対するニコチン性アセチルコリン受容体の感受性の低下（脱感作）により生じると考えられている．第Ⅱ相遮断では作用持続時間が延長し，fade現象もみられる．

(2) 非脱分極性筋弛緩薬

Bernard（1813〜1878）は，南米アマゾンの先住民が矢毒として鳥獣の狩猟に用いていたクラーレ（curare）が神経筋接合部に作用することを1856年に証明した．クラーレの主成分であるd-ツボクラリンは，初めて臨床応用された非脱分極性筋弛緩薬であるが，現在は臨床応用されていない．

非脱分極性筋弛緩薬は，終板のニコチン性アセチルコリン受容体においてアセチルコリンと競合してαサブユニットに結合することで，アセチルコリンの受容体への結合を阻止する（競合的遮断）．その結果，イオンチャネルの開口が阻止されて筋弛緩がもたらされる．非脱分極性筋弛緩薬はアセチルコリン受容体の2つのαサブユニットのうちどちらか一方に結合するだけで筋弛緩作用をもたらす．

非脱分極性筋弛緩薬が全アセチルコリン受容体の75〜80％を遮断するだけでは臨床的に筋の脱力感は生じるものの，自発呼吸能力はほぼ正常に保たれる．そのため臨床では80％以上のニコチン性アセチルコリン受容体を占拠する量を投与する必要がある．全アセチルコリン受容体の20〜25％が機能すれば骨格筋の収縮機能は維持されることを「神経筋伝達の安全域」という．また，神経筋接合部における筋弛緩薬濃度を高めると作用発現までの時間が早まる．なお，非脱分極性筋弛緩薬は接合部前にあるニコチン性アセチルコリン受容体を遮断するため，fade現象がみられる．

4. 臨床で使用される筋弛緩薬

1) 脱分極性筋弛緩薬

(1) スキサメトニウム（サクシニルコリン）

臨床で使用される唯一の脱分極性筋弛緩薬である．その分子構造はアセチルコリン2分子が結合したジアセチルコリンである（図5-Ⅵ-3）．作用発現が早く（30秒〜1分），血漿中に存在するブチリルコリンエステラーゼ（血漿コリンエステラーゼ，あるいは偽性コリンエステラーゼ）により速やかにコハク酸とコリンに加水分解されるため作用持続時間も短い（4〜5分）．そのため，迅速導入時の気管挿管に特に有用である．成人には1 mg/kgを単回静注する．ブチリルコリンエステラーゼは血漿中に多く存在し，神経筋接合部にはほとんど存在しないため，スキサメトニウムによる筋弛緩作用はスキサメトニウムが神経筋接合部から血漿中に拡散することで消失する．脱分極性筋弛緩薬は，第Ⅰ相遮断の状態では拮抗薬がないため，血漿コリンエステラーゼで分解されて効果が切れるのを待つ．肝疾患，妊娠，悪性腫瘍，低栄養，甲状腺機能低下症などでブチリルコリンエステラーゼ値が低下した場合，スキサメトニウムの作用が遷延することがある．

① 前クラーレ化 precurarization

スキサメトニウム投与前に少量の非脱分極性筋弛緩薬を投与することで，線維束性攣縮による合併症（筋肉痛，眼圧上昇，胃内圧上昇など）を予防することができる．この場合，スキサメトニウムの作用は減弱し，作用発現時間は延長

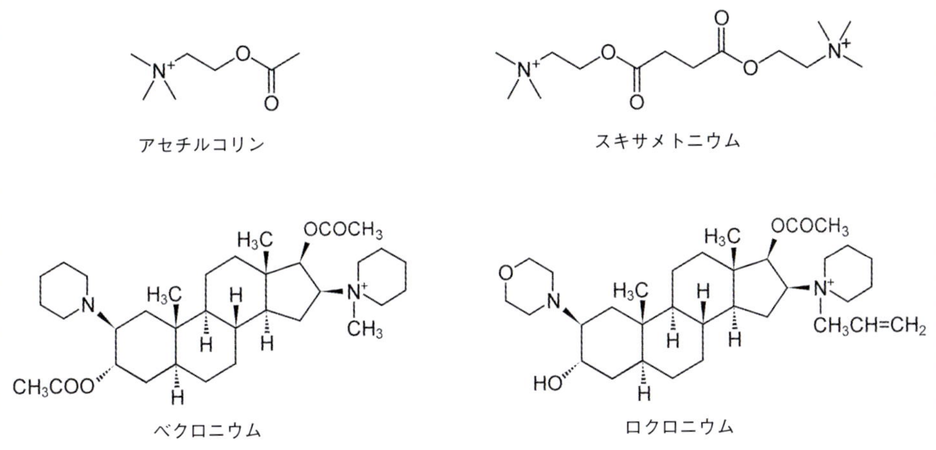

図5-Ⅵ-3　アセチルコリンと種々の筋弛緩薬の化学構造
スキサメトニウムはアセチルコリン2分子が結合した構造をとる．ベクロニウムとロクロニウムはアミノステロイド系筋弛緩薬に分類される．
(Butterworth et al, 2013[7]より改変)

②異型ブチリルコリンエステラーゼとジブカインナンバー

ブチリルコリンエステラーゼの遺伝子亜型（異型ブチリルコリンエステラーゼ）は，正常ブチリルコリンエステラーゼに比べてスキサメトニウムを分解する能力が弱い．そのため，異型ブチリルコリンエステラーゼを有する患者ではスキサメトニウムの作用が遷延する．局所麻酔薬のジブカインは，正常ブチリルコリンエステラーゼの約80％を阻害するが，異型ブチリルコリンエステラーゼは約20％しか阻害しないため，異型ブチリルコリンエステラーゼの検出に用いられる．この阻害率をジブカインナンバーといい，スキサメトニウムを正常に代謝できる患者の値は70～80である．ジブカインナンバーが30未満の患者は異型ブチリルコリンエステラーゼのホモ接合体で，スキサメトニウムの作用が長時間（1～3時間）遷延する．ジブカインナンバーが30～70の患者は異型ブチリルコリンエステラーゼのヘテロ接合体で，スキサメトニウムの作用遷延は中等度である[1]．

③副作用

スキサメトニウムは以下に示す副作用があるため，迅速導入時の気管挿管などの限定的な状況でのみ使用されている．

a. 筋肉痛

線維束性攣縮の影響で生じる．特に男性で多い．

b. 高カリウム血症

終板の持続的脱分極によりイオンチャネルからK^+が急速に流出し，高カリウム血症をもたらす．特に広範囲の熱傷や筋の挫滅，脊髄損傷，神経筋疾患などで注意が必要である．これは，運動神経の除神経により，脱分極性筋弛緩薬への感受性が高い未熟型ニコチン性アセチルコリン受容体の発現が増加して筋細胞膜全体に分布するようになり，多くの受容体がスキサメトニウムに対して反応してイオンチャネルが開口することで生じる．

c. 眼圧上昇

外眼筋の攣縮などにより眼圧が5～10 mmHg上昇するため，緑内障では禁忌である．

d. 胃内圧上昇

腹筋の線維束性攣縮時に胃内圧が上昇して胃

内容が逆流する場合がある.

e. 悪性高熱症

筋小胞体からのCa^{2+}放出を担うリアノジン受容体の変異のため,劇的な体温上昇や激しい線維束性攣縮が生じる遺伝性疾患である.スキサメトニウムは,揮発性麻酔薬とともに悪性高熱症の代表的な誘発薬物である.

f. 頭蓋内圧上昇

頭蓋内圧亢進時に問題となる.

g. 循環器への影響

スキサメトニウムはアセチルコリンと同様にムスカリン性アセチルコリン受容体刺激作用をもちあわせているため,洞性徐脈を起こすことがある.特に2回目の投与時によくみられる.徐脈はアトロピンにより予防できる.また,血中カテコラミン濃度の上昇により心室性期外収縮,心室細動がみられることがあり,気管挿管,手術侵襲,低酸素血症,高二酸化炭素血症,ジギタリス製剤との併用などにより増強される.

2) 非脱分極性筋弛緩薬

非脱分極性筋弛緩薬は構造的に,アミノステロイド系(パンクロニウム,ベクロニウム,ロクロニウム)とベンジルイソキノリン系(d-ツボクラリン,アトラクリウム,シスアトラクリウム)とに分けられる.このうち,わが国で臨床使用可能なのはベクロニウムとロクロニウムである(図5-Ⅵ-3).ベクロニウムとロクロニウムは,陽性に荷電している第4級アンモニウムがステロイド核に結合している.この第4級アンモニウムが陰性に荷電したニコチン性アセチルコリン受容体と結合することで,アセチルコリンと受容体との作用を阻害する.

(1) ベクロニウム

パンクロニウムを脱メチル化してつくられた中間作用時間型筋弛緩薬である.水溶液中では安定性が低いため,粉末製剤として供給されている.心血管系への作用がなく,ヒスタミン遊離作用もない.0.08～0.1 mg/kgを静注すると,2分半前後で気管挿管が可能となる[2].作用持続時間は約30～40分である.20～30%が肝臓で代謝され,未変化体の多くは胆汁中に排泄されるが,一部は腎臓からも排泄される.代謝産物の3-デスアセチルベクロニウムはベクロニウムの80%の力価の筋弛緩作用を有し,作用持続時間も長いため,ICUで腎不全患者に長期投与すると筋弛緩作用が遷延することがある.

(2) ロクロニウム

現在,最も頻用されている中間作用時間型筋弛緩薬である.ベクロニウムのステロイド核のA環のアセチル基を水酸基に置換することにより水溶液中で安定し,またD環の第4級アンモニウム基に結合しているメチル基をアリル基に置換することで,力価がベクロニウムの約1/6に低下している.心血管系への作用がなく,ヒスタミン遊離作用もない.作用持続時間はベクロニウムとほぼ同等であるが,作用発現までの時間が非脱分極性筋弛緩薬の中で最も短い.体内ではほとんど代謝されず,その多くが肝臓を介して胆汁中に,30%以下が腎臓を介して尿中に排泄される.

0.6 mg/kgを静注すると,85秒で気管挿管が可能となる.0.9 mg/kgの投与では作用発現時間は77秒とさらに速くなる.術中必要に応じて0.1～0.2 mg/kgを追加投与する.また反復投与しても蓄積性がなく,作用持続時間の延長もみられないため持続投与が可能である.持続投与を行う場合は,7 μg/kg/分の投与速度で開始する[2].ロクロニウム1.2 mg/kgの静注では約1分で気管挿管可能となること,大量のスガマデクス(16 mg/kg)で筋弛緩作用の拮抗が可能であることから,スキサメトニウムに代わり迅速導入時の第一選択薬となりつつある.ノルウェーやフランスではアナフィラキシー反応の報告が多い[1].

(3) その他

パンクロニウムは交感神経刺激作用をもつ長時間作用型の非脱分極性筋弛緩薬であり,広く

使用されてきたが，わが国では2012年に販売が中止された．

(4) プライミング法 priming principle

非脱分極性筋弛緩薬の作用発現時間を短縮させるために，気管挿管のための筋弛緩薬の投与に先立ち，筋弛緩作用を起こさないような少量の筋弛緩薬（気管挿管量の10％程度）を前投与する方法である．これにより作用発現時間は30〜60秒短縮される．しかし，筋弛緩薬に対する感受性は患者により異なるため，プライミング量でもわずかな筋弛緩作用が生じ，複視や嚥下困難などの症状が出現する場合がある．作用発現が早いロクロニウムが臨床応用可能となったことから，この方法の使用は明らかに減少している．

5. 筋弛緩薬の作用に影響する因子

1) 患者側に関する因子

(1) 年齢

乳児は神経筋接合部が未熟で非脱分極性筋弛緩薬への感受性が高く，作用発現時間が短い．

(2) 体温

低体温では非脱分極性筋弛緩薬の作用持続時間が延長する．

(3) 腎臓および肝臓の機能

血漿中のブチリルコリンエステラーゼは肝臓で産生されるため，肝障害患者ではスキサメトニウムの作用が増強される．ベクロニウムとロクロニウムは主に胆汁中に排泄されるため，肝疾患患者ではクリアランスが低下して作用持続時間が延長する．また，ベクロニウムを腎不全患者に一定量以上を投与すると作用が遷延する．

(4) 酸塩基平衡

呼吸性アシドーシスでは非脱分極性筋弛緩薬の作用が増強する．そのため，術後の低換気により筋弛緩作用の回復が遷延する．

(5) ニコチン性アセチルコリン受容体のup-regulationを生じる病態

熱傷，脊髄損傷，多発性硬化症，Guillain-Barré症候群では，ニコチン性アセチルコリン受容体のup-regulationが生じるため，脱分極性筋弛緩薬に対する感受性が上昇するのに対し，非脱分極性筋弛緩薬に対する感受性は減弱する．

ただし，神経筋疾患で筋萎縮が著しい場合や筋ジストロフィーの患者では非脱分極性筋弛緩薬の作用が増強する場合もある．

(6) ニコチン性アセチルコリン受容体のdown-regulationを生じる病態

重症筋無力症では自己抗体によりニコチン性アセチルコリン受容体が障害され，その数が減少するため，非脱分極性筋弛緩薬の作用が著しく増強するのに対し，脱分極性筋弛緩薬には抵抗性を示す[3]．

2) 薬物に関する因子（相互作用）

(1) 吸入麻酔薬

吸入麻酔薬は用量依存性に非脱分極性筋弛緩薬の作用を増強する．その機序として，①神経筋接合部のニコチン性アセチルコリン受容体の阻害，②運動ニューロンの抑制による中枢性の筋弛緩作用などが考えられている．吸入麻酔薬による筋弛緩作用増強の強さは，デスフルラン＞セボフルラン＞イソフルラン＞ハロタン＞亜酸化窒素の順である．

(2) 局所麻酔薬

局所麻酔薬は神経筋接合部の前後および筋細胞膜に作用して，脱分極性および非脱分極性筋弛緩薬の作用を増強する[4]．そのため，リドカインを抗不整脈薬として静脈内投与すると筋弛緩作用が遷延することがある．またエステル型局所麻酔薬の大量使用時には，血漿中のブチリルコリンエステラーゼが減少するため，スキサメトニウムの作用が増強される．

(3) 抗菌薬

アミノグリコシド系抗菌薬は，主に運動神経終末からのアセチルコリン放出を抑制することで，筋弛緩薬の薬理作用を増強させる．一方，ペニシリン系およびセファロスポリン系抗菌薬

は筋弛緩薬の薬理作用を増強させない．

(4) マグネシウム

マグネシウム製剤は非脱分極性筋弛緩薬の作用を増強する．その機序として，①運動神経終末からのアセチルコリンの放出を担っているカルシウムチャネルの阻害，②シナプス後電位の阻害による筋細胞膜の興奮性の低下などがあげられている．

(5) 抗けいれん薬

カルバマゼピンやフェニトインなどの抗けいれん薬は，短期投与では非脱分極性筋弛緩薬の作用を増強させるのに対し，長期投与ではその作用を減弱させる．

(6) その他

リチウム，利尿薬，副腎皮質ステロイド，ダントロレンなどが筋弛緩薬の作用に影響する．

6. 非脱分極性筋弛緩薬の拮抗

1) 抗コリンエステラーゼ薬（ネオスチグミン，エドロホニウム）

抗コリンエステラーゼ薬は神経筋接合部においてアセチルコリンエステラーゼの活性を阻害することで，神経筋接合部のアセチルコリンの濃度と半減期を上昇させる．神経筋接合部でのアセチルコリン分子の絶対数の増加により，非脱分極性筋弛緩薬との競合においてアセチルコリンが優位となり，筋弛緩作用の回復が促進される．使用量は，ネオスチグミンは0.02～0.06 mg/kg，エドロホニウムは0.7～1.0 mg/kgである．神経筋接合部で放出されるアセチルコリンには限りがあるので，多量に非脱分極性筋弛緩薬が存在する場合には十分な回復が期待できない．またアセチルコリンはムスカリン性アセチルコリン受容体に作用して徐脈や気道分泌増加，気管支収縮を生じるため，これらの副作用を避けるためにアトロピンを併用する．アトロピンの使用量はネオスチグミンに対しては0.01～0.02 mg/kg，エドロホニウムに対しては0.007～0.01 mg/kgである[1]．気管支喘息の患者では抗コリンエステラーゼ薬投与により気管支けいれん発作が誘発される場合があるので使用を避ける．

エドロホニウムはネオスチグミンに比べて作用発現時間と作用時間が短く，ムスカリン作用が少ない．

2) γ-シクロデキストリン誘導体（スガマデクス）

単糖類が環状結合した構造であり，分子中央は空洞化しており，その側鎖にはカルボキシ基が結合している．アミノステロイド系の非脱分極性筋弛緩薬を取り込み（包接），複合体を形成することで筋弛緩作用を不活化させる（図5-Ⅵ-4）．特にロクロニウムに対する親和性が高い．筋弛緩薬がニコチン性アセチルコリン受容体に結合できなくするとともに，血中の筋弛緩薬濃度が減少し，濃度勾配に基づいて神経筋接合部から筋弛緩薬が拡散する．抗コリンエステラーゼ薬と作用機序が異なりアセチルコリンを増加させないため，ムスカリン作用による副作用がない．スガマデクスの投与量は，浅い筋弛緩状態（TOF刺激時にT2出現）では2 mg/kg，深い筋弛緩状態（TOF刺激に反応せず，PTCで単収縮がみられる）では4 mg/kgである[1]．ロクロニウム投与直後の緊急時には16 mg/kgの投与で筋弛緩作用から回復する．まれにアナフィラキシー反応を生じるとの報告もある[8]．

Ⅶ 麻酔器と麻酔回路

1. ガス供給装置

1) ガス供給部

(1) 中央配管システム（医療ガス配管設備）

現在，一般的な病院では小規模の施設を除き，個々の機器に取り付けた酸素や麻酔のボンベを使用するのではなく，ガス供給元は，地下や屋外別棟に大型ボンベなどを設置しているガス貯蔵庫で，そこから医療ガス配管設備とよば

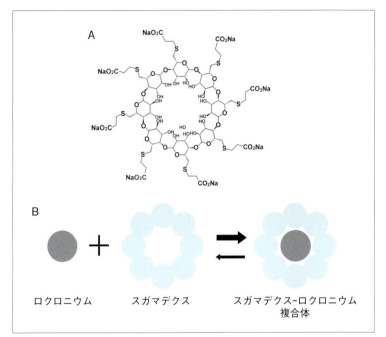

図5-Ⅵ-4　スガマデクスの化学構造と包接
　スガマデクスは単糖類が環状結合した構造をとり，アミノステロイド系筋弛緩薬を包接して複合体を形成する．

れる鋼管で院内の診療室，手術室，病棟などの各セクションに配管している．配管端末器から麻酔器までは医療ガスホースアセンブリで接続される．

①酸素供給装置

　酸素の供給は，定置式超低温液化ガス貯槽 cold evaporator（CE）方式と多岐管（マニホールド）による方式に大別され，さらにマニホールド方式は可搬式超低温液化ガス装置 liquid gas container（LGC）と高圧ガス容器（ボンベ）の2種類がある．

②マニホールド

　可搬式超低温液化ガス装置または高圧ガス容器を2群に分け，一方の群を使い切ると自動または手動でもう一方の群を使い始める切り替え装置をいう．酸素の他に，ボンベでの使用ではあるが，亜酸化窒素，窒素，二酸化炭素もマニホールドで管理されている．なお，空気は大気を圧縮するコンプレッサーから供給されており，リザーバータンクから出た空気はエアドライアーで除湿され，微粒子を除去するフィルターを介した後に，圧力調整され院内に供給されている．また，酸素と窒素を混合した合成空気として供給している施設もある．

(2) ボンベ

　前述のように，一般的には麻酔器は中央配管システムからガスは供給されるが，予備としてのボンベが設置できる構造になっており，医療用酸素・亜酸化窒素小型ボンベが設置されている．

　なお，充塡されたガスの種類によりボンベの色が高圧ガス保安法で定められている（表5-Ⅶ-1）．

　また，このボンベは高圧ボンベとよばれるが，ボンベと麻酔器の連結部（充塡口）は酸素・亜酸化窒素ともに日本工業規格（JIS）B 8246のヨーク弁充塡口である．

表 5-Ⅶ-1　医療用ガスと配管の識別色・送気圧

	記号	ボンベ塗色	識別色 （医療ガス配管）	送気圧 （kPa）
酸素	O_2	黒	緑	400±40
空気（治療用）	AIR	ねずみ	黄	400±40
亜酸化窒素	N_2O	ねずみで上部肩口青	青	400±40
吸引	VAC	—	黒	−40〜−80
窒素	N_2	ねずみ	灰	900±135
二酸化炭素	CO_2	緑	橙	400±40
余剰ガス排泄	AGS	—	マゼンタ	—

注：麻酔器故障などによるガス交錯対応として酸素は，他のガスよりも 30 kPa 程度高く設定する．

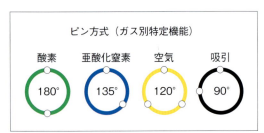

図 5-Ⅶ-1　ピン方式

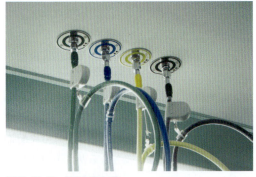

図 5-Ⅶ-2　配管端末器
天吊り・ホース取り付け方式．　（小長谷，2011[1]より）

(3) アウトレット（配管端末器）（表 5-Ⅶ-1，図 5-Ⅶ-1, 2）

アウトレットには，壁取り付け方式とホース取り付け方式があり，コネクター形状には異なるガス種類，異なる送気圧力のガス間の誤接続を防止する「ガス別特定機能」を有しており，ピン方式，シュレーダ方式，DISS 方式などがある．なお，ガス別特定の方式は，同一施設で1種類でなければならないと JIS T 7101 で定められている．アウトレットは，接続するとガスが流れ，外すと閉まるチェックバルブになっている．並びの順序も，左または上から酸素，亜酸化窒素，空気，吸引，二酸化炭素と決まっている．天吊りは，部屋の中央からの順である．

(4) ガス供給圧

供給される酸素，亜酸化窒素，治療用空気の標準送気圧力は，400±40 kPa と規定されている．しかし，酸素は麻酔器内部が故障してガスが交錯しても吸気酸素濃度を維持するため，他のガスよりも 30 kPa 程度高く設定されている．

2．麻酔器

麻酔器とは，吸入麻酔薬を用いた全身麻酔器をいい，その目的は，全身麻酔を行う際の麻酔深度の調節のみならず，患者の安全，生命維持である．

麻酔器の基本構成は麻酔器回路と麻酔回路（患者呼吸回路）である．本来，麻酔回路には，開放式，半開放式，半閉鎖式，閉鎖式の4つの方式があるが，現在は，半閉鎖式麻酔器が主流であり，循環回路をもつ．その構成は，中央配管からのガスの供給，流量調節器，気化器，呼吸バッグ，人工呼吸器，二酸化炭素ガス吸収装置，余剰ガス排出システムなどからなる．

麻酔器は吸入麻酔薬を一定の濃度で酸素と混

合させ，患者に投与するための器械であり，加圧人工呼吸ができ，全身麻酔以外にもショック時など自発呼吸停止患者の蘇生に用いることもできる．

1) 麻酔器回路

麻酔器は，アウトレットから各種医療ガスが供給され，減圧弁，流量計および気化器を経由してガス流出口から呼吸ガスとして患者呼吸回路に供給される．しかし，最近の麻酔器は，麻酔器回路と患者呼吸回路が一体化したものが多く，従来の麻酔器にあった共通ガス流出口が存在しないものが多くなっている．また，一部の機種では新生児用回路への接続目的で，補助共通ガス流出口への切り替えを可能にしているものもある．

(1) 流量計

酸素，空気および亜酸化窒素をニードルバルブによって決められた流量に設定する．管の中を浮子（フロート）が上下して流量を表示する．

流量計の配置は，JIS規格で酸素が右端に位置することが決められているが，それ以外の亜酸化窒素や空気の配置は規定されていない．

低流量麻酔に対応するため，低流量用と高流量用の2本の流量計をそれぞれのガスごとに備えている麻酔器もある．低流量側は200 mL/分から0.5または1 L/分を，高流量側の流量計は0.5または1 L/分から10 L/分までを表示し，双方が直列でつながっている．目盛りの幅は上部に行くに従って狭くなる．

流量調節ノブは，酸素だけが大きな凸凹のある形状になっている．また，その位置も他のノブよりも前方に突出し，わかりやすいように配慮されている．

浮子のボール型はボールの中心部分，ローター型はローターの上端で流量を読む．なお，最近は流量調節弁のコントロールを電子制御で行い，表示もデジタルの麻酔器も増加しており，酸素，空気および亜酸化窒素の流量がグラフィック表示されているものもあるが，安全

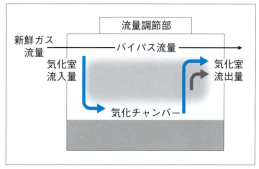

図5-Ⅶ-3 気化器構造模式図
気化室に入ったガスは揮発性麻酔薬の蒸気で飽和され気化室から流出する．

上，酸素については本体とは独立した流量計が装備されている．

麻酔器によって異なるが，プロポーショニングシステム（連動式低酸素防止装置）によって100%亜酸化窒素が投与できないようになっており，患者に投与される混合ガスの酸素濃度は最低でも23〜25%となるようになっている．国内メーカーや一部の海外メーカーの麻酔器では，亜酸化窒素と酸素の流量調節ノブは連結されており，亜酸化窒素の流量調節ノブを回転させると酸素の流量調節ノブも連動して回転し，必ず酸素が流れる安全設計が施されている．

(2) 気化器（図5-Ⅶ-3）

揮発性麻酔薬を一定の濃度で気化させる器械で，それぞれの揮発性麻酔薬に専用の気化器が必要である．換気量によって濃度が変化しないよう，流量計と呼吸回路の間に接続して，呼吸回路に吸気ガスを供給する呼吸回路手前（回路外）のガス補給部に取り付けるのが，現在は一般的である．以前は，呼吸回路内に接続する回路内気化器も使用されたが，呼吸サイクルにより通過するキャリアガスの流量が変動して一定濃度を保ちにくいことから，近年はあまり使用されていない．

また，フロー温度，圧力，使用時間などにより濃度が変化するため，さまざまな補正機構を有している．また，揮発性麻酔薬は1〜2%の

Ⅶ 麻酔器と麻酔回路 | 253

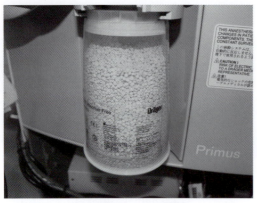

図5-Ⅶ-4 二酸化炭素ガス吸収装置
消耗度を視覚的に認知するためにエチルバイオレットが添加され、色が変化する。　（小長谷，2011[1])より）

低濃度で強力な麻酔作用が得られるため，精度の高い濃度調節が必要である．気化させる方法には灯芯型（表面気化器）と気泡型があるが，現在は，そのほとんどが灯芯型である．

流量計で調整された酸素，空気，亜酸化窒素の混合気体は，気化器の入口で流路が2方向に分かれる．一方は液体の揮発性麻酔薬が存在する気化室に入る流路で，麻酔薬で飽和した状態で気化室から出てくる．他方は気化室を通過せずに気化器出口に向かうバイパス路である．一般的な気化器はバイメタル方式を採用し，2種の金属の膨張率の違いを利用して補正を行い流量調節する．

気化器は，デスフルラン以外は電源を必要としない．これは，デスフルラン以外の揮発性麻酔薬の標準沸点がおおむね45～60℃であるのに対し，デスフルランのそれは22.8℃であることによる．デスフルランは，他の揮発性麻酔薬と比べて蒸気圧が有意に高く，飽和蒸気圧曲線の傾きは，他のそれに比べ有意に大きい．そのため，バイパス式気化器を使用できず，気化室内部の温度を電気的に39℃に保った特殊な気化器が必要である．

（3）二酸化炭素ガス吸収装置（図5-Ⅶ-4）

呼気中に含まれる二酸化炭素を二酸化炭素吸着剤に吸収させて取り除く．元々は呼気中の麻酔薬を再利用する目的から使用されていたが，自然環境に注意を払って低流量の麻酔を行うことが一般的になると本装置の重要性は増した．

一般的には循環式呼吸回路内の呼気弁やAPLバルブと吸気弁の間に位置している．JISでは吸収剤の色変化が明瞭に視認できなければならないとされているため，二酸化炭素吸収剤の容器（カニスタcanister）は，透明もしくは半透明の材料である．

二酸化炭素吸収剤は，その粒径が小さいほど表面積が増加するので吸収効率が高い．しかし，その反面，呼気流抵抗が大きくなる．吸収剤の規格が4～8 meshになっているのはこのバランスの結果である．呼気が中央部の乱流による抵抗を避け，抵抗が少ない特定箇所を通過するチャネリングを避けるよう大小異なる顆粒サイズにしている製品もある．また，円筒形容器では，呼気は壁側を流れやすい（壁効果wall effect）ので，吸収剤消耗の不均一を避けるため，カニスタを2段にしているもの，ガス流が中央部に行くような環状のリングを用いている機種もある．

二酸化炭素吸収剤の基本的な化学的吸収反応は以下の通りである．水の存在下で3段階の反応で進行する．

① $CO_2 + H_2O \rightarrow H_2CO_3$
② $H_2CO_3 + 2NaOH \rightarrow Na_2CO_3 + 2H_2O$（発熱反応）
③ $Na_2CO_3 + Ca(OH)_2 \rightarrow CaCO_3 + 2NaOH$（再生反応）

これに，アルカリ活性度がより高いKOHを二酸化炭素吸収促進剤として添加するものが発売され，NaOHよりも多いKOHが混合されるようになっている．その場合の上記②と③は以下の通りとなる．

② $H_2CO_3 + 2KOH \rightarrow K_2CO_3 + 2H_2O$（発熱反応）
③ $K_2CO_3 + Ca(OH)_2 \rightarrow CaCO_3 + 2KOH$（再生反応）

二酸化炭素吸収剤の代表格は，ソーダライム

とよばれていたが，この基本成分はNaOHが約5％とCa(OH)$_2$が70％以上，水が12～18％の混合物と定義されている．ハロタン以降のハロゲン化吸入麻酔薬は，ソーダライムの強アルカリに対して安定性が高いといわれていた．しかし，セボフルランとデスフルランが登場してから強アルカリの問題が明らかとなり，二酸化炭素吸収剤の改良が進んだ．セボフルラン使用時のソーダライムの強アルカリによって産生される分解産物のうち，特にコンパウンドAが問題とされた．また，ソーダライムは乾燥時異常発熱により吸入麻酔薬と反応して一酸化炭素を産生させることも明らかとなった．そこで，コンパウンドAや一酸化炭素の産生を減らすために強KOHやNaOHの使用量を少なくするか，またはアルカリ以外の薬物を使用したりするなどの改良が行われている．

　二酸化炭素吸収剤の作用は，化学的吸収の他に，二酸化炭素吸収剤表面の多孔性による物理的吸着もある．吸収剤顆粒の多孔性表面に二酸化炭素が物理的に吸着し，その後に水に溶けて化学的吸収反応がカニスタの中で位置を変えながら進行している．したがって，吸収剤の表面が水で被覆されると物理的吸着が阻害され極端に吸収効率が落ちる．

　二酸化炭素吸収剤には，その消耗度を視覚的に認知するためにエチルバイオレットが添加されている．pHが10.3以下の酸性側に傾くと無色から紫色に変色する．しかし，変色したものを放置すると再びアルカリ化し白くなってしまうことがある．したがって，色調の変化のみでは二酸化炭素の吸収能を判断することはできない．

(4) 余剰ガス排出システム

　完全閉鎖回路でない以上，ガスは常に呼吸回路に流入し，呼吸回路から流出する．排出ガスとは患者が呼出したガスと吸気に必要な量以上の新鮮ガスの混合したものであり，全静脈麻酔でない以上，麻酔ガスを含んでいる．手術室に勤務する者がごく少量でも麻酔ガスに曝される危険を減らすために，麻酔ガスを呼吸回路から吸引システムまたは排出システムで安全に逃がす装置を余剰ガス排出システムという．

　余剰ガス排出システムは，①ガス収集装置，②移送装置，③排除インターフェイス，④余剰ガス排出ホース，⑤ガス処理装置で構成されている．

　余剰ガス排出システムには，圧搾空気のベンチュリー効果を利用し，微吸引圧力と吸引フローを発生するエアインジェクタを用いるイジェクタ方式と低圧吸引などを使用したポンプ（ダイヤフラムポンプ）方式がある．一般的には，pop-off弁・APL弁（後述）よりベンチレータから排出されるガスを陰圧も陽圧もかけずに収集・排出する．

(5) リザーバーバッグ（呼吸バッグ）

　人工呼吸を行うために加圧するゴムまたはシリコーン製のバッグで，0.5L，1L，2L，3Lの容量のものが多いが，通常は患者の肺活量を目安に2～3Lのものを使用する．患者の呼吸状態を把握するための最も基本的なかつ重要なモニタとなる．

　リザーバーバッグには大きく4つの役割がある．1つ目は陽圧呼吸に必要なガスと圧力の供給である．呼吸回路において，麻酔器から新たなガスが供給されても，それだけでは呼吸とはならない．陽圧をかけてないと肺にガスは送り込めない．また，その圧を下げることで呼出させる．自発呼吸時や麻酔導入時などの人工呼吸器を使用しない際は，リザーバーバッグが呼気・吸気を作り出す役割を果たす．2つ目は回路内のリザーバーである．人工呼吸器を使用しないときに，自発呼吸，調節呼吸を問わず，呼吸回路内にはガスを溜めておくリザーバーが必要である．3つ目は呼気圧の緩衝である．呼吸回路より伸縮性に富む素材であるリザーバーバッグには，患者の吸気量が供給されているガス流量より多くなった場合に，吸入抵抗を感じ

ないようにする予備の役割も果たしている．4つ目は呼吸のモニタである．リザーバーバッグは自発呼吸の有無，呼吸回数，換気量をモニタリングする役割を果たす．また，リザーバーバッグを握ることで，気道抵抗の変化，呼出障害の有無，気道分泌物の増加などの把握も術者の熟練度で可能となる．昨今は呼気ガスモニタやカプノグラムで気道状況をある程度正確に知ることはできるが，バッグを握る感触で得られる情報はきわめて重要である．

(6) 排気弁 (pop-off弁)，APL：adjustable pressure limiting弁 (半閉鎖弁)

麻酔濃度を一定にしたり，揮発性麻酔薬を効率よく気化させるために必要以上の酸素や麻酔ガスを供給している．それによって，呼吸回路内には余剰ガスが溜まるので回路外に放出する必要がある．名前が示す通り，排気弁により余剰ガスを回路外に排出したり，バルブを調整することで，マスク換気時や自発呼吸時の患者にかかる気道内圧をコントロールする．麻酔の導入時，自発呼吸のときには圧をかけず，導入後には圧を高くしてマスク換気を行う．排気弁には排出量を，APL弁には圧を調節するための数値 (cmH_2O) が記されており，ダイヤル式で開放圧を調節することができる．普段は閉じていて一方向弁の役割も果たす．

(7) 酸素フラッシュ弁

ボタンを押すまたはレバーを操作することで大量の酸素 (JIS規格では35〜75 L/分) を流量計や気化器を通さずに回路内吸気側に供給することができるものである．

(8) 吸気弁・呼気弁

回路内のガスを一方向に循環させる弁で一方向弁とよばれる．循環式呼吸回路の一部で，吸気側と呼気側にそれぞれ設けられており，二酸化炭素の再呼吸防止機構の重要な部分である．一方向弁で重要なのがディスクである．そのディスクは円形で環状の台座の上に水平に存在し，台座よりやや大き目で軽量の薄い材質でできている．疎水性のものが用いられ，非金属のセラミック，ポリカーボネート，エポキシなどがある．

吸気弁・呼気弁は，外からみえる構造になっており，その動きを絶えず観察できるのは麻酔器の他の部分とは異なる特徴でもある．

(9) 蛇管

麻酔器と患者をつなぐ換気するための管である．折れ曲がっても狭窄しないように蛇腹構造となっている．基本は，吸気側と排気側の蛇管をYアダプタで連結して使用する．管の内部が二重構造になっているF回路^{TM}や，θ型構造になっているLimb-O^{TM}回路などもあり，歯科麻酔では1本の同軸回路が多く使われている．標準的な長さは1 m前後であるが，口腔外科手術では，麻酔器および麻酔科医が患者の足元付近まで移動せざるをえない場合も多いため，2〜3 mと通常よりも長い蛇管を使用することも多い．

(10) 回路内圧計

麻酔回路内の圧力を監視するものである．回路が正常であれば，通常は気道内圧計ともいえるが，回路内に狭窄や閉塞があれば上昇，リークがあれば低下する．

(11) 人工呼吸器

用手換気に変わり，長時間麻酔の維持時などに機械的に人工呼吸を行う装置である．一般的にはベローズ型が多い．ベローズ型には呼気時上昇型と呼気時下降型がある．この他，ピストンの動きで低流量でも換気量を精密にコントロールできるピストンタイプや，最近ではベローズやピストンを利用しない細長いチューブを酸素駆動する新しいタイプの精密なコントロールができるものもある．

3. 麻酔回路 (患者呼吸回路) (図5-Ⅶ-5)

患者呼吸回路は，大きく循環式回路と部分再呼吸回路に分けられるが，一般的に循環式回路が採用されている．古典的にはこの他に吸気，

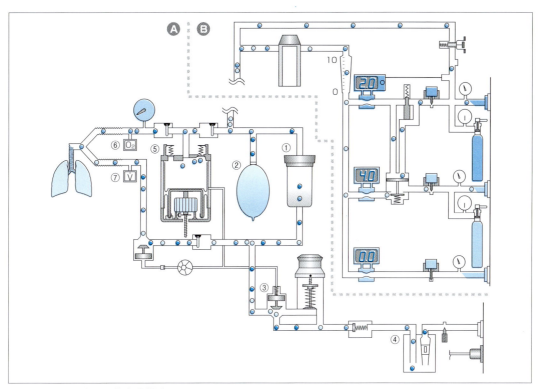

図5-Ⅶ-5　麻酔器の基本的構造
A：一般的な半閉鎖患者呼吸回路（麻酔器外回路）
①二酸化炭素吸収装置，②呼吸バッグ，③排気弁，④余剰排出装置，⑤ベンチレータ，⑥酸素センサ，⑦換気量センサなどで構成されている．
B：麻酔器内回路
中央配管からボンベより若干高い圧でガス供給がなされ，麻酔器内で正確にガスが混合され，気化器の回路を通過して患者回路へ新鮮ガスを供給する．
(小長谷，2011[1]より)

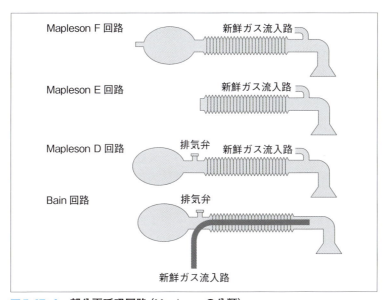

図5-Ⅶ-6　部分再呼吸回路（Maplesonの分類）

呼気ともに大気に開放され，自発呼吸のみで管理をする開放点滴法があったが，これに用いるエーテルも市販薬はなく，現在は使用されない．

1) 循環式呼吸回路
(1) 半閉鎖循環式

現在，最も使用されている方法で，吸気弁と呼気弁により逆流を防ぐことによって，ガスは回路内を一方向で循環させている．呼気の一部を排気弁から回路外に放出させる方法であり，補助・調節呼吸が容易で麻酔深度の調節も行いやすい．麻酔ガスを放出するので余剰ガス排出装置が必要である．昨今頻用される低流量麻酔も1～2L/分の低流量で管理可能である．本法は，上記の他，加湿したガスを吸入させることが可能，麻酔薬の再吸入で経済的などの利点がある．

(2) 閉鎖循環式

半閉鎖式の排気弁を閉鎖した状態で管理する方法で，患者が消費した酸素量と取り込んだ麻酔ガス量のみを補充すればよいが，二酸化炭素ガス吸収装置の劣化が早い．

2) 部分再呼吸回路 (図5-Ⅶ-6)

呼気の一部は再吸入されるものの，大部分は大気中に放出されるため二酸化炭素吸収装置を用いない．排気弁（余剰ガス逃げ口），バッグ，蛇管，新鮮ガス流入口からなる構造である．回路の構造上，バッグ内に呼気の一部が残存するので部分再呼吸回路とよばれる．いずれも循環式呼吸回路のような弁がないことから呼吸抵抗が少ないので，小児の麻酔などに多く用いられる．Maplesonはこれら構成要素の位置関係やその有無でA～Fの6種類に分類している．

(1) 吹送法

口腔外科手術や歯科治療の際は，鼻咽頭チューブを用いて吸入麻酔薬を吹送する方法が用いられる．しかし，気道の確保が不確実で難しく，誤嚥の危険性もあり，結果的に自発呼吸でないと管理できないことからあまり用いられない．

(2) Jackson-Rees法

Maplesonの分類のF型に該当し，呼吸バッグの後方が開放されており，その部分から排出される余剰ガス量を，バッグをもつ手の指で開閉して調節する．呼吸抵抗と死腔が少ないため小児麻酔に用いられる．また，患者移送時にもよく使用される．なお，現在はバッグの尾部に排気弁のついたmodified typeが使用されている．

(3) Aire T-ピース

Maplesonの分類のE型に該当し，ガラスや金属性のTまたはY型の管の一端より酸素と吸入麻酔ガスの混合ガスを送入し，吸入させる．呼吸バッグがないため自発呼吸で維持しなくてはならない．また，呼気の再呼吸を少なくするために，流量を分時換気量の2～3倍にする必要がある．したがって，不経済，環境汚染，気道乾燥などの欠点がある．

(4) Bain回路

Maplesonの分類のD型に該当し，蛇管を1本化した二腔蛇管で，新鮮ガスが内腔を通り，マスク付近で患者に新鮮ガスが供給される．蛇管が1本であるので，口腔外科手術には利点があるものの，内管のねじれがわかりにくく，現在は使用されていない．

Ⅷ 気道管理

1. 気道管理の意義・必然性

上気道は呼吸をするためだけでなく，嚥下や発声の器官として重要な役割を果たし，さらに保湿，上気道開通性の維持，気道異物防御などのさまざまな生理的機能を有しているが，麻酔中にはこれらの機能が著しく抑制されるのが特徴である．中でも麻酔科医にとって重要なことは，麻酔中の気道確保をどのように行うかであるが，特に口腔顎顔面領域の手術・処置・治療

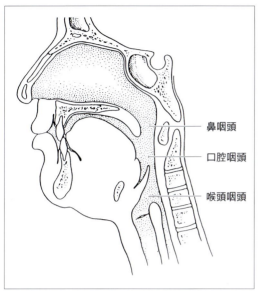

図5-Ⅷ-1 咽頭（矢状断面）
(Funucane et al, 1992[1])

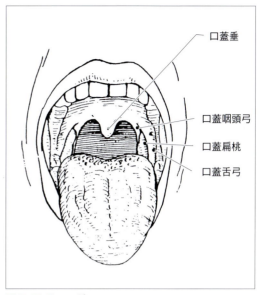

図5-Ⅷ-2 口腔
(山城, 2003[2])

のための全身管理を行う麻酔科医にとっては，上気道の開通性がどのように維持されているかを理解することは安全な気道管理を行うためにきわめて重要である．覚醒時あるいは自然睡眠時に気道が開通している患者でも，麻酔薬による呼吸中枢の抑制，末梢筋活性の低下，覚醒反応閾値の亢進（意識レベルの低下），咽頭気道粘膜にある陰圧検出受容体の感受性低下などにより，全身麻酔中は上気道閉塞が起こりやすい状態にある．すなわち，麻酔中にはさまざまな代償機構が抑制されるために，上気道の開通性が上気道の形態的（解剖学的）因子に依存するようになり，患者固有のリスクや手術・処置の影響を受けやすくなる．

2. 上気道の解剖と機能

1) 上気道の解剖構成

上気道は，鼻孔から声門に至るまでの構造物を含めて定義される．鼻からの呼吸は正常呼吸の主な経路で，外気の加温と加湿が目的である（図5-Ⅷ-1, 2）．鼻腔は，鼻中隔により左右に分離され，外鼻孔により外界と連絡し，後鼻孔を経て咽頭鼻部に至る内腔であるが，この経路を通る気流抵抗値は，口呼吸よりも高く，上気道抵抗値の約2/3を占めるとされる．

口腔は口腔前庭と固有口腔からなり，それぞれ口腔前庭は，口唇，頰内側，歯列，歯肉からなり，固有口腔は歯槽弓，歯，歯肉，軟口蓋・硬口蓋，舌により構成される．口腔の後方では，軟口蓋を中心に，口蓋垂が突起し，口蓋舌弓と口蓋咽頭弓の間には，リンパ節の集合体である口蓋扁桃が位置している．

咽頭は鼻咽頭部，口腔咽頭部，喉頭咽頭部に分けられ，上気道と上部消化管の両方の機能を果たしている．喉頭は舌骨，甲状軟骨，輪状軟骨から構成される，軟骨・靱帯・筋・粘膜からなる組織である（図5-Ⅷ-3, 4）．成人では，第4頸椎から第6頸椎の前方部に位置する．乳幼児では，第3頸椎から第4頸椎のやや高い位置に存在する．気管は第6頸椎の高さの輪状軟骨末端から，気管分岐部までの管腔構造物からなる．気管には重要な受容体が存在し，呼吸の回数と大きさ，さらに迷走神経の遠心性活動により上気道開大を起こす．

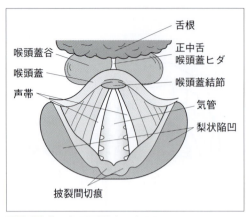

図5-Ⅷ-3　喉頭展開時の喉頭図
(一戸, 2003[2])

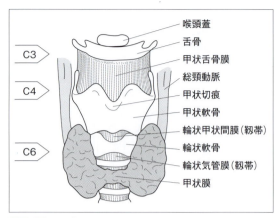

図5-Ⅷ-4　喉頭図正面
(Ellis et al, 1989[4])

　上気道の支配神経は，感覚神経として舌咽神経(舌後方，軟口蓋咽頭部，口峡，口腔咽頭の粘膜)や上喉頭神経の内枝(喉頭蓋，舌根部，声門上の粘膜)，反回神経(声門下粘膜)があり，運動神経としては，輪状甲状筋を支配する上喉頭神経の外枝，後輪状披裂筋や外側輪状披裂筋を支配する反回神経がある．

2) 上気道の解剖学的特徴

　上気道は喉頭，咽頭，口腔，舌，軟口蓋，鼻腔などの軟組織が，頸椎や上下顎骨などの骨組織に囲まれ限定された空隙に存在する内腔で，構造的には非常に虚脱しやすい特徴を有している．自発呼吸時の吸気時には，主たる呼吸筋である横隔膜の収縮によって生じる陰圧により上気道から空気を取り込むが，覚醒時には上気道が陰圧によって閉塞を起こさないような代償機構が作用している．すなわち上気道内に発生する吸気時の陰圧に対して，オトガイ舌筋，鼻翼筋，後輪状披裂筋などの上気道開大筋とよばれる上気道開通性維持のための筋肉群が，吸気時の陰圧反射，低酸素血症，高二酸化炭素血症，覚醒刺激などの調節因子を介して筋活性の呼吸性律動活動を亢進させることにより，上気道の開通性を維持している．上気道はさらに組織圧の外圧が作用する．

　上気道の内腔は粘膜に覆われていて，多数の神経終末や化学受容体終末が存在している．したがって，薬物による受容器の閾値の変化や，求心性神経路の障害・遮断が起こりやすい組織でもある．

　舌根部の支配神経は上喉頭神経(内枝)で，オトガイ舌筋が舌下神経，オトガイ舌骨筋は舌下神経を通る第1頸神経である．

　上気道の開通性維持のメカニズムは，上気道開大筋の筋活性を調節する神経筋調節系(神経筋バランスモデル)および軟組織と硬組織の相対的比率の変化を調節する解剖学的調節系(解剖バランスモデル)の両方を用いて理解できる．

3. 上気道閉塞の病態生理

1) 上気道開通性の生理的メカニズム

　覚醒時には，呼吸筋である横隔膜の収縮によって上気道内部に生じる陰圧刺激により，神経反射を介した吸気時の上気道開大筋の筋活性亢進が起こり，陰圧に拮抗して本来虚脱しやすい構造の上気道内腔の開通性を維持する．

　睡眠時には，意識の低下・消失により神経反射の働きが弱まり上気道開大筋の筋活性が減少するため，上気道の解剖学的(形態的な)因子に依存するようになり，相対的に上気道の内腔が狭い場合，部分閉塞を起こしやすくなる．したがって，小顎症や舌の肥大，口蓋扁桃肥大な

どを有する患者で，上気道に骨組織と軟組織の占める割合と内腔の広さの解剖学的バランスに不均衡を生じている場合，生理的な睡眠中でも上気道の閉塞を起こす危険性がある．閉塞型睡眠時無呼吸症候群の病態は，主にこの解剖学的な不均衡に起因する[5,6]．

睡眠中にいびきなどの症状を伴う急性の上気道の部分閉塞が起こると，呼吸中枢は，まず肺胞換気量を調節して増加させようとする．すなわち部分閉塞により肺胞換気量の低下が起こると，呼吸中枢が瞬時にそれを感知し1呼吸サイクル（吸気・呼気の総呼吸時間）に対する吸気時間の割合inspiratory duty cycleの延長が起こり換気の安定化をはかるようになる．呼吸中枢による吸気量の調節だけで上気道閉塞を改善できず，閉塞が持続する場合，低酸素血症や高二酸化炭素血症が起こり，上気道粘膜の局所化学受容体反射により上気道の開大筋が活性化され，上気道の部分閉塞を改善する．そして，この筋活性の亢進でも，上気道開通性が維持できない場合は，生体は睡眠から覚醒という「最終防御反応」を選択して，重篤な低酸素血症を防ぐことができる．

2) 麻酔中の上気道閉塞の機序（図5-Ⅷ-5）

麻酔中は，いくつかの点で，睡眠時の上気道閉塞のメカニズムと異なる特徴がある．麻酔薬投与が意識消失を伴うことは明らかであるが，意識下鎮静法から全身麻酔まで，麻酔深度に応じた意識消失のレベルはさまざまで，上気道の開通性も変化することが報告されている[7]．したがって，吸気時の陰圧刺激に拮抗して作用させる神経反射（気道反射）も中枢抑制による意識レベルの低下により変化を受け，最終防御手段である覚醒反応も著しく抑制されるほど意識レベルが低下すると，上気道閉塞を解除する機能はほとんど残っていない状態となる．

また，麻酔薬は骨格筋の筋弛緩作用を有するが，横隔膜など呼吸の吸気ポンプ筋活性よりも，上気道の咽頭部開大筋の筋活性をより選択的に抑制することが報告されていて[8]，上気道の部分閉塞は容易に出現するのが特徴である．さらに筋弛緩薬を併用投与する場合，残存する筋弛緩薬と麻酔薬の作用により，想像以上の上気道閉塞のリスクがあることも報告されている[9]．

さらに，麻酔薬の投与により，低酸素血症や高二酸化炭素血症を検出する局所の受容体の感受性も変化し，上気道の閉塞に対する神経筋代償機能が働きにくい様態になる[10]．

3) 麻酔覚醒後の上気道閉塞の危険性

抜管を安全に行い，手術室および回復室で上気道閉塞の徴候がみられない場合でも，術後の上気道閉塞により低酸素血症や高二酸化炭素血症が起こる危険は考慮すべき問題である．これは睡眠周期が関与しているとされるが，麻酔中はREM睡眠に相当するものが選択的に抑制されるために，術後，数日後の睡眠中に反跳性にREM睡眠が異常に増加するため，REM睡眠中の筋弛緩作用により上気道が閉塞しやすくなるという説である[11,12]．上気道に近接した術野での解剖学的閉塞因子が多くなっている状況では，歯科麻酔科医は，術後の上気道開通性についても注意を払うべきである．

4) 気道確保の必要性

麻酔中は上気道閉塞を改善し，安全で確実な気道管理を維持するために気道確保が必要である．口腔内を術野とする口腔外科処置や歯科治療のための全身麻酔では，常に術野と気道が近接している特殊な状況を認識して，気道管理の方法を選択する必要がある．さらに自発呼吸の有無と麻酔深度および使用薬物の種類，体位などを考慮して管理法を検討する．

4．気道確保

1) フェイスマスク（図5-Ⅷ-6）

麻酔で用いるフェイスマスクは，麻酔導入時の酸素化や麻酔ガスの吸入，胃内容物逆流の危険性の少ない患者の短時間の非挿管による麻酔

```
┌─────────────────────────────────────────────────────────┐
│  麻酔による意識消失，呼吸中枢の抑制                      │
│      上気道開通性維持のための神経機構が抑制または消失     │
│      筋弛緩作用（咽頭開大筋活性低下＞吸気ポンプ筋活性低下）│
│         ↓ （改善しない場合）                             │
│  急性の上気道部分閉塞                                    │
│      上気道緊張は完全に咽頭の構造安定性に依存             │
│      呼吸中枢による換気量の増加                          │
│      増大する吸気努力による胸腔内圧の増加                 │
│         機械的受容体（気道の圧受容体・肺の伸展受容体）活性化│
│         陰圧反射（吸気中の気道陰圧が誘因となり咽頭筋活性亢進・吸気筋活性抑制）│
│         ↓ （改善しない場合）                             │
│  持続的な上気道の部分閉塞                                │
│      低酸素血症，高二酸化炭素血症の発生                   │
│      上気道粘膜の化学受容体による上気道開大筋の筋活性亢進 │
│      覚醒反応「最終の防御反応」（麻酔深度により覚醒反応なし）│
│      麻酔深度の不安定化により深すぎる麻酔深度の維持が必要になる│
│         ↓ （改善しない場合）                             │
│  急性の上気道の完全閉塞                                  │
│      重篤な低酸素血症，高二酸化炭素血症の発生による危機的状況│
└─────────────────────────────────────────────────────────┘
```

図5-Ⅷ-5 麻酔中の上気道閉塞の機序

管理，救急蘇生における気道確保などに用いる．素材はプラスチック，シリコーンゴムなどで，体格・顔の大きさによりさまざまなサイズがある．患者の恐怖心の軽減とチアノーゼ出現時や嘔吐の際の異常所見の確認のしやすさなどの理由から透明なマスクが多用される．

マスクは鼻梁，頰，上下顎を緊密に覆えるサイズを選択し，保持は片手あるいは両手で軟組織を圧迫しないように下顎骨骨体などの骨組織に支持をおいて行う．親指と人差し指でマスクを押さえ，他の3本の指で"E-C"の文字に近い形で下顎骨下縁（下顎角部）を持ち上げる．換気が難しい場合には，両手でマスクを保持し，同時に下顎挙上を行い，介助者が呼吸バッグで換気することも有効である[13]．

2）経鼻・経口エアウェイ（図5-Ⅷ-7）

上気道閉塞に対しては，経鼻・経口エアウェイが有効である．麻酔中の上気道閉塞部位は，軟口蓋部が最も多く，ついで舌根部が多いことを考慮すると，経鼻エアウェイが有効である場合が多い．軟らかい経鼻エアウェイは鼻腔・咽頭部への物理的刺激が少ないため，麻酔深度が比較的浅い患者でも使用できるが，鼻出血には十分注意する必要がある．

禁忌症例は，凝固系の異常，頭蓋底骨折などの外傷が疑われる場合，鼻腔の感染や鼻中隔の彎曲・異常がある場合である．

サイズは，患者の鼻の先端から外耳道までの距離を目安として決定する．鼻腔への挿入時には，鼻腔内に存在するMRSAなど常在細菌の

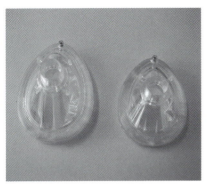
図5-Ⅷ-6 フェイスマスク
体格・顔の大きさによりサイズがある．

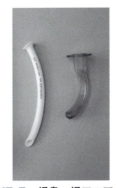
図5-Ⅷ-7 経鼻・経口エアウェイ
左：経鼻エアウェイ．
右：経口エアウェイ．

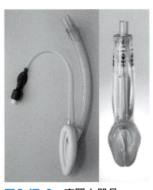
図5-Ⅷ-8 声門上器具
左：ラリンジアルマスク．
右：i-gel．

気管内への押し込みを防止するための消毒と，鼻出血の防止目的の血管収縮薬の点鼻投与，さらにリドカインゼリーなどの表面麻酔薬や潤滑剤などの使用が推奨される．エアウェイは，篩骨の篩板方向ではなく顔に対して垂直方向（鼻甲介と平行）に挿入すると入れやすく，狭窄部を感じたら，先端を少し回転させて挿入するとよい．エアウェイ先端が舌根部を越えて喉頭蓋の直上にくるまで進め，呼気の戻りが十分あることを確認する．万が一，エアウェイ挿入により上気道閉塞が悪化したら，不適切な位置，喉頭けいれんなどを疑い位置の変更を試みる．

一方，経口エアウェイは，麻酔深度が深い状態で使用されるが，硬い素材でつくられているため不適切な手技で挿入すると上気道閉塞を悪化させるリスクも大きい．短すぎるエアウェイでは舌を咽頭部方向へ押し込む危険性があり，また，長すぎる場合は，喉頭蓋に当たり咳反射，嘔吐，喉頭けいれん，気管支けいれんを誘発する危険性がある．

3) 声門上器具（図5-Ⅷ-8）
(1) 適応
①気管チューブによって起こるさまざまな合併症を減らすため，②気道確保困難時の代替気道確保のため，に用いられる．気管挿管を必要としない短時間の麻酔管理や，麻酔導入時に換気困難や気管挿管困難な場合に用いられるが，経口ファイバースコープ挿管時に換気しながら併用する場合もある．

(2) 利点・欠点
利点：声門上器具が挿入可能な開口度がある場合は，換気困難や挿管困難症例で効果的である．

欠点：気管内への胃液や口腔内の唾液などの分泌物の気管への流れ込み，換気不全，胃への空気流入による胃膨満，挿入時の口蓋・咽頭粘膜の損傷，披裂軟骨脱臼および声帯麻痺，挿入時の喉頭けいれんなどの危険性がある．

(3) 器具の種類と材質
声門上器具には，ラリンジアルマスクやi-gelなどがあり，咽喉頭（下咽頭）の形状に合うように鋳型をもとに塩化ビニルで製作されている．マスク部とチューブ部が接合部で連結され，開口部には喉頭蓋の陥入を防ぐスリットがある．

(4) サイズ
ラリンジアルマスクは挿入後にカフをふくらませて喉頭を包み込む構造になっており，体格に応じて適正なサイズを選択する．一方，i-gelは喉頭の解剖学的形態に基づいて設計されているため，カフをふくらませる必要がないのが特徴である．i-gelを挿入するとマスク辺縁が喉頭に密着して換気を行うことが可能になる．

4) 気管挿管

(1) 適応

歯科口腔外科，歯科治療など口腔顎顔面領域が術野となり上気道と隣接する場合，長時間におよぶ手術中，術後ICUで人工呼吸管理が必要な場合，誤嚥や創部の浮腫および口腔内からの出血の危険性がある場合，二次救命処置の気道管理などである．

(2) 利点・欠点

利点：気道確保が確実に行える，術野の邪魔にならない，気管吸引が可能になる，誤嚥を防げる，確実な呼気終末二酸化炭素分圧および麻酔ガス濃度を評価できる．

欠点：気管挿管による鼻腔，口腔，咽頭部，声門部の粘膜の機械的損傷，反回神経麻痺などの神経損傷や喉頭けいれんなどの挿管操作中の有害な神経反射の発症などである．

(3) 気管チューブ（図5-Ⅷ-9）

①目的に応じた材質と種類

ポリ塩化ビニルまたはシリコーンゴムでつくられた中空のチューブである．頭頸部手術用で術野を防げない屈曲した形状の経口挿管用チューブや，あらかじめ鼻腔の形態に合わせた経鼻挿管用チューブがある．また手術操作等で内腔が閉塞しないようにワイヤーをらせん状に挿入したreinforced tubeとよばれる補強型チューブなどがある．術中に気管切開での管理が必要な場合は，気管切開後に気管切開孔から直接挿入して固定する特殊な気管挿管チューブもある．

②チューブサイズとカフ

チューブサイズは内径が2～10 mm程度まで，0.5 mm刻みで用意されている．適正な換気を行うためには，適正なサイズのチューブ選択が必要であるが，気管内径に近づけると気道粘膜の損傷のリスクや声門浮腫のリスクがある．また最近の知見では，内径6.0 mmで臨床上は有意な気道抵抗の上昇は起こらないため，細いサイズの気管チューブを選択するべきとの

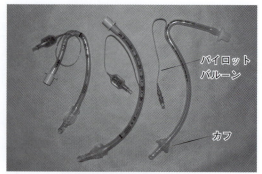

図5-Ⅷ-9　よく用いられる気管チューブ
左から経口挿管用気管チューブ，スタンダード気管チューブ，経鼻挿管用気管チューブを示す．チューブ表面には内径，外径や先端からの長さの記載がある．

意見もある．

気管チューブの先端には，チューブと気管壁とを密着させるための高容量で低圧のカフとよばれる袋があり，細いサイズの気管チューブでも人工換気のリークを防ぎ陽圧換気を可能にし，また術中の誤嚥を防ぐことができる．カフには一方弁のバルーンがついたパイロットチューブから空気が供給され，適正圧は簡易の空気圧センサでモニタが可能で，術中も連続的にカフ圧を適正値に保つことができる．

気管チューブのサイズの決定は，年齢や身長，体重などの体格の要素の他に，経口・経鼻の挿管ルートの差を考慮してなされるが，最終的には声門通過時の抵抗の有無，挿管後のリーク，換気時の気道内圧で評価し，必要であれば気管チューブの変更もありうることも常に考慮すべきである[14-16]．

特に幼児および小児での気道管理では，伝統的に，カフなし気管チューブを用いて挿管後に気道内圧を上げ，チューブ周囲のリークがあることを目安に適正サイズを確認してきたが，近年では，カフ付き気管チューブの使用によりリークを減らすことができ，チューブサイズ変更のための気管チューブ入れ替えの操作が不必要になるなどの利点があり使用が推奨されている．

(4) 気管挿管の方法

手術の内容に応じて経口挿管，経鼻挿管，気管切開孔からの経気管挿管などの方法がある．また，緊急時の方法として経皮的輪状甲状間膜切開がある．

①経口挿管

経口挿管は最も基本的な気管挿管の手技で，開口量が十分で，頭部後屈が可能であれば，確実な気道確保が期待できる．

②経鼻挿管

歯科口腔外科の手術で術野の妨げになる場合や，歯科治療で咬合を確認する必要がある場合などは経鼻挿管が必要になる．また，口腔外科の再建術を伴う手術など術後に集中治療室で比較的長期の人工呼吸管理が必要になる場合では，経鼻挿管が適応になる．経鼻挿管では，鼻腔を経由して気管チューブを挿入するので，鼻腔が狭い場合は，鼻粘膜を損傷して出血したり，咽頭後壁へのチューブ先端の迷入損傷も起こりうるので十分な配慮が必要である．また，鼻腔内の消毒後に挿入しても分泌物・細菌が気管内へ押し込まれる危険性は避けられない．

③気管切開

重篤な歯性の炎症性変化が，口腔内・頸部に膿瘍を形成したり，炎症性の浮腫や血腫があり，敗血症などの全身的なリスクがある場合，十分な術前評価の後に，緊急手術により感染巣の除去を目的に手術を行う場合がある．開口障害も存在し，患者が覚醒時でも呼吸困難を訴える場合や，CT 上で咽頭・喉頭部の狭窄が認められる場合は，換気困難や挿管困難が予想され，慎重な麻酔導入の計画立案が必要になる．その場合には，局所麻酔下での気管切開術を行った後に，気管切開孔から専用の気管チューブを直接挿入して，呼吸管理を行う必要もある．

局所麻酔下ので気管切開時には，患者の苦痛を軽減するためにベンゾジアゼピンなどの鎮静薬やフェンタニルなどの麻薬の投与を考慮すべきである．しかし，喘鳴やいびき音を伴った努力性の呼吸があり，高度な上気道閉塞が疑われる場合には，すでに解剖学的バランスが失われている状態が想定される．残された神経筋活動による代償反応により，上気道閉塞がかろうじて維持されている場合，極少量の麻酔薬，鎮静薬および麻薬の投与であっても呼吸停止や重篤な上気道閉塞を悪化させる危険性が大きい．極少量の薬物であっても，予期せぬ上気道の完全閉塞や呼吸停止が発生する危険性を考慮すると，できるだけ調節性のよい薬物を選択する必要がある．

また，上気道粘膜への表面麻酔薬の塗布は，粘膜に存在する受容体興奮活動の中枢への伝達が阻害されるので，上気道反射そのものの機能を抑制する危険性がある．したがって，最後の砦である覚醒反応や低酸素血症と高二酸化炭素血症に対する上気道粘膜の局所化学受容体の機能残存のため，鼻腔と咽頭部へのリドカインゼリーなどの表面麻酔薬の使用は必要最小限に抑えるべきである．

④特殊な挿管方法

a．迅速導入

迅速導入 rapid sequence induction/intubation (RSI) では，必要薬物と器具の十分な準備を行った状態で，患者に十分な酸素化を行い，薬物群を連続的に一気に注入して意識消失と筋弛緩作用を得た後に，原則的にバッグマスク換気を行わず，Sellick 手技（輪状軟骨圧迫）を併用して通常の急速導入時と同様に気管挿管を行う．もし，筋弛緩作用発現に時間がかかるようであれば，20 cmH$_2$O を超えない圧で，慎重にバッグマスク換気を行うことはやむをえない．また，酸素化から意識消失までの段階で，逆流を防止するために輪状軟骨を軽く圧迫し，意識消失した後に強くしっかりと圧迫する．気管挿管が終了して，カフに空気を注入してから圧迫を解除する．

b. 意識下挿管

意識下挿管の定義は「もともと意識レベルに異常のない症例で，局所麻酔と軽度鎮静のみで行う気管挿管」とされている．意識下挿管の適応として，①気道確保困難が疑われる場合，②酸素化能が低下している患者や肥満患者など無呼吸耐容能の低い場合，③循環不全で血圧が低下している場合，④消化管内容逆流による誤嚥の危険が予想される場合，などがあげられる．手順の概略としては，何を目的に意識下挿管を行うかを考慮のうえ，ベンゾジアゼピン，プロポフォール，フェンタニル，レミフェンタニルなどから薬物の種類・投与量・投与時期を決定し，軽度鎮静を行う．次に経鼻的・経口的に十分な表面麻酔を行い，ファイバースコープあるいはビデオ喉頭鏡などを用いて挿管操作を行う．

c. 盲目的気管挿管

盲目的気管挿管は，自発呼吸のある患者で，著しい開口障害などがある場合，ファイバースコープの代用として経鼻挿管時に用いることができる方法である．あらかじめ鼻腔内を消毒，表面麻酔，止血剤を貼付した状態で，気管チューブを鼻腔内に挿入し，チューブに麻酔医の耳を近づけて呼吸音を聴きながら喉頭・声門付近まで進めて，呼吸音が大きくなる位置を目安にして挿管操作を行う．カプノグラフを接続してモニタリングしながら行うとさらに有効であるとの報告もある[17]．

(5) 気管挿管に用いる器具

①喉頭鏡（図5-Ⅷ-10）

気管挿管のための喉頭鏡には，直視型喉頭鏡とビデオ喉頭鏡があり，どちらも使えるように習熟する必要がある．

直視型喉頭鏡は，ハンドルとブレードからなる喉頭を展開する目的の器具で，先端にあるファイバーや小さな電球の照明により，視野がはっきりと直視できるようになっている．代表的な直視型喉頭鏡のブレードとしては，先端を

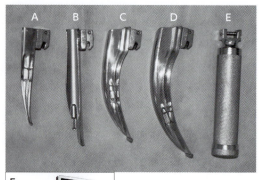
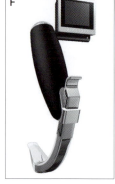

図5-Ⅷ-10　各種の喉頭鏡
A, B：幼少児で用いるMiller型喉頭鏡．C, D：Macintosh型喉頭鏡．E：光源のハンドル．F：ビデオ喉頭鏡のMcGRATH™ MAC．

喉頭蓋谷において持ち上げる曲型，ブレード先端を喉頭蓋にかけて持ち上げる直型がある．成人では曲型のMacintosh型（サイズ1〜4）があり，幼少児では直型のMiller型（ブレード先端が軽度彎曲）やJackson-Wisconsin型（先端が直型）が多用されるが，年長の児童にどちらを選択するかは，患者の顎形態などによる．

一方，ビデオ喉頭鏡には直視兼用型のMcGRATH™ MACや間接視型のTruview®，GlideScope®，気管チューブ誘導型のエアウェイスコープ®，Airtraq™，King Vision®などの有用な器具があり，挿管困難が予想される場合には，躊躇なく選択できて使用できるように，器具の特性を理解して，挿管技術を習得する必要がある．

また，経口挿管で気管チューブの彎曲を強める必要がある場合は，スタイレットを併用することも有用であるが，スタイレット使用時には挿入時に気管粘膜を損傷しないように先端はチューブ先端から出さないように注意する．スタイレット型の挿管用器具には，スタイレット

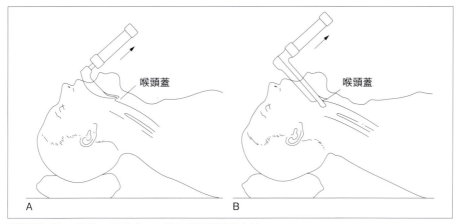

図5-Ⅷ-11 曲型,直型ブレードの喉頭展開の方法
声門開口部の露出に必要な直視下喉頭展開での喉頭鏡ブレードの正しい位置.A:曲型ブレードでは先端を,舌根と喉頭蓋の咽頭側表面の間(つまり喉頭蓋谷)に進める.B:直型ブレード(Jackson-Wisconsin型またはMiller型)では先端を,喉頭蓋の喉頭側表面よりも奥まで進める.ブレードの型に関係なく,喉頭鏡ハンドルを軸の方向に沿って前上方(矢印)に動かし,喉頭蓋を持ち上げて声門開口部を露出させる.

スコープやトラキライトなどが有用で,さらに,先に挿入しておいた器具をガイドに気管チューブを喉頭蓋の下面に沿って挿管する方法もある.

また,再挿管などでチューブエクスチェンジャーを用いる場合にも,操作法をよく理解して気管粘膜の損傷を避ける必要がある.

②**ファイバースコープ**(図5-Ⅷ-14参照)

著しい開口障害や頸部後屈制限がある症例や,換気困難も予想される意識下気管挿管が必要な症例,ビデオ喉頭鏡でも気管挿管が困難な症例では,挿管用のファイバースコープを用いた挿管操作を行う.経口・経鼻の両方で可能であるが,解剖学的特徴から経鼻挿管のほうが容易に行える場合が多い.換気が可能であると判断できる場合には,麻酔導入後に調節呼吸下でファイバースコープによる挿管を行う.

小児などでは,短時間のファイバースコープの操作の間の呼吸停止による無呼吸でも,低酸素血症のリスクがあるので,ファイバー挿管用の専用フェイスマスクを用いることも効果的である.

(6)**気管挿管に関連する器具**
①**人工鼻**

酸素および空気は乾燥しているため,人工呼吸の際には気管チューブに保湿と保温の目的で人工鼻とよばれる器具を装着する.患者自身の呼気中の湿度により吸入気を加湿することが可能で,さらにバクテリアフィルターにより感染対策にもなる.保湿能力の限界から,長時間におよぶ人工呼吸管理の場合は定期的に人工鼻を交換する必要がある.さらに呼気ガスのサンプリングポートがある人工鼻はカプノグラフに接続可能である.

5)気管挿管の基本的手技の流れ
①**経口挿管の方法**(図5-Ⅷ-11)

a. 患者の頭部を挙上し,sniffing positionとよばれる体位をとらせる.

b. 十分な酸素化を行う.

c. できるだけ大きく開口させ,頭部後屈の体位で喉頭鏡を右口角から舌を左に排除しながら挿入し,先端を喉頭蓋谷に進めて,喉頭鏡を前上方に引き上げると声門を直視できる(図5-Ⅷ-3).

ビデオ喉頭鏡を使用する場合は,器具が挿

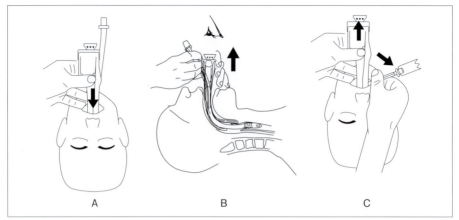

図5-Ⅷ-12 ビデオ喉頭鏡（Airtraq™）による気管挿管
A：ビデオ喉頭鏡（Airtraq™）を口腔内に挿入．B：適正サイズの気管チューブを器具に沿って声門に挿入．C：気管挿管後に口角に寄せて固定．

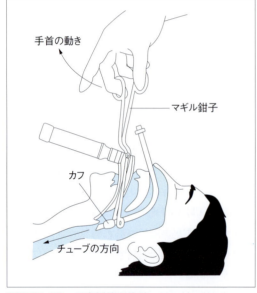

図5-Ⅷ-13 経鼻挿管の方法
喉頭鏡で声門を直視下に確認し，マギル鉗子で気管チューブを把持して気管内に誘導する．カフを把持しないこと．
（土肥編，2006[18]）

入できる最低限の開口量があれば，頭部後屈を行わなくても，声門が間接的に視認できる（図5-Ⅷ-12）．
d. 気管チューブを右口角から斜めに挿入して，声門を直視しながらチューブのカフ末端が声門を1～2cm通過するところまで進める．

その後，カフをふくらませて，麻酔回路に接続する．
e. 呼吸バッグを加圧して，確実な挿管の確認を行った後でチューブを固定する．

②経鼻挿管の方法（図5-Ⅷ-13）
a. 麻酔導入後に，消毒薬を貼付した綿棒を鼻腔に挿入し，経鼻エアウェイで狭窄部位や方向を確認する．血管収縮薬の点鼻投与で出血を予防することも有効である．
b. リドカインゼリーなどの表面麻酔薬や潤滑剤を塗布した気管チューブを鼻腔より挿入し，軟口蓋を通り抜ける深さぐらいまで進める．万が一，チューブが鼻腔を通過しない場合には，気管吸引用のカテーテルなどをガイドにしてチューブを挿入するか，不可能であれば経口挿管後に十分に時間をかけて経鼻挿管に差し替える慎重さも必要である．
c. 開口させて，喉頭鏡で喉頭展開してチューブ先端を確認し，必要であればマギル鉗子を用いて声門へと誘導する．ビデオ喉頭鏡を用いた場合も，鼻腔より挿入した気管チューブをマギル鉗子で誘導して挿管する．

③ファイバースコープによる方法
図5-Ⅷ-14を参照．

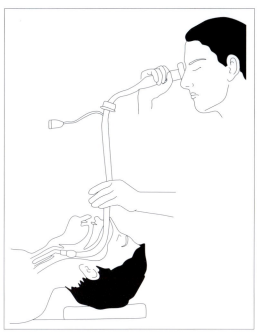

図5-Ⅷ-14　経鼻ファイバー挿管の方法

　吸引ができる挿管用ファイバースコープを用い，小児では気管チューブに適合するサイズを選択する．鼻腔内を消毒し，血管収縮薬の塗布などを行う．また，リドカインゼリーを塗布した細めの経鼻エアウェイを試験的に挿入して方向を確認する．気管チューブにファイバースコープを通しておき，sniffing position下に鼻腔内から挿入する．このとき，自発呼吸下であれば，酸素を投与しながら行う．片方の手でファイバースコープを持ち，反対の手でコントロールバーを操作する．喉頭蓋の下をくぐり抜けると声帯が確認できるので，ファイバースコープをさらに進めて挿管する．

6) 気管挿管の確認

　気管挿管後の最も重篤な合併症は食道挿管であるが，他にも片側の気管支への挿管（片肺挿管），気管チューブの気管壁への密着による閉塞，気管チューブの屈曲，血餅・異物（軟組織）による閉塞などの気管挿管後の異常所見の確実な評価が必要である．

　気管チューブの最も確実な挿管確認は，麻酔科医が自身の肉眼でチューブが声門を通過することを視認することであるが，併用して確認する方法として，両側の呼吸音の聴取，左右の胸郭の動き，呼気終末二酸化炭素分圧（カプノグラム），1回換気量，チューブ内の呼気による結露，呼吸バッグの充満と動きなどである．また，上腹部聴診で呼吸音が聴取できないことを確認を行うことも重要である．胸部エックス線写真によりチューブの位置確認を行う必要も考慮する．

　気管チューブ先端の位置は，気管分岐部より上で，声門から数cm下に位置するのが望ましいが，深く挿入しすぎると分岐部の角度から右気管支に片肺挿管する危険性が高い．特に，小児では気管長自体が短く，気管分岐部の位置が高いため，片肺挿管や事故脱管が起こりやすいので注意する．

　また，いったん適正な気管チューブの位置確認を行った後でも，頭部後屈，頭部前屈などの体位変換によりチューブの位置が変化する危険性が常にあるので，術中の体位変換時にはその都度，換気の確認を行う必要がある．頸部の前屈ではチューブが気管内に深く入りすぎ，逆に後屈では浅くなり事故抜管の危険性がある．気管挿管後の緊張性気胸などの肺合併症のリスクも想定しておく必要があり，また，術前に肺気腫，ブラの診断，無気肺などの肺合併疾患がある場合は，特に慎重な呼吸管理が必要である．

7) 気管挿管の合併症

　開口制限，上下顎の形態異常などにより喉頭展開がむずかしい場合や，不適切な喉頭鏡の使用などにより，口唇，歯，歯周組織を損傷する危険性がある．重症の齲蝕や歯周病による著しい動揺歯がある場合，換気操作中および挿管操作中に歯の脱落の危険性があるので，術前評価から十分に注意して行い，必要であれば歯の固定，抜歯などの処置も考慮する．歯の脱落，破損が起こった場合は，破折片や脱落歯を気管内に落とし込まないように注意し，必ず所在を目視あるいはエックス線写真で確認する．矯正用のブラケットやゴムなども術前に位置を確認しておく必要がある．

　喉頭展開で，軟組織を損傷する危険性もあ

る．ブレード先端による口腔咽頭部粘膜の損傷，経鼻挿管時の鼻出血，鼻咽頭，咽頭後壁・口蓋扁桃への気管チューブの迷入損傷などのリスクもある．また，経鼻挿管に伴う菌血症の発症リスクも報告されており[19]，弁膜疾患など循環系疾患の高リスク患者では，鼻腔内の消毒と心内膜炎の予防も検討すべきである．

不十分な麻酔深度で喉頭展開を行うことで，咳反射，喉頭けいれん，気管支けいれん，嘔吐などの合併症状の危険性がある．喉頭けいれん時には，酸素投与下で確実に気道確保を行い，持続的なバッグによる咽頭部への加圧で対処治療を行うが，重篤な場合は筋弛緩薬の投与が有効となることもある．胃切除の既往がある患者では，通常よりも禁食時間を長くして嘔吐を予防し，輪状軟骨圧迫を併用して麻酔導入および挿管操作を行う場合もある．

喉頭展開時には，換気は中断しているので，適切な時間内に挿管操作を完了できない場合は，低酸素血症と高二酸化炭素血症の危険性が高まる．特に肥満患者や乳幼児，さらに呼吸機能障害を有する患者では，無呼吸に耐えられる時間が短いので，適切な挿管用器具の選択と挿管前の十分な酸素化をしっかりと行い，迅速な喉頭展開，挿管操作を行うべきである．

さらに，喉頭展開や挿管操作は，十分な麻酔深度にあっても生体にとっては大きな侵襲になることがあり，血圧上昇，頻脈，不整脈が出現しやすい．また，喉頭付近の迷走神経枝を介して迷走神経反射が起こり，小児では特に，徐脈を伴う血圧低下が起こる危険性も高い．

気管挿管時に起こりうる頻度の高い合併症の危険性は，術前に患者に十分説明し，理解と同意を得たうえで慎重に行う．万が一，合併症を発症した場合には，インシデントレポートなどで報告・記録する必要がある．

5. DAM（difficult airway management, 気道確保困難管理）

気道確保の失敗は，麻酔管理による心停止の主要な原因の1つであり，これらの予後は非常に悪い．Difficult airwayは「トレーニングを受けた麻酔科医がマスク換気あるいは気管挿管のいずれか，またはその両方が困難なもの」と定義される[1]．すなわち，difficult airwayとはただ単に気管挿管が困難であることではなく，マスク換気が難しいものも含まれることに注目すべきである．マスク換気が難しいものが5%[2]，マスク換気ができないものが0.15%[3]，気管挿管が難しいものが5.8%[4]，マスク換気かつ気管挿管も不可であるCVCI（cannot ventilate-cannot intubate）が0.003%[5]で起こるとされる．

歯科・口腔外科手術は，口腔内の腫瘍，顎顔面の奇形や変形，過去の手術による顎顔面や頸部の瘢痕や拘縮など，マスク換気や気管挿管が困難となる疾患あるいは状態を有する患者をしばしば対象とする．そのため，difficult airwayの予想ならびにその管理に精通しておく必要がある．Difficult airwayに遭遇したときの実際の気道確保のテクニックや処置の進め方は，個々の麻酔科医の経験や利用できる器具など，そのときの状況に依存する部分が大きいため，ここではdifficult airwayの予想に多くを割きたい．

1) difficult airwayの予想

これまで，気管挿管困難の予想に注意が注がれてきたが，マスク換気さえ行えていれば，最悪の事態は避けることができる．また，もしマスク換気も不可能であっても，声門上器具を挿入することができれば酸素化が維持され，重篤な偶発症を防ぐことができる．このような観点から，術前の気道診察では気管挿管困難だけでなく，マスク換気困難，声門上器具挿入困難，輪状甲状間膜からのdifficult airwayをそれぞれ予想する．

表5-Ⅷ-1　マスク換気困難のリスク因子

1. 年齢55歳以上
2. 肥満（BMI＞26）
3. いびき
4. 無歯顎
5. ひげ

(Langeron et al, 2000[2])

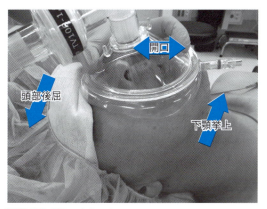

図5-Ⅷ-15　triple airway maneuvers
頭部後屈し，下顎を前方移動（下顎挙上）させ，完全に口が閉じないようにする（開口）．

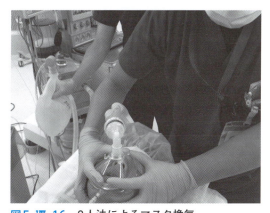

図5-Ⅷ-16　2人法によるマスク換気
1人が両手でtriple airway maneuversでマスクを保持し，もう1人がバッグで換気する．

(1) マスク換気困難の予想

Langeronら[2]はマスク換気困難の5つのリスク因子（表5-Ⅷ-1）を特定し，これらのリスク因子が2つ以上あるとマスク換気困難の可能性が高いとしている．また，マスク換気困難があると気管挿管が難しかったり，できないリスクが高くなることも示しており，マスク換気困難のリスク因子は気管挿管困難と気管挿管不可能のリスク因子であることも示唆されている．単独のマスク換気困難のリスク因子しかなくても，麻酔導入の際はいつでも2人法によるtriple airway maneuvers（頭部後屈，下顎挙上，開口：図5-Ⅷ-15，16）が行えるようにしておく．マスク換気が困難である可能性が高いと予測され，開口障害，顎関節の可動域や頭部の後屈制限などtriple airway maneuversが制限されると，マスク換気が行えない状況，いわゆるCV（cannot ventilate）になりうる．

(2) 気管挿管困難の予想

喉頭鏡による喉頭展開は，声門と術者の目を結ぶ線上に舌などの障害物があると難しくなるというIsono[6]のobstacle理論が一般的になりつつある．このobstacle理論から考えると，喉頭鏡を操作し，声門と術者の目を結ぶ線から障害物を排除できれば声門が確認できるはずである．巨舌や小顎，顎下部や頸部の組織の拘縮は，障害物を排除できなくなる典型的な因子である．

喉頭鏡による挿管困難予想のための評価項目を表5-Ⅷ-2[1]に示す．これらの評価項目の個々の感度は低いが，複数の指標で陽性である場合は挿管困難の可能性が高くなる[4]．複数の指標で陽性である場合は喉頭鏡による挿管困難と考え，ビデオ喉頭鏡や気管支ファイバーを準備する．

現在，エアウェイスコープ®やMcGRATH™ MACなど数多くのビデオ喉頭鏡が臨床使用されている．これまで喉頭鏡による喉頭展開が難しかった症例でも，ビデオ喉頭鏡の使用で容易に気管挿管できる症例も少なくない．ただし，ブレードが入らないほどの開口障害がある場合などはこれらが使用できないこともある．また，声門ははっきりと確認できるがチューブを気管に誘導することができないことなど，ビデオ喉頭鏡ならではの問題もある．使用するビデオ喉頭鏡の特徴を十分知っておく必要がある．

表5-Ⅷ-2　喉頭鏡による挿管困難予想のための指標

評価項目	所見
上顎切歯の長さ	相対的に長い
閉口時の上下切歯の位置関係	オーバーバイト
下顎前突時の上下切歯の位置関係	下顎切歯を上顎切歯より前にすることができない
切歯間距離	3 cm未満
口蓋垂の具合	座位で舌を突出させても口蓋垂がみえない（Mallampati ClassⅢ以上）
口蓋の形状	高口蓋，狭い
下顎の状態	腫瘍がある，硬い，弾性に乏しい
甲状オトガイ間距離	3横指未満
首の長さ	短い
首の太さ	太い
首の可動性	下顎を前胸部につけることができない，後屈できない

(Apfelbaum et al, 2013[1])

(3) 声門上器具挿入困難の予想

前述の通り，声門上器具はCVCIにおいて"レスキュー"となる．ただし，声門上器具の挿入自体が困難になる因子も存在する．そのため，緊急時に声門上器具による"レスキュー"が行えるかどうか，通常の診察においても評価しておく必要がある．開口制限，肥満，男性などが声門上器具挿入困難のリスク因子として考えられている[7-9]．

歯科麻酔領域では，経鼻挿管が要求されることが多く，一般的に声門上器具を用いる気道管理をすることは少ない．しかし，日常的にその取り扱いに慣れていなければ，緊急時に声門上器具を"レスキュー"として使用することは難しい．日常臨床において，機会があれば積極的に使用し，トレーニングしておくべきである．

(4) 輪状甲状間膜からのdifficult airwayの予想

輪状甲状間膜からの気道確保は，現実的に麻酔科医が行いうる気道確保法の最後の砦である．甲状軟骨と輪状軟骨の間に位置する輪状甲状間膜（図5-Ⅷ-17）を穿刺あるいは切開し，気管にアプローチする．男性では比較的容易に輪状甲状間膜の位置を確認することができるが，女性や肥満，頸部腫瘍や膿瘍，頭部後屈障害が

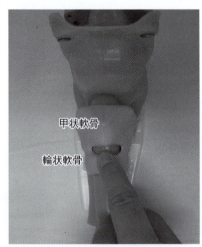

図5-Ⅷ-17　輪状甲状間膜の位置
甲状軟骨と輪状軟骨の間に位置する．

あると輪状甲状間膜の位置の確認が難しく，輪状甲状間膜からの気道確保が困難になる[9]．

その他，上記以外にも，過去の麻酔記録から得られる気道確保の情報は非常に参考となるので，可能な限りそれらの情報を取り寄せる．

2) DAMの備え

術前にdifficult airwayが予想された場合と予期せぬdifficult airwayに遭遇した場合の双方に対応できるように，difficult airwayに用い

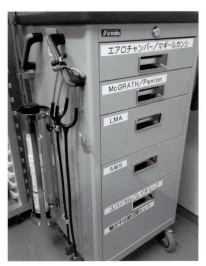

図5-Ⅷ-18　DAM専用のポータブル・ユニットの例

表5-Ⅷ-3　ポータブル・ユニットに準備が推奨される器具と物品

喉頭鏡	：各種ブレード，各サイズ
ビデオ喉頭鏡	
気管チューブ	：各サイズ
気管チューブガイド	：スタイレット，チューブエクスチェンジャー，鉗子など
声門上器具	：ラリンジアルマスクなど各サイズ
気管支ファイバー	
外科的気道確保キット	
CO_2検知器	
経口エアウェイ	
経鼻エアウェイ	

(Apfelbaum et al, 2013[1]より改変)

る器具をまとめておく．運搬しやすいようにポータブル・ユニット（DAMカート）にまとめ（図5-Ⅷ-18），配置場所を周知しておく．過去に使用したものが補充されないまま，緊急時に使用できないことがあるので，管理者を決め，定期的なカート内の整理と物品の確認を行う．

ポータブル・ユニットに準備が推奨される器具と物品を表5-Ⅷ-3[1]に示す．施設で準備されている器具や物品を把握し，その取り扱いをトレーニングしておく必要がある．

3）DAMのストラテジー

(1) 前酸素化 preoxygenation

麻酔導入前に酸素を投与し，体内に酸素を貯留させて，無呼吸に耐えうる時間を延長させる[10]．一般的に，麻酔導入前に100％酸素を3分以上投与する．予期せぬdifficult airwayに備えて，前酸素化は基本的にすべての症例に行われることが望ましい[11]．前酸素化時の頭位挙上や持続的気道陽圧，呼気終末陽圧はその効果を高める可能性がある[10]．

(2) 意識下挿管

意識下では上気道開存性と上気道防御反射，自発呼吸が維持される．そのため，マスク換気困難が予想される場合，誤嚥のリスクがある場合には意識下挿管が選択される[11]．意識下挿管を行う際に，患者の苦痛軽減を目的にしばしば鎮静薬や麻薬性鎮痛薬が投与されるが，これらの投与は正常な気道開存性や換気が失われることに注意すべきである．特に，蜂窩織炎や腫瘍などで気道狭窄が認められる症例では，鎮静薬や麻薬性鎮痛薬の投与は慎むべきであり，完全覚醒下での意識下挿管あるいは気管切開が望ましい．

(3) 気道管理ガイドライン

麻酔導入後に気道確保困難と診断された場合，各種団体より発表されている気道管理ガイドラインに沿って処置を進める．それぞれのガイドラインの利点・欠点を考慮し，そのときの状況にフィットするものを選択すべきである．

気道管理に関するガイドラインとして最も古いものは，1992年に発表されたAmerican Society of Anesthesiologists (ASA)のガイドラインである[12]．ASAガイドラインは，その後にevidence based medicineを取り入れて2度の改訂がなされている[1,13]．本ガイドラインは，術前評価の重要性を示し，マスク換気困難，挿管困難に遭遇した際の具体的な代替案をフローチャートで明記した点で非常に画期的であった

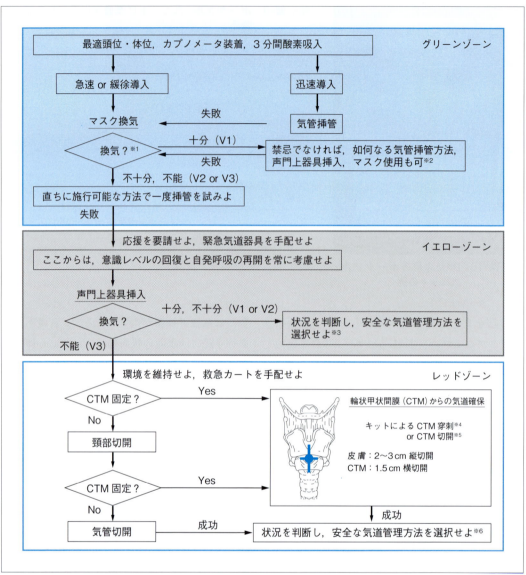

図5-Ⅷ-19 JSA気道管理ガイドライン
CTM：cricothyroid membrane（輪状甲状間膜）
※1：「JSA気道管理ガイドライン」に示されている「マスク換気を改善させる手段」によりマスク換気を改善するよう試みる．
※2：同一施行者による操作あるいは同一器具を用いた操作を，特に直視型喉頭鏡またはビデオ喉頭鏡で3回以上繰り返すことは避けるべきである．迅速導入においては誤嚥リスクを考慮する．
※3：(1)意識と自発呼吸を回復させる，(2)ファイバースコープの援助あるいはなしで声門上器具を通しての挿管，(3)声門上器具のサイズやタイプの変更，(4)外科的気道確保，(5)その他の適切な方法などの戦略が考えられる．
※4：大口径の静脈留置針による穿刺や緊急ジェット換気は避けるべきである．
※5：より小口径の気管チューブを挿入する．
※6：(1)意識と自発呼吸を回復させる，(2)気管切開および(3)気管挿管を試みる，などの戦略が考えられる．

(JSA気道管理ガイドライン 2014（日本語訳）[11])

表5-Ⅷ-4 換気状態の3段階分類

分類	V1	V2	V3
換気の状態	正常	正常でない	異常
期待できる1回換気量	5 mL/kg以上	2〜5 mL/kg	2 mL/kg以下
カプノグラムの波形	すべての位相が認められる	第Ⅱ相のみ（第Ⅲ相の欠落）	基線のみ
典型的なカプノグラムの波形	吸気相 Ⅰ相 Ⅱ相 Ⅲ相	吸気相 Ⅰ相 Ⅱ相	吸気相
気道確保の難易度	容易	困難	不可能

(JSA気道管理ガイドライン2014（日本語訳）[11]より改変)

が，フローチャートがやや複雑である．

その他，英国Difficult Airway Society（DAS）のガイドラインも広く知られている．本ガイドラインは2004年[14]に発表され，2015年[15]に改訂版が発表されている．DASガイドラインは，シンプルなフローチャート，酸素化の維持と比較的早い段階から患者を麻酔から覚醒させることを促している点，また抜管時のストラテジーについても具体的な記載があることが大きな特徴である．

これらのガイドラインは気道確保困難症例をどのように管理するかの戦略を立てるうえで非常に有用であるが，複雑であることが多く，気道確保困難症例に特化している．そこで，2014年に日本麻酔科学会からJSA気道管理ガイドライン[11]が発表された．JSA気道管理ガイドラインは，シンプルな構造と気道確保困難症例だけでなく通常のすべての症例に応用できることをコンセプトに作成されている．そのため，通常の麻酔導入後の予期せぬ気道確保困難症例の早期発見と重篤な低酸素血症の防止につながる可能性がある．

JSA気道管理ガイドラインは，グリーンゾーン（安全領域），イエローゾーン（準緊急領域），レッドゾーン（緊急領域）の3つの領域により構成されている（図5-Ⅷ-19）．JSA気道管理ガイドラインでは換気状態を評価することが非常に大きな特徴である．その評価には信頼性と広く普及していることにより，カプノグラムの波形による評価を推奨している．換気の状態はV1（正常），V2（正常でない），V3（異常）の3段階で評価される．換気状態の3段階分類を表5-Ⅷ-4に示す．カプノグラムですべての位相が認められる波形がV1，低換気により第Ⅲ相が欠落している波形がV2，無呼吸あるいは死腔換気量以下の低換気による基線のみの波形がV3と分類される．患者が現在どの領域にいるかを認識し，それぞれの領域で「換気が十分に行えなければ」次の領域に順に移動していく．

Ⅸ 術中管理

1. 麻酔記録（図5-Ⅸ-1）

麻酔中は必ず記録をつけなければならない．記録すれば全身状態の変化にいち早く気づき，症例検討や偶発症発症時の資料となる．

1）方法

近年ではモニタからの情報はオンラインで，投薬内容はキーボードやマウスを用いて入力するシステムも広く使われている．5分間隔で記録すれば直近の測定後に全身状態が変化しても

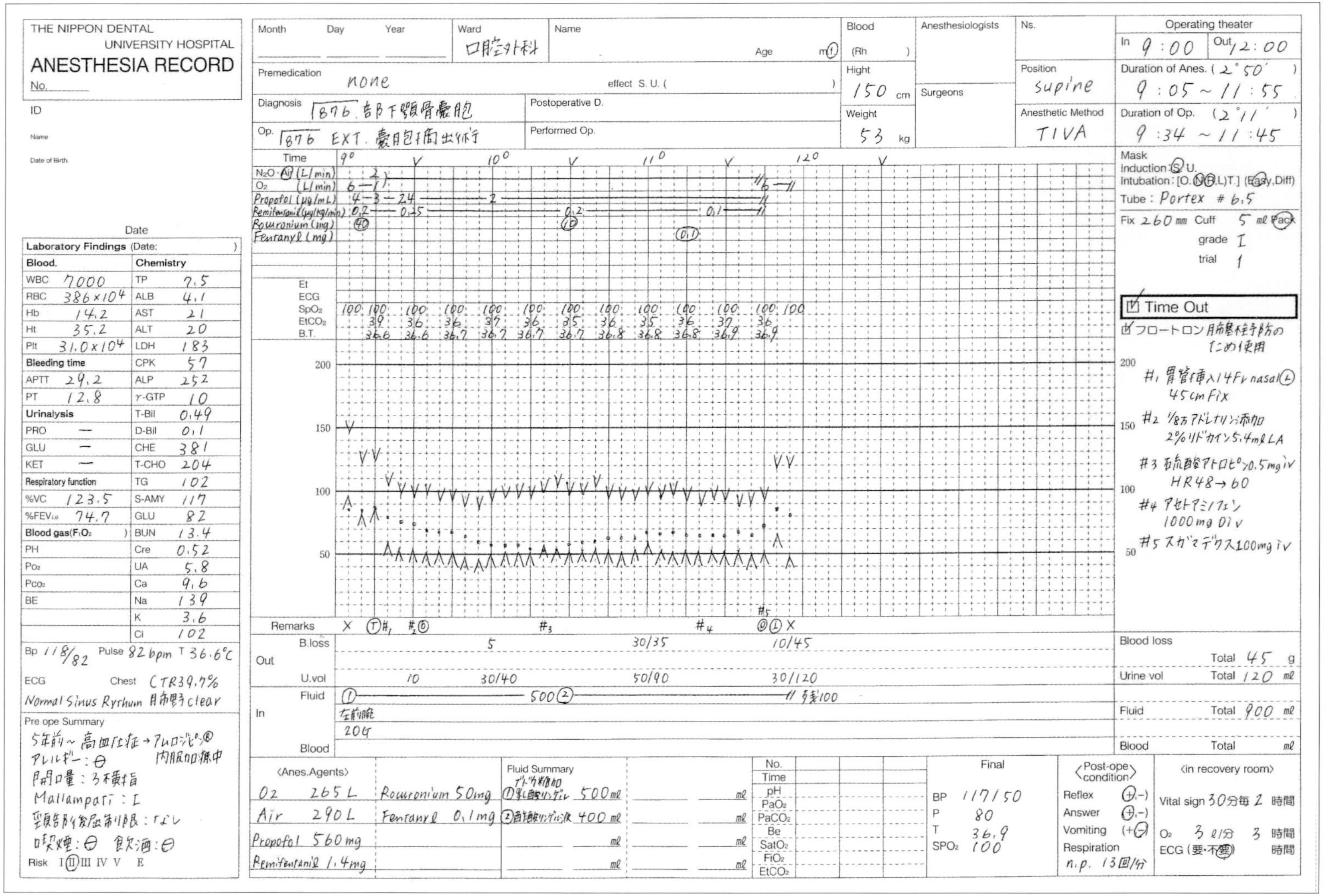

図5-IX-1 麻酔記録用紙（記入例）
術中記録に加えて術前診察の結果も記入しておく．

表5-IX-1　病棟からの申し送り事項

患者情報	氏名，年齢，性別，身長，体重，血液型，アレルギーおよび感染症の有無，病名，予定術式，部位
術前処置	前投薬の内容，浣腸，禁飲食，剃毛
患者状況	前投薬前後のバイタルサイン，不安や緊張の程度
持参品	カルテ，エックス線写真，心電図，各種検査結果，手術同意書，麻酔同意書，輸血同意書，輸血用血液

対応が可能である．

2) 内容

術前診察に麻酔記録用紙を持参し検査結果や理学所見，前投薬などを記入しておく．患者が手術室に入室した後は麻酔手技と生体情報の2種類を記載する．前者には麻酔開始から酸素を含む投与したすべての薬物，静脈路確保の部位と留置針の太さ，輸液および輸血の種類と投与量，気道確保の方法と難易度などが含まれる．後者には5分間隔の血圧と心拍数の他に経皮的動脈血酸素飽和度（Sp_{O_2}），呼気終末二酸化炭素分圧（Et_{CO_2}），体温，尿量，脳波モニタや筋弛緩モニタからの情報などがある．

3) 保存

診療録は歯科医師法で5年間の保存が義務付けられている．麻酔記録は診療録の一部と考えるべきである．

2. 麻酔導入

患者を覚醒状態から麻酔状態に移行させることを麻酔導入という．短時間のうちに意識，呼吸および循環状態，自律神経系などを大きく変化させるため，細心の注意が必要である．患者の状態に合わせていくつかの方法が用いられる．

1) 手術室入室

入室の際には患者の本人確認を行う．続いて病棟からの申し送りを受ける（表5-IX-1）．手術台に移送したら血圧計，パルスオキシメータ，心電図モニタを装着する．

(1) 急速導入

静脈内留置針を用いて手背または前腕に血管を確保する．下肢への静脈路確保は血栓症の原因となるため通常は行わない．開口させて口腔内の状態（動揺歯や開口障害の有無など）を再度確認する．血圧，心拍数，Sp_{O_2}の測定と心電図の記録を行う．100%酸素を数分吸入させた後に（preoxygenetion），プロポフォール（1～2.5 mg/kg）や超短時間作用型バルビツレート（3～5 mg/kg）などの静脈麻酔薬を投与する．意識消失を確認したら用手的に気道確保を行い，100%酸素でフェイスマスクによる人工呼吸を開始する．ついで筋弛緩薬のロクロニウム（0.6～1.0 mg/kg）を投与する．気管挿管は強い刺激を伴うためセボフルランやデスフルランを吸入させたり，レミフェンタニル，フェンタニルなどを併用することが一般的である．十分な筋弛緩が得られたら挿管操作に移る．

(2) 緩徐導入

低濃度の吸入麻酔薬をフェイスマスクから投与し，徐々に濃度を上げていく方法である．通常，亜酸化窒素4 L/分，酸素2 L/分から開始し，セボフルラン濃度を数呼吸ごとに0.5%ずつ上げていく．麻酔薬は肺を経由して血中に移行するので，急速導入法と比べると意識消失に時間を要する．聞き分けのない子どもや精神遅滞患者など意識下では血管確保が困難な症例に用いられる．

また，顔面に変形のある患者ではフェイスマスクの適合が不十分となり，急速導入後の人工呼吸が困難となる．緩徐導入では，フェイスマスクの適合を確認しながらゆっくりと導入を行うため，換気困難となった場合はただちに導入を中止し覚醒させることができる．

(3) その他の導入法

麻酔回路に高濃度の麻酔薬を満たしておき，患者に深呼吸させるVIMA (volatile induction maintenance anesthesia) は，数呼吸で意識が消失するため興奮を避けることができる．さらに，導入量に満たない静脈麻酔薬で患者の意識レベルを低下させておき，吸入麻酔薬で十分な麻酔状態を得るsemi-rapid inductionなど，吸入麻酔薬と静脈麻酔薬それぞれの利点を取り入れた方法も考案されている．

2) 気道確保

生命維持に最も重要なのは呼吸と循環の維持であるが，全身麻酔薬は中枢に作用してこれらを抑制する．そこで呼吸管理のために気道確保を行う．気道のトラブルは時に重大な結果をもたらすため，気道確保困難が予想される場合は日本麻酔科学会気道管理ガイドライン[1]を用いて対応を検討しておく．

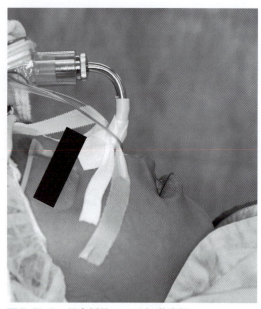

図5-Ⅸ-2　経鼻挿管による気道確保
右鼻腔から気管チューブ，左鼻腔から胃管が挿入されている．

(1) マスクを用いた気道確保

頭部後屈—あご先挙上法や下顎挙上法にフェイスマスクや鼻マスクを併用する方法である．術野が口腔内である歯科，口腔外科領域ではほとんど用いられない．

(2) エアウェイを用いた気道確保

経鼻あるいは経口エアウェイにフェイスマスクや鼻マスクを併用する方法である．やはり歯科，口腔外科領域ではほとんど用いられない．

(3) 声門上器具を用いた気道確保

声門を覆うようにして気道を確保する器具を用いた方法である．筋弛緩薬を必要とせず，自発呼吸下で麻酔管理が行えるため気管挿管に比べて侵襲度が小さい．術野との兼ね合いで，らせん入りラリンジアルマスクが用いられることが多い．欧米では歯科，口腔外科領域においても広く用いられているが，わが国では誤嚥の可能性が否定できないとして一般的でない．

(4) 気管チューブを用いた気道確保（図5-Ⅸ-2）

経鼻あるいは経口的に気管チューブを挿入する方法である．最も確実な気道確保方法であるが，挿入に際しては麻酔薬を十分に投与し筋弛緩薬を併用して自発呼吸を停止させる．事前に挿管の難易度を予測するためにMallampati分類，オトガイ-甲状切痕距離，オトガイ-胸骨切痕距離など数々の指標が考案されているが決定的なものはない．歯科，口腔外科領域では経鼻挿管が多く行われる．

(5) アクリルボックスを用いた気管挿管[2,3]

新型コロナウイルス感染症（COVID-19）をはじめとする新たな感染症は医療界に大きな影響を及ぼしており，麻酔科領域では，呼吸器感染症患者に対する気管挿管時のエアロゾル対策が問題となっている．そこで患者の頭部を覆うアクリル性の透明ボックスの使用が始まっている．麻酔担当医は両側の穴から手を入れて挿管操作を行うが，緊急時の対応などに課題が残っている．

3. 麻酔の維持

侵害刺激は交感神経系を賦活し異化作用を亢進させるため，術中は鎮痛や鎮静状態を維持し

表5-IX-2　全身麻酔中のモニタリング項目

1. 呼吸系
   ①バッグや胸郭の動き
   ②1回換気量
   ③呼吸数
   ④気道内圧
   ⑤呼吸音
   ⑥吸気酸素濃度
   ⑦経皮的動脈血酸素飽和度（Sp_{O_2}）
   ⑧呼気二酸化炭素分圧曲線の形態と呼気終末二酸化炭素分圧（Et_{CO_2}）
   ⑨血液ガス
2. 循環系
   ①心音，②心拍数，③動脈圧（非観血的，観血的），
   ④心電図，⑤中心静脈圧，⑥心拍出量，⑦肺動脈圧
3. 代謝系
   ①体温，②血糖，尿糖，尿ケトン，③酸塩基平衡
4. 中枢神経系
   ①脳波，②Bispectral index
5. その他のモニタリング項目
   ①麻酔ガス濃度，②尿量，③筋弛緩効果，④カフ内圧

（一戸, 2003[4]）

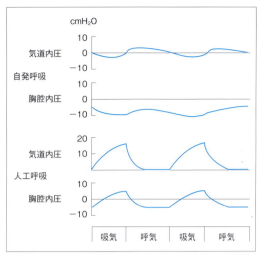

図5-IX-3　気道内圧と胸腔内圧
　上段：自発呼吸，下段：人工呼吸（従量式による間欠的陽圧換気）．

生体を守る必要がある．一方，麻酔のレベルが深くなれば呼吸と循環が強く抑制され，細胞に供給される酸素とブドウ糖が不足する．そこで麻酔中は鎮痛や鎮静を適度に調節し，呼吸，循環，代謝を行う組織が正常に機能するように管理しなければならない．これを麻酔の維持という．具体的には，人工呼吸下に酸素を投与し，電解質やブドウ糖を含む輸液を行い，亜酸化窒素，セボフルラン，デスフルランといった吸入麻酔薬を投与したり，鎮痛はオピオイド，鎮静は吸入麻酔薬や静脈麻酔薬で調節する麻酔法が広く行われている（図5-IX-1）．安全な麻酔維持のためには，呼吸，循環に加えて代謝や内分泌の知識が必要となる．

1）術中監視すべき項目

全身麻酔下の生体ではホメオスタシスの維持が十分に行えず，侵害刺激に抵抗することができない．また，手術内容によっては筋弛緩薬の投与など，人為的に正常な機能を抑制することもある．そのため全身状態をモニタし（表5-IX-2），異常があれば速やかに適切な対応をとらなければならない．

(1) 呼吸系

換気モニタと酸素化モニタに大別される．前者はEt_{CO_2}，後者ではSp_{O_2}の測定が代表である．その他，気道内圧や呼吸数，麻酔回路内の酸素濃度などを測定する．

(2) 循環系

非観血的の動脈圧と心電図の測定が一般的である．心機能が低下していたり，侵襲度の高い手術を行う場合は観血的動脈圧や中心静脈圧の測定を追加する．

(3) 代謝系

体温，血糖，酸塩基平衡などを評価し，異化および同化作用がスムーズに行われているか監視する．

(4) 中枢神経系

BISモニタなどの脳波モニタによって鎮静レベルを客観的に把握し，手術侵襲に応じて麻酔薬投与を行う．

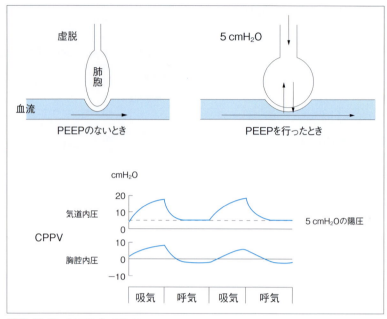

図5-Ⅸ-4　PEEPとCPPV

(5) その他

筋弛緩効果を判定するためのモニタを行う．

2) 呼吸管理（図5-Ⅸ-3）

呼吸の基準値はSp_{O_2} 97〜98%以上，$E_{T_{CO_2}}$ 40 mmHg程度であり，麻酔中もこれに準じた呼吸状態を保つ．自発呼吸を残す管理法も用いられるが，麻酔薬は呼吸中枢を抑制し，体位や手術操作によって換気が制限され，さらに歯科口腔外科領域の処置では気道と術野が重なることから，気管挿管と人工呼吸による呼吸管理が適している．術中の呼吸音の異常は，気道分泌物の貯留や末梢気道の狭窄，あるいは呼吸回路の不具合を示唆する．

(1) 補助呼吸

患者の自発呼吸を温存し，不足分を補助する呼吸管理法である．麻酔薬やオピオイドは呼吸中枢を抑制するため，術中の呼吸管理を自発呼吸に任せると高二酸化炭素血症や低酸素血症をきたす．そこで，自発呼吸に合わせて呼吸バッグを加圧し換気量を増大させる．呼吸の大きさや回数が中枢の抑制程度を，呼吸バッグの抵抗が気道の状態を示すなど，患者情報を迅速に把握できる．

(2) 調節呼吸

自発呼吸を停止させ，用手的あるいは人工呼吸器を用いて呼吸管理を行う方法である．吸気時の気道内圧が陽圧となる点が自発呼吸との大きな違いである．成人の場合，気道に1回換気量10 mL/kg，呼吸回数10回/分程度のガスを間欠的に送り込む［間欠的陽圧換気 intermittent positive pressure ventilation（IPPV）］従量式換気（VCV），または従圧式換気（PCV）のいずれかの方法が用いられる．

①VCV

1回換気量，吸気流量（または吸気時間），吸気流量パターンを設定する．換気量が保たれることが利点であり，自発呼吸出現時などでは気道内圧が異常に上昇することが欠点である．

②PCV

吸気時に一定の気道内圧を保つように吸気圧と吸気時間を設定する．肺損傷を防ぐことが利点であり，換気量が保証されないことが欠点である．

(3) 特殊な呼吸管理法
①呼気終末陽圧 positive end-expiratory pressure (PEEP)（図5-Ⅸ-4）

呼気の最後に5〜10 cmH$_2$O程度の陽圧を加える換気法で，虚脱した肺胞が広がり酸素化が改善される．無気肺など肺シャントが増加している場合に有効である．調節呼吸と組み合わせることをCPPV (continuous positive pressure ventilation)，自発呼吸下にPEEPを付与することをCPAP (continuous positive airway pressure) とよぶ．

②高頻度換気 high frequency ventilation (HFV)

60回/分以上の高頻度で人工呼吸を行う方法で，1回換気量をきわめて小さくできる．気道内圧の上昇を防ぎたいときや十分な気道確保が行えない場合などに用いられる．

③肺保護換気

肺に病変がある患者や侵襲が大きい手術では，術後の肺合併症を予防するために，1回換気量を制限し，気道内圧を30 cmH$_2$O以下に保ち，それらの結果生じる高二酸化炭素血症を許容し，PEEPや十分な気道内圧を一定時間付与する肺リクルートメント手技を併用する．これらの手技を用いた換気方法を肺保護換気とよぶ．

(4) 加湿と細菌除去

麻酔で用いられるガスは湿度0％である．気管挿管下でこれらを投与すると気道末梢部が気管チューブを通った乾燥ガスに曝され，喀痰が固形化して除去困難となったり，気化熱が奪われて体温低下を生じる．また，麻酔器内の呼吸回路は滅菌不可能であり交差感染の可能性も否定できない．以上の理由で，細菌除去フィルター付き人工鼻が使用されるようになった．本フィルターは細菌の気道内への侵入を防ぎ，呼気中の水分を補足して吸気に加えることができる．

3) 循環管理

循環管理の目的は組織への酸素供給の維持にある．特に，脳の酸素欠乏を防ぐことは麻酔管理における最も重要な目標である．酸素供給は血流量に依存し，血流量は心拍出量と血管抵抗によって決定されるが，これらの測定は容易ではない．そこで血圧から血流量を予測し，組織への酸素供給を推測する．重要臓器は血圧変動に対して一定の血流を保つ自動調節能auto regulationを備えており，脳では平均血圧60〜150 mmHgの間で血流が一定となるため（図6-Ⅲ-2参照），術中の血圧もこの範囲を保つように調節する．通常は，聴診法あるいはオシロメトリック法を用いた非観血的方法で測定する．動脈内に挿入したカテーテルを介して直接内圧を測定する観血的測定法は，ASA（米国麻酔科学会）のPS分類classⅢ（表5-Ⅲ-10参照）以上のハイリスク症例，大量出血が予想される症例，頻回の採血が必要な症例などで用いられる．血圧が高いと循環器にかかる負担が大きくなり出血量も増加する．反対に血圧が低いと臓器虚血が生じる．そこで，一般的には術中血圧を術前値±20％程度に保つとよい．

血圧低下時には麻酔薬の投与量を減らし，輸液，輸血，昇圧薬を投与する．反対に血圧が上昇した場合は十分な鎮静，鎮痛が得られるように麻酔薬の投与量を増やし，必要に応じて降圧薬を利用する．また心機能は第Ⅱ誘導，あるいはCS$_5$誘導を用いた心電図測定から推定する．これらの誘導では基本的な波形の認識が容易で，ST変化も確認しやすい．また，心拍数も心電図波形から算出される．

4) その他の管理
(1) 体温

全身麻酔中の患者は，裸で長時間にわたって乾燥ガスの吸入や冷たい輸液製剤の投与を受ける．また麻酔薬は代謝を抑制し熱産生を低下させる．したがって，麻酔中の体温は低下傾向を示す．そこで直腸温や膀胱温などの深部体温を

表5-IX-3 低血圧麻酔に用いる薬物

分類	薬物名	作用機序	投与量
硝酸製剤	ニトログリセリン	血管拡張	0.5～5 μg/kg/分で持続静脈注射
	ニトロプルシド	血管拡張	0.5～3 μg/kg/分で持続静脈注射
プロスタグランジンE$_1$	アルプロスタジル	血管拡張	0.05～0.2 μg/kg/分で持続静脈注射

モニタし，加温ブランケットなどで35～37℃に保つ．循環血液量が不足して末梢血管が収縮すると，腋下や前額部で測定した体表温と深部体温の差が大きくなる．

(2) 尿量

一般的に麻酔時間が1時間を超える場合は，膀胱へのカテーテル挿入が行われる．術前の腎機能が正常であれば尿量は循環血液量や血圧に左右されるので，これらを調節して0.5～1.0 mL/kg/時以上を保つ．

(3) 酸塩基平衡

代謝の結果，生体内では常にH$^+$が生成されているが，緩衝系の働きや肺と腎による調節によって血液のpHは一定の範囲に保たれている．大量出血や体温上昇など生体の恒常性が障害されている場合は血液ガス分析を行い，pH＝7.4±0.05となるように電解質や呼吸数を調節する．

5) 特殊な管理法

(1) 低血圧麻酔

手術中の出血量を減少させるため，人為的に血圧を低下させる麻酔法をいう．過度の降圧は重要臓器の虚血をきたすので，自動調節能の下限を超えないように注意する．特に高血圧患者では調節域が上方へシフトしているので，健康人と同程度まで降圧させることは避ける．硝酸製剤やプロスタグランジンE$_1$のような血管拡張薬を用いる方法が一般的であるが(表5-IX-3)，いずれの薬物を用いた場合でも目標値まで緩徐に投与すること，また止血確認時には復圧させておくことが基本である．循環血液量が不足していると血管拡張によって容易に臓器虚血が生じるので，十分な輸液を行っておく．

(2) 低流量麻酔

健康人の安静時酸素摂取量は約250 mL/分なので生体が消費する酸素と体内に取り込まれる麻酔薬を測定し，それに見合う量のガスを正確に供給すれば流量は数100 mL/分程度に収まる．このような麻酔方法を低流量麻酔という．実際にはガス流量を1～1.5 L/分とし一部を回路外に排気する方法が用いられることが多い．

4. 麻酔の覚醒

麻酔状態を中止し意識を回復させることを麻酔の覚醒という．導入と同様，短時間のうちに全身状態が大きく変化するため，偶発症が起こりやすい．

1) 麻酔薬投与の中止

麻酔薬の投与を中止し100％酸素で換気を行う．吸入麻酔薬で維持していれば呼気によって麻酔薬が洗い出される．静脈麻酔薬では代謝，排泄は薬物固有の性質なので，意識回復までの時間は投与中止からの時間に左右される．

2) 吸引および覚醒状態の把握

呼名に対する反応，筋弛緩の回復，バイタルサインなどから覚醒状態を判断する．気管内および口腔内を十分に吸引し，気管チューブ抜去(抜管)後の誤嚥予防に努める．

3) 抜管

バイタルサインが正常で，意識，反射，筋力が回復すれば気道確保の必要はないので抜管する(表5-IX-4)．抜管後しばらくの間は，術後出血，舌根沈下，気道浮腫などが生じやすいため，回復室で酸素投与を行いながら全身状態を

表5-IX-4 抜管の基準

意識	呼びかけに応じ，開眼や手を握るなどの指示に従えること
循環系	血圧，心拍数，心電図が正常であること
呼吸系	1回換気量，呼吸数が十分にあること．抜管後に気道閉塞を起こす恐れのないこと

(丹羽，2010[5])より改変)

表5-IX-5 気道閉塞の原因と対応

原　因	対　応
舌根沈下	気道確保
分泌物	吸引
出血	吸引
気管チューブの閉塞	チューブの交換
気管チューブの屈曲	チューブ位置の調整
気管チューブの位置異常	チューブ位置の調整

監視する．

5. 術中偶発症の予防・対処

静脈路確保や気管挿管に気を取られがちであるが，手術中にも多くの偶発症が起こりうる．ここでは遭遇する頻度の高いものについて述べる．

1) 呼吸系偶発症

(1) 気道閉塞

術中にしばしば遭遇する偶発症である（表5-IX-5）．気管挿管下でもチューブトラブルによって生じることがある（第7章I参照）．低酸素血症および高二酸化炭素血症を呈する．原因を検索し除去する．

(2) 喉頭けいれん

声帯が閉鎖し換気ができなくなった状態であり，浅麻酔時に声帯に刺激が加わると反射的に生じる．低酸素血症および高二酸化炭素血症を呈する．麻酔薬や筋弛緩薬の投与を行う．

(3) 気管支けいれん

全身麻酔中の喘息発作であり，その本態は気管支平滑筋の収縮による気道狭窄である．術中の喘息発作の他，気道に強い機械的刺激が加わったり，ヒスタミン遊離作用をもつ薬物の投与によって生じる．気道内圧が上昇し，肺野では喘鳴が聴取される．低酸素血症および高二酸化炭素血症を呈する．吸入麻酔薬やβ_2刺激（作動）薬などの気管支拡張作用を有する薬物の投与を行う．

(4) 肺水腫

毛細血管中の水分が肺胞内へ漏出した状態である．心不全，脳卒中の他，一度つぶれた肺が再拡張した場合（再拡張性肺水腫），肺胞内に強い陰圧が生じた場合（陰圧性肺水腫）などでも生じる．ガス交換が障害され低酸素血症をきたす．PEEPを付加した人工呼吸や利尿薬投与などを行う．

(5) 気胸

胸腔内に空気が流入した状態である．麻酔中は肺内のブラとよばれる気腫性病変が破綻することで生じることが多いが，医原性に発症することもある．低酸素血症，高二酸化炭素血症，血圧低下，頻脈などを呈する．漏出部位にチェックバルブ機構が働き胸腔内圧が極端に上昇する緊張性気胸になれば，胸腔ドレーンを緊急に挿入する．

2) 循環系偶発症

(1) 血圧低下

安静時血圧から30％以上降圧した状態をいう．出血，反射，心不全など原因は多岐にわたる（表5-IX-6）．輸液や輸血，血管収縮薬やカテコラミンの投与など原因に応じた対応を行う．

(2) 血圧上昇

安静時血圧から30％以上昇圧した状態をいう．鎮痛や鎮静の不足，低酸素血症や高二酸化炭素血症で生じる．手術侵襲に応じた鎮痛，鎮静レベルを保ち，換気状態を適正化する．

(3) 不整脈

頻脈（100回/分以上），徐脈（50回/分以下）の他，種々のリズム不整をいう．処置の必要がな

IX 術中管理　283

表5-IX-6 血圧低下の原因と対応

原因	対応
脱水	輸液
出血	輸液・輸血
深麻酔	麻酔薬の投与中止
神経反射	手術操作の中断
アナフィラキシー	アドレナリン投与
心不全	カテコラミン投与
不整脈	原因の除去・抗不整脈薬投与
過度の気道内圧上昇	1回換気量減少
体位変換	輸液・昇圧薬投与

表5-IX-7 Vaughan Williams分類

分類		作用機序		薬物名
I	Ia	Na^+チャネル遮断	活動電位持続時間延長	キニジン，プロカインアミド，ジソピラミド
	Ib		活動電位持続時間短縮	リドカイン，メキシレチン
	Ic		活動電位持続時間不変	フレカイニド，ピルシカイニド
II		β受容体遮断		プロプラノロール，エスモロール，ランジオロール
III		活動電位持続時間延長		アミオダロン，ニフェカラント
IV		Ca^{2+}チャネル遮断		ベラパミル，ジルチアゼム

(白神，2012[6])

いものから致死的なものまで種類も対応もさまざまである．Vaughan Williamsの分類による，主な抗不整脈薬を表5-IX-7に示す．

(4) 心筋虚血

副交感神経反射や呼吸性アルカローシスによる冠動脈のけいれん様収縮（攣縮）などで心筋への酸素供給が減少したり，頻脈によって酸素需要が増加して生じる．硝酸薬やカルシウム拮抗薬などの投与が行われる．

(5) 肺塞栓

血栓，脂肪，空気などが肺動脈を閉塞した状態である．長時間にわたる同一体位での手術，骨折に対する手術，肥満患者，妊婦などで生じやすい．血圧低下，頻脈，ET_{CO_2}低下などをきたすが特徴的な所見に乏しく，発見が困難である．予防策として弾性ストッキングや下肢の間欠式空気マッサージ器の装着，静脈フィルターの留置などが行われる．

3) 代謝系偶発症

(1) 悪性高熱症 (MH)

麻酔中の体温が40℃以上となるか，15分間で0.5℃以上の体温上昇を認めたら本症を疑う．発症頻度は低いが麻酔薬によって発症し，急速に進行する常染色体優性遺伝の疾患である．劇症型では，播種性血管内凝固症候群や腎不全を合併し致死的な転帰をとることも多く，最近の

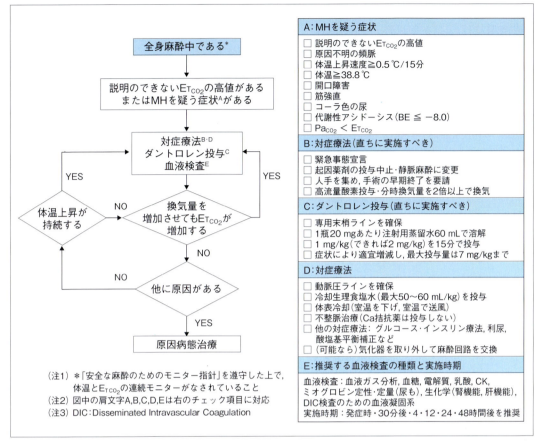

図5-IX-5 悪性高熱症（MH）の治療手順 （日本麻酔科学会, 2016[7]）

死亡率は約15%である．原因は完全には解明されていないが，麻酔薬が本症の素因者に投与されると筋小胞体のカルシウム放出チャネルが異常をきたし，細胞内カルシウム濃度が異常に高まって筋代謝が亢進することで発症すると考えられている．揮発性麻酔薬とスキサメトニウムの併用で発症頻度が高い．

診断と治療については日本麻酔科学会のガイドライン（図5-IX-5）[7]に従う．早期発見，早期治療により体温上昇を抑えることが最も重要であり，筋代謝亢進によって生じるE_{TCO_2}の上昇を認めれば，必ず体温を測定する．

本症を疑った場合，以下のことを行う[7]．

①ただちに揮発性麻酔薬を中止し，100%酸素で過換気にする．

②ダントロレンを初回量1～2 mg/kg投与する．症状の改善が認められない場合には1 mg/kgずつ追加し，総投与量は7 mg/kgまでとする．ダントロレンは筋小胞体からのカルシウム放出を抑制し代謝亢進を正常化させる．

③38℃を目標に強力な全身冷却を行う．38℃以下に冷やすとシバリングを生じ，体温上昇を招く．

④筋崩壊の結果生じる高カリウム血症に対しては，グルコース・インスリン療法（グルコースがインスリンによって細胞内に移行する際にカリウムを伴うことを利用した高カリウム血症の治療法．50%ブドウ糖液500 mLにインスリン100単位を加えた輸液を，カリウム濃度を測定しながら投与する）や$CaCl_2$投与

(2〜5 mg/kg)で対応する．
⑤不整脈にはCa拮抗薬以外の抗不整脈薬を投与し，アシドーシスは重炭酸ナトリウムで補正する．
⑥ミオグロビン排泄による腎不全を予防するために十分な輸液と利尿薬投与を行い，尿量を維持（2 mL/kg/時）する．
⑦発症後の患者や本症の家族歴がある患者には筋生検を行うことが望ましい．家族に全身麻酔経験者がいれば必ず麻酔経過を確認しておく．

本症の素因者であることが疑われた場合は，すべての揮発性麻酔薬とスキサメトニウムの使用を避けることが最も重要である．現在，使用可能と考えられている薬物はバルビツレート，プロポフォール，ベンゾジアゼピン，非脱分極性筋弛緩薬，オピオイド，亜酸化窒素，局所麻酔薬であり，これらを用いて麻酔管理を行えばよい．

(2) アシドーシス

保存された血液製剤のpHは，乳酸の産生や二酸化炭素の蓄積により7.0以下となっている．さらに大量出血時には循環不全と低体温が重なるため，大量輸血に伴って生じることが多い．糖尿病の急性増悪によるケトアシドーシスや腎不全でも認められる．

原因に対する治療を優先するが，pHが7.2以下では重炭酸ナトリウムを用いた補正を考慮する．過度の補正はヘモグロビンの酸素解離曲線を左方移動させ，末梢組織への酸素供給を不利にする．

4) その他

(1) アナフィラキシー

アナフィラキシーは，抗原抗体反応に基づいて，もしくは抗原抗体反応を介さずに，ヒスタミンなどの化学伝達物質が血中に大量に放出されて生じる．すべての薬物が原因となりうるが，特に抗菌薬，筋弛緩薬，血液製剤などで頻度が高い．近年では，ラテックス（手袋やカテーテルなど）による発症の報告も多い．血圧低下，喘息様発作，蕁麻疹が主な症状であり，放置すれば死に至ることもある．アドレナリン投与が有効である．

(2) 低体温

中枢温が35℃以下となった状態をいう．麻酔維持の項で述べたように，手術中の患者は裸で長時間にわたって乾燥ガスの吸入や輸液製剤の投与を受けるため，低体温になりやすい．室温を高めに保ち，患者を温めるとよい．

(3) 末梢神経障害

長時間の神経圧迫で生じる．不自然な体位を避け，圧迫部位にはクッションなどをあてる．

(4) コンパートメント症候群

骨，筋肉などで囲まれた区画内の内圧が上昇すると，内部の筋，血管，神経が圧迫されて組織の壊死や神経麻痺を生じる．これをコンパートメント症候群といい，麻酔中では長時間不自然な体位を取らせることで生じる．内圧が40 mmHgを超えると，筋膜切開による減圧が必要となる．

(5) 術中覚醒

手術中に意識が回復することや，術中の記憶があることを術中覚醒という．鎮静薬や鎮痛薬の不足で生じる．全静脈麻酔（TIVA）のように全身麻酔の3要素である鎮痛，鎮静，筋弛緩を独立にコントロールする場合に生じやすい．

X 術後管理

1. 術後管理の意義と目的

術後管理の目的は，意識レベルの回復を適切に確認することに加えて，術後の呼吸系および循環系，消化器系合併症などを防止することにあり，一連の対処を通じて患者生命の安全や快適性を確保することに意義がある．

表5-X-1 術後回復スコア

postanesthesia recovery score（Aldrete Scoreを改変）	postanesthetic discharge scoring system
活動度 　2＝全四肢を自発的もしくは指示により動かす 　1＝2つの四肢を動かす 　0＝四肢を動かせない 呼　吸 　2＝深呼吸と咳嗽が可能 　1＝呼吸苦，浅いあるいは制限された呼吸 　0＝無呼吸 循　環 　2＝麻酔前値の血圧±20 mmHg 　1＝麻酔前値の血圧±20〜50 mmHg 　0＝麻酔前値の血圧±50 mmHg 意　識 　2＝全覚醒 　1＝呼名に覚醒 　0＝無反応 酸素飽和度 　2＝大気下でSp$_{O_2}$＞92％ 　1＝Sp$_{O_2}$＞90％の維持に酸素補助投与が必要 　0＝酸素補助投与下でSp$_{O_2}$＜90％ 10＝総スコア スコア≧9　退室必要基準	バイタルサイン（血圧と心拍数） 　2＝術前値の20％以内 　1＝術前値の20〜40％ 　0＝術前値の40％以上 活動度 　2＝安定した歩行，めまいなし 　1＝要介助 　0＝歩行できない 悪心・嘔吐 　2＝軽度，経口薬で治療 　1＝中等度，筋肉注射薬で治療 　0＝持続，反復治療 痛　み 　患者に受容できる，経口薬で制御可 　2＝あり 　1＝なし 術後出血 　2＝軽度，包帯交換（包交）なし 　1＝中等度，2回までの包交 　0＝重度，3回以上包交 10＝最高スコア スコア≧9　退室必要基準

　postanesthesia recovery score（左側）は，活動度，呼吸，循環，意識，酸素飽和度を，またpostanesthetic discharge scoring system（右側）は，バイタルサイン，活動度，悪心・嘔吐，痛み，術後出血を数値化して合計したもので，それぞれ10点中9点以上を退室基準とする．

（左表：Aldrete, 1998[1]，右表：Chung et al, 1995[2]）

1）術後管理の特徴

（1）術後管理の質は術前および術中管理の質に依存する

　たとえば，術中出血への対応が不十分であれば術後循環動態が不安定になり，また麻酔からの覚醒が不十分な状態で帰室させると呼吸不全や気道閉塞など重篤な合併症を生じる可能性がある．

（2）術直後の意識レベルは術前とは異なる

　全身麻酔の最大の特徴は意識の消失であり，薬物の影響が残存する術直後は呼吸・循環系合併症が発生する可能性を念頭において綿密な意識レベルの把握に努める．

（3）気道の確保の確実性が術前とは異なる

　口腔外科手術後は口腔および，その周辺領域の形態と機能が変化する．さらに創部の腫脹や出血に加え，気管挿管によって確保されていた気道も不確実となる．創部と気道が重複する口腔外科手術では時に気道閉塞を惹起するため，術後の気道管理は他科領域の手術以上に重要である．

2）術後管理の実際

　手術終了後，多くの施設では患者を回復室を経て病棟の病室に移動させる．回復室から病室への移動に際し，活動度，呼吸，循環，意識，そして経皮的動脈血酸素飽和度（Sp$_{O_2}$）などに関して一定の基準を満たしている必要がある．Postanesthesia recovery score（Aldrete Score改変，表5-X-1）[1,2]などはこれらの各要素を数値化して単純に合計したもので，少なくとも10点中9点以上あれば退出準備が整ったことを示しているとされる．この他にも表5-X-2[3]に示

表5-X-2　術後回復室からの退出の基準

全体的事項	・時間，位置感覚がつかめること． ・簡単な指示に従える． ・適度に筋力が回復し，身体を動かすことができる． ・外見上，チアノーゼや斑点がみられず顔色が良好であること． ・出血や浮腫，脈の減弱など急性の術後合併症がコントロールされていること． ・嘔気がないこと．
気道管理	・嚥下，嘔吐反射などが保たれていること． ・喘鳴，下顎後退，気道閉塞の兆候がみられないこと． ・気道確保を補助する必要がない．
換気と酸素化	・呼吸数は10回より多く30回未満． ・深呼吸時の換気量が安静時1回換気量の2倍以上あること． ・咳反射があり，気道内分泌物が汚れていないこと． ・呼吸が量的に十分であること．
血圧，心拍数とリズム	・術前の値との違いが±20％以内であること． ・少なくとも30分以上は安定していること． ・細胞外液量が保たれていること． ・あらたな不整脈が生じていないこと． ・心筋虚血を疑わせる所見がないこと．
疼痛管理	・痛みが手術によるものであること． ・適度な鎮痛薬が投与されており，麻薬性鎮痛薬の使用から15分以上が経過していること． ・退室後の鎮痛に対して適切な指示があること．
腎機能	・時間あたりの尿量が30 mL以上であること． ・適切な色であり血液の混入はない． ・排尿がなければ継続的な観察を続ける．
検査値	・術中の輸液量，出血量バランスが適切であり，今後の細胞外液量の喪失に対して耐えうるヘマトクリット値を示していること． ・血糖値，電解質が適切であること． ・胸部エックス線，心電図などの検査に異常がみられないこと．

注：すべての患者に対してすべての項目が適応となるわけではなく，臨床的判断が必要である．

(Mecca, 1996[3]より改変)

す術後回復室からの退出の基準も有用である．このような基準をもとに，意識レベルの回復やバイタルサインの安定，創部からの出血や浮腫の有無，病室での疼痛管理対策などを十分確認した後，退出を決定する．

(1) 神経系の管理

麻酔科医は麻酔開始時点より，患者を麻酔から安全に回復させることを念頭においた術中管理を施さねばならない．術後管理に際し，その最も基本となるのが手術終了時点からの意識レベルの適切な評価である．術前および術中に特記すべき事項がなければ，ほとんどの患者は麻酔から円滑に覚醒する．しかし，症例によって麻酔覚醒時に熟練した（歯科）麻酔科医および看護師による管理がなければ危機的な状態に陥る場合がある．

意識レベルの評価法にはJapan coma scale（3-3-9度方式），Glasgow coma scale（表13-Ⅱ-5参照）[4]などがあり，医療スタッフ間での患者情報の伝達に有用である．ただし，全身麻酔後の意識状態は主に術中の使用薬物の影響によるため，RamsayやMackenzieの評価法，OAA/Sスコア[5,6]を用いて評価することが多く，気管挿管チューブ留置や気管切開に伴い術後鎮

静を施行した症例においても有用である．

その他，術直後は四肢体幹の感覚神経および運動神経麻痺の有無を確認する．高齢者を中心に脳血管障害を術前より合併する症例も増えており，術後に症状の変化の有無を確認する必要がある．特に，長時間麻酔や術中に循環動態が不安定な症例では注意を要する．

(2) 呼吸管理

口腔および，その周辺領域の形態と機能の変化を伴う口腔外科手術において，術後の気道管理はきわめて重要である．頸部および肺の聴診や呼吸数，呼吸の深さ，呼吸様式などの観察，パルスオキシメータによるSp_{O_2}測定により，十分な酸素化を念頭において呼吸機能を適切に評価する．麻酔薬の影響が残存する呼吸機能回復の指標として，ルームエア（$F_{I_{O_2}} = 0.21$）での酸素飽和度も適宜評価し，同じ条件での術前値と比較することも有用である．特に，高齢者や術前肺合併症を有する患者では呼吸機能の回復にも時間を要し，術前の情報をふまえた慎重な評価が大切である．必要に応じて動脈血液ガス分析を行うが，患者の呼気ガスから呼気終末二酸化炭素分圧を測定したり，動脈血酸素分圧や二酸化炭素分圧を経皮的に測定する機器も開発されており，非侵襲的に経時的な評価も可能である．

術直後は唾液の分泌に加えて，創部からの滲出液や出血，浮腫など上気道の開通性を困難にする要因が多いため，積極的に吸引処置を行い，浮腫の軽減のため副腎皮質ステロイドの投与を考慮する．また，気管切開や気管挿管チューブ留置を行っている患者では，チューブの刺激や上気道からの垂れ込みなどによって分泌物が貯留しやすいため，チューブの深さやカフ圧の調節とともに気管内吸引を適宜行う．

一般的に，呼吸系合併症の予防のため呼吸療法や酸素療法，エアロゾル療法を実施する．

①呼吸療法

無気肺や肺炎など術後呼吸系合併症を防止す

表5-X-3 吸気酸素濃度（$F_{I_{O_2}}$）

	流量（L/分）	$F_{I_{O_2}}$（％）
鼻カニューレ	1～6	24～44
簡易酸素マスク	5～8	40～60
開放型酸素マスク	3～10	40～60
ベンチュリーマスク（総流量30 L/分以上を維持する）	4～12	24～50

術後の低酸素血症の防止のため，種々の酸素吸入療法が用いられる．（酸素療法マニュアル，2017[7]）および文献8より）

る基本的な理学療法である．術後数時間は定期的に咳と深呼吸を患者に促し，必要に応じて体位変換やタッピング（胸壁の振動）などを併用して下気道に貯留する分泌物を可及的に喀出させる．

②酸素療法

術後数時間は残存する全身麻酔薬や筋弛緩薬などの影響による低酸素血症の防止のため，酸素療法は必須である．特に，長時間麻酔後や術前に呼吸系合併症を有していた患者，高齢者，肥満患者などでは酸素化能が低下しているため，投与時間を延長する．また，セミファーラー位（上半身を15～30度起こした状態）にすると換気血流比の不均衡が改善され，本療法がより有効になる．

実施法としては，簡易酸素マスクでは再呼吸をしないために5 L/分以上にする（表5-X-3）[7,8]．小児など患者によってはマスクの装着を嫌うこともあり，顔面の近傍にマスクをおくだけでもそれなりの効果は期待できる．

③エアロゾル療法

気道の加湿や肺胞への薬物投与のため，酸素や空気の中で蒸留水や薬物の小粒子を浮遊状態（エアロゾル）とし，これを吸入して細気管支や肺胞に沈着させる．使用薬物には，気管支拡張薬（サルブタモール，アドレナリン），気道洗浄薬（蒸留水，生理食塩液，チロキサポー

ル)，喀痰融解薬(ブロムヘキシジン，リゾチーム塩酸塩)，抗菌薬，副腎皮質ステロイドなどがある．

(3) 循環管理

術直後は血圧，脈拍，心電図をモニタし，循環動態の推移を監視する．循環動態が不安定な場合は，術後痛や体温，精神状態，水分出納，血液検査データなどを多角的に評価して原因を追究し，必要に応じて鎮痛薬や循環作動薬，鎮静薬の投与，輸液の追加や輸血を検討する．

(4) 輸液管理

術後の輸液管理は外科侵襲に対する生体反応を理解し，それに応じて変化する体液変動を評価しながら実施する．手術直後は侵襲に伴って分泌される抗利尿ホルモンやアルドステロンによって，水分およびナトリウムは体内に貯留し，カリウムの尿中への排泄が増加する．また，カテコラミンやグルココルチコイドなどのストレスホルモンによって異化が亢進する[9]．一方，頸部郭清術など術野が広範囲になる場合，third space (サードスペース) という組織間腔に体液が一時的に移動するとされ，非機能的細胞外液として扱われている．しかし，周術期に細胞外の機能的コンパートメント内の水分が血管内から間質へと移動することはあるが，さまざまな標識物質を用いた研究でthird spaceの存在は示されていない[10]．この他，代謝が亢進し体温が上昇傾向にある術後では不感蒸泄が増加する．以上の生体反応をふまえて輸液管理を実施することが重要である．

術直後の輸液製剤はナトリウムの過剰投与を避け，カリウム補充を目的とした低張電解質製剤の維持輸液を選択することが多い．ただし，術中の水分出納バランスが不均衡(補充不足)で，術後乏尿が持続するような場合には等張電解質製剤の細胞外液補充液に適宜変更して経過を追う．

輸液量は成人で50 mL/kg/日，小児で70～80 mL/kg/日，乳児で100 mL/kg/日を目安とし，尿量は0.5～1.0 mL/kg/時を目標とする．その他のバイタルサイン(血圧，脈拍など)や血液検査データ(ヘマトクリット値，電解質など)も考慮して循環血液量の過不足を判断する．心疾患患者や高齢者，長時間麻酔後などでは心機能への負荷に注意して，過量とならぬよう慎重な投与計画が必要である．

(5) 栄養管理

栄養不良があると外科手術後の合併症の発生率や死亡率が高くなることが知られている．一般的に，2～3日で経口摂取が十分可能となることが予測される場合や，絶食期間が1週間以内でかつ術前からの栄養不良がない場合は，末梢静脈から水分・電解質を補給するだけで積極的な術後栄養管理は不要な場合が多い．口腔外科手術の多くは，術後2～4時間で経口水分摂取を，また，術当日夕方もしくは翌日から経口栄養が開始され，状況により末梢静脈栄養法を併用する．消化器系に異常がなければ，術後の栄養は経口または経管栄養のような腸管から吸収される投与法が生理的である．口腔がんの手術や顎間固定術後などで経口摂取が困難な患者では，経管栄養が長期間に及ぶ．

2. 術後合併症の予防・対処とモニタリング

術直後は意識レベル，呼吸および酸素化，循環，体温など患者の全身状態の綿密な把握に努める．血圧，心拍数，心電図，経皮的動脈血酸素飽和度および呼吸数を5分ごとに15分間モニタリングすることを基本とし，その後は徐々に測定間隔を延ばして経過を追う．ただし，モニタ自体が患者のストレスとなることも念頭において，診察所見とモニタリングの情報，術前合併疾患の重篤度，麻酔法，麻酔時間，手術の術式などを総合的に検討し，不必要なモニタリングは適宜解除していく．

1) 神経系合併症
(1) 覚醒遅延

麻酔薬の投与中止後，予定時間が経過しても

覚醒しない場合，30分を目安に覚醒遅延とよぶ．麻酔前投薬を含む全身麻酔薬や麻薬の効果の遷延が主な原因であるが，低酸素血症や高二酸化炭素血症，低体温，高齢，肝機能障害，腎機能障害，電解質異常，低血糖，肥満なども誘因となる．

覚醒遅延に対しては十分な酸素化をはかりながら気道や呼吸の評価を頻回に行い，低酸素血症や高二酸化炭素血症が原因ではないことを確かめる．薬物が原因と考えられる場合は，麻薬であればナロキソン，ベンゾジアゼピン系薬ではフルマゼニルなどの拮抗薬を投与する．

麻酔薬，呼吸機能の低下，電解質異常の影響を否定した後，なお意識障害が存在する場合は，頻度は少ないながら術中の中枢神経障害の発生を考慮する．高齢，頭頸部手術，脳血管障害の既往などを認める症例では，心臓，大血管，頸動脈の粥状硬化症から血栓の剝離が脳梗塞など新たな脳血管障害の原因となることも考えられる．

(2) シバリング

シバリングは，麻酔覚醒時に起こる不随意の振戦である．麻酔薬の多くは血管拡張効果を有するため熱が放散して末梢体温が低下し，深部体温との格差が生じやすい．一方，麻酔覚醒とともに視床下部の体温調節中枢がこれを感知し，骨格筋を自発的に収縮（振戦）して熱を産生し体温上昇を引き起こす．ただし，シバリングは代謝率すなわち酸素消費量を安静時の2～3倍あるいはそれ以上に著しく増加させ[11]，低酸素血症や代謝性アシドーシスを惹起する可能性があるため，心拍出量や分時換気量を増加させる必要がある．特に，高齢者や虚血性病変を有する患者では注意を要する．

一方，体内に残存する麻酔薬の中枢抑制作用は上位の運動神経を抑制し，その結果，脊髄反射が亢進して振戦が生じることも指摘されている[12]．

酸素投与と体表加温は積極的に行い，輸液と輸血は温めて実施する．必要に応じて鎮静薬や鎮痛薬の投与を考慮する．

(3) 体温低下

中枢温が35℃以下を指す．低い室温が最大の原因であるが，麻酔による熱産生の抑制と末梢での熱放出，半閉鎖式または開放式麻酔回路の使用，冷たい輸液の投与，深麻酔なども助長因子である．小児，老人，栄養障害の患者や長時間麻酔で低体温になりやすい．

室温の管理に加えて，手術中から体温が低下しないよう加温に努める．輸液は温めて投与する．さらにアミノ酸を点滴すると，その代謝熱によって体温低下を軽減できる．体温が35℃以下では，体温が回復するまで覚醒させず人工呼吸を続ける．

(4) 体温上昇

周術期には感染やストレス，脱水，シバリング，呼吸系合併症，うつ熱（高温環境）など体温を上昇させる要因が多く認められ，術後一過性の発熱はほぼ全例に生じる．感染などでは熱産生の著しい増加と末梢血管収縮による放熱機構の抑制によって発症するため，筋硬直や頻脈，代謝性アシドーシスの有無をチェックし，原因の除去とともに酸素投与，輸液，体表冷却，解熱鎮痛薬を投与する．悪性高熱症は麻酔中ばかりではなく，術後にも発生するため注意を要する．

(5) 興奮・不穏（術後せん妄）

麻酔覚醒時の興奮や不穏はベッドからの転落や輸液ラインの自己抜去など，患者はもとより現場のスタッフにとっても危険である．特に，高齢者の術後せん妄は，周術期管理上の重要な問題である．多くは術後1～3日で発症し，高齢者では認知症との鑑別が重要である．せん妄では認知障害に日内変動を認めたり，睡眠リズムの障害などを生じる（第10章 II-3 参照）．

原因として疼痛，呼吸困難，低酸素血症，膀胱の充満，前投薬（抗コリン薬やベンゾジアゼピン系薬）などが考えられる．情動障害や手術

への不安や恐れ，痛覚過敏なども誘因となる．低酸素血症は交感神経活性を亢進させ興奮を惹起するため，気道，呼吸および循環動態の確認は必須である．安静状態の確保のため，特定の体位で長時間拘束しても不穏を誘発する場合があり，可能であれば体位を変えてみる．術後痛には鎮痛薬で除痛をはかり，低酸素血症は吸気酸素濃度をあげて経過を観察する．麻酔薬が排泄されれば，患者は次第に平静となることが多い．

(6) けいれん

不随意に筋肉が激しく収縮することによって起こる発作で，失神（筋脱力）や意識障害との鑑別が重要である．筋肉の収縮，代謝性アシドーシス，尿失禁・失便，舌の咬傷などはけいれんを示唆する所見である．術後合併症としてはてんかんなどのけいれん性神経疾患の既往，脳圧亢進，低酸素血症，血糖や電解質などの代謝異常で生じる可能性がある．

(7) 末梢神経障害

術中・術後の機械的圧迫や静脈路確保時の神経損傷などによって，腕神経叢，顔面神経，腓骨神経などの麻痺が生じる可能性があり，温罨法，ビタミン剤や副腎皮質ステロイドの投与により経過を観察し，必要があれば専門科的対応を考慮する．

2) 呼吸系合併症

(1) 術後低酸素血症・高二酸化炭素血症

低酸素血症の防止は全身管理上きわめて重要な要件である．しかし，口腔外科手術では麻酔薬の影響や局所の状態によって，術後低酸素血症や高二酸化炭素血症を惹起する可能性が高くなる．

その具体的要因として，気道閉塞，呼吸抑制，無気肺，そして誤嚥性肺炎などがあげられる．

①気道閉塞

口腔外科手術患者における気道開通性の評価はきわめて重要である．気道閉塞の原因として，口腔がん切除術や口蓋形成術などでの術後の口腔および，その周辺領域の形態と機能の変化，腫脹，出血，分泌過多などが考えられる．また，肥満が存在すれば残存する麻酔薬の作用によって舌根沈下を生じたり，過剰な口腔内軟組織によって気道閉塞を併発しやすい．

さらに，気道閉塞に伴う過度な胸腔内陰圧が肺毛細血管にかかり，陰圧性肺水腫を発症する場合もある．気道閉塞は放置すると全身状態が急変するため，特に，術直後から翌日までは気道が開通しやすい頭部後屈などの頭位を取り，酸素投与と口腔咽頭部の吸引を適宜行いながら，気道の状態を綿密に評価することが大切である．手術終了後必要に応じて経鼻エアウェイの挿入や，場合によっては気管切開術を行う．経鼻エアウェイは分泌物や血液で閉塞することがあるので，吸引は積極的に実施すべきである．腫脹の軽減のため副腎皮質ステロイドを投与してもよい．気道の評価は視診，触診，聴診に加えて，経皮的動脈血酸素飽和度を有効に活用し，血圧，心拍数，心電図を経時的に監視する．

②呼吸抑制

気道閉塞は局所的な要因から発症するが，呼吸抑制は残存する全身麻酔薬の中枢神経系に対する影響による．特に，高齢者では麻酔薬の代謝が遷延するため注意を要する．また，術後痛が十分な呼吸運動を阻害することもあるため，積極的な術後鎮痛対策を講じてバイタルサインをチェックする．

③無気肺

肺の一部が虚脱した状態である．原因には気道内分泌物や血液などによる末梢気道の閉塞，肺サーファクタントの活性低下，術中の呼吸管理の影響（長時間の調節呼吸，1回換気量の低下，機能的残気量の減少）などがあげられる．呼吸数の増加や呼吸音の減弱，呼吸困難，頻脈とともに低酸素血症を認める．胸部エックス線では患側肺野の不透過像や横隔膜挙上を認め，

放置すると肺炎を併発する場合もある．術後はセミファーラー位として咳と深呼吸を定期的に促し，体位変換やタッピング（胸部や背部を軽く叩く），ネブライザー吸入，去痰薬の投与とともに分泌物の吸引除去を頻回に行う．

④誤嚥性肺炎

半覚醒状態にある全身麻酔直後では悪心・嘔吐を生じやすく，胃内容物が逆流し誤嚥することによって生じる（後述の4) 消化器系合併症参照）．誤嚥した内容物のpHが2.5以下，量が0.4 mL/kg以上では重篤であり，発症すると致死率も高い（Mendelson症候群）．術前の経口摂取制限や胃内容物の吸引除去，制吐薬やH_2受容体拮抗薬の投与など予防が重要である．嘔吐を認めた場合には速やかに頭部低位として顔を横に向け，吐物の吸引除去を行う．喘息様症状，呼吸困難，頻呼吸，頻脈など誤嚥を疑う場合には，タッピングなどの理学療法や酸素投与，気管支拡張薬・抗菌薬・副腎皮質ステロイドの投与を行い，胸部エックス線でびまん性陰影の有無を確認する．さらに気管挿管による吸引・気管支洗浄および人工呼吸を考慮する．口腔外科や障害者歯科の患者では，術前および術後に嚥下障害を伴う場合があり，それに対する配慮が必要である．

(2) 過換気症候群

本症は精神的な要因によるが，除痛や鎮静をはかって術後のストレスを軽減しながらバイタルサインをチェックする．

3) 循環系合併症

(1) (異常) 高血圧

高血圧，脂質異常症，肥満症例などでは術後高血圧となりやすい．さらに，術後痛が存在すれば異常高血圧を惹起する可能性が高い．特に，骨切り術や腫瘍摘出術など創部が深部に及ぶ症例では，術後鎮痛は必須である．異常高血圧に対しては術後出血の有無を確認し，日常の患者の血圧を考慮して降圧薬を投与する．気道の確保が担保されれば鎮痛をはかりながら必要に応じて鎮静を行ってもよい．高齢者，循環系疾患患者などでは，帰室直後より血圧，心拍数，心電図の経時的なモニタリングは必須である．

(2) 低血圧

出血などによって循環血液量の維持が不十分な場合や循環系疾患患者などでは，術後に心機能が低下して低血圧を惹起することがある．高齢者，循環系疾患患者などでは循環系モニタリング，後出血や尿量のチェックは必須である．循環血液量の是正は必要だが，輸液や輸血の急速な過量投与は，心臓のポンプ機能の失調（心不全）を併発することもあるため，慎重な循環管理が望まれる．

(3) 不整脈（頻脈，徐脈）

術後痛や術後出血，高二酸化炭素血症，電解質異常などによって不整脈が出現する場合があり，循環系モニタリングを経時的に行う．心電図を迅速かつ正確に診断し，心室性不整脈の場合は必要に応じて抗不整脈薬を投与し経過を観察する．この際，循環管理の要点としては不整脈の出現によって血圧が維持できない場合，より積極的な対処が必要となる．広義の解釈として頻脈および徐脈も不整脈と考えると，これらも放置することで狭心症や心不全を生じることがあるため，必要に応じて頻脈にはβ_1遮断薬を，また徐脈にはアトロピンなどを投与して心拍数を適切に調節することが肝要である．ただし，原因の検索とその解除が優先されることはいうまでもない．

(4) 心筋虚血

術後痛などによる頻脈や体温低下によるシバリングを放置すると心筋酸素消費量が増大し，酸素需給バランスが崩れて心電図上では虚血性変化を認めたり，患者が狭心痛を訴えることがある．このような場合，心筋梗塞も念頭において速やかに標準12誘導心電図をとり，虚血性変化を認めたら冠拡張薬を持続投与して，症状およびバイタルサインの経過を十分観察する．

15分経過しても寛解しなければ心筋梗塞を疑い，循環系専門科に転科して精査および治療を行う[13]．また，高齢者や糖尿病患者では，心筋虚血を発症していても狭心痛を自覚することなく経過する場合もあるため，心電図の変化には注意を要する．

(5) 脳血管障害

脳血管障害，高血圧，心疾患などの既往のある高齢者では，周術期の循環動態を適切に制御できない場合，健康成人に比べて新たな脳血管障害を発症する可能性は高くなる．術後痛やシバリングなども間接的に脳虚血発作の誘引となるため，除痛および保温に努める．バイタルサインの確認はもとより意識レベルや呂律，対光反射，運動神経機能など中枢神経症状を適宜観察し，異常を認めたら速やかに脳神経系専門科に転科して精査および治療を行う．

(6) 肺血栓塞栓症

肺血栓塞栓症とは静脈血流中の塞栓子が肺動脈やその分枝を閉塞して肺循環障害をきたした状態で，その結果，肺組織に出血性壊死を起こした状態を肺梗塞という．肺血栓塞栓症の7割に深部静脈血栓症が合併するため静脈血栓塞栓症ともよばれ，特に下肢由来の血栓が大部分を占める．骨折後に放出される脂肪組織や羊水，空気なども塞栓子になりうる．発症すると1時間以内の死亡率が約10%と高いので，早期診断・早期治療が必要であるが，特異的な症状や所見が少ない．

急性発症の場合，突然の呼吸困難が多く，強い全身倦怠感，胸部痛や失神，喀血を呈することもある．特徴的な所見は頻呼吸，頻脈，浮腫などで，深部静脈血栓症では下肢静脈のうっ滞，むくみを認める．心電図では，塞栓が大きいと急性右心負荷所見（肺性P波の出現，右軸偏位，不完全右脚ブロック，$S_I Q_{III}$または$S_{I II III}$パターン，移行帯の時計回り回転など）が出現する．血液ガス分析では，Pa_{O_2}の低下，Pa_{CO_2}の低下，肺胞-動脈血酸素分圧較差（A-aD$_{O_2}$）の開大などを認める．Pa_{O_2}が90 mmHg以上の場合は，肺血栓塞栓症はまず否定してよい．胸部エックス線では，塞栓の大きさと数，肺梗塞合併の有無にもよるが，肺動脈陰影の拡張（右第1・2弓の拡大），閉塞血管領域で肺野血管陰影の減少（Westermark's sign），患側横隔膜挙上，胸水貯留，肺炎様浸潤陰影などを認める．また，胸部エックス線は肺血栓塞栓症以外の疾患の除外に有用である．心エコーでは，右心室拡大，肺動脈弁解放速度の亢進，心室中隔の奇異性運動，心腔内血栓などを認めることがある．確定診断は肺血流シンチグラフィーと肺血管造影による．高齢患者の増加に鑑み，上記の症状および所見が散見される場合は専門科的対応を急ぐ必要がある．

予防には弾性ストッキング装着や間欠的空気圧迫の施行，必要があれば低用量未分画ヘパリンの静脈内投与を考慮する．

4) 消化器系合併症

(1) 術後悪心・嘔吐 postoperative nausea and vomiting (PONV)

PONVは術後消化器系合併症で約20～30%の発生率を示し最も頻度が高い．リスク因子としては，小児や女性でその傾向が強く，局所麻酔より全身麻酔での発生率が高い．麻酔薬では亜酸化窒素での発生頻度が比較的高く，プロポフォールは低い．他に，非喫煙者，PONVや動揺病（乗り物酔い）の既往や術後オピオイドの使用などがあげられる．

原因・誘因として，低酸素血症や低血圧，低血糖・飢餓，脳圧亢進，麻酔薬・麻薬，胃部でのガス・嚥下した血液の充満，手術創部・抜管操作・留置された胃管による刺激，術後痛など，中枢神経から末梢の消化管組織までのさまざまなレベルで多くの因子があげられ，完全な対処は困難である．

多くは経時的に寛解するため比較的軽視される傾向にあったが，近年，周術期における快適性の向上が麻酔管理の質の高さとして求められ

るようになり，PONVを防止することが重要となってきた．術直後のPONVは単なる気分不快にとどまらず，呼吸系合併症や手術創部の治癒不全に発展する可能性が十分ある．特に，顎矯正術後に顎間固定をしている場合には，吐物による気道閉塞や誤嚥，誤嚥性肺炎などを併発し，致命的な転帰をとることを銘記して対処する必要がある．

手術終了時より十分な酸素化および除痛，循環動態の安定に努めるとともに，血液は胃管より可及的に除去し，帰室後温めた生理食塩液での胃内洗浄を行う．制吐薬ではドロペリドールやデキサメタゾンが有用とされている．胃管留置の必要性も経時的に検討し，術後経管栄養が必要な症例や術中に口腔内出血が多かった症例などを除いては，覚醒状態を確認して速やかに抜去する．

(2) 肝機能障害

術後肝機能障害の原因として，高ビリルビン血症（大量輸血時），周術期使用薬物の代謝，術後感染症などが考えられる．また，術前から肝機能低下を示している場合は，その異常の原因，重症度，急性障害か慢性障害かを十分に術前評価し，それに基づいて術中術後の麻酔による危険度を考えることが重要である．周術期管理の基本は血圧低下による肝血流量の減少と低酸素血症を防ぐことである．全身麻酔薬ではハロタンは肝障害を引き起こしやすいので避けたほうがよい．しかし，その他の吸入麻酔薬や静脈麻酔薬については術後肝細胞障害を起こしたとの報告もあるが，いずれも絶対的禁忌とはなっていない．

術後肝機能障害が発症した場合には，その原因究明と重症度を評価し，電解質の補正，輸液，原因薬物の除去や還元型グルタチオン，シメチジンを投与する．必要があれば消化器系専門科に転科させる．

5) 泌尿器系
(1) 術後乏尿

術後，0.5 mL/kg/時未満の尿量を乏尿とする．原因は腎前性，腎性，腎後性の3つに分けられる．腎前性では術中出血や輸液・輸血の不足による循環血液量の減少，低心拍出量，低血圧が，腎性では血栓や一過性の虚血による急性尿細管壊死，ミオグロビン尿が，また腎後性では導尿カテーテルの機械的閉塞，尿路の閉塞などがそれぞれ考えられる．治療に際しては，まず原因の検索を行う．導尿カテーテルの閉塞の有無を確認して輸液を負荷し，利尿薬，ドパミンの投与を考慮する．利尿薬の使用は，十分量の補液がなされていることを前提とする．これらの処置で利尿があれば腎前性と考えられ，輸液，利尿薬による体液補正を行うが，術後3〜4日でも尿量が増加しなければ感染症も疑う．

一方，輸液ならびに利尿薬を投与しても利尿がなければ急性腎不全を疑い，血液検査で血中尿素窒素(BUN)，血清クレアチニン(CRE)を，また尿検査で尿量，色，性状，浸透圧を分析する．尿浸透圧は腎の尿濃縮能を，尿ナトリウム・カリウム濃度や尿pHは尿細管機能を反映し，BUN，CREは腎不全の診断根拠となる重要な検査所見である．これらの一連の検査で異常を認めた場合は，急性腎不全として専門科と連携して治療を開始する．

3. 術後疼痛管理

術後疼痛は交感神経系や内分泌系を介して呼吸系および循環系の変動や血管収縮による創傷治癒の遅延など，生体へ悪影響を及ぼす（第2章II参照）．また，疼痛は精神的ストレスも増大させるため，術直後からの積極的な疼痛制御は術後管理の質を高める．

1) 術後疼痛管理の意義

以前はある程度の術後疼痛はやむをえず我慢を強いるという考え方もあったが，適切な疼痛管理により十分な鎮痛を得ることは，苦痛から

の解放はもとより，心血管系および呼吸系を中心とした重要臓器の術後合併症の予防や早期離床などが可能となるため，術後疼痛緩和の重要性が認識されている．

2) 術後疼痛の特徴[3]

① 組織損傷による神経障害，反射性筋緊張や創部の腫脹による神経圧迫が原因である．
② 覚醒直後から主に急性痛を認めるが，その性質は侵襲や炎症性変化によって多彩である．
③ 組織反応の結果，創部の痛覚過敏が生じて疼痛が増強する場合がある．
④ 手術部位，年齢，性別などで個人差もあるが，術後24時間までが最も強く，3～4日でほぼ消失する．

3) 術後疼痛の修飾因子[3]

術後疼痛には以下に述べるようなさまざまな因子が関与しており，麻酔計画を立てる際にはそれぞれへの対策を考慮する必要がある．

① 術前・術中の必要十分な鎮痛により術後疼痛を軽減できる．
② 適切に麻薬を用いることで術後疼痛を軽減できる．
③ 低年齢児は比較的痛覚が弱い．
④ 侵襲の程度・性別・性格・精神状態・入院環境・医療スタッフの態度などが程度を左右する．

4) 先行鎮痛 preemptive analgesia

手術による侵害刺激は痛覚系の可塑的変化を惹起し，脊髄や延髄レベルに長期にわたる痛みの記憶が蓄積される．さらにこの現象を通じて本来痛みの伝達に関与していなかった末梢神経までもが非侵害刺激を痛みとして伝達する場合があり，術後疼痛による患者の苦痛は計りしれない．このような痛覚過敏の発生や病態の慢性化を防ぐため，侵害刺激が加わる以前の疼痛対策として先行鎮痛が重要視されている．麻薬性鎮痛薬の術前投与や局所麻酔薬によって，侵害刺激の中枢への伝達を執刀前から極力抑制することが，過剰な術後疼痛反応を軽減させる．

5) 術後疼痛管理の実際

(1) 痛みに関する説明

術前に術後疼痛の経過とその対策に関する説明を十分行って，患者がそれを理解，納得し安心することが術後疼痛の緩和に資する[1]．

(2) 痛みの評価

必要十分な鎮痛薬を投与するため投与前後での痛みの評価を適切に行う．本来，痛みは患者自身にしかわからない感覚であり，患者背景による修飾を受けるため，その正確な評価が現実的には難しい．あくまでも患者との信頼関係のもとに痛みの程度を数値化する評価法として，visual analogue scale (VAS) (図12-Ⅱ-1参照)，facial pain scale, verbal rating scale (VRS) (図5-X-1) を用いる．これらは絶対的な評価法ではなく，経時的な変化を相対的に比較するものである．

(3) 鎮痛薬の投与原則

先行鎮痛を考慮し，早期より十分量を投与する．手術終了前後より非ステロイド性抗炎症薬 (NSAIDs) を中心に積極的に投与するが，必要に応じて麻薬および麻薬拮抗性鎮痛薬，局所麻酔薬などの使用も考慮する．ただし，呼吸抑制や嘔吐などの副作用に注意を要する．

(4) 鎮痛薬の投与経路

投与経路は剤形，持続性や副作用などの薬力学的性質を考慮して決定する．口腔外科手術後では経直腸 (坐薬)，経管および静脈内投与が最も一般的である．その他経口，持続皮下，持続静脈内，筋肉内および硬膜外投与などがあるが，手術部位，合併症，投与による痛みを考慮すればあまり実際的ではない．

(5) 患者管理鎮痛法 patient controlled analgesia (PCA)

術後疼痛対策の1つとして，患者が鎮痛を必要とするとき，あらかじめ設定されている鎮痛薬を自力で静脈内もしくは硬膜外に注入できる方法 (PCA) が開発されている．これまでの鎮痛薬の投与法は比較的画一的で，必要十分量の

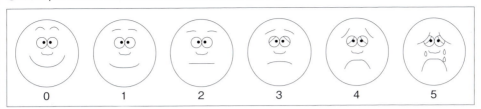

図5-X-1 facial pain scale, verbal rating scale
痛みの客観的評価は困難で，一般臨床では主観的評価が用いられることが多い．

投与の判定が適切になされているとはいいがたい．一方，PCAは患者みずからが感じる痛みに応じて疼痛制御を行うもので，患者本位の質の高い疼痛管理法として歯科麻酔領域でも注目されている．過量投与による事故防止のため，投与回数や投与間隔の制限を設定できる専用ポンプを用いる．ただし，機器の取り扱いや疼痛の客観的評価，医療スタッフによる患者管理など，さらなる安全管理体制の充実が必要となる．

6) 術後鎮静

麻酔から覚醒するにつれて，患者は身体的にも精神的にも不必要なストレスを感受する．それは時に興奮や体動，循環変動を伴い，創部の安静が保たれないだけではなく，術後出血や外傷，ストレス性潰瘍の発生にまで至ることがある．このようなストレス対策として，術後鎮静が有効な場合がある．特に，気管チューブ留置症例や気管切開症例などでは患者のストレスが大きいため，術後鎮静を考慮する．

鎮静薬としては，ミダゾラムやジアゼパム，プロポフォール，デクスメデトミジンなどが用いられる．ただし，術直後は麻酔薬の影響も少なからず残存しており，相乗効果による呼吸および循環抑制には注意を要する．

口腔外科手術において，重篤な術後合併症の発生率はさほど高くないが，気道と術野が重複している領域であることを常に念頭においた管理が必要である．術前合併症を認めない症例であっても，術後ひとたび気道を失えば，緊急性を帯びてくることがある．また，患者層の高齢化に伴い，術前合併症を有する症例が増えており，医科との連携をふまえた周術期管理体制の構築が肝要である．

XI 輸液・輸血

1. 輸液

1) 輸液の基礎

(1) 体液の組成

体液の主な電解質組成と，年齢別の体液組成を図5-XI-1に示す．体液は細胞内液 intra-cellular fluid (ICF) と細胞外液 extra-cellular fluid (ECF) に区分される．ECFは血管内液（血漿）と血管外液（間質液）からなり，両者の電解質組成はほぼ等しいが，タンパク濃度は血漿で高く，水やイオンが血漿側に移動するため（Donnan効果），血漿の電解質濃度のほうが若干高い[1]．

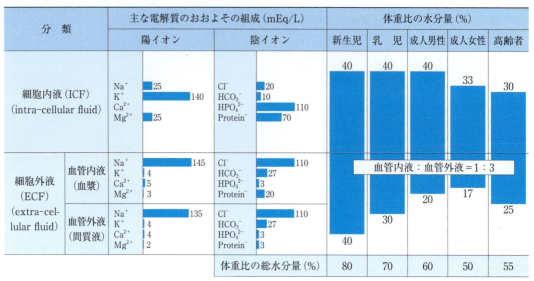

図5-XI-1 体液の組成

ECFは，成人（体重比）で血漿5%，間質液15%（1:3）の比で存在するため，晶質液で出血を補うには，理論的には出血量の約4倍の投与が必要となる．血漿，間質液，リンパ液など，循環血液の維持に関与する機能的ECFと，骨結合液，細胞通過液（消化液，脳脊髄液，関節液，眼球内液）など，循環血液の維持に関与しない非機能的ECFとがある．

ICFは新生児から成人まで体重比40%のままであるが，高齢者で30%に低下する．ECFは新生児40%から約1年で成人と同じ20%に低下するが，高齢者で再び25%に上昇する．また，男性より女性は若干体水分量が低い．

ECFの主な陽イオンはNa^+だが，ICFではK^+である．ECFの主な陰イオンはCl^-とHCO_3^-だが，ICFではHPO_4^{2-}とタンパクである．これら陽イオンと陰イオンの総和は等しく，電気的中性を保つ．

血漿と間質液の間での水や電解質の移動は早いが，正常な状態ではタンパクは移動できない（血管透過性亢進時は，タンパクは血管外に漏出する）．ECFとICF間での水分の移動は遅い．

(2) 体液の浸透圧

浸透圧は溶質の分子量で決まる．晶質液とは水と電解質と低分子量の物質で構成され，血漿の晶質浸透圧は280 mOsm程度に保たれる．一方，血漿の膠質浸透圧は20〜25 mmHgに保たれ，ICFとECFの浸透圧はほぼ等しい．

細胞内外の水の移動は晶質浸透圧に依存し，血管内外の水の移動は膠質浸透圧とStarlingの法則に依存する．

(3) 体液の出納

成人における1日の水分の出納（必要水分量）を図5-XI-2に示す．成人で1日2.5Lの水分が必要なので，経口摂取がないと仮定した場合，1日の輸液量は，2.5Lを目安にする．

代謝水とは，エネルギー代謝の結果，細胞内で発生する1日約300 mLの水で，食物や体組織の酸化から得ている．

小児，乳児は不感蒸泄が多く，腎濃縮力が弱いため尿も多く，容易に脱水に陥りやすい．また，1日の体水分の入れ替わり（turn over）も早い．したがって，必要水分量は年齢や体重によって異なるため，小児における体重別の必要水分量を知る必要がある（表5-XI-1）．

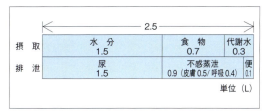

図5-XI-2 成人における1日の水分出納

表5-XI-1 体重別必要水分量

体重 (kg)	時間必要量 (mL/時)
～10	体重×4
10～20	40+（体重−10）×2
20～	60+（体重−20）×1

表5-XI-2 成人の各体液のおよその電解質組成

体液	1日量 (L)	主な電解質組成 (mEq/L)			
		Na^+	K^+	Cl^-	HCO_3^-
唾液	1.3	6	25	13	30
胃液	1.5	80	15	115	0
膵液	0.5	140	8	80	108
胆汁	0.5	140	8	110	35
腸液	4.5	120	10	100	35

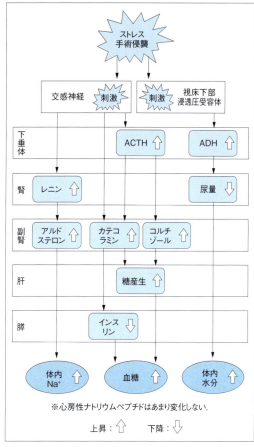

図5-XI-3 ストレスとホルモンと体液変化
ACTH：副腎皮質刺激ホルモン，ADH：抗利尿ホルモン

下痢，嘔吐，流涎などで，喪失する電解質が異なるため，各電解質組成を知る必要がある（表5-XI-2）．唾液には多くのK^+が含まれており，胆汁や腸液はECFの組成に近い[2]．また，胃液には多くのH^+が含まれている．

(4) ストレスとホルモンと体液変化

ECFの量の変動にはNa^+の増減がかかわり，レニン-アンジオテンシン-アルドステロン系により調節される．体内水分量の増減は血漿浸透圧に影響し，バソプレシン（ADH：抗利尿ホルモン）により調節される．ストレスとホルモンと体液の関係を図5-XI-3に示す．ストレスは結果的に，水，Na^+，血糖を体内に貯留させる．

2) 輸液の目的

輸液の目的には以下の5つがあげられる．

①循環血液量の確保

周術期には，経口摂取制限による脱水のうえ，術中出血，蒸泄，ストレスによる循環血液減少が起こり，循環血液量確保の目的で輸液が必要となる．

②水分，電解質の補正

周術期には，体液，電解質が失われ，侵襲により電解質バランスは生理的状態から逸脱するため，その補正目的で輸液が必要となる．

③酸塩基平衡の是正

侵襲および麻酔により，呼吸，循環状態が変化し，酸塩基平衡も生理的状態から逸脱するた

表5-XI-3 主な輸液製剤の種類と組成

分類		薬品名（代表的な商品名）		Na⁺	K⁺	Ca²⁺	Cl⁻	HCO₃⁻	糖質(%)	その他	浸透圧比 晶質浸透圧1=約280 mOsm
晶質液		開始液	（ソリタT1）	90			70	20(Lactate⁻)	2.6		晶質浸透圧比1
		維持液	（ソリタT3）	35	20		35	20(Lactate⁻)	4.3		
			（フィジオゾール3号）				38	20(Lactate⁻)	10	Mg²⁺ 3mEq/L	晶質浸透圧比2〜3
		細胞外補充液	生理食塩液	154			154				晶質浸透圧比1
			乳酸リンゲル液（ラクテック）	130〜140	4	3	109〜115	28(Lactate⁻)			
			酢酸リンゲル液（ヴィーンF）					28(Acetate⁻)			
			重炭酸リンゲル液（ビカーボン）					28			
			ブドウ糖加酢酸リンゲル（フィジオ140）					25(Acetate⁻)	1	Mg²⁺ 2mEq/L など	晶質浸透圧比1
			ブドウ糖加乳酸リンゲル（ラクテックD）					28(Lactate⁻)	5		晶質浸透圧比2
			ブドウ糖加酢酸リンゲル（ヴィーンD）					28(Acetate⁻)			
	糖質液		5%ブドウ糖液						5		晶質浸透圧比1
膠質液	代用血漿	HES製剤	（ボルベン）	154			154			分子量13万	晶質浸透圧比1（膠質浸透圧20 mmHg）
			（サリンヘス）	154			154			分子量7万	
			（ヘスパンダー）	105	4	2.7	92	20(Lactate⁻)	5		
		デキストラン製剤	（低分子デキストランL注）	130	4	3	109	28(Lactate⁻)		分子量4万	
			（サヴィオゾール）	130	4	3	109	28(Lactate⁻)			
	アルブミン製剤		4.4%加熱人血漿蛋白								等張
			5〜25%人血清アルブミン								等張〜高張

め，その是正目的で輸液が必要となる．

④栄養の補給

手術侵襲，手術時間や，疾患により，栄養補給目的の輸液が必要となる．相当の時間，経口的に栄養補給できない可能性がある場合，高カロリー輸液が考慮される．これには末梢静脈は使用できないため，中心静脈から栄養補給を行う．

⑤薬物投与ルート

周術期には，呼吸・循環トラブルなどが起こりうる．また，鎮痛薬や抗菌薬などをはじめとする薬物を，経静脈的に投与しなければならないこともあり，それらの薬物投与ルートとして輸液の意味は大きい．

3）輸液製剤

主な輸液製剤を表5-XI-3に示す．

（1）晶質液

晶質液は，水と電解質と小さな分子量の物質で構成される．出血に対しては，前述した理由で理論的には出血量の約4倍の輸液が必要となる．

①開始液

輸液を開始する場合に用いる．生理食塩液を5%ブドウ糖液で希釈したような組成で，K⁺が入っていないため，状態把握できない患者に安全性が高い．

②維持液

ICFの喪失を想定した輸液製剤であり，主に術前・術後に用いられる．K⁺と糖が入ってい

るので緩徐輸液が原則である．

③細胞外補充液

ECFの喪失を想定した輸液製剤であり，ECF（血液，腹水，脳脊髄液，消化液など）の喪失が予想される手術中に用いられることが多い．血漿の電解質組成と同じなので，糖分を含まないものであれば，出血やショック時などには急速輸液が可能である．

④糖質液

電解質を全く含まないため，水とカロリー補給に用いる．糖が速やかに代謝される場合，水分のみの補給となる．電解質の希釈と高血糖を引き起こすので緩徐輸液が原則である．

（2）膠質液

晶質液に比べ大きな分子量の物質を含む輸液製剤である．わが国ではアレルギー，腎障害，凝固障害の副作用が少ない分子量4～7万の低分子量製剤が用いられる．血漿の補充や血漿膠質浸透圧の維持に用いる．代用血漿剤とアルブミン製剤に分類される．代用血漿剤はHES（hydroxyethyl starch）製剤とデキストラン製剤があり，希釈式自己血輸血のための脱血時の血液希釈にも用いられる．出血時には出血量等量の輸液を行えばよいが，輸血に比べて半減期は短い．

①HES製剤

血管内停滞時間は6時間であり，15 mL/kg/時以上で出血傾向を示す．まれにアナフィラキシー反応，腎障害がみられる．

②デキストラン製剤

20 mL/kg/時以上で出血傾向を示す．アナフィラキシー反応を起こす頻度が高い．

③アルブミン製剤

アルブミン製剤の使用目的は，血中膠質浸透圧の維持であり，その種類には，4.4％加熱人血漿蛋白と，5％，20％，25％人血清アルブミン製剤がある．いずれも，ウイルス安全対策として60℃で10時間，液状で加熱処理される．4.4％加熱人血漿蛋白と5％人血清アルブミン製剤は等張性アルブミン製剤に分類され，出血性ショック時の循環血漿量の補充に用いる．一方，20％，25％人血清アルブミン製剤は高張性アルブミン製剤とよばれ，高い膠質浸透圧をもつことから，浮腫や腹水貯留を伴う低タンパク血症の治療に適する．

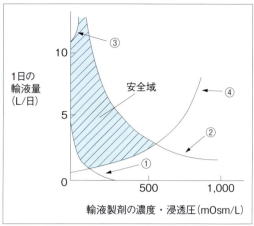

図5-XI-4　Talbotの輸液の安全域
①②の曲線は，1日に排泄しうる電解質の幅から求められる．
③④の曲線は，腎の尿希釈濃縮力から求められる．
図は下記のデータを想定した安全域である．
GFR（glomerular filtration rate：糸球体濾過量）：100 L/日
Umax（尿最大濃縮能）：1,000 mOsm/kg H_2O
Umin（尿最大希釈能）：50 mOsm/kg H_2O

4）輸液の基礎と理論

（1）脱水の分類

高張性脱水（水欠乏）は，ECFの浸透圧上昇により，細胞内脱水をきたした状態である．逆に，低張性脱水（Na欠乏）はECFの浸透圧低下により細胞内へ水が移動する．等張性脱水は，嘔吐，下痢，排泄により，体液組成全体の喪失で起こる．

（2）Talbotの輸液の安全域

輸液量は1 mL単位まで正確に管理すべきであるが，実際は，一定の領域内なら，多く輸液しても，少なく輸液しても，正常な腎は，生体の恒常性を保つ．そのような一定の領域を示したのがTalbotの輸液の安全域（図5-XI-4）である．輸液製剤としては生体の浸透圧（約280 mOsm）

が最も安全域が広いと考えがちであるが，実際は生体の浸透圧より低値で安全域が広いのがわかる．また，図5-XI-4は正常な腎での安全域であるが，糸球体濾過能，腎希釈能などに障害がある場合，この領域は狭くなる[3,4]．

(3) 乳酸lactateと酢酸acetate

HCO_3^-は，生体に重要であるが，輸液製剤中では不安定なため，lactateとして添加され，肝代謝を受けHCO_3^-に変化する．したがって，肝障害では生体に乳酸が蓄積する．一方，acetateは，筋肉で速やかに代謝されるため，肝疾患に使用可能だが，筋疾患には注意が必要となる．最近，HCO_3^-そのものを輸液に安定させて入れることが可能となり，肝疾患や筋疾患にも安全な輸液が選択できる．

5) 周術期の輸液

(1) 術前の輸液

術前の経口摂取制限に対しては，成人1～2 mL/kg/時で術前から点滴を開始する．術前輸液が不可能で，全身麻酔開始後に投与する場合，開始1時間でその1/2量を投与し，その後から手術終了まで残り1/2量を投与する．しかし，最近は術前の経口摂取制限の時間を短縮させるべきという考え方になってきており，その場合は，術前の輸液は行わない．

(2) 術中の輸液

①一般的な手術

全身麻酔中の生理的水分喪失に対しては晶質液を輸液する．成人で通常の手術の場合，2～4 mL/kg/時で行い，小児に関しては体重別に表5-XI-1，2に従って投与する．

②循環血液量や尿量による輸液の調節

循環動態や尿量も輸液量の目安となる．中心静脈圧低下時は，輸液を増やし，上昇時は減らす．

尿量が0.5 mL/kg/時以下なら輸液量を増やし，1.0 mL/kg/時以上なら，維持するか減らす．

麻酔中の循環抑制により腎血流量は低下するためレニン-アンジオテンシン-アルドステロン系が賦活し，ストレスでADHが分泌亢進し，尿量は通常より減少傾向を示す．

③糖質輸液の実際

糖代謝能は0.5 g/kg/時程度が限界であり，50 kgの成人なら，5%ブドウ糖液500 mL（ブドウ糖25 g）は1時間以上かけて輸液する．

全身麻酔中は，糖代謝能が低下し，手術侵襲によるコルチゾル分泌，インスリン分泌低下で高血糖傾向を示す（surgical diabetes）ので，全身麻酔中にブドウ糖を投与する場合，通常の1/5程度の速度（0.1 g/kg/時程度）で投与する．

肝疾患，栄養障害，長時間手術，糖尿病患者は，ケトアシドーシスや異化作用の予防のため0.1～0.2 g/kg/時でブドウ糖を投与するが，その場合，血糖値をモニタし，100～200 mg/dLの範囲で調節する．これを超える場合には糖5 gに対してインスリン1単位の割合で投与を開始し，適正な血糖値を維持するようにインスリンや糖の投与量を適宜調節する（GI療法）．糖が細胞内に取り込まれる際に，K^+も細胞内に入り，低カリウム血症となるために，K^+もモニタし，適宜K^+も投与する（GIK療法）．

④肝疾患に対する輸液

高度な肝障害や肝硬変は，アルドステロン代謝低下によりNa^+貯留傾向となるためECFが増加し，腹水や組織浮腫が進行する．また，肝でのタンパク合成低下により低アルブミン血症となり，高い門脈圧で，腹水と組織浮腫を助長する．

以上より，過剰な晶質液やNaの輸液は，腹水や浮腫を増悪させる．利尿薬でK^+濃度正常に保ち，25%アルブミン投与で血管内膠質浸透圧を維持する．

⑤高カリウム血症

代謝性アシドーシス（腎でのK^+排泄障害，K^+の細胞外への移動）で起こりやすい．また，尿が出ないうえ組織が壊れ細胞が破壊されると血中カリウム値が上昇する．心電図上，T波増高，PR延長，QRS延長がみられる．カルシウ

ム，ナトリウム製剤投与で膜電位を安定させ，GI療法や利尿薬で血中K$^+$を下げる．

⑥低カリウム血症

アルカローシス（K$^+$の細胞内移動，腎や消化管からのK$^+$喪失）で起こりやすい．心電図上，T波平坦化，U波増高，ST低下，QT延長がみられる．KClを0.2〜0.4 mEq/kg/時で投与して補正する．

⑦カロリーと輸液

糖質，アミノ酸は約4 kcal/g，脂質は約9 kcal/gとして計算される．1 kcalのエネルギー消費には，1 mLの水が必要であり，ストレス下では基礎代謝が25〜100%増加する．

⑧高カロリー輸液

手術などにより経口摂取不能が長期に及ぶと考えられる場合（歯科領域では，口腔がんの根治手術の周術期や，緩和医療時など），1日の摂取カロリーを経静脈的に補う必要がある．これを経中心静脈高カロリー輸液（IVH：intravenous hyperlimentation，またはTPN：total parenteral nutrition）とよぶ．これには表5-XI-4に示すカロリーが必要となるが[5]，このカロリー補給には，糖，タンパク（アミノ酸），脂肪，ビタミン，ミネラルなど全栄養素が必要となるため，高浸透圧の高カロリー輸液（約1 kcal/mL）を余儀なくされる．この輸液製剤は浸透圧が高く，末梢静脈からの点滴では静脈炎を起こすため，中心静脈からの輸液が原則となる．なお，最近ではERAS（enhanced recovery after surgery）とよばれる術後回復力を強化するプロトコルが起用されており，非生理的で感染などのトラブルも起こりえるTPNを可及的に回避して，経管や経口投与を推奨する考え方に変遷している．

⑨心不全患者

心臓ポンプ機能が低下すると，大量輸液により循環血液が処理できず，心不全が悪化する．心機能により輸液量を減じ，利尿薬も必要となる．中心静脈圧モニタ下の輸液が望ましい．

表5-XI-4 年齢による必要エネルギー量

年齢（歳）	必要エネルギー（kcal/kg）
〜1	120〜90
1〜7	90〜75
7〜12	75〜60
12〜18	60〜30
18〜	30〜25

⑩脳圧亢進症例，脳外科手術

脳浮腫を抑えるため輸液量を減じる．1〜2 mL/kg/時で投与する．

⑪腹部，胸部，術野が広い手術

術野からの吸引や蒸発が多くなるため5〜10 mL/kg/時で投与する．

⑫出血時の輸液の目安

およその循環血液量は，体重×1/13で求められる．循環血液量の20%までの出血は晶質液の細胞外補充で補えるが，理論的には出血量の約4倍の輸液が必要となるため，大量輸液では，間質やthird spaceに水を貯めることになる．

したがって，循環血液量の20%を超えてからの出血は，出血量と同量の膠質液（代用血漿剤）の輸液で対応する．最近では，晶質液は血漿増量効果が一時的であるため，より早い段階で膠質液を補充するという考えもある．しかし，貧血と出血傾向が進行するので約20 mL/kgを上限とする．

出血が循環血液量の20〜50%を超えたら，輸血が考慮される．しかしながら，臨床ではHb値などを確認しながら判断される．

以上は，健常者に対する目安であるが，貧血や特別な基礎疾患が存在したり，手術内容によっては輸液や輸血のタイミングは変化する．

(3) 術後の輸液

大きな手術後は，内分泌系の働きで体液が体内に貯留する傾向となる（タンパク崩壊期）．この時期はK$^+$が不足しないよう，維持液中心

とし，尿量1,000 mL/日以上を目安とする．

しかし，術後24時間以上経過すると，third spaceのECFが循環系に戻り始め尿量が増える（転換期）．この時期より輸液量を減じ，経口摂取に移行させる．

2. 輸血

1) 輸血の目的

輸血の目的は，赤血球・血小板など血液成分の欠乏または，凝固因子などの成分の機能不全により症状を認めた場合，成分を補充して症状の軽減をはかることにある．具体的には，酸素運搬能を維持するための赤血球の補充，止血凝固能を維持するための血小板や凝固因子の補充，循環血液量の維持などがあげられる．

2) 血液製剤の種類 (表5-XI-5)

(1) 赤血球製剤

赤血球液-LR「日赤」は，血液保存液を混合したヒト血液から白血球と血漿の大部分を除去した後に，血球保存用添加液（MAP液）を混和したものである．照射赤血球液-LR「日赤」は，これに放射線を照射したものである．200 mL全血由来の約140 mLを1単位とする．製剤中の白血球数は1バッグあたり$1×10^6$個以下とされ，400 mL全血由来の製剤では，Ht値は50〜55％程度，ヘモグロビン（Hb）含有量は20 g/dL程度である．保管は，2〜6℃で保存し，エルシニア菌などの混入の可能性があるため有効期間を21日間としている．

(2) 血漿製剤

血漿に，血液保存液を混合した後，白血球の大部分を除去し，採血後6時間以内に凍結したものである．新鮮凍結血漿は，−20℃以下で凍結保存し，有効期間は採血後1年間である．血漿中の凝固因子活性の個人差は大きいが，凍結中でもほぼ同様な凝固因子活性が維持される．新鮮凍結血漿では6か月間の貯留保管を行っているが，感染性の病原体に対する不活化処理はされておらず，感染症のリスクを完全には排除できない．

(3) 血小板製剤

現在供給される血小板濃厚液は，単一供血者から成分採血装置を使用して調整されている．血小板製剤では，1単位は$0.2×10^{11}$個以上である．抗HLA産生に伴う血小板輸血不応への対応として，HLA適合ドナーから採取した製剤がある．血小板濃厚液の中には少量の赤血球が含まれる可能性があり，また製剤中の白血球数は1バッグあたり$1×10^6$個以下となっている．有効期限は，採血後4日間（献血で採取された日を1日目として4日目の24時まで）であり，「採血4日（96時間）後」でないことに注意する．濃厚血小板製剤は，使用するまで水平振盪機で攪拌しながら室温（20〜24℃）で保存する．

(4) アルブミン製剤 (表5-XI-6)

アルブミン製剤は，多人数分の血漿をプールして，分画されたタンパク成分である．含有タンパク質の96％以上がアルブミンである製剤を人血清アルブミンと称し，等張の5％製剤と高張の20，25％製剤がある．また，等張製剤にはアルブミン濃度が4.4 w/v％以上で含有総タンパク質の80％以上がアルブミンである加熱人血漿蛋白もある．製剤は60℃で10時間以上の液状加熱処理がなされており，B型・C型肝炎ウイルスやヒト免疫不全ウイルス（HIV）などの既知のウイルス性疾患の危険はほとんどない．しかし，A型，E型肝炎ウイルスなどやプリオンなどの感染の可能性は否定できない．

3) 輸血の適応と現状

輸血を行う際には，あらかじめ適応基準値の確認，到達目標値の設定，補充すべき血液成分量の計算などを行う必要がある．投与後には，臨床症状と臨床検査値に基づき，投与ごとに有効性の評価を行い，合併症を観察する．

(1) 血液準備

血液をむだにせず，また輸血業務を効率的に行うために，ただちに輸血する可能性の少ない場合の血液準備方法を以下に示す．

表5-XI-5　血液製剤の種類

品名	貯蔵法	有効期限	効能または効果	規格・単位
(照射)赤血球液-LR「日赤」	2〜6℃	採血後21日間	血中赤血球不足	約140 mL/1袋(血液200 mL由来),約280 mL/1袋(血液400 mL由来)
(照射)洗浄赤血球液-LR「日赤」		製造後48時間	血漿成分などによる副作用を避ける場合の輸血	200 mL/1袋(血液200 mL由来),400 mL/1袋(血液400 mL由来)
(照射)解凍赤血球液-LR「日赤」		製造後4日間	貧血・赤血球の機能低下	血液200 mLに由来する赤血球/1袋,血液200 mLに由来する赤血球/1袋
(照射)濃厚血小板-LR「日赤」	20〜24℃振盪保存	採血後4日間	血小板減少症を伴う疾患	1単位(約20 mL), 2単位(約40 mL),5単位(約100 mL), 10単位(約200 mL),15単位(約250 mL), 20単位(約250 mL)
(照射)濃厚血小板HLA-LR「日赤」			血小板減少症を伴う疾患でHLA抗原を有する	10単位(約200 mL), 15単位(約250 mL),20単位(約250 mL)
新鮮凍結血漿-LR「日赤」120	−20℃以下	採血後1年間	血液凝固因子の補充	120 mL/1袋(血液200 mL由来)
新鮮凍結血漿-LR「日赤」240				240 mL/1袋(血液400 mL由来)
新鮮凍結血漿-LR「日赤」480				480 mL/1袋

表5-XI-6　アルブミン製剤

種類	区分	濃度	適応
人血清アルブミン	等張	5 w/v%	循環血漿量の補充
	高張	20, 25 w/v%	膠質浸透圧の改善
加熱人血漿蛋白	等張	4.4 w/v%	循環血漿量の補充

① 血液型不規則抗体スクリーニング法(Type & Screen法：T＆S法)

ただちに輸血する可能性が少ないと予測される場合，受血者のABO血液型，Rho(D)抗原および不規則抗体の有無をあらかじめ検査し，Rho(D)陽性で不規則抗体が陰性の場合は事前に交差適合試験を行わない．

② 最大手術血液準備量 maximal surgical blood order schedule (MSBOS)

確実に輸血が行われると予測される待機的手術例で，医療機関ごとに過去に行った手術例から術式別の輸血量(T)と準備血液量(C)を調べ，両者の比(C/T)が1.5倍以下になるような量の血液を交差適合試験を行って事前に準備する．

③ 手術血液準備量計算法 surgical blood order equation (SBOE)

患者固有の情報を加えた，よりむだの少ない準備法である．患者の術前ヘモグロビン(Hb)値，患者の許容できる輸血開始Hb値(トリガー：Hb 7〜8 g/dL)，および術式別の平均的な出血量の3つの値から，患者ごとの血液準備量を求める．

(2) 輸血を行う場合の基準となる指標

厚生労働省の指針によりLundsgaard-Hansenによる成分輸血療法を改変したものを，循環血液量に対する出血量の割合と臨床症状に応じて使用することが推奨されている[1,2] (図5-XI-5)．

その要旨を以下に示す．

① 全身状態の良好な患者で，循環血液量の15〜20％の出血が起こった場合には，細胞外液補

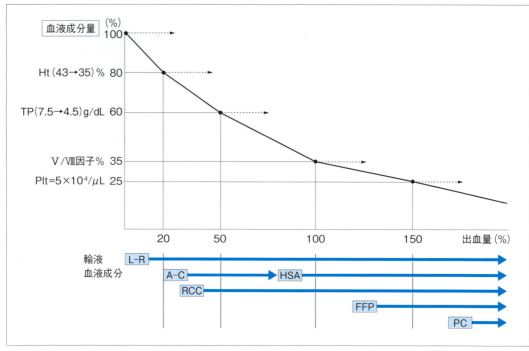

図5-XI-5　出血患者における輸液・成分輸血療法の適応
L-R：細胞外液系輸液薬（乳酸リンゲル液・酢酸リンゲル液など），RCC：赤血球濃厚液またはMAP加赤血球濃厚液，
A-C：人工膠質液，HSA：等張アルブミン（5％人血清アルブミン，加熱人血漿蛋白），FFP：新鮮凍結血漿，
PC：血小板濃厚液．
(Lundsgaard-Hansen, 1980[2]）より改変）

充液を出血量の2〜3倍投与する．
②循環血液量の20〜50％の出血量に対しては，膠質浸透圧を維持するために，人工膠質液を投与する．赤血球不足による組織への酸素供給不足が懸念される場合には，赤血球濃厚液を投与する．この程度までの出血では，アルブミン製剤の併用が必要となることは少ない．
③循環血液量の50〜100％の出血では，細胞外液補充液，人工膠質液および赤血球濃厚液の投与だけでは血清アルブミン濃度の低下による肺水腫や乏尿が出現する危険性があるので，適宜等張アルブミン製剤を投与する．なお，人工膠質液を1,000 mL以上必要とする場合にも等張アルブミン製剤の使用を考慮する．
④大量輸血（24時間以内に循環血液量の100％以上の輸血）時または急速輸血（100 mL/分以上）をするような事態には，出血傾向（希釈性凝固障害と血小板減少）が起こる可能性があるので，凝固系や血小板数の検査値および臨床的な出血傾向を参考にして，新鮮凍結血漿や血小板の投与も考慮する．

しかし，現状では輸血適応の絶対的な基準は存在せず，患者の年齢，既往歴，現病歴，心機能，呼吸機能，手術内容，出血の状態など，多くの因子を評価し総合的に輸血の実施を判断しなければならない．

4）個々の血液製剤の適応，投与基準

以下に個々の製剤の適応や投与基準を示す．

(1) 赤血球製剤の周術期適応

①術前投与

持続する出血がコントロールできない，またはその恐れがある場合は検討する．

②術中投与

　手術中の出血に対して必要となる輸血について，あらかじめ術前に判断して準備する．術前の抗凝固・抗血小板療法がなされている場合，中断するか一時的なヘパリン置換などを行うかを判断することも重要である．赤血球不足による組織への酸素供給不足が懸念される場合に投与する．通常はHb値が7～8 g/dL程度あれば十分な酸素の供給が可能であるが，冠動脈疾患などの心疾患あるいは肺機能障害や脳循環障害のある患者では，Hb値を10 g/dL程度に維持することが推奨される[3]．

③術後投与

　術後1～2日間は細胞外液量と血清アルブミン濃度の減少がみられることがあるが，バイタルサインが安定している場合は投与が必要となる場合は少ない．

(2) 血小板輸血の適応

　血小板輸血の適応は，血小板数，出血症状の程度および合併症の有無により決定する．特に，血小板数の減少は重要な目安となるが，すべての症例に合致するものではなく，それのみから一律に決定すべきではない．血小板輸血を行う場合，事前に血小板数を測定する．出血の原因が血小板数減少や機能異常によらない場合は，適応とはならない．

　血小板数と出血症状の関係を**表5-XI-7**に示す．

　侵襲的処置前や待機的手術患者では，術前の血小板数が5万/μL以上あれば，通常は血小板輸血を必要とすることはない．血小板数が5万/μL未満では，手術の内容や基礎疾患により，血小板の準備または術直前の血小板輸血の可否を判断する．抜歯など局所の止血が容易な手技は血小板数を1～2万/μL程度で安全に施行できるといわれており，1万/μL以上を目安に血小板輸血を行ってもよい．

　急速大量輸血による血液希釈により出血傾向をきたすことがある．止血困難な出血症状とともに血小板減少を認める場合には，血小板輸血

表5-XI-7　血小板数と出血症状の関係

血小板数	出血傾向	血小板輸血
5万/μL＜	重篤なものはない	必要性は低い
2～5万/μL	時に認める	止血困難な場合必要
1～2万/μL	時に重篤	必要な場合がある
＜1万/μL	しばしば重篤	必要

の適応となる．

　なお，血小板輸血後に血小板数が増加しない状態を血小板輸血不応状態という．血小板数が増加しない原因の1つとして抗HLA同種抗体の産生などがあり，HLA適合血小板輸血の適応となる．

(3) 新鮮凍結血漿の適応

　新鮮凍結血漿の主な適応は欠乏している複数の凝固因子の同時補充による治療的投与にある．予防的投与の効果は明らかではない．投与に際して，投与前にプロトロンビン時間（PT），活性化部分トロンボプラスチン時間（APTT）を測定し，場合によりフィブリノゲン値も測定する．治療効果は臨床所見と凝固活性の検査結果により判断するが，まずは十分な局所の止血処置を考え，新鮮凍結血漿に代わる治療方法を常に考慮する必要がある．凝固因子の補充に際して，その参考値を以下に示す[4]．

- PT：INR 2.0以上，または活性30％以下
- APTT：基準上限の2倍以上，または活性25％以下
- フィブリノゲン値：150 mg/dL以下，またはこれ以下に進展する危険性がある場合

　なお肝障害があり複数の凝固因子活性が低下し，出血傾向のある場合や，大量輸血による希釈性凝固障害の場合にも，新鮮凍結血漿の使用が考慮される．

　ワルファリンなどクマリン系薬による出血傾向は，ビタミンKの補給により通常1時間以内に改善が認められる．緊急対応時に新鮮凍結血漿が使用されることもあるが，その有効性は示

されていない[5]．

(4) アルブミン製剤の適応

アルブミン製剤を投与する主な目的は，循環血漿量の確保と血漿膠質浸透圧の改善にある．循環血漿量確保の目的では，他に細胞外液補充液や人工膠質液があるが，これらよりアルブミン製剤が有利であるとするエビデンスは乏しい．

アルブミン製剤の適応として次の状態があげられる．

① 出血量が循環血液量の50％以上出血の場合や血清アルブミン濃度3.0 g/dL未満の場合には，等張アルブミン製剤の併用を考慮する（30～50％の場合は，原則として必要としない）．補充量は，バイタルサイン，尿量，中心静脈圧や肺動脈楔入圧，血清アルブミン濃度，膠質浸透圧などを参考にして判断する．

② 低タンパク血症に起因する治療抵抗性の肺水腫あるいは著明な浮腫が認められる場合には，高張アルブミン製剤の投与を考慮する．

③ アルブミン製剤以外の代用血漿剤が適応外，大量投与が必要，うっ血性心不全，乏尿などを伴う腎障害や製剤に対するアレルギー症状などの場合にはアルブミン製剤を考慮する．

5) 投与により改善が期待される予測値の推定法[3]

循環血液量（mL）＝体重（kg）×70 mL/kg
とする．

(1) 赤血球

予測上昇Hb値（g/dL）
＝投与Hb量（g）/循環血液量（dL）

たとえば，体重50 kgの成人（循環血液量3,500 mL＝35 dL）にHb値19 g/dLの血液を2単位（1バッグ中の含有Hb量は約19 g/dL×280/100 dL＝約53 g）輸血することで，Hb値は約1.5 g/dL上昇する．

(2) 血小板

予測血小板増加数（/μL）
＝［輸血血小板総数/循環血液量（mL）×10^3］×(2/3)

(2/3：輸血された血小板が脾臓に捕捉されるための補正係数)

たとえば，血小板濃厚液10単位（$2.0×10^{11}$個以上の血小板を含有）を，体重60 kgの患者（循環血液量4,200 mL）に輸血すると，直後には輸血前の血小板数より約32,000/μL以上増加する．

(3) 新鮮凍結血漿

生理的な止血効果を期待するための凝固因子の最小の血中活性値は，基準値の20～30％程度で十分である．凝固時間の延長は，PT，APTTの数値に反映されるが，各凝固因子の血中回収率や活性低下の程度はさまざまである（表5-XI-8）．

補充された凝固因子の血中回収率を100％とすれば（目的とする因子により異なる），凝固因子の血中レベルを約20～30％上昇させるのに必要な新鮮凍結血漿量は，8～12 mL/kg（循環血漿量の20～30％）となる．

(4) アルブミン

循環血漿量（mL）＝体重（kg）×40 mL/kg

投与したアルブミンの血管内回収率を40％とする．

期待上昇濃度（g/dL）
＝目標の血清アルブミン濃度－現在の血清アルブミン濃度

必要投与量（g）
＝期待上昇濃度（g/dL）×体重（kg）

臨床では，大手術，外傷，熱傷，敗血症やショックなどで，アルブミンの血管外漏出率が高まっており，期待値に達しないことが多い．

血液製剤の投与前には，投与の理由と必要な投与量を明確に把握する．また投与後には投与前後の検査データと臨床所見の改善の程度を比較して効果を評価するとともに，副作用の有無を観察，記録する．

表5-XI-8 凝固因子の生体内における動態と止血レベル

因子	観血的処置の下限値	生体内半減期	生体内回収率
フィブリノゲン	75～100 mg/dL	3～6日	50%
プロトロンビン	40%	2～5日	40～80%
第Ⅴ因子	15～25%	15～36時間	80%
第Ⅶ因子	5～10%	2～7時間	70～80%
第Ⅷ因子	10～40%	8～12時間	60～80%
第Ⅸ因子	10～40%	18～24時間	40～50%
第Ⅹ因子	10～20%	1.5～2日	50%
第ⅩⅠ因子	15～30%	3～4日	90～100%
第ⅩⅡ因子	—	—	—
第ⅩⅢ因子	1～5%	6～10日	5～100%
von Willebrand因子	25～50%	3～5時間	—

表5-XI-9 輸血による合併症

	即時型		遅発型
溶血性	急性溶血性輸血副作用	溶血性	遅発性溶血性輸血副作用
非溶血性	発熱性非溶血性副作用 アレルギー反応 輸血関連急性肺障害 感染症 急速大量輸血による合併症	非溶血性	輸血後移植片対宿主病 輸血後感染症

6) 輸血による合併症 (表5-XI-9)

(1) 即時型合併症

①急性溶血性輸血副作用 acute hemolytic transfusion reactions (AHTR)

大部分はABO不適合輸血であり，輸血された不適合赤血球が赤血球抗体との反応で活性化された補体により血管内で急速に破壊される．この活性化補体やサイトカインは，播種性血管内凝固症候群 (DIC)，血圧低下，腎不全をもたらす．

輸血開始後数分から数時間以内に発症してくるものが多い．ABO不適合輸血では50 mL以上の投与量で合併症が高まるともいわれる[6]．

②非溶血性輸血副作用

a．発熱性非溶血性副作用 febrile non-hemolytic transfusion reaction (FNHTR)

血液製剤中に含まれる可能性のある血球・血漿タンパク以外の種々の抗原・抗体・サイトカインなどが作用し，輸血中あるいは輸血後数時間以内に発熱を認める．AHTR，細菌感染症との鑑別が必要となる．

b．アレルギー反応

アレルギー反応は輸血副作用の中でも最も頻度が多い副作用であるが，原因のほとんどは解明されていない．症状として蕁麻疹，発熱，血圧低下，呼吸困難などが報告されている．

赤血球・血小板製剤の輸血による重症アレルギー反応を予防するために，洗浄赤血球製剤な

どを用いることもある．

c. 輸血関連急性肺障害 transfusion related acute lung injury（TRALI）

輸血中・輸血後6時間以内（多くは1〜2時間以内）に起こる非心原性肺水腫を伴う呼吸困難を呈する，重篤な非溶血性輸血副作用である．低酸素血症，胸部エックス線写真上の両側肺水腫の他，発熱，血圧低下を伴うこともある[7]．発症に関しては，輸血血液中もしくは患者血液中に存在する抗白血球抗体や製剤中の脂質の関与が示唆されている．治療に際して，利尿薬はかえって状態を悪化させることもあり，過量輸血による心不全 volume overload との鑑別が特に重要となる．死亡率は十数％といわれているが，早期より適切な全身管理を行うことで，大半の症例は回復する．本症が疑われた場合は製剤および患者中の抗顆粒球抗体や抗HLA抗体の有無について検討することが重要である．

d. 感染症

血液製剤の投与により感染症の伝播を伴うことがある．赤血球液では，エルシニア菌感染が問題とされていたが，白血球除去により白血球とともにエルシニア菌が除去され，その危険性の低減が期待されている．しかし，ヒト血液に由来する細菌などによる副作用の危険性は否定できず，輸血により，まれに細菌などによるエンドトキシンショック，敗血症，DICなどが起こることがある．

血小板濃厚液はその機能を保つために室温（20〜24℃）で保存されているために，細菌の汚染があった場合には，増殖が早く，混入による致命的な合併症に留意する必要がある．

新鮮凍結血漿はウイルスの不活化が行われていないため，血液を介したウイルス感染症を起こす危険性がある．

e. 急速大量輸血による合併症

a）凝固障害

急速失血により24時間以内に循環血液量相当量，特に2倍量以上の大量の輸血が行われると，血液の希釈により出血傾向をきたすことがある．

b）電解質異常

赤血球液では，放射線照射や保存に伴い上清中のカリウム濃度が上昇する場合がある．そのため，急速・大量輸血時，腎不全患者への輸血時には高カリウム血症に注意する．また新鮮凍結血漿の大量投与により，含有クエン酸によるカルシウムイオンの低下が起こることがある．

c）鉄の過剰負荷

1単位の赤血球液中には，約100 mgの鉄が含まれている．人体から1日に排泄される鉄は1 mgであるので，赤血球液の頻回投与は鉄過剰症を生じる．また肝障害のある患者では，投与後の遊離ヘモグロビンの負荷が黄疸の原因となりうる．

d）低体温

血液は冷蔵保存されているため，急速大量輸血により低体温となる可能性がある．低体温は不整脈や心停止の誘因となり，これを防ぐためさまざまな血液加温装置が用いられる．

e）輸血関連循環過負荷 transfusion-associated circulatory overload（TACO）

過量の輸血や急速投与による過剰負荷などが原因で，輸血中または輸血終了後6時間以内に，頻脈，低酸素血症，心不全，肺水腫などの合併症が現れることがあり，胸部エックス線写真で肺浸潤影など心原性肺水腫の所見を認めることがある[7]．輸血前の患者の心機能や腎機能などを考慮のうえ，輸血量や輸血速度を決定する．

(2) 遅発型合併症

①遅発性溶血性輸血副作用 delayed hemolytic transfusion reactions（DHTR）

輸血後24時間以降，数日経過してからみられる血管外溶血をいう．輸血歴，妊娠歴の前感作のある患者への赤血球輸血により不規則抗体濃度の急激な上昇により溶血を示す．輸血後3〜14日程度で抗体が検出されるが，輸血前の交差試験では陰性である．発熱やその他の溶血

に伴う症状や所見を認め，Hb値の低下，ビリルビンの上昇，直接抗グロブリン試験陽性となる．

② 輸血後移植片対宿主病 post transfusion-graft versus host disease (PT-GVHD)

輸血用血液中に含まれる供血者のリンパ球が排除されずに患者のHLA抗原を認識し急速に増殖し，患者の体組織を傷害することによって起きる非常に重篤な輸血合併症である．典型例では，輸血を受けてから1～2週間後に発熱・紅斑が出現し，肝障害・下痢・下血などの症状が続き，汎血球減少症，多臓器不全を呈し，1か月以内に致死的な経過をたどる．治療法はまだ確立されていないので，発症予防が唯一の対策方法である．

現在供給されている輸血用血液は，すべて白血球除去製剤となったが，残存するリンパ球によるGVHD発症のリスクは否定されていない．予防策としては放射線照射（15～50 Gy）血液の使用が有効である[8]．2000年以降，国内では放射線照射血液製剤による確定症例の報告はない．

③ 輸血後感染症

a. ウイルス性肝炎

早ければ輸血後2～3か月以内に発症するが，臨床症状や肝機能異常がみられなくても，肝炎ウイルスに感染していることが診断される場合がある．特に供血者がウインドウ期（ウイルス感染直後の抗原抗体検査で確認できない時期）にあることによる感染が問題となる．感染が疑われる場合などには，輸血の1～3か月後に，肝炎ウイルス関連マーカーの検査などを行う必要がある．

b. HIV感染症

感染後2～8週で，一部の感染者では抗体の出現に先んじて一過性の感冒様症状が現れることがあるが，多くは無症状に経過して，以後1年超は無症候性に経過する．特に供血者がウインドウ期にある場合の感染が問題となる．患者の感染の有無を確認するために，輸血前にHIV抗体検査を行い，その結果が陰性であれば，輸血後2～3か月以降に抗体検査などを行う必要がある．

c. HTLV（ヒトT細胞白血病ウイルス）感染症

輸血によるHTLV-1などの感染の有無や免疫抗体産生の有無などについても，医療面接や必要に応じた検査により追跡することが望ましい．

d. 変異型Creutzfeldt-Jakob病（vCJD）

感染性の異常プリオンタンパクが中枢神経に蓄積し，急速に神経細胞変性を起こす疾患であり，進行性の精神・神経障害，運動失調，認知症などを特徴とする．感染性は低いものの，有効なプリオンの検査法は確立されておらず，供血者の欧州滞在などのスクリーニングが有効な検査となる．

7）副作用予防・早期発見のための留意点

(1) 高単位輸血用血液製剤

抗原感作と感染の機会を減少させるため，可能な限り高単位の血液製剤を使用する．

(2) チェック項目

輸血用血液の受け渡し時，輸血準備時および輸血実施時に，それぞれ，患者氏名，血液型，血液製造番号，有効期限，交差適合試験の検査結果，放射線照射の有無などについて，交差試験適合票の記載事項と輸血用血液バッグの本体および添付伝票とを照合し，該当患者に適合しているものであることを確認する．

(3) 照合の重要性

上記チェック項目を2人で交互に声を出し合って読み合わせ確認をする．また患者のリストバンドと製剤を電子機器を用いた機械的照合を併用することが望ましい．

(4) 輸血開始直後の患者の観察

赤血球輸血の輸血速度は，輸血開始時には緩やかに行う．ABO不適合輸血では，輸血開始直後から血管痛，不快感，胸痛，腹痛などの症状がみられるので，意識のある患者では輸血開始5分間は患者の状態を観察する必要がある．

患者の意識が清明でない場合は，呼吸・循環動態の観察の他に尿の色調や術野からの出血の状態を観察するなど，総合的な他覚的所見によって，早期発見に努める．

(5) 輸血開始後の観察

輸血開始後15分程度経過した時点で再度患者の状態を観察する．その後も，発熱・蕁麻疹などのアレルギー症状がしばしばみられるので，適宜観察を続ける．

(6) 輸血後の観察

輸血関連急性肺障害（TRALI），細菌感染症など，輸血終了後に重篤な副作用を呈することがあり，輸血終了後も患者を継続的に観察することが可能な体制を維持する．

8）自己血輸血

同種血輸血の安全性は飛躍的に向上しているが，感染や免疫学的合併症などが生じる危険性を，完全に回避できるものではない．自己血輸血はその多くを回避しうる安全な輸血療法であり，待機的手術患者における輸血療法として推進することが求められている．

しかし，輸血取り違えや細菌感染など自己血輸血によるリスクには十分注意する必要がある．

(1) 実施上の留意点

同種血輸血と同様，患者・血液の取り違いに注意する．採血の際は，穿刺部位からの細菌混入の危険性に注意し，採血針を刺入する部位の清拭と消毒は，入念に行う．その他の合併症として，正中神経損傷，血管迷走神経反射，採血後血腫などがある．

(2) 自己血輸血の種類
①貯血式自己血輸血[9]
a. 適応

手術前に自己の血液をあらかじめ採血，保存しておく（貯血）方法である．貯血に耐えられる全身状態の患者の待機的手術において，循環血液量の15％以上の術中出血量が予測され，輸血が必要になると考えられる場合で，必要な協力が得られる症例が適応となる．特に，まれな血液型や，すでに免疫（不規則）抗体をもつ場合には積極的な適応となる．年齢制限は特になく，採血前Hb値11.0 g/dL以上を原則とする．コントロール不良の高血圧あるいは低血圧の場合は慎重に採血する．また，有熱者では採血を行わない（CRP値と白血球数も参考とする）．

b. 禁忌

菌血症のおそれのある細菌感染患者は，自己血の保存中に細菌増殖の危険性もあり，原則的に自己血輸血の適応から除外する．治療が必要な皮膚疾患・感染創・熱傷のある者，1か月以内の重症下痢発症・抜歯後3日以内の者からは採血しない．不安定狭心症，中等度以上の大動脈弁狭窄症，NYHA分類Ⅳ度の患者からは行わない．

c. 方法

a) 目標貯血量：MSBOSあるいはSBOEに従う．
b) 1回貯血量：上限を400 mLとする．体重50 kg以下の場合は，8 mL/kgを参考とするなど，1回採血量について慎重に対処する．
c) 採血間隔：採血間隔は原則として1週間以上とし，手術予定日の3日以内の採血は行わない．
d) 鉄剤投与：初回採血の1週間前から毎日，経口鉄剤100〜200 mgを投与する．
e) エリスロポエチン製剤投与：赤血球前駆細胞に働き，成熟赤血球への分化・増殖を促す．貯血量が800 mLで1週間以上の貯血期間を予定する患者で考慮される．Hb濃度によるが，初回採血1週間前あるいは採血後より，最終採血まで投与する．
f) 保管：冷蔵保存で21日間．

②希釈式自己血輸血[10]
a. 特徴

全身麻酔導入後，患者から400〜1,200 mLの血液を採血した後，代用血漿剤の輸液により循環血液量を保ち血液を希釈状態にして手術を行

い，術中あるいは手術終了前後に採血した自己血を返血する方法である．新鮮な血液を利用でき，緊急手術にも対応可能などの利点がある．その一方，採血量に制限があり，手術前に採血・補液を行うため麻酔時間が長くなる．また手術室外で使用する場合には取り違えのリスクがある．なお2016年度の保険改定にあたって，希釈式が新規保険収載された．

b．禁忌

心臓予備力低下，腎機能障害，出血傾向，高度貧血，肺疾患，高度の脳血管狭窄を有する患者は適応から除外する．

c．方法

全身麻酔下に行い，導入後に乳酸リンゲル液500 mLを急速注入する．

a) 採血：静脈路から行う（動脈ラインからの採血も可）．数回に分けて自己血採血と代用血漿剤（HES130やHES70など）の補液を交互に行う．1回採血量は400 mLを上限とする．

b) 希釈後のHb値：原則として，7〜8 g/dL程度を維持する．代用血漿剤の過剰投与で出血傾向や腎機能障害の可能性があり，使用量は20〜30 mL/kgまでとする．

c) 保管と返血：自己血は採取した手術室内で室温保存し，外には持ち出さないことを原則とする．

③回収式自己血輸血

術中・術後に出血した血液を回収する方法である．

特に，より汎用性のある貯血式自己血輸血の普及，適応の拡大が期待されている．患者の病状，術式などを考慮して，各方法を組み合わせて行うことを検討してもよい．

第6章 全身管理上問題となる疾患の病態と患者管理

I 呼吸系疾患

1. かぜ症候群・急性気管支炎とその周術期管理

1) かぜ症候群 cold syndrome, 急性気管支炎 acute bronchitis

上気道感染症である急性上気道炎をかぜ症候群とよび, 下気道感染症である急性気管支炎と区別する[1,2].

(1) かぜ症候群

鼻汁, 咳嗽, 咽頭痛, 微熱などの症状をきたす. 原因は80〜90%がウイルスであり, その他, 一般細菌, マイコプラズマ, クラミドフィラなどがある. ウイルスの中ではライノウイルスが最も多く, コロナウイルスに続く. その他, インフルエンザウイルス, RSウイルス, パラインフルエンザウイルス, ヒト・メタニューモウイルスがある.

(2) 急性気管支炎

原因は主にウイルスであるが主症状は咳嗽であり, 細菌感染を合併すると膿性痰を伴うようになる.

かぜ症候群, 急性気管支炎ともにウイルス性の気道感染と他疾患との鑑別が重要である (表6-I-1). A群β溶血性レンサ球菌による咽頭炎の鑑別が重要であり, Centorの診断基準 (発熱, 白苔を伴う扁桃の発赤, 咳嗽なし, 圧痛を

表6-I-1 ウイルス感染と細菌感染の鑑別

		ウイルス感染		細菌感染
		普通感冒	インフルエンザ	
臨床症状	発症	緩徐	急激	通常は緩徐
	症状分布	局所的	全身的	全身的〜局所的
	発熱	通常は微熱	高熱	微熱〜高熱
	咳	軽度〜高度	通常は軽度	軽度〜高度
	痰	白色・粘液性	白色・粘液性	黄色・膿性
	咽頭痛	多い	少ない	少ない
	悪寒	少ない	高度	あり
	倦怠感	少ない	高度	あり
	筋肉痛	少ない	あり	少ない
臨床検査	白血球数	正常〜減少	正常〜減少	増加
	好中球数	正常〜減少	正常〜減少	増加 (桿状核球)
	リンパ球数	相対的増加	相対的増加	相対的減少
	CRP	陰性〜軽度上昇	陰性〜軽度上昇	中等度から高度上昇

(呼吸器感染症に関するガイドライン 成人気道感染症診療の基本的考え方, 2003[2] より改変)

表6-Ⅰ-2 かぜスコア

① 鼻閉・鼻汁・くしゃみ
② 咽頭発赤・扁桃腫脹
③ 咳嗽・喀痰・嗄声
④ 呼吸音異常
⑤ 発熱（乳児38.0，幼児37.5℃以上）
⑥ 食思不振・嘔吐・下痢
⑦ 胸部エックス線写真異常
⑧ 白血球増多（乳児12,000，幼児10,000/mm^{3}以上）
⑨ かぜの既往（入院前2週間以内）
⑩ 年齢因子（生後6か月未満）
各1点としその合計で評価する

0～2点：健常群，3～4点：境界群，5点以上：危険群

伴う前頸部リンパ節腫脹）が参考となる．ウイルスによる感染は呼吸機能への影響が小児では5週間残り，周術期の呼吸系合併症が増える[3]．小児ではインフルエンザ罹患時にReye症候群をきたす可能性があり，解熱薬としてアスピリン，ジクロフェナクナトリウムは15歳以下の小児へ投与しないことが原則である．

2) 周術期管理
(1) 術前管理

上気道炎のある小児では手術を延期するとされることが多い．罹患後2～5週間をあけるとの報告があり，成人の上気道炎であっても同様であるとする考え方がある．しかしながら現実的には手術の緊急性・侵襲の程度などから総合的に判断される．

上気道感染の程度判断としてかぜスコアが用いられることが多い（表6-Ⅰ-2）．術中の気管内洗浄の実施，換気困難，発熱とスコアとの間には明らかな関連がみられ，術後の発熱，呼吸音異常，下痢も高スコアほど多いといわれている．かぜスコア2点以下は麻酔を通常通り行いうるが，5点以上は中止すべきであり，3～4点は境界群として十分な麻酔管理と合併症への対策を準備しておくべきであるとされる．

成人の上気道感染についても，症状が存在する場合は手術の延期が望まれる．症状が存在する間（発症9日目まで）は，気道過敏性の亢進が持続する．

2. 気管支喘息・咳喘息・COPDとその周術期管理

1) 気管支喘息 bronchial asthma

気管支喘息とは「気道の慢性炎症を本態とし，変動性をもった気道狭窄（喘鳴，呼吸困難）や咳などの臨床病状で特徴づけられる疾患」[4]とされている．またそれらの症状の持続時間，強さなどさまざまであり，気管支喘息といっても単一な病態ではない．たとえば，ACO（asthma-COPD overlap，詳細後述）のように基本となる病態が異なるがしばしば明確に鑑別できない症例が存在する．

(1) 診断・検査

気管支喘息の明確な診断基準はない．喘息予防・管理ガイドライン2018[4]では，目安が記載されている（表6-Ⅰ-3）．喘息は発作性の呼吸困難，喘鳴，胸苦しさ，咳などの症状があり，反復しかつ回復する気流閉塞があり，他の心肺疾患を除外できた場合に診断できる．他の疾患を鑑別するために胸部エックス線写真，血液検査，聴診（wheezeの有無），心電図などの基本検査を行う．

2) 咳喘息 cough variant asthma

慢性の咳嗽がみられる．ただし気管支喘息にみられる喘鳴がなく，聴診上も連続性ラ音を聴取しない．スパイログラフィでも閉塞性障害を認めないのが特徴である．β$_2$刺激薬やテオフィリンなどの気管支拡張薬が奏効する．咳喘息患者の一部が気管支喘息へ移行することが知られている．スパイロメトリー所見は閉塞性変化が認められないが，β$_2$刺激薬で咳症状が減少するのはスパイロメトリーでは検出されにくい程度の平滑筋攣縮が咳の原因となっていると考えられている．

3) アスピリン喘息 aspirin induced asthma

アスピリンに代表される酸性非ステロイド性抗炎症薬（NSAIDs）の使用で発作が誘発される

表6-I-3 成人喘息での診断の目安

① 発作性の呼吸困難，喘鳴，咳の反復
② 可逆性の気流制限
③ 気道過敏性の亢進
④ アトピー素因の存在
⑤ 気道炎症の存在
⑥ 他疾患の除外

・①，②，③，⑥が診断に重要である．
・④が好酸球性の場合は診断的価値が高い．
・⑤は喘息の診断を支持する．

(喘息予防・管理ガイドライン 2018[4] より．)

表6-I-4 COPDの病期分類

	病期	特徴
Ⅰ期	軽度の気流閉塞	%FEV$_1$≧80%
Ⅱ期	中等度の気流閉塞	50%≦%FEV$_1$<80%
Ⅲ期	高度の気流閉塞	30%≦%FEV$_1$<50%
Ⅳ期	極めて高度の気流閉塞	%FEV$_1$<30%

%FEV$_1$：対標準1秒量（予測1秒量に対する比率）
気管支拡張薬吸入後のFEV$_1$/FVC（1秒率）70%未満が必須条件
(COPD（慢性閉塞性肺疾患）診断と治療のためのガイドライン 第5版, 2018[5] より改変)

気管支喘息のことをいう．小児ではまれだが，成人喘息患者の約10%でみられる．これらの薬物はアラキドン酸カスケードのシクロオキシゲナーゼ cyclooxygenase (COX) の作用を阻害するため，気管支平滑筋弛緩作用のあるプロスタグランジン系の産生が抑制され，平滑筋収縮作用をもつロイコトリエン (LTC4, D4, E4) の合成が増大し発症につながる．発症にアレルギー機序は関与していない．サリチル酸化合物を多く含む，いちご，トマトなどの食品，防腐剤パラベン，コハク酸エステル型ステロイドで誘発される場合もある．リン酸エステル型ステロイドも添加物（防腐剤・安定化剤）が含まれているため絶対安全とはいえない．

4) 慢性閉塞性肺疾患 chronic obstructive pulmonary disease (COPD)

人口の急激な高齢化により本疾患の罹患患者は500～600万人と推定される．慢性閉塞性肺疾患は「タバコ煙を主とする有害物質を長期に吸入曝露することにより生ずる肺疾患である．呼吸機能検査で気流閉塞を示す．気流閉塞は末梢気道病変と気腫性病変がさまざまな割合で複合的に関与し起こる．臨床的には徐々に進行する労作時の呼吸困難や慢性の咳・痰を示すが，これらの症状に乏しいこともある」と定義される[5]．

COPDは治療薬の吸入［通常はサルブタモール2～4吸入 (200～400μg)］後に1秒率が70%未満で他の疾患が除外されることで診断される．COPDの重症度分類度判定には対標準1秒量 (%FEV$_1$) が用いられる（表6-I-4）．しかしCOPDの病態は均一ではなく，種々の臨床表現型により構成される症候群であるとの認識がなされている[5]．たとえば，画像上，気腫性病変が著明な気腫型と，ほとんど気腫性病変を認めない症例（非気腫型）が存在する．また，全喫煙者の中でCOPDを発症するのは15～20%程度とされ，必ずしも長期喫煙者に発症するわけ

表6-Ⅰ-5　修正MRC（mMRC）息切れスケール質問票

グレード分類	
0	激しい運動をしたときだけ息切れがある．
1	平坦な道を早足で歩く，あるいは緩やかな上り坂を歩くときに息切れがある．
2	息切れがあるので，同年代の人よりも平坦な道を歩くのが遅い，あるいは平坦な道を自分のペースで歩いているとき，息切れのために立ち止まることがある．
3	平坦な道を約100 m，あるいは数分歩くと息切れのために立ち止まる．
4	息切れがひどく家から出られない，あるいは衣服の着替えをするときにも息切れがある．

（COPD診療のエッセンス2014年版「補足解説」[6]より改変）

ではなく，何らかの宿主感受性が存在する可能性が指摘されている．

(1) 診断・検査

病態の本態である慢性炎症による穏やかな呼吸機能低下に伴う症状の悪化が進行する安定期と気道感染を契機として急速に症状が悪化する増悪期がある．

①安定期の診断・検査

40歳以上で，喫煙歴がある人，慢性の咳・痰，階段や坂道を上る際の息切れ，ときどき起こる喘鳴など，COPDの併存症として多い心・血管系疾患，高血圧症，動脈硬化症，糖尿病，骨粗鬆症などの受診者がCOPDを疑う患者群である[6]．喫煙指数［1日の喫煙箱（20本1箱）と喫煙年数の積］が20を超えるとCOPD発症の十分なリスクである．

診断に必要な検査は，胸部単純エックス線（肺癌，間質性肺炎，気管支拡張症などとの鑑別に必要），心電図（虚血性心疾患，不整脈など循環器疾患の関与の鑑別に必要），スパイロメトリー（可能な限り実施，診断確定には必須）である．

安静時の息切れは肺高血圧などの合併症のあるときに生じる可能性がある．咳・痰・喘鳴が安定期に遷延している場合，気管支喘息・気管支拡張症・虚血性心疾患・肺血栓塞栓症などとの慎重な鑑別が必要となる．胸部エックス線検査はCOPDに対する診断能は高くなく，軽症から中等症ではまったく異常が指摘できないことも多い．高分解能CTは肺気腫像が低吸収領域として描出できる．

気管支喘息との鑑別が重要で，発作性の呼吸困難，呼気NOの濃度上昇，喀痰・末梢血中の好酸球増多，末梢血中のIgE上昇，RAST陽性，気道過敏性検査陽性，大きな気道可逆性などがあれば気管支喘息を考慮する．心疾患との鑑別目的で心電図・心エコー検査・BNP測定は有効である．

②増悪期の診断

増悪期には気道感染を契機として急速に症状が悪化することがある．数日前から新たに増悪した湿性咳嗽，息切れ，痰が詰まる感じ，喘鳴などはCOPD増悪を強く示唆する所見である．

(2) 治療

COPDの治療の目標は症状の改善，COPDに伴うリスクの低減である．息切れ症状を緩和し，強い咳き込み・排痰困難を改善する．息切れの程度の指標として，修正MRC（mMRC）息切れスケール質問票（表6-Ⅰ-5）で数値化する[6]，あるいはNRS（numeric rating scale；数値評価スケール）を用いると評価しやすい．禁煙厳守のための教育，薬物治療への患者自身の積極的な参加（アドヒアランス）を高めることでCOPDの病態の進行を抑え，COPDに伴うリスクの低減をはかる．COPDの増悪を予防することが重要で，特に入院を必要とする増悪を経験

Ⅰ　呼吸系疾患　317

表6-Ⅰ-6 喘息とCOPDの相違

臨床像	気管支喘息	COPD
喫煙歴	可能性あり	ほとんどすべて
若年発症	あり	まれ
慢性湿性咳嗽	±	++
息切れ	変化あり	常時，体動時増悪
夜間症状	あり	まれ
日内変動/週間変動	あり	まれ
合併症	アレルギー アレルギー性鼻炎 アトピー性皮膚炎	心疾患 肺癌 骨粗鬆症 うつ病

(浅井ほか，2015[7]より改変)

した患者は厳重な管理が必要となる．

すべての患者には禁煙指導とインフルエンザワクチンの接種を行う．症例により肺炎球菌ワクチン接種が勧められる．薬物治療は長時間作用型気管支拡張薬の定期吸入を行う．長時間作用型抗コリン薬 long acting muscarinic antagonist (LAMA)，長時間作用型β_2刺激薬 long acting beta agonist (LABA)，LABAと吸入ステロイドの配合剤，LAMA/LABAの配合剤が治療の中心である．

■喘息とCOPDのオーバーラップ asthma-COPD overlap (ACO)

喘息とCOPDはいずれも気道炎症を基本病態とするが，炎症の性質が異なり，副腎皮質ステロイドに対する反応性の違いなどからも異なる疾患と考えられている（表6-Ⅰ-6）．しかし，両疾患の臨床症状には類似点も多く，喫煙歴をもつ高齢患者の場合，喘息とCOPDの鑑別は難しい．ACOは喘息やCOPD単独に比較してQOL (quality of life) がより低く，さらに増悪がより多く，ACOではCOPDに比較して頻回に増悪する比率が2倍，重症の増悪も2倍近くみられる．喘息の治療として吸入ステロイド療法を優先させ，吸入指導を徹底する．さらにCOPDの治療としてLABAあるいはLAMAの追加投与が行われる[7]．

5) 喘息およびCOPD患者の周術期管理

(1) 重症度の把握
喘息やCOPDの病期やコントロール状況は表6-Ⅰ-4, 7を参考に評価する．

(2) 術前コントロール
コントロール不良の場合，図6-Ⅰ-1の治療ステップを強化するような形でコントロールすることが望ましい．

①禁煙の徹底
喫煙者では麻酔導入，挿管時の呼吸系合併症（咳嗽，息こらえ，気管支けいれん，喉頭けいれん，低酸素血症）や頻脈の発生は2～5倍増える．粘液分泌増加，線毛運動低下，マクロファージ機能低下のために術後の合併症は増加する．禁煙8週間が理想的であるが，24～48時間の禁煙でもニコチンや一酸化炭素の減少によって心血管系リスクが低下することや，1週間の禁煙で創部感染率の低下がみられると報告されており，周術期には短期間であっても禁煙をするべきと考えられる．

②副腎皮質ステロイド
無治療状態や短時間作用性β_2刺激薬の頓用しか行っていない患者では短期間でも吸入ステロイドを開始したほうがよい．

表6-Ⅰ-7 喘息コントロール状態の評価

	コントロール良好 （すべての項目が該当）	コントロール不十分 （いずれかの項目が該当）	コントロール不良
喘息症状（日中および夜間）	なし	週1回以上	コントロール不十分 の項目が3項目以上 あてはまる
発作治療薬の使用	なし	週1回以上	
運動を含む活動制限	なし	あり	
呼吸機能 （FEV_1およびPEF）	予測値あるいは 自己最良値の80％以上	予測値あるいは 自己最良値の80％未満	
PEFの日（週）内変動	20％未満[*1]	20％以上	
増悪（予定外受診，救急受診，入院）	なし	年に1回以上	月に1回以上[*2]

[*1]：1日2回測定による日内変動の正常上限は8％である．
[*2]：増悪が月に1回以上あれば他の項目が該当しなくてもコントロール不良と評価する．
FEV_1：1秒量，PEF：ピークフロー値
（喘息予防・管理ガイドライン2018[4]より改変）

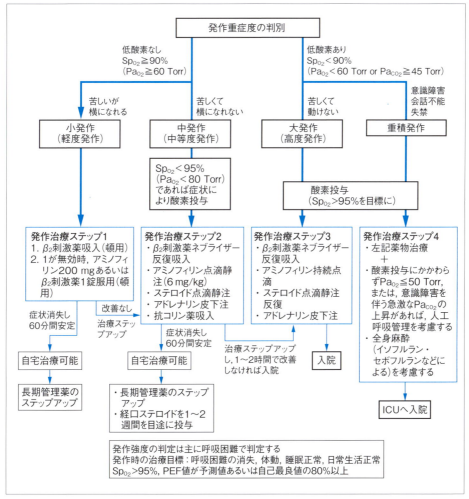

図6-Ⅰ-1 気管支喘息発作時治療のアルゴリズム
PEF：ピークフロー値．
（東本，2014[8]より改変）

手術前6か月以内に気管支喘息治療のために全身性ステロイド投与をした患者に対しては術前にヒドロコルチゾン100〜300 mg，術中は8時間ごと100 mg投与が1つの目安として示されている．アスピリン喘息の場合はコハク酸エステル型ステロイドでは，症状がさらに悪化しやすく，リン酸エステル型ステロイドであるヒドロコルチゾンリン酸エステル，デキサメタゾンリン酸エステルまたはベタメタゾンリン酸エステルを使用する[9]．

③ワクチン接種

インフルエンザワクチンはCOPD増悪による死亡率を50%低下させ，すべてのCOPD患者に接種が勧められる．肺炎球菌ワクチンも高齢者や重症COPD患者の肺炎を減少させ，インフルエンザワクチンとの併用でさらにCOPD感染性増悪の頻度を減少させる．

(3) 術中術後管理

COPD患者の麻酔管理は手術内容と時間，呼吸への影響を考慮して総合的に判断する．局所麻酔や伝達麻酔が可能であれば呼吸系合併症が少ないため，第一選択となる．全身麻酔下の長時間の手術は呼吸系合併症の確率が増えるため術式を検討すべきである．また十分な鎮痛，確実な筋弛緩の拮抗，速やかな麻酔からの覚醒を目指し，呼吸系合併症を減らすことを目標とする．

気管挿管は最大の気道刺激であるので喘息発作の原因になる．麻酔中の喘息発作，気管支攣縮は比較的発生頻度の高い麻酔合併症である．

①導入

プロポフォールは急速導入ではバルビツレートと比較し，喘鳴発生率が少ないという報告がある[10]．

②維持

吸入麻酔薬には気管支拡張作用がある．デスフルランは迅速な覚醒が得られ術後の呼吸系合併症の軽減に有効性があると考えられるが，気道刺激性があり使用にあたり注意が必要である[11]．

③呼吸管理

I：E比（吸呼気相比）は1：3から1：5程度にし，呼気に時間をかけ，特にCOPD患者では圧外傷を予防するため，気道内圧は低めにすることが推奨される．肺気腫が原因のCOPD患者では亜酸化窒素の使用は勧められない．PEEPは肺の過膨張をきたすため，使用しないほうがよいという見解もあるが，喘息発作時やCOPDの急性増悪時にはPEEP 2〜4 cmH$_2$Oがよいとする報告がある．COPD患者ではある程度のCO$_2$の蓄積は許容されるが，脳内病変がある場合は有害となる．手術中も気管内吸引が必要となるが，バッキングは避けるように配慮する[12]．

④鎮痛

麻薬のうち，モルヒネはヒスタミン遊離作用により喘息発作を引き起こすことがあるので使用しない．麻薬は呼吸抑制を起こすので注意して使用する．腹直筋皮弁などの再建術に際しては痛みにより横隔膜の動きが悪くなるため，換気予備力のないCOPD患者では術後の完全鎮痛が非常に重要である．

⑤輸液管理

過剰あるいは少なすぎる輸液管理は避ける．

⑥筋弛緩薬の拮抗

COPD患者では，換気予備力が非常に少ないため，筋弛緩薬の完全拮抗は重要である．ネオスチグミンによるリバースは喘息発作を誘発する可能性があるので慎重に投与し，術前コントロールが不十分なものや，術中に喘息症状を認めた患者を避ける．スガマデクスの使用により喘息患者の2.6%に喘息発作が認められた．喘息患者への使用についての安全性は確立されていない[13]．

⑦喘息発作の治療（図6-Ⅰ-1）

発作強度は主に呼吸困難で判定し，これに従い治療を開始する．

a. 短時間作用型 β_2 刺激薬

加圧噴霧式定量吸入器 pressurized metered-dose inhaler (pMDI製剤) で1〜2吸入を20分ごとに反復するか, ネブライザーにて β_2 刺激薬吸入をする. 挿管されている患者には, ベントチャンバー/エアロチャンバーを使用し pMDI 製剤を投与することが可能である.

b. アドレナリン0.1％皮下注射

中発作以上で使用する. β_2 刺激薬で効果が不十分な場合に使用する. 20〜30分ごとに反復可能であるが, 心拍数が130/分以下で使用する.

c. テオフィリン薬

小発作でも吸入薬が無効な場合に使用する. アミノフィリンとして成人1回250 mgを1日1〜2回生理食塩液または糖液に希釈して5〜10分を要して静脈内に緩徐に注入する. 大発作ではアミノフィリン 0.6〜0.8 mg/kg/時で持続点滴を行い, 血中濃度 8〜20 μg/mLを目標として投与する. 小児最高用量は1日 12 mg/kgとする.

d. 副腎皮質ステロイド

中発作以上で使用する. ヒドロコルチゾン200〜500 mgあるいはメチルプレドニゾロン 40〜125 mgを投与する. アスピリン喘息の疑いのあるときは, ベタメタゾン 4〜8 mgを投与する.

e. 酸素吸入

Sp_{O_2} < 90％の場合や呼吸困難が強く Sp_{O_2} < 95％の場合, 酸素を投与する.

⑧ COPDの治療

p.317参照. 抗コリン薬が有効なこともある.

3. 特発性肺線維症 idiopathic pulmonary fibrosis (IPF)

特発性間質性肺炎 (IIPs) の国際分類[14]によると, 主要IIPsとして慢性線維化性間質性肺炎 [特発性肺線維症 (IPF) を含む], 喫煙関連間質性肺炎, 急性/亜急性間質性肺炎があげられている. 一般的にIPFは通常年単位で徐々に進行する病態であり, 非特異性間質性肺炎は月単位, 急性増悪や急性間質性肺炎は週ないし日単位で進行する. その中でIPFは最も臨床的に遭遇することが多い疾患である.

IPFの詳細な病態は不明であり, 以前は炎症によって障害を受けた組織の過剰修復反応であると考えられていたが, 炎症は必ずしも線維化に先行せず, さまざまな刺激によって生じた肺胞上皮の傷害に対して, その修復のためのコラーゲンなどが増加し異常な修復反応が起こるために線維化が進むと考えられている. 肺胞壁 (間質) の肥厚により酸素の取り込みが低下し, 肺のコンプライアンス低下のために拘束性障害 (肺活量低下) を生じる. 進行すると二次性に肺高血圧をきたすことがある.

主たる臨床症状は乾性咳嗽や労作時呼吸困難である. 身体所見として fine crackles (捻髪音) は90％以上の症例で認められる重要な身体所見である. その他, ばち状指は30〜60％に認められる. 診断には詳細な医療面接と身体診察から原因の明らかな間質性肺炎 (薬剤性, 環境曝露, 膠原病など) の可能性が除外されることが必要である. そのうえで胸部エックス線にてびまん性の陰影を確認する. 呼吸機能検査で拘束性換気障害 (VCの低下), 拡散能 (DL_{CO}) の低下, ガス交換障害 ($A-aD_{O_2}$ の開大, 安静時 Sp_{O_2}, Pa_{O_2} の低下) などの異常を確認する. 間質性肺炎のマーカー (KL-6やSP-Dなど) 測定, 6分間歩行テスト, 気管支肺洗浄 bronchoalveolar lavage (BAL) を行う. さらに肺部高分解能CTでは主に肺底部, 胸膜直下優位に数層の数mm〜10 mm大の囊胞状構造が集まった蜂巣肺の所見, それに伴う牽引性気管支拡張 traction bronchiectasis を伴う所見およびわずかなすりガラス様陰影がみられる (usual interstitial pneumonia: UIPパターン). 画像上典型的でないときは外科的肺生検を行う.

IPFでは, 原因不明の急性増悪を認め, IPF患者の死亡原因の約40％を占める. 急性増悪の発症頻度は年間5〜15％程度であり, 努力肺

活量が低い患者は急性増悪を発症しやすいと考えられている．IPFの進行に伴って急性増悪の発症頻度も高くなることから，IPFの進行の抑制が急性増悪のリスク低下につながると考えられている．

(1) 治療法

確立した治療法はない．他の特発性間質性肺炎と異なり，副腎皮質ステロイドや免疫抑制薬に対して抵抗性を示す．線維化を抑える働きをもつピルフェニドンが症状悪化の抑止効果を認めている．ピルフェニドンの作用点は不明であるが，in vitroでTGF-βやTNF-αを抑制することが知られている．PDE5阻害薬であるシルデナフィルは換気血流不均衡を是正し，呼吸困難などの症状緩和に働くと考えられている．また，チロシンキナーゼ阻害薬であるニンテダニブはIPFの治療薬として認可されている（2015年8月）．

(2) 周術期管理

IIPsは手術や麻酔を契機として急性に増悪することがある．したがって，術式を十分考慮し可能な限り局所麻酔下での手術が望ましい．全身麻酔を施行する場合の明確な指針はないが，肺癌手術における急性増悪の危険因子は，男性，KL-6>1,000，%VC<80%，画像所見（蜂巣肺），術前の副腎皮質ステロイド使用，区域切除以上の肺手術，急性増悪の既往の7項目とする報告がある．IIPsの急性増悪は，急性呼吸促迫症候群と類似した臨床症状を呈し死亡率が43.9%と予後不良であるため，術前に急性増悪をきたすリスクを把握することが重要である[15]．術中の吸気酸素濃度について明確な指標はないが，可及的に低濃度に設定する．IIPsの増悪時，ARDS時の人工呼吸の初期設定の目安として，$55<Pa_{O_2}<80$（mmHg），$88<Sp_{O_2}<95$（%），1回換気量4〜8 mL/kg，Rate<35回/分，プラトー圧≦30 mmHg（PEEPは$F_{I_{O_2}}$との組み合わせで設定）とすることが示されている[16]．

4. 急性呼吸不全 acute respiratory failure，急性呼吸促迫症候群 acute respiratory distress syndrome (ARDS)

(1) 急性呼吸不全

呼吸不全は，何らかの原因によって空気吸入時の動脈血中の酸素分圧が60 mmHg未満になる病態（おおむね酸素飽和度90%未満を示す）である．急性呼吸不全は心原性肺水腫や肺塞栓血栓症などの心血管疾患，COPDや間質性肺炎の増悪などで生じる．臨床症状は呼吸困難，頻呼吸，チアノーゼ，意識障害などで，聴診上，クラックルズを聴取し，胸部エックス線写真で両肺野の透過性低下を認める．

(2) 急性呼吸促迫症候群

ARDSは単一の疾患ではなく，さまざまな原因によって生じる症候群である．2012年のベルリン定義によれば[17]，①1週間以内の経過で急性発症，②低酸素血症が明らかである，③胸部エックス線での両側陰影，④心不全や輸液負荷では説明できない呼吸不全があることに加え，呼気終末陽圧換気（PEEP）5 cmH₂O以上の人工呼吸器管理で重症度を3段階（軽症：$200<Pa_{O_2}/F_{I_{O_2}}≦300$，中等症：$100<Pa_{O_2}/F_{I_{O_2}}≦200$，重症：$Pa_{O_2}/F_{I_{O_2}}≦100$）に分類する．

重症度の分類に従い，非侵襲的陽圧換気療法（NPPV），挿管人工呼吸管理などが行われる[18]．NPPVは軽症例での適応が推奨されているが，ARDS症例に対する有用性の証明はない．挿管人工呼吸管理は肺保護的人工呼吸管理を目指し，肺胞内圧を反映するプラトー圧を30 cmH₂O以下とする．1回換気量を制限し6 mL/kgを目標とし，高めのPEEP（5 cmH₂O以上）を維持することが勧められている[19]．

5. 慢性呼吸不全 chronic respiratory failure

呼吸不全の定義は急性呼吸不全の項で述べた．慢性呼吸不全は呼吸不全の期間が30日以上に及ぶものである．Pa_{CO_2}が45 mmHg以下を

Ⅰ型呼吸不全といい，Pa_{CO_2}が45 mmHgを超え高二酸化炭素血症を伴うものをⅡ型呼吸不全という．

(1) 治療

ガス交換および酸素化障害を主とするⅠ型呼吸不全では酸素療法が必要となる．換気不全を原因とするⅡ型呼吸不全では，酸素療法と肺胞換気を増やすための換気補助が必要とされる．治療は薬物療法の他，呼吸リハビリテーション療法，栄養療法などが行われる．呼吸不全に対する治療として長期酸素療法（在宅酸素療法）が行われ，Sp_{O_2} 90%，Pa_{O_2} 60 mmHgを目標に酸素流量が設定される．拘束性換気障害をきたした肺結核後遺症で，Ⅱ型呼吸不全を呈している場合には，非侵襲的陽圧換気療法（NPPV）の適応である[20]．

呼吸不全の原因の主なものであるCOPDの薬物療法はすでに述べた．間質性肺炎，肺結核後遺症，肺癌などで慢性呼吸不全を呈したときは補助的な方法が主体となるが，特に感染予防としてインフルエンザワクチン，肺炎球菌ワクチン接種を行う．呼吸不全では心不全を合併することがあり，心電図検査，心エコー検査，血液検査，NT-proBNP検査などが行われる．

(2) 周術期管理

慢性呼吸不全患者，特にCOPD患者を高酸素血でコントロールすると在院日数の増加，人工呼吸装着のリスクが増すため，COPD患者では術後Sp_{O_2} 90～93%，Pa_{O_2} 60～70 mmHgとなるように管理することがよいとされる[21]．

6. 睡眠時無呼吸症候群 sleep apnea syndrome (SAS)

睡眠時無呼吸症候群は上気道閉塞によって生じる閉塞型睡眠時無呼吸症候群 obstructive sleep apnea syndrome（OSAS）と呼吸運動が停止する中枢性無呼吸症候群 central sleep apnea syndrome（CSAS）に分類される．成人男性の3～7%，女性の2～5%に認められる[22]．特にOSASは肥満，高血圧，脂質異常症，不整脈，多血症，虚血性心疾患，脳血管障害，糖尿病などの全身疾患を合併することが多く，日中の眠気，疲労感，頭痛により日常生活に障害をきたし，作業効率の低下，居眠り運転事故や労働災害の原因となる疾患である[23]．多くの場合，OSASが臨床的に問題となる．

(1) 診断

OSASの診断法手順は主に医療面接と術前診察により行う．医療面接の際には日本語版 the Epworth Sleepiness Scale（JESS）（エプワース眠気尺度）（表6-Ⅰ-8）[24]が用いられているが，STOPBANG質問票 STOPBANG questionnaire（表6-Ⅰ-9）も特異性の高い評価法である[23,25]．さらにMallampati分類Ⅲ・Ⅳ，鼻閉，小顎，口蓋扁桃の存在があれば，OSASの可能性が高い．医療面接および術前診察でOSASが疑われた場合，携帯型装置による簡易検査や睡眠ポリグラフ検査（PSG）にて睡眠中の呼吸状態の評価を行う．

睡眠1時間あたりの「無呼吸」と「低呼吸」の合計回数をAHI（Apnea Hypopnea Index）＝無呼吸低呼吸指数とよび，PSGにてAHIが5以上であり，かつ上記の症状を伴う際にSASと診断する．AHI 5～15を軽症，15～30を中等症，30以上を重症とする．簡易検査では，夜間パルスオキシメトリー，胸腹部呼吸運動，口鼻腔気流計による簡易スクリーニング検査で，AHI＞30（診療報酬表によると＞40）であれば重症と診断する．AHI＜30（＜40：診療報酬表による）の場合，PSGにより確定診断を行う．

(2) 治療

AHIが20以上で日中の眠気などを認めるSASでは，経鼻的持続陽圧呼吸療法 continuous positive airway pressure（CPAP）が標準的治療である．口腔内装置を使用して治療することもある．小児のSASではアデノイド・口蓋扁桃肥大が原因であることが多く，その際はアデノイド・口蓋扁桃摘出術が適応となる．

Ⅰ 呼吸系疾患 | 323

表6-Ⅰ-8　日本語版 the Epworth Sleepiness Scale (JESS)

	うとうとする可能性			
	ほとんどない	少しある	半々くらい	高い
1) 座って何かを読んでいるとき（新聞，雑誌，本，書類など）	0	1	2	3
2) 座ってテレビをみているとき	0	1	2	3
3) 会議，映画館，劇場などで静かに座っているとき	0	1	2	3
4) 乗客として1時間続けて自動車に乗っているとき	0	1	2	3
5) 午後に横になって，休息をとっているとき	0	1	2	3
6) 座って人と話をしているとき	0	1	2	3
7) 昼食をとった後（飲酒なし），静かに座っているとき	0	1	2	3
8) 座って手紙や書類などを書いているとき	0	1	2	3

総計11点以上の場合には閉塞型睡眠時無呼吸症候群の可能性．

（福原ほか，2006[24]）より改変）

表6-Ⅰ-9　STOPBANG質問票

夜間，大きないびき（Snore）をかきますか？
日中，疲れ（Tired）を感じますか？
無呼吸であるといわれたこと（Observed）がありますか？
高血圧（Pressure）がありますか？または治療中ですか？
BMIは35以上ですか？
50歳（Age）以上ですか？
頸部（Neck）周囲の長さは（男性の場合）43 cm，（女性の場合）40 cm以上ですか？
男性（Gender）ですか？

各項目1点とし合計点が5点以上であればOSASのリスクは高度となる．

〔小長谷（訳），2017[25]）より改変〕

うっ血性心不全に伴うCheyne-Stokes呼吸（CSR）が睡眠時に認められた場合はOSASと考えられる．一部のCSRを伴う心不全患者に対するCPAP療法の有効性が示唆されている[26]．

(3) 周術期管理

OSASが疑われた場合は，事前に簡易検査あるいはPSGによる確定診断を行うことが推奨される．OSAS患者は鎮静を含めた麻酔管理では十分注意が必要であり，麻酔導入後のマスク換気困難，術後上気道閉塞による低酸素血症などが問題となるため，麻酔施行時の事前のOSAS患者評価は必須である[27]．場合により術後CPAP療法の継続を考慮する．

7. 肺結核 pulmonary tuberculosis

空中に浮遊する結核菌の飛沫感染による肺感染症である．結核はマラリア，HIVと合わせて世界3位の感染症であり，地球の人口の1/3が感染しているといわれる．わが国の平成25年結核登録者情報調査集計結果[28]によると，新規登録者は20,495人，罹患率は16.1人（人口10万対）であった．70歳以上の割合は57.4％と増加を認めている．

結核菌が肺胞でマクロファージにより貪食され，リンパ節に運ばれ活性化したT細胞が肺に循環したときに肺の浸潤性反応を呈し，早期に感染するものを一次結核という．しかし，結核菌を貪食したマクロファージは結核菌殺菌能を

獲得する一方で，一部分裂を休止した菌（persister）が潜伏感染を示す．将来的に高齢者や免疫能が低下した場合に，内因性に肺結核症が発症する二次結核を起こすことがある．結核既往のある高齢者，体重減少がある者，悪性腫瘍，抗がん薬，免疫抑制薬または副腎皮質ステロイドによる治療を行っている患者，HIV患者などは結核症の危険因子である．

(1) 診断・検査

結核の臨床症状は特異的ではなく，2週間以上続く咳，痰，血痰，発熱，寝汗，食欲不振，倦怠感などである．肺結核の診断はこれらの臨床所見と胸部画像から疑うことから始まる．免疫学的検査法としては，ツベルクリン反応試験ではなくインターフェロンγ遊離試験（IGRA）としてクオンティフェロン，T-SPOTが使われている．肺結核が疑われる場合，3日連続の喀痰抗酸菌検査が推奨されている．その同定試験は喀痰の塗抹・培養検査に加え，遺伝子検査法であるTaqMan法によるreal time PCRまたはLAMP法が用いられる．

(2) 治療

結核の治療において重要であるのが確実な薬物の服用であり，可能な限り医療従事者らによる直視監視下短期化学療法 directory observed treatment, short-course（DOTS）が採用される．DOTSはプライマリー保健サービスの包括的計画の名称で，WHOが打ち出した結核対策戦略である[29]．

(3) 周術期管理

「結核は感染症の予防及び感染症の患者に関する医療に対する法律」により感染症二類に分類されるため，患者の結核の発症があったときは速やかに保健所への届け出が必要となる．医療機関で診療中の患者が結核に罹患した場合には，院内感染対策マニュアルに従い次のような処置をとることが望まれる．①本人，家族への説明．患者には必要に応じてサージカルマスクを着用する（結核患者に接する医療従事者，家族はN95マスクを着用）．②診断がつき次第治療を開始する．③院内感染対策委員会に報告する．④患者の排菌状況をふまえて入院先を決定する．⑤職員，他の患者への感染の可能性および院内の感染源について検討するなどを行う[30]．喀痰の結核菌塗抹検査で陽性の患者は，原則として結核病床に入院させる[30]．結核が疑われる患者は結核が否定されるまで個室隔離し，多剤耐性結核患者は結核病棟を有する専門施設へ転院させることが勧められる．

手術室における管理上の注意点は，①可能であれば感染性が消失するまで手術は延期する，②やむをえず手術を行う場合は陰圧空調が施された部屋で行い，③手術の順番をその日の最後とし，④手術に携わる医療従事者は必要最小限とすることである[31]．

II 循環系疾患

1．高血圧

国による循環器疾患基礎調査を中心とした「NIPPON DATA 2010」における高血圧有病率から，日本人の高血圧の総数は約4,300万人と推定されている．特に，75歳以上の後期高齢者では約75％が高血圧に罹患している．高血圧は臨床の現場で遭遇する最も頻度の高い循環系疾患である．

1) 高血圧の病態

(1) 高血圧の分類と原因

高血圧を示す患者の約90％は原因の明らかでない本態性高血圧（一次性高血圧）であり，特定の原因による高血圧は二次性高血圧とよばれる．本態性高血圧には年齢，遺伝因子に加えて肥満，ストレス，塩分過多，アルコールの過剰摂取や喫煙などの環境因子が関与し，生活習慣病の1つと考えられている．二次性高血圧は，その原疾患によって腎実質性高血圧，腎血管性高血圧，内分泌性高血圧，睡眠時無呼吸症候群

表6-Ⅱ-1　高血圧の分類と原因

分類		原因と疾患
本態性高血圧		全体の約90%を占める原因の明らかでない高血圧 年齢，遺伝因子に加えて環境因子が関与する生活習慣病の1つ
二次性高血圧	腎実質性高血圧	腎実質性疾患による高血圧 慢性糸球体腎炎，多発性囊胞腎，虚血性腎症
	腎血管性高血圧	腎動脈の狭窄・閉塞 粥状動脈硬化症，線維筋性異形成，大動脈炎症候群（高安動脈炎）
	内分泌性高血圧	内分泌臓器からのホルモンの過剰分泌 原発性アルドステロン症，先天性副腎皮質過形成，Cushing症候群 褐色細胞腫，パラガングリオーマ 先端巨大症 甲状腺機能亢進症，甲状腺機能低下症 原発性副甲状腺機能亢進症
	睡眠時無呼吸症候群による高血圧	睡眠時無呼吸症候群に伴う高血圧
	血管性（脈管性）高血圧	血管病変による高血圧 大動脈炎症候群（高安動脈炎） その他の血管炎症候群（結節性多発動脈炎，全身性強皮症） 大動脈縮窄症 心拍出量増加を伴う血管性高血圧（大動脈弁逆流症，動脈管開存症，動静脈瘻）
	脳・中枢神経系疾患による高血圧	頭蓋内圧亢進による高血圧（Cushing反応） 脳血管障害（脳梗塞，脳出血，くも膜下出血），脳腫瘍，脳（脊髄）炎，脳外傷 神経血管圧迫症候群 頭側延髄腹外側野の周辺動脈による圧迫
	遺伝性高血圧	単一遺伝子異常に起因する先天性血圧異常症 Liddle症候群，Gordon症候群，家族性アルドステロン症など
	薬剤誘発性高血圧	薬剤による高血圧 非ステロイド性抗炎症薬（NSAIDs） カンゾウ（甘草）製剤，グリチルリチン グルココルチコイド，その他

による高血圧，血管性（脈管性）高血圧，脳・中枢神経系疾患による高血圧，遺伝性高血圧，薬剤誘発性高血圧などに分類される（表6-Ⅱ-1）．この中で腎実質性高血圧，原発性アルドステロン症，腎血管性高血圧などの頻度が高く，睡眠時無呼吸症候群が最も頻度が高い要因であるという報告もある．また女性における特有な高血圧として，妊娠と関連した高血圧（妊娠高血圧症候群）とエストロゲン消退（閉経）に伴う高血圧がある．

(2) 高血圧の診断と重症度

　2019年に改訂された日本高血圧学会のガイドラインによる高血圧の診断基準は，欧州高血圧学会などの基準と同様で，2014年ガイドラインと変更はない[1]．異なった測定法による診断基準が示されており，診察室での血圧は収縮期血圧140 mmHg以上または拡張期血圧90 mmHg以上となっている（図6-Ⅱ-1）．正常域血圧の表記が整理されたが，高血圧の程度によるⅠ度，Ⅱ度，Ⅲ度高血圧の分類は従来通りである．一方で，14年ぶりに改訂された米国心

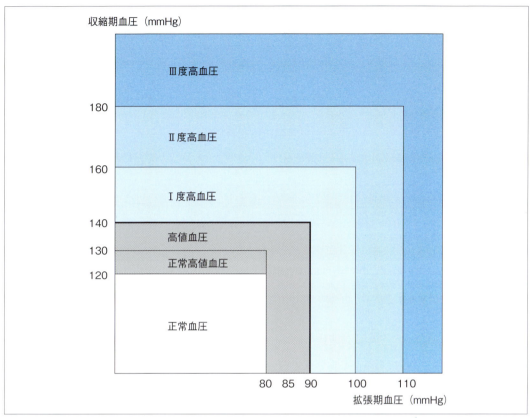

図6-Ⅱ-1　成人における診察室での血圧値分類
高血圧治療ガイドライン2019[1]では診察室血圧140/90 mmHg未満の血圧域を高値血圧，正常高値血圧（収縮期120〜129かつ拡張期＜80 mmHg），正常血圧（収縮期＜120かつ拡張期＜80 mmHg）と表記する．

臓協会American Heart Association（AHA）と米国心臓病学会American College of Cardiology（ACC）による2017高血圧治療ガイドラインでは，収縮期血圧130 mmHg以上または拡張期血圧80 mmHg以上をステージ1高血圧，それぞれ140 mmHg以上または90 mmHg以上をステージ2高血圧と定義した．しかしながら，その根拠となったランダム化比較試験にはわが国の報告が含まれておらず，わが国のガイドラインは従来通り，140/90 mmHg以上を高血圧と定義している．

血圧は測定環境によって容易に変動するため，高血圧の診断は少なくとも2回以上のポイントにおける測定値に基づいて行うことが推奨されている．また標準的血圧測定法の指針が細かく決められている．

高血圧患者の重症度は，高血圧だけでなく血圧以外の危険因子と高血圧に基づく臓器障害の程度が深く関与する．血圧レベル以外の心血管病の危険因子として，高齢（65歳以上），男性，喫煙，脂質異常症，糖尿病，脳心血管病（脳出血，脳梗塞，心筋梗塞）の既往，非弁膜症性心房細動，タンパク尿のある慢性腎臓病 chronic kidney disease（CKD）などがある（表6-Ⅱ-2）．

(3) 白衣高血圧と仮面高血圧

白衣高血圧は，診察室で測定した血圧が高血圧だが，診察室外血圧は正常域血圧を示す状態である．白衣高血圧は，一般に臓器障害は軽度で心血管予後も良好である．一方，仮面高血圧は，診察室血圧は正常域血圧だが，診察室外の

表6-Ⅱ-2　診察室血圧に基づいた脳心血管病リスク層別化

リスク層 \ 血圧分類	高値血圧 130～139/ 80～89 mmHg	Ⅰ度高血圧 140～159/ 90～99 mmHg	Ⅱ度高血圧 160～179/ 100～109 mmHg	Ⅲ度高血圧 ≧180/≧110 mmHg
リスク第一層 予後影響因子がない	低リスク	低リスク	中等リスク	高リスク
リスク第二層 高齢(65歳以上), 男性, 脂質異常症, 喫煙のいずれかがある	中等リスク	中等リスク	高リスク	高リスク
リスク第三層 脳心血管病既往, 非弁膜症性心房細動, 糖尿病, 蛋白尿のあるCKDのいずれか, または, リスク第二層の危険因子が3つ以上ある	高リスク	高リスク	高リスク	高リスク

わが国でのエビデンスを用いて，予後影響因子の組合せによる脳心血管病リスク層別化が行われている．層別化で用いられている予後影響因子は，血圧，高齢(65歳以上)，男性，脂質異常症，喫煙，脳心血管病(脳出血，脳梗塞，心筋梗塞)の既往，非弁膜症性心房細動，糖尿病，蛋白尿のあるCKDである．（日本高血圧学会，高血圧治療ガイドライン2019[1]）

血圧が高血圧を示す状態であり，心血管疾患のリスクは，持続性高血圧と同程度と考えられている．

(4) 高血圧と臓器障害，患者予後

高血圧により各種臓器に血管性病変や機能障害を引き起こす．高血圧は心血管病の主要な危険因子であり，特に脳卒中の最も重要な危険因子である．高血圧に伴い脳卒中の罹患率，死亡率が高くなることが明らかになっている．また高血圧と虚血性心疾患も同様に段階的な正の関連がみられる．

高血圧により心筋は後負荷増大のため酸素消費量が増加するとともに，リモデリングにより求心性肥大を引き起こす．心筋肥大は壁張力増大からさらに心筋酸素消費量を増加させる．特に心内膜側の血流は心筋肥大により減少し，心筋虚血の危険性が増加する．また心房細動は心原性脳塞栓症のリスクを著明に増加させるため，心血管事故発症率・死亡率を約2.5倍に増大する．高血圧は心房細動発症の最も重要な危険因子でもある．

臨床試験のメタ解析によると，収縮期血圧10 mmHg，拡張期血圧5 mmHgの低下により心血管病リスクは脳卒中で約40％，冠動脈疾患で約20％，それぞれ減少することが明らかにされている．

高血圧は腎臓に対しても機能的，器質的な変化を引き起こし慢性腎臓病，末期腎障害の発症リスクを上昇させる．一方，腎障害は高血圧の原因になり，腎機能障害が起こると高血圧がさらに増悪するという悪循環を形成する．

(5) 高血圧の指標

種々の血圧指標と心血管病リスクとの関連をみると，収縮期血圧が最もよい指標であることが大規模なメタ解析などで明らかになっている．脳卒中罹患リスクに関しても，収縮期血圧が最も強く予測でき，ついで拡張期血圧が予測できたが，脈圧の予測能は弱かった．

家庭血圧や自由行動下血圧は臨床的価値が高く，家庭血圧は診察室血圧値よりも生命予後の優れた予知因子であると報告されている（表6-Ⅱ-3）．

表6-Ⅱ-3　異なる測定方法による高血圧基準

	収縮期血圧（mmHg）		拡張期血圧（mmHg）
診察室血圧	≧ 140	かつ/または	≧ 90
家庭血圧	≧ 135	かつ/または	≧ 85
自由行動下血圧			
24時間	≧ 130		≧ 80
昼間	≧ 135	かつ/または	≧ 85
夜間	≧ 120		≧ 70

（日本高血圧学会，高血圧治療ガイドライン2019[1]）

(6) 高血圧の治療

　高血圧の治療は生活習慣の修正と降圧薬治療である．二次性高血圧では原因疾患の治療が加わる．生活習慣の修正項目は食塩制限，野菜や果物の積極的摂取，コレステロールや飽和脂肪酸摂取の制限，魚の積極的摂取，減量，運動，節酒，禁煙などである．特に脂質異常症，糖尿病，メタボリックシンドローム，肥満など他の生活習慣病が併存する場合には，治療法として生活習慣の修正の重要性が高い．

　薬物療法に用いられる主要薬物は，カルシウム拮抗薬，レニン-アンジオテンシン系阻害薬であるアンジオテンシンⅡ受容体拮抗薬 angiotensin Ⅱ receptor blocker（ARB），アンジオテンシン変換酵素阻害薬 angiotensin converting enzyme inhibitor（ACEI）や直接的レニン阻害薬，利尿薬（サイアザイド系，ループ利尿薬，カリウム保持性利尿薬），β遮断薬（αβ遮断薬を含む）である．病態によりα遮断薬や中枢性交感神経抑制薬（メチルドパ，クロニジン）などが加えられる．大規模臨床試験によるエビデンスから第一選択薬は，カルシウム拮抗薬，ARB，ACEI，利尿薬の中から選択される．複数の適切な降圧薬の併用療法や合剤の投与により副作用の発現を抑え，降圧効果を増強することができる．

2) 高血圧患者の麻酔
(1) 術前管理

　血圧とそれ以外の危険因子に基づき患者の重症度を把握する．特に周術期合併症を引き起こす臓器障害の有無を確認する．未治療高血圧患者やコントロールが不良な高血圧の場合，緊急性のない処置および手術であれば，延期して血圧の治療を優先することが望ましい．歯科治療中にも脳卒中や心血管病の発症リスクがあり，各種ガイドラインでは，Ⅲ度高血圧であれば緊急処置以外は内科医への紹介を優先することになっている[1]．

　降圧薬は原則として手術当日まで投与を継続する．特にβ遮断薬は投与を中断しないことが推奨されている．ACEIやARB投与患者では，循環血液量減少や麻酔薬との相互作用により，術中低血圧や腎機能低下を惹起する可能性があり，術前中止したほうがよいという報告もある[2]．投与継続は降圧薬投与による利益と危険性とのバランスで決定され，患者の病態と手術の侵襲度などから個別に検討するべきである．

(2) 術中管理

　高血圧患者は，術中の血圧変動が大きく，急激な血圧上昇は頭蓋内出血の危険性がある．一方，低血圧も起こりやすく，高血圧患者では重要臓器の自動調節機能autoregulationが高血圧側にシフトしており，正常患者では安全な灌流圧でも血流量が低下する可能性がある．術前安

静時の血圧を指標に，その20％以内にコントロールするのが安全だとされている．

麻酔薬で制御が困難な急激な高血圧に対しては，ニカルジピン（10～30μg/kg）やジルチアゼム（5～10 mg）のボーラス投与を行い，持続する異常高血圧にはニカルジピン（2～10μg/kg/分）やジルチアゼム（5～15μg/kg/分）を点滴静注する．ニトログリセリンは容量血管拡張作用が主であり，アルプロスタジル（プロスタグランジンE$_1$）とともにその降圧作用は弱い．

アドレナリン含有局所麻酔薬を用いた歯科治療中にⅢ度高血圧（180/110 mmHg以上）になった場合は，局所麻酔薬投与を中止し，血圧が低下するまで十分な観察を続けることが推奨されている．アドレナリン含有局所麻酔薬は血圧上昇を起こすことがあるため使用量に注意しなければならないが，疼痛管理は確実に行う必要がある．また不安も高血圧の原因となるため，静脈内鎮静法の適応も考慮する．

(3) 術後管理

血圧上昇を引き起こす，気道閉塞・呼吸不全による軽度の高二酸化炭素血症や低酸素血症，膀胱緊満，術中輸液・輸血の過剰に注意する．また術後疼痛のコントロールが重要である．降圧薬の内服も術後，早期に再開する．

2. 虚血性心疾患 ischemic heart disease (IHD)

虚血性心疾患は冠動脈の病変により心筋酸素需給バランスの異常が起きる疾患であり，狭心症angina pectoris（AP）と心筋梗塞myocardial infarction（MI）に大別される．冠動脈疾患coronary artery disease（CAD）と同義語である．

1) 虚血性心疾患の病態
(1) 冠動脈の生理

冠血管抵抗は細動脈が抵抗血管として約95％を占め，その調節には交感/副交感神経系の神経性因子も関与し，表層の太い冠動脈にはα_1受容体が，細動脈にはβ_2受容体が優位に分布する．しかし，アデノシンやP_{O_2}などの代謝性因子が調節に最も大きな影響を与える．また最近は，ATP感受性カリウムチャネルが関与することも明らかになった．冠血流はautoregulationが働き，冠灌流圧が60～150 mmHgの範囲で血流量は一定に保たれる．しかし冠硬化症から冠動脈に有意狭窄があると，抵抗血管が最大拡張しても冠血流量は圧依存性に低下していく（図6-Ⅱ-2）．

(2) 狭心症

冠動脈血流量の絶対的あるいは相対的低下により心筋が一過性の虚血状態に陥り，特有の胸痛発作（狭心痛）などの胸部不快感を主症状とする症候群である．

①労作性狭心症，安静時狭心症

発作誘因による分類としては，運動などで心筋酸素需要が増大したときに，冠動脈に有意狭窄があり，冠動脈血流量を需要増大に見合って増加できず酸素需給バランス破綻から発症する労作性狭心症と，労作とは無関係に起こる安静時狭心症に大別される．安静時狭心症で心電図上一過性にST部分が上昇する狭心症は，異型狭心症（Prinzmetal型狭心症）とよばれ，太い冠動脈の攣縮coronary spasmによる貫壁性虚血によるものと考えられている．夜間就寝中，特に未明に起こることが多く，持続時間も長く胸痛症状も強い．

②器質的狭心症，冠攣縮性狭心症，冠血栓性狭心症

機序による分類としては，安定した線維性粥腫atheroma，plaqueによる高度な冠動脈狭窄が原因となる器質的狭心症，冠動脈が一過性に攣縮を起こし，冠血流量が減少することにより出現する冠攣縮性狭心症，また脂質に富む不安定粥腫の破綻に伴う冠動脈内血栓が原因となる冠血栓性狭心症に分類される．前述の異型狭心症も冠攣縮性狭心症の1つであり，冠攣縮は主に心表面を走る太い冠動脈に生じる．冠攣縮部位には高率に粥腫が存在しており，動脈硬化病

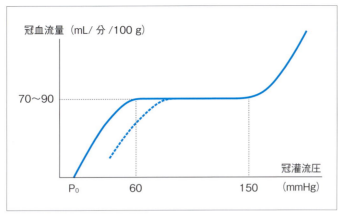

図6-Ⅱ-2 冠動脈血流量の自己調節機能
冠動脈に有意狭窄があると自動調節機能の作動する範囲が狭くなり，冠血流量は圧依存性に低下していく（青破線）．P_0：冠動脈閉塞圧．

変部位は攣縮の好発部位と考えられている．

冠攣縮性狭心症例においては，アセチルコリンの冠動脈内注入により冠攣縮が誘発されることから，副交感神経系の刺激が冠攣縮の原因となる．しかし逆に交感神経系刺激も冠攣縮を誘発する．冠攣縮性狭心症は，欧米人に比べて日本人の発症率が高いことが特徴である．

③**安定狭心症，不安定狭心症**

症状の推移による分類では，症状が安定しており一定以上の労作により発症する安定狭心症stable anginaと不安定狭心症unstable anginaに分類される．不安定狭心症は狭心症の中でも最も心筋梗塞に移行しやすい．不安定狭心症は，初めて発症したか再発した新規労作性狭心症，安定狭心症であったものが発作の頻度や持続時間，強さを増した増悪型労作性狭心症，新しい安静時狭心症で発作が15分以上持続したり，ニトログリセリンに対する反応が悪い新規安静時狭心症に分かれる．

④**無症候性心筋虚血**

狭心痛などの自覚症状を伴わず，一過性の心筋虚血を認める疾患で，突然死の危険性もある．これには，心筋虚血の程度や範囲が軽度で疼痛閾値に達しない場合と疼痛閾値が上昇した場合があり，後者が重要である．

疼痛閾値の上昇は心臓交感神経系求心路（胸髄$T_1〜T_4/T_5$）の障害で起こり，糖尿病性神経障害や加齢が知られている．臨床において糖尿病患者の無痛性心筋虚血に注意が必要である．糖尿病患者で使用されるインスリン分泌を促進するスルホニル尿素系血糖降下薬（グリベンクラミド）は，短時間の虚血が繰り返されることにより心筋虚血への耐性ができ，心筋保護に重要な役割を果たす先行虚血ischemic preconditioning作用も抑制する．

(3) 心筋梗塞

冠動脈の高度狭窄や閉塞による急激な冠動脈血流量の減少から心筋壊死をきたす疾患である．急性心筋梗塞症acute myocardial infarction（AMI）の死亡率は非常に高い．

①**病態**

機序は脂質成分に富んだ不安定粥腫が破綻し，局所で血栓形成が進み血栓性閉塞を起こすことが原因となる．急性冠症候群acute coronary syndrome（ACS）は急性心筋虚血に伴う臨床的病態を包括した概念であり，不安定狭心症，非ST上昇型心筋梗塞，ST上昇型心筋梗塞を含む総称である．その後の経過により不安定狭心症，非Q波心筋梗塞，Q波心筋梗塞に移行する[3]．

②診断

WHOによる急性心筋梗塞の診断基準は，虚血性の胸部不快感，心電図の経時的変化，心筋逸脱酵素の上昇の中で2項目以上を満たす場合となっている．これに加えて，冠動脈支配領域に一致した局所壁運動異常などの心エコー所見などを総合的に判断して行われる．近年，心筋に特異的な生化学的指標の迅速測定キットが普及し，その重要性が増している．

a. 心電図

標準12誘導心電図により梗塞部位，範囲を推定できる．貫壁性心筋梗塞の典型例においては最初にT波増高が起こり，続いてSTが上昇する．次に異常Q波が現れ，STの回復とともに陰性T波および冠性T波（左右対称な陰性T波）が出現する．しかし，心筋梗塞の診断におけるST上昇の特異度は高いが，感度は50%程度と低い．ST低下，陰性T波，左脚ブロックなどの非特異的な心電図異常や正常心電図を示す心筋梗塞症例も多い．また伝導異常（WPW症候群，脚ブロック，心ペースメーカ植え込み）が存在するときは梗塞の診断は不可能である．

b. 生化学マーカー

クレアチンキナーゼ creatine kinase（CK）は脳型であるB型と，骨格筋のM型の組み合わせによりアイソエンザイムとしてCK-BB，CK-MB，CK-MMの3種が知られている．心筋に特異的なCK-MBは急性心筋梗塞発症後，約4〜6時間後より上昇し，18〜24時間後にピークとなり3〜5日間異常値を示す．

心筋の収縮調整タンパクである心筋トロポニンIとトロポニンTは心筋特異性が高く，急性心筋梗塞発作後3〜5時間で血清中に出現し，12〜18時間でピークに達する．また異常値が7〜14日継続するため，梗塞後時間を経過した症例の診断にも有用である．血液中のトロポニン値は心筋梗塞の重症度（梗塞サイズ）評価にも使われる．

c. 心エコー検査

心筋虚血が発生するとカルシウム輸送が障害され，局所壁運動異常が心電図のST変化よりも早い段階で出現する．局所壁運動異常は責任冠動脈病変の部位に一致して出現するため，冠動脈病変部位を推定することができる．しかし陳旧性心筋梗塞や心筋炎による壁運動異常を鑑別しなければならない．心筋虚血は改善されているにもかかわらず壁運動異常が続く，一時的な虚血による気絶心筋 stunned myocardium や，冠動脈血流が持続的に抑制され心筋は生存しているが壁運動の障害された冬眠心筋 myocardial hibernation などの病態もある．

(4) 治療
①薬物療法
a. 硝酸製剤

ニトログリセリン nitroglycerin（NTG）や硝酸イソソルビド isosorbide dinitrate（ISDN）は胸痛発作治療の第一選択薬である．硝酸薬は体内に取り込まれ一酸化窒素（NO）に変換され，グアニル酸シクラーゼを活性化し血管平滑筋を弛緩させる．冠血管拡張作用に加えて，静脈拡張による左室前負荷減少から心筋酸素消費量を低下させることが重要な作用機序である．ニコランジルはNOドナーとして作用するとともに，先行虚血や麻酔薬のプレコンディショニング効果による心筋保護作用において重要な役割を果たすATP感受性カリウムチャネルの開口薬である．

b. カルシウム拮抗薬

血管平滑筋の膜電位依存型L型カルシウムチャネルを抑制し，細胞内カルシウム流入を阻害し血管を拡張する．ジルチアゼムは，安静時狭心症の冠攣縮の予防と寛解に有効である．

c. β遮断薬

β遮断薬は心筋酸素消費量を減少させ，心室性不整脈を抑制するため，周術期心事故リスクの高い患者においては心血管合併症を減少させる．$β_1$遮断薬投与が死亡率や心合併症を減少さ

せるエビデンスにより，急性冠症候群や心筋梗塞既往患者管理における使用が推奨されている[3]．β_1遮断薬の投与は心筋梗塞サイズを縮小することも報告されている．

d．血小板凝集抑制薬

アスピリンはシクロオキシゲナーゼ阻害によりトロンボキサンA_2（TXA_2）合成を抑制し，チエノピリジン系薬（チクロピジン，クロピドグレル）はADP受容体に拮抗することでアデニル酸シクラーゼを活性化させ，サイクリックAMPを増加することにより血小板の凝集を抑制する．

e．スタチン

スタチンは脂質異常症の改善だけでなく，抗酸化作用や抗炎症作用を通じて，動脈硬化プラークを安定化させる．スタチンが非心臓手術周術期の心イベントを抑制するという臨床研究の報告もある．

②経皮的冠動脈治療

経皮的冠動脈インターベンションpercutaneous coronary intervention（PCI）または経皮経管的冠動脈形成術percutaneous transluminal coronary angioplasty（PTCA）とよばれる．

動脈内を経由して冠動脈にガイドワイヤーを挿入し，バルーンカテーテルを冠動脈狭窄部まで進め，狭窄部でバルーンを拡張し病変を拡張する経皮的古典的冠動脈バルーン拡張術percutaneous old balloon angioplasty（POBA）やロータブレータにより狭窄部位を拡張する．さらに十分な拡張を得るために，ステンレス製の筒状の金網型ステントbare-metal stent（BMS）や薬剤溶出性ステントdrug-eluting stent（DES）を挿入する．

③冠動脈バイパス術coronary artery bypass grafting（CABG）

冠動脈の狭窄，閉塞部位の末梢に内胸動脈，橈骨動脈，胃大網動脈や大伏在静脈などを使用してグラフトを吻合する．左冠動脈主幹部や重症3枝病変，特に心機能低下症例でCABGが推奨される．近年は，人工心肺を使用せず心拍動下で行うオフポンプ冠動脈バイパス術 off-pump CABG（OPCAB）や，小切開で行う低侵襲冠動脈バイパス術minimally invasive direct coronary artery bypass（MIDCAB）が主流である．

2）虚血性心疾患患者の麻酔管理

(1) 術前管理

2014年に相次いで出された非心臓手術患者の周術期評価と管理に関するガイドラインは，日米欧で異なる点があるが，概要は基本的に一致している．

患者の詳細な病歴聴取を行い，症状や治療経過，心筋梗塞の発症時期，運動耐容能などを確認する．血行再建の行われていない心筋梗塞は，心筋梗塞発症後60日以上経ってから手術を行う．予定手術の場合，患者が急性冠症候群であればガイドラインに沿って心血管評価と治療を行う．それ以外は，Revised Cardiac Risk Index（RCRI，表6-Ⅱ-4）や米国外科学会のリスク評価［The American College of Surgeons National Surgical Quality Improvement Program（NSQIP）Myocardial Infarction and Cardiac Arrest（MICA）/Surgical Risk Calculator］を用いて，重大な心合併症の危険性が1%未満であれば手術に進む．それ以上の危険性がある場合，基礎代謝等量metabolic equivalent

表6-Ⅱ-4 Revised Cardiac Risk Index

危険因子	虚血性心疾患 心不全の既往 脳血管障害（一過性脳虚血，脳梗塞）の既往 インスリンが必要な糖尿病 腎機能障害（クレアチニン > 2.0 mg/dL） 高リスク手術（腹腔内/胸腔内手術，大血管手術）

危険因子の数	心血管合併症（%） ［95%信頼区間］	心血管死（%）
0	0.5 [0.2〜1.1]	0.3
1	1.3 [0.7〜2.1]	0.7
2	3.6 [2.1〜5.6]	1.7
≧ 3	9.1 [5.5〜13.8]	3.6

（Fleisher，2014[2]より改変）

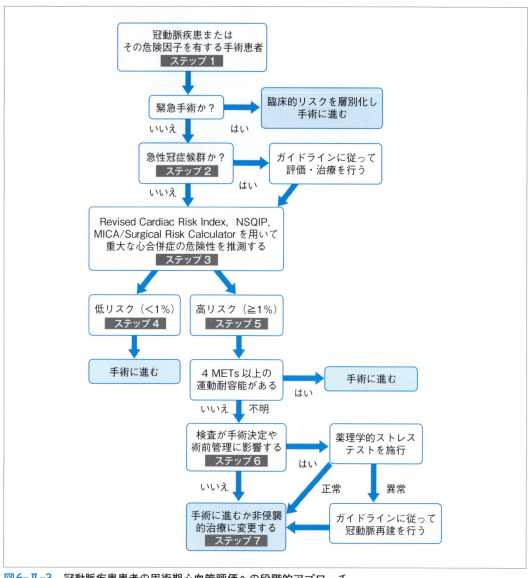

図6-Ⅱ-3　冠動脈疾患患者の周術期心血管評価への段階的アプローチ
NSQIP：National Surgical Quality Improvement Program，MICA：Myocardial Infarction and Cardiac Arrest，METs：metabolic equivalents.
(Fleisher, 2014[2]より改変)

(MET)の4倍(4 METs)以上の運動耐容能があれば手術を行う．4 METs以上の運動とは階段や坂を登れる，平地を6.4 km/時で歩ける，重い家事ができることなどである．もし運動耐容能が4 METs未満か不明のときは，さらに検査を行うことで手術決定に影響がある場合には，負荷検査など詳細な検査に進む．検査が手術決定に影響を与えない場合には，ガイドラインに沿った治療を行いながら手術に進むか，非侵襲的な治療に変更することを検討する．その検査結果で異常が認められた場合，PCI，CABGなど血行再建術を考慮する(図6-Ⅱ-3)．

PCIが行われている患者では，待機手術はPOBA施行14日以降，BMS挿入30〜45日以降にアスピリン投与下に行う．DES挿入時は，365日間アスピリンとチエノピリジン系薬の併

用投与を行い，その間は手術を延期し，365日以降にアスピリン継続下に行うことが推奨されている[2]．悪性疾患などでDES留置後1年以内に手術を行う場合には，出血とステント内血栓による危険性などを総合的に考慮し，抗血栓療法の中止・継続を決定しなければならない．しかし抗血小板薬のヘパリンによる置換が，血栓のリスクを軽減したエビデンスは存在しない．

以前の各種ガイドラインでは周術期のβ_1遮断薬の投与が強く推奨されていた．しかしその後，その投与により脳卒中が増加し死亡率は逆に悪化するという報告があり，またガイドラインの根拠となった臨床試験の疑義が明らかになったため，周術期のβ_1遮断薬の投与に関してガイドラインが変更された．しかし現在でもβ_1遮断薬が投与されている患者では，その使用を継続することがClass Iで推奨されている[2]．

(2) 術中管理

①麻酔方法の選択

各患者の病態が異なるため，画一的に麻酔方法や術中管理を限定することはできない．多くの研究において揮発性吸入麻酔薬が虚血プレコンディショニング様作用による心筋保護作用 anesthetic-induce preconditioning を示し，非心臓手術において揮発性吸入麻酔薬による全身麻酔の維持が推奨されていた．しかし残念ながら揮発性吸入麻酔薬が全静脈麻酔と比較して，周術期の心筋虚血/心筋梗塞を減少させるというエビデンスは得られていない．心筋虚血の予防以外のさまざまな因子やリスクに基づいて，総合的に麻酔薬を決定しなければならない．

また静脈内鎮静法を含む麻酔科医によるモニタ下の麻酔管理が，全身麻酔より安全であることを支持する臨床研究もない．

②酸素需給バランス

心筋酸素需要（酸素消費量）は心拍数，前負荷，後負荷，心収縮性により決定される．臨床的には左室後負荷は平均動脈圧や全末梢血管抵抗で，左室前負荷は肺動脈カテーテル測定による肺動脈楔入圧などで推定される．また酸素需要の簡便な指標として，収縮期血圧×心拍数 rate pressure product (RPP), double product が有名である．

酸素供給は冠動脈血流量と血液の酸素運搬能により決定される．冠動脈に有意狭窄があると autoregulation が失われ，通常は血流量が減少しない冠灌流圧（拡張期血圧）低下で，冠血流量の減少が起こる可能性がある．麻酔中の過換気も冠血管抵抗を上昇させ，酸素供給を減少させる．

心筋酸素需給バランスを維持するには，心拍数をコントロールし頻脈を防止することが重要である．心拍数増加は，拡張期時間の短縮により冠血流量を減少させると同時に酸素需要も増加させ，心筋酸素需給バランスに大きな影響を及ぼす．また血液粘度の上昇は冠血管抵抗を増加させるが，貧血はヘモグロビン減少から酸素供給を低下させる因子である．

③術中モニタリング

心電図STセグメントモニタ，肺動脈カテーテル，経食道心エコーの使用が患者予後を改善するエビデンスは得られていない．しかし適応症例においては，術中管理としてそれぞれ有用だと思われる．

④周術期ニトログリセリン投与

予防的なニトログリセリン術中投与が心筋虚血を減少させると考えられてきたが，最近の無作為コントロール研究の結果は否定的である．血管拡張作用をもつ麻酔薬の投与下や循環血液量が減少した患者では，ニトログリセリン投与は慎重に行わなければならない．

⑤術後疼痛管理

術後疼痛やストレスは心筋虚血/心筋梗塞発生の危険因子の1つなので，予防の観点からも積極的な術後鎮痛が重要である．

3. 先天性心疾患

　先天性心疾患は，その病態から単純シャント病変，閉塞病変，その両者が混合した複雑シャント病変に分類される．また症状からチアノーゼ疾患，非チアノーゼ疾患（うっ血性心不全群）などに分けられる．先天性心疾患に関連する症候群として21トリソミー症候群（Down症候群），18トリソミー，Turner症候群やHunter症候群を含む各ムコ多糖症など多くの疾患がある．

1) 心房中隔欠損症 atrial septal defect (ASD)

(1) 病態

　胎生期に一次中隔が形成され下縁の一次孔が閉鎖されると，次に一次中隔の上方に二次孔が形成される．続いて二次中隔が発生し，右房側から一次中隔と重なりながら卵円孔を残して二次孔を閉鎖する．生後に卵円孔は閉鎖されるが，成人の約20％は器質的に閉鎖せず，左房圧が右房圧よりも高いため機能的に閉鎖している．これらの発育過程の異常により心房中隔欠損が発生する．

　欠損部位によって一次孔欠損，二次孔欠損，静脈洞欠損，冠静脈洞欠損に分類される．心房中隔中央部に存在する二次孔欠損が約75％と最も頻度が高い．欠損孔を通じて左・右シャントが起こるが，乳児期早期には右心系コンプライアンスが低いためにシャント血流量が少ない．そのため小児期には無症状のことが多い．成長とともに右心系コンプライアンスが高くなるためシャント血流量が増加し，右心系の容量負荷を生じ右心系心血管腔拡大をきたす．肺うっ血により息切れや呼吸困難をきたしたり，かぜ症候群などの呼吸器感染を起こしやすくなる．未治療で成人期に達したASD患者の多くが，肺血管抵抗が体血管抵抗を上回るEisenmenger症候群を呈し，非心臓手術の手術危険率は高い．

(2) 治療

　近年，外科的手術による閉鎖術に加えて，適応症例においては合金のメッシュでつくられた2枚の傘と，それを結ぶ円筒の閉鎖栓から構成されるAmplatzer™によるカテーテル治療が行われている．

(3) 麻酔管理

　陽圧換気中には，左房圧と右房圧が逆転し右・左シャントが起こることもあり，静脈内の気泡などが左心系に流れて動脈閉塞を起こす奇異性塞栓に注意しなければならない．

　症状のない小児や手術適応のない小さなASDで成人に達した症例は，麻酔管理上，特別な処置は必要ない．うっ血性心不全を起こしたASD患者は，心収縮力を抑制する麻酔薬を避けて，肺血管抵抗の低下による肺血流の増加を防ぐために吸気酸素濃度を制限し，動脈血二酸化炭素分圧を正常に保つ．全身麻酔中の間欠的/持続的陽圧換気は有利に働く．

2) 心室中隔欠損症 ventricular septal defect (VSD)

(1) 病態と治療

　先天性心奇形の約20～30％を占め最も発生頻度が高く，しばしば他の奇形を合併する．欠損孔が小さい場合には自然閉鎖することも多い．欠損部位によって漏斗部欠損，膜様部欠損，流入部欠損，筋性部欠損に分類される（Kirklin分類）．膜性部欠損が全VSD症例の約70～80％を占める．欠損孔を通じて左・右シャントが生じ，肺血流量および左室仕事量が増加する．肺血流が増加すると肺コンプライアンスの低下や呼吸仕事量の増加が起こり，頻呼吸や呼吸不全をきたす．病態が進行すると肺血管抵抗の上昇に伴い，左・右シャント血流量が減少してくる．さらに重症になるとEisenmenger症候群となり，右・左シャントの出現によりチアノーゼを起こす．早期に人工心肺下の外科手術により欠損孔のパッチ閉鎖術が行われる．

(2) 麻酔管理

小さな欠損孔の場合，左・右シャント血流量は肺血管抵抗と体血管抵抗の比には左右されない．中等度以上の欠損孔を有する場合は，ASDと同様に吸気酸素濃度の制限や正常な動脈血二酸化炭素分圧により，肺血管抵抗の低下による肺血流量の増加を防止する．

逆にEisenmenger化した症例や根治術後に肺高血圧が遺残した症例では，肺血管抵抗を低下させるように管理し，肺高血圧クリーゼの発生に注意する．

3) 動脈管開存症 patent ductus arteriosus (PDA)

(1) 病態と治療

動脈管は肺動脈と下行大動脈を連絡する血管で胎生期には開存している．肺でガス交換が行われないため，胎児の右室から駆出される血流は動脈管から下行大動脈に流入する．出生後は呼吸の開始とともに急激に肺血管抵抗が低下し，右室から肺への血流量増加と左室から大動脈へ駆出される血流量増加が起こる．また動脈血酸素飽和度の上昇により動脈管は収縮し，生後1日で機能的に閉鎖し，約1か月で器質的に自然閉鎖する．

この動脈管が閉鎖せずに開存すると，胎生期とは逆に大動脈血流が収縮期，拡張期ともに肺動脈に流入し肺血流量が増加する．このため連続性の心雑音が聴診されことが特徴である．また左房から体循環への血流量が増加するため，左心系の容量負荷が生じる．左・右シャント血流量が少ないと無症状だが，多い場合には心不全症状をきたし，頻呼吸や発育不全などをきたす．太い動脈管では肺高血圧症が生じ，Eisenmenger化し右・左シャントが発生する．成人では石灰化した動脈管が観察されることがあり，感染性心内膜炎のリスクが高い．治療は外科的手術で結紮や切離が行われたり，カテーテルを用いてコイル塞栓術が行われる．大きな径のPDAに対しては，Amplatzer™による閉鎖が望ましい．

(2) 麻酔管理

左・右シャントによるうっ血性心不全を起こした症例や，逆に不可逆的な肺血管病変から肺血流量の減少したEisenmenger症候群の症例は，ASD，VSDと同様にそれぞれの病態に応じた管理を行う．

4) Fallot四徴症 tetralogy of Fallot (TOF)

(1) 病態

心室中隔欠損，右室流出路狭窄（肺動脈狭窄），大動脈騎乗，右室肥大を4つの特徴とする，チアノーゼ性先天性心疾患の中で最も頻度の高い疾患である．Fallot四徴症に肺動脈閉鎖を合併した極型Fallot四徴症なども含まれる．基本病態は漏斗部中隔の前方偏位であり，膜様部から前方へ拡大した大きな心室中隔欠損と漏斗部狭窄が認められる．

右室流出路狭窄による肺血流量の減少と心室レベルでの右・左シャントにより動脈血酸素飽和度低下が起こりチアノーゼを呈する．チアノーゼの重症度は，肺血流量を規定する右室流出路狭窄の程度によって変化する．ばち状指clubbed fingerや代償的赤血球増加がみられる．呼吸困難と運動制限が顕著で，歩行した後にうずくまって休む蹲踞squattingなどの症状を示す．蹲踞は大腿動脈を圧迫し，左室後負荷を増大させることにより右・左シャントを減少させる動作でもある．啼泣などをきっかけに肺血流量が極端に減少して，重度のチアノーゼが持続する低（無）酸素発作hypoxic spellが起こる．胸部エックス線写真では，肺血流量の減少による肺血管陰影の低下や，左第2弓が陥凹し心尖が上方を向いた木靴心を呈する．

(2) 治療

治療は外科的心内修復術であり，肺血流量を増加させるブラロック・トーシッヒ変法手術modified Blalock-Taussig operationなどの姑息的シャント手術を施行した後に，根治手術が行われていた．近年は，低年齢のうちから積極的

に一期的に根治手術が行われるようになった．低酸素発作の予防のためにβ遮断薬を投与し，発作が出現した場合には，酸素投与，血管内容量負荷，鎮静薬および血管収縮薬投与などの治療を行う．

(3) 麻酔管理

低酸素発作の予防が重要であり，揮発性吸入麻酔薬による心収縮力の低下は右室流出路（漏斗部）の攣縮を弱めて，肺血流量を増加させ酸素化を改善する．超短時間作用型のβ_1遮断薬を用いる場合もある．肺血管抵抗を低下させるため，高い吸気酸素濃度と低い動脈血二酸化炭素分圧を維持する．吸入麻酔薬による緩徐導入は右・左シャントのため血流が肺をバイパスし，導入が少し遅延する．逆に静脈内投与した麻酔薬は速く体循環に達し，麻酔導入が迅速になる．

前負荷を維持する必要があり，低血圧は輸液負荷によく反応する．血液希釈も有用であり，膠質液の投与が望ましい．またフェニレフリンなどα_1刺激薬の投与は，体血管抵抗を上昇させ右・左シャント血流量を減少し酸素化を改善するため昇圧薬として第一選択薬である．

4. 心臓弁膜疾患 valvular heart disease

心臓弁の狭窄，逆流または両者の合併により起こる疾患を総称する．僧帽弁，大動脈弁，三尖弁，肺動脈弁で発症する．特に左心系の場合には臨床症状が重篤になる．

1) 僧帽弁狭窄症 mitral stenosis (MS)

(1) 病態

僧帽弁は二尖弁であり，前尖と後尖は前外側と後内側交連部で接している．僧帽弁は左室収縮期に高い心室内圧を受けてしっかりと閉鎖するために複雑かつ強固な構造になっており，弁尖とともに腱索，乳頭筋，弁輪と左室壁から構成される"mitral complex"として機能する．

MSは，ほとんどA群溶血性レンサ球菌の感染後に起こる自己免疫性炎症性疾患であるリウマチ熱 rheumatic fever (RF) が原因となるリウマチ性である．その他の原因に僧帽弁輪石灰化，先天性などがある．リウマチ性疾患により交連部の癒合，弁尖や弁下部の肥厚と石灰化，腱索と乳頭筋の短縮による漏斗状変形，弁輪部の縮小が起こる．正常の僧帽弁口面積は約4～6 cm^2で，2.5 cm^2以下になると運動負荷で症状が出現し始め，1.5～1.0 cm^2の中等度MSでは軽い運動でも症状が起こり，重度MSと分類される1.0 cm^2以下では安静時にも症状が現れる[4]．AHA/ACC心臓弁膜疾患ガイドラインでは，軽度・中等度・重度はそれぞれ進行性・重症・非常に重症に置き換わっており，MSのステージもA（MSのリスクがある），B（進行性のMS），C（無症候性重症MS），D（症候性重症MS）と分類されている[5]．

左房から左室への拡張期血液流入が障害され，左房圧の上昇，左房拡大，肺動脈圧上昇から右心不全を引き起こす．臨床症状としては労作時呼吸困難，血痰，拡大した左房や肺動脈による反回神経の圧迫のため嗄声などがみられる．左房は伸展され心房細動が高頻度に出現し，しばしば心房内に血栓形成を認める．また正常心とは異なり，左室流入に心房収縮が30％以上を担っているため，心房細動が発症すると心拍出量が減少し，急速に症状が悪化する．心房細動発症により重篤なうっ血性心不全を起こしたり，左房内血栓による塞栓症の危険性が高くなる．

(2) 治療

内科的薬物療法として利尿薬や心拍数のコントロールと心収縮性を上昇させるためジギタリスなどを投与する．また血栓予防を目的としてワルファリンなどによる抗凝固療法が行われる．外科的治療として，バルーンによる経皮経静脈的僧帽弁交連切開術や人工心肺下に直視下僧帽弁交連切開術などがある．僧帽弁の高度な石灰化や線維化，弁下部癒合を認める場合には機械弁や生体弁（牛心膜やブタ大動脈弁を使用）

を使った僧帽弁置換術mitral valve replacement (MVR) の適応となる.

(3) 麻酔管理の目標
①左室前負荷（左室拡張終期容量）⬆*

MSの患者は左房圧が上昇しており，この上昇した左房圧により左室流入が保たれている．麻酔薬の血管拡張作用による相対的血管内容量の低下から前負荷が減少すると，著しい心拍出量減少と低血圧を招く．血管拡張薬の使用は非常に慎重を要する．一方，過剰な輸液は容易に肺水腫を引き起こす．

②心拍数 ⬇

心拍数が増加すると，左室流入が起こる拡張期時間を短縮させ左室充満を障害するため，頻脈は避けなければならない．通常，レミフェンタニルの使用により頻脈を防止できるが，必要により超短時間作用型$β_1$遮断薬であるランジオロールやエスモロールで心拍数をコントロールする．しかし1回拍出量も減少して固定されているので，過度の徐脈も危険である．また心房収縮が左室流入に重要であり，心房細動などの不整脈の発生に注意が必要である．

③心収縮力 ➡

右室の収縮力が低下すると左室充満が障害され，左室収縮力低下は重症MSにおいてうっ血性心不全を招く危険性がある．そのため，心収縮力を低下させる高濃度の揮発性吸入麻酔薬の使用は慎重に行う．

④左室後負荷（全末梢血管抵抗，体血管抵抗）➡

MS患者ではすでに左室後負荷が増大している．後負荷を減少させても左室流入は改善せず，心拍出量も増加しない．

⑤肺血管抵抗 ⬇

上昇した肺血管抵抗をさらに悪化させる低換気による高二酸化炭素血症，低酸素血症および浅麻酔や亜酸化窒素の使用を避け，アドレナリン含有局所麻酔薬の使用に注意する．

2) 僧帽弁逆流症 mitral regurgitation (MR)
(1) 病態

MRは僧帽弁輪，弁尖，腱索，乳頭筋のいずれに障害を起こしても発生する．原因としては，粘液腫様変性による僧帽弁逸脱が最も頻度が高く，虚血性心疾患による乳頭筋異常や感染性心内膜炎によるMRも増加している．一方，リウマチ性は減少しており，リウマチ性の場合には僧帽弁狭窄症を合併することが多い．心エコーの各指標などから得られる逆流率（左房への逆流量/左室への流入量）30％未満である場合には軽度，30～49％では中等度，50％以上で重度MRとなる．AHA/ACC心ガイドラインでは，MRのステージもA（MRのリスクがある），B（進行性のMR），C（無症候性重症MR），D（症候性重症MR）と分類されている．

急性MRの場合は逆流による左房の容量負荷から左房圧が著しく上昇し，前方への心拍出量が減少する．代償的に頻脈と心筋収縮力の増大が起こる．患者は強い息切れと呼吸困難を訴え，うっ血からショック状態となることもある．一方，慢性MRの場合は病状の進行は緩徐で，初期には逆流があっても左房，左室の拡大により左房圧はあまり上昇しない．さらに逆流量が増加すると心拍出量が減少し，多くは心房細動を発症しうっ血性心不全が起こる．

(2) 治療

内科的治療としては強心利尿薬や血管拡張薬投与を主とした治療を行う．外科手術としては手術危険率や長期予後が良好である，人工リングによる僧帽弁輪縫縮術を含めた僧帽弁形成術が行われることが多い．僧帽弁形成術が困難な場合にはMVRが施行される．

(3) 麻酔管理
①左室前負荷（左室拡張終期容量）➡

前方への駆出量維持のためには，増大した前負荷を保つ必要があるが，さらに前負荷を増大

---

* 各パラメータの基本的な管理目標を，⬆増加，上昇させる，➡維持する，⬇減少，低下させる，で示している．

すると弁輪拡大が起こり，MRが悪化する危険性がある．

② 心拍数 ↑

徐脈は左房への逆流率を増加させ，前方への拍出量を減少させるため避けなければならない．正常より少し速い心拍数を維持する．

③ 心収縮力 →

前方への拍出量を保つために，心収縮力を維持する．カテコラミン投与による心収縮力増大は僧帽弁輪を縮小させ，逆流率を減少させる．

④ 左室後負荷（全末梢血管抵抗，体血管抵抗）↓

血管拡張薬による後負荷軽減は，前方への駆出量を増加させる．逆にフェニレフリンなどの$α_1$刺激薬や疼痛刺激による血管収縮は逆流率を悪化させる．

⑤ 肺血管抵抗 ↓

重度のMR患者は，肺血管抵抗が上昇し右心不全を起こす．低換気による高二酸化炭素血症，低酸素血症および浅麻酔や亜酸化窒素の使用は避けなければならない．またアドレナリン含有局所麻酔薬の使用に注意する．

3) 大動脈弁狭窄症 aortic stenosis (AS)

(1) 病態

正常の大動脈弁は3つの弁尖で形成され，その形状から半月弁とよばれている．冠動脈の開口により左冠尖，右冠尖，無冠尖と名付けられている．3枚の弁尖は上行大動脈基部でタマネギ状に拡大したValsalva洞を形成し，上行大動脈へと移行する．

大動脈弁狭窄の原因は，大動脈弁尖の退行変性による可動制限や石灰化が約50％である．次に多いのが先天性大動脈二尖弁で全体の約30〜40％を占める．若い年齢層では二尖弁の比率が高い．MSと同様にリウマチ性は減少しており，約10％程度である．またリウマチ性の場合には僧帽弁にも病変を認めることが多い．正常な大動脈弁口面積は約2.5〜3.5 cm^{2}で，弁口面積が1.5 cm^{2}を超える軽度ASでは無症状のことが多く，狭窄が進行し1.5〜1.0 cm^{2}にまで減少し中等度ASになると臨床症状が出現し，1.0 cm^{2}以下を重度ASとしている．左室機能低下症例においては圧較差は重症度を過小評価するが，2014年に改定されたAHA/ACCガイドラインでは，大動脈弁口面積よりも大動脈弁最大血流速度（aortic Vmax）と平均大動脈弁圧較差（mean ΔP）を重要視している．ASのステージもA（ASのリスクがある），B（進行性のAS），C（無症候性重症AS），D（症候性重症AS）と分類されている．

左室から大動脈への血流が障害されるため，正常な心拍出量と動脈圧を維持するために左室圧は上昇し，左室-大動脈の圧較差が増大する．左室は代償的に求心性肥大を起こし，心筋酸素消費量が増加する．加えて大動脈弁を通過する血流速度が速まり，ベンチュリー効果（流体の流れる速度を増加させると，低い速度の部分と比較して低い圧力が発生する）により，冠動脈の入口である大動脈基始部で灌流圧が低下し収縮期には冠血流の逆流が起こる．このため心筋虚血を引き起こし，狭心症状が出現する．また心肥大により左室コンプライアンスが低下し，左室拡張終期圧が上昇しているため，左室充満における心房収縮の役割が約40％にも達している．このため心房細動を発症することが多いが，心房細動の出現とともに急速に症状が悪化する．狭窄が進行し重症になると狭心症，失神発作，うっ血性心不全の3徴候が出現し，突然死の危険性が高い．その5年生存率は約20％以下と非常に低い．重度ASは非心臓手術における最大のリスクの1つであり，非心臓手術を行うか大動脈弁治療を先行させるかの術前評価が重要である．

(2) 治療

内科的治療は限界があり，人工弁を用いた大動脈弁置換術 aortic valve replacement (AVR)による外科的治療が原則である．近年，重症のASに対する治療法として，経カテーテル大動脈弁留置術/置換術 transcatheter aortic valve implantation/replacement（TAVI/TAVR）が急速に普及している．これは欧州で始められた低侵襲手術であり，わが国でも2013年より保険適応となった．カテーテルを用いて折りたたんだ人工弁を留置するため，胸骨切開，心停止や体外循環の必要がなく，手術時間も短く患者への負担はきわめて小さい．

(3) 麻酔管理
①左室前負荷（左室拡張終期容量）↑
心拍出量を維持するため左室前負荷は増大しており，左室コンプライアンスの低下により左室拡張終期圧も上昇している．この増大した左室前負荷を維持する必要があり，ニトログリセリンなどの血管拡張薬の使用は危険である．

②心拍数 ↓
狭窄した大動脈弁を通過するため収縮期駆出時間が延長しており，頻脈は避けなければならない．また頻脈は心筋虚血を引き起こす．レミフェンタニルの使用や$β_1$遮断薬であるランジオロールやエスモロールで心拍数をコントロールする．しかし，1回拍出量も制限されているので，50/分以下の徐脈も危険である．また心房収縮が左室流入に重要であり，不整脈は積極的に治療しリズムコントロールを行う．

③心収縮力 →
高い圧負荷に打ち勝つため，高い収縮力を維持しなければならない．心収縮力を低下させる麻酔薬や長時間作用型の$β$遮断薬の使用は注意が必要である．

④左室後負荷（全末梢血管抵抗，体血管抵抗）↑
AS患者では，左室後負荷は狭窄した大動脈弁により固定されている．体血管抵抗を減少させても心拍出量は増加せず，低血圧を招くだけである．冠灌流圧を維持し心筋虚血を防止するため，低血圧に対しては$α_1$刺激薬であるフェニレフリンを使用する．

⑤肺血管抵抗 →
肺血管抵抗は末期ASを除き正常であり，特別な管理は必要ない．

4) 大動脈弁逆流症 aortic regurgitation (AR)
(1) 病態
大動脈弁逆流症の原因は多岐にわたり，慢性の原因としては，退行変性による弁尖の変形や逸脱によるものが約半数に及ぶ．先天性二尖弁による逆流症も約10〜20%にみられるが，リウマチ性心内膜炎が病因となる症例は少ない．その他には，Marfan症候群に伴う大動脈弁輪拡張症や大動脈炎症候群などがある．急性の大動脈弁逆流症の原因としては，感染性心内膜炎，急性大動脈解離やValsalva洞破裂などがある．

急性のARでは左室に急激な容量負荷が加わり，頻脈と収縮力増大により代償しようとする．しかし，左室コンプライアンスが正常で左室拡張期圧が著しく上昇し，うっ血から緊急手術を要することが多い．慢性の大動脈弁逆流症では，長期間にわたり徐々に増大する逆流による左室容量負荷に対して，左室の遠心性肥大が起こり代償される．逆流率（左室への逆流量/大動脈駆出量）が30%未満の軽度ARや逆流率が30〜49%まで増大した中等度ARでは，臨床症状がほとんど出現しない．しかし逆流率が50%以上の重度ARになると，代償機転が追いつかず左室拡張終期圧が上昇し，呼吸困難やうっ血性心不全症状を発症する．また拡張期に左室へ逆流が起こるため，拡張期圧が低下し（脈圧が増大）冠灌流圧が低下，左室肥大による心筋酸素消費量増加の影響もあり狭心症が起こる．心拍出量の減少は交感神経緊張亢進を引き起こし，後負荷増加からさらに逆流量が増大し，急速に病態は悪化し不可逆性の左心不全に陥る．AHA/ACCの分類では，MRのステージはA（MRのリスクがある），B（進行性のMR），C（無症候性重症MR），D（症候性重症MR）となる．

(2) 治療
治療は人工弁によるAVRが選択される．若年者の大動脈弁逸脱や大動脈二尖弁では大動

II 循環系疾患

弁形成術が試みられることもあるが，長期予後は明らかでない．また急性の大動脈弁逆流症においては原疾患の治療が行われる．

(3) 麻酔管理
①左室前負荷（左室拡張終期容量）↑
逆流による容量負荷により左室は拡大しており，前方への駆出を維持するため増大した前負荷を保つ必要がある．

②心拍数 ↑
徐脈は拡張期時間の延長により左室への逆流率を増加させる．心拍数が上昇すると逆流量は減少し，拡張期血圧が上昇し冠灌流圧を改善する．心筋虚血を引き起こさずに前方への拍出量を増加させる心拍数（約90/分）を目標とする．

③心収縮力 →
前方への拍出量を保つために，心収縮力を維持する．左室機能の低下した症例では，低濃度のドパミンやミルリノンのようなホスホジエステラーゼⅢ phosphodiesteraseⅢ（PDEⅢ）阻害薬投与による心収縮力増大と末梢血管拡張は心拍出量を大きく増加させる．

④左室後負荷（全末梢血管抵抗，体血管抵抗）↓
血管拡張薬による後負荷軽減は，前方への駆出量を増加させる．$α_1$刺激薬であるフェニレフリンやメトキサミンなどの昇圧薬投与は逆流率を悪化させ危険である．

⑤肺血管抵抗 →
末期ARを除き，肺血管抵抗はほぼ正常に保たれている．

5) 弁疾患治療の先行
通常，弁膜疾患が無症候性であれば，歯科治療や頭頸部手術を含めて低～中等度リスクの非心臓手術を行うことができる．しかし，AHA/ACC分類のステージDにあたる症候性の重症の弁膜疾患を有する患者では，非心臓手術より弁膜疾患治療を先行するべきである．

人工弁置換術後患者の非心臓手術では，感染性心内膜炎の予防と周術期の抗凝固療法の調節が重要である．出血を伴ったり根尖を越えるような侵襲的な歯科治療でも，抗菌薬の投与が推奨されている[6]．機械弁による人工弁置換術患者は，ワルファリンなどによる抗凝固療法を受けており，手術で予測される出血量と止血操作の容易さによって，継続もしくは中止とする基準が設けられている．中止する場合にはヘパリンによる置換が推奨される[7]．

5. 心筋症 cardiomyopathy

心筋症とは，心筋細胞の変性などにより心機能不全を伴う心筋疾患である．病態的に拡張型心筋症，肥大型心筋症，拘束型心筋症，不整脈原性右室心筋症，分類不能に分類される．病因では特発性と特定心筋症（二次性心筋症）に分類される．

1) 拡張型心筋症 dilated cardiomyopathy (DCM)

(1) 病態
多くは原因不明であるが，病因としてウイルス感染，自己免疫性炎症，アルコール中毒，薬物性，遺伝子異常などがある．家族性は20～30%を占め，多くは常染色体優性遺伝であり，収縮伝達に関与するタンパク遺伝子の異常が明らかになっている．

心筋細胞の肥大と萎縮，変性がみられ，左室収縮機能のびまん性低下と左室拡大が起こる．左室拡大による僧帽弁逆流から左房拡大，うっ血性心不全が現れ，多くの症例で三尖弁逆流，右房拡大，右心不全を合併する．心不全が進行すると心拍出量は低下し，左室は球状になり壁の菲薄化がみられる．不整脈や心腔内血栓を合併することがあり，突然死や塞栓症の原因となる．

(2) 治療
薬物治療として慢性心不全の進行を遅らせる目的で，アンジオテンシン変換酵素阻害薬やβ遮断薬が投与される．うっ血性心不全が増悪すると，心筋収縮性を増加させるドブタミンなどのカテコラミンやβ受容体を介さないPDEⅢ阻

害薬が用いられる．外科的には，MRに対して僧帽弁形成術やBatista手術などの左室縫縮術が行われている．重症例では心臓移植術が確立した治療法だが，ドナーの不足したわが国においては困難な状況が続いている．

(3) 麻酔管理

低下した左室収縮機能を維持することが重要である．心機能の抑制が少ないオピオイドを主体とした麻酔管理を行う．揮発性吸入麻酔薬も低濃度であれば投与可能である．収縮力を増強し心拍出量を維持するため，カテコラミンやPDE Ⅲ阻害薬の投与が必要となることもある．増大した左室前負荷を維持する必要があるが，血管内容量の許容範囲が狭く，1回拍出量変動や肺動脈カテーテルなどによる左室前負荷の評価が必要になる．

低血圧に対する血管収縮薬の短絡的投与や浅麻酔による後負荷増大は，循環動態の破綻を招く．また突然死の原因となる重症心室性不整脈の発生を予防することが重要である．必要であれば，リドカイン，メキシレチンなどVaughan Williams Ⅰ b群の抗不整脈薬の持続投与を行うが，治療抵抗性のものも多い．

2) 肥大型心筋症 hypertrophic cardiomyopathy (HCM)

(1) 病態

HCMの約60%にβミオシン重鎖，心筋トロポニンTやαトロポミオシンなどの心筋収縮関連タンパク質（サルコメア構成タンパク質）の遺伝子異常がみつかっており，家族性に発症する．

その病態は心筋細胞の肥大と錯綜化，線維化であり，心筋収縮力は保たれるが左室コンプライアンスの低下から左室拡張機能障害を招く．左室または両室肥大が起こり，多くの症例において非対称性で心室中隔に肥厚が強い非対称性中隔肥厚asymmetric septal hypertrophy (ASH) を示す．収縮期圧較差を示す左室流出路狭窄の有無により閉塞型肥大型心筋症 hypertrophic obstructive cardiomyopathy (HOCM)，非閉塞性肥大型心筋症 hypertrophic nonobstructive cardiomyopathy (HNCM) に分けられる．その他に左乳頭筋レベルで左室が狭窄される心室中部狭窄や心尖部の肥厚が特に著しい心尖部肥大型などがある．

多くの患者が長期間無症状だが，閉塞型では失神発作を起こしたり突然死をきたすことがある．また心房細動出現により急速に症状が悪化したり，病態が進行する症例では左室拡張機能障害からうっ血性心不全を引き起こす．

(2) 治療

根本的な治療法はないが，突然死を予防し症状の増悪を食い止めるために，β遮断薬やカルシウム拮抗薬の投与が行われる．致死性不整脈に対しては抗不整脈薬が投与されたり，植込み型除細動器 implantable cardioverter defibrillator (ICD) の植込み術が施行される．

(3) 麻酔管理

HOCM患者においては，左室流出路狭窄による圧較差を増大させないことが最も重要である．左室前負荷の減少，頻脈，心収縮力の増大，後負荷の低下は，すべて狭窄を悪化させる．適切な前負荷維持のために膠質液の輸液や，心拍数および心収縮力抑制のためにβ遮断薬投与が有効である．心拍数，後負荷への影響が少なく心収縮力抑制作用の点などから，揮発性吸入麻酔薬ではセボフルランが最も理論的に適している．

低血圧に対してβ刺激作用のある昇圧薬の使用は注意が必要であり，α_1刺激薬の投与と輸液負荷で対応する．カテコラミン投与は原則禁忌である．上室性頻拍やHCMの突然死の原因の50%以上を占める心室性不整脈に対しては，β遮断薬，アミオダロンなどⅢ群の抗不整脈薬投与やカルディオバージョンも考慮する．

3) 拘束型心筋症 restrictive cardiomyopathy (RCM)

(1) 病態と治療

原因は不明であり，わが国においては非常にまれな疾患である．二次性には心アミロイドーシスやサルコイドーシスによるものがある．心内膜，間質の線維化を認め，左室と右室の著しい拡張機能障害を生じる．左房と右房は拡大し，肺うっ血および全身のうっ血を起こす．予後に関しても不明で，有効な治療方法もない．

(2) 麻酔管理

収縮機能は保たれているが，重度の拡張機能障害によるうっ血性心不全に注意しなければならない．肺動脈カテーテルなどのモニタを用いて，厳重に適切な前負荷を維持する．カテコラミンの投与は慎重に行う必要がある．血管拡張薬による後負荷軽減は，著しい低血圧を引き起こすことがある．

刺激伝導系の障害による不整脈の発生を予防することが重要である．頻脈性不整脈はリズムコントロールが困難な場合，低用量のランジオロール，エスモロールやベラパミルでレートコントロールを試みる．

6. 感染性心内膜炎 infective endocarditis (IE)

1) 病態

感染性心内膜炎は弁膜や心内膜に細菌，真菌などが感染し，繁殖した菌塊を含む疣贅，疣腫 vegetation を形成し，菌血症，血管塞栓，心障害など多彩な臨床症状を呈する全身性敗血症性疾患である．以前は，細菌の感染が主なので細菌性心内膜炎 bacterial endocarditis とよばれていた．起炎菌として緑色レンサ球菌などのレンサ球菌やブドウ球菌，腸球菌が多く，緑色レンサ球菌は口腔内の常在菌であり，抜歯や扁桃摘出術などを契機に体内に侵入する．

米国でデューク大学のグループが提唱したデューク診断基準がよく用いられる．感染性心内膜炎の多くの症例で基礎心疾患を有しており，日本循環器学会の「感染性心内膜炎の予防と治療に関するガイドライン」[6]では，人工弁置換術患者，感染性心内膜炎の既往を有する患者，複雑性チアノーゼ性先天性心疾患患者，体循環/肺循環系の短絡造設術患者を感染しやすく重症化しやすい高度リスク群としている．臨床症状は多彩で，発熱などの感染による症状，基礎疾患による症状，Osler結節（指先にみられる赤紫色の有痛性皮下結節）などの免疫異常による症状，心雑音やうっ血性心不全などの弁穿孔や腱索断裂などの弁破壊による症状，脳梗塞などの疣腫による全身性の塞栓症などを認める．

2) 治療

抗菌薬の投与と心不全などの合併症に対する治療を行う．治療薬の選択において，原因菌が判明しているかどうかが非常に重要である．抗菌薬治療に抵抗性であったり，感染性塞栓症やうっ血性心不全の徴候がある場合には，早期の外科的手術治療が必要になる．

3) 周術期管理

IEにおいては予防が重要であり，抜歯などの出血を伴う侵襲的歯科処置や外科治療に際して，抗菌薬の予防投与が考慮される．AHAガイドラインや欧州心臓病学会のガイドライン[8]においては，抗菌薬の予防的投与の有効性に対して十分なエビデンスがないことから，抗菌薬の予防的投与を重症化しやすい最高リスク疾患患者に限定している．しかし，最新の日本循環器学会のガイドラインでは，欧米において予防的抗菌薬投与中止に伴って中等度以下のリスク患者のIEが増えたことなどから，高度リスク群に対する抗菌薬投与を強く推奨するとともに，中等度リスク群においても予防的抗菌薬の投与を提案している[6]．

III 脳血管障害

1. 概略[1]

　脳血管障害 cerebrovascular disease には，虚血性脳卒中（脳梗塞，cerebral infarction），出血性脳卒中（脳出血，cerebral hemorrhage）があり，頭蓋内動脈瘤や動静脈奇形，頸動脈狭窄や閉塞などの血管異常も含まれる．脳卒中は血管の局所的障害に起因する神経脱落症状の突然の発症と定義される．脳虚血 cerebral ischemia による神経症状は血流途絶後数秒以内に出現し，脳血流の途絶が2～3分以上になると，脳細胞の死をもたらす．脳血流がすぐに戻れば脳細胞は回復し，症状は一過性ですむ．このような状態を一過性脳虚血発作 transit ischemic attack（TIA）という．一方，脳血流量が低下している領域にあって細胞死を免れている領域をペナンブラ penumbra 領域という．長時間にわたる脳血流の低下はペナンブラ領域に脳梗塞を生じる．低酸素血症と虚血による広範囲な脳障害の結果として起こる認知障害は低酸素性虚血性脳症 hypoxic ischemic encephalopathy とよばれる．

　全脳梗塞の約20％を心原性脳塞栓 cardioembolic stroke が占める．頸部動脈分岐部の粥状動脈硬化性狭窄病変は，脳血流量の低下や頭蓋内塞栓子による脳虚血発作の原因となる．

　頭蓋内出血は脳内部，脳周辺への出血により神経組織への圧迫効果，出血自体の毒性効果，頭蓋内圧の亢進などが神経症状を引き起こす．

2. 脳血管の走行と灌流領域[1]

　脳への血液は，主に内頸動脈（前方循環）と椎骨脳底動脈（後方循環）により供給される．内頸動脈系の血流は大動脈から腕頭動脈が分岐し，右総頸動脈を経て右内頸動脈と左総頸動脈から左内頸動脈により供給される．内頸動脈の終枝は前大脳動脈と中大脳動脈である．

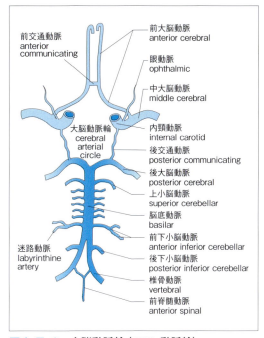

図6-III-1　大脳動脈輪（Willis動脈輪）
（佐藤ほか，2016[2]より改変）

　椎骨動脈は鎖骨下動脈の第一分岐として頸部で起始し，第6頸椎以上の横突孔を通過して上行する．椎骨動脈は頭蓋内で脳底動脈を形成し，左右の後大脳動脈に分岐して終わる．前大脳動脈は大脳半球の内側面，上部表面，前頭部に，中大脳動脈は大脳半球の外側面と側頭部に，後大脳動脈は大脳半球の下面と後頭部に血液を分布する．後交通動脈は視索，大脳脚，内包，視床へ血液を供給する．

　左右の前大脳動脈は前交通動脈によって吻合する．内頸動脈の終末付近では後交通動脈によって後大脳動脈と吻合し，中脳の脚間窩を囲む大脳動脈輪（Willis動脈輪）（図6-III-1）[2]が完成する．

　完全なWillis動脈輪が形成される割合は45～50％である．

　脳の終末動脈間の灌流領域は灌流圧が最低となり虚血に対して抵抗性が最も低く，この領域の流入血管の狭窄や低血圧などにより脳梗塞を発症しやすい（watershed infarction）．

3. 脳循環の生理と薬理[3]

1) 脳灌流の概略

脳の血行動態反応は，体血圧が大きく変化しても脳灌流圧 cerebral perfusion pressure (CPP) を維持する．脳灌流圧は，平均動脈圧 mean arterial pressure (MAP) から頭蓋内圧 intracranial pressure (ICP) を差し引いたものと定義される．成人の脳は約1,350 gの重量 (体重の2%) があり，脳血流は心拍出量の12〜15%の血流を受けている．安静時には平均して約3.5 mL/100g脳重量/分の酸素を消費しており，全身の酸素消費量の約20%に相当する．局所脳血流や局所脳代謝率は不均一で，両者は白質に比較して灰白質では約4倍多い．脳の代謝基質は十分な酸素とグルコースにより補われる．

2) 脳代謝率

神経活動の亢進は局所脳代謝を亢進させ，これに見合った脳血流の増加を伴う．局所の脳代謝産物 (K^+, H^+, 乳酸，アデノシン)，神経活動の亢進により，放出されるグルタミン酸が一酸化窒素 (NO) の合成に関与し，脳血流の調整に重要な役割をなす．

(1) 神経活動と脳代謝率

脳代謝率は睡眠中には減少し，感覚刺激，知的作業，覚醒反応により増加する．てんかん発作では極端に上昇し，昏睡状態では減少する．

(2) 麻酔薬と脳代謝率

一般的には麻酔薬は脳代謝率を低下させるが，ケタミンと亜酸化窒素は例外である．麻酔薬の濃度の増加に伴い脳波の抑制は高度になり，脳代謝率は低下する．しかし，平坦脳波になると，それ以上，麻酔薬濃度を増加させても脳代謝率は低下しない．

(3) 体温と脳代謝率

1℃の体温低下により脳代謝率は6〜7%低下する．18℃での脳代謝率は正常体温の約10%程度まで抑制される．

37〜42℃の間での体温上昇は脳血流と脳代謝率を増加させる．しかし，42℃を超えると脳酸素消費量が劇的に減少する．

3) 脳血流の調節

(1) Pa_{CO_2}

脳血流は Pa_{CO_2} が正常の範囲では，1 mmHg変化すると脳血流は1〜2 mL/100g/分ほど変化する．インドメタシンは高二酸化炭素による血管拡張反応を約60%抑制する．二酸化炭素は脳血管の内皮細胞を自由に通過できるので，脳実質細胞外液pHと脳血流の変化は Pa_{CO_2} 調節直後から起こる．しかし，血管周囲腔の水素イオンは血液脳関門を通過できないので，代謝性アシドーシスはすぐには脳血流に影響を与えない．

(2) Pa_{O_2}

Pa_{O_2} の変化は，60〜300 mmHgの間では脳血流にほとんど影響を与えない．しかし，Pa_{O_2} が60 mmHgを下回ると脳血流は急激に上昇する．1気圧100%酸素吸入時の Pa_{O_2} では脳血流は12%低下する．

(3) 血圧

自己調節 autoregulation とは，脳血管抵抗を調節することにより，平均動脈圧の広い範囲 (約60〜150 mmHg) で脳血流を一定に維持する機構である．範囲外では脳血流は脳灌流圧依存性に直線的に変化する (図6-III-2)[3]．

①筋原性調節 (Bayliss効果)

脳灌流圧の変化が直接血管平滑筋の緊張を変化させる．血管内圧が高いと血管壁が緊張し血管抵抗が高くなり，血管内圧が低いと血管壁が弛緩し血管抵抗が低くなり，一定の脳血流を保つ．

②神経原性調節

脳血管へ分布する神経にはコリン作動性，アドレナリン作動性，セロトニン作動性，血管作動性腸管ペプチド (VIP) 作動性神経が含まれる．神経分布の密度は血管径が小さくなると減少する．より大きな血管では，神経原性調節の調節がより大きいと考えられる．

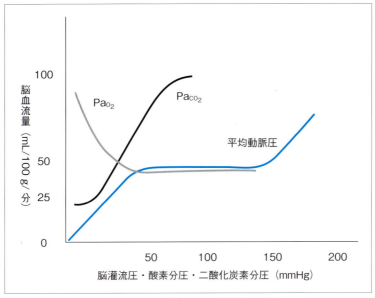

図6-Ⅲ-2　脳血流の自己調節と酸素と二酸化炭素の関与
（Patel et al, 2007[3], p.641 より改変）

(4) 血液粘稠度

ヘマトクリット値が正常範囲なら，脳血流に対してはわずかな影響しか与えない．貧血では脳血管抵抗は低下して脳血流は上昇する．ヘマトクリット値が30～34%が最適な酸素運搬とされている．

(5) 血管作動薬
①血管拡張薬

脳血管抵抗を減少させるが，灌流圧も低下するために，脳血流は血圧低下前の値を維持する．脳血管を拡張させる麻酔薬は同時に脳血液量も増加させ，頭蓋内圧を徐々に増加させる可能性がある．

②カテコラミン受容体作動薬
a. α_1刺激薬

ヒトでは脳血流にほとんど影響を与えない．例外として，ノルアドレナリンは血液脳関門が障害されている場合には，脳血管拡張を生じる可能性がある．

b. α_2刺激薬

デクスメデトミジンは脳血管収縮作用があり，脳酸素消費量を変化させずに脳血流量を低下させる．

c. β遮断薬

ヒトでは脳血流と脳代謝率を軽度低下させるか影響を与えない程度である．

4) 麻酔薬の脳血流と脳代謝に及ぼす影響
①静脈麻酔薬

ケタミン以外のほとんどの静脈麻酔薬は，脳代謝率と脳血流の両者を低下させる．

a. バルビツレート

用量依存性に脳血流と脳代謝率を低下させる．脳波が完全に停止した状態では，脳血流と脳代謝率は約50%低下する．それ以上の投与を行っても，脳代謝にはほとんど影響を与えない．

b. プロポフォール

脳代謝率をバルビツレートと同様に低下させる．ヒトでは，プロポフォール投与中も二酸化炭素反応性と自己調節は保たれる．

c. ケタミン

脳血流と脳代謝率の両方が増加する．ケタミン麻酔では血圧に対する自己調節能は保たれ，Pa_{CO_2}への反応性も保たれる．脳血流の増加に

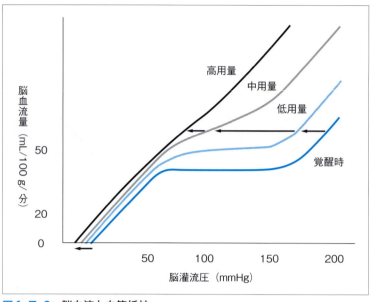

図6-Ⅲ-3 脳血流と血管抵抗

(Patel et al, 2007[3], p.642より改変)

より頭蓋内圧の上昇が生じる．

②麻薬

　正常状態の脳では，麻薬は脳血流と脳代謝率にほとんど影響を与えない．

a．モルヒネ

　一般的には脳血流と脳代謝率を変化させない．しかし，モルヒネのヒスタミン遊離作用は脳血液量と脳血流量を増加させる．

b．フェンタニル

　鎮静状態では，血流量と脳代謝率は21～25%低下し，覚醒時に投与するとさらに低下する．

c．レミフェンタニル

　軽い鎮静量では脳血流量の増加効果はわずかである．高用量あるいは麻酔補助薬の同時投与では，脳血流は変わらないか軽度低下する．

③ベンゾジアゼピン系薬

　ベンゾジアゼピン系薬は，脳血流と脳代謝率を同じ割合で低下させる．呼吸抑制によるPa_{CO_2}の上昇が生じなければ，ベンゾジアゼピン系薬は頭蓋内圧亢進患者にも安全に投与できる．

④フルマゼニル

　頭蓋内コンプライアンスが障害された患者では，ベンゾジアゼピンによる鎮静の拮抗にフルマゼニルは投与すべきではない．

⑤ドロペリドール

　脳血管拡張薬ではなく，ヒトでは脳血流と脳代謝率にほとんど影響を与えない．

⑥リドカイン

　リドカインは膜安定化作用のため脳酸素消費量を低下させる．しかしながら，2 mg/kg以上の投与はけいれんを誘発する可能性があるので，1.5～2.0 mg/kgの投与が適切である．

⑦揮発性吸入麻酔薬

　すべての揮発性吸入麻酔薬は用量依存性に脳代謝を抑制し，脳血管拡張作用がある（図6-Ⅲ-3)[3]．血管拡張作用が高い順に，デスフルラン≒イソフルラン＞セボフルランとなる．正常の頭蓋内コンプライアンスの患者では，揮発性吸入麻酔薬はほとんど脳循環に影響を与えない．しかし，頭蓋内圧コンプライアンスが異常の患者では，揮発性吸入麻酔薬による脳血液量増加と頭蓋内圧上昇の可能性がある．

a. 脳血液量への影響

揮発性麻酔薬による脳血管拡張作用が頭蓋内圧を上昇させる可能性がある．しかしながら，頭蓋内圧の変化を確実には予測できない．

b. 二酸化炭素反応性と自己調節への影響

すべての揮発性麻酔薬による麻酔中，二酸化炭素反応性はよく保たれるが，血圧上昇に対する脳血流量の調整は障害される（図6-Ⅲ-2）[3]．しかし，臨床的に重要な低血圧時には脳血流は保たれる．

c. てんかん誘発性

高濃度セボフルランで麻酔導入中に小児でけいれんが生じることが報告されている．側頭葉てんかん患者では，1.5MACのセボフルラン投与によって広範な脳波活動を引き起こすため，十分注意して使用すべきである．

⑧ 亜酸化窒素

亜酸化窒素を単独投与すると脳血流，脳代謝率，頭蓋内圧を増加させる．静脈麻酔薬と併用すると，脳血管拡張作用は減弱もしくは完全に抑えられる．揮発性麻酔薬と併用すると，脳血流が中等度増加する．脳血流の二酸化炭素反応性は保たれている．頭蓋内圧コンプライアンスが低下した患者では，亜酸化窒素の血管拡張作用は注意すべきである．また，閉鎖腔が頭蓋内にある場合は亜酸化窒素の投与は避ける．

⑨ 筋弛緩薬

a. ベクロニウム・ロクロニウム

待機脳外科手術成人患者で，ベクロニウム（0.1 mg/kg）とロクロニウム（0.6 mg/kg）投与後の頭蓋内圧，脳灌流圧，平均血圧，心拍数を測定した研究では，ロクロニウムで一過性の軽度心拍数の上昇（+7%）を認めるが，平均血圧，頭蓋内圧，脳灌流圧には影響を与えなかった．

b. スキサメトニウム

浅麻酔時のヒトでは頭蓋内圧を上昇させる．筋紡錘からの求心性刺激による脳の活性化による脳血流増加によるものと思われる．

5) 脳脊髄液動態

成人には約150 mLの脳脊髄液があり，1/2は頭蓋内に，1/2は脊髄の脳脊髄液腔にある．開頭した場合，頭蓋内圧への影響は問題にならない．

6) 血液脳関門

全身の毛細血管床では，内皮細胞直径約65Åの有窓性が認められる．脳では密着結合性により約8Åとなっている．大きな分子やほとんどのイオンは脳の間質に入っていくことができない．麻酔薬がこの機能を変える証拠はほとんどない．

4. 病的状態での脳循環・脳代謝[1,3]

1) 脳虚血

脳のエネルギー消費量は高いが，エネルギー貯蔵量は非常に限られている．正常の脳血流は，ほぼ50 mL/100g/分に維持されている．脳血流が22 mL/100g/分に低下すると脳波上虚血変化が現れる．脳血流が約15 mL/100g/分に低下すると皮質脳波は平坦となる．脳血流が約6 mL/100g/分に低下すると，不可逆性の膜機能停止と皮質反応の消失の徴候が明らかになる（図6-Ⅲ-4）[3]．

脳虚血が生じると，急速にシナプス前の神経終末の脱分極により大量の興奮性伝達物質（特にグルタミン酸）が放出される．節後線維上にあるカルシウムチャネルの開放，NMDA受容体，AMPA受容体の活性化により，ナトリウムとカルシウムの細胞内流入が加速される．細胞内イオンの増加は，水の流入を伴い急速に細胞の膨化が生じる．これらの障害を興奮毒性とよぶ．

細胞内カルシウムの増加は細胞骨格の崩壊をもたらし，DNA損傷を引き起こし，神経細胞のアポトーシスを起こしやすくなる．リパーゼの活性化は白血球の侵入を増加させる．一酸化窒素によって，より反応性の高いパーオキシナイトライトが生成され障害を起こす．脳の微小

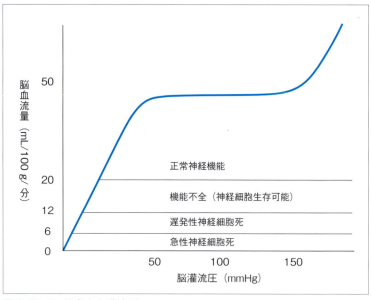

図6-Ⅲ-4　脳虚血と灌流圧

(Patel et al, 2007[3], p.655より改変)

血管内での血小板の活性化は血管閉塞を起こし，細胞障害を増悪させる．

2) 神経細胞壊死とアポトーシス

(1) 神経細胞の壊死

興奮毒性が関与し急速な細胞膨化，核の濃縮，ミトコンドリアと小胞体の膨化を特徴とする．壊死性の神経細胞死では，炎症細胞による脳の局所浸潤が起こり強い二次的損傷が起こる．

(2) アポトーシス

核クロマチンの濃縮，細胞膜のくびれ，ミトコンドリアの膨化，細胞の萎縮が特徴である．神経細胞の断片は脳から排除される．炎症反応は強くない．

(3) 神経細胞死とアポトーシスの時期

①興奮毒性障害では虚血後2～3時間以内に神経細胞死が生じる．
②炎症による神経細胞死は数日間続く．
③神経細胞のアポトーシスは虚血侵襲が起こってから数日以上経過して起こる．

3) 脳虚血時の脳保護

(1) 完全脳虚血 (心停止)

①脳灌流圧

心停止後の適正な灌流圧の維持が最も大切である．脳保護にバルビツレートは効果がなく，カルシウム拮抗薬も確実ではない．重要な管理目標は正常二酸化炭素分圧，正常血圧，全身のpHの正常化を維持すること，高熱を避け，けいれんを予防することである．

②軽度低体温

軽度低体温(32～34℃)を24時間続けると，心停止患者の重症度や死亡率を軽減する効果がある．

(2) 局所 (不完全) 脳虚血

①バルビツレート

局所脳保護効果は主として脳代謝率の抑制によるものであるが，脳動脈のクリッピングなど一時的な脳虚血の前に脳波を抑制することは理にかなっている．

②揮発性麻酔薬

イソフルランは大脳皮質の脳代謝率を強力に抑制し，一時的な神経保護効果があるが，長時

③プロポフォール

プロポフォールは，少なくとも短期間の虚血性脳障害を軽減することが示されているが，神経保護効果の持続に関しては明らかでない.

④他の薬物

脳虚血患者において，血栓溶解のための組織プラスミノーゲン活性化因子と，くも膜下出血に対するニカルジピンとニモジピン以外，効果的な神経保護薬はない.

⑤グルコース

脳虚血の可能性がある場合には，虚血前の高血糖（200 mg/dL以上）が神経障害を増悪させるため，可能な限り高血糖を回避する.

⑥ヘマトクリット値

血管攣縮に伴う虚血の管理では，ヘマトクリット値30～35％が最適とされる．ヘマトクリット値の上昇は粘性の影響で脳血流を減少させる.

5. 体循環および脳血管障害のある患者の管理目標[3]

1) 慢性高血圧

慢性高血圧患者では脳血流の自己調節の範囲が上限と下限（平均動脈圧の25％の低下）ともに右方移動している．神経生理学的機能不全や障害を予防するためには，高血圧患者，正常血圧患者ともに安静時の平均値の30～35％の降圧にとどめておくのが適正である.

2) 閉塞性血管病変をもつ患者

脳血流を供給する動脈に閉塞性血管病変があると圧依存性に脳血流が低下する．術前には血管病変の有無，重症度は不明であることが多く適切な血圧管理の目標は症状がない安静時血圧である．慢性的な重度閉塞性病変もしくは完全閉塞に近い症例では通常，側副血行路の発達が認められ，急性閉塞でも神経学的障害が発症しない.

術前のPET (positron emission tomography), SPECT (single photon emission computed tomography)，アセタゾラミド負荷試験により脳血流の評価および脳循環予備能が判定できる．総頸動脈，内頸動脈などの狭窄を疑われる場合，頸動脈超音波検査は血管壁構造（内皮の厚さ）やプラークの評価と血流が同時に観察できる．頭蓋内血管病変を疑う場合には，MRA (magnetic resonance angiography)や3D-CT angiographyが有用である.

3) 昏睡とてんかん

昏睡は原因によらず脳代謝の低下を伴う．てんかん全身発作の最中は，脳代謝と脳血流が劇的に増加する．適切な酸素化と二酸化炭素排泄を維持できれば回復に向かう．けいれんが長時間続くと不可逆性の神経障害が生じる.

4) 虚血性脳卒中（脳梗塞）[1,3]

(1) 病態生理

頭蓋内血管の急性閉塞により，その血管の支配領域への血流が減少する．脳血流の減少は側副血行路の状態によって変化する.

虚血脳における側副血行路を介した脳血流は血圧により変動する．悪性高血圧，心筋梗塞の合併例で血圧が185/110 mmHg以上ある場合には降圧するべきである．心筋と脳に虚血が同時に起こる状況では，エスモロールなどのβ_1遮断薬で心拍数を低下させる．発熱は有害で解熱薬の投与と体表からの冷却を行う．血糖値は継続的にモニタリングし，110 mg/dL未満に維持する.

(2) 脳卒中の急性期の治療

血糖値を適切に保つ．緊急で頭部CTを撮影する．より重度の意識障害，高度の血圧上昇，進行性の神経症候悪化がみられれば，脳出血を示唆する．また，発症時にすでに症状が最大となってその後変化がない場合には，脳梗塞が考えられる.

患者の5～10％は脳浮腫から意識障害や脳ヘルニアをきたす．脳浮腫は第2～3病日に最大となり，10日程度圧排効果を認める．外減圧

表6-Ⅲ-1　脳梗塞の危険因子

危険因子	相対リスク	治療による相対リスクの減少
高血圧	2～5	38%
心房細動	1.8～2.9	ワルファリンで68%，アスピリンで21%
糖尿病	1.8～6	有効性の証明なし
喫煙	1.8	1年で50%，5年で影響はなくなる
脂質代謝異常	1.8～2.6	16～30%
無症候性頸動脈狭窄	2.0	53%
症候性頸動脈狭窄（70～99%）		2年で65%
症候性頸動脈狭窄（50～69%）		5年で29%

(Smith et al, 2013[1], p.2839より改変)

は死亡率を減少させる．激しいめまいと嘔吐を生じ，頭痛と頸部痛が合併している場合には，椎骨動脈解離に起因する小脳梗塞の可能性を考えなければならない．

(3) 虚血性脳卒中（脳梗塞）の病因

脳梗塞の原因のうち，二次的な予防治療の効果が証明されているのは，心房細動と頸動脈アテローム性動脈硬化である．脳卒中の約30%は原因が不明である（**表6-Ⅲ-1**)[1]．

①心原性脳塞栓 cardioembolic stroke

全脳梗塞の約20%を占める．心房や心室壁，左側心臓弁に形成された血栓が塞栓をきたす．最も重要な原因は，非リウマチ性（非弁膜性）心房細動，心筋梗塞，人工弁，リウマチ性心疾患，虚血性心筋症である．心房細動を有する患者の脳梗塞発症率は，CHADs2スコア（**表6-Ⅲ-2**)[4] 0点で1.9%，1点で2.8%，2点で4.0%，3点で5.9%，4点で8.5%，5点で12.5%，6点で18.2%である．

②動脈原性脳塞栓 artery-to-artery embolic stroke

a．頸動脈硬化（アテローム血栓塞栓）

動脈硬化性プラーク上の血栓が，より遠位の血管の塞栓をきたし動脈原性脳塞栓を引き起こす．頸動脈分岐部は動脈原性塞栓源として最も一般的である．これを治療すると脳梗塞のリスクを減少することが示されている．

表6-Ⅲ-2　CHADs2スコア

(C) うっ血性心不全	1点
(H) 高血圧	1点
(A) 年齢75歳以上	1点
(D) 糖尿病	1点
(S) 脳卒中・TIAの既往	2点
合計点	

(Gage et al, 2001[4]より改変)

b．頸動脈狭窄 carotid artery stenosis

頸動脈内の硬化性病変は総頸動脈分岐部と内頸動脈起始部に起こりやすい．男性，高齢，喫煙，高血圧，糖尿病，脂質異常症は頸動脈病変の危険因子である．脳梗塞の約10%は頸動脈硬化で起こる．症候性頸動脈狭窄症の患者は，血管支配に一致した領域での脳卒中や一過性脳虚血発作を起こしており，無症候性頸動脈狭窄症と比較すると，脳梗塞をきたすリスクが高い．一般に狭窄度が強いほど脳梗塞発症のリスクは高くなるが，閉塞に近い状態では副血行路が発達しているため，脳梗塞のリスクは低くなる．

c．動脈解離 artery dissection

頸動脈，椎骨動脈，またはWillis動脈輪より遠位の血管でも動脈解離が起こり，若年者の塞栓源としては一般的である．解離は通常痛みを伴い，数時間から数日後に脳卒中を引き起こ

表6-Ⅲ-3　一過性脳虚血発作に続発する脳卒中の危険因子：ABCD2スコア

臨床因子	スコア
A：60歳以上	1
B：収縮期血圧140 mmHg超または拡張期血圧90 mmHg超	1
C：臨床症候 　　片側の麻痺 　　麻痺のない言語障害	 2 1
D：持続時間 　　60分超 　　10～59分	 2 1
D：糖尿病（経口薬またはインスリン）	1

ABCD2スコア合計点と3か月以内の脳卒中発症率（%）
0点：0%，1点：2%，2点：3%，3点：3%，4点：8%，5点：12%，6点：17%，7点：22%
(Johnston et al, 2007[5])

す．頭蓋内の脳血管は外膜が薄く，くも膜下出血を伴いやすい．解離の多くは自然治癒する．

d．小血管病変 small-vessel stroke

ラクナ梗塞 lacunar infarctionとは，直径30～300 μmの脳の小穿通枝動脈が動脈硬化や脂質硝子病変により閉塞して生じた梗塞をいう．小血管梗塞は全脳卒中の約20%を占める．梗塞の大きさは直径3 mm～2 cm程度である．高血圧や加齢が主な危険因子である．ラクナ梗塞の二次予防として血圧の厳密な管理が重要である．

③奇異性塞栓 paradoxical embolization

通常は卵円孔開存，心房中隔欠損症を経由して静脈血栓が動脈系に流入したときに生じる．静脈血栓以外にも，脂肪・腫瘍塞栓，細菌性心内膜炎，空気塞栓，分娩時の羊水塞栓などが奇異性塞栓を起こす．右・左シャントは一般人口の約15%に存在している．

④細菌性心内膜炎 infective endocarditis

細菌性心内膜炎により生じる弁の疣贅vegitationが塞栓症を引き起こすことがある．脳梗塞患者に多巣性の症状や徴候が現れたときには，細菌性心内膜炎を考慮する．敗血症性梗塞は脳膿瘍を引き起こすことがある．

(4) 一過性脳虚血発作 transient ischemic attack（TIA）の病因

TIAは脳卒中がごく短時間のみ持続する徴候をいう．標準的には神経徴候の持続時間が24時間以内とされるが，ほとんどが1時間以内に消失する．TIAの15～50%に脳梗塞が起きている．TIA後の脳卒中のリスクは最初の3か月では10～15%程度であり，多くが最初の2日間に起こる．3か月以内の脳卒中発生率はABCD2スコア（表6-Ⅲ-3）[5]を用いて評価できる．

(5) 画像検査

頭部CT検査は一般的に脳梗塞発症直後，最初の数時間は何ら異常を呈さないが，24～48時間後には低吸収域が確認される．CT画像はくも膜下出血の高吸収域の検出に優れ，CT血管造影では頭蓋内動脈瘤を容易に同定できる．

MRI画像は梗塞部位や病変の広がりを描出できる．拡散強調画像はFLAIR画像と同様に早期の脳梗塞を検出できる．灌流MR画像を用いると虚血ペナンブラ領域の同定も可能である．MR血管造影は頭蓋内の大血管の狭窄や頭蓋外の狭窄の検出感度が高い．MRIは新しい病変と古い病変を区別することができる．

(6) 周術期脳梗塞発症の注意点[6]

心臓手術，脳外科手術，頸動脈手術では周術期脳梗塞発症率は高く，2.2〜5.2%になる．それ以外の手術でも周術期脳梗塞は0.05〜7%の患者に起こる．関連因子は年齢，脳梗塞の既往，心房細動，血管および代謝性疾患である．多くは術後第2病日以降に起こる．術中低血圧は対処が早いが，術後は低血圧の発見に時間がかかり持続時間が長く，より注意が必要である．

(7) 急性脳梗塞患者の待機手術

急性の脳梗塞患者は脳血流の自己調節が障害し，脳血流は圧依存性になるため低血圧に対して脆弱である．脳梗塞を起こした患者では，自己調節や二酸化炭素に対する血管反応性が元に戻るまで2〜6か月かかる．待機手術の場合，少なくとも脳梗塞発症後1〜3か月の延期が推奨されている．

(8) 重度の頸動脈狭窄症・閉塞・不完全なWillis動脈輪のある患者

症候性で70%以上の頸動脈狭窄をもつ患者は，待機手術までに血行再建術（ステント挿入，内膜摘除術）を受けるべきである．一方，症候性ではあるが狭窄度が50%以下では血行再建術は禁忌である．無症候性の場合は判断が困難であるが，禁煙，血圧調整，心房細動に対する抗凝固治療，脂質改善薬，抗血小板薬が脳梗塞の再発予防に有効である．このような患者で低血圧を伴うとwatershed領域の梗塞を起こす．手術室に入る直前の血圧の20%以内の変動にとどめる．この値は安静時の血圧と同等である．

(9) 心房細動のある患者

慢性の心房細動で抗不整脈，心拍数調整薬を内服している患者は周術期には内服を継続すべきである．周術期は電解質補正と脱水に注意する．ハイリスク患者，脳梗塞やTIAの既往患者の術後心房細動には，ヘパリン投与が推奨される．CHADs2スコアにより，抗凝固薬投与の適応が決定される．

(10) β遮断薬の内服患者

β遮断薬の使用は低血圧と脳梗塞に関連があり，β遮断薬を服用中の患者は内服を継続し，術直前に内服が開始された患者に注意が必要である．

5) 頭蓋内出血[1]

硬膜下腔や硬膜外腔への出血は通常，外傷によって生じる．くも膜下出血は外傷と脳動脈瘤の破裂によって生じる．頭蓋内出血の多くは急性期に単純CTで診断される（表6-Ⅲ-4）[1]．

(1) くも膜下出血[7]

① 破裂動脈瘤 ruptured cerebral aneurysmの症状

脳動脈瘤が破裂すると髄膜刺激症状と急性頭蓋内圧亢進症状が出現する．通常，局所神経所見は欠く．髄膜刺激症状は突然ハンマーで殴られたような激痛で発症する．悪心・嘔吐などの急性頭蓋内圧亢進症状の多くは一過性で，短時間に回復する．その他，動眼神経麻痺，発熱，不整脈，たこつぼ型心筋症，神経原性肺水腫などがある[8,9]．

② 未破裂動脈瘤 unruptured cerebral aneurysm[10]

MRAによるスクリーニングの結果では，未破裂動脈瘤の保有率は5%程度であり，家族歴を有すると10%を超える．また，喫煙者に多い．一般の保有率は加齢とともに上昇し，70歳代では10数%といわれる．大きさは5mm以下が半数以上で，内頸動脈と中大脳動脈に好発する．原則として患者の余命が10〜15年以上ある場合に，大きさが5〜7mm以上の未破裂脳動脈瘤，5mm未満であっても症候性の脳動脈瘤，後方循環，前交通動脈，および内頸動脈—後交通動脈などの部位に存在する脳動脈瘤は治療を検討することが推奨されている．破裂の危険因子としては喫煙，サイズ（1cm以上），部位（後方循環），高血圧などがあげられる（表6-Ⅲ-5）[10]．

(2) 脳内出血 intraparenchymal hemorrhage[1,11]

脳実質内出血は頭蓋内出血のうち最も頻度の高い病態である．脳卒中の約10%を占め，高

表6-Ⅲ-4 頭蓋内出血の原因

原因	出血部位	特記事項
頭部外傷	前頭葉，側頭葉前部，くも膜下	直撃損傷と対側損傷
高血圧性脳出血	被殻，淡蒼球，視床，小脳半球，橋	慢性の高血圧
出血性脳梗塞	基底核，皮質下領域，脳葉	脳梗塞後1〜6％
転移性脳腫瘍	脳葉	肺癌，絨毛癌，黒色腫など
脳動静脈奇形	脳葉，脳室内，くも膜下	出血リスク，年約2〜4％
動脈瘤	くも膜下，脳実質内，まれに硬膜下	真菌性と非真菌性
海綿状血管腫	脳実質内	遺伝子変異
アミロイド血管腫	脳葉	血管変性，Alzheimer病との関連
硬膜動静脈瘻	脳葉，くも膜下	静脈圧亢進

(Smith et al, 2013[1], p.2855 より改変)

表6-Ⅲ-5 未破裂脳動脈瘤悉皆調査（しっかい）（UCAS Japan）

未破裂脳動脈瘤の自然歴調査（未治療）
調査期間：2001年1月から2004年4月
対象：成人5,720名（6,697動脈瘤）
結果：111名でくも膜下出血，全体での年間平均出血率は0.95％

未破裂動脈瘤のサイズ	年間破裂率
3〜4 mm	0.36％
5〜6 mm	0.50％
7〜9 mm	1.69％
10〜24 mm	4.37％
25 mm 以上	33.40％

前・後交通動脈瘤：中大脳動脈瘤に比べ約2倍．いびつな形：通常の1.63倍
(UCAS Japan Investigators, 2012[10])

血圧，外傷，易出血性が主な原因である．抗凝固薬内服の確認が必要である．また糖尿病の合併が多い．高齢と飲酒によりリスクが高まり，高血圧の既往のないものは特発性脳内出血とよぶ．頭部CT撮影で高吸収域を示した場合は出血を考慮する．出血部位は，CT分類では被殻出血（30〜35％），視床出血（25〜30％），混合型出血（5〜10％），皮質下出血（10〜15％），橋（脳幹）出血（5〜10％），小脳出血（5〜10％）と分類されている．

脳内出血はほとんどの場合，覚醒時に起こる．通常，突然の局所神経脱落症状にて発症し，けいれんを起こすことはまれである．局所神経症状は典型的には30〜90分かけて悪化し，意識レベルの低下を伴い，頭痛や嘔吐など頭蓋内圧の亢進症状が出現する．最も多い被殻出血では，対側の片麻痺，一側の顔面神経麻痺，言語不明瞭，上下肢の筋力低下，共同偏視が出現する．視床出血では対側の片麻痺，全感覚障害，失語症，無言，同名半盲，眼球運動障害をきたす．橋出血では，数分で四肢麻痺を伴う深昏睡と除脳硬直，針先大瞳孔を示す．

(3) その他の頭蓋内出血をきたす疾患

①**脳動静脈奇形 cerebral arteriovenous malformation**[1,12)]

脳動静脈奇形とは，栄養動脈feederから毛

表6-Ⅲ-6 脳内出血の予後と臨床結果

臨床因子または画像所見		スコア
年齢	80歳未満	0
	80歳以上	1
出血量	30 mL未満	0
	30 mL以上	1
脳室内出血	なし	0
	あり	1
テント下の出血源	なし	0
	あり	1
Glasgow coma scale	13～15	0
	5～12	1
	3～4	2
合計点		それぞれの項目の合計

脳出血スコアと30日経過時の死亡率(％)
0点：0％，1点：13％，2点：26％，3点：72％，
4点：97％，5点：100％

(Hemphill et al. 2001[15], 2009[16])

表6-Ⅲ-7 頭蓋内圧亢進患者の病態生理と麻酔管理

コンパートメント	影響する要因	対応
血液量増加*	気道内圧上昇，胸腔内圧上昇，Pa_{CO_2}上昇，Pa_{O_2}低下，麻酔薬，血管拡張薬，けいれん発作	麻酔科医による調整呼吸管理，筋弛緩薬・麻酔薬・薬物選択
占拠性病変	腫瘍，血腫（硬膜下・硬膜外・脳内）	外科的切除・除去
浮腫増大*	著しい血圧上昇損傷，虚血	麻酔科医による調整副腎皮質ステロイド，利尿薬
脳脊髄液増加*	髄液ドレナージカテーテルが必要	外科医・麻酔科医による調整，髄液ドレナージ

*麻酔科医が調節可能な要因　　　　　(Drummond, 2007[17])

細血管を介せずに，ナイダスnidusという異常血管塊を介して導出静脈drainerに移行する血管奇形であり，先天異常と考えられている．くも膜下出血の原因の80～90％は脳動脈瘤の破裂によるが，脳動静脈奇形はそれに次いで多く約10％を占める．

②もやもや病 moyamoya disease[1,13]

もやもや病（Willis動脈輪閉塞症）は，両側内頸動脈終末部に慢性進行性の閉塞性病変を示し，脳底部に異常な側副血管網の発達をみる疾患である．男女比は1：1.6～2.2で女性に多く，発症年齢分布は小児期（就学前後）と30～40歳代の2つのピークがある．発症様式は虚血発症型と出血発症型に大別される．

6) 緊急時の対応[1,14]

緊急時の患者は意識状態が悪いことが多い．しばしば進行性であるため気道の管理には注意を払う．CTの結果が出るまで血圧は低下させないでおく．AHAの2010年のガイドラインでは，収縮期で180 mmHg以上，平均動脈圧は130 mmHg以上あるときには血圧を160/90 mmHg（平均血圧を110 mmHg）以下に維持することが推奨されている．血圧を下げるにはニカルジピンかジルチアゼムの投与，もしくはラベタロールやエスモロールのようなβ遮断薬を使用する．脳内出血の予後評価スコアが死亡率と予後を推測するうえで有用である（表6-Ⅲ-6）[15,16]．

7) 頭蓋内圧亢進患者の麻酔管理[17]

頭蓋内圧亢進患者の麻酔管理（表6-Ⅲ-7）[17]は，閉鎖された頭蓋での適切な脳灌流圧の維持と脳組織のヘルニアを防ぐことが目的である．頭蓋内圧にかかわる要因として，血腫や腫瘍による占拠性病変量，ドレナージの有無による脳脊髄液容量，浮腫などの体液量，麻酔管理の対象として最も主要な脳血液量がある．頭部を挙上し静脈還流をよくし，静脈還流を妨げる極端な頭位や胸腔内圧の上昇は避ける．脳血流の増加は一般に脳血液量の増加を伴い頭蓋内圧が上昇しやすい．一方，頭蓋内圧が上昇した患者では，脳灌流圧を低下させる静脈圧の上昇や低血圧には注意を要する．開頭による急激な頭蓋内圧の低下は，体血圧の急激な低下を伴うので注意が必要である．

揮発性麻酔薬は脳血管を用量依存性に拡張するが，頭蓋内圧は脳代謝率の低下，血圧変化，

動脈血二酸化炭素分圧などに影響される．頭蓋内圧上昇の可能性を考え，麻薬と静脈麻酔薬の使用を考慮すべきである．頭蓋内圧上昇患者に対して，ケタミンの脳代謝率の上昇や亜酸化窒素の脳血流増加には注意が必要であるが，麻薬や静脈麻酔薬の併用で影響が少なくなる．ベクロニウムやロクロニウムなどの筋弛緩薬は，脳循環動態を変化させず，適切な筋弛緩状態は刺激によるバッキングなどを原因とした急激な頭蓋内圧の上昇を防ぐことができる．

Ⅳ 代謝・内分泌疾患

1．糖尿病 diabetes mellitus

1）病態

わが国における糖尿病患者は，強く糖尿病を疑われる糖尿病予備群を含めると1,000万人を超えるといわれており，手術を受ける患者で糖尿病を合併している割合は比較的高いと考えられる．糖尿病はインスリン分泌障害とインスリン抵抗性によるインスリンの作用不足で生じる慢性の高血糖と臓器障害を主体とする．インスリンは細胞へのブドウ糖の取り込みを促進し，グリコーゲンの生合成を促進するとともに，脂肪分解を抑制し，ブドウ糖から脂肪への変換を促進する．また，細胞内へのアミノ酸の取り込みとタンパク質の合成を促進する．したがって，糖尿病では糖質だけでなく脂質，アミノ酸の代謝障害も起こる．糖尿病は，①1型糖尿病 insulin dependent diabetes mellitus（IDDM），②2型糖尿病 non-insulin dependent diabetes mellitus（NIDDM），③その他の特定の機序，疾患によるもの，④妊娠糖尿病の4型に分類される．

1型糖尿病は自己免疫性と特発性に分けられ，自己免疫により膵β細胞が破壊される．一般に若年に発症し，インスリンの分泌障害によりケトアシドーシスを呈しやすい．2型糖尿病にはインスリン分泌障害と末梢組織でのインスリン抵抗性が関与している[1]．糖尿病患者の90％以上がこの型であり，中高年や肥満患者にみられる．ケトアシドーシスは少ない．ケトアシドーシスとは，インスリンが不足した状態ではブドウ糖をエネルギー源として使えなくなるため，タンパク質や脂肪の分解が亢進し遊離脂肪酸が増えてアセト酢酸とβヒドロキシ酪酸などの酸性が強いケトン体が増加し血液や体液のpHが酸性になっている状態である．③では，遺伝子異常によるものと種々の基礎疾患や薬物投与により発症するものとがある．基礎疾患としては慢性膵炎，Cushing症候群，先端肥大症，褐色細胞腫，甲状腺機能亢進症，肝硬変などがあげられる．副腎皮質ステロイドやアドレナリン，グルカゴン，サイアザイド系利尿薬などの投与によっても高血糖がみられる．④は妊娠を契機に発症するもので，分娩後は正常に戻ることが多い．

2）診断

空腹時血糖値，75g経口ブドウ糖負荷試験，随時血糖値，HbA1cの測定が行われる．その他，尿糖および尿ケトン体の有無，グリコ（糖化）アルブミン，フルクトサミン，血中インスリン濃度の測定などが行われる．

3）症状

口渇，多飲，多尿，体重減少があるが，軽症の場合，はっきり現れないこともある．合併症には，急性合併症として糖尿病性昏睡があり，慢性合併症として網膜症，腎症，神経障害，動脈硬化に伴う虚血性心疾患や脳血管障害がある．糖尿病性昏睡には糖尿病性ケトアシドーシス，高浸透圧高血糖症候群がある．

糖尿病性ケトアシドーシスは著明な代謝性アシドーシス，高カリウム血症や低ナトリウム血症などの電解質異常を特徴とし，インスリン不足，感染や外傷などによって起こる．高血糖に伴う高浸透圧性利尿により循環血漿量は減少し血漿浸透圧は上昇する．脱水やアシドーシスの

症状が著しいときには，意識障害や昏睡にまで至ることがある．高浸透圧高血糖症候群は高齢の患者にみられ，血漿浸透圧の上昇，脱水を伴い，外傷や感染，精神的ストレス，副腎皮質ステロイド投与などを契機として発症する．神経障害では自律神経障害がみられ，起立性低血圧を起こしやすい．また，易感染性，創傷治癒の遅延もみられる．

なお，高血糖による症状だけでなく，経口糖尿病薬やインスリン投与中の患者では低血糖症状が起こることがある．血糖値が50～60 mg/dL以下になると，動悸，頻拍，発汗，振戦などの交感神経緊張症状と錯乱，混迷，昏睡，けいれんなどの中枢神経症状が起こる．血糖値の測定とブドウ糖の投与を行う．全身麻酔中は見落とされやすいので注意する．

4）治療

治療は血糖値を正常に保つことが基本であり，軽症の場合は食事療法，中等症以上では経口糖尿病薬やインスリン注射薬が必要になる．成因と重症度の正確な評価が重要である．経口糖尿病薬は作用機序により，インスリン分泌を刺激するもの，インスリン抵抗性を改善するもの，消化管からの糖吸収を抑制するものの3つに大きく分けられる．

(1) 標的器官のインスリン抵抗性を改善するもの

①ビグアナイド薬

肝における糖新生を抑制する．副作用として乳酸アシドーシス，胃腸障害がある．メトホルミン，ブホルミンなどがある．

②チアゾリジン誘導体

骨格筋や肝におけるインスリン感受性を改善する．副作用として浮腫，心不全，肝機能障害，骨折がある．ピオグリタゾンがある．

(2) 膵ランゲルハンス島β細胞のインスリン分泌を刺激するもの

①DPP-4阻害薬

血糖依存性のインスリン分泌促進作用とグルカゴン分泌抑制作用がある．副作用として低血糖がある．シタグリプチン，ビルダグリプチン，アログリプチンなどがある．

②スルホニル尿素薬（SU薬）

インスリン分泌を促進する．副作用として低血糖がある．グリメピリド，グリクラジドなど．

③グリニド薬

速効型インスリン分泌促進薬である．食後の高血糖を改善する．ナテグリニド，ミチグリニドなどがある．副作用として低血糖がある．

④セマグルチド

後述する注射薬のGLP-1受容体作動薬の経口薬である．

(3) 消化管からの糖吸収を抑制するもの

①α-グルコシダーゼ阻害薬（αGI薬）

小腸に作用し糖質の吸収を遅延し，食後高血糖を改善する．副作用として肝障害，消化器症状がある．アカルボース，ボグリボース，ミグリトールがある．

②SGLT2阻害薬

腎での再吸収阻害により尿中ブドウ糖排泄を促進する．副作用として脱水，尿路感染症，性器感染症，皮膚障害がある．イプラグリフロジン，ダパグリフロジンなどがある．

(4) イメグリミン

ミトコンドリアの機能を改善する．インスリン抵抗性の改善とインスリン分泌促進という2つの血糖降下作用を併せもつ．

(5) インスリン

①絶対的適応

1型糖尿病，糖尿病性昏睡，重度の肝障害，腎障害，重症感染症，中等度以上の外科手術など．

②相対的適応

経口薬では血糖コントロールの改善がみられない場合，2型糖尿病においても著明な高血糖を認める場合（空腹時血糖値250 mg/dL以上，または随時血糖値350 mg/dL以上，または尿ケトン体陽性以上）などがあげられる．

③種類

効果発現の速さから，表6-Ⅳ-1に示すよう

表6-Ⅳ-1　インスリン製剤の種類　　　　　　　　　　　　　　　　　　　（日本糖尿病対策推進会議，2016[1]）

分類名		一般的な注射のタイミング	持続時間	商品名
超速効型		食直前	3〜5時間	ノボラピッド，ヒューマログ，アピドラ
速効型		食前30分	5〜8時間	ノボリン，ヒューマリン，他
混合型	超速効型と中間型	食直前	18〜24時間	ノボラピッド30・50・70ミックス，ヒューマログミックス25・50，他
	速効型と中間型	食前30分	18〜24時間	ノボリン30R，ヒューマリン3/7，他
配合溶解			42時間	ライゾデグ
中間型		朝食前30分 or 就寝前	18〜24時間	ノボリンN，ヒューマリンN，ヒューマログN，他
持効型溶解		就寝前 or 朝食前	約24〜42時間	ランタス，レベミル，トレシーバ，ランタスXR，インスリングラルギンBS

に超速効型，速効型，混合型（超速効型と中間型，速効型と中間型），配合溶解，中間型，持効型溶解に分類される．投与法としては頻回注射や持続注入などがある．

④糖尿病性ケトアシドーシスの治療

　高血糖，脱水，低ナトリウム血症の治療を原則とする．インスリン，生理食塩液，カリウムを慎重に投与する．アシドーシスの補正は重症でなければ行わない．

(6) GLP-1受容体作動薬

　膵臓のβ細胞にあるGLP-1受容体と結合してインスリン分泌を促し，血糖値を下げるのを主な作用とする注射薬である．低血糖を起こしにくく，1日1回，1日2回，1週間に1回使用するタイプがある．リラグルチド，リキシセナチド，エキセナチドなどがある．

5) 周術期管理

　手術侵襲時の生体の反応として，神経内分泌系反応，炎症性サイトカインによる反応によりカテコラミン，副腎皮質ホルモン，成長ホルモンなどの分泌が亢進する．これらのホルモンはインスリン分泌を抑制し，グルカゴン分泌を促進して血糖値を上昇させるため，代謝の亢進・糖新生の増加と耐糖能低下・脂肪分解亢進と遊離脂肪酸の増加・異化の亢進（タンパク分解亢進）が生じる．周術期高血糖は，細胞のミトコンドリア障害，血管内皮障害，免疫力の低下，さらには活性酸素産生など生体に有害な反応を引き起こすだけでなく，予後を増悪させる[1]．術中の血糖値管理は生体のエネルギー需給バランスの維持と高血糖が引き起こす有害な生体反応を防止する．

(1) 術前管理

　糖尿病のコントロールの指標としては，表6-Ⅳ-2に示すように，空腹時血糖値，食後2時間の血糖値，HbA1cが一般的であるが，手術侵襲時の生体反応により生じる高血糖障害を予防するためには，さらに厳密な管理が必要となる．表に示した項目以外に1日尿糖，尿ケトン体，動脈血液ガス分析による酸塩基平衡，電解質の測定を行う．また，糖尿病性腎症，糖尿病性網膜症，糖尿病性神経症の評価だけでなく，高血圧，虚血性心疾患，脳血管障害の合併症をチェックする．糖尿病の発症時期や治療歴も重要である．末梢神経障害のある患者では，術前に神経学的評価を行っておく．自律神経障害がある場合は起立性低血圧の有無をチェックする．治療が必要な場合は内科的治療を優先する．易感染性，創傷治癒の遅延も考慮に入れておく必要がある．経口糖尿病薬やインスリンを投与されている患者では緻密な計画が必要であ

表6-Ⅳ-2　血糖コントロール目標（65歳以上の高齢者については文献2の「高齢者糖尿病の血糖コントロール目標」を参照）

目標	コントロール目標値[*4)]		
	血糖正常化を目指す際の目標[*1)]	合併症予防のための目標[*2)]	治療強化が困難な際の目標[*3)]
HbA1c（％）	6.0未満	7.0未満	8.0未満

治療目標は年齢，罹病期間，臓器障害，低血糖の危険性，サポート体制などを考慮して個別に設定する．
[*1)] 適切な食事療法や運動療法だけで達成可能な場合，または薬物療法中でも低血糖などの副作用なく達成可能な場合の目標とする．
[*2)] 合併症予防の観点からHbA1cの目標値を7％未満とする．対応する血糖値としては，空腹時血糖値130 mg/dL未満，食後2時間血糖値180 mg/dL未満をおおよその目安とする．
[*3)] 低血糖などの副作用，その他の理由で治療の強化が難しい場合の目標とする．
[*4)] いずれも成人に対しての目標値であり，また妊娠例は除くものとする．

（日本糖尿病学会 編著．糖尿病治療ガイド2018-2019．文光堂，2018，29[2)]）

る．インスリンや経口糖尿病薬で治療が行われている場合は，絶食による低血糖を避けるため，経口糖尿病薬は朝服用せず，手術はできるだけ午前中に開始する．やむをえず午後に実施する場合は，ブドウ糖を含む輸液を持続投与して数時間おきに血糖値を測定し，必要ならインスリンを持続投与する．

（2）術中管理

手術侵襲により血糖値は上昇しやすいため，血糖値のコントロールが必要である．周術期の適切な血糖値については多くの議論があり，明確な結論は出ていない．高血糖が創傷治癒を遅延し，感染のリスクを増加させることから，180 mg/dL以下での管理が必要であるが，下限については低血糖のリスクもあるため，150 mg/dLくらいの高めで維持する[3)]．コントロール不良症例では急激な血糖値の変化は網膜症などの合併症の増悪がみられることがあるという報告もあり，通常の血糖値の範囲内での変動が適切と考えられる[4)]．

短時間の手術では通常インスリンは使用しないが，長時間手術では超速効型または速効型インスリンを投与する．投与方法にはボーラスでの静脈内投与，持続静脈内投与または皮下注射があるが，持続静脈内投与が最も調節性がよい．インスリンを投与する場合はブドウ糖を持続投与し，定期的に血糖値，電解質，酸塩基平衡，尿糖，尿ケトン体をチェックする．血漿中のカリウムは細胞内へ移行するため，低カリウム血症に注意する．必要ならば塩化カリウム製剤を用いて緩徐に補正する．代謝性アシドーシスは顕著な場合に補正を行う．簡易型血糖測定装置を用いる場合には，測定原理によって酸素分圧，ヘマトクリット値の影響を受けることがあるので注意する．

麻酔薬によっても糖代謝に及ぼす影響は異なることが示されている[5,6)]．吸入麻酔薬使用群と比較して，プロポフォール使用群では血糖値の上昇が抑制されることが示されている．術中のブドウ糖投与に関しても議論の分かれるところである．高血糖状態でのブドウ糖投与がさらに血糖値を上げる危険性がある．一方，低量のブドウ糖投与がタンパク質や脂質の異化を抑制するという報告もある[7,8)]．さらにレミフェンタニル投与でストレス反応を抑制するが，ブドウ糖なしの輸液では糖代謝を障害してケトン体や脂肪酸が増加するという報告もある[9)]．

糖尿病患者は術中に種々の合併症を起こすことが知られている．全身の動脈硬化や自律神経障害により，導入時や麻酔維持中に血圧低下や心拍数変動など循環動態の変動を起こしやすい．体位変換時にも注意が必要である．脈拍・血圧の連続的な監視を行う．冠動脈の硬化による心筋虚血を生じやすいので，心電図モニタ（胸部誘導）で虚血性変化の有無を評価する．また，手術時の体位により神経麻痺も生じやすいので，上下肢の過度の伸展や強い圧迫を避ける．易感染性があるので，清潔操作を心がける．

(3) 術後管理

術中同様，定期的に血糖値，酸塩基平衡，電解質，尿糖のチェックを行う．一時期，ICU患者において血糖値を80〜110 mg/dLに設定した強化インスリン療法が術後の合併症を減少させるという報告があり注目されたが，現在は否定的な意見が多い．術前の血糖値をある程度維持するような110〜180 mg/dL程度で維持することが推奨されている．易感染性，創傷治癒の遅延も考慮に入れておく必要がある．

(4) 局所麻酔薬使用時の注意

アドレナリン含有局所麻酔薬の投与により，血糖値の上昇をきたすおそれがある．また，糖尿病による血行障害部位への投与は局所の血行障害を増悪させる可能性がある．

(5) 精神鎮静法

合併症である高血圧，脳動脈硬化，虚血性心疾患を有する場合，精神鎮静法の適応となる．使用される麻酔薬は血糖値に影響を与えない．

2. 甲状腺機能亢進症 hyperthyroidism

1) 病態

甲状腺ホルモンは体内のタンパク質合成やエネルギーの代謝，酸素消費などの能力を高める作用があり，T_4（チロキシン）とT_3（トリヨードサイロニン）とがある．下垂体前葉から分泌される甲状腺刺激ホルモン（TSH）によって調節される．甲状腺機能亢進症は甲状腺ホルモンが異常に多く産生・分泌され，生体の各組織の代謝亢進症状を呈する．精神的ストレス，手術，感染などを契機として発症する．生体の各組織の代謝亢進症状を呈する．Basedow病が主であるが，妊娠，甲状腺腫瘍，亜急性甲状腺炎，甲状腺刺激ホルモン（TSH）産生腫瘍などが原因となることもある．重症筋無力症と甲状腺疾患が合併することがある．

2) 診断

甲状腺機能検査には，表6-Ⅳ-3に示すようなものがあり，原発性甲状腺機能亢進症では基礎代謝率の上昇と血中の遊離T_4，遊離T_3の上昇，ならびにTSHの低下が認められる．Basedow病，慢性甲状腺炎（橋本病）は自己免疫性甲状腺疾患ともよばれ，自己（主に甲状腺）に対する抗体が産生される．抗サイログロブリン抗体（TgAb），抗甲状腺ペルオキシダーゼ抗体（TPOAb），TSH受容体抗体（TRAb）がある[10]．

3) 症状

典型的な症状は体重減少，頻脈，不整脈，動悸，心不全，眼球突出，振戦，下痢などで代謝亢進症状を呈する．甲状腺腫大，筋力低下も認められる．甲状腺クリーゼthyroid crisisは，甲状腺機能亢進症が疾患や手術，精神的ストレスなどが誘因となり急激に増悪したもので，高熱，発汗，高度の頻脈，心房細動などの不整脈，意識障害を示す．悪性高熱症や悪性症候群と類似した症状を示す．死亡率が高い．

4) 治療

甲状腺機能亢進症の治療は抗甲状腺薬やヨードの投与である．また，手術療法も行われる．

抗甲状腺薬にはプロピルチオウラシル（PTU）またはチアマゾール（MMI）があり，甲状腺ホルモンの合成を抑える．投与して正常化するまで4〜6週間くらいを要する[11]．また，頻脈や振戦などの症状を改善するため，β遮断薬が投与される．β遮断薬はT_4から生理学的活性の高いT_3への転換を抑制し，甲状腺結合タンパク質を減少させることでも頻脈を改善する．うっ血性心不全や肝障害が副作用としてあげられる．ヨードは，甲状腺クリーゼの緊急治療や，甲状腺以外の緊急手術を受ける甲状腺機能亢進症患者，甲状腺亜全摘術を行う甲状腺機能亢進症患者に対する術前処置（甲状腺の血管分布を減少させるため）に用いられる．

手術療法は甲状腺が腫大している者や早期に治療を希望する者，薬物療法での効果が得られず抗甲状腺薬の中止を見込めない者，副作用の出現により薬物療法での治療が行えない者に適応となる．

表6-Ⅳ-3 甲状腺機能検査による甲状腺疾患の鑑別

	基準値	甲状腺機能亢進症	甲状腺機能低下症
FT_3	2.5〜4.3 pg/mL	↑	↓
FT_4	1.0〜1.8 ng/dL	↑	↓
TSH	0.3〜4.0 μU/mL	↓	↑
TRAb	10%以下	Basedow病で陽性	原発性甲状腺機能低下症で陽性
TgAb	0.3 U/mL未満	Basedow病で陽性	橋本病で陽性
TPOAb	0.3 U/mL未満	Basedow病で陽性	橋本病で陽性

FT_3：遊離T_3，FT_4：遊離T_4，TSH：甲状腺刺激ホルモン，TRAb：抗TSH抗体
TgAb：抗サイログロブリン抗体，TPOAb：抗甲状腺ペルオキシダーゼ抗体

(赤水，2010[10])より改変)

抗甲状腺薬やヨードは手術当日まで内服させる．手術までの待機期間が十分に得られない場合は，抗甲状腺薬，無機ヨード薬および β 遮断薬を併用する急速改善療法が行われることもある．甲状腺クリーゼに対しては急速に甲状腺ホルモン分泌を下げるために，抗甲状腺薬，無機ヨード薬を短期間に投与する．β 遮断薬や副腎皮質ステロイドの投与，輸液，体表冷却なども行う．

5) 周術期管理

周術期のストレスは下垂体における甲状腺刺激ホルモン (TSH) の分泌を促進する．甲状腺機能のコントロール不良症例では甲状腺クリーゼを発症する可能性が高い．麻酔管理上は甲状腺クリーゼ発症を防止するため，術前の甲状腺機能を正常化することが重要となる．薬物療法，手術による治療を行う．

(1) 術前管理

甲状腺機能亢進症は心房細動，心不全を合併することがある．重症筋無力症患者は，本症を合併することがあり，筋弛緩薬の投与に注意が必要である．甲状腺腫による気管の偏位，圧迫がみられる場合は，気道確保困難の有無を確認する．気管チューブはリインフォースドチューブを選択する．前投薬として，アトロピン投与は避ける．鎮静薬を多めに使用し十分な鎮静を得る．抗甲状腺薬やβ遮断薬投与は手術前まで続ける．抗甲状腺薬の投与によりeuthyroid (甲状腺機能が正常) の状態にあることを原則とする．コントロール不良あるいは未治療の甲状腺機能亢進症患者では，手術侵襲や感染を契機として甲状腺クリーゼを発症する可能性が高く，心停止や高い死亡率 (20〜75%) が報告されている．

(2) 術中管理

プロポフォールやフェンタニルは交感神経抑制作用を有するので，甲状腺機能亢進症の麻酔に適している．ケタミンは交感神経刺激作用があるため避ける．アドレナリンを含有している局所麻酔薬も投与を避ける．術中の頻脈や高血圧をできるだけ避け，生じた場合は，超短時間作用型の β 遮断薬であるランジオロールやエスモロールを使用する．術中に難治性の頻脈を呈したことで甲状腺機能亢進症と診断された報告もある[12]．甲状腺クリーゼを早期発見できるよう心電図，体温をモニタする．一般に麻酔薬の使用量は増加する．

(3) 術後管理

術後の発熱や疼痛は甲状腺クリーゼの原因になる．循環動態，呼吸，体温のモニタを引き続き行い，精神症状や肝・腎機能，電解質にも注意を払う．術後鎮静が必要な場合はプロポフォールが有用である．

(4) 歯科治療時の管理

甲状腺機能亢進症患者の歯科治療の際にはプロポフォールによる静脈内鎮静法を併用する．アドレナリン含有局所麻酔薬の投与は慎重に行う．甲状腺クリーゼを早期発見できるよう心電図，体温をモニタする．

3. 甲状腺機能低下症 hypothyroidism

1) 病態

橋本病，慢性甲状腺炎，放射線障害，アミロイドーシスなどが原因となり甲状腺ホルモンの分泌が低下した状態である．下垂体障害による二次性甲状腺機能低下症もある．躁うつ病の治療に用いられる炭酸リチウムの長期投与例で，甲状腺機能低下症を合併することがある．重症筋無力症や副腎皮質機能低下症を合併することがある．先天性に甲状腺機能低下症を呈するものをクレチン症という．また，甲状腺機能低下症に続発し，皮膚に水和力の高い酸性ムコ多糖類が蓄積することによって，眼瞼，鼻，頬および口唇，四肢の皮膚，手掌，足底などにおいて浮腫が出現し，体毛なども脱毛して減少する状態を粘液水腫という[10,11]．

2) 症状

全身倦怠，粘液水腫，舌腫，貧血，体温低下の他，筋力低下，便秘が認められる．循環系では心肥大，心拍出量減少，徐脈，循環血液量低下，圧受容体反射減弱も認められる．皮膚は乾燥し，皮下組織にムコ多糖類が沈着し，非陥凹性浮腫（粘液水腫）が生じる．声門付近に生じると嗄声の原因となる．

3) 診断

原発性甲状腺機能低下症では，甲状腺機能検査で基礎代謝の低下と血中の遊離T_4，遊離T_3の低下，ならびにTSHの上昇が認められる．抗サイログロブリン抗体（TgAb）が陽性を示し，さらに橋本病では抗TPO抗体，TSH受容体抗体（TRAb）が陽性となる．血液生化学検査では高CPK（クレアチンホスホキナーゼ）血症，脂質異常症（総コレステロール値，トリグリセリド値の上昇），LDHやASTの上昇，貧血を認める．呼吸系では分時最大換気量の減少と胸部エックス線検査で胸水貯留が認められる[13]．

4) 治療

甲状腺ホルモンであるレボチロキシンを投与する．レボチロキシンの有効成分はチロキシン（T_4）であり，体内でトリヨードサイロニン（T_3）とよばれるホルモンに変換され，作用を発揮する．

5) 周術期管理

(1) 術前管理

原則として甲状腺機能が正常化してから手術を行う．通常4～6週間をかけてT_3，T_4およびTSHの正常化をはかる．T_3はT_4に比べて生理学的活性が約4～5倍高い．甲状腺ホルモンは術前まで投与を行う．急激な補充療法は心血管系の合併症をきたしやすい．鎮静薬は中枢神経系と呼吸器系の抑制を起こすため，投与は注意する．アトロピンの使用は問題ない．副腎皮質機能不全を伴っているときは，副腎皮質ステロイドの補充も必要となる．

(2) 術中管理

麻酔管理上の問題点として，循環抑制，薬物代謝の遅延がある．麻酔薬は血圧低下が起こりやすく，また昇圧薬に対する反応も低下するため，低血圧，徐脈および心筋虚血に注意が必要である．心不全も起こりやすい．術前に甲状腺機能低下症が診断されておらず，原因不明の低血圧が持続する場合は，甲状腺機能低下症を鑑別診断にあげることが推奨される[13]．

術中のモニタリングでは観血的動脈圧，胸部誘導心電図が有用である．薬物代謝では麻酔薬の排泄遅延があり，覚醒遅延をきたしやすい．BISモニタは麻酔深度の評価に有用である．麻酔薬や筋弛緩薬は少量で奏効することが多い．重症筋無力症を合併していることもあるため，筋弛緩モニタを使用する．胃内容の停滞，体温

低下，低ナトリウム血症などがある．上気道では巨舌，巨大腺腫による気管偏位や肥満により気道確保が困難になる場合もある．特に長期の炭酸リチウム服用患者で本症を合併する場合は，洞機能不全を起こす可能性を考慮する．体温調節機能が不十分なため，低体温を予防するために体温をモニタリングする．

(3) 術後管理

麻酔からの覚醒遅延，術後の傾眠傾向を生じることがある．低酸素血症や高二酸化炭素血症に対する換気応答能力の低下があり，術後は呼吸抑制に注意する．血圧，心電図，体温のモニタを引き続き行う．

(4) 静脈内鎮静法施行時の注意

全身麻酔同様，鎮静薬の効果が残存しやすく，覚醒遅延や呼吸抑制を起こす可能性があり，通常より長い時間観察する必要がある．

4. 副腎疾患

副腎皮質からは糖質コルチコイド，鉱質コルチコイドなどの副腎皮質ホルモンが分泌され，副腎髄質からはカテコラミンが分泌される．コルチゾールは，主な糖質コルチコイドであり，副腎皮質刺激ホルモン（ACTH）の作用によって合成される．鉱質コルチコイドとしては，アルドステロンが主である．糖質コルチコイドは細動脈におけるノルアドレナリンの作用を促進する働きがあり，その作用が低下すると血管が拡張し，低血圧を増悪させる[14]．鉱質コルチコイドは遠位尿細管においてナトリウムの再吸収作用があり，欠乏するとナトリウムと水分が喪失するため循環血液量の低下と低血圧が生じる．

1) 副腎皮質機能低下症

原発性，自己免疫性萎縮，感染，腫瘍，出血，アミロイドーシス，副腎皮質ステロイドの長期投与により発症する．副腎皮質の萎縮によるコルチゾールの低下がみられる．症状として低血圧などの重篤な循環動態の変動の他，高カリウム血症，低ナトリウム血症，色素沈着，易疲労感がある．慢性の副腎不全症のうち，副腎が原発のものをAddison病という．コルチゾールだけでなくアルドステロンも低下しており，体重減少，脱力，疲労，食欲不振，悪心・嘔吐，起立性低血圧，色素沈着過剰などが認められる．口腔粘膜に色素沈着を認める場合は，本症を疑う必要がある．

副腎皮質ステロイドの投与の原因疾患としては，表6-IV-4に示すように，関節リウマチ，全身性エリテマトーデスなどの膠原病，気管支喘息，肺線維症などがあげられる[15]．副腎皮質ステロイドを投与されるとネガティブフィードバックにより副腎皮質刺激ホルモン放出ホルモン（CRH）や副腎皮質刺激ホルモン（ACTH）分泌が抑制され，視床下部-下垂体-副腎系の抑制で副腎皮質機能が低下している．このような患者では手術などの強いストレスを受けても生体の恒常性維持に必要なコルチゾールが副腎皮質から十分に分泌されず，副腎クリーゼ（急性副腎不全）を生じる．

副腎クリーゼでは急速に血圧低下，頻脈，意識障害，呼吸困難，脱水症状などを呈し，出血性ショック，敗血症性ショックなどと鑑別が困難なことが多い．麻酔中よりも手術後の報告が多い．輸液や昇圧薬の使用，電解質補正などによっても低血圧が改善しないが，副腎皮質ステ

表6-IV-4 副腎皮質ステロイドを投与される主な疾患

関節リウマチ
全身性エリテマトーデス
気管支喘息
肺線維症
サルコイドーシス
潰瘍性大腸炎
Crohn病
ネフローゼ症候群
糸球体腎炎
重症筋無力症

（谷口，2011[15]）

表6-Ⅳ-5 侵襲の程度と副腎皮質ステロイド投与量

手術侵襲度	対象例	副腎皮質ステロイド投与量
軽度侵襲	歯科治療，皮膚の生検など	日常使用量またはヒドロコルチゾン25 mg静注
小手術	鼠径ヘルニア手術，大腸内視鏡検査 口腔外科手術	ヒドロコルチゾン25 mg静注 翌日は通常量に戻す
中等度手術	開腹胆嚢摘出術，結腸切除術 子宮摘出術（開腹），関節全置換術 口腔外科手術（長時間手術）	ヒドロコルチゾン50～75 mg静注 術後は1～2日間で通常量に漸減
大手術	心・大血管手術，食道切除術 肝切除術	ヒドロコルチゾン100～150 mgを6～8時間ごとに分けて持続点滴 術後は2～3日で通常量へ漸減

(Liu et al, 2017[17])

ロイドの投与で急速に循環動態は改善する．治療はコルチゾール作用とアルドステロン様作用をもつヒドロコルチゾンの投与，輸液，電解質補正などである．副腎皮質ホルモンの分泌量は，1日あたりヒドロコルチゾンで約20 mg（プレドニゾロンで約5 mg）であるが，侵襲時にはヒドロコルチゾンは116～185 mg/日，最大300 mgであるとされている[16,17]．

手術侵襲時にコルチゾール分泌が不十分であると血圧が低下し，輸液や昇圧薬にも反応できない事態となるため，周術期に副腎皮質ステロイドの補充（ステロイドカバー）が必要である．ヒドロコルチゾンの生物学的半減期（活性持続時間）は8～12時間（プレドニゾロン，メチルプレドニゾロンでは18～36時間）であることから，麻酔導入時・術中・術後の投与が必要である[16,17]．

(1) 術前管理

周術期にステロイドカバーを適用する基準にはさまざまな議論がある．以前は副腎皮質ステロイドを内服している患者は，習慣的にステロイドカバーを行っていたが，分泌される血漿コルチゾール濃度は手術刺激に応じて異なり，また副腎皮質ステロイドの投与は創傷治癒遅延，免疫能低下，耐糖能低下，低カリウム血症，精神障害，消化管出血などをきたす恐れがある．そのため表6-Ⅳ-5に示すように手術ストレスの程度により段階的に副腎皮質ステロイドの投与量の基準が定められている[17,18]．

(2) 術中管理

手術侵襲時は，急性副腎機能不全による循環虚脱を生じる危険性があるため，呼吸・循環管理を厳重に行わなければならない．副腎皮質機能の低下が疑われる場合は，観血的動脈圧などの循環系のモニタリングを併用するとともに昇圧薬の準備も必要である．高カリウム血症などの電解質異常がある場合は補正する．副腎皮質機能が低下している患者では，鎮静薬や麻酔薬に感受性が高く循環抑制をきたすことがある．少量ずつ注意深く投与する[15]．その他，長期間副腎皮質ステロイドを投与されている患者では皮膚が萎縮し，表在静脈が脆弱なことが多いため，静脈路確保に難渋することがある．副腎クリーゼに対しては副腎皮質ステロイドの補充（ヒドロコルチゾン100～150 mg静注），輸液，電解質補正，昇圧薬の投与を行う．

(3) 術後管理

術後は基準に準じた副腎皮質ステロイドの投与を行い，翌日から投与量を漸減する．循環動態の変動に注意する．

(4) 歯科治療時の管理

局所麻酔で可能な短時間の手技ではステロイドカバーの必要性はなく，通常量を朝，内服する[14]．時間を要する手術は，侵襲の大きさに応

じて副腎皮質ステロイドを投与する．術後の創傷治癒遅延，易感染性は考慮しておく必要がある．精神鎮静法には影響は少ないと考えられる．

2）副腎皮質機能亢進症

副腎皮質の肥大，過形成，腫瘍などにより引き起こされた副腎皮質ホルモンの過剰分泌を原因とするものである．副腎皮質腫瘍，副腎皮質過形成が原因で，鉱質コルチコイドであるアルドステロンの異常分泌が起こる原発性アルドステロン症と，コルチゾールの過剰分泌により起こるCushing症候群などがある．原発性アルドステロン症は高血圧，低カリウム血症，筋力低下，多飲，多尿，代謝性アルカローシス，周期性四肢麻痺を示す．また，Cushing症候群では高血圧，心不全，高ナトリウム血症，低カリウム血症，代謝性アルカローシス，中心性肥満，精神障害，易感染性，糖尿病，満月様顔貌，骨粗鬆症をきたす．

3）その他

まれな疾患ではあるが，副腎髄質の腫瘍として褐色細胞腫がある．アドレナリンとノルアドレナリンの過剰分泌に伴う著明な高血圧，頻脈，動悸，発汗，高血糖などがみられる．循環血液量は減少しており，脱水と血液濃縮が認められる．

5．副甲状腺疾患

1）副甲状腺機能亢進症 hyperparathyroidism

副甲状腺は，副甲状腺ホルモンparathormone（PTH）を分泌し，腎尿細管や骨からのカルシウム再吸収を促進する．副甲状腺の腫瘍や過形成などにより副甲状腺ホルモンが過剰に分泌され，腎機能障害，筋疲労，多飲がみられ，高カルシウム血症，低リン血症が認められる．また，手足や歯のエックス線像では，骨膜下骨吸収，嚢胞形成，歯槽硬線の消失が認められる．

2）副甲状腺機能低下症 hypoparathyroidism

手術や外傷により，あるいは特発性に起こり，低カルシウム血症を示し，テタニーやけいれんが起こる．また，骨代謝障害として尿路結石，腎結石，骨障害を呈する．

6．下垂体疾患

下垂体前葉からは，甲状腺刺激ホルモン（TSH），成長ホルモン（GH），副腎皮質刺激ホルモン（ACTH），性腺刺激ホルモン（LH，FSH），プロラクチン（PRL）が分泌される．また，下垂体後葉からは抗利尿ホルモン（ADH）が分泌される．視床下部や下垂体の病変により，これらのホルモンの分泌異常が起こる．

1）先端巨大症 acromegaly

成長ホルモン産生腫瘍による成長ホルモンの過剰分泌により，骨，結合組織などの過剰成長がみられる．上顎前突症，舌や咽喉頭部の肥大化，上気道閉塞などが認められ，気道確保困難，挿管困難をきたすことがある．ビデオ喉頭鏡や気管支ファイバーの準備をしておく．その他，尿崩症，高血圧，糖尿病，動脈硬化，心筋症などを合併する．

Ⅴ 肝・胆道系疾患

肝臓は，血漿タンパク質および凝固因子の合成，薬物の代謝，グリコーゲンの貯蔵・分解，解毒，さまざまな内因性・外因性物質の除去，肝マクロファージであるKupffer細胞が担う免疫能など，生体のホメオスタシスを維持するうえで多岐にわたり重要な役割を果している．肝・胆道系疾患患者ではこれらの機能が障害されている可能性があり，術前評価が重要となる．一方，実際の麻酔管理では，麻酔薬による肝血流量の減少，肝機能障害による麻酔薬の代謝・排泄の遅延，抗てんかん薬など常用薬が麻酔薬の代謝に及ぼす影響，血液凝固能の低下や血小板減少などによる出血の危険性，免疫能の低下による感染の危険性増大などについて考慮する必要がある．

1. 歯科患者にみられる代表的な肝・胆道系疾患

1) 急性肝炎と劇症肝炎

急性肝炎とは，肝細胞がびまん性に強い壊死を起こし，一過性の肝機能障害を生じた病態であり，慢性肝疾患の既往のない人の発症を指す．劇症肝炎とは，急激な肝細胞の壊死によって肝不全に陥った病態であり，急激に全身倦怠感や黄疸が出現し，肝性昏睡などの肝不全症状が現れる．混迷などの精神神経症状を伴うこともある．ともに原因は肝炎ウイルス感染（A型，B型，C型），薬物性のものが多いが，自己免疫疾患によるものもある．ウイルス自体が直接肝細胞を傷害するのではなく，ウイルスに感染した肝細胞に対する免疫反応によるものとされている．

2) 黄疸

ビリルビンは，老化した赤血球が脾臓で破壊されて生成される．遊離ビリルビン（間接ビリルビン）はアルブミンに結合して血中を循環し，肝臓に入る．肝細胞に取り込まれた遊離ビリルビンは，UDP-グルクロン酸転移酵素 UDP-glucuronosyl transferase（UGT）の働きでグルクロン酸抱合を受け，抱合型ビリルビン（直接ビリルビン，水溶性）となり胆汁中に排泄される．健康成人の血清総ビリルビン濃度は 2 mg/dL 以下であり，これを超えると黄疸となる．血清総ビリルビン濃度が 3 mg/dL 以上では，眼球結膜の黄染などが明らかとなる．

新生児黄疸は，新生児期には肝臓の UGT の活性が低いこと，赤血球寿命が短く遊離ビリルビンの産生が亢進していることにより生じる．大部分は生理的黄疸であるが，新生児溶血性貧血などを合併する場合は，血中遊離ビリルビンが高値となり，遊離ビリルビンが神経細胞に沈着し，ビリルビン脳症をきたす．このような病的黄疸では，脳症予防のため，光照射療法や交換輸血が行われる．

閉塞性黄疸は，結石や腫瘍によって胆道が閉塞することによって生じる黄疸であり，血中の抱合型ビリルビン濃度が上昇し黄疸をきたす．閉塞性黄疸では，胆汁うっ滞により肝機能が急速に低下し，閉塞性化膿性胆管炎を併発するので，うっ滞した胆汁は早期に体外に排出する必要がある．

明らかな溶血，肝細胞障害，胆道の閉塞がみられないにもかかわらず，肝細胞におけるビリルビン代謝の先天的異常によって発症する黄疸を体質性黄疸とよぶ．遊離ビリルビンが上昇する場合（Gilbert 症候群など）と，抱合型ビリルビンが上昇する場合がある．Gilbert 症候群は，UGT の活性低下が原因で，常染色体優性遺伝である．人口の 2〜7％に存在するとされ，診断されていない軽症例も多い．

3) アルコール性肝障害

肝細胞周囲および Glisson 鞘の線維化がみられ，炎症性細胞浸潤は軽度である．肝細胞には脂肪変性が起こる．急性アルコール性肝炎とは，慢性に経過していたアルコール性肝障害に急性炎症が加わって重症化したものである．最終的にはアルコール性肝硬変症に移行する．一般的に，日本酒換算で連日5合の飲酒を10年続けると肝硬変症になりやすい．

4) 肝硬変症

肝硬変症は，肝炎ウイルスやアルコールによる慢性肝炎が進行し，肝臓全体で再生結節による肝小葉の置換が進行した病態である．肝内は血流の通過障害を生じるため，門脈圧が亢進する．グリコーゲンの合成・分解や糖新生が障害されるため，耐糖能異常を生じる．食直後に血糖値は急激に上昇し，空腹時には低血糖を生じやすくなる．タンパク質合成障害のため，凝固因子の減少から血液凝固障害を生じ，低アルブミン血症により浮腫や腹水を生じる．また，門脈圧亢進による脾腫を伴い，脾臓では赤血球の破壊が亢進して貧血を呈し，血小板は脾臓に偏在するため血小板数は減少する．汎血球減少を

呈することも多い．門脈圧亢進症では食道・胃の静脈瘤を生じるので，術前の内視鏡的評価が必要である．静脈瘤が破裂すると，血小板数の減少，凝固因子の減少から止血困難をきたすので，胃管の挿入には注意が必要である．一方，肝腎症候群により腎機能の低下を生じるので，腎機能の評価も必要となる．

5）脂肪性肝疾患と非アルコール性脂肪性肝炎（NASH）[1]

脂肪性肝疾患とは，肝細胞に中性脂肪が沈着して肝障害をきたす疾患の総称である．非アルコール性脂肪性肝疾患 non-alcoholic fatty liver disease（NAFLD）は，飲酒歴がないにもかかわらずアルコール性肝疾患に類似した組織像を示す疾患で，予後良好な単純性脂肪肝，線維化が進行する非アルコール性脂肪肝炎 non-alcoholic steatohepatitis（NASH），さらに非アルコール性脂肪肝炎から進展した肝硬変症，肝細胞癌までを広く含む疾患概念である．

非アルコール性脂肪性肝疾患や非アルコール性脂肪肝炎では，メタボリックシンドロームの診断基準に基づく肥満，耐糖能異常，脂質異常症や高血圧の合併頻度が高く，肝臓におけるメタボリックシンドロームの表現型とされている．肝細胞に中性脂肪が沈着する機序として，高インスリン血症が脂肪酸合成を促進する転写因子の発現を誘導して脂肪酸が過剰に合成されること，脂肪組織由来の遊離脂肪酸が肝に流入することが知られている．また，高インスリン血症は肝において活性酸素種の産生を増加させ，それがさらに骨格筋などのインスリン感受性を低下させる．

治療では，内臓脂肪蓄積による肥満や，肥満に伴うインスリン抵抗性によって脂肪肝が発症し，さらに酸化ストレスや炎症性サイトカインなどの作用が加わって病態が進展するため，食事療法，運動療法による生活習慣の改善が行われる．薬物療法では，インスリン抵抗性を改善するピオグリタゾンやメトホルミン，抗酸化薬，肝庇護薬，スタチンなどの脂質異常症治療薬が試みられている．

6）抗てんかん薬によるUGTの誘導と阻害

バルプロ酸ナトリウム sodium valproate は，肝臓でのグルクロン酸抱合を触媒するUGT 1A9を抑制する[2]．グルクロン酸抱合はプロポフォールの代謝に重要であり，バルプロ酸ナトリウムを内服している心身障害者は，そうでない心身障害者に比較して，歯科治療時の静脈内鎮静時に必要とするプロポフォール投与量が同等の鎮静レベルで少なかったという報告がある[3]．これには，バルプロ酸ナトリウムがプロポフォールを代謝するシトクロムP-450（CYP）2C9を抑制する[4]ことも関与している．一方，フェニトイン，フェノバルビタール，カルバマゼピンはUGTを誘導し，この酵素で代謝される薬物の血中濃度を大きく低下させる．これらの中では，フェニトインのUGTの誘導能が最も強力であることが知られている．UGTの誘導や阻害は，抗てんかん薬の治療血中濃度以下でも生じるとされている[5]．

2．肝機能の評価と周術期の管理

1）術前管理と肝機能の評価

医療面接では肝疾患の既往歴・家族歴，輸血歴，アルコール摂取の程度，薬物の使用などを聴取する．腹水，黄疸など肝疾患に特徴的な理学所見の有無，出血傾向，意識障害の有無を確認する．肝腫大，食道・胃静脈瘤，クモ状血管腫，メデューサ血管，脾腫などは門脈圧亢進の所見である．

タンパク質合成能では血清アルブミン値，血清コリンエステラーゼ（ChE）値や，凝固因子（プロトロンビンやヘパプラスチンなど）が関連するプロトロンビン時間など，短期代謝回転タンパク質（short turnover protein：STP）が肝細胞の予備能を反映する．通常，肝硬変症では低下する．アルブミンの半減期は15〜20日と長く，急性期の異常は反映されない．凝固因

子の半減期はアルブミンに比べてかなり短く，プロトロンビン時間は急性肝障害の診断に有用である．コリンエステラーゼは肝で合成され，血中に放出される．アセチルコリンだけでなく，さまざまなコリンエステルを分解する非特異的酵素である．肝細胞障害によりコリンエステラーゼ活性は低下するので，タンパク質合成能の指標となる．

肝細胞が障害されると，逸脱酵素であるAST（aspartate aminotransferase；アスパラギン酸アミノ基転移酵素），ALT（alanine aminotransferase；アラニンアミノ基転移酵素）が上昇する．ともにアミノ基転移酵素であり，アミノ酸のアミノ基をケト酸に転移する．これらの逸脱酵素の半減期は，ASTでは2〜4時間，ALTでは4〜6時間であり，ほぼ採血時点での肝細胞の障害を反映する．急性肝炎では急激に大量の肝細胞が障害されるため，逸脱酵素は高度に上昇する（ASTのほうがALTより肝臓中の濃度が高いため，AST優位で上昇する）．しかし，肝硬変症などでほとんどの肝細胞が破壊され，酵素の逸脱源となる肝細胞数が少ない場合は，ASTやALTは正常もしくは軽度上昇にとどまる．ASTは肝臓だけでなく，心臓，脳，骨格筋，赤血球中にも存在し，溶血や横紋筋融解でも高値を示す．ALTは心臓，骨格筋にも分布するが，濃度は肝臓の1/10以下であり，ALTの上昇は肝臓に特異性が高い．

胆汁うっ滞では，血清中の抱合型ビリルビンや，胆道系酵素であるアルカリホスファターゼ（ALP），γ-GTP（γ-glutamyl transpeptidase），ロイシンアミノペプチダーゼ（LAP）値が上昇する．γ-GTPは肝細胞のミクロソーム分画（小胞体，リボソーム，細胞膜，ゴルジ体などを含む分画），毛細胆管膜，細胆管に分布し，血中のγ-GTPはほとんどが肝臓に由来する．胆汁うっ滞時はγ-GTPの胆道への排泄が障害され，血中に移行して高値を示す．抗てんかん薬やアルコール摂取により，肝細胞障害や胆汁うっ滞がなくても酵素誘導により上昇するので，注意が必要である．LAPはN末端よりロイシンを遊離する酵素であり，人体に広く分布する．急性肝炎では細胞質由来のcytosomal LAPが，閉塞性黄疸や胆汁うっ滞ではミクロソーム由来のarylamidaseが上昇する．

肝予備能の評価として，インドシアニングリーン（ICG）を用いた色素排泄試験がある．ICGはアルブミンと結合し，肝細胞から胆汁中に排泄される．肝機能障害時はICGの排泄が遅延し，停滞率が上昇する．基準値は10％未満である．ICG静脈内投与15分後の血中停滞率が30％以上の場合，肝硬変症が示唆される．肝硬変症では，血中アンモニア濃度により尿素サイクルの異常を知ることができる．

小児における肝機能検査の基準値は，成人と異なる．AST，ALT，γ-GTP，LAPの年齢，性別の基準値が示されている（表6-V-1）[6]．また，小児では骨の新生が盛んなため，骨芽細胞由来のALPにより高値を呈することがあり，他の胆道系酵素であるγ-GTPやLAP値を参考にする必要がある．

術前の手術危険度は，改変Child-Pughスコア（表6-V-2）[7,8]で評価する．このスコアは，肝硬変症患者の外科手術における術後合併症の発生率や死亡率によく相関する．凝固異常に対して，新鮮凍結血漿を投与してプロトロンビン時間の延長を3秒以内とし，手術内容にもよるが，血小板輸血により血小板数は5〜10万/mm^{3}を確保しておく．腹水に対してタンパク投与，塩分制限，利尿薬投与が行われる．食道・胃静脈瘤を有し出血の危険性がある場合は，内視鏡の硬化療法が行われる．耐糖能異常や低カリウム血症などの電解質異常がみられる患者では，あらかじめ治療・補正を行う．B型肝炎，C型肝炎ウイルス抗体価を測定し，陽性の場合は感染の伝播，針刺し事故などに注意が必要である．

表6-V-1 年齢別，性別による肝機能検査の基準値

	AST (U/L) 男	AST (U/L) 女	ALT (U/L) 男	ALT (U/L) 女	γ-GTP (U/L) 男	γ-GTP (U/L) 女
新生児	19〜61	20〜71	10〜50	11〜68	19〜117	20〜106
3か月	23〜75	21〜75	12〜62	11〜69	10〜66	12〜63
6か月	25〜85	22〜76	12〜62	10〜63	6〜29	4〜23
1歳	23〜51	22〜50	5〜25	5〜31	5〜16	5〜15
3歳	20〜45	20〜44	4〜24	5〜27	5〜17	5〜15
7歳	17〜38	15〜37	4〜22	4〜24	6〜19	5〜16
12歳	14〜33	12〜30	3〜20	3〜18	7〜23	6〜18
15歳	13〜30	11〜27	3〜19	3〜17	8〜26	7〜19
成人	13〜41	10〜31	7〜66	6〜26	7〜54	7〜45

	LAP (U/L) 男	LAP (U/L) 女	ChE (U/L) 男	ChE (U/L) 女
新生児	119〜214	121〜203	254〜543	246〜595
3か月	116〜210	114〜195	264〜568	252〜610
6か月	106〜196	101〜181	264〜569	254〜615
1歳	93〜169	89〜167	281〜549	270〜534
3歳	93〜169	92〜170	268〜522	263〜522
7歳	98〜176	97〜177	251〜485	249〜493
12歳	112〜196	95〜174	238〜457	225〜446
15歳	110〜193	84〜160	226〜434	210〜417
成人	80〜170	75〜125	203〜460	179〜354

(小児基準値研究班編，1996[6])

表6-V-2 改変Child-Pughスコア

		1点	2点	3点
血清アルブミン (g/dL)		>3.5	2.8〜3.5	<2.8
プロトロンビン時間	延長時間（秒）	<4	4〜6	>6
プロトロンビン時間	INR	1.7<	1.7〜2.3	>2.3
血清ビリルビン (mg/dL)		<2	2〜3	>3
腹水		なし	少量〜中等量	大量
脳症		なし	抑うつ〜指南力障害，時に傾眠状態	しばしば興奮またはせん妄，嗜眠傾向

クラスA：5〜6点　手術可能
クラスB：7〜9点　周術期の慎重な管理が必要
クラスC：10〜15点　手術以外の方法を検討すべき
＊脳症の分類は文献8より作成

(Pugh et al，1973[7])より改変

2) 術中管理

　術中は血圧および循環血液量を維持し，肝血流量を減少させないこと，肝機能低下による薬物代謝への影響を考慮すること，出血傾向や凝固障害に対する準備が重要である．

　吸入麻酔薬は濃度依存的に肝血流量を低下させ，肝組織の低酸素を引き起こす可能性がある．肝動脈血流の減少は，ハロタンが最も強く，イソフルランが最も少ない．イソフルランは肝動脈の自己調節能を維持するとされている．ハロタンは生体内代謝率が20％と最も高く，肝障害を引き起こす一因とされるトリフルオロ酢酸の産生が多い．イソフルランは生体内代謝率が0.2％と最も低いため，肝障害患者に適していると考えられる．しかし，イソフルランにおいても術後肝炎・肝機能障害の報告があり，短期間に反復投与した場合その頻度が増加するので，注意が必要である．亜酸化窒素はほとんど代謝されない．

　チオペンタール，プロポフォールなどの静脈麻酔薬やフェンタニルは肝で代謝されるが，それ自身は肝障害を起こさないため，肝疾患者の麻酔に使用される．チオペンタールのクリアランスは肝硬変症患者でも変わらず，作用の延長は認められない．しかしアルブミンとの結合型が減少し，遊離型が増加して作用が増強するので減量する．プロポフォールは肝代謝，肝排泄による割合が大きく，肝機能低下患者ではクリアランスが低下する．したがって，脳波モニタを用いて麻酔深度を観察しながら投与量を調節することが望ましい．フェンタニルのクリアランスは，繰り返し投与では低下する可能性がある．レミフェンタニルは肝障害によるクリアランスへの影響はみられず，肝疾患者に適している．ベンゾジアゼピン系薬のクリアランスも低下し，作用延長や覚醒遅延を生じる．

　筋弛緩薬では，ロクロニウムは生体内でほとんど代謝されず，70％は肝から胆汁中へ，30％は腎から尿中へ排泄される．ベクロニウムは肝で代謝され，胆汁中に排泄される．肝機能障害患者ではロクロニウム，ベクロニウムのクリアランスは低下し作用時間は延長するため，筋弛緩モニタ下で必要最小限の投与にとどめる[9]．コリンエステラーゼ活性の低下があると，スキサメトニウムの作用は延長する．

　局所麻酔薬では，肝機能障害時は血中偽性コリンエステラーゼが減少するため，エステル型局所麻酔薬は代謝が延長する．アミド型局所麻酔薬は肝で分解されるため，代謝が延長する．低アルブミン血症があると，遊離型が増加し作用が増強する．このため，肝疾患者では局所麻酔薬中毒が起こりやすいので，投与量に注意する必要がある．また血小板減少，出血時間や凝固時間の延長がみられるときには伝達麻酔を避ける．

　肝硬変症患者では，術前から肺内シャントの増加，腹水による機能的残気量低下，低酸素性肺血管収縮の抑制などにより低酸素血症を呈することが多く，術中も低酸素に陥りやすい．吸入気の酸素濃度を高めに設定し，動脈血ガス分析値を参考に酸素分圧の維持に努める．しかし，酸素化を改善する呼気終末陽圧（PEEP）は門脈血流を低下させるので，最小限にとどめる[10]．低二酸化炭素血症は肝血流量を減少させるので，過換気を避ける．

　肝硬変症患者は水，ナトリウムが貯留しやすく循環血液量も増加傾向にある．しかし，血清アルブミン濃度は低下し腹水を伴うことも多く，有効循環血液量は低下しているとされる[11]．したがって，過剰輸液やアルブミン製剤による過剰なナトリウム負荷を避け，長時間手術や大量出血が予想されるときには，必要に応じて中心静脈圧やFloTracセンサなどの低侵襲な心拍出量のモニタリングを行う．出血に際しては，末梢血管の拡張，カテコラミンに対する反応の低下から，健常人より低血圧に陥りやすいので注意する．細胞外液の補充は，高度の低アルブミン血症や出血傾向がなければ，肝硬変症患者

でも乳酸または酢酸リンゲル液でよいとされている[12]．しかし，肝硬変症患者で乳酸リンゲル液を長時間輸液すると，酢酸リンゲル液と比較して乳酸値が上昇し代謝性アシドーシスを呈するので，全身で代謝される酢酸リンゲル液や，生体内での代謝を必要としない重炭酸リンゲル液がよい．

肝硬変症患者は耐糖能異常を伴うことが多く，術中高血糖になりやすい．一方，グリコーゲン合成，糖新生は障害されているため，糖負荷を行わないと低血糖にも陥りやすい．したがって，長時間手術ではブドウ糖を持続投与しながらインスリンを併用し血糖値を調節する．重症肝疾患患者では乏尿性の急性腎不全を生じることがあり，肝腎症候群とよばれる．術中肝・腎血流維持の目的で，低用量ドパミンやプロスタグランジンE_1などを積極的に投与する．

門脈圧亢進症がある場合，胃管挿入時には食道静脈瘤からの出血に注意する．腹水がある場合は，呼吸抑制や誤嚥の可能性がある．利尿薬が投与されている症例では，電解質異常に注意が必要である．

3) 術後管理

術後は慎重な呼吸・循環管理を行う．循環血液量を維持するため輸液，輸血を引き続き行い，尿量を確保できる血圧を維持する．呼吸管理では低酸素血症に注意する．肝硬変症患者ではナトリウム貯留による肺水腫をきたすこともあり，胸部エックス線写真や動脈血ガス分析による経過観察が必要である．

VI 泌尿器系疾患

1. 腎障害を有する患者（血液透析を受けていない患者）の管理

1) 基本方針[1-5]

手術侵襲，麻酔法，麻酔薬を含む種々の薬物投与は腎機能に何らかの影響があるため，術前の腎機能評価は慎重に行うべきであり，腎機能障害を有する患者においては，水分調整の他，薬物の排出や電解質の補正などに留意して管理を行い，周術期の急性腎障害 acute kidney injury（AKI）発症の予防に努めなければならない．

AKIの診断基準については種々変遷があるが，現在はRIFLE分類，AKIN分類，KDIGO分類が用いられることが多い．表6-VI-1に，KDIGO分類を示す[2]．AKIをひとたび発症すると，特に基礎疾患を有する場合は，予後不良となる可能性が高い．生存した場合でも，透析または腎移植が必要となったり，AKIの改善の後も，もとの腎機能に回復せず，慢性腎臓病 chronic kidney disease（CKD）となる場合がある．

2) 評価

腎機能に関連する検査項目として，尿タンパク，尿潜血，尿糖などの尿検査，血清クレアチニン，尿素窒素などの血液検査が重要である．また，腎機能障害により，尿酸やナトリウム，カリウム，クロール，カルシウム，リンなどに異常値をみる場合があり，さらに，ヘモグロビン，ヘマトクリットなどの減少や，代謝性アシドーシスを示すことがある．

周術期のAKIのリスクで重要なものは，患者因子として65歳以上の高齢，CKD，処置や状態などとして敗血症，周術期，大手術があげられる（表6-VI-2）[4]．術前よりCKDが存在する場合，その重症度の評価が重要となる．

CKDの重症度は，原因，腎機能，タンパク尿で分類される（表6-VI-3）[5]．腎機能の評価の基本は糸球体濾過量 glomerular filtration rate（GFR）であるが，その測定には，糸球体で自由に濾過され，尿細管で再吸収も分泌もされず，腎臓で代謝されたり蓄積したりしない，イヌリンの使用が適している．そのため，正確なGFR測定には，イヌリンクリアランスが用いられるが，イヌリンクリアランスの測定は煩雑であるため，それに代わって，クレアチニン

表6-Ⅵ-1　KDIGO分類

定義	1. ΔsCr ≧ 0.3 mg/dL（48時間以内） 2. sCr の基礎値から1.5倍上昇（7日以内） 3. 尿量0.5 mL/kg/時以下が6時間以上持続	
	sCr基準	尿量基準
ステージ1	ΔsCr ≧ 0.3 mg/dL or sCr 1.5～1.9倍上昇	0.5 mL/kg/時未満 6時間以上
ステージ2	sCr 2.0～2.9倍上昇	0.5 mL/kg/時未満 12時間以上
ステージ3	sCr 3.0倍上昇 or sCr ≧ 4.0 mg/dL までの上昇 or 腎代替療法開始	0.3 mL/kg/時未満 24時間以上 or 12時間以上の無尿

sCr：血清クレアチニン
注）定義1～3の1つを満たせばAKIと診断する．sCrと尿量による重症度分類では重症度の高いほうを採用する．

（AKI（急性腎障害）診療ガイドライン作成委員会，2017[2]）

表6-Ⅵ-2　急性腎障害の危険因子

患者因子	処置や状態など
65歳以上の高齢*	敗血症*
慢性腎臓病*	血行動態不安定
男性	周術期*
アフリカ系	大手術*
肥満	重度熱傷
うっ血性心不全	重度外傷
肝細胞障害	腎毒性薬物
重症呼吸不全	
悪性疾患	
貧血	

（Ichai et al, 2016[4]）

*：重要な危険因子

クリアランス（creatinine clearance；CCr）が用いられる．

しかし，クレアチニンは尿細管で少量が分泌されるため，GFRは多少過大評価される．さらに，CCrの測定の際には蓄尿が必要であるため，血清クレアチン値，性別，年齢のみでより簡便にGFRを推算できるestimated GFR（eGFR）が用いられことが，一般臨床の場では多くなっている．eGFRがおおむね60 mL/分/1.73m² 以上の場合は通常の麻酔管理でよいが，それ以下の場合は，周術期の管理に注意が必要である．

CKDの原因として，糖尿病，高血圧性腎硬化症，糸球体腎炎，多発性嚢胞腎，移植腎などがあるが，特に麻酔管理上，糖尿病や高血圧の状態の評価が重要となる．

現在，わが国での人工透析導入の原疾患としては糖尿病が最も多く，慢性腎臓病患者の術前評価として，糖尿病の評価は欠かせない．ま

表6-Ⅵ-3　慢性腎臓病の重症度分類

原疾患	タンパク尿区分		A1	A2	A3
糖尿病	尿アルブミン定量（mg/日）		正常	微量アルブミン尿	顕性アルブミン尿
	尿アルブミン/Cr比（mg/gCr）		30未満	30〜299	300以上
高血圧 腎炎 多発性嚢胞腎 移植腎 不明 その他	尿タンパク定量（g/日）		正常	軽度タンパク尿	高度タンパク尿
	尿タンパク/Cr比（g/gCr）		0.15未満	0.15〜0.49	0.50以上
GFR区分 （mL/分/1.73m^2）	G1	正常または高値	≧90		
	G2	正常または軽度低下	60〜89		
	G3a	軽度〜中等度低下	45〜59		
	G3b	中等度〜高度低下	30〜44		
	G4	高度低下	15〜29		
	G5	末期腎不全（ESKD）	<15		

重症度は原疾患・GFR区分・タンパク尿区分を併せたステージにより評価する. （富野, 2015[5]）
CKDの重症度は死亡, 末期腎不全, 心血管死亡発症のリスクを
■のステージを基準に, ■■■の順にステージが上昇するほどリスクは上昇する.

た，腎臓は循環血液量や電解質平衡の維持に重要な役割を果たしており，血圧の調節に関与している．高血圧が長く続くと腎硬化症を発病しやすくなり，その結果，腎機能が低下し，水分やナトリウムを排泄する量が減り体内に水分やナトリウムが貯留し，血圧が上昇する．また，動脈硬化などで腎臓への血流が減少すると，腎臓でのレニンの分泌が増加するため，さらに血圧が上昇するという悪循環が生じる．

3）術前管理

eGFRの低下が顕著で，電解質異常や代謝性アシドーシスをみる場合は，術前からコントロールが必要な場合が多い．血清カリウム値が高値の場合は，術前の食事のカリウム含量のチェックを行い，場合によっては，サイアザイド系利尿薬やループ利尿薬，陽イオン交換樹脂製剤の投与が必要となる．代謝性アシドーシスの補正が困難な場合は，術前透析も考慮される．また，貧血があればヘモグロビン値を10〜12 g/dL程度に，糖尿病があればHbA1cを7%未満にコントロールすることが望ましい．

4）術中管理

（1）基本方針

周術期のAKIを防ぐために，適切な循環動態の維持と輸液量が重要となる．術中の平均動脈圧は60 mmHg以上に維持することを目標とし，術中には適切なモニタリングを行って，過不足のない輸液量を確保する．また，浅麻酔は交感神経活動を亢進させ，腎血管の収縮をもたらすために避けなければならない．たとえば，輸液量の制約がある症例においては，血圧低下に対し，麻酔深度を浅くして対応してはならない．

（2）麻酔方法[1,6-10]

麻酔方法自体では，ほとんど優劣はない．プロポフォールは導入時，腎不全患者においても投与量の調節は必要ないとされるが，麻酔維持にプロポフォールを持続投与した際には，血漿

アルブミン濃度が低い場合，タンパク非結合型プロポフォール濃度が上昇するとの報告があり，作用増強に留意が必要である．チオペンタールなどの超短時間作用型バルビツレートは肝代謝が排泄経路となるため，腎機能低下での排泄の遷延はない．しかし，低アルブミン血症やアシドーシスの存在下では，遊離チオペンタールの増加により，作用増強の可能性がある．ミダゾラムは肝で代謝されるため作用の遷延はないとされるが，代謝産物であるα-ヒドロキシミダゾラム抱合体による作用遷延の可能性を指摘する報告があり，回復過程のより慎重な観察が必要である．デスフルランは生体内代謝率が低く，無機フッ素を生じないため，使用しやすい．セボフルランは，極端な低流量麻酔を行わない限り，無機フッ素やコンパウンドAによる腎機能への悪影響は証明されていない．フェンタニルは蓄積の可能性が皆無ではないが，通常使用量では問題ないとされる．レミフェンタニルは血液および組織中の非特異的コリンエステラーゼによって速やかに加水分解されるため，腎機能にかかわらず，通常通り使用できる．

ロクロニウムは大半は胆汁中に，一部は尿中に排泄される．腎機能低下がある場合，排泄半減期の増加による作用持続時間の延長の可能性があるため，筋弛緩モニタ下での使用が望ましい．ベクロニウムは，30％が尿中排泄とされるため，腎機能低下患者では作用遷延の可能性がある．また，腎機能低下患者においては，代謝産物の3-desacety1-vecuroniumの蓄積が，筋弛緩作用遷延の一因となりうるとの報告もある．そのため，作用遷延を念頭におき，筋弛緩モニタ下での使用が望ましい．スガマデクスは，腎機能障害患者においてロクロニウムの拮抗効果に差はないとされる．スガマデクスの主たる排泄経路は腎臓であり，ロクロニウムを包接した複合体も，腎排泄される．腎機能低下患者にスガマデクスを投与すると，スガマデクス-ロクロニウム複合体が長時間にわたって体内に残存する可能性がある．この複合体の結合は非常に強固で安定性が高いため，再筋弛緩化はみられないとされているが，留意が必要である．

以上から，クリアランスの低下や低タンパク血症の影響あるいは代謝産物による作用増強や作用遷延に留意を要する薬物はあるものの，腎機能低下患者への投与により，大きな障害をきたしたり，著しく管理が困難となる麻酔薬は臨床使用されていないといえる．むしろ，麻酔薬の選択より，腎血流の維持に注意を払うほうが重要である．

(3) モニタリング[11]

患者の重症度と手術侵襲により，どのモニタリングが使用されるか決定される．通常，心電図，非観血的動脈圧，経皮的動脈血酸素飽和度などの一般的なモニタリングに加え，観血的動脈圧測定が行われる．腎機能の低下が存在する症例においては，以前は中心静脈圧の測定がよく行われていたが，近年，動脈圧心拍出量 arterial pressure-based cardiac output（APCO）測定装置による，心拍出量や1回拍出量の呼吸性変動 stroke volume variation（SVV）測定がよく行われるようになった．この装置は，通常の観血的動脈圧測定ラインを用いて連続的に心拍出量が測定でき，さらに，1回拍出量の呼吸性変動によって輸液に対する反応性を評価しうる．それにより，患者に過剰な侵襲を加えることなく，輸液管理に必要な情報を得ることが可能になった．

(4) 輸液管理[12]

腎機能に問題のない症例においては，輸液量の基準として術中得られる尿量が重要な指標となる．そのため，尿量を観察しつつ，十分量の細胞外液を投与することが輸液管理の基本となるが，腎機能障害を有する患者においては，慎重な投与が必要である．すなわち，必要かつ十分量の輸液を最低限投与しつつ，血圧の維持に

は，心機能の亢進が必要であればβ刺激薬，末梢血管収縮が必要であればα刺激薬を適宜使用し，輸液過剰とならないよう留意する．これらの評価のためには，APCO測定装置は有用であるが，条件によっては精度に限界があるため，麻酔深度，血圧，心拍数，尿量，出血量など，総合的な判断が求められる．

術中輸液は細胞外液が基本となるが，患者の血清カリウム値が上昇傾向にあったり，高値の場合は，カリウムフリーの輸液製剤を使用する．

HES (hydroxyethyl starch) の腎機能に対する影響については，腎機能を悪化させないとの報告はあるが，議論の余地がある．

貧血は周術期のAKIの危険因子となる（表6-Ⅵ-2）[4]ため，早めの補正が重要である．赤血球製剤投与の際は，血清カリウム値の上昇に留意する．

(5) その他の薬物[13]

アミノグルコシド，バンコマイシンなどの腎毒性がある抗菌薬や造影剤の使用はできるだけ避ける．また重篤な腎障害では，NSAIDsの使用は禁忌である．

なお，降圧薬，抗不整脈薬など，麻酔管理の際に使用される薬物の多くについては，腎機能低下患者への投与について検討がなされているので，投与量や投与間隔を確認しておく．

(6) 腎保護

術中の腎保護には，血圧の維持が最も重要である．一方，腎保護作用が確立した薬物は存在しない．ドパミンは0.5〜3.0 μg/kg/分程度の低用量投与で，腎血流量を増加させ，その結果尿量を増加する．しかし，ドパミン自体の腎保護作用はないとされる．また，フロセミドなどの利尿薬にも腎保護作用は認められていない．

5) 術後管理[14]

術後は尿量を測定し，乏尿がある場合には，脱水の補正に努める．この場合も，腎機能が低下した症例では，術中管理と同様，輸液過剰は避ける必要があり，血管内容量や心機能の評価が重要である．

AKIのリスクがある症例においては，尿量の減少あるいは無尿，電解質異常，酸塩基平衡異常，高窒素血症，血液・凝固系症状，呼吸器症状，消化器症状，神経・筋症状の有無などのAKIの症状を慎重に評価する．

また，創部痛により交感神経が刺激されると，レニン-アンジオテンシン系が賦活化され，腎動脈が収縮する．そのため，術後鎮痛対策が重要となる．重篤な腎機能の低下がある場合，歯科口腔外科領域で術後汎用されるNSAIDsは禁忌となるため，アセトアミノフェンを使用する．アセトアミノフェンは末梢のプロスタグランジンには作用しないため，消化性潰瘍・消化管出血，腎障害，抗血小板作用による出血リスク増大はほとんどない．しかし，腎機能低下患者での連続投与では，減量や投与間隔の延長が必要になる場合がある．また，肝機能のモニタリングも必要である．なお，麻薬の投与が考慮される場合，モルヒネ-6-グルクロニドが尿中に排泄されるため，腎機能の低下がある場合，モルヒネの鎮静作用遷延の可能性に留意する必要がある．

2. 血液透析中の患者の管理[5,15,16]

血液透析療法は，①腎機能低下により血液中の老廃物や水分などを十分に除去できない，②これ以上悪くなると通常の日常生活ができない，③腎臓以外の多くの臓器に悪影響を及ぼす，④生命予後にもかかわるといった場合に行われる．

透析導入の基準を表6-Ⅵ-4に示す[5]．

血液透析により，末期腎不全でみられる代謝性アシドーシス，ビタミンD欠乏症，骨軟化症，筋攣縮，うっ血性心不全，心膜炎，尿毒症性肺，食欲不振症，嘔吐，胃腸炎，炭水化物不耐症などの改善が期待できる．

麻酔管理の留意点としては，まず，透析導入

表6-Ⅵ-4　慢性腎不全透析導入基準

以下の点数の合計が60点以上が透析導入が必要な状態

Ⅰ．臨床症状
1. 体液貯留（全身性浮腫，高度の低タンパク血症，肺水腫） 2. 体液異常（管理不能の電解質，酸塩基平衡異常） 3. 消化器症状（悪心，嘔吐，食欲不振，下痢など） 4. 循環器症状（重篤な高血圧，心不全，心包炎） 5. 神経症状（中枢・末梢神経障害，精神障害） 6. 血液異常（高度の貧血症状，出血傾向） 7. 視力障害（尿毒症性網膜症，糖尿病性網膜症）

このうち1～7小項目のうち3個以上のものを高度（30点），2個を中等度（20点），1個を軽度（10点）とする．

Ⅱ．腎機能
持続的に血清クレアチニン8.0 mg/dL以上（あるいはクレアチニンクリアランス10 mL/分以下）30点 血清クレアチニン5～8 mg/dL（またはクレアチニンクリアランス10～20 mL/分未満）20点 血清クレアチニン3～5 mg/dL未満（またはクレアチニンクリアランス20～30 mL/分未満）10点

Ⅲ．日常生活の障害度
尿毒症状のため起床できないものを高度（30点） 日常生活が著しく制限されるものを中等度（20点） 通勤，通学あるいは家庭内労働が困難となった場合を軽度（10点）

（富野，2015[5]）

に至った原疾患や併発症，透析のスケジュール，自尿の有無と尿量，水分制限の有無と量，透析時の副作用（低血圧，頭痛・だるさ，四肢のふるえ，吐き気，嘔吐，意識障害，筋肉のけいれんなど）の有無などを確認する．透析の副作用が強い場合，待機手術であれば，是正後に手術を行うことが望ましい．

可能な限り手術前日を透析日とし，循環血液量や代謝性アシドーシス，電解質が補正された状態で処置を行う．治療時は，シャントの保護に努め，静脈確保や血圧測定は，原則としてシャントと反対側で行う．透析患者の場合，血小板機能低下から出血傾向が現れることがあり，また，シャント閉塞を防止するためや合併する疾患の治療のため，抗血栓薬が使用されている場合も多い．歯科治療の場合，これらの抗血栓療法は継続することが原則であるため，観血的処置にあたっては，後出血の対策が必要となる場合が多い．また，易感染性，創傷治癒不全にも留意が必要である．

術後は，可能であれば術翌日に透析を再開することが望ましい．

透析患者への薬物を選択する場合，薬物動態や，腎機能が残存している患者では，腎毒性の有無を検討する必要がある．また，薬物の投与量や投与間隔に関しては，透析患者に対する薬物投与に関するデータを参考にし，調節する．

なお，腎排泄性であるスガマデクスの透析による除去については，ポアサイズの大きい透析膜を使用しないと除去されないとされる．透析患者にスガマデクスを使用した麻酔管理が行われたあとに再手術が予定された場合，透析前あるいは透析後であっても透析に使用した透析膜によっては，スガマデクスの残存により，ロクロニウムの効果が得られにくい可能性がある[17,18]．

3. 腎移植後患者の管理[19]

腎移植後の患者に対する処置の際は，移植後の腎機能の評価が重要である．機能低下がほと

んどない患者では，①免疫抑制薬の継続使用，②ステロイドカバーと周術期ストレスの軽減，③移植腎保護のための麻酔管理方法と薬物の選択について考慮すれば，管理可能である．

一方，腎機能低下患者については，機能低下に応じた対応が必要となる．

VII 神経・筋疾患[1-5]

1. 神経筋接合部疾患[6,7]

神経筋接合部は血液神経関門による保護がなく，自己抗体依存性神経疾患が生じやすい．

1) 重症筋無力症 myasthenia gravis (MG)
(1) 疾患の概要

重症筋無力症は，神経筋接合部疾患で最も頻度が高く，シナプス後膜上のいくつかの標的抗原に対して自己抗体が作用することによって，神経筋接合部の刺激伝導が障害され，筋収縮力が低下する．

わが国ではMGの80〜85％がアセチルコリン受容体（AChR）抗体陽性である．AChR抗体に補体が介在して運動終板が破壊され，AChR数が減少することが病態機序とされる．AChR抗体の産生には胸腺の強い関与が示唆されている．

MGの骨格筋は筋収縮を続けると筋力が低下し，休息により改善，夕方に症状悪化する日内変動と，日によって症状が変動する日差変動を特徴とする．眼瞼下垂と複視の眼症状の頻度が高く，ついで頻度の高い罹患筋は四肢の骨格筋で，さらに構音障害・嚥下障害・咀嚼障害，顔面筋力低下や呼吸困難と続く．重症例では呼吸筋麻痺により，低換気状態となる．これ以外に非運動症状 non-motor symptoms が随伴する．特に胸腺腫関連MGでは赤芽球癆，円形脱毛，低γグロブリン血症，心筋炎，味覚障害を合併する場合がある．心筋炎は重篤となりうる他，致死性不整脈が生じることもある．

治療は免疫抑制薬による免疫治療を基本とし，抗コリンエステラーゼ薬，経口副腎皮質ステロイド，ステロイドパルス療法，免疫グロブリン大量静注療法，血液浄化療法，胸腺摘出が行われる．完全寛解は難しく治療は長期間にわたる．

(2) 周術期管理の問題点

MG患者が呼吸困難をきたし急激に増悪，呼吸不全に至り気管挿管，人工呼吸器管理が必要になる状態をクリーゼとよぶ．舌，咽頭，喉頭の筋力低下も伴い誤嚥や構音障害などを併発する．クリーゼ発症の誘因の最も多いのは誤嚥性肺炎を含む感染症で，他に手術侵襲，薬物関連性，妊娠・出産，精神的ストレスなどもあげられる．

神経筋伝達を阻害する作用のある薬物は筋無力症を増悪させる可能性がある．①前シナプス性に神経活動電位を阻害：クリンダマイシン，リンコマイシン，キニジン，プロカイン（エステル型局所麻酔薬），イミプラミン，②後シナプス受容体を阻害：ケタミン，プロプラノロール，③前後シナプス膜安定化により阻害：ゲンタマイシン，ネオマイシン，ストレプトマイシン，トブラマイシン，フェニトイン，プロカインアミド，アミトリプチリン，バルビツレート，クロルプロマジン，ドロペリドール，ハロペリドール，④筋活動電位阻害：アマンタジン，⑤その他の機序：ベラパミル，マグネシウム．

他にベンゾジアゼピン系薬やリドカイン，カルシウムチャネル阻害薬は呼吸筋の神経伝達に影響を与える可能性がある．ミダゾラム注射液はMG患者への投与は禁忌となっている．

AChRが減少しているため，AChと競合的に拮抗する非脱分極性筋弛緩薬の作用が亢進し，筋弛緩作用が遷延する恐れがある．ロクロニウムおよびベクロニウムの添付文書には，禁忌として，重症筋無力症，筋無力症候群の患者のうち，スガマデクスに対して過敏症の既往歴

のある患者があげられている．揮発性麻酔薬によって術中の筋弛緩状態が得られない場合は，ごく低用量の非脱分極性筋弛緩薬を用いることができる．MG，Lambert-Eaton（筋無力）症候群の患者では，非脱分極性筋弛緩薬に対する感受性がきわめて高いため，反応をみながら少量ずつ投与する．この他，低濃度の吸入麻酔薬（セボフルラン，デスフルラン）でも筋弛緩作用を認める．MG患者の全身麻酔では筋弛緩モニタが必須となる．筋弛緩からの拮抗に際しては，抗コリンエステラーゼ薬はコリン作動性クリーゼの危険性があるため，スガマデクスが用いられる．

2) Lambert-Eaton（筋無力）症候群
(1) 疾患の概要

肺小細胞癌に随伴することが多く，下肢を中心とする近位筋の筋力低下，易疲労性，腱反射低下を主体とする．MGと異なり自己抗体が神経筋接合部のシナプス前の神経終末に作用する．

神経終末のP/Q型電位依存カルシウムチャネルに対する自己抗体により受容体数が減少し，Ca^{2+}の神経細胞内への流入が減少，結果としてシナプス間隙へのアセチルコリン放出が少なくなり，筋無力症状が生じる．筋収縮を繰り返すことにより，一過性に筋力が増強し腱反射が回復する特徴がある．これは，筋収縮の反復により，神経終末にCa^{2+}の流入が増加することによる．

P/Q型電位依存カルシウムチャネルは自律神経にも終末にもあるため，口渇，便秘，発汗障害，インポテンツなどの自律神経症状を伴うことも多い．小脳失調の合併も多い．

自己抗体産生に関与する肺小細胞癌がある場合はその根治的治療，悪性疾患が指摘されない場合はMGに準じた免疫治療が行われる．

(2) 周術期管理の問題点

脱分極性と非脱分極性筋弛緩薬の感受性が高く，作用時間は延長する．吸入麻酔薬の単独使用でも筋弛緩作用は強く発現し，麻酔覚醒遅延を生じやすい．注意点はMGと同様である．

2. 原発性筋疾患[8]
1) 筋ジストロフィー
(1) 疾患の概要

筋線維の壊死・再生を主病変とし，進行性の筋力低下をみる遺伝性疾患である．骨格筋に発現する遺伝子の変異・発現調節異常により，タンパク質の喪失や機能異常が生じ，正常な筋機能が破綻する．骨格筋以外にも多様な臓器障害を伴う．遺伝形式と臨床症状から分類される．いずれの病型も根本的な治療法はない．

① Duchenne型筋ジストロフィー Duchenne muscular dystrophy（DMD）

遺伝子座Xp21に存在するジストロフィン遺伝子の変異により，筋線維膜直下のジストロフィンタンパク質が欠損することで生じる．ジストロフィンは筋原線維と細胞膜・基底膜を結合し，欠損により筋収縮の際，細胞膜が損傷し筋の変性が起こるとされる．男児出生3,500名に1名程度の頻度で発症するといわれ，筋ジストロフィーの中で最も頻度が高い．3〜5歳頃に走れない，転びやすいことで気づかれることが多い．乳児期の何らかの血液検査で偶然，血清クレアチンキナーゼ（CK）高値で発症前にみつかることもある．

歩行可能年齢において下腿腓腹筋の仮性肥大を認め，尖足歩行や運動後疼痛を訴え，近位筋の筋力低下から，立ち上がる際に登はん性起立（Gowers徴候）を示す．多くは10歳前後に歩行できなくなる．同時に関節拘縮や側彎が出現し進行する．一般に10歳以降に呼吸不全，心筋症を認めるが，個人差がある．人工呼吸器の使用で生命予後は30歳を超えるが，最大の死因は心筋障害による心不全である．ジストロフィンタンパク質は神経細胞にも発現しているため，知的障害を伴う場合もある．副腎皮質ステロイドはDMDの進行の予防に有効である．

② Becker型筋ジストロフィー Becker muscular dystrophy (BMD)

DMDと同じ遺伝子座の不完全欠損がBMDである．症状はDMDと同様だが，少量のジストロフィンタンパク質は生成され，発症時期は遅く，症状も軽い．四肢筋の罹患に先行して心肥大や心不全をきたすことがまれにある．

③ 福山型先天性筋ジストロフィー Fukuyama-type congenital muscular dystrophy (FCMD)

中枢神経症状を合併する先天性筋ジストロフィーである．常染色体劣性遺伝の疾患で，日本人の祖先に遺伝子変異が起き，わが国全体に広がったと考えられる．乳児期に全身の筋緊張と筋力の低下から，いわゆるfloppy infantを呈する．全例で精神遅滞を認める．

④ 筋強直性ジストロフィー myotonic dystrophy

日本人患者のほとんどは第19染色体長腕に遺伝子座があり，3塩基(CTG)の繰り返し配列の異常，いわゆるトリプレットリピート病である．CTGの反復が長いほど発症は早く重症である．収縮した筋が弛緩しにくい現象である筋強直(ミオトニー)と筋萎縮を中核とし，多臓器の障害が加わる．握った手を開けない，筋を叩くと収縮が起きるなどの特徴的な徴候がある．側頭筋・咬筋・胸鎖乳突筋の萎縮により斧様顔貌を示す．多系統の臓器障害には，白内障，不整脈・心筋症，糖尿病など多彩な症状を呈する．

(2) 周術期管理の問題

心筋障害は心筋細胞のジストロフィンタンパク質欠損が病因である．患者は運動機能に制限があるため，心機能低下があっても心不全症状を伴わないことが多い．骨格筋障害の程度と心機能障害は相関しない．このため外科手術前には専門医による心機能評価が必須である．

洞性頻脈以外に特徴的不整脈はなく，多様な不整脈がみられる．心機能低下に伴い心室性不整脈の頻度が増え，多源性心室期外収縮と2連発以上の非持続性心室頻拍が突然死の予測因子とされる．

呼吸筋の筋力低下や咽頭・喉頭の筋力も低下し呼吸障害が生じる．広範な微小無気肺で肺コンプライアンス低下や，胸郭と脊柱の変形・拘縮も加わり，呼吸仕事量が増大し，拘束性換気障害を主とした慢性呼吸不全が進行する．咳機能の障害や嚥下障害も生じ，上気道閉塞，窒息，誤嚥性肺炎の危険性も高い．術前にSp_{O_2}，努力性肺活量(FVC)，咳のピークフロー，最大呼気圧を測定する．リスクの高い症例は抜管後に人工呼吸補助を考慮する．

脱分極性筋弛緩薬と吸入麻酔薬は，横紋筋融解や悪性高熱様の合併症，それに伴う高カリウム血症による心停止の報告もあるため，使用を避けたほうがよい．麻酔計画のための注意点として，安全な麻酔薬と麻酔法の選択，過度の精神的緊張と興奮を避けるよう術前から適切な鎮静，静注用ダントロレンの準備，麻酔器に残留する吸入麻酔薬の洗い出し，ET_{CO_2}と深部体温の持続的モニタの実施，があげられる．抗コリンエステラーゼ阻害薬は，部分的な拮抗作用や再筋弛緩が生じる可能性があり，筋弛緩の効果消失を待つか，スガマデクスを使用する．鎮静に際しては，心機能や呼吸機能が低下している患者に対しては十分なモニタリングと安全対策が必要である．局所麻酔薬による特有の合併症はみられない．

3. 運動ニューロン障害[9,10]

1) 筋萎縮性側索硬化症 amyotrophic lateral sclerosis (ALS)

(1) 疾患の概要

大脳皮質から脊髄前角細胞までの上位運動ニューロン(一次運動ニューロン)と前核細胞から末梢までの下位運動ニューロン(二次運動ニューロン)が選択的に変性や消失をして，全身の筋力低下と筋萎縮を呈する進行性疾患である．

上位運動ニューロンの障害で，痙縮 spasticity，深部反射の亢進，病的反射，共同運動などが，下位運動ニューロンの障害で筋緊張と筋力低下，筋線維束性収縮，筋萎縮などがみられる．脳幹部の球麻痺では，舌の麻痺，萎縮，構音や嚥下障害が生じる．症状の進行は比較的急速で，呼吸筋障害で呼吸不全や嚥下障害による誤嚥性肺炎を併発し，人工呼吸器管理をしなければ通常2〜5年で死亡する．

ALSの進行を抑えるためにリルゾールの経口投与が行われる．リルゾールは，主にグルタミン酸による興奮毒性を抑制することで神経細胞を保護する作用があると考えられている．

(2) 周術期管理の問題点

術前評価の呼吸機能検査で臥位％予想努力性肺活量（％FVC）や最大吸気圧などから，抜管後の呼吸障害リスクを評価する．臥位％FVCは早期の呼吸障害を検出するうえで有用である．呼吸不全の早期症状としての睡眠障害や日常動作の息切れなどを病歴聴取で見逃さない．術前から非侵襲的陽圧換気療法が実施されている場合は術後も人工呼吸器管理を施行する．ALSの呼吸促進は血中酸素飽和度の低下に反応するため，術後の高流量の酸素投与は呼吸筋の抑制の恐れがある．排痰が困難な場合，用手排痰法や機器による排痰・咳嗽介助などの対応をする．

脱分極性筋弛緩薬は二次性高カリウム血症の恐れがある．非脱分極性筋弛緩薬は感受性亢進と作用遷延の報告がある．ALSでは筋弛緩薬の使用を控えるか最小限の投与が望ましい．筋弛緩モニタリングは他の上位運動ニューロン疾患では信頼性に欠けるという報告があることから，使用には注意が必要である．

4. 進行性変性疾患[11,12]

1) Parkinson病 Parkinson's disease

(1) 疾患の概要

Parkinson病は，黒質のドパミン神経細胞の変性を主体とする進行性変性疾患である．発症年齢は50〜65歳に多く，高齢になるに従い発病率は増加する．神経変性疾患のうち，Alzheimer病についで多く，有病率は人口10万人あたり100〜150人と推定される．

中脳黒質緻密層のドパミン神経細胞の減少により，神経伝達物質であるドパミン不足が基底核の線条体で生じ，相対的にアセチルコリンが増加して錐体外路症状を呈する．4大症状には安静時振戦，筋強剛（筋固縮），無動・寡動，姿勢反射障害がある．初発症状は振戦が最も多く，次に動作の拙劣さが続く．進行すると歩行時に足が地面に張りついて離れなくなり，いわゆるすくみ足がみられる．非運動症状として意欲の低下，認知機能障害，幻視，幻覚，妄想，睡眠障害，自律神経障害，嗅覚の低下，痛みやしびれ，浮腫などさまざまな症状を伴う．

なお，Parkinson症候群とは，Parkinson病以外の神経変性疾患や精神疾患，服薬によって同様の症状を示す疾患を指す．パーキンソニズムともいう．

(2) 周術期管理の問題点

Parkinson病患者は術前評価では，運動と非運動症状の問題点に注意する．嚥下障害，流涎，眼瞼けいれん，呼吸機能障害，起立性低血圧，不整脈，高血圧，自律神経障害，低体重，低栄養，消化器の逆流障害，排尿障害，糖代謝異常や中枢神経症状などを認める場合がある．神経内科医と併診をする．

抗Parkinson病薬としてドパミンの前駆物質のレボドパ（L-ドパ）が第一選択薬として使われている．L-ドパは血中半減期が短く，麻酔直前まで継続し，術中も経管や静注で投与し，術後は速やかに再開する．長期服用患者で突然の休薬や減量をすると，症状の急激な悪化，呼吸抑制，喉頭けいれん，迷妄などを引き起こす可能性や，高熱，急激な筋硬直，血清クレアチンキナーゼの上昇を伴う悪性症候群に陥る危険性もある．

Parkinson病治療中の患者は麻酔関連薬物へ

の影響が多剤に認められる．セボフルランはL-ドパ，ドパミン受容体作動薬使用患者で低血圧の恐れ，亜酸化窒素は筋固縮の可能性，プロポフォールは振戦の抑制とジスキネジア誘発の両面の作用がある．チオペンタールはドパミン放出を抑制するが症状悪化は少ないとされる．ドロペリドールは錐体外路症状の増悪を起こし，ケタミンとフェンタニル，高用量のレミフェンタニル，モルヒネには筋固縮の可能性がある．

筋固縮に対して筋弛緩薬は有用で，非脱分極性筋弛緩薬は使用可能であるが，スキサメトニウムには高カリウム血症の可能性がある．麻酔中は低血圧を生じやすい．循環作動薬に関しては，Parkinson病患者はドパミン受容体の反応性が低下しているため，ドパミン使用は控える．昇圧薬にはフェニレフリンやノルアドレナリンが使われ，L-ドパにセレギリンが併用されている際は，エフェドリンは交感神経刺激作用が増強されるため注意が必要である．アトロピンは中枢性の抗コリン作用で中枢神経症状を起こす可能性がある．

呼吸機能低下や嚥下障害，喀痰排出の機能低下があるため術後に肺合併症の危険性が高い．抜管は筋力の回復，呼吸や意識状態の安定，精神状態が安定してから行う．せん妄の発症もしやすい．ベンゾジアゼピン系鎮静薬やヒドロキシジンが有用である．制吐薬はドンペリドンが使われ，ドパミンD_2受容体遮断薬のドロペリドール，メトクロプラミドは錐体外路症状悪化の可能性がある．

2) 多系統萎縮症 multiple system atrophy (MSA)[13]

(1) 疾患の概要

運動失調を主な症状とした小脳，脳幹や脊髄などの神経細胞が脱落する神経変性疾患で，同一の病態である臨床症状の異なる3つの疾患が共存する．3症候は進行すると重複してくる．病理組織では，神経細胞と希突起膠細胞に不溶化したαシヌクレインが蓄積し，進行性の細胞変性脱落が小脳皮質，橋核，線条体，黒質，脳幹や脊髄の自律神経核と大脳運動野などに認められる．多くは40歳代以降に孤発性に発症する．

①オリーブ橋小脳萎縮症 olivopontocerebellar atrophy (OPCA)

わが国では最も頻度が高い．OPCAは起立歩行時のふらつきなどの小脳性運動失調が初発時からの主要症候となる．小脳症候は，歩行失調と声帯麻痺，構音障害，四肢の運動失調または小脳性眼球運動障害などが含まれる．

②線条体黒質変性症 striatonigral degeneration (SND)

パーキンソニズムがあるものが線条体黒質変性症である．筋強剛を伴う動作緩慢，姿勢反射障害（姿勢保持障害）が主で，振戦などの不随意運動はまれである．特に，パーキンソニズムは本態性Parkinson病と比較してL-ドパへの反応に乏しく，進行が早い．

③Shy-Drager症候群 Shy-Drager syndrome (SDS)

Shy-Drager症候群は自律神経症状を主症状とする．自律神経障害として，排尿障害，頻尿，尿失禁，頑固な便秘，勃起障害，起立性低血圧，発汗低下，睡眠時障害（睡眠時喘鳴，睡眠時無呼吸，REM睡眠行動異常）などがあげられる．自律神経症状は脊髄中間外側核や交感神経節での変性や脱落が関与するが，ほとんどの症例でオリーブ小脳萎縮病変あるいは線条体黒質病変も有する．起立性低血圧の症状が進行すると起き上がれなくなってしまうことが多い．

(2) 周術期管理の問題点

自律神経障害による低血圧に注意する．進行した症例では体位変換で仰臥位から上体を起こすだけで意識消失を伴う．血圧が低下しても反射性に心拍数が上昇しにくいので，血圧低下がさらに著明になる．食事後にも低血圧発作が生じることがあり，突然死の一要因とみられてい

る．自律神経障害の責任病巣により昇圧薬の使用方法が異なる．節前性の神経障害では間接作用のあるエフェドリンは有効だが，節後性に障害が及ぶと直接作用のあるノルアドレナリンが必要となる．交感神経節後線維の障害では，α受容体に脱神経過敏が生じるため微量のノルアドレナリンでも著明な血圧上昇を示すことがある．自律神経症状に関連して，洞不全症候群，QTc延長，不整脈などの心電図異常もみられる．

筋弛緩薬は，脱分極性筋弛緩薬で高カリウム血症の危険性があり，非脱分極性筋弛緩薬は作用発現に時間がかかる．筋弛緩拮抗でのネオスチグミンの使用は房室ブロックや著明な徐脈，血圧低下の恐れがある．

後輪状披裂筋の麻痺が起きる．後輪状披裂筋は声門外転筋であり，麻痺により声門間隙が狭窄し上気道が閉塞する．睡眠時に特異的ないびきや，睡眠時無呼吸症，睡眠中の突然死の原因となりうる．術前から高度な喘鳴を認める患者には気管切開も考慮に入れる必要がある．

5. 脱髄性疾患[14]

1) 多発性硬化症 multiple sclerosis (MS)

(1) 疾患の概要

視神経，脊髄，大脳，小脳，脳幹などの白質に斑状脱髄が時間的，空間的に多発する慢性炎症性脱髄疾患である．そのうち主として視神経と脊髄に由来する症候は，視神経脊髄炎 neuromyelitis optica spectrum disorders (NMOSD) で，MSとNMOSDは1つの疾患群としてとらえられている．

病巣にリンパ球やマクロファージの浸潤があり，自己免疫機序を介した炎症により脱髄が起こると考えられるが，MSの原因は明らかになっていない．

視力障害，複視，小脳失調，四肢の麻痺，感覚障害，膀胱直腸障害，歩行障害，有痛性強直性けいれんなどがMSの主要な症状である．延髄病変により難治性吃逆，脳病変による嘔吐などが生じうる．症状は再発と寛解を繰り返し，長期経過をたどる．視神経や脊髄，小脳に比較的重い障害が残りやすい．NMOSDでは，より重度の視神経，脊髄の障害を起こすことが多い．

急性期には，副腎皮質ステロイド大量点滴静注療法や血液浄化療法が行われる．

(2) 周術期管理の問題点

ストレス，過労，疲労，感染症はMSの増悪や再発因子となるので，入院や手術で症状悪化の危険性がある．体温の上昇に伴って神経症状が悪化し，体温の低下により元に戻るUhthoff徴候があるため，術中の体温管理は特に重要である．きめ細かな加温やクーリングなどの温度管理や，体温上昇に対し予防的に非ステロイド性抗炎症薬の投与も有効とされる．

副腎皮質ステロイドを処方されているならばステロイドカバーを必要とする．MS患者に対する全身麻酔薬に特に禁忌はない．筋弛緩薬は脱分極性筋弛緩薬で高カリウム血症の危険性があり，非脱分極性筋弛緩薬は感受性が上昇している場合があり作用時間が遷延することがある．スガマデクスは副作用が少なく有用とされる．

6. 脊椎脊髄損傷[15]

(1) 疾患の概要

外力による脊椎，脊髄の損傷や，血管障害や脊髄浮腫による二次的な損傷もある．症状は損傷部位によって異なる．

(2) 麻酔管理上の問題点

気道管理に関係する頸椎頸髄損傷の診断と評価は特に重要である．呼吸機能や喀痰排出能の低下を認めるため，低酸素血症，高二酸化炭素血症，無気肺，肺炎に注意する．

胸髄以上の高位脊髄損傷の急性期では副交感神経優位となり，徐脈，低血圧を起こしやすい．慢性期となると自律神経反射亢進autonomic hyperreflexiaがみられ，異常高血圧や反射性徐脈が生じやすい．体温調節機能の障害により，体温損失が脊椎脊髄損傷患者では生じやすい．体温をモニタリングし，輸液を温め，温風などによる保温装置を患者に使用する．

VIII 血液疾患

1. 赤血球異常—貧血[1-5]

一般に，成人男性ではヘモグロビン（Hb）値が13 g/dL未満，成人女性では12 g/dL未満が貧血の指標である．貧血ではHb濃度の低下により皮膚や粘膜におけるHbの赤色調が減少し，顔色が蒼白となる．粘膜面では色調の減少がよく反映されるので，眼瞼結膜の色調をみて貧血の程度を判断する．貧血では，循環血液中の酸素含有量が低下し，末梢組織への酸素供給が減少する．低酸素血症を回避するために，心血管系は心拍出量を増加させて代償する．そのため，高度の貧血では，息切れ，動悸，倦怠感などを示す．

現在，貧血に対する赤血球輸血は，Hb値やヘマトクリット（Ht）値のみを指標にして行うことは適切ではないと考えられ，各患者における酸素供給量と需要量とのバランスを考慮して行う．混合静脈血の酸素飽和度の減少や心電図上心筋虚血を示唆する変化は，適切な指標といえる．心血管系疾患のない患者においては，Hb値6.0 g/dL以上が最低限必要である．虚血性心疾患患者に対しては，Ht値が29〜34％の範囲になるように輸血すると，血管外科周術期の心筋虚血イベントの発生が減少する．

貧血の分類と各種貧血をきたす疾患を示す．
①小球性低色素性貧血
　鉄欠乏性貧血，無トランスフェリン血症，鉄芽球性貧血，サラセミア，慢性炎症．
②正球性正色素性貧血
　急性溶血，溶血性貧血，再生不良性貧血，二次性貧血．
③大球性正色素性貧血
　巨赤芽球性貧血，骨髄異形成症候群，肝障害，甲状腺機能低下症．

主な貧血の病態を示す．

1) 鉄欠乏性貧血 iron deficiency anemia

Hb合成に必要な鉄が欠乏すると赤血球の産生は低下し，貧血をきたす．全貧血の80〜90％を占め，女性に多い．慢性的な血液喪失（月経，消化管出血など）や妊娠中の鉄需要量増加などが原因となる．小球性低色素性貧血は，血清トランスフェリンの増加と，血清フェリチンおよび鉄濃度の減少，さらに舌炎，食道粘膜異常による嚥下障害（Plummer-Vinson症候群），匙状爪などの症状をみる．術前には鉄剤を投与して貧血を改善しておく．

2) 再生不良性貧血 aplastic anemia

造血幹細胞の異常にもとづく汎血球減少を示し，赤血球以外に白血球や血小板の減少をみる．タンパク同化ホルモン薬の投与が行われるが，重症例ではシクロスポリンなどの免疫抑制薬の投与の他，造血幹細胞移植が行われる．

3) 巨赤芽球性貧血 megaloblastic anemia

ビタミンB_{12}や葉酸の欠乏による．骨髄中に巨赤芽球が産生され，無効造血となるため貧血が生じる．悪性貧血は，胃壁からの内因子分泌の減少のため，ビタミンB_{12}の吸収障害をきたす．葉酸欠乏では，舌乳頭の萎縮を伴う舌炎（Hunter舌炎）がみられる．

長期投与された亜酸化窒素の直接的ビタミンB_{12}不活性化作用による葉酸代謝障害，ひいてはDNA合成障害により，巨赤芽性の骨髄変化を示す．

4) 溶血性貧血 hemolytic anemia

赤血球自体の異常または外的な因子により早期に赤血球が崩壊する．間接ビリルビンの上昇，LDHの上昇，網状赤血球の増加，骨髄赤芽球の増生を呈する．

2. 白血球異常[1,3,4,6)]

1) 好中球減少症 neutropenia

　末梢血液中の白血球のうち，好中球数が2,000/μL以下に減少した状態である．好中球数が500/μL以下では高度に易感染性があり，外科処置時に抗菌薬の投与など感染予防に配慮する．

2) 白血病 leukemia

　腫瘍化した造血細胞が全身の骨髄やリンパ節に浸潤・増殖する予後不良の疾患である．急性白血病では，貧血，出血傾向，発熱（感染）を呈する．これらの症状は急激に発症することが多いが，倦怠感，微熱，頭痛などの前駆症状の後に発症することもある．口腔症状としては咽頭痛，歯肉腫脹や潰瘍，リンパ節腫脹をきたす．

　急性白血病では白血病細胞の急激な増加のため，正常な好中球が減少し易感染性の状態になっており，また，播種性血管内凝固症候群 disseminated intravascular coagulation syndrome（DIC）を発症し出血傾向をきたす場合がある．治療として化学療法が行われるが，抗がん薬ドキソルビシンは心筋の収縮障害をきたすので注意が必要である．

3) 骨髄異形成症候群 myelodysplastic syndrome（MDS）

　造血幹細胞の質的・量的異常に起因する疾患で，骨髄の過形成を認めるが，無効造血のため末梢血では血球減少を呈し，いわゆる汎血球減少を示す．前白血病状態と考えられ，一部は急性骨髄性白血病に移行する．免疫抑制療法や化学療法が行われるが有効性は低く，造血幹細胞移植も行われる．

3. 出血性素因

1) 特発性血小板減少性紫斑病 idiopathic thrombocytopenic purpura（ITP）[1,4,6)]

　原因不明で血小板の破壊が亢進し，血小板数が著明に減少する疾患である．皮下出血，鼻出血，歯肉出血などを生じる．治療は，副腎皮質ステロイドや免疫抑制薬の投与の他，脾摘が行われる．

　慢性ITPでは，血小板数3万～5万/μLあれば，抜歯は可能である．手術に際しては，血小板数5万～10万/μLが推奨される．外科処置に際しては，γ-グロブリン大量投与（400 mg/kg/日を5日間）にて，一時的な血小板数の増加をはかる．なお不十分な場合は，濃厚血小板輸血を考慮するが，血小板の破壊により輸血量に見合った血小板数の増加が得られないことも多い．

2) 血友病 hemophilia[7-11)]

　先天性凝固因子欠乏症のうち，血友病Aは第Ⅷ因子の，血友病Bは第Ⅸ因子の欠乏による．凝固因子活性が1％未満を重症型，1～5％を中等症型，5％以上を軽症型に分類する．重症型では出生時から出血傾向をみる．関節内，筋肉内出血を繰り返し，関節は変形をみることが多い．口腔出血は，乳歯の萌出時や永久歯への交換期および咬傷や外傷によることが多い．軽症型では，抜歯時の止血困難によりはじめて診断されることもある．

　治療は第Ⅷまたは第Ⅸ因子製剤の投与を行う．血友病Aでは，

　　第Ⅷ因子製剤の必要静注量（単位）＝体重（kg）×目標ピーク因子レベル（％）×0.5

血友病Bでは，

　　第Ⅸ因子製剤の必要静注量（単位）＝体重（kg）×目標ピーク因子レベル（％）×X（Xは1～1.4）

で算出する．

　抜歯では，処置に応じて，目標凝固因子活性を20～80％まで上昇するように，処置直前に1回投与する．治療経過に応じて，12～24時間ごとに1～3日間追加投与する（表6-Ⅷ-1, 2）．また，トラネキサム酸15～25 mg/kgを1日2～3回の経口投与，または1回10 mg/kgを1日2～

表6-Ⅷ-1　血友病における補充療法―口腔出血時

重症度	初回投与から止血までの目標因子レベル（％）	1日投与回数（回）	投与日数（日）
重症	40	30	1～2
軽症	20	15	1～2

（森本，2002[13]）

表6-Ⅷ-2　血友病における補充療法―抜歯，小手術時

目標因子レベル（％）					
第1日		第2～3日		第4～7日	
血友病A	血友病B	血友病A	血友病B	血友病A	血友病B
40～80	30～60	30～50	20～60	20～30	20～30
12時間後に1/2量投与				抜歯では原則として投与しない	

（森本，2002[13]）

3回の静注を併用する．

中～大手術では，凝固因子活性をトラフ値で80～100％を目標とした持続静注とし，5～10日間以上持続する．中等症および軽症型血友病Aの軽～中等度の出血には，バソプレシン（1-deamino-8-D-arginine-vasopressin；DDAVP）0.2～0.4 μg/kg投与で，血漿第Ⅷ因子活性がある程度上昇する．抜歯などに際しては，必ず酸化セルロース綿，縫合およびスプリントなどの局所止血処置を併用する．

繰り返し凝固因子製剤を静注されると，凝固因子に対する同種抗体（インヒビター）が出現し，補充療法を行っても因子活性が上昇しない場合がある．この場合には，活性型プロトロンビン複合体製剤activated prothrombin complex concentrate（aPCC）50～100U/kgを8～12時間ごとの静注または，遺伝子組換え型凝固第Ⅶ因子製剤recombinant activated factor Ⅶ（rFⅦa）90～120 μg/kgを2～3時間ごとに投与する．

3）フォンビレブランド病 von Willebrand disease[1,14]

von Willebrand因子の量的・質的異常により，血小板の粘着およびリストセチン凝集能の低下，第Ⅷ因子活性の低下をきたす．von Willebrand因子の量的異常を示すType 1が最も多く（70％），質的異常を示すType 2（2B, 2N, 2Mに細分類される），最重症のType 3に分類される．出血傾向は出生時からみられるが，血友病に比べて軽度であることが多い．皮膚や粘膜出血が多く，頭蓋内や関節内出血は少ない．

Type 1およびType 2Aの一部ではバソプレシン（DDAVP）0.3～0.4 μg/kg投与，バソプレシンの無効なType 2AおよびType 2B, 2N, 2M, 3では，von Willebrand因子含有第Ⅷ因子製剤を投与する．

4．抗血栓療法[15-17]

抗血小板薬としてアスピリン，チクロピジン，クロピドグレル，シロスタゾールなどが，抗凝固薬としてはワルファリンやヘパリンが用いられる．ワルファリンは，ビタミンKの代謝を抑制し，ビタミンKにより生成される凝固因子（Ⅱ，Ⅶ，Ⅸ，Ⅹ）活性を低下させる．ワルファリンの効果は，プロトロンビン時間を標準化した国際標準化比prothrombin time-international normalized ratio（PT-INR）で評価する．

表6-Ⅷ-3 直接経口抗凝固薬（DOAC）の比較

一般名		ダビガトラン	リバーロキサバン	アピキサバン	エドキサバン
作用機序		トロンビン阻害	第Xa因子阻害	第Xa因子阻害	第Xa因子阻害
血中半減期(h)		12〜17	5〜13	8〜15	10〜14
ピーク時間(h)		1〜2	2〜4	1〜4	1〜2
血中タンパク結合率		85	30	30	
排泄経路	腎	85	30	30	50
	肝	15	70	70	50
推定血中濃度 (ng/mL)	peak	184(64〜443)	290(170〜440)	50〜250	100〜250
	trough	90(3.1〜225)	32(0〜150)		
服用回数		1日2回	1日1回	1日2回	1日1回
臨床試験名		RE-LY	ROCKET-AF J-ROCKET	ARISTOTLE	ENGAGE-AF

（抗血栓療法患者の抜歯に関するガイドライン，2015[15]より改変）

　抗血栓療法患者において，ワルファリンを中断すると，約1％に血栓塞栓症（脳梗塞，肺梗塞など）の発生をみる．また，アスピリンを中断すると脳梗塞の発生は非中断例に比べてオッズ比で3.4倍高くなる．

　「抗血栓療法患者の抜歯に関するガイドライン2015年改訂版」では，ワルファリン服用患者では，抜歯はPT-INRが3.0以下であれば継続したままで行い，局所止血処置で対応する．歯周処置についても同様の対処になる．手術に際しては，ヘパリン（未分画または低分子量ヘパリン）によるブリッジング療法も考慮するとされる．

　近年，直接経口抗凝固薬direct oral anticoagulant（DOAC）が使用されている．直接トロンビン阻害薬のダビガトラン，直接第Xa因子阻害薬のリバーロキサバン，アピキサバン，エドキサバンの4種類である．これらは，非弁膜症性心房細動による脳卒中および全身性塞栓症の発症抑制効果がワルファリンに比較して非劣性であることから，主に非弁膜症性心房細動患者における虚血性脳卒中および全身性塞栓症の発症抑制に適応がある．ワルファリンのようにPT-INR値には影響せず，患者の年齢，体重，腎機能などを考慮して投与量を決定する（表6-Ⅷ-3）．抜歯時の対応はワルファリンと同様に服用継続のうえ局所止血処置で対応するが，後出血をきたすこともある．

　ヘパリン使用患者の2〜5％に，血小板が減少するヘパリン起因性血小板減少症heparin-induced thrombocytopenia（HIT）が発症することがある．ヘパリン使用から5〜10日の間に発症し，血小板に対する抗体が原因で，動静脈の血栓や脳梗塞などの血栓塞栓症をきたす．治療は，ヘパリン使用の停止，ダナパロイドやアルガトロバンによる抗凝固療法を行う．

Ⅸ 精神疾患

1. 統合失調症

　統合失調症の罹患率は100人あたり約1人とされ[1]，精神疾患患者の約20％を占める．基本的な症状として，①周囲の状況に合わせた思考や行動ができない自閉autism，②考えがまとまらず分裂してしまう連合弛緩loosening association，③無関心や感情不安定などの感情障害blunted affection，④矛盾した感情を同時に抱く両価性ambivalenceなどがある（Bleulerの4A）．

統合失調症の発症機序は明らかにされていないが，ドパミン，セロトニン，N-メチル-D-アスパラギン酸 N-methyl-D-asparate (NMDA) などの神経伝達物質異常を原因とした脳内ネットワークの機能障害がさまざまな症状を引き起こすと考えられている．中脳辺縁系でドパミンが過剰に放出されると，幻覚や妄想などの陽性症状が生じ，反対に中脳皮質系でのドパミンの機能低下により意欲減退，感情鈍麻などの陰性症状が生じるとされている[2]．

統合失調症の治療にはさまざまな薬物が用いられる．従来，ドパミン D_2 受容体遮断作用を有するフェノチアジン誘導体やブチロフェノン誘導体などの定型抗精神病薬が用いられてきたが，近年ではドパミンだけでなくセロトニンやその他の神経伝達物質への作用を有する新規抗精神病薬が用いられる（**表6-IX-1**）．

また，抗精神病薬の副作用である錐体外路症状に対して抗Parkinson病薬や副交感神経遮断薬（抗コリン薬）を服用していたり[4]，さらに抗Parkinson病薬の抗コリン作用による副作用に対して緩下剤が用いられることもあり，患者の服用薬物の特徴や副作用について確認しておく必要がある．

1）術前管理

統合失調症患者では，身体的な合併症を有する割合が多く，特に心疾患，糖尿病，肺疾患，肥満などに注意が必要である[5]．しかし，統合失調症患者にみられるコミュニケーション能力の低下や，痛みに対する感受性が鈍いなどの理由から適切な治療が行われていないこともある[6]．

統合失調症患者では，長期に多剤大量療法が行われていることが多く，術前から投与されている薬物の種類，服用期間，服用量を確認する．定型抗精神病薬を服用している場合は，ドパミン抑制作用による錐体外路障害，Parkinson症候群，高プロラクチン血症，感情の鈍麻や意欲減退などの陰性症状増強などの副作用に注意する．また，新規抗精神病薬でも，体重の増加，プロラクチンの上昇，眠気，口の渇き，心電図の変化（QTc延長）などの副作用発現に注意する．

術前の抗精神病薬の中止・継続については，精神科医と協力し決定するのが望ましいが，休薬により術後のせん妄の発現頻度が増加することが報告されており[7]，基本的には，術前休薬は行わず術当日朝まで投与を継続する．

2）術中管理

アトロピンなどのベラドンナ薬は抗精神病薬の抗コリン作用を増強し，中枢性抗コリン症候群を起こす可能性があるため避ける．

統合失調症患者では，心電図上QT延長，PR延長，AVブロック，ST-T変化，T波異常，期外収縮などの心電図異常をみることがある．定型抗精神病薬は，QT延長やtorsades de pointes（トルサード・ド・ポアンツ）を発症する可能性が指摘されており，その発生機序として，心筋に対するquinidine様作用が考えられている[8]．

抗精神病薬と局所麻酔薬中のアドレナリンを介する相乗効果により5～20％に低血圧を認めることがある．これは高齢者やクロルプロマジン服用者で多くみられる．またβ受容体刺激作用を有する場合は血管拡張作用を示す[5]．

揮発性麻酔薬のセボフルランやイソフルランは低血圧，不整脈発生の問題はあまり生じないとされている．プロポフォールは覚醒が速く，術後早期に抗精神病薬の投与を再開できるため，統合失調症には適した麻酔薬である[9]．

3）術後管理

統合失調症患者の術後せん妄状態の発症頻度は30～50％とされている[10]．術後できるだけ早期の投薬再開と，再開までの代替薬を含む服薬計画を事前に立てておく必要がある．

表6-IX-1 統合失調症の治療薬

分類		作用	薬品名
定型抗精神病薬		主にD_2受容体遮断作用をもつ（特にブチロフェノン系）	フェノチアジン系：クロルプロマジン
			ブチロフェノン系：ハロペリドール
非定型抗精神病薬（新規抗精神病薬）	セロトニン・ドパミン遮断薬 serotonin-dopamine antagonist (SDA)	$5-HT_{2A}$受容体，D_2受容体の双方に遮断作用をもつ	リスペリドン，ペロスピロン
	ドパミン・セロトニン遮断薬 dopamine-serotonin antagonist (DSA)	SDA同様，$5-HT_{2A}$受容体，D_2受容体の双方に遮断作用をもつが，D_2受容体の親和性が強い	ブロナンセリン
	多受容体作用抗精神病薬 multi-acting receptor targeted antipsychotics (MARTA)	セロトニン・ドパミン受容体の他，多彩な受容体の遮断作用をもつ	オランザピン，クエチアピン，クロザピン
	ドパミン・システム・スタビライザー dopamine system stabilizer (DSS)	D_2受容体の部分的な作動薬としての作用をもつ	アリピプラゾール

（北條ほか，2015[3]より改変）

 術後イレウスは発症頻度も高く，注意すべき合併症である[11]．特に，抗コリン作用を有する向精神薬を長期に服用している患者で生じやすい．

 フェノチアジン系薬を長期，大量服用しているケースでは突然死の報告が少なくない[5,12]．誘因の1つとして，血圧低下時のアドレナリン$α_1$受容体を介する昇圧反射抑制が関与していると考えられている[9]．

 悪性症候群は，抗精神病薬や抗Parkinson病薬の急激な増量や減量，休薬した場合に発症する疾患で，筋硬直，無動化，高熱などがみられる．発症機序として，黒質線条体や視床下部での急激ドパミン受容体遮断やドパミン/セロトニンの不均衡などが考えられている[13]．発生頻度は，報告により0.007～2.2%と幅があるが，再発する可能性が高く，悪性症候群の既往歴の確認が大切である[14]．臨床症状として，発熱，筋硬直，頻脈，無動化などを呈する．臨床検査では白血球増加，CPK上昇などがみられる．表6-IX-2にCaroffらの診断基準を示す．

表6-IX-2 Caroffらの悪性症候群診断基準

以下の5項目を満たせば確定診断
1. 発症の7日以内に抗精神病薬投与を受けている（注射剤の場合2～4週間以内）
2. 38.0℃以上の発熱
3. 筋硬直
4. 次の中から5徴候 1) 精神状態の変化 2) 頻脈 3) 高血圧あるいは低血圧 4) 頻呼吸あるいは低酸素症 5) 発汗あるいは流涎 6) 戦慄 7) 尿失禁 8) CK上昇あるいはミオグロビン尿 9) 白血球増加 10) 代謝性アシドーシス
5. 他の薬物の影響，他の全身疾患や神経精神疾患を除外できる

（Caroff et al, 1993[15]）

悪性症候群の治療としては，原因薬物の中止，輸液，ダントロレン0.25〜2 mg/kg/日の投与を行う．ドパミン作動薬であるブロモクリプチンの投与も推奨されている[16]．類似する臨床所見やダントロレンが奏効することなどから悪性高熱症との関連も指摘されているが，一般に悪性症候群の進行は緩徐で，発熱も40℃に達することはまれである．筋硬直の程度も悪性高熱症よりも弱い．悪性高熱症の発症因子は，骨格筋のCa^{2+}の放出異常であるのに対し，悪性症候群は中枢のドパミン/セロトニンの不均衡によると考えられている．

2. 気分障害

気分障害は，①双極性障害（双極性Ⅰ型障害，双極性Ⅱ型障害，気分循環性障害），②うつ病性障害（大うつ病性障害，気分変調性障害），③その他（一般身体疾患による物質誘発性）に分類される．

双極性障害は，躁病相とうつ病相，維持・治療期が繰り返され，慢性の経過をたどることが多い疾患である．中等度以上の激しい躁状態とうつ状態のある場合を双極Ⅰ型障害，軽い躁状態（軽躁状態）とうつ状態のある場合は双極Ⅱ型障害とよばれる．

うつ病は，精神や身体にさまざまな症状を呈する疾患で，精神症状として憂うつ感，意欲・興味・精神活動の低下，焦燥，持続する悲しみ，不安などを特徴とする．身体症状としては全身倦怠感，易疲労感，睡眠障害などが現れる．ICD-10によるうつ病のエピソードを表6-Ⅸ-3に示す．国内調査では，12か月有病率が1〜2％，生涯有病率が3〜7％との報告がある[18]．

うつ病の病態にはモノアミン神経系のノルアドレナリン神経系とセロトニン神経系が関与しているとされている．生体にストレスが加わると，視床下部‐下垂体‐副腎皮質（HPA）系が活性化するが，HPA系の亢進が長時間持続するとノルアドレナリンとセロトニンの欠乏状態

表6-Ⅸ-3 うつ病エピソード（ICD-10）

大項目
1）抑うつ気分
2）興味と喜びの喪失
3）活力の減退による易疲労感の増大や活動性の減少
小項目
1）集中力と注意力の減退
2）自己評価と自信の低下
3）罪責感と無価値感
4）将来に対する希望のない悲観的な見方
5）自傷あるいは自殺の観念や行為
6）睡眠障害
7）食欲不振

（融ほか，1993[17]）

が生じ，うつ状態を形成する原因となると考えられている．

薬物治療として，抗うつ薬（**表6-Ⅸ-4**），気分安定薬，抗精神病薬，抗不安薬，睡眠薬などが用いられている．

1）術前管理

うつ病患者では，心血管系の疾患に関するリスク評価が必要である．うつ病自体が虚血性心疾患の危険因子とされており[19]，また心拍変動増大による不整脈や，セロトニン系異常による血小板凝集能亢進が関与した冠動脈梗塞，免疫能亢進による動脈硬化病変など，うつ病患者では心血管系の疾患になりやすい[20]．

三環系抗うつ薬は，心血管系疾患の危険因子と考えられている[21]．三環系，四環系抗うつ薬の長期投与や過剰投与は，低血圧，心収縮力の低下，突然死，致死性の不整脈などを生じさせる可能性が指摘されており[22,23]，特に虚血性心疾患の危険因子のある患者では注意が必要である．

三環系，四環系抗うつ薬がQT延長症候群から多型性心室頻拍を起こすことが知られている[24]．三環系，四環系抗うつ薬服用患者でQT延長症候群の危険因子は，女性，年齢，低カリウム血症，低マグネシウム血症，過量の抗うつ薬である[25]．一方，SSRIやSNRIはQT延長に及ぼす影響は少ない[25,26]．

表6-IX-4 抗うつ薬の種類

世代	分類	薬物名
第1世代	三環系抗うつ薬	イミプラミン アミトリプチリン クロミプラミン ノルトリプチリン トリミプラミン
第2世代	三環系抗うつ薬	アモキサピン ロフェプラミン ドスレピン
	四環系抗うつ薬	マプロチリン ミアンセリン セチプチリン
	その他	トラゾドン スルピリド
第3世代	選択的セロトニン再取り込み阻害薬（SSRI）	フルボキサミン パロキセチン
第4世代	セロトニン・ノルアドレナリン再取り込み阻害薬（SNRI）	ミルナシプラン

2年以上抗うつ薬を服用している患者では，糖尿病になりやすいことが報告されている[27]．術前の糖尿病の検査は行う必要があり，術中，術後の血糖コントロールにも十分注意する．

術前の抗うつ薬を休薬すべきかについては，一定の見解は得られていないが，抗うつ薬は半減期が長いため，直前の休薬の意義は少ない．また，抗うつ薬を手術3日前に休薬した場合，直前まで投与した群と比べ，術後の不穏状態が有意に多く，麻酔導入中の低血圧や不整脈の頻度に差はなかったとの報告もあり，術前に休薬する意義は少ない[28]．

2) 術中管理

ハロタン，イソフルランなど不整脈や頻脈を起こす可能性のある薬物や交感神経作動薬であるケタミンの使用は避ける[29]．プロポフォールの使用は問題ない．

長期間抗うつ薬が投与された患者では麻酔中の低血圧に注意が必要であり，特に，6か月以上の三環系または四環系抗うつ薬の服用，高齢者では，治療抵抗性の低血圧に注意する必要がある．これは，長期間の抗うつ薬服用により交感神経終末のノルアドレナリンが枯渇し，麻酔薬との相乗作用により低血圧が生じると考えられている[29]．

SSRIの長期服用では，セロトニン血中濃度の低下による血小板機能が変化することにより出血時間が延長し異常出血のリスクが高くなる可能性があり，周術期におけるNSAIDsやアスピリン使用には注意が必要である．

気分安定薬の炭酸リチウムを服用している患者では，筋弛緩薬の作用が増強される[30]．また筋弛緩薬の拮抗時には抗コリンエステラーゼ薬の作用が増強される可能性がある．炭酸リチウム服用患者の約1/3に多尿が認められるが，これはリチウムが抗利尿ホルモンの作用を抑制するためと考えられており，術中尿量は増加傾向を示す[29]．

3) 術後管理

うつ病患者では，術後にせん妄の発現する割合が高い[28,31]．これは抗うつ薬の抗コリン作用による影響や手術侵襲に対する内分泌，免疫反

応の異常，術後痛などが一因となっていると考えられている[32,33]．術後痛は術後せん妄の発現にも影響を及ぼすため，術後鎮痛は重要である．

4) セロトニン症候群

セロトニン症候群は，抗うつ薬の投与中に出現する副作用で，脳内のセロトニン濃度が高値となることによって引き起こされる症状である．主にSSRIやモノアミンオキシダーゼ（MAO）阻害薬などのセロトニン作動薬の追加投与や投薬量の増加と一致して，①精神状態の変化（錯乱，軽躁状態），②興奮，③ミオクローヌス，④反射亢進，⑤発汗，⑥悪寒，⑦振戦，⑧下痢，⑨協調運動障害，⑩発熱の症状のうち，3症状以上を認めた場合をセロトニン症候群と診断される．

セロトニン症候群の治療は原因薬物の中止と補液である．さらに対症療法として呼吸管理，クーリングによる解熱，けいれんに対する抗てんかん薬の投与，不安やミオクローヌスに対してベンゾジアゼピン系薬の投与などを実施する[29]．

X その他の病態

1．肥満患者

肥満は「脂肪組織に脂肪が過剰に蓄積した状態で，体格指数body mass index（BMI）＝体重[kg]/身長[m]^2≧25のもの」，肥満症は「肥満に起因ないしは関連する健康障害を合併し，医学的に減量を必要とする病態」と定義されている[1]．いずれもBMI 25以上が基準だが，両者は明確に区別されている．

従来，わが国では皮下脂肪型肥満ではなく，内臓脂肪型肥満が多い．このことは脂肪肝，脂肪筋，脂肪心筋など，非脂肪組織への脂質蓄積を意味し，インスリン抵抗性，動脈硬化などのリスクをもつ患者が多いことを示唆している．

表6-X-1 肥満患者の合併症

循環系	高血圧，虚血性心疾患，うっ血性心不全など
呼吸系	低酸素血症，睡眠時無呼吸症候群，肺動脈塞栓症，肺炎など
代謝系	糖尿病，脂質異常症など
消化器系	脂肪肝，胃から食道への逆流など
中枢神経系	くも膜下出血，脳梗塞など
その他	静脈血栓症，易感染性など

肥満患者が合併しやすい合併症（表6-X-1）のうち，特に問題になるのは循環系と呼吸系の疾患である．肥満患者の半数以上に高血圧を認め，また高血圧の肥満患者では心室性期外収縮の頻度が10倍になる[2]．BMIが高く低酸素血症や心不全をきたしている場合，体重を減量し，心機能を改善後に手術に望む必要がある．

1) 術前管理

肥満患者の術前に考慮すべき項目は多数ある（表6-X-2）．肥満の程度は，BMIが標準的指標となっている（表6-X-3）．また肥満症は従来の質的異常/量的異常ではなく，BMIが25〜35の肥満症とBMI 35以上の高度肥満症とに分類されている．ASA分類では，30＜BMI＜40はriskⅡ，BMI≧40はriskⅢにおのおの該当する．BMI 30以上の肥満患者では突然死の頻度が高まり，BMI 35以上の肥満の突然死のリスクは2倍となる[2,3]．

あらかじめ医療面接で，日常の生活状況について詳細に聞き出すことはきわめて重要である．肥満患者は，活動性に乏しく，息切れや動悸を訴えることが多い．また呼吸困難，仰臥位での息苦さを訴えることもある．これらの患者の場合，心機能，呼吸機能の詳細な検査が必要となる．さらに家族より夜間のいびきの程度，呼吸の不規則さを聴き取りすることは，睡眠時無呼吸症候群の有無の判断材料になる．

表6-X-2　術前の考慮項目

①肥満の程度
②日常活動の程度
③睡眠時の呼吸状態に異常はあるか
④ユニット・手術台は適切なサイズか
⑤カフの大きさは適切か
⑥静脈確保は容易か
⑦気道確保は容易か
⑧検査項目に異常はないか
⑨手術時間および手術部位

表6-X-3　肥満度分類

BMI分類 (kg/m^2)	判定	WHO基準
<18.5	低体重	Underweight
18.5≦～<25	普通体重	Normal range
25≦～<30	肥満(1度)	Pre-obese
30≦～<35	肥満(2度)	Obese class I
35≦～<40	肥満(3度)	Obese class II
40≦	肥満(4度)	Obese class III

ただし，肥満(BMI≧25)は，医学的に減量を要する状態とは限らない．BMI≧35を高度肥満と定義する．
(肥満症診療ガイドライン2016[1]より)

血圧計のカフ幅が短くなる(上腕周囲径の40%以下)と血圧は高く表示される．またユニットあるいは手術台の大きさも適切かあらかじめ検討しておく必要がある．さらに末梢静脈の確保が困難なことが多く，術前より静脈確保部位を検討しておくことは時間の節約になる．肥満患者では深部静脈血栓症の頻度が2倍に増える[3]．下肢の静脈血栓は肺動脈血栓症の原因となるため，全身麻酔時も上肢から静脈確保を行う．

下顎に脂肪が厚くついている場合，マスク保持が困難になる場合がある．また挿管困難は非肥満患者に対し6～7倍にみられる[3]．そのため気管挿管の難易度も推測しておく必要がある．肥満患者でMallampati Class III以上，頸部周径増加，睡眠時無呼吸症候群合併などの所見を伴う場合，気管挿管困難の可能性を想定する必要がある[4]．喉頭展開が難しい場合，エアウェイ，気管支ファイバースコープ，ラリンジアルマスク，ビデオ喉頭鏡など気道確保困難用器材一式の準備をしなければならない[5]．

場合によっては負荷心電図や心エコーなどの検査は重要となる．あらかじめ循環器の専門医に相談し，その評価を参考にする．また，肥満患者は胃液量が多く，胃液pHは低い．そのため，誤嚥予防策として，H$_2$受容体遮断薬の使用は有効である[6]．

2) 術中管理

導入時の体位は，必要に応じ，外耳道と胸骨の高さを一致させるように上半身を挙上するramped positionが適応となる．平坦な手術室テーブルを体幹・大腿接合部で屈曲させ，手術台の背中部分を上昇させて再設定することによっても達成できる．この体位をとることで喉頭展開，気管挿管が容易になる[7]．

導入は気道確保困難に対する十分な準備を整えたうえで急速導入する意見と意識下挿管を推奨する意見に分かれる．急速導入を企図する場合，ラリンジアルマスクの使用[8]やビデオ喉頭鏡が有用である[9]．気道確保困難が予測される場合，あるいは睡眠時無呼吸症候群がある場合，意識下挿管が適応となる．意識下挿管を行う場合，適度な鎮静，表面麻酔を含めた鎮痛が必要であるが，過鎮静による気道閉塞に注意する．気道確保が困難であった場合の対処として輪状甲状間膜切開が必要な場合には，超音波装置による位置確認が有効である[10]．

麻酔薬の投与量は体重あたりで表記されることが多い．肥満患者では脂肪の比率が増加するため，実体重total body weight(TBW)を用いた場合，過剰投与になる可能性が高い．この点に関して，理想体重ideal body weight(IBW)，除脂肪体重lean body weight(LBW)あるいは補正体重adjusted body weight(ABW)の使用

表6-X-4 体重評価法

実体重 (TBW)	実際の体重
理想体重 (IBW)	身長(m)^2×22(BMI)
除脂肪体重 (LBW)	男性：9,270×TBW/(6,680+(244×BMI)) 女性：9,720×TBW/(8,780+(244×BMI))
補正体重 (ABW)	IBW+0.4×(TBW-IBW)

(豊田ほか, 2016[13]より改変)

表6-X-5 薬物投与の目安

麻酔薬	プロポフォール	導入	LBW
		維持	TBW, ABW
	チオペンタール	導入	LBW
		維持	TBW
麻薬	フェンタニル		LBW
	レミフェンタニル		LBW
筋弛緩薬	ロクロニウム		IBW
	ベクロニウム		IBW
	スキサメトニウム		TBW

(Ingrande et al, 2010[11], 2011[12], 豊田ほか, 2016[13]より改変)

が提案されている（表6-X-4, 5）。肥満患者における麻酔薬の投与量に関して，プロポフォールの導入量はLBWが，また維持量に関してはTBWあるいはABWが推奨されている．またレミフェンタニル，フェンタニルの分布用量およびクリアランスは，IBWの相関が高い．

筋弛緩薬に関しては，拮抗にスガマデクスを利用できることからロクロニウムの使用が適している．ロクロニウムは，LBWでの投与が推奨されている[11-13]．吸入麻酔薬は，体脂肪量そのものは麻酔覚醒にはあまり影響はしない．しかし，デスフランはセボフルランより覚醒が速やかである．

肥満患者は術中，①呼気予備量，機能的残気量（FRC）の低下，②胸郭コンプライアンスの低下，③換気/血流比不均衡分布などにより無気肺の発生量が増大し，低酸素症に陥りやすくなる．仰臥位は立位に比べ，横隔膜が腹部内臓により頭側に押し上げられるため，FRCは0.5～1.0L減少する．全身麻酔下では，横隔膜協調運動の喪失も伴い，さらに16～20％減少する[14]．このFRC減少は肥満患者ではさらに助長され[15]，FRC減少の大きさはBMIと比例する．また肥満患者は，非麻酔下ですでに肺・胸郭コンプライアンスは低下している．これは胸壁および乳房の加重，胸椎の後彎，腹壁の加重，腹圧上昇による横隔膜挙上などによる．肺底部の換気が障害されるために換気/血流比不均衡分布は拡大するが，全身麻酔ではさらに増悪する．これらのことから術中の体位には十分考慮したうえで呼吸管理を行う必要がある．

肥満患者では十分な1回換気量を得るために非常に高い気道内圧を必要とすることが多い．しかし，このことでむしろ肺内シャントが増加し，酸素化を悪化させる場合もある．術中の動脈血液ガス分析を行い，高めのPEEP（呼気終末陽圧）と低い気道内圧の管理が必要となる[16,17]．

3) 術後管理

肥満は，手術出血量増加，手術時間延長，創部感染，術後無気肺や肺炎などの肺合併症，肺血栓塞栓症などの合併症の予測因子である[3]．Pa_{O_2}および組織への血流低下による創組織での酸素化悪化は，創感染の頻度を高くする[18]．糖尿病の合併はそのリスクを高めるため，血糖コントロールは重要となる．また手術時間や術後痛コントロールなどの周術期因子は肥満患者の術後合併症に影響する[19,20]．よって，手術時間の短縮および静脈内に患者管理鎮痛法（PCA）などを適切に使用することによる効果的な術後鎮痛はきわめて重要となる．また術前より，弾性ストッキングの使用，間欠的空気圧迫装置を用いて，深部静脈血栓症の予防に心がける．早期離床は，肺血栓塞栓症の予防にもなる．

2. 関節リウマチ rheumatoid arthritis(RA)

　全身の結合組織が侵される原因不明の自己免疫疾患の1つである．有病率は約0.5％，発症年齢のピークは50歳代で，男女比は1：3〜5である．

　RAは，初期では両手足の小関節が左右対称に侵され，次第に全身の関節に進行する．関節の結合組織の病変が著しいため，患者の主な訴えは，激しい関節痛，関節の変形，強直である．またRAの関節外症状は，貧血，間質性肺炎，心病変，腎病変など多岐にわたる．間質性肺炎は，コンプライアンスの低下をきたす．心病変は左室肥大，狭心症など30％前後に発生する．その他，肝病変，循環血液量減少，低タンパク血症，低栄養，骨粗鬆症，血管炎などもあり，一般状態のリスクは高い．

1) 術前管理

　麻酔上，特に重要なことは，顎関節や頸椎の関節病変である．RA患者における下顎骨関節突起の破壊吸収による下顎骨の後退，顎関節硬直などの顎関節症状の割合は60％以上にみられる．また頸椎骨癒合による頸部後屈不能などの頸椎異常はRA患者の80％以上にみられる[21]．これらの問題は，開口障害，頸部後屈を困難にし，全身麻酔の導入に影響を及ぼす．挿管困難を疑いMallampati分類，BMI，短頸の有無，甲状オトガイ間距離，必要に応じて頸部の放射線学的評価などを行う．

　また輪状披裂軟骨関節炎[22]に起因する生体の狭小化による嗄声，喘鳴，嚥下痛，呼吸困難を伴うことがある．挿管操作を困難にするだけでなく，抜管後の気道閉塞の可能性に留意する必要がある．術前より，披裂軟骨粘膜の発赤や浮腫がある場合，気管挿管は好ましくない[23]．

　RA患者はその治療に，非ステロイド性抗炎症薬（NSAIDs），副腎皮質ステロイドなどが用いられている．副腎皮質ステロイド投与患者は，副腎機能抑制や易感染性が存在する可能性がある．ショックや敗血症の原因となるため，使用薬物，罹患期間の確認を行う．

　全身状態評価では，RAの進行に伴うベッド上安静や車椅子に頼ることで，全身筋肉萎縮，重要臓器の機能低下が認められる．このような場合，術前より呼吸・循環動態の十分な監視が必要となる．

　検査データでは，RAの進行程度に伴い，貧血（低色素性），心電図異常（脚ブロック，ST低下，心筋障害），肺疾患，薬物性の出血傾向，肝機能障害などが認められる．また副腎皮質ステロイド使用により，副腎萎縮や皮膚萎縮，それに伴う血管確保困難，易出血性，また消化器潰瘍が存在する可能性がある．

2) 術中管理

　術前に確認した関節の可動域制限内で，手術に差し障りのない限り，患者の最も楽な体位をとらせる．副腎皮質ステロイド使用に起因する骨粗鬆症のため，骨折しやすい状態であることを念頭におき，急激な体位変換は避け，必要に応じて枕，スポンジなどを用いる．

　麻酔導入は，フェイスマスク換気困難が予測される場合，意識下挿管を選択することを考慮する[24]．必要に応じて，ラリンジアルマスク，ビデオ喉頭鏡，気管支ファイバースコープを選択する．RA患者の約20％にSjögren症候群を合併するため，乾燥性角結膜炎を認める．術中は眼軟膏，アイパッチによる眼球保護を行う．

3) 術後管理

　RA患者の感染防止は，周術期を通じて大きな問題となる．術後も手術創を含め無菌的処置に十分配慮する．また出血に対する注意は術後も重要となる．消化器潰瘍の危険性の観点からも，急速に貧血が現れたら出血を疑い，その原因の究明を行う．

3. 臓器移植後の患者

　免疫抑制薬の開発，移植技術の進歩は目をみはるものがあり，各臓器において症例数は増加

している[25]．わが国で行われている実際の移植は，腎臓が一番多く，次に肝臓，肺，心臓の順になっている．歯科口腔外科領域でも，これら移植後の患者は増加すると考える．

移植部位にかかわらず，周術期を通して最も考慮すべきことは，持続的に投与されている免疫抑制薬に起因する感染である．

1）術前管理

移植臓器の最新の評価を問診，身体所見，検査所見から行う．

腎移植後患者は高血圧，うっ血性心不全，左室肥大，虚血性心疾患などの合併症の割合が高い[26]．また副腎皮質ステロイドの長期投与による副腎皮質機能の低下と易感染性に注意する．

肝移植後患者も，免疫抑制薬の使用により，65～70％の患者に移植後高血圧がみられる．さらにインスリン抵抗性糖尿病，脂質代謝異常，肥満などの合併症を呈することが多い．これらの患者は，心血管イベントの危険性が高くなるため注意を要する[27]．

心移植後患者は除神経されているため，血圧維持自己調節能力が弱い．拍出量は前・後負荷に依存する．心臓迷走神経がないため，心拍数は90～100/分前後となる．また不整脈，特に右脚前肢ブロックを伴うことが多い[28]．さらに糖尿病，冠動脈疾患，腎不全，高血圧を合併していることが多い．

2）術中管理

腎移植患者は，外科手術を契機に腎不全が惹起される可能性があり，麻酔管理は慢性腎不全患者に準じ，腎血流や糸球体濾過量に影響を与えない麻酔法を選ぶ．セボフルランの腎毒性は，臨床的には決定的な腎障害のエビデンスはない[29]が，イソフルランは，無機フッ素の遊離が他の揮発性麻酔薬と比較して最も低く，生体代謝率も低いことから適している．腎血流維持のためにドパミン投与を行う[30]．鎮痛薬は，フェンタニル，ベクロニウムは影響を及ぼさない．

肝移植患者は，肝障害のある患者として麻酔管理を行う．門脈血流の低下を防ぐために，循環血液量低下や非選択性β遮断薬の使用は避けるべきである[31]．

心移植患者は，麻酔法に特別な禁忌はないが，前負荷，後負荷の適切な維持，腎障害に配慮する．自律神経支配がなく，循環血液量減少や低血圧に対する反射には限界があるが，Frank-Starling機構は正常である．カテコラミンなど臨床で使用する昇圧薬のほとんどは問題になりにくいが，アトロピン，β遮断薬の投与は避ける[31,32]．

3）術後管理

術後は循環動態の監視，移植臓器の機能の変化に注意を払い，感染予防対策を徹底する．

4．輸血拒否患者

1）エホバの証人

宗教上の教義に基づき，輸血を拒否するエホバの証人の信者は，全国でおよそ21万3千人であり（2017年），その家族を含めるとその約3倍程度が無輸血治療の対象と考えられる．エホバの証人は同種血輸血を拒否する．自己の血液も，いったん自身から離れた場合は拒否するのが通常であるため，貯血式自己輸血は否定する．信者により体外循環，セルセイバー，術前希釈性自己血貯血の回路などは身体と途絶しなければ受け入れる．また，エホバの証人は無輸血の立場をとるが，代替療法はむしろ積極的に受け入れている．増血剤やエリスロポエチンは使用可能である．しかし，血液製剤の中には個個の信者の判断に任されているもの（アルブミン，グロブリン，フィブリノゲンなど）があり，使用不可能なものと使用可能なものを術前に明確にしておくことが重要である．

2）輸血拒否患者への対応

2008年2月に日本輸血・細胞治療学会，日本麻酔科学会，日本小児科学会，日本産婦人科学会，日本外科学会の関連5学会と法律専門家，

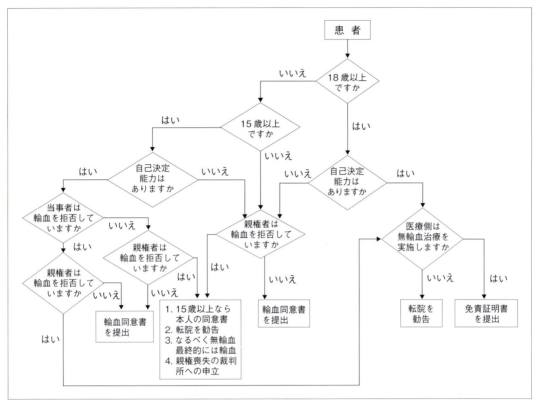

図 6-X-1 未成年者における輸血同意と拒否のフローチャート

マスコミ関係者などから構成された合同委員会により「宗教的輸血拒否に関するガイドライン」が制定された．ガイドラインは，18 歳以上，15 歳以上 18 歳未満，15 歳未満の場合に分けて，医療に関する判断能力と親権者の態度に応じた対応を整理している（図6-X-1）．これまでの裁判例をふまえて，輸血を含む治療を行わなければ生命の危険がある場合など特殊な状況では，親の同意が得られなくても，輸血を可能とする道を示している[1]．

(1) 当事者が 18 歳以上で医療に関する判断能力がある人の場合

①**医療側が無輸血治療を最後まで貫く場合**
　当事者は，医療側に本人署名の「免責証明書」（図6-X-2）を提出する．

②**医療側は無輸血治療が難しいと判断した場合**
　医療側は，当事者に早めに転院を勧告する．

(2) 当事者が 18 歳未満，または医療に関する判断能力がないと判断される場合

①**当事者が 15 歳以上で医療に関する判断能力がある場合**

a. 親権者は輸血を拒否するが，当事者が輸血を希望する場合：当事者は輸血同意書を提出する．

b. 親権者は輸血を希望するが，当事者が輸血を拒否する場合：医療側は，なるべく無輸血治療を行うが，最終的に必要な場合には輸血を行う．親権者から輸血同意書を提出してもらう．

c. 親権者と当事者の両者が輸血拒否する場合：18 歳以上に準ずる．

②**親権者が拒否するが，当事者が 15 歳未満，または医療に関する判断能力がない場合**

a. 親権者の双方が拒否する場合：医療側は，

（様式1）
輸血拒否と免責に関する証明書（例）
　　　　（処置，手術など）について
説明日　　年　　月　　日
説明者　　　　　　科
主治医（署名）　　　　　　
主治医（署名）　　　　　　
○○病院長殿

　私は，私の健康と適切な治療のため，以下の種類の血液製剤を以下のように輸血する可能性や必要性があることについて説明を受けました．
（血液製剤の種類，投薬量等具体的に記入）

　しかしながら，私は，信仰上の理由に基づき，私の生命や健康にどのような危険性や不利益が生じても，輸血を使用しないよう依頼いたします．
　私は，輸血を拒んだことによって生じるいかなる事態に対しても，担当医を含む関係医療従事者および病院に対して，一切責任を問いません．
　なお，私が拒む輸血には（○で囲む），全血，赤血球，白血球，血小板，血漿，自己血（術前貯血式，術中希釈式，術中回収式，術後回収式），血漿分画製剤（アルブミン，免疫グロブリン，凝固因子製剤，その他　　　　　）があります．
　輸液や血漿増量剤による処置は差し支えありません．

　　　　　　　　　　　　　　　　　　　　　　　　署名日
　　　　　　　　　　　　　　　　　　　　　　　　年　　月　　日

　　　　　　　　　　　　　　　　　　　　　　　　患者氏名（署名）　　　　　　
　　　　　　　　　　　　　　　　　　　　　　　　代理人氏名（署名）　　　　　　
　　　　　　　　　　　　　　　　　　　　　　　　患者との続柄　　　　　　

図6-X-2　免責証明書　（宗教的輸血拒否に関する合同委員会）

親権者の理解を得られるように努力し，なるべく無輸血治療を行うが，最終的に輸血が必要になれば，輸血を行う．親権者の同意がまったく得られず，むしろ治療行為が阻害されるような状況においては，児童相談所に虐待通告し，児童相談所で一時保護のうえ，児童相談所から親権喪失を申し立て，合わせて親権者の職務停止の処分を受

け，親権代行者の同意により輸血を行う．
b. **親権者の一方が輸血に同意し，他方が拒否する場合**：親権者の双方の同意を得るよう努力するが，緊急を要する場合などには，輸血を希望する親権者の同意に基づいて輸血を行う．

　各医療施設は，事前に十分な討論を行い，各施設の対応方針を病院全体として一本化しておくことが大切である．治療方針の選択・決定にあたっては，十分な情報提供と説得を必ず複数の医師，看護師，事務職員などの立会いのもとで行い，説明内容を診療録に記載するようにする．患者の信仰を尊重し，輸血方法や輸血回避手段を十分に本人・家族に説明し確認を行うとともに，各施設ごとに医療連携システムの充実を行うことが大切である．

5. アルコール依存症・薬物依存症の患者

1) アルコール依存症

　アルコール依存症の患者数は，2003年に行われた実態調査によると，アルコール依存症疑いは440万人，アルコール依存症は80万人と推計されているが，実際に治療を受けているのは年間5万人にすぎないといわれている[2]．

　近年は女性の社会進出や高齢化を反映して，女性・高齢者のアルコール依存症が増加している[3]．アルコール依存症の原因は，環境要因が主なものと考えられがちであるが，50〜60%は遺伝的要因によると推定されている[4]．

　アルコール依存症になると，日常行動の合間に飲酒を繰り返す病的飲酒を繰り返し，断酒しても少量の再摂取から断酒直前の摂取行動に戻りやすく再発が起きやすい．飲酒中断や飲酒量の減少で，不眠，悪夢，血圧上昇，動悸，吐き気，嘔吐，頭痛，胃痛，発汗，寝汗などの神経症状や，見当識障害，幻聴，幻覚，振戦，せん妄などの精神症状が認められ，患者はこれらの症状から逃れるためにさらに飲酒を続けることになる．身体的な合併症としては，胃炎，膵炎，糖尿病，肝炎，肝硬変，心筋症，脳梗塞・脳出血，神経・精神疾患としてうつ病，末梢神経炎，小脳変性症，Wernicke-Korsakoff症候群，アルコール性認知症などを伴う．術前には，これらの合併症の検索・対策が必要である．

　また，アルコール依存症の患者は，飲酒運転，事故，自殺，家庭内暴力，虐待など多くの社会的問題も引き起こす．さらに女性アルコール依存症患者は，男性と比べ重複障害が多いことが指摘されており，注意が必要である[4]．

　治療法は断酒が基本であり，専門施設による治療が推奨される[6]．

2) 薬物依存症患者

　薬物依存症とは，薬物の効果が切れてくると，自分の意志では薬物の使用をコントロールできなくなってしまう状態をいう．原因として脳内の中脳辺縁系ドパミン作動性神経系（別名：A10神経系）の異常であることが明らかになっている．異常となったA10神経系は元に戻らない可能性があるとされている[7]．症状としては，渇望のような精神的依存と振戦や幻覚・意識障害などの離脱症状を呈する身体的依存がある．覚醒剤，コカイン，ニコチン，カフェインなどは精神的依存を引き起こす．一方，ベンゾジアゼピン，大麻，アヘン類，モルヒネなどは精神的依存と身体的依存の両方を引き起こす．各薬物ごとに，さまざまな治療法があり，科学的な根拠に基づいた治療方針は定まっていない．そのため各患者のこれまでの病歴の把握と内服薬などの確認を十分に行い，それに対応した麻酔方法を選択することが必要である．

6. 指定難病（特定疾患）

　2014年に，「難病の患者に対する医療等に関する法律（難病法）」が成立し，特定疾患から指定難病に移行した[8]．

1) 高安動脈炎（大動脈炎症候群）

　大動脈およびその主要分枝，肺動脈，冠動脈などに原因不明の非特異的血管炎が生じる．橈

骨動脈の脈拍が消失することがあり，脈なし病ともいわれる．病名は発見者の高安右人に由来する．原因としては，ウイルス感染の可能性が考えられている．男女比は約1：8で女性に多い．発症は20歳前後であるが，中高年の患者も多い．症状は，微熱，全身倦怠感などの全身炎症症状，左上肢の脈なし・挙上困難，頭痛，血圧の左右差などを認める．治療法は，副腎皮質ステロイド，免疫抑制薬が使われる．血栓予防のため抗血小板薬や抗凝固薬が使われることもあるので注意する．人工血管置換術など大がかりな外科手術が行われることもある．麻酔管理としては，血管病変の部位，程度などに個人差が大きいため，その病態を正確に把握することが大切である．主要な臓器の血流が低下しやすいため，血圧低下には注意する．血管作動薬の持続投与も考慮する．

2）軟骨無形成症

軟骨無形成症は四肢短縮型の低身長症を呈する骨系統疾患で，約2万出生に1人の割合で発生する．特徴的な身体所見とエックス線像から診断は容易である．成人身長は，男性で約130 cm，女性で約125 cmと低い．患者の95％に染色体領域4p16.3に存在するFGFR3（線維芽細胞増殖因子受容体3）のG380R点変異（380番目のグリシンがアルギニンに置換される変異）がみられる．線維芽細胞増殖因子受容体3型（FGFR3）遺伝子のG380R変異を認める．

遺伝様式は常染色体優性遺伝であるが，約90％以上は新規突然変異によるもので，健康な両親から生まれる．出生時から四肢短縮を認めるが，出生身長は小さくはないが，成長とともに低身長が目立つようになる．知能は正常である．特徴的な顔貌として頭蓋骨が相対的に大きい，前額部の突出，鼻根部の陥凹，下顎の相対的な突出，咬合不整，歯列不整などがみられる．中枢性と鼻咽頭狭窄により無呼吸，呼吸障害も生じやすい．また胸郭の低形成により拘束性肺疾患や呼吸器感染症の反復，重症化も発症することがある．全身管理は，これの特徴的な問題点を考慮して，慎重に行うことが大切である．

3）先天性気管狭窄症

先天性気管狭窄症は，気管軟骨の形成異常が原因で発症し，気管狭窄部には膜様部が存在せず，気管壁の全周を軟骨が輪状に取り囲んでいる．気管支の分岐異常，先天性心疾患，肺動脈による血管輪症などを合併する．生後数か月頃から喘鳴，努力性呼吸などの呼吸症状が認められる．上気道感染を契機にして呼吸困難が強くなり，窒息状態に至ることもある．他疾患の治療に際して気管挿管が試みられ，適切な深さまで気管内チューブが挿入できないことから発見されることも多い．成長とともに狭窄部気管が拡大し，症状が軽減していくこともあり，経過観察も可能であるが，外科的な気管形成術が行われることが多い．

麻酔管理としては，年齢に合わせた気管チューブが挿入できない場合は先天性気管狭窄症の可能性を常に考慮する必要があり，無理やりなチューブの挿入により，狭窄部の粘膜を物理的に刺激して肉芽や浮腫の発生を引き起こさないようにする．事前に診断がなされているときは，適切な気管チューブの選択が肝要であり，浮腫予防に副腎皮質ステロイド投与も考慮し，厳密な術後管理が大切である．

第7章 口腔外科手術と全身麻酔

I 特　徴

　口腔外科手術の最大の特徴は術野と気道が重なっていることである．したがって，全身麻酔の際には術前・術中・術後の気道管理に細心の注意を払わなければならない．以下に具体的な注意点をあげる．

1. 気道管理に関連した注意点

1）気道確保困難症例

　Treacher Collins症候群やRobinシークエンス，Goldenhar症候群などの先天異常，顔面外傷，口底部蜂窩織炎などの重症感染症，術後の顔面変形などによって，通常の全身麻酔の導入では意識消失と同時に気道確保がきわめて困難となる場合がある．これらの症例では，術前の慎重な気道評価にもとづき，difficult airway management（DAM）のアルゴリズムに従って適切な対応を行う必要がある（第5章Ⅷ-5参照）．多くの場合，全身麻酔導入前に気道確保困難が予測されるので，有意識下に気管支ファイバースコープを用いた気管挿管を行うことが多い．

　全身麻酔導入後の気道確保困難には，前述した各種の状態によるマスク換気困難，喉頭展開困難，気管挿管困難などが含まれる．頰骨弓陥没骨折や顎関節症による開口障害では，マスク換気そのものは困難ではないにもかかわらず，気管挿管が困難となる場合もある．これらの症例でも，DAMのアルゴリズムに従って適切な対応を行う．近年では，ビデオ喉頭鏡が使用される症例が少なくない．同時に，これらの症例では気管チューブの抜管も慎重に行わなければならない．場合によってはチューブ留置や気管切開も必要となる．

2）経鼻挿管

　口腔内手術に対する気管挿管として，経鼻挿管が選択されることが多い．経口挿管と比べて細い気管チューブを使用するので，鼻腔狭窄の程度によっては呼気抵抗が大きくなる．加えて，経鼻挿管では，鼻出血や鼻腔内組織などの気管内への押し込み，鼻中隔の骨棘によるカフ損傷などにも注意が必要である．一般に，経鼻挿管用チューブは経口挿管用チューブに比べて軟らかい材質のものが多いが，チューブによっては温湯で加温軟化してから使用する．気管チューブを固定する際には，外鼻の変形と鼻翼への圧迫を避けるように配慮する（図7-Ⅰ-1）．

3）麻酔器の位置

　手術によっては，患者の頭部から離れた位置に麻酔器を設置しなければならないことがある（図7-Ⅰ-2）．この場合には麻酔回路のはずれなど，気道トラブルへの対応が遅れやすいので細心の注意が必要である．

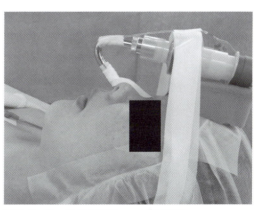

図7-Ⅰ-1　経鼻気管チューブの固定

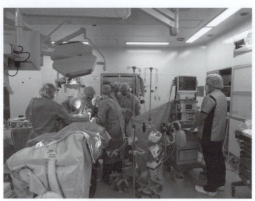

図7-Ⅰ-2 悪性腫瘍手術の風景
麻酔器は3時の位置.

2. その他の注意点

1) 血管収縮薬含有局所麻酔薬の使用

ほとんどの手術では，術野からの出血量減少と全身麻酔薬投与量の減少のために，血管収縮薬含有局所麻酔薬を手術野に投与する．したがって，薬物投与後の循環系，呼吸系および代謝系の変動に配慮が必要である．

2) 患者の年齢層

口腔外科手術は対象となる患者の年齢層が広い．唇裂では生後3か月程度の乳児が対象となる一方で，悪性腫瘍や外傷では80歳代の症例もまれではない．顎変形症手術は10歳代後半から20歳代の患者が多く，全身的な問題のない患者がほとんどであるが，高齢者では循環系，呼吸系，代謝系など基礎疾患を合併していることが多く，患者の主治医との十分な対診によって，術前の慎重な全身状態評価と適切な管理を行っておく必要がある．

3) 緊急手術

一般に，口腔外科手術では緊急手術の頻度は少ない．しかし，緊急手術となる原因の多くは術後の気道閉塞や口腔内出血，あるいは口底部蜂窩織炎などの急性炎症であり，気道確保や気管挿管が困難であることが多い．緊急手術のために時間的な余裕が少ないが，慎重な術前評価が重要である．

以下に，代表的な口腔外科手術である，膿瘍切開術，顎顔面外傷手術，外科的矯正術，腫瘍切除術および再建術，口唇裂・口蓋裂手術のための全身麻酔について，その要点をまとめる．

Ⅱ 主な口腔外科手術と麻酔管理

1. 膿瘍切開術の麻酔

1) 術前評価

(1) 炎症の波及部位

パノラマエックス線写真，CTやMRIなどで原因歯や炎症の波及部位を評価する[1,2]．膿瘍の形成部位によっては舌や口蓋，気道の変位をきたし気道狭窄や気道確保，喉頭展開が困難となることがある[3]．

(2) 開口距離

疼痛や咀嚼筋，顎関節への炎症の波及により開口障害をきたすことがあり，気道確保方法や術後管理の選択に重要な要素となる．

(3) 経口摂取

経口摂取が困難な場合，栄養状態が不良となったり，極度の脱水をきたしたりすることがある．血液検査や尿定性検査などで電解質異常の有無などを評価する．緊急手術が必要な場合，術前経口摂取の時間や胃内容物の状態によっては手術開始時間を遅らせるか，嘔吐の危険性を考慮した麻酔方法を選択する．

(4) 基礎疾患

既往歴の聴取を行い，コントロール状況や服薬内容を確認する．既往歴の聴取にあたって本人からの聴取が困難な場合は，家族などに確認する．必要があれば電話などで主治医に確認を行う．全身状態によっては三次医療機関への搬送も考慮する．副腎皮質ステロイドの長期内服症例や糖尿病を基礎疾患としている場合，術後炎症がさまざまな部位に波及したり，浮腫の改善が遅延したりするなどの状況になることがある．

2) 麻酔方法の選択
(1) 精神鎮静法
手術侵襲が小さい場合には局所麻酔が選択されるが，炎症により局所麻酔が奏効しにくいことがあるので，疼痛制御を兼ねて精神鎮静法を併用することもある．静脈内鎮静法の場合，鎮静薬の過量による深鎮静で呼吸抑制を生じると，気道確保が困難になることがあるので留意する．

(2) 全身麻酔
確実な気道確保と鎮痛，患者の不動化が提供できるが，挿管困難，フルストマック（胃の内容物が多い状態）への対応が必要である．気道確保は通常気管挿管を行う．

3) 麻酔の実際
(1) 前投薬
気道確保困難な症例の場合，深鎮静は避ける．気管支ファイバースコープを使用する気管挿管の場合，口腔内分泌物によって視界不良となり挿管困難となるため，アトロピンなどの副交感神経遮断薬の使用を考慮する．

(2) 麻酔導入および挿管
①喉頭鏡やビデオ喉頭鏡
開口距離が十分な症例や開口障害があってもエアウェイスコープ®やMcGrath™ MACなどの挿管補助器具のブレード相当部位の挿入が可能であれば，直視またはモニタ上で確認しながら気管挿管は可能である．この場合は通常の導入が可能である．

②気管支ファイバースコープ
開口量が不十分な場合やまったく開口しない場合であっても経鼻気管挿管は可能である．自発呼吸を残したまま行うほうが安全である．デクスメデトミジンなど呼吸抑制の少ないものやレミフェンタニルなど調節性のよい麻薬の使用を考慮する．

③気管切開
最も確実であり，チューブを長期間にわたり留置する可能性がある場合は特に安全で患者にも違和感が少ない．十分な局所麻酔を行えば，覚醒下に行うことができる．

4) 術中管理
(1) 維持
炎症部位の局所麻酔は効果が不十分となることが多いため，疼痛制御が重要である．しかし，手術時間は短時間のことが多く，鎮静薬や全身麻酔薬の過量により覚醒遅延を起こしやすい．レミフェンタニルなどの調節性のよい麻薬や消炎鎮痛薬の使用が重要である．

(2) 抜管
術後の気道評価が重要である．切開などの手術への反応による浮腫，炎症による腫脹など気道閉塞の危険性がある場合，気管チューブ留置または気管切開を躊躇すべきではない．抜管にあたってはCT撮影による気道評価やカフリークテスト（挿管中のチューブのカフを脱気し，リークの有無を調べる方法）など十分な評価をしてから抜管すべきである[4]．

また，膿瘍切開を再度行う可能性があるかなど，口腔外科医と十分に計画することも必要である．

5) 術後管理
血圧，Sp_{O_2}，心電図などにより継続的に観察を行う．チューブ留置症例では呼気二酸化炭素モニタなども使用して厳重に管理を行う．また，疼痛に対して十分に対策を行う．
① 局所麻酔で手術を行った症例や抜管した症例では，術後の浮腫や出血などによる気道閉塞や誤嚥などに厳重に注意する．
② チューブ留置症例や気管切開症例では，安静のため鎮静を要することもあり，その場合は呼吸抑制の観察や人工呼吸器の装着が必要である．薬物の選択にあたっては適応に注意する．

2. 顎顔面外傷手術の麻酔

1) 顎顔面外傷患者の特徴

顎顔面部の外傷は，交通事故や転倒，殴打，そしてスポーツなどが原因で生じることが多い．

顎顔面骨折の特徴として，骨折している場所が1か所ではなく数か所に及ぶことがあげられる．顎骨だけでなく眼窩底骨折や鼻骨骨折，鼻篩骨骨折などを伴うこともあるため，視覚や聴覚などの機能障害を起こすこともある．そして顎顔面部を受傷した際には，脳や脊髄が近接しているため，中枢神経系の精査が必要なこともある．

顎顔面外傷患者の周術期管理は，外傷に至った経緯によって注意点が異なる．頭部外傷では意識障害を伴うことが多く，舌根沈下などによる気道閉塞を起こす可能性がある．このため，早期に気道確保を目的に気管挿管を必要とすることも多い．しかし，顎骨単独の骨折は，その他の外傷と比較して手術の優先順位が低いため，ほとんどの手術が亜急性期に行われる．したがって，麻酔管理に関しては待機手術と同じと考えてよい[5]．

2) 顎顔面外傷患者の術前評価

(1) 頭部外傷，特に外傷性脳損傷の有無

顎顔面部外傷と同時に頭部外傷を負っている場合，中枢神経系の十分な精査が必要となる．特に外傷性脳損傷を起こしている場合には，脳神経外科による初期治療が優先される．

(2) 頭蓋骨骨折，特に頭蓋底骨折の有無

頭蓋骨骨折は，頭蓋円蓋部骨折と頭蓋底骨折に分類され，その中でも顎顔面部の骨折に伴って起こりやすいのが頭蓋底骨折である．顎顔面部の外傷，特に鼻骨・鼻篩骨骨折や上顎骨骨折，前頭骨骨折を起こしている場合，頭蓋底骨折が併発している可能性があるため十分な精査が必要である．

頭蓋底骨折の症状として，骨折の部位に応じた鼻出血，耳出血，髄液鼻漏，髄液耳漏，脳神経麻痺，頭蓋内気腫などがあげられる．髄液鼻漏が生じている場合は，経鼻気管挿管を行うと気管チューブの頭蓋内迷入の危険性があるため禁忌であり，気管切開を考慮する必要がある．

(3) 頸部外傷の有無

顔面部外傷患者は，頸部外傷や頸椎および頸髄の損傷の精査も必要である．上顎部に対して外力が加わると，非骨折性頸髄損傷を起こす可能性があり，下顎に対して外力が加わると，上位頸椎の骨折あるいは脱臼を起こす可能性がある[6]．整形外科への対診が必須であり，頸椎の可動性の制限などについて十分に検討すべきである．頸椎可動域の厳重な制限がある場合には，気管挿管に際して気管支ファイバースコープやビデオ喉頭鏡などの使用を考慮する必要がある．

(4) 開口障害

顎顔面部の骨折患者は，開口障害を伴うことが多い．開口障害の原因としては，疼痛により開口できない症例と，物理的に開口できない症例に2分される．疼痛によって開口できない症例は麻酔導入後に開口可能となるが，物理的に開口させることができない症例では挿管困難をきたす．したがって，開口障害のある患者は，気管挿管困難となることを前提に，適切な挿管方法の選択と挿管器具の準備を行う必要がある．

①上顎骨骨折・下顎骨骨折

上顎骨骨折は，Le Fort Ⅰ型，Ⅱ型，Ⅲ型，そして正中部で離断された矢状骨折に分類され，前歯部の歯槽骨骨折が最も多い．Le Fort Ⅱ，Ⅲ型骨折の重症例では頭蓋底骨折による髄液漏をきたすことがある．下顎骨骨折は，顔面頭蓋骨の骨折で最も多く，骨体部および下顎角部が好発部位である．基本的に多くの患者が開口障害を訴えるが，疼痛が原因であることが多い．

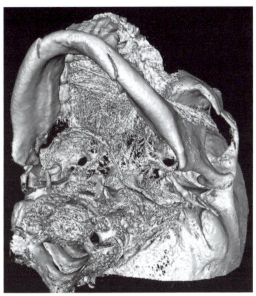

図7-Ⅱ-1　頬骨骨折の3D構築画像

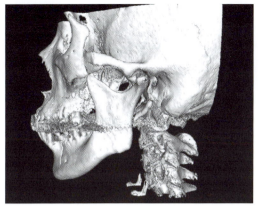

図7-Ⅱ-2　頬骨骨折，側貌

②頬骨・頬骨弓骨折

頬骨および頬骨弓への直達外力により陥凹型に骨折したものであり，しばしば上顎骨骨折に合併している（図7-Ⅱ-1，2）．特に頬骨弓骨折では，骨折片が内側に偏位し，下顎骨筋突起の運動の障害となって開口障害が起きる．

(5) 歯の動揺

顔面部外傷，特に顎骨骨折の場合は受傷部位に近接した歯に動揺がみられることがある．気管挿管を行う際には，動揺歯に力が加わると脱落する可能性があるため，術前に強固な固定や抜歯を行っておくことを考慮する．動揺歯の保存が可能であるならば，床副子など歯の脱落防止策を講じるべきである．

(6) フルストマック状態

顎骨単独の骨折の場合は基本的には待機手術となるが，外傷の内容によっては緊急手術となることもある．外傷患者は基本的に受傷直後から消化管の動きが停止していると考えるべきである．原因として，受傷前に摂取した飲食物や口腔または鼻腔から出血した血液の飲み込み，外傷によるストレスに伴う胃内容物の停滞があげられる．このような状態をフルストマックという．フルストマック状態での麻酔導入は嘔吐する危険性があるため，すべての外傷患者は受傷時刻を確認すべきである．フルストマック症例では，輪状軟骨圧迫（Sellick手技）や迅速導入もしくは意識下挿管を選択する必要がある．

3) 顎顔面外傷患者の全身麻酔

顎顔面外傷患者に対する全身麻酔導入時の注意点として，マスク換気困難と気管挿管困難があげられる．

(1) 顎顔面外傷患者に対するマスク換気

頬骨・頬骨弓骨折や上顎骨骨折，下顎骨骨折で大きく骨片が偏位し，著しく顔貌が変化してしまっている症例では，マスクフィットが困難な症例もあり，マスク換気が難しいことがある．また，打撲などによる顔面の腫脹に基づく変形もマスクフィットを困難にさせる．

(2) 顎顔面外傷患者の気管挿管

骨折による咬合の偏位がある場合，手術中に顎間固定が必要となるので，経鼻気管挿管が必要となる．術前から開口量が十分保て，さらに頸椎の可動制限がない患者に対しては，通法通りの気管挿管が可能である．しかし，Le Fort Ⅲ型骨折や頭蓋底骨折を起こしている場合，経鼻的に気管挿管することができないため，気管切開およびオトガイ下引き抜き法を考慮すべきである．

頸椎に可動制限のある患者に対しては，喉頭

展開を行い声門を直視することが困難である．このような症例では，頭部を後屈することなく気管挿管が可能なビデオ喉頭鏡による気管挿管が有効[7]である．しかし開口障害のある患者に対しては，ビデオ喉頭鏡を使用することが困難な症例もある．このような症例では，自発呼吸を残した気管支ファイバースコープを使用した意識下挿管を選択する必要がある．

(3) 術中管理
顎骨骨折患者の術中管理は，他の口腔外科手術の麻酔管理と同様である．

(4) 術後管理
基本的には通常の口腔外科手術と同様である．しかし，外傷部位によっては思わぬ気道の浮腫や出血が起こりうるため，抜管前の十分な評価が必要である．術後に浮腫や血腫による気道閉塞の危険性があると判断したならば，気管チューブ留置や気管切開を躊躇しない．

骨折部位によっては，術後顎間固定を行うため，顎間固定中の嘔吐対策として制吐薬の使用を考慮する．

3. 外科的矯正術（上顎 Le Fort Ⅰ型骨切り術，下顎枝矢状分割術）の麻酔

1）外科的矯正術の特徴
外科的矯正術は，顎顔面の形態異常や不正咬合などを有する顎変形症患者が適応である．

外科的矯正術にはさまざまな術式があるが，その中でも代表的なのは，上顎 Le Fort Ⅰ型骨切り術と下顎枝矢状分割術である．Le Fort Ⅰ型骨切り術とは，上顎骨体部を梨状孔側縁から上顎結節まで水平に骨切りし，離断させた上顎歯列を含む骨片を移動させる手術である．手術部位の近傍には，翼突静脈叢，顎動脈そして下行口蓋動脈があるため，損傷すると大量出血の危険性がある．下顎枝矢状分割術は，下顎枝を矢状方向に内外骨片に分割し，下顎歯列を含む骨片である内側骨片を移動させる手術である．手術操作によっては，下顎後静脈，翼突静脈叢，顎動脈，下歯槽動脈，顔面動脈を損傷する可能性がある．

2）外科的矯正術患者の術前評価

(1) 全身状態の評価
外科的矯正術は顎骨の成長が終了した後に行うことが多いため，手術が適応となる年齢は思春期以降となる．したがって，外科的矯正術は健康成人が対象となることがほとんどであった．しかし近年の矯正治療の技術の進歩により，手術の対象となる患者が拡大し，中高年層の患者も手術対象となってきている．このため，医科疾患の合併にも注意が必要である．

(2) 頭頸部の評価
外科的矯正術の対象となる患者は，小下顎症を伴っていたり，下顎の形態が著しく変形していることも多く，その状況に合わせた対策が必要となる．

①下顎の形態

小下顎症患者は，マスク換気や気管挿管が著しく困難なことが多い．術前に，Mallampati 分類やオトガイ舌骨間距離やオトガイ甲状軟骨間距離などの測定を行い，適切な気道の評価[9]を行う必要がある（第5章Ⅷ-5参照）．

②舌の大きさ

下顎前突患者は一般的に舌が大きいことが多い．そのため，マスク換気が困難であったり，喉頭鏡の操作が難しくなり気管挿管に難渋することもある．

③鼻腔の形態

外科的矯正術患者は，鼻中隔彎曲や鼻腔の狭窄を認めることが多く，経鼻的に気管チューブを挿入する際，鼻腔内の骨棘によりカフを損傷したり，思わぬ鼻出血が起きる可能性がある．本手術患者は，術前に頭頸部CT写真を撮影していることが多いため，術前に解剖学的形態の確認をすべきである．

3) 外科的矯正術患者の全身麻酔
(1) 麻酔導入
①導入方法
　外科的矯正術は成人が対象となるため，麻酔導入は一般的には急速導入で行われる．しかし，上顎前突や小下顎症患者では気道確保や気管挿管が困難となることもあり，それをふまえた準備が必要である．

②気道確保
　外科的矯正術患者は，気道確保が困難となることもあるため，各種エアウェイなどの気道確保を補助する機器の準備は必要である．
　著しい下顎前突症や小下顎症は，フェイスマスクの適合が困難なこともある．フェイスマスクによる換気が困難な場合は，両手法やtriple airway maneuversを行う．いずれにせよ，「麻酔導入時の日本麻酔科学会(JSA)気道管理アルゴリズム」[10](図5-Ⅷ-19参照)に沿った対応をするべきである．

③気管挿管
　外科的矯正術は，術中に咬合の確認や顎間固定を行うため，気管挿管は経鼻的に行う．下顎前突症患者では気管挿管に難渋することはあまりないが，上顎前突患者や小下顎症患者では，気管挿管が困難となることがある．
　この際，上顎前突患者は，上顎前歯の突出により声門の直接視認が難しく，さらに上顎前歯部に喉頭鏡がぶつかるため，喉頭鏡による気管挿管が困難なことがある．
　小下顎症患者は，開口量の減少，舌根部の咽頭後壁への移動，喉頭の尾側への変位により気管挿管が困難なことが多い．無理に喉頭鏡で気管挿管を試みることで，歯の損傷を起こす可能性もあるため，気管挿管が困難ならば速やかにビデオ喉頭鏡や気管支ファイバースコープの使用を考慮すべきである．

(2) 術中管理
①呼吸回路管理
　基本的には他の口腔外科手術と同様である．しかし，術中に頭部を押さえたり動かしたりすることもあるため，気管チューブと蛇管などとの接合部が外れる可能性がある．術前の強固な固定と術中の監視が重要である．
　Le FortⅠ型骨切り術は，レシプロケーションソーや骨ノミにより，翼突上顎縫合部の骨を分割するため，誤って気管チューブを損傷してしまうことがある．術中は口腔外科医とコミュニケーションをとりながら術野を監視し，早期に異常を察知しなければならない．

②循環管理
　Le FortⅠ型骨切り術は，術中の大量出血の可能性がある．したがって，術中は低血圧麻酔を併用することもある(第5章Ⅸ-3.5)参照)．また，術中の大量出血に対し輸血が必要な症例もある．外科的矯正術の対象となる患者の多くは健康成人であるため，貯血式自己血輸血がよい適応となる(第5章Ⅺ-2参照)．

(3) 抜管の判断
①口腔内の確認
　本手術後は口腔内に出血を認めることが多く，抜管前は十分な止血の確認と口腔内の血液などの吸引が重要となる．また，矯正装置の脱離など細かな異物もあるため，十分に口腔内を確認する．
　また，唾液や血液を飲み込んでいることも多く，それが原因で術後の嘔吐を起こす可能性がある．胃内に血液が溜まっていることもあるため，抜管前に胃の内容物を吸引することも有効である．

②浮腫・血腫の確認
　手術部位が上気道であるため，術後の浮腫や血腫により上気道閉塞を起こす危険性がある．口腔底や咽頭部を確認し，著明な浮腫がある場合はチューブ留置を考慮する．術後血腫予防のため，外側骨切り部周囲に持続吸引ドレーンを留置することも有効である．

③確実な覚醒
　外科的矯正術後は，口腔内外に顕著な浮腫が

表7-Ⅱ-1　顎間固定の問題点と対策

問題点	吐物の排出不能 口腔内分泌物，血液の吸引困難	呼吸障害
合併症	無気肺 誤嚥性肺炎 窒息	呼吸困難 （鼻閉のある場合）
対策	胃チューブの挿入 気管チューブの留置 制吐薬 金冠ばさみ	鼻咽頭チューブ挿入 分泌物の吸引

（金子，2001[11]より改変）

起こる．このような状況に，不十分な覚醒による舌根沈下が加わることにより，上気道閉塞を起こすことがある．したがって，十分覚醒している状態が得られてからの抜管が安全であり，不十分な場合はチューブ留置を考慮する．

④抜管時の顎間固定

基本的には，抜管時の顎間固定は行わない．しかし症例や術式によっては術中からの継続した顎間固定が必要なこともあるが，抜管時の顎間固定はさまざまな問題点（表7-Ⅱ-1）[11]がある．やむをえず継続した顎間固定が必要な場合は，顎間固定前に咽頭部のガーゼパックの除去や異物の残留がないことの確認が必要である．そして，血液や吐物などによる窒息，または肺内吸引によって生じる誤嚥性肺炎への対策が必要である．術後の嘔吐は突発的であるため，太めの胃チューブを挿入しておき，ただちに吸引できるように備えることが有用である．また，制吐薬を使用し，さらに顎間固定の金属線を切断するための金冠ばさみなどはすぐに使用できるようにするべきである．

(4) 術後管理

①術後悪心・嘔吐

外科的矯正術後は頻繁に悪心・嘔吐を認める．これは，対象となる患者に女性が多いことや，術中術後の血液の飲み込みなどが原因としてあげられる．術後には顎間固定が必要な症例もあるため，術直後からの制吐薬の使用など，十分な術後悪心・嘔吐対策が必要である（第5章Ⅹ参照）．

②術後顎間固定

近年はチタンミニプレートを用いた強固な骨片の固定を行うため，金属ワイヤーによる強固な顎間固定ではなく顎間ゴム牽引を行うことが多い．しかし，症例によっては金属線による固定が必要なこともあるため，金属線を切断するための金冠ばさみの準備は必要である．

③心理的変化

外科的矯正術は，術後に咀嚼や会話などの機能的変化や顔貌など形態的変化はもちろんのこと，患者の心理的側面に大きな変化をもたらすといわれている．術後の心理的な影響は，よい影響を与えることもあれば，一時的に悪化することもある[12,13]といわれている．この理由としては，手術を受けること自体のストレスや，術後の疼痛・腫脹・知覚異常，そして顎間固定などが影響する[14]といわれている．このことからも，周術期管理における患者の精神的なケアも重要である．

4. 腫瘍切除および再建術の麻酔

1) 特徴

頭頸部の悪性腫瘍やエナメル上皮腫に対する腫瘍切除術では，切除範囲も広範となるため出血量が多く，頸部郭清術や再建術を伴う場合には手術時間が10時間を超えることもまれでは

ない．また，患者は高齢者であることが多いため，合併医科基礎疾患に対する配慮も必要となる．腫瘍再発や二次再建に対する手術や原発巣の部位・進展度次第では，術前から気道確保の困難が予想され，術後も含めて十分な気道管理計画が必要となる．

2) 術前評価
(1) 気道評価と挿管困難予測
　腫瘍の部位，大きさ，進展度（舌側，口底側への浸潤）の確認をする．病変の咀嚼筋への浸潤がある場合には開口障害が予想される．また，過去に放射線治療が行われている場合には，周囲組織の線維化により，開口はできても喉頭展開が困難になることがある．気管挿管時に挿管器具による病変の機械的損傷による出血の可能性を考慮する．術前に嚥下障害，構音障害を認める場合，術後の呼吸系合併症や気道閉塞の可能性が高くなるため，術後のチューブ留置または気管切開などの積極的な気道確保を検討する．

(2) 合併基礎疾患の評価
　対象となる症例が高齢者であることが多く，循環器，呼吸器，代謝・内分泌，消化器系の複数の合併疾患を有している場合が多いため，合併疾患の程度，患者の予備力，ADLなどを考慮した麻酔管理計画を立案する．術前に化学療法が行われている場合，抗がん剤の一部では副作用として間質性肺炎や肺線維症を起こすことが知られており，患者が呼吸系疾患を合併している場合には注意が必要である．口腔の悪性腫瘍の場合，上部消化管にも腫瘍を認めることがあるため，術前に内視鏡検査を行っておく．

3) 麻酔の実際
(1) 気道確保
　腫瘍の部位，開口障害の程度によって挿管困難が予想される場合には，ビデオ喉頭鏡，気管支ファイバースコープなどの適切な器具を準備する．悪性腫瘍切除術では，術後の気道管理目的に術前から気管切開による気道確保が選択さ

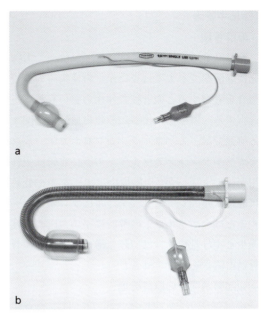

図7-Ⅱ-3　気管切開孔専用チューブ（Montandon チューブ）
a：ポリ塩化ビニルチューブ．b：スパイラルチューブ．

れることがある．

①全身麻酔下での気管切開術時の注意点と合併症
a. 電気メス使用時に100％酸素での呼吸管理は気道熱傷の可能性があるため避ける．
b. 気管チューブの気管外への誤挿入は，縦隔気腫，皮下気腫，低酸素症の原因となる．
c. 気管切開孔専用チューブ（図7-Ⅱ-3）は気管切開孔に挿入して使用しやすいような形状（J型）をしているが，チューブ先端に挿入の長さを示す目盛りがなく，固定の仕方によってはチューブ位置の移動がしやすいため，深く入りすぎて片肺挿管の原因になることがある．挿管後には必ず胸部エックス線写真を撮影し，チューブ先端の位置を確認する．
d. 出血は無気肺，気道閉塞の原因となるため，気管切開孔専用チューブ挿入前に創部の止血を確認する．

(2) 術中管理
①麻酔管理

全身麻酔の維持麻酔薬は，静脈麻酔薬でも揮発性麻酔薬でも大差はないが，再建術時の血管吻合を考慮すると血管拡張作用の強い麻酔薬を選択する．麻酔薬による口腔組織血流量に関する研究では，イソフルラン＞プロポフォール≧セボフルラン＞デスフルランの順に血管拡張作用が強い[14-16]．腫瘍切除術中は血圧をやや低めに維持する．レミフェンタニルはプロポフォールまたはセボフルラン麻酔時に平均血圧の軽度減少と投与量依存性に口腔組織血流量，下顎骨骨髄血流量を減少させる[18]．

②頸部郭清術時の麻酔管理

頸部郭清術（表7-Ⅱ-2）時には，以下の点に注意する．

a. 総頸動脈分岐部付近の操作による徐脈（迷走神経反射）は浅麻酔時に発症しやすいので，適切な麻酔深度を保つ．徐脈が反復する場合には，1％リドカインを散布するとよい．
b. 胸管損傷は左側で起こりやすく，術中には気づかれず術後に頸部腫脹として現れることがあるので注意が必要．
c. 舌下神経が損傷された場合，術後の誤嚥リスクを増加させる．
d. 横隔神経は前斜角筋上を走行しており，全頸部郭清術時に露出しやすい．神経損傷がなくても一過性に機能障害を起こすことがあるため，術後に胸部エックス線写真を撮影し横隔膜の挙上がないかを確認する[19]．神経切断があった場合には，横隔膜の挙上によりPa_{O_2}が一時的に60～70 mmHgまで低下することもあるため，患者の体位をファーラー位とし，酸素の投与を考慮する．非挿管患者では口すぼめ呼吸などが有効であり，挿管患者ではCPAPを考慮する[20]．

③再建術時の麻酔管理

近年の口腔悪性腫瘍に対する再建術では，顕微鏡を用いたマイクロサージェリーが一般化しており，血管柄付き遊離（筋）皮弁である前腕皮弁，腹直筋皮弁，広背筋皮弁などが用いられる．皮弁の血管吻合時には，血流を確保するために血圧はやや高めとする．血小板凝集抑制を目的としたプロスタグランジンE_1を併用する場合には，血圧の維持には注意が必要である．有茎（筋）皮弁としては大胸筋皮弁，DP皮弁（胸三角筋部皮弁 deltopectoral flap）などが用いられる．顎骨部の再建としては，腸骨や腓骨などの移植が併用される．

腹直筋や広背筋皮弁など皮弁採取部が広範囲となる場合には，術後鎮痛として硬膜外麻酔が有効である．また，皮弁採取部，腸骨採取部などに多孔式カテーテルを留置し局所麻酔を持続注入する持続創部浸潤麻酔法（図7-Ⅱ-4）は，呼吸抑制といった副作用もなく，十分な鎮痛を得ることができる[21]．

(3) 術後の気道管理

口腔悪性腫瘍手術において，術後に口腔周囲の形態の変化，可動域の制限，浮腫，出血などがあるため，術後の気道管理は最も慎重に配慮すべき項目である．術後の上気道閉塞は再建術全体の約0.5％に発生することから[22]，抜管後の気道管理に不安要素がある場合には，積極的にチューブ留置または気管切開を検討する．

表7-Ⅱ-2 頸部郭清術の分類

1．全頸部郭清術
1）根治的頸部郭清術 　LevelⅠ～Ⅴのリンパ節・組織を胸鎖乳突筋，内頸静脈，副神経を含めて郭清 2）機能的（保存的）頸部郭清術 　LevelⅠ～Ⅴのリンパ節・組織を郭清するが，胸鎖乳突筋，内頸静脈，副神経のいずれか1つは保存
2．選択的（部分的）頸部郭清術
1）肩甲舌骨筋上頸部郭清術 2）拡大肩甲舌骨筋上頸部郭清術 3）その他

（一戸，2010[18]）

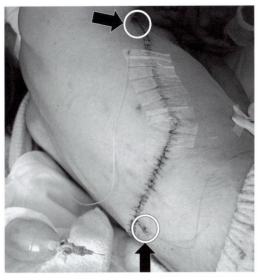

図7-Ⅱ-4 広背筋皮弁採取後の持続創部浸潤麻酔法 continuous wound infusion (CWI) による鎮痛

創部に多孔式カテーテルを留置し，局所麻酔薬を持続的に投与することで鎮痛を得る方法．○は多孔式カテーテル留置部．

表7-Ⅱ-3に術後気道確保の指針の1例を示す[14]．術式が点数化され，合計点で術後気道管理の対応を検討する．

- 1～10点：抜管，11～19点：チューブ留置または抜管
- 20～24点：気管切開またはチューブ留置
- 25点以上：気管切開

であるが，チューブ留置が3日以上になる場合は，分泌物などによるチューブ閉塞の可能性から気管切開が選択される．これに加えて，患者の全身状態，切除範囲，手術時間，出血量，浮腫の程度なども考慮する．

(4) 術後合併症への対応

副腎皮質ステロイドは，術後の浮腫予防，悪心・嘔吐の予防に有効である[23]．患者が高齢者である場合，手術侵襲，術後の低タンパク血症，貧血，モルヒネによる疼痛管理などが原因で術後せん妄を発症することがある．フェンタニルを用いた経静脈的患者管理鎮痛法（IV-PCA）やデクスメデトミジンによる術後鎮痛は，術後せん妄予防に効果的である[24,25]．術後にチューブを留置した場合，気道分泌物によるチューブ閉塞に注意が必要である．

表7-Ⅱ-3 術後気道確保の指針の例

切除部位	点数
1. 硬組織	
1）上顎骨	5
2）下顎骨	
辺縁切除	3
区域切除	5
半側切除またはオトガイ部切除	10
2. 軟組織	
1）舌	
部分切除	3
半側切除	5
亜全摘または分界溝より後方の切除	25
2）口底（舌骨上筋群切除を含む）	10
3. 頸部	
1）全頸部郭清術（根治的・機能的）	
片側	10
両側	25
2）選択的頸部郭清術（肩甲舌骨筋上）	
片側	5
両側	15
3）全頸部と選択的による両側頸部	20
再建術	
1. 血管柄付き遊離弁（皮弁，筋皮弁，骨付き皮弁）	10
2. 有茎弁（皮弁，筋皮弁）	10
3. 下顎再建プレート	3
その他に考慮すべき事項	
1. 患者：年齢，ADL，BMI，既往歴など	
2. 手術：切除範囲，手術時間，大量出血，著明な浮腫など	
対　応	
1～10点　　抜管	
11～19点　チューブ留置または抜管	
20～24点　気管切開またはチューブ留置	
25点以上　気管切開	
※チューブ留置例では留置が3日以上になる場合には気管切開	

（一戸, 2010[18]）

5. 口唇裂・口蓋裂手術の麻酔

1) 特徴

口唇裂・口蓋裂の発生頻度は日本人では約500人に1人の割合で，日本人に多い先天異常といわれている．通常，口唇形成術が生後3〜4か月，体重6kgを目安として行われ，口蓋形成術が1歳半〜2歳頃に行われる．また，鼻咽頭閉鎖不全で，言語治療などに抵抗性の場合，鼻咽頭閉鎖術を行う場合がある．顎裂部の欠損が大きい場合は，顎裂部骨移植術が計画されることもある．成長に伴い，上顎劣成長となることが多く，顎変形症手術が計画されることが多い[26]．

このように複数回の手術を行うことが多いため，心理的配慮が必要なことがある．通常，一貫治療が行われるが，転居などにより治療の中断なども生じることがある．このため，上記の手術の順番が前後することもあり，再評価が必要なことがある．

2) 術前評価

口唇裂・口蓋裂の程度を評価する．心奇形，胸郭異常や小下顎症を伴うこともあり，かかりつけの小児科医への対診や放射線学的な評価を必要とすることもある．Robinシークエンス，Treacher Collins症候群などの症候群の確認を行う．

鼻咽頭閉鎖術の既往のある患者に対して経鼻挿管を行う際には，耳鼻科などで閉鎖部位の精査を行っておく必要がある．

口蓋裂がある場合，鼻咽腔との交通のため鼻汁が観察されることが多い．感冒との鑑別が困難となる．呼吸音や経過の慎重な聴取が重要である．

3) 麻酔の実際

(1) 前投薬

乳児の場合は不要であるが，不安・緊張の強い患児の場合には投与を考慮する．シロップ剤や坐剤など患児が受け入れやすい剤形を選択する．

(2) 麻酔導入

吸入麻酔薬を用いた緩徐導入が一般的だが，静脈確保が可能な場合は急速導入で行う．繰り返し手術を受けていることが多いので，配慮が必要である．口蓋裂がある場合，裂に食物残渣などが残存する場合があり，口腔内清拭や術前食形態などを確認しておき，挿管前にも再度確認する[27,28]．

(3) 気管挿管

術野が上口唇，口蓋，上顎のため経口挿管となる．

気管チューブは下顎正中固定が可能なTaperGuard™ RAE気管チューブが選択されることが多い．

鼻咽頭閉鎖術後に経鼻挿管を行う場合には，気管支ファイバーなどで閉鎖部位を確認しながら挿管する必要がある．

(4) 術中管理

体位変換や頭部後屈などにより容易に気管チューブ先端が移動し，片肺挿管となったり抜けたりするため，体位変換の際は呼吸音の聴診，カプノグラムの波形に注意する．

口蓋形成術の際に用いられるDingman開口器の舌圧子部によるチューブの狭窄，閉塞，変位を生じるので，装着の際には注意を要する．

麻酔の維持は局所麻酔が奏効していると，麻酔深度を深くする必要はないが，レミフェンタニルなどの麻薬を併用したバランス麻酔も考慮する．

また，手術中は覆布により，完全に身体が覆われてしまい，体温上昇をきたすことが多い．体温調整には配慮する必要がある．

(5) 抜管

術後，口蓋プレートが装着されていることがあり，抜管後に換気困難や挿管困難となることがあるので，十分な自発呼吸の回復後に抜管を行う．Dingman開口器装着症例では舌圧子解除後に，舌や口唇の腫脹を生じることが報告さ

れている．術後数時間後に気道閉塞をきたし再挿管を要した報告もあり[29]，これらの腫脹にも注意が必要である．特に挿管困難を伴う奇形を合併している場合，チューブ留置も考慮する必要がある[30]．

抜管操作時には創部の損傷をしないように十分に配慮する．

4) 術後管理
(1) 鎮痛管理
アセトアミノフェン，ジクロフェナクナトリウムを使用する．用法，用量に注意する．

(2) モニタ
可能であれば経皮的動脈血酸素飽和度のモニタリングを行う．

(3) 酸素投与
フェイスマスクやカップ放流で3～5 L/分投与する．

(4) 経口摂取
口蓋プレートが装着されている場合，違和感から経口摂取が困難となる場合がある．経口摂取困難の場合，輸液や経管栄養などを考慮する場合がある．

第8章 歯科患者の日帰り全身麻酔

　日帰り全身麻酔とは，手術当日に来院し，予定手術や治療を行い，その日のうちに帰宅させることを原則とし，外来全身麻酔とも称される．当然，時間的制約があるため手術時間，使用薬物，手術内容に制限がある．また，患者の全身状態の評価のための術前検査や必要な加療は事前に済ませておくのはもちろんのこと，帰宅判定に際しても厳格な基準をクリアしなければならない．

I 歯科患者の日帰り全身麻酔の特徴

　歯科領域における日帰り全身麻酔の適応の第一は，歯科治療に対する協力が得られにくい心身障害者である．特に，通常の歯科治療が困難な心身障害児においては，全身麻酔を行動管理法として選択せざるをえない場合が多く，入院下での治療や処置は，環境変化に伴うストレスが，本人のみならず付き添いの家族にも多大な負担を強いることになる．また，下顎埋伏智歯抜歯やインプラント体埋入手術など比較的侵襲の大きな口腔外科手術でも全身麻酔が選択されることがあり，経済的な理由，患者の希望や術者の要望により日帰り全身麻酔で対応することがある．日帰り全身麻酔と入院下の全身麻酔の比較を表8-I-1に示す．

1. 利点
① 入院に伴う精神的負担（環境変化など）や拘束時間の減少
② 入院のための施設や設備，スタッフなどの経費が不要で，患者の医療費負担も軽減される

2. 欠点
① 当日来院のため，摂食制限など術前の患者管理の不徹底
② 処置内容や手術内容の時間的制約
③ 発熱，嘔吐などの術後合併症発症への対応に制限
④ 付き添いや帰宅後の看護体制などの条件

II 日帰り全身麻酔の適応と禁忌

　2001年3月に日本麻酔科学会，日本臨床麻酔学会，日帰り麻酔研究会により「日帰り麻酔の安全のための基準」ガイドブックが発刊された[2]．歯科患者においても日帰り全身麻酔で共通する部分は多い．

表8-I-1　日帰り全身麻酔と入院下の全身麻酔の比較

	日帰り全身麻酔	入院下の全身麻酔
時　間	2時間以内[1]	特に制約はない
処置内容	制約あり	特に制約はない
精神的負担（影響）	少ない	大きい
医療費（経済的）負担	やや少ない	大きい
周術期管理	術前・術後の管理不徹底	細やかな管理が可能

1. 適応

通常の局所麻酔や精神鎮静法による行動管理が困難で，全身麻酔が選択される患者で以下の要件を満たすものが適応となる．

1) 適応症例
①歯科治療に非協力的な患者（重度の精神遅滞，自閉スペクトラム症，低年齢児など）
②不随意運動の著しい患者（脳性麻痺など）
③局所麻酔薬にアレルギー反応を示す患者
④精神鎮静法でも管理できない歯科治療恐怖症や異常絞扼反射
⑤多数歯に及ぶ治療

2) 患者の必要条件
①全身状態が良好（ASA分類ⅠまたはⅡ）で，周術期の特別な管理を必要としない．
②術前と術後（帰宅まで）に責任をもって介護できる成人の付き添いがいる．
③帰宅までに時間を要せず，帰宅後に異変が起こったときに対応ができる医療機関がある．

3) 処置内容の条件
①2時間以内の処置で，終了後に術後管理の時間が十分あること（開始時間が午前中）が望ましい．
②侵襲が少なく，術後に特別な管理を必要としない処置．
③出血や感染などの術後合併症を起こす可能性が低い．

2. 禁忌

上記の適応条件以外の症例は入院下での処置を選択すべきである．以下に具体例を述べる．
①全身疾患（ASA分類Ⅲ以上）を有し，入院下での管理が必要な症例
②年齢的制約はないが，6か月以下の乳児では呼吸系合併症の危険性が報告されている[3]．
③小顎症，開口障害，極度の肥満などで気道確保が困難な症例（術中・術後の対応に難渋する可能性があるため）．
④胃内容物があると思われる症例
⑤侵襲の大きな手術や長時間を要する処置
⑥術後合併症（出血や腫脹など）が予想される症例
⑦緊急手術（術前評価が十分に行えないため）
⑧感染症患者（術後の対応が必要になるため）
⑨患者や保護者の同意が得られない場合
⑩責任をもって介護できる成人の付き添いがいない場合
⑪帰宅に時間を要したり，帰宅後の電話連絡ができない場合
⑫帰宅後，緊急時に対応可能な医療施設が近くにない場合

Ⅲ 日帰り全身麻酔の実際

1. 術前管理

1) 術前評価

通常の全身麻酔と同様に病歴聴取などの医療面接，術前検査を行い，日帰り全身麻酔の適応か否かを判断する．術前検査に際しては，通常の全身麻酔に準じた検査を行うが，協力状態によっては実施できない項目もあり，内科主治医や小児科へ対診を行い，日帰り全身麻酔実施可否の参考にする．

(1) 術前検査項目
①血液一般，生化学検査，感染症検査
②尿検査
③胸部エックス線検査
④心電図検査
⑤呼吸機能検査，など

2) 治療日時の決定とインフォームド・コンセント

治療日は術前検査から2週間以内で，術後管理を勘案すると午前中の開始が望ましい．

インフォームド・コンセントについては患者あるいは家族に，日帰り全身麻酔について理解が得られるよう十分に説明し同意を得る．説明事項については口頭の他，書面を用意する．

(1) 患者または家族への説明事項
①治療内容，全身麻酔の必要性とリスク
②日帰り全身麻酔についての注意事項
③術前経口摂取制限の必要性と実施
④実施日の来院時間の確認
⑤術前に突発事項（発熱，咳，咽頭部の腫脹，てんかん発作など）が起こったときの連絡と対応

インフォームド・コンセント取得時には，手術術式や処置内容の説明も必要なため，麻酔科医の他に術者の同席が望ましい．

3) 術前の経口摂取制限

入院下での全身麻酔と同様に経口摂取制限を指示する．摂取制限は来院当日の朝食からになることが多いので，具体的な摂取制限開始時間を口頭と書面で指示する．経口摂取による胃内容物がある状態での麻酔の導入は，嘔吐などにより気道閉塞を招く可能性があるため，経口摂取制限の必要性と重要性を十分認識してもらう．処置前日に電話で，全身状態の把握と経口摂取制限の再度の指示を行い，当日来院時にこれらの遵守を確認する．

4) 常用薬

常用薬がある場合には，かかりつけ主治医に対診を行い，全身麻酔下での処置内容の詳細を伝え，常用薬服用継続の是非について指示をもらう．また，中止の場合には開始の時期についても指示をもらう．当日の朝の常用薬の服用に際しては少量の水で内服する旨の説明を行う．これらの指示についても口頭と書面で行う．

5) 麻酔前投薬

日帰り全身麻酔では，麻酔の覚醒に影響（覚醒遅延）を与えることから前投薬は原則として行わない．しかし，精神遅滞や自閉スペクトラム症患者で術前の不安が強く鎮静が必要な場合には，ミダゾラムなどの鎮静薬を使用することがある．この場合，飲水が可能であれば筋注ではなく少量の糖水などに混和し飲水させるとストレスも少ない．アトロピンについては，必要に応じて導入時に静脈内投与で対応する．

2. 術中管理

全身麻酔からの覚醒遅延や術後の悪心・嘔吐は，患者の帰宅許可に影響するため，これらに極力影響しないような麻酔法や麻酔薬を選択する．

1) 気道確保の方法

術野，術式や手術時間などにより気道確保の方法を検討すべきである．

(1) 気管挿管

歯科治療では術野が口腔内であるため気道と重なり，かつ注水などにより誤嚥の危険性もあるため，気管挿管が一般的である．ただし，適切なサイズの気管チューブの選択，愛護的な気管挿管操作により鼻出血，咽頭粘膜損傷，抜管後の喉頭浮腫などの合併症の発症回避に努めなければならない．

(2) 声門上器具

ラリンジアルマスクとi-gel[4]が用いられる．ただし，気管挿管に比べ気道の密閉性が確実ではなく，器具のずれから人工換気が不十分になる恐れや，誤嚥の危険もある．

気道確保の器具としては有用であるが，処置内容によっては操作の妨げになることもある．

2) 使用薬物とモニタリング

日帰り全身麻酔では導入・覚醒が迅速で，術後にも影響が残らない薬物を選択すべきである．また，術中のモニタリングは通常の全身麻酔と同様のものを準備し用いる．

(1) 吸入麻酔薬

a. 亜酸化窒素

単独で使用されることはないが，呼吸・循環に対する影響が少なく鎮痛作用，二次ガス効果などによりセボフルラン，デスフルランと併用される．術後の悪心・嘔吐を誘発することがあるため注意を要する．

b. セボフルラン

気道刺激性もなく導入・覚醒が速く，生体内

代謝率（3.3%）も小さいため，全身麻酔の導入や維持に用いられる．静脈麻酔薬を使用せず，高濃度セボフルランで導入し維持へと移行する麻酔法 volatile induction and maintenance of anesthesia（VIMA）も行われている．

c．デスフルラン

血液/ガス分配係数（0.42）が小さく覚醒が速い，生体内代謝率（0.02%）が小さいなどの特徴があるが，気道刺激性のため麻酔導入には適さない．

(2) 静脈麻酔薬

a．プロポフォール

代謝が速やかで覚醒も速いことから，麻酔導入剤としてだけではなくシリンジポンプによる持続注入で麻酔の維持にも頻用されている．フェンタニルやレミフェンタニルなどの麻薬性鎮痛薬と組み合わせて全静脈麻酔 total intravenous anesthesia（TIVA）として，広く普及している．また，プロポフォールは悪心・嘔吐を抑制するので，日帰り全身麻酔によく用いられる．

b．超短時間作用性バルビツレート（チオペンタール，チアミラール）

プロポフォールを使用できない場合の麻酔導入に使用される．

(3) 麻薬性鎮痛薬

鎮痛薬としてフェンタニルやレミフェンタニルが用いられる．併用に際しては，呼吸抑制作用，術後の悪心・嘔吐に注意が必要である．

(4) 筋弛緩薬

気管挿管時に用いられる．効果発現時間が比較的早く作用持続時間が短いロクロニウムが主流になっている．筋弛緩からの回復に拮抗薬のスガマデクスも併用される．

3) 麻酔導入

(1) 急速導入

麻酔導入前に静脈路を確保することができて循環器疾患などがない患者では，プロポフォールや超短時間作用性バルビツレートを用いた急速導入が適応される．

(2) 緩徐導入

非協力で導入前の静脈路確保の困難な障害者や乳幼児などでは，吸入麻酔薬で徐々に麻酔深度を深め，静脈路を確保した後，筋弛緩薬を投与し気管挿管を行い維持に入る．筋弛緩薬を用いず表面麻酔の後，気管挿管する場合もある．

4) 輸液管理

術中輸液は小児の術中輸液（第9章）や成人の輸液（第5章）に準じるが，基本は維持量と欠乏量の補充からなる．

5) 麻酔維持と覚醒

全身麻酔の維持は吸入麻酔薬か静脈麻酔薬を用いて行われる．鎮痛薬としての麻薬は，時に覚醒時間に影響する可能性があるため，使用量や投与時期について検討が必要である．覚醒に際しては，口腔内の出血や歯科治療の際の器具や器材の有無を確認する．気管チューブの抜管に際しては，自発呼吸，開眼や嚥下，咳，筋力の回復程度などを総合的に評価し，慎重に行う．

3．術後管理

1) 回復室での管理

全身の諸機能が術前の状態まで回復し，帰宅許可を出すまでの間は回復室で経過観察を行う．この間，入院下での全身麻酔と同様に呼吸・循環のモニタリングや，必要に応じて酸素投与を行う．術中に行っていた点滴は，経口からの飲水を確認するまで継続すべきで，障害者などで自己抜去する可能性のある症例では注意を要する．

術後，気分不快や嘔気を訴える患者では誤嚥を防ぐため，昏睡位 coma position をとり，吸引器の準備が必要となる．

術後の疼痛管理については，帰宅許可時間に影響を与えない局所麻酔薬や非ステロイド性抗炎症薬の使用を検討する．

2) 帰宅許可

以下の条件をクリアし，責任のもてる成人の付き添いがいて，問題ないと判断したら帰宅を許可する．帰宅が自宅でない場合には，帰宅先と連絡方法を確認する．なお，帰宅に際しては帰宅後の注意事項，異常発生時の電話連絡先や対応について書面，口頭でも確認する．

(1) 帰宅許可条件
① 意識レベルが術前と同様に回復している．
② 運動機能が術前と同様に回復し，ふらつきがなく自立歩行ができる．
③ 経口摂取が可能で，悪心・嘔吐がない．
④ 呼吸・循環の諸機能が術前状態と変わりがない．
⑤ 発熱，腫脹，発汗などがない．
⑥ 手術や処置に伴う合併症（出血，腫脹，激しい疼痛など）がない．
⑦ 排尿が確認されている．

3) 帰宅後の管理

帰宅直後，必ず担当医へ電話連絡をしてもらい全身状態と手術部位や処置状態の確認をする．

(1) 帰宅後の注意事項
① 当日は安静を保つ．
② 食事は決められた時間を守り，適度な量を摂るようにする．飲食の時間と食事の内容，量を記録してもらう．
③ 当日の飲酒は避ける．
④ 必要に応じて，再来院や近隣の医療機関への受診など連携体制を整備しておく．
⑤ 翌日の状態も電話連絡により確認する．

第9章 小児の麻酔管理

I 小児の特徴

1. 小児麻酔の特徴

小児すなわち，新生児（30日齢以下），乳児（1～12月齢），幼児（1～6年齢），年長児（6～12年齢）は，よく知られたことであるが，単に小さな成人とは異なる．成長の過程は複雑で，身体の恒常性を保つためのさまざまなバランスが絶妙に保たれている．したがって，適切で安全な小児麻酔管理には，成人とは異なる解剖，生理，薬理学的特徴（表9-I-1）とそれぞれのバランスをよく理解し，患者の成長と手術侵襲度合いを考慮しなければならない．

成長の過程において，成人とは異なる生体の特徴を有するため，小児麻酔管理にはさまざまな麻酔器具，複雑な手技が求められる．また，小児期独特の外科，麻酔手技を必要とする病気にかかりやすい現実があることにも留意が必要である．麻酔による罹患率，死亡率は，年長児期に比べ乳児期に高いことからも示されるように，年齢に反比例し新生児期に最大となる．このことは小児麻酔を行ううえで，小児の成長時期に合わせた生体の構造，機能，それに伴う薬物の反応性などを把握するのと同時に，麻酔器具ならびにその使用方法，外科手術を理解して，小児麻酔管理に臨まなければならないことを意味している．

2. 解剖・生理学的特徴

1）呼吸系

麻酔管理上，最も大きな問題は，呼吸系の解剖・生理学的な特徴により，小児は低酸素状態に陥りやすいという点である．第一に呼吸筋（横隔膜，肋間筋），胸郭の発達が未熟であるために換気が不十分となる．新生児期では易疲労性のタイプⅡ筋線維が多く，軟らかで水平に位置している肋骨が影響している．次に肺胞の発達が完成しておらず小さいため，肺のコンプライアンスが低く，さらに，胸郭のコンプライアンスが高いために吸気時に胸郭が虚脱し，また，呼気時には相対的に肺残気量が低下する．すなわち機能的残気量が低下しており，挿管時

表9-I-1 小児期にみられる生体の特徴（成人との相違点）

解剖学的	1. 大きな頭蓋と舌 2. 狭い鼻腔 3. 前方，頭側方向に位置した喉頭 4. 長い喉頭蓋 5. 短い首と短く細い気管 6. 著明な口蓋咽頭扁桃 7. コンプライアンスがない左心室 8. 胎児循環の残存 9. 確保が困難な動静脈
生理学的	1. 呼吸が速い 2. 肺コンプライアンスの低下 3. 胸郭コンプライアンスの増大 4. 機能的残気量の低下 5. 心拍数依存性の心拍出量 6. 脈拍が速い 7. 血圧が低い 8. 体重あたりの体表面積が大きい 9. 全身の水分含有量が大きい 10. 神経筋接合部の発達が未熟
薬理学的	1. 肺胞分画麻酔薬濃度／吸入分画麻酔薬濃度の上昇が速い 2. 速い麻酔導入と覚醒 3. 肝での薬物生体内変化が未熟 4. タンパク結合能の低下 5. 最小肺胞濃度が高い

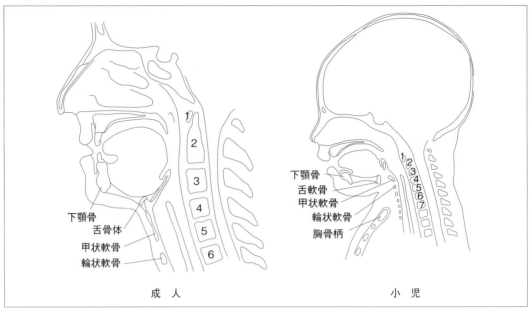

図9-Ⅰ-1 成人と小児の気道の比較
小児は頭，舌が大きく，咽頭が前方に位置する．図中の数字は頸椎の番号を表す． (Snell et al, 1998[1] より改変)

など無呼吸状態での酸素化予備力が低く，容易に無気肺を引き起こし，低酸素状態になる．さらに，身体が小さくなればなるほど，身体の大きさあたりの酸素必要量が多くなることから，この低酸素状態は成人と比較し増悪する．加えて，呼吸中枢が未熟であるために低酸素，高二酸化炭素性の呼吸刺激が成人のように働かず，低酸素，高二酸化炭素状態では呼吸を抑制する．

解剖学的には頭，舌が大きく，喉頭が前方ならびに頭側方向に位置し，長くU字型の喉頭蓋をもつことから，狭い鼻腔にもかかわらず鼻呼吸を余儀なくされ，気道閉塞を起こしやすい（図9-Ⅰ-1）．気管の最狭部は成人では声門部であるのに対し，小児では輪状軟骨部（声門下との報告もある）であり，声門下浮腫，狭窄をきたしやすい．さらに，気管径そのものが細いため，わずかな浮腫などにより気道抵抗は劇的に上昇し，気道狭窄への影響は著しい．

まとめると，①呼吸筋が未熟，②機能的残気量が低下，③呼吸中枢が未熟，④酸素消費量が大きい，⑤解剖学的に気道閉塞を起こしやすい，さらに，⑥サーファクタントの産生が不十分なことにより肺虚脱を起こしやすい．

以上により，小児は常に低酸素に陥りやすい状態にある（表9-Ⅰ-2）．

2) 循環系

小児における循環系最大の特徴ならびに注意点は，心拍数依存的に心拍出量が決定されることである．小児の心筋は拡張能に乏しいため，1回拍出量や収縮力増加による心拍出量の増加が期待できない．当然のことながら，小児の心拍数は成人に比べ多いが（表9-Ⅰ-3），副交感神経系が優位であるため，低酸素状態，吸入麻酔薬，喉頭鏡操作による迷走神経刺激などにより，容易に心拍数が低下し，心拍出量が減少する．加えて，圧受容体反射が未熟であるために血圧低下による心拍数増加が起こりにくい．また，カテコラミン貯蔵が少ないうえ外因性カテコラミンに対する感受性が低く，循環血液量減少による血管収縮反応も乏しい．したがって，心拍数が低下すると循環不全に陥るため，心拍

表9-Ⅰ-2　小児の呼吸系の解剖・生理学的特徴と麻酔管理上の注意点

	特　徴	麻酔管理上の注意点
解剖学的	大きな頭 大きな舌 前方および頭側方向に位置する喉頭，声帯 狭い鼻腔による鼻呼吸 漏斗型の気管 U字型軟化喉頭蓋	肩枕によるsniffing position 気道狭窄の危険性と挿管困難 輪状軟骨圧迫による声帯確認と挿管困難 微細な分泌物による気道閉塞 気管チューブ挿入時リーク確認（20 cmH$_2$O） 喉頭展開，気管挿管困難
生理学的	横隔膜換気 クロージングキャパシティ（CC）＞FRC 肺コンプライアンスの低下 狭い気道，気道抵抗の上昇 タイプⅠ高酸素性筋肉の低下 肋骨の水平走行 未熟なサーファクタント産生	腹圧による横隔膜運動制限 死腔換気の増加，無気肺の形成 気道虚脱の危険性 呼吸仕事量の増加，狭気道病変による虚弱性 易疲労性 肋間筋が有効に働きにくい 呼吸窮迫症候群をきたしやすい

表9-Ⅰ-3　年齢による呼吸数，心拍数，血圧の変化

年　齢	呼吸数	心拍数	血　圧	
			収縮期血圧	拡張期血圧
1か月以下	40	140	65	40
12か月	30	120	95	65
3歳	25	100	100	70
12歳	20	80	110	60

表9-Ⅰ-4　小児の循環系の解剖・生理学的特徴と麻酔管理上の注意点

特　徴	麻酔管理上の注意点
心拍数，血圧などの基準値が年齢により異なる	基準値がわからないと異常がわからない
小児心筋の特殊性	拡張能に乏しい 心拍出量が心拍数に依存する 血清カルシウム濃度に敏感
副交感神経系が優位である	迷走神経反射（徐脈）が起こりやすい
圧受容体反射が未熟	血圧低下による心拍数増加が起こりにくい
カテコラミン貯蔵が少ない	血管収縮反応が乏しい
胎児型ヘモグロビンが存在する	酸素運搬能が異なる

数の維持が重要である．

　その他の特徴としては，胎児型ヘモグロビンの存在がある．胎児型ヘモグロビンは成人型ヘモグロビンに比べ酸素親和性が高いため，組織内において酸素需給効率が悪くなる．したがって出血などによる貧血への適応力が低く，ヘモグロビン濃度を高く保つ必要がある．これに対し，胎児型ヘモグロビンが成人型ヘモグロビンに置き換わる乳児期では，一時的に貧血となるが（乳児貧血），この時期には成人と比べてヘモグロビンの酸素親和性は低くなり，組織での酸素需給効率はよくなる（表9-Ⅰ-4）．

　出生後に胎児循環から母体型（成人型）循環への移行が起こるが，さまざまな理由により全

表9-I-5 小児の代謝，体温調節の特徴と麻酔管理上の注意点

特　徴	麻酔管理上の注意点
体重あたりの体表面積が大きい	酸素消費量の増大，低酸素状態になりやすい
体温調節が未熟 振戦による熱産生ができない	低体温になりやすい
褐色細胞代謝による熱産生	脂肪貯蔵量依存性の熱産生 吸入麻酔薬による抑制

表9-I-6 小児の腎，体液，消化器系の解剖・生理学的特徴と麻酔管理上の注意点

特　徴	麻酔管理上の注意点
新生児では糸球体濾過率が低い	腎排泄性薬物の作用延長
尿濃縮力は低く，希釈力はほぼ正常 体液量が多い	脱水になりやすい
胃食道逆流の発生率が高い	嘔吐を起こしやすい
肝機能が未熟	薬物の慎重投与，新生児低血糖の注意

身状態が不良の場合には母体型循環への移行が正常に進まない場合があることにも注意が必要である．

3) 代謝，体温調節

小児は体重あたりの体表面積が成人に比べ大きい．代謝，それらに伴う各種指標は体重より体表面積に比例するため，酸素消費量，二酸化炭素産生，心拍出量，肺胞換気量などは体重あたりに換算すると大きくなる．

また，体温調節中枢である視床下部の発達が未熟であり，薄い皮膚，少ない脂肪，そして大きな体表面積のため小児は熱量を失いやすく，低体温症になりやすい．交感神経系の発達が未熟であるため，末梢血管収縮による熱保持が不十分で，さらに，体温を維持できる環境温は新生児で32℃であり，冷え切った手術室，乾いた麻酔ガスなどにより低体温症はさらに助長される．低体温は覚醒遅延，心筋被刺激性，呼吸抑制，肺血管抵抗増加などの重大な問題を引き起こす．幼少時は筋肉量が少ないため振戦により熱を産生することができず，代わって，主に褐色細胞を代謝することにより熱産生を行う．この褐色細胞による熱産生は，脂肪貯蔵の少ない未熟児や病的な小児では極端に制限され，さらに吸入麻酔薬はこの熱産生を抑制する（表9-I-5）．

4) 腎，体液，消化器系

新生児では糸球体濾過率が低下し，薬物排泄に影響を与える．その後，尿濃縮力は低いものの，希釈力はほぼ正常となるが，正常な腎機能は6か月に至るまで得られず，成人と同様の機能を有するには2歳になることもある．また，全体水分量が新生児，乳児，幼児では，それぞれ，80，70，65％と多く，さらに水分交換率（細胞外液中で1日に置換される量）も新生児で25％，乳児50％と，成人の14％に比べ著しく高い．したがって，脱水症になりやすい．未熟児ではクレアチニンクリアランスの低下，ナトリウム貯留障害，ブドウ糖排泄障害，重炭酸イオン再吸収障害，尿希釈力低下，尿濃縮力低下など全般的に腎機能が低下しているため，輸液には細心の注意が必要である．消化器系では，新生児において胃食道逆流の発生率が高く，また，肝機能が未熟で，薬物代謝に重要な酵素は出生後2〜3か月は活性が低く，薬物の投与には注意が必要である．新生児では肝臓のグリ

表9-Ⅰ-7　小児の薬理学的特徴と麻酔管理上の注意点

薬剤	麻酔管理上の注意点
吸入麻酔薬	導入，覚醒が早くなる 麻酔必要量の増加（MACの増加） 循環抑制作用の増強 セボフルラン，デスフルランによる覚醒時興奮，せん妄
静脈麻酔薬	1歳以下への慎重な麻薬使用 プロポフォールのせん妄，術後嘔吐抑制作用 プロポフォールの長時間高用量鎮静目的使用は禁忌
筋弛緩薬	スキサメトニウム副作用の発生率の増加 非脱分極性筋弛緩薬の感受性増加 スガマデクスによる非脱分極性筋弛緩薬の拮抗

表9-Ⅰ-8　小児の最小肺胞濃度

麻酔薬	新生児	乳児	幼児	成人
ハロタン	0.87%	1.1～1.2%	0.87%	0.75%
セボフルラン	3.2%	3.2%	2.5%	2.0%
イソフルラン	1.5%	1.8～1.9%	1.3～1.6%	1.2%
デスフルラン	8～9%	9～10%	7～8%	6.0%

コーゲン貯蔵が少ないため低血糖をきたすことがある（表9-Ⅰ-6）．

3. 薬理学的特徴（表9-Ⅰ-7）

　一般的に，小児においても薬物は体重（kg）あたりで投与されているが，このような身体の大きさによる基準では，年齢による薬力学や薬物動態学の違いが考慮されていない．すなわち，小児の特徴である大きな血管内，細胞外液容量，組織血流量の増加，タンパク結合能の低下，肝代謝の未熟性，腎からの排泄遅延などが投与された個々の薬物作用に異なった影響を及ぼすことに留意する必要がある．小児に投与された薬物は成人とは異なった作用を示すこととなるが，このような変化はおのおのの場合で対応していかなくてはならない．

1）吸入麻酔薬

　小児において吸入麻酔薬の作用は，導入覚醒に影響する因子，麻酔の力価，吸入麻酔薬の主な副作用である循環系に与える影響のいずれにおいても変化する．

　新生児では，肺胞換気量が多く機能的残気量が相対的に減少し，また，吸入麻酔薬の血液に対する溶解度（血液／ガス分配係数）が低下している．このため，肺胞内濃度（分圧）の上昇は速くなり，吸入麻酔薬による導入覚醒も速くなる．

　一般的に，最小肺胞濃度（MAC）は年齢とともに低下する．したがって小児では成人に比べ吸入麻酔の必要量は増加する．最小肺胞濃度は1～6か月で最大となり，新生児では乳児のそれと比べ小さい（表9-Ⅰ-8）．

　小児では，血管拡張，心筋抑制による血圧低下に対する代償メカニズムの働きが発達していない．吸入麻酔薬の作用による血圧低下が早期より著明となる．

　セボフルラン，デスフルランは，特に年長児において覚醒時興奮，せん妄を起こす可能性が他の麻酔薬に比べ高いとされており，覚醒時に十分な注意が必要となる．

2）静脈麻酔薬

　バルビツレート，麻薬は，おそらく，血液脳関門の易通過性，代謝率の低下，呼吸中枢などへの感受性の増大からより強力に作用するため，薬物投与量の調節を考慮しなくてはならない．特に麻薬は，1歳以下の小児において肝グルクロン酸抱合ならびに腎での代謝産物の排泄が低下していることから慎重な投与が求められる．シトクロムP-450代謝経路が成熟する幼児期以降では，体重あたり比較的大きい肝血流量により，生体内変化や排泄が促進され，この時期までとは異なり，フェンタニルのクリアランスは増加すると考えられている．プロポフォールは喉頭ならびに咽頭反射を抑制し，気管挿管を容易にする．さらに，麻酔維持に用いた場合，せん妄反応や術後嘔吐が少なく，小児麻酔

において導入，維持薬としてチオペンタールにとってかわるようになってきた．しかしながら，プロポフォール注入症候群の報告があるため，集中治療室などでの長時間高用量鎮静目的の使用は禁忌である．

3）筋弛緩薬

　近年，あまり用いられることはなくなったが，小児ではスキサメトニウム使用後の不整脈，高カリウム血症，横紋筋融解，ミオグロビン血症，咬筋拘縮，悪性高熱症の発生率が高い．このため，予定手術患者においてその使用は避けるべきで，一般的に，フルストマックのための迅速導入や喉頭けいれん時にのみ，その使用が認められるべきである．成人と異なり，アトロピンの前投薬なしでは，スキサメトニウムの初回投与で徐脈や洞結節停止をきたす．さらに，分布容量が大きいことから，小児では高投与量（2 mg/kg）が必要で，その危険性がますます高まる．

　血管確保後，小児患者においてロクロニウム（0.6 mg/kg）による挿管が一般的になってきた．高用量（0.9〜1.2 mg/kg）では約60秒後に迅速導入による挿管が可能であるとされているが，筋弛緩を得るのに90秒程度必要な場合があることも考慮に入れておかなくてはならない．ロクロニウムは筋肉注射による挿管も可能であるが，その作用発現には3〜4分かかる．

　非脱分極性筋弛緩薬に対する反応は，通常，小児において増強されるが，新生児ではその反応はさまざまである．神経筋接合部の発達が未熟であるため非脱分極性筋弛緩薬に対する感受性は増大するが，細胞外液量が成人に比べ大きいため，その濃度は希釈される．さらに，肝代謝性のものは作用時間が延長される．

　非脱分極性筋弛緩薬の拮抗は，抗コリン薬とともに使用するネオスチグミン（最大70 μg/kg）にて行うことができる．スガマデクスは，その安全性が小児では完全に証明されていないが，より少ない副作用で確実な拮抗が，ロクロニウム，ベクロニウムで可能となった．

II 小児麻酔の実際

1．術前管理

1）術前診察

　一般的な術前診察の目的は，①患者情報を集めること，②患者の希望や危険因子などから麻酔管理計画を立てること，③麻酔とそのリスクについて説明を行い，同意を得ること，④患者の不安を取り除き，より早い回復を促すため信頼関係を構築すること，⑤術前診察を通し，外科医とコンタクトをとり，患者に対し同様の考えを共有することである．当然のことながら小児麻酔においてもこれらのことがあてはまるが，小児麻酔では特に患者と両親の不安を把握し，信頼関係を築きあげることが大切である．すなわち，小児と仲良くなり，これから起こることを簡単に説明し，小児の不安を取り除くことがスムーズな麻酔導入をはじめとする，その後の麻酔管理に重要な役割を果たす．

　また，多くの両親は外科手術そのものより，子どもに対する麻酔薬投与の危険性に多くの不安を抱えている．この不安は主に麻酔についての情報不足によるものが大部分で，麻酔自体の危険性が原因ではない．したがって，麻酔の危険性について具体的な例を用い（健康な小児が簡単な手術を受ける場合，麻酔による不運な合併症の起こる確率は20万人に1人である[2]），両親と話しあうことは，麻酔の全体像を把握してもらうために大変重要である．

　小児患者と話すときに大切なのは，患者，その家族と同じ立場に立って，これから起こる麻酔手術過程を丁寧に説明し，その不安を取り除くことである．もう1点，大事なことは，治療や手技にかかわることでウソをつかないということである．痛みを伴う操作にしても，「痛くないよ」ではなく「少し痛いけど我慢できるく

らいだし，すぐ治るよ」とか，「できるだけ痛くないようにしてあげるよ」などと説明し，実際さまざまな方法を用いて痛みを減らす努力をしなくてはならない．せっかく上手な会話で信頼関係を築いても，ウソはすぐに信頼関係を崩し，結局，スムーズな麻酔管理の妨げとなる．

　小児の不安を取り除くため，いろいろな施設で試みられていることの1つに，実際の麻酔導入のときに用いられている器具を術前回診時に持っていき，慣れ親しんでもらうことがある．フェイスマスクを渡して顔につけてもらい，「明日はもっといいにおいがするものを用意しておくからね」と麻酔導入時にバニラ，ストロベリーエッセンスを使用したりする．そして，麻酔導入時には小児が最も信頼している母親などが一緒に手術室に入り，眠るまで一緒にいられることを説明することも重要である．

2) 術前検査

　小児にとって採血を含めた術前検査は侵襲が大きいものと考えられるため，スクリーニング目的での検査は行うべきではない．たとえば，特に合併症をもたない健康な小児が手術を受ける際には，一般的なスクリーニング検査である，胸部エックス線写真，心電図，血算などの血液検査は，慣習的に行われているが，小児に対する侵襲，費用，手間に見合う意義が見出せないという意見が一般的である．

3) 理学的所見

　小児のおびえを避けるため，全身診察は遠くからみる簡単な診察から始める．小児に直接触れなくても，チアノーゼや皮疹など，かなり多くの重要な所見が得られる．小児を泣かせないように手早く，全身の視診に加えて，胸部の聴診，口腔内の様子を観察する．

4) 経口摂取制限

　麻酔導入時の嘔吐による誤嚥性肺炎を予防するため，小児においても経口摂取制限が必要であるが，小児は脱水状態になりやすく，そのため成人に比べその制限は厳しくないものになっ

表9-Ⅱ-1　術前経口摂取制限時間

clear fluid	2時間前まで
母乳	4時間前まで（新生児，乳児とも）
人工乳	6時間前まで
固形物，牛乳	6時間前まで（ただし脂肪を含む食物は8時間前まで）

(A report by the American Society of Anesthesiologists Task Force on Preoperative Fasting, 1999[3])

ている．しかしながら，小児待機手術患者において，胃内pHが2.5以下で比較的高容量の胃内容があった場合，以前に考えられていたよりも誤嚥の可能性は高いとされている．誤嚥の発生率は1：1000と報告されているが，より長い時間絶食しても，必ずしも，その危険性を減らすものでもない．消化器症状が正常な場合の術前経口摂取制限時間を表9-Ⅱ-1に示す．6か月以下の乳児において母乳は4時間前とし，6～36か月では人工乳，牛乳，固形物は6時間前まで続けてよい．Clear fluidに関しては年齢を問わず2時間前とする．経口摂取制限の欠点として，脱水以外に不機嫌，発熱，低血糖，ケトアシドーシスなどがあるため，絶飲食時間は短時間になってきている．注意点としては，小児麻酔では午後に開始する手術はなるべく避け，手術開始時間が遅れるような場合は脱水と低血糖，ケトアシドーシスを避けるため輸液を開始すべきである．

5) 麻酔前投薬

　麻酔前投薬の目的は，①鎮静，不安除去，②口腔気道内分泌物の抑制，③迷走神経反射抑制，④誤嚥性肺炎予防などがあげられるが，小児において，その推奨方法はさまざまである．手術前，成人が死の可能性について最も不安を感じているのに対し，小児は基本的に痛みと親からの乖離に対し大きな不安を感じているので，前投薬が大いに役立つ．前投薬の投与経路としては，経口，直腸内，筋肉内，点鼻があるが，非侵襲性のため経口投与が好まれることが

表9-Ⅱ-2　小児の麻酔前投薬

鎮静薬	ミダゾラム 0.3～0.5 mg/kg 最大 10 mg まで 経口，入室 45 分前 ジアゼパム 0.7 mg/kg 最大 10 mg まで 経口，入室 45 分前
抗コリン薬	アトロピン 0.05 mg/kg 最大 1.0 mg まで 経口，入室 45 分前 アトロピン 0.02 mg/kg 静脈注射，導入中，直後

多い．このため，作用発現には20～45分必要である．鎮静薬は新生児や病状の強い患者では投与しないが，不安の強い小児に対してはよい適応となる（表9-Ⅱ-2）．

一方，多くの麻酔科医が規定通りにアトロピンなどの抗コリン薬を投与している．これは導入中の徐脈を避けるためであり，さらに3か月以下の小児では導入中の低血圧発生率も抑える．加えて，気道分泌物蓄積に対しても効果がある．アトロピンはしばしば経口投与（0.05 mg/kg）されるが，多くの麻酔科医は導入中もしくは導入直後に静脈内投与している．

6) その他 (術前発熱，上気道感染など)

術前回診時や手術当日に発熱を訴える小児患者をみることは多い．一般的に38.0℃を超えるような発熱であれば，待機手術は延期することを考慮すべきである．当然のことながら，発熱の原因を探索し，感染症が疑われる場合などは専門家の意見を聞き，鑑別をつけなくてはならない．鑑別後，手術を行うかは手術麻酔のリスク-ベネフィットを考え，判断すべきである．手術を行う場合の注意点としては，増加する酸素消費量など麻酔中のリスクが上がるので，輸液などを行い，できるかぎり38.0℃以下に体温を下げて手術を行うのが望ましい．

発熱の原因の1つである上気道感染（かぜ症候群）を呈している小児患者の手術延期を判断することは，麻酔科医にとって大変頭の痛い問題であり，また，延期の決定はしばしば主観的に行われている．

しかしながら，手術を延期したほうがよいと考えられる状況はいくつかある．気管挿管を必要とした手術が予定され，鼻閉や咳，受動喫煙，喀痰の排出があるような場合は，気道の過敏性が上昇しているため全身麻酔，気管挿管により，喉頭けいれん，気管支けいれん，低酸素症の発生率は増加する．したがって，このような症状を認める急性期では延期すべきであり，延期の期間は通常4週間ぐらいが適当である．判断は上記したようにさまざまな要因に左右されるため，延期基準をスコア化することが試みられているが，各病院，手術室の特徴をふまえて，独自の判断基準をつくっておくことも，スムーズな手術室運営には役立つと考えられる．

予防接種後どれくらいの期間をあければよいかという問題もいまだ解決していない．ワクチンなどの接種により副反応が現れ，また，手術侵襲や麻酔により一過性に免疫機能が低下することから，一定期間手術を延期したほうが安全であるとされている．一般的には，生ワクチン（麻疹，風疹，水痘，流行性耳下腺炎，BCGなど）では3週間，不活化ワクチン（四種混合，インフルエンザ，日本脳炎など）は2日～1週間延期することが推奨されている．同様に，これらに感染したときにも通常は4週間の延期が必要である．また，全身麻酔後の予防接種は手術侵襲を考慮して，1～4週間後としている場合が多い．ただし，どの場合も明確なエビデンスがあるわけではないので，個々の判断が求められることも考えなくてはならない．

2. 術中管理

1) 麻酔準備

麻酔の準備を行う際に，確認すべき項目をSOAP-MIとして覚えておくと便利である．

S：Suction，ただちに吸引が行えるように準備．特に確実な吸引を行えるようヤンカー

表9-Ⅱ-3　小児の気道管理器具

年齢(歳)	0〜1か月 (未熟児)	0〜1か月 (新生児)	1〜12か月	1〜3歳	3〜8歳	8〜12
体重(kg)	0.5〜3	3〜5	4〜10	8〜16	14〜30	25〜50
喉頭鏡ブレード	00	0	1	1.5	2	3
マスク	00	0	0	1	2	3
経口エアウェイ	000〜00	00	0 (40 mm)	1 (50 mm)	2 (70 mm)	3 (80 mm)
ラリンジアルマスク	—	1	1	2	2.5	3

吸引管をつけておく.
O：Oxygen，いつでも酸素が投与できるよう麻酔回路人工呼吸器の確認をしておく.
A：Airway，気道確保に関連した気管チューブ，喉頭鏡，エアウェイの準備.
P：Pharmacy，麻酔導入，循環管理に必要な薬物の準備.
M：Monitor，年齢に合わせた血圧計カフなど必要なモニタ.
I：Infusion，点滴ルートの準備.

2) 麻酔導入
(1) 緩徐導入 slow induction

吸入導入 inhalational induction ともよばれ，小児麻酔では最も多く用いられる導入方法である.

意識のある小児の場合にはにおいのしない，酸素30％，亜酸化窒素70％を嗅ぐようになだめ（怖がらないように透明のマスクを使い，バニラエッセンスなどでにおいをつけておく），セボフルランを3〜5呼吸ごとに0.5％ずつ上げていく. 亜酸化窒素60％に7〜8％セボフルランで1回吸入導入を行うことも可能である.

マスク換気，気管挿管を行う際には年齢に見合った器具を選択しなくてはならない（表9-Ⅱ-3）. 新生児や乳児は鼻呼吸をしているため簡単に気道閉塞を起こす. 経口エアウェイが大きな舌に対し有効である一方，経鼻エアウェイは狭い鼻腔や大きなアデノイドを傷つけやすい. 気道を確保するためには下顎下部の軟部組織を圧迫することのないように，マスク保持をしなくてはならない.

末梢ルートを確保するまでなるべく自発呼吸を残すようにしたほうがよい. このためには休眠後，肩枕を入れたり，経口エアウェイを入れ，バッグによるアシスト呼吸を避け，自発呼吸を消さないようにする. これは，入眠後は喉頭筋群の緊張が低下し，上気道閉塞を起こしやすくなり，この段階で，E-Cクランプ法（15章Ⅲ-1.4）参照）によるマスク換気を行うと喉頭けいれんを起こす場合があるからである. また，自発呼吸下での高濃度麻酔薬吸入では危険な麻酔深度に至ることが少ないのも，自発呼吸を温存する理由の1つである.

陽圧マスク換気による胃膨張，肺拡張障害を避けるためには，小さな1回換気量で頻回に換気するようにする. 膨張した胃は挿管後なるべく軟らかな胃管にて，粘膜損傷に最大の注意を払いながらガス抜きを行う.

マスク換気にて十分な麻酔深度が得られたら，静脈路確保後，筋弛緩薬を投与して挿管となるが，静脈路確保前に起こりうる喉頭けいれんに対し，スキサメトニウム (5 mg/kg, 最大150 mg)，アトロピン (0.02 mg/kg, 最大0.4 mg) 筋肉注射の準備をしておくことも大切である.

(2) 急速導入 rapid induction

静脈路が確保されている場合は成人と同様に急速導入を行うことができる. この場合は必要に応じ薬物を希釈しておき（導入，挿管に用い

表9-Ⅱ-4　小児の気管チューブサイズと固定位置の目安

年　齢	0〜1か月	1〜12か月	1〜2歳	2歳以上
サイズ（mm）	3.0〜3.5	3.5〜4.0	4.0〜4.5	4＋年齢/4
固定位置（cm）	9〜10	10〜12	12〜14	12＋年齢/2

る薬物の1回量をそれぞれ1つのシリンジに準備しておく），また，輸液量の少ない，小児ではフラッシュ用の生理食塩液を用意しておく．薬物はチオペンタール3 mg/kg，またはプロポフォール2 mg/kg，またはケタラール1 mg/kg，またはミダゾラム0.1 mg/kgで導入し，筋弛緩薬はベクロニウム0.1 mg/kg，またはロクロニウム0.6 mg/kgを使用する．プロポフォールは血管痛があるために投与前に少量の麻薬を用いたりするが，挿管時の血圧上昇を抑え，より早い覚醒をもたらし，さらに，術後の悪心・嘔吐が少ないなどの利点がある．

(3) 迅速導入 rapid sequence induction

小児においても，フルストマック症例では迅速導入を行うが，悪性高熱症の可能性からスキサメトニウムの使用を避ける麻酔科医が多い．筋弛緩薬は，ベクロニウムを使うときには効果発現時間を短くするため0.3 mg/kg投与し，ロクロニウムでは0.9 mg/kg用いる．効果が不確実なためプライミング（5章Ⅵ-4.2）参照）は行わない．また，徐脈防止のためアトロピンの投与（0.01 mg/kg）はすべきである．

3) 気管挿管

大きな頭をもつ小児の挿管を，より簡単なものにするには，タオルなどを肩の下に入れ，頭部をドーナツ型枕で安定させる．喉頭が前方に位置しているため，1歳以下の小児では直型のブレードを使用すると挿管がしやすくなる．声門を確認し，チューブを挿入するが，前述したように小児では輪状軟骨部が最狭部位となっているため，無理に力を入れてこの部位を通過させると，術後浮腫，声門下狭窄の原因となる．チューブサイズ，チューブ固定位置の目安を表9-Ⅱ-4に示す．適切なサイズは15〜30 cmH$_2$Oの圧を加えることによるリーク，さらに過リークによる換気不足がないことにより確認し，また，位置は一度，片肺換気状態にした後，両肺の呼吸音が等しくなるところまで引き抜き，決定する．チューブは必ず0.5 mm大きなものと小さなものを用意しておく．近年では，小児でもカフ付き気管チューブを用いるのが一般的であり，この場合0.5 mm小さめのチューブを使用する．

小児への経鼻挿管は，安全に行うため，まず，経口挿管にて換気を確立した後に行う．小児ではアデノイド肥大を伴うことが多いため，経鼻挿管時には気管にチューブを進める前に，チューブ先端にアデノイド組織が付着していないことを確認する．鼻へのチューブ挿入は消毒と潤滑の後に行い，鼻出血，アデノイドからの出血を起こさないように丁寧に行う．

4) 麻酔維持

麻酔維持は成人と同様に行うが，最小肺胞濃度（麻酔必要量）が大きく，また，新生児では吸入麻酔薬による心抑制作用がとりわけ著明であることに注意しなくてはならない．麻酔薬としては，わが国ではセボフルランを用いることが多いようであるが，術後興奮，せん妄の発生率の高さを考えると，セボフルランによる緩徐導入後，維持はプロポフォールに切り替えるのがよいかもしれない．しばしば，適切な術野を提供するために非脱分極性筋弛緩薬が必要となるが，このことは特に，高濃度の吸入麻酔薬を用いにくい病弱児や，新生児にあてはまる．

術中換気は調節呼吸で行い，小さな1回換気量に対し比較的影響の少ない，短くてコンプラ

表9-Ⅱ-5　術中維持・欠乏輸液量

維持輸液量
最初の10 kg：4 mL/kg/時 次の10 kg：2 mL/kg/時 20 kg以上：1 mL/kg/時
推定欠乏量：維持輸液量×絶飲食時間
1/2推定欠乏量：麻酔開始後0〜1時間の間に維持輸液量，補充輸液量とともに投与 1/4推定欠乏量：麻酔開始後1〜2時間の間に維持輸液量，補充輸液量とともに投与 1/4推定欠乏量：麻酔開始後2〜3時間の間に維持輸液量，補充輸液量とともに投与

イアンスの小さな回路を用いる．従圧式人工呼吸では従量式よりも低い最大吸気圧で同等の1回換気量が得られるなど，いくつかの理由から小児麻酔では伝統的に従圧式人工呼吸が用いられている．

5）術中輸液

成人と同様，術中輸液は維持量＋欠乏量（絶飲食による脱水量）＋補充量（出血・third space移行分など）からなる．維持量はいわゆる4-2-1ルール，欠乏量はこれに絶飲食時間をかけることにより求め，投与する（表9-Ⅱ-5）．補充量は手術侵襲により，大手術では6〜8 mL/kg/時，中手術では4 mL/kg/時，小手術では2 mL/kg/時である．大部分の口腔外科手術は小手術である．

輸液内容としては，以前はナトリウム濃度が細胞外液に比べ低く，5％程度のブドウ糖が含まれた溶液が好まれていたが，術中，術後に低ナトリウム血症，高血糖を示すことが明らかとなってきた．したがって，等張液であるナトリウム130〜140 mEq/L，ブドウ糖1％前後を含んだ溶液を用いるのが理想的なようである．

6）輸血

術中出血量は小児の場合，ガーゼカウントや吸引量のみでは過小評価につながり，循環血液量減少徴候（低血圧，尿量減少，末梢循環不全：末梢体温低下，動脈圧の呼吸性変動，パルスオキシメータが脈拍を感知しないなど），血液検査などから，カウントされていない出血量も考慮しなくてはならない．

循環血液量の20％以上の出血があれば輸血を考慮するが，口腔外科手術ではこのような出血はまれである．

7）麻酔覚醒，抜管

一般的には，麻酔覚醒後に気管チューブを抜くが，深い麻酔状態で抜管することもある．それぞれの利点，欠点を表9-Ⅱ-6に示す．抜管のタイミングはしばしば麻酔科医を悩ます．成人では覚醒しても激しく体動することは少ないが，小児では麻酔を浅くしていくと覚醒していない段階から激しく動く場合がある．浅麻酔のときに抜管すると喉頭けいれんを起こしやすく，したがって，覚醒後もしくは深麻酔時に抜管する．しかしながら，体動が激しい場合，覚醒しているか否かの区別がしばしば難しいときがある．自発的な開眼，四肢を十分に動かし泣こうとしている，チューブに手を持っていくような合目的な動きがあった場合に覚醒したと判断し，抜管するようにする．

深麻酔下での抜管は，麻酔薬による深い鎮静下で自発呼吸があり，胃内容の誤嚥リスクが最小限である場合に選択される．

3．術後管理

1）覚醒時興奮，せん妄

小児はしばしば麻酔覚醒時に興奮状態になる．いろいろな要素が重なり合って起こるとされているが，その最も大きな要因は不十分な鎮

表9-Ⅱ-6　抜管のタイミング（覚醒させるか，深麻酔下か）

	覚　醒	"Never-Never" Land*	深麻酔	超深麻酔
終末呼気揮発性麻酔薬濃度（目安）	0〜0.15%	0.15〜2%	<3%	<5%
気道の状態	気道反射は回復している．	気道は過敏状態．	気道反射は減弱している．	気道反射は消失している．
この状態で抜管する利点	気道反射があり誤嚥の可能性が低い．回復室で喉頭けいれんを起こすことはない．上気道閉塞を起こす危険は少ない（特に2歳以下）．	利点は全くない．	小児は回復室で穏やかに眠っている．気道刺激を加えることがない．手術室滞在時間が短い．バッキング，咳，息こらえなどがなく，Sp_{O_2}の低下がない．	
この状態で抜管した場合に心得ておかなければならないこと	咳やバッキング，喘息様になるなど，Sp_{O_2}低下の恐れがある．覚醒まで待たなければならないので，手術室滞在時間が長くなる恐れがある．	喉頭けいれんを起こしやすい．	気道反射が回復していないので誤嚥の危険がある．深麻酔と思っていても"Never-Never" Land*のこともあり，抜管後に喉頭けいれんを起こすこともある．通常2歳以下の小児には深麻酔下抜管は推奨されない．	深麻酔の場合に加えて無呼吸の可能性．心抑制がある可能性．

*抜管が推奨されない麻酔深度．　　　　　　　　　　　　　　　　　（Landsman et al, 1997[4]）より改変）

痛である．対策として麻酔覚醒前から麻薬や局所麻酔を使用する．覚醒時の興奮には麻薬（モルヒネ50〜100 μg/kg，フェンタニル1〜2 μg/kg）やベンゾジアゼピン（ミダゾラム0.05〜0.1 mg/kg）の静脈注射が有効である．

また，使用麻酔薬による差も明らかとされてきた．セボフルラン，デスフルランを麻酔維持に使用すると発生頻度が高くなり，プロポフォールでは吸入麻酔薬に比べその頻度が低くなると報告されている．

2）上気道閉塞，喉頭けいれん，抜管後クループ

吸気時の喘鳴，肋間の陥没呼吸，胸郭の奇異性運動を特徴とする上気道閉塞が，小児では抜管後にみられることがある．上述したように浅麻酔時での抜管や，太い気管チューブ，乱暴な挿管操作，抜管後の体位変換などが危険因子とされている．発生時には100%酸素でマスク換気を行い，このとき，マスクCPAPや経口エアウェイが有効な場合もある．

抜管直後に全く気道が通らないときには，喉頭けいれんを疑い，経口エアウェイを挿入し100%で陽圧換気を行い，改善がなければスキサメトニウムを投与する．

吸気時喘鳴を特徴とする，抜管後クループの発生率は1〜6%である．酸素投与，アドレナリンネブライザーなどが有効である．

3）嘔気，嘔吐

術後悪心・嘔吐 postoperative nausea and vomiting（PONV）の発生頻度は38〜80%と高い．要因としては，手術の種類（斜視手術，扁桃摘出，歯科処置，鼠径ヘルニアなど），学童期，麻酔中の麻薬使用などがあげられている．発生を減らすために有効な手段としては，胃内容吸引，局所麻酔，区域麻酔による麻薬減量，プロ

ポフォールの使用, 高リスク児に対する制吐薬の予防的使用 (ドロペリドール: 20~70 µg/kg, メトクロプラミド: 0.15 mg/kg, オンダンセトロン: 0.05~0.15 mg/kg などの静脈注射) がある.

4) 術後鎮痛

小児は痛みを直接表現することができない場合が多く, 医療従事者が痛みを適切に評価しなくてはならない. 小児の痛みの評価はフェイススケールを用いる場合が多いが, 大変難しい. 小児術後鎮痛は区域麻酔に非ステロイド性抗炎症薬 (ジクロフェナク座薬: 0.5~1 mg/kg, フルルビプロフェン静脈注射: 1 mg/kg), アセトアミノフェン (10~15 mg/kg), オピオイド (フェンタニル: 1~2 µg/kg, モルヒネ: 50~100 µg/kg) などを合わせた multimodal approach が基本となる.

6歳以上の小児では患者管理鎮痛法 patient-controlled analgesia (PCA) が可能であり, 有効性, 薬剤使用量の減少などの点ですぐれている. 幼少時では看護管理鎮痛法 nurse-controlled analgesia (NCA) とし, 小児の代わりに看護師が必要に応じてボタンを押すようにする.

第10章 高齢者の全身麻酔

　65歳以上の高齢者人口が総人口の7%を超えると高齢化社会，14%を超えると高齢社会，21%を超えると超高齢社会といわれる．わが国は，20世紀後半から飛躍的に高齢者人口が増加し，1970年に高齢化社会，1994年に高齢社会，2007年に超高齢社会と世界に類をみない短期間で超高齢社会に移行した．現在わが国は，高齢者の全身麻酔を行う機会の最も多い国となっている．

　5年ごとに行われる国勢調査によれば，2010年の1億2,806万人（65歳以上の高齢者人口が2,948万人）をピークとして，わが国の総人口は減少に転じている．その一方で，2060年の予測総人口8,674万人のうち65歳以上の高齢者人口比率は39.9%（同，3,460万人）にまで増加し，65歳以上の高齢者人口は今後も増加すると予測されている．これからも，わが国は世界各国の中でも高齢者の全身麻酔を行う機会の最も多い国となることは確実な状況となっている．

　高齢者は65〜74歳を前期高齢者，75歳以上を後期高齢者として区分することが人口統計や医学研究などで行われている．最近では，さらに90歳以上（85歳以上とするものもある）を超高齢者，100歳以上を百寿者とよんで区分することもある．

　前期高齢者は，生理機能検査や外見などから老化の徴候や動脈硬化性疾患など老年疾患を有する割合が高くなるが，重篤な全身疾患がなければ日常生活機能は保たれており，中年者の延長上の後期高齢者への切り替えの時期とされる．

　一方，後期高齢者は，老年疾患を有する者の比率がさらに増加し，老年疾患の重複もみられ，生活習慣病の合併もあり多病傾向となる．認知症，転倒，誤嚥などの老年症候群も増加し，日常生活機能の低下・障害により介護を要する比率も増加する．老人という言葉から多くの人が抱く特徴を表現しているのが後期高齢者ともいえる（表10-1）．しかし，後期高齢者の中にも個人差があり，健康な人も少なくないことも理解しておく必要がある[1]．

　高齢者に普遍的にみられる老化には，生理的老化と病的老化がある．生理的老化は加齢変化のみによる老化で，病的老化は生理的老化に加えて，種々の疾患や生活環境によるストレスなどにより進行する老化である．生理的老化のみが進行した場合，ヒトは110歳近くまで生きることが可能とされているが[2]，現在の平均寿命が示すように，ほとんどの高齢者は生理的老化に加えて病的老化を伴っている．高齢者の麻酔管理では，生理的老化と病的老化の双方を考慮した管理が必要となる．

表10-1　前期高齢者と後期高齢者の一般的特徴

前期高齢者（65〜74歳）	後期高齢者（75歳以上）
老化の徴候，老年疾患の増加	老年疾患の重複，老年疾患の増加
日常生活機能保持	日常生活機能障害
中年期との切り替え	老人の特徴を表現

I 高齢者の特徴

1. 麻酔管理上の特徴

1) 複数の全身疾患に罹患していることが多い

高齢者の全身疾患罹患形態の特徴として，1人の患者が複数の全身疾患に罹患している頻度が高いことがあげられる（表10-I-1）．そのような高齢者の麻酔管理は，複数の全身疾患の相互関係を考慮することが必要となる．

2) 全身疾患の症状が非典型的となりやすい

複数の全身疾患に罹患しやすいことから，全身疾患同士が互いにその症状を修飾することがあり，若・中年者のように全身疾患の典型的な症状がみられないことも多い．たとえば，無痛性の急性心筋梗塞（糖尿病の高齢女性でしばしばみられる）や，発熱のない感染症などがみられ，麻酔管理上の診断や対応を難しくすることがある．

3) 個人差が大きい

生理的老化によりほとんどの臓器機能は進行性に低下していく．ただ，これらの臓器機能の低下の始まる年齢や低下の状態には個人差がある．加えて病的老化を伴った場合には，さらに個人差が大きくなっていく．年齢のみで機械的に評価し一律の麻酔管理を行ってはならない．

4) 認知症や軽度認知障害が多い

2012年の時点で，65歳以上の高齢者の約7人に1人が認知症と推計されており，2025年には65歳以上の高齢者の約5人に1人が認知症と予測されている．また，認知症までには至らなくても，後期高齢者では，軽度認知障害をもつ頻度が高くなり，麻酔管理に必要な病歴聴取が困難などの問題が生じやすい．また，絶食絶水などの術前管理事項が守られないといった事態が生じることがある．

5) 多剤を服用していることが多い

複数の全身疾患に罹患していることが多いため，数種から十数種の薬物を服用していることがある．このような高齢者では，多種にわたる服用薬物と麻酔薬との相互作用を考慮した麻酔管理が必要となる．

表10-I-1 高齢者に多い全身疾患

1. 循環系
   高血圧症，狭心症，心筋梗塞，心臓弁膜症，うっ血性心不全
2. 呼吸系
   肺炎，慢性閉塞性肺疾患（COPD），喘息，肺結核
3. 脳血管系
   脳梗塞，脳出血，くも膜下出血
4. 代謝・内分泌系
   糖尿病，脂質異常症，甲状腺機能低下症，甲状腺機能亢進症
5. 消化器系
   消化性潰瘍，胃食道逆流症，薬物誘発性消化器障害
6. 精神神経系
   認知症，うつ病，Parkinson病
7. 骨運動系
   骨粗鬆症，関節リウマチ
8. 血液免疫系
   貧血，多発性骨髄腫，骨髄異形成症候群
9. 腎泌尿器疾患
   慢性腎不全

2. 解剖・生理学的特徴 (図10-Ⅰ-1)[3]

1) 循環系
(1) 心臓
　心容積は加齢により変化しないが，心筋肥大，線維組織や脂肪組織の増加により心重量は加齢とともに増加し，僧帽弁や大動脈弁の硬化性変化が生じる．

　加齢により，左室壁厚は軽度増加し，左室容積，右室容積は低下する傾向にある．

　刺激伝導系では，洞結節のペースメーカ細胞数の減少が著しく，60歳前後から始まり，75歳では20歳時の10%程度にまで減少する．房室結節からHis束にかけての変化は，洞結節の変化に比べると少なく，より遠位の刺激伝導系線維の変化は軽度にとどまる．

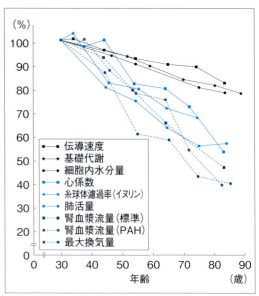

図10-Ⅰ-1　加齢による生理機能の変化
(内藤，2008[2])

　高齢者の安静時心拍数は若・中年者とあまり変わらないが，運動負荷時に到達可能な最大心拍数は加齢とともに減少していく．心筋コンプライアンスの低下による左室拡張障害，その代償性の心房収縮亢進がみられる．そのため，心房細動などの不整脈のある場合は，1回拍出量が著明に減少する．動脈硬化による末梢血管抵抗の上昇によって後負荷が増大し収縮期血圧が上昇する．

　高齢者の心臓は，負荷に対する予備能が低下しており，心不全に陥りやすい

(2) 血管系
　大動脈や中動脈の血管壁肥厚と伸展性低下，小動脈や細動脈の内腔狭窄と弾性低下がみられる．動脈壁の肥厚は内膜に顕著である．収縮期血圧は加齢とともに増大するが，拡張期血圧は後期高齢者では低下し，その結果，脈圧が増大する．大動脈や頸動脈洞の圧受容器の感受性低下により圧受容器反射機能が低下し，起立性低血圧を起こしやすく，血圧の日内変動が大きいことの原因にもなっている．

2) 呼吸系
　呼吸筋力の低下，気管軟骨や肋軟骨の石灰化，肺胞上皮細胞と肺毛細血管間の結合組織に含まれる弾性線維の硬化などが加齢により生じる．これらの変化は，肺胸郭コンプライアンスの低下，クロージングボリューム，クロージングキャパシティ，機能的残気量の増加，全肺活量の低下を引き起こす．クロージングキャパシティは，20歳前後で全肺活量の10%前後だが，70歳で30%程度にまで増加する．努力性肺活量，1秒量，1秒率は加齢により低下する．

　肺胞表面積の減少もみられ，肺拡散能の低下，生理的シャントの増加による動脈血酸素分圧 (Pa_{O_2}) の低下，肺胞-動脈血酸素分圧較差 ($A-aD_{O_2}$) の増加がみられる．

　以上のような，高齢者の呼吸系の機能は加齢によりほぼ直線的に低下するとされる．

　嚥下反射や咳嗽反射が低下し不顕性誤嚥（睡眠時に唾液などが肺へ流入して生じる）による誤嚥性肺炎も多くみられる．

3) 自律神経系
　体温調節機能が低下し，全身麻酔中の体温は，手術室の環境温度に影響されやすく低体温になりやすい．化学受容器の反応性が低下し，高二酸化炭素血症や低酸素血症に対する心拍数

の増加反応は低下する.

4) 肝

加齢により肝細胞数は減少し，肝細胞中のシトクロム P-450 (CYP) 活性も低下する．肝重量は若・中年期の約 3/4～2/3 程度に減少し，肝血流量も低下する．これらの変化から肝での薬物代謝機能が低下する．多剤を服用している高齢者では，薬物性肝障害とその重篤化の頻度が増加する．

5) 腎

腎動脈の動脈硬化と輸入細動脈の硝子様変化を主とする細動脈硬化性腎硬化を生じる．尿細管の萎縮，糸球体の硬化も生じる．

腎皮質機能では，糸球体濾過値 glamerular filtration rate (GFR) や腎血流量，腎漿流量，クレアチニンクリアランスが低下する．腎髄質機能では，尿の濃縮能，希釈能ともに低下する．尿細管機能では，ナトリウム保持機能が低下し，ナトリウムの排泄量が増加する．レニン-アンジオテンシン-アルドステロン産生能も低下する．

以上のような腎機能の低下は，呼吸機能と同様に加齢により直線的に低下する．

6) 代謝・内分泌

基礎代謝量は加齢とともに低下し，80歳では若・中年者から30%程度の低下がみられる．

コルチゾル，ACTH，T_4の合成，分泌の変化はあまりないが，T_4からT_3への変換が低下するためT_3は低値となる．

副腎アンドロゲンであるデヒドロエピアンドロステロン (DHEA) と，その硫酸抱合体のデヒドロエピアンドロステロンサルフェート (DHEA-S) の血中濃度は，20歳代をピークとして加齢により直線的に低下するため，老化の指標とされる．臨床的には血中DHEA-S濃度が測定され，その濃度が高いほど長命で心疾患が少なく，長寿の生体マーカーになるとされている[4]．

インスリン分泌と耐糖能は加齢とともに低下しヘモグロビン A1c (HbA1c) が上昇する．

7) 脳神経系

加齢により脳血管の動脈硬化が進み脳血流は減少する．脳代謝量も減少する．脳血流の自己調節機能は，自己調節域が若・中年者よりも高血圧側にシフトしている．そのため，血圧の低下による脳血流の減少が起こりやすく，圧受容器反射機能の低下もあり，起立性低血圧に起因する失神を引き起こしやすい．

ドパミン，ノルアドレナリン，セロトニンなどのモノアミン，アセチルコリンなどの神経伝達物質の伝達機構にさまざまな変化が生じ，Parkinson病，うつ病，認知症などの原因となる．

8) 血液・体液・免疫系

加齢により赤血球数，ヘモグロビン値，血清アルブミン値が減少する．総体内水分量が減少し，特に細胞内水分量の減少が進み，脱水を起こしやすくなる．

加齢により免疫機能は低下し，ヘルペスウイルスや結核菌などの再活性化が生じやすい．がんの発生も免疫機能の低下と関連している．

9) 感覚器系

対光反射の潜時は，加齢とともに延長する．わが国における失明原因として，緑内障，糖尿病性網膜症，網膜色素変性，加齢黄斑変性，白内障が上位にあるが，これらの疾患は加齢とともに増加する．

聴力低下が加齢とともに進行する．高音域の低下が著明だが，低音域の低下も進行する．

3. 薬理学的特徴

高齢者には，薬物動態的あるいは薬力学的な変化が生じており，それぞれを考慮した薬物投与が必要となる．

1) 薬物動態の変化

薬物動態の加齢変化により，高齢者は薬物の半減期の延長や最大血中濃度の増大が起こる．投与量を成人量から減量する必要がある．薬物

動態は，薬物吸収，薬物分布，薬物代謝，薬物排泄の各段階によって規定され，加齢変化によって以下のような影響を受ける．

(1) 薬物吸収

加齢により胃酸分泌の低下，胃液pHの上昇，胃内容排泄速度の低下，消化管血流量の低下，消化管の薬物吸収化面積の低下などが生じる．これらの因子は，内服薬の吸収を低下，遷延させると考えられるが，臨床的には，鉄やビタミン剤などを除き，内服薬の薬物吸収に影響する程度はあまり高くなく，若・中年者に比べても変化は少ない．

(2) 薬物分布

高齢者では，筋組織の低下により相対的に体脂肪率が増加し，この傾向は女性に強い．脂溶性薬物では分布容積が増大するため，脂肪組織への蓄積が起こりやすく作用時間の延長がみられる．

一方，水溶性薬物では，総体内水分量の減少により分布容積が減少し，投与初期の血中濃度上昇による作用増強が生じやすい．

また，高齢者は血清アルブミンの低下が多くみられる．血清アルブミンには，薬物の結合タンパクとしての働きがあり，血清アルブミンの低下は，血清アルブミン非結合型薬物の血漿濃度の上昇をもたらす．薬物の作用はこの非結合型によるものであり，特にアルブミン結合率の高い薬物では，非結合型が増加して分布容積（体内に存在する薬がそのときの血漿中濃度と同じ濃度で分布していると仮定したときに占める体積）が増加し，薬物の作用延長が起こりやすい．

(3) 薬物代謝

薬物の多くは主に肝で代謝される．加齢により肝細胞数の減少と肝血流量の低下，さらに肝臓における重要な薬物代謝酵素であるシトクロムP-450（CYP）の活性が低下している．アルコール脱水素酵素やアセチル結合，グルクロン酸抱合の活性は，若・中年者とあまり変化がないとされる．

薬物の肝での代謝は，薬物代謝酵素活性と肝血流量により大きく左右されるため，高齢者では肝での薬物代謝が延長する．

(4) 薬物排泄

薬物の多くは腎から尿中に排泄される．加齢による腎血流量の低下のため，糸球体濾過率が低下し，薬物の排泄が低下し，薬物の血中濃度が増加する．薬物の排泄低下の程度はクレアチニンクリアランスの低下と相関している．腎排泄の低下は肝での薬物代謝低下とともに高齢者の薬物動態を変化させる大きな因子である

薬物によっては肝から胆汁中に排泄される．閉塞性黄疸の高齢者では，胆汁中に排泄される薬物は原則禁忌となる．

2) 薬力学的変化

加齢により薬力学的変化が生じる．そのため，薬物の血中濃度は同じでも加齢に伴う反応性の変化が生じる．また，薬物が結合する受容体の感受性は，亢進あるいは低下するものもあれば変化のないものもある．たとえばβ受容体の感受性は低下するため，β遮断薬の効果は減弱するが，ベンゾジアゼピン受容体の感受性は亢進するため，ベンゾジアゼピン系薬の作用は増強する．また，一般的に加齢により薬の副作用や毒性に対する耐容性が低下する．

3) 薬物相互作用

高齢者は多剤を服用していることが多く，シトクロムP-450（CYP）を介した相互作用が問題となる．CYPは50種類以上存在し，アミノ酸配列の相同性に基づいてCYP1A1，CYP1A2，CYP2B6，CYP3A4などのように表記分類される．特定のCYPによって代謝される薬物と，同じCYPの活性を阻害する薬物が併用されると，前者の薬物のCYPによる薬物代謝が抑制され，その効果が増強することになる．たとえば，睡眠薬としてベンゾジアゼピン系薬のような副作用が生じにくく高齢者に投与する機会が増えているメラトニン受容体作動薬ラメルテオ

ンは主にCYP1A2で代謝されるため，強いCYP1A2阻害作用をもつ抗うつ薬フルボキサミンとの併用は禁忌となっている．

II 高齢者麻酔の実際

1. 術前管理

1) 術前評価

加齢に伴い罹患率の高くなる疾患（表10-Ⅰ-1）に特に留意し術前評価を行う．さらに全身麻酔を行ううえで問題となる呼吸，循環，肝，腎，その他の臓器の予備能についても十分に評価しておく必要がある．

2) 高齢者に特有な術前管理上の問題

(1) 認知症，軽度認知障害

認知症とは，一度獲得された知的機能が何らかの原因で後天的に低下し，「記憶障害に加えて，失語，失行，失認，実行機能障害などにより，日常生活あるいは社会・職業生活機能が以前のレベルより明らかに低下し，その結果，日常生活上の自立性が維持できなくなった状態」とされる．記憶障害があっても日常生活の自立性が保たれている状態は，「軽度認知障害」とよばれる．

認知症の評価としては，国際的にはMini-Mental State Examination（MMSE）[5]が，わが国では改訂長谷川式簡易認知機能評価スケール（HDS-R）[6]（表10-Ⅱ-1）が広くスクリーニング検査として用いられている．MMSE，HDS-Rともに30点満点の検査で，MMSEでは23点以下，HDS-Rでは20点以下で認知症を疑う．

認知症には，脳に老人斑（アミロイドβタンパクの沈着）の出現，神経原線維変化（タウタンパクに凝集線維化），神経細胞の変性消失とそれに伴う大脳萎縮の3つの大きな変化がみられるAlzheimer病，脳にLewy小体とよばれる封入体が多数出現し認知症症状に加えてPar-kinson病症状を伴うLewy小体型認知症，脳血管障害に起因する血管性認知症，他に，Creutzfeldt-Jakob病を代表とする感染による認知症や，甲状腺機能低下，正常圧水頭症，慢性硬膜下血腫などによる治癒可能な可逆性の認知症がある．

認知症や軽度認知機能障害は，絶食絶水などの管理事項の遵守や病歴聴取，麻酔に対する本人の自主的な同意を困難とする．そして，術後せん妄の重要な危険因子である．

(2) 低栄養状態

高齢者の10〜20％が低栄養状態にあるとされており，低栄養状態は，入院期間の延長や術後合併症と関連している．

嚥下機能障害，認知症，うつ病，独居，寝たきりなどの高齢者に特有の疾病や状態が低栄養状態を引き起こす因子となる．

また高齢者に長期投与されることの多い，非ステロイド性抗炎症薬，強心配糖体などの副作用による食欲不振も低栄養状態の原因となる．低栄養評価の指標としては，身体計測と血液検査がある（表10-Ⅱ-2）．身体計測は，理想体重比と体重減少率が指標となるが，理想体重比は身長測定が算出に必要なため，寝たきりの高齢者などでは評価できないことがある．体重減少率は，体重測定のみで評価可能である．

低栄養状態の指標となる血液検査では，血清アルブミンが広く用いられている．血清アルブミンは，半減期が17〜23日と比較的長く，低栄養状態の改善のため栄養介入してもすぐには値が上昇しないという注意点がある．そのような場合は，より半減期の短いトランスフェリン，トランスサイレチンなどを利用する．

(3) 廃用症候群

廃用症候群とは，安静・不活動・不動による心身の機能低下を指し，高齢者の寝たきりの主な原因である．廃用症候群による各種機能の低下は，心肺機能，精神神経系など多岐に及び（表10-Ⅱ-3），周術期管理を困難とする因子で

表10-Ⅱ-1 改訂長谷川式簡易知能評価スケール（HDS-R）

	質問内容		得点
1	お歳は，いくつですか．（2年までの誤差は正解）		0　1
2	今日は何年の何月何日ですか？何曜日ですか？（年，月，日，曜日が正解でそれぞれ1点ずつ）	年	0　1
		月	0　1
		日	0　1
		曜日	0　1
3	私たちがいまいる所はどこですか？（自発的にできれば2点，5秒おいて家ですか？病院ですか？施設ですか？のなかから正しい選択をすれば1点）		0　1　2
4	これから言う3つの言葉を言ってみて下さい．あとでまた聞きますのでよく覚えておいて下さい．（以下の系列のいずれか1つで，採用した系列に○印をつけておく）1：a）桜　b）猫　c）電車　2：a）梅　b）犬　c）自動車		a：0　1　b：0　1　c：0　1
5	100から7を順番に引いて下さい．（100－7は？，それからまた7をひくと？と質問する．最初の答えが不正解の場合，打ち切る．それぞれ1点）	（93）（86）	0　1　0　1
6	私がこれから言う数字を逆から言って下さい．（6-8-2，3-5-2-9を逆に言ってもらう．3桁逆唱に失敗したら，打ち切る）	2-8-6　9-2-5-3	0　1　0　1
7	先ほど覚えてもらった言葉をもう一度言ってみて下さい．（自発的に回答があれば各2点，もし回答が無い場合以下のヒントを与え正解であれば1点）a）植物　b）動物　c）乗り物		a：0　1　2　b：0　1　2　c：0　1　2
8	これから5つの品物を見せます．それを隠しますのでなにがあったか言って下さい．（時計，鍵，タバコ，硬貨など必ず相互に無関係なもの）		0　1　2　3　4　5
9	知っている野菜の名前をできるだけ多く言って下さい．（答えた野菜の名前を右欄に記入する．途中で詰まったり，約10秒間待っても答えない場合はそこで打ち切る．0～5＝0点，6＝1点，7＝2点，8＝3点，9＝4点，10＝5点）		0　1　2　3　4　5
		得点合計	/30

（加藤ほか，1991[6]）

あることを十分に認識して管理を行う．

（4）うつ病性障害

うつ，抑うつ状態など，うつ病性障害のある高齢者は3～5％とされ，精神科以外を受診する高齢者のうつ病性障害率は10～15％とされている．うつ病性障害は，術後せん妄の危険因子であり，入院期間の延長，術後のQOLに大きな影響を与える因子である[7,8]．三環系抗うつ薬を投与されている場合には，事前にうつ病性障害の主治医と連絡を取り，四環系抗うつ薬や選択的セロトニン再取り込み阻害薬，セロトニン・ノルアドレナリン再取り込み阻害薬など他の抗うつ薬へ変更する．

3）前投薬

術前の不安緊張の軽減や不眠を改善する目的で，抗不安薬や睡眠薬の前投薬を行うことがある．これらの目的にはベンゾジアゼピン系薬やシクロピロロン系薬，メラトニン受容体作動薬，オレキシン受容体拮抗薬などが用いられるが，高齢者では半減期の短いベンゾジアゼピン系薬であるアルプラゾラム，ロルメタゼパム，ロラゼパム，シクロピロロン系薬であるゾピク

表10-Ⅱ-2　低栄養指標

身体計測			
理想体重比(%) ＝現体重(kg)÷理想体重(kg)×100(%) 　理想体重(kg)＝身長(m)²×22			
		80〜89%	軽度低栄養
		70〜79%	中等度低栄養
		70%未満	高度低栄養
体重減少率(%)			
期　間		有意な体重減少	重度の体重減少
1週間		2%未満	2%以上
1か月		5%未満	5%以上
3か月		7.5%未満	7.5%以上
6か月		10%未満	10%以上
血液検査			
項　目		半減期(日)	低栄養基準(/dL)
血清アルブミン		17〜23	3.5 g未満
トランスフェリン		7〜10	200 mg未満
トランスサイレチン		2〜3	17 mg未満
レチノール結合タンパク		0.5	3.0 mg未満

表10-Ⅱ-3　廃用症候群による変化

心肺機能	1回拍出量，肺活量，分時換気量低下
精神機能	認知機能の低下，うつ，不安
関　節	可動性低下，変形，拘縮
骨	骨密度の低下，骨粗鬆症
筋	筋力低下，筋萎縮
消化器	食欲低下，低栄養状態

ロン，エスゾピクロン，メラトニン受容体作動薬ラメルテオン，オレキシン受容体拮抗薬スボレキサントなどが投与される．加齢により，これらの薬物への感受性亢進を考慮し，投与量は若・中年者より減量する．高齢者では向精神薬を多剤服用していることも少なくないので，それらの服用薬と前投薬が重複しないように服用薬の確認を行う．

ベラドンナ薬のスコポラミンは，高齢者では，せん妄が生じることがあり使用しないほうがよい．

麻薬は，高齢者では呼吸抑制作用が強く現れることがあり，特に鎮静薬と併用した場合には呼吸抑制作用が増強されるので，投与量を減量し呼吸抑制に対して十分な注意が必要である．

2. 術中管理

1) 全身麻酔に用いる薬物

(1) 吸入麻酔薬

吸入麻酔薬の最小肺胞濃度 minimum alveolar concentration (MAC) は，加齢により低下する．加齢によるMACの低下は，

115% － 0.6 × 年齢

で近似される計算式で示され，10歳の加齢で6%程度低下していく（図10-Ⅱ-1)[9]，MAC_{awake}についても同様の低下がみられる．

加齢により機能的残気量が増大するため，吸入麻酔薬の取り込みは遅くなり吸入麻酔薬による導入は時間が延長する．現在わが国で用いられている揮発性吸入麻酔薬のデスフルラン，セボフルラン，イソフルランのいずれも高濃度では，血圧低下や心拍出量の低下をきたしやすいので，高濃度とならないようにする．

(2) 静脈麻酔薬

静脈麻酔薬のED_{50}は，加齢により低下する．加齢によるED_{50}の低下の程度は，吸入麻酔薬

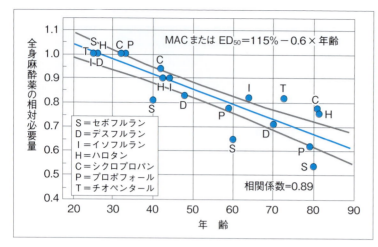

図10-Ⅱ-1 加齢による全身麻酔薬の必要量（吸入麻酔薬のMACまたは静脈麻酔薬のED₅₀）の変化

(Young et al, 2017[9])

と同様に，

115％－0.6×年齢

で近似される計算式で示され（図10-Ⅱ-1）[9]，10歳の加齢で6％程度低下していく．

80歳ではED₅₀が30％程度低下する．

①プロポフォール

高齢者では，血管拡張作用による血圧低下をきたしやすいので，導入量，維持量ともに減量する．また，麻酔導入時の注入速度が速いと血圧低下が著明になるので，注入速度を遅くする必要がある．目標濃度調節静注 target controlled infusion（TCI）を行う場合も，予測血中濃度の設定値を若・中年者の1/2～2/3程度に減量する．

肝疾患患者では作用時間の延長がみられるので注意を要する．

②バルビツレート

バルビツレートは，血清アルブミンとの結合率が高い．高齢者では，血清アルブミンが低くなっているため，アルブミン非結合型のバルビツレート増加による分布容積の増大が起こり，作用が延長する．バルビツレートへの感受性も加齢とともに増大するため，投与量を少なくする必要がある．

③ケタミン

交感神経刺激による血圧上昇，心拍数増加作用があるため，高血圧，虚血性心疾患では用いないほうがよい．また脳血流量，脳代謝率，頭蓋内圧上昇作用もあるので，脳血管障害に罹患している場合も用いないほうがよい．

④レミマゾラム

2020年に世界に先駆けてわが国で全身麻酔薬として使用が開始された．高齢者では，プロポフォールと比べて血圧低下などの循環系への影響が少ないことなどが報告されている（詳細はp.237を参照のこと）．

(3) 麻薬

①レミフェンタニル

高齢者では，低用量から呼吸抑制作用が大きい．心拍数低下，血圧低下は若・中年者と同様に起こる．初期投与量，維持量ともに若・中年者より1/3～1/2程度に減量する．

②フェンタニル

呼吸抑制作用が若・中年者よりもよく現れる．投与量を減量する．

(4) 筋弛緩薬

加齢による筋弛緩薬の薬力学的変化は少ないとされる．一方，薬物動態に関しては，非脱分極性筋弛緩薬は，肝での代謝もしくは腎からの排泄を受けるので作用の延長がみられる．脱分極性筋弛緩薬のスキサメトニウムは，血漿中のブチリルコリンエステラーゼにより分解されるので，作用時間の延長はみられないとされる．

現在，わが国で最も使用されている非脱分極

性筋弛緩薬であるロクロニウム，そしてベクロニウムは，循環系への影響が少なく，また，γ-シクロデキストリン誘導体であるスガマデクスにより筋弛緩作用が速やかに不活化される[10]ので，高齢者に適した筋弛緩薬である．

2）全身麻酔の実際
(1) 麻酔導入
無歯顎や多数歯欠損の高齢者では，頬が陥凹しているため，マスクが適合しにくいことがある．気道へ落ち込まないように紐などを付けたガーゼを口腔内に挿入し豊頬してマスクをフィットさせるなどの工夫を行う．

麻酔導入前に，高濃度酸素吸入による十分な酸素化を行う．吸入麻酔薬による導入，静脈麻酔薬による導入，あるいはその両方を併用した導入のいずれかを術前評価をもとに選択する．吸入麻酔薬では，低濃度から徐々に吸入濃度を上昇させ，静脈麻酔薬では，緩徐に投与する．高濃度の吸入麻酔薬や急速な静脈麻酔薬の投与は，循環系抑制が強く現れ，著しい血圧低下をきたすことがある．

(2) 気管挿管
頸椎を基準とした喉頭の高さは，加齢により下位に位置していく．その結果，高齢者は若・中年者よりも喉頭鏡による喉頭展開が容易なことが多い．その一方で，残存歯が歯周疾患による歯槽骨吸収により動揺していることも多く，喉頭展開による歯牙脱臼が生じることがあるので注意する．また，高齢者は，関節リウマチの頻度が高く，頸椎の可動性が低下して気管挿管が困難なことがある．そのような患者の気管挿管では，間接声門視認型喉頭鏡やファイバースコープを用いた気管挿管も考慮する．

高齢者に，ミダゾラムやプロポフォールによる鎮静下に意識下気管挿管を行う場合は，呼吸抑制に対して十分注意して行う必要がある．また，高齢者は意識下気管挿管の操作中に血圧上昇をきたしやすいので，カルシウム拮抗薬やニトログリセリンなどの降圧薬を持続静脈内投与しながら気管挿管することも多い．

(3) 麻酔維持
麻酔維持に用いる吸入麻酔薬，静脈麻酔薬，麻薬，筋弛緩薬など，いずれの薬物も高齢者にとって過量投与にならないようにすることが重要である．

若・中年者に比べて，高齢者は麻酔維持中の循環動態の変動が起こりやすく，昇圧薬や降圧薬などを投与することも多い．これらの薬物についても過量投与とならないように注意する．

呼吸管理は，使用する薬物の呼吸抑制作用が高齢者では増強されることが多く，調節呼吸で行うことが多い．高齢者は肺胸郭コンプライアンスが低下しており，調節呼吸の吸気時の陽圧が，若・中年者に比べて高くなりがちである．過度の陽圧とならないように注意し，吸気時と呼気時を合わせた平均気道内圧を下降させるため，呼気時間を十分にとり静脈還流を低下させないようにする．

(4) 覚醒・抜管
高齢者は，覚醒・抜管時に血圧が上昇し頻脈となりやすい．降圧薬やβ遮断薬を投与する場合は過量とならないようにする．非脱分極性筋弛緩薬のロクロニウムやベクロニウムの筋弛緩作用への拮抗には，抗コリンエステラーゼ薬のネオスチグミンやエドロホニウムをアトロピンと併用するよりも，γ-シクロデキストリン誘導体のスガマデクスのほうが，循環動態の変動が少なく高齢者に適している[11]．

3. 術後管理
高齢者の術後に多い合併症としては，肺炎，無気肺などの肺合併症，そして術後中枢神経系障害に分類される術後せん妄と術後高次脳機能障害がある．

1）術後肺合併症
術後の肺合併症のリスク因子としては，術後経鼻胃管挿入，術前からの喀痰過多，慢性閉塞性肺疾患（COPD），喫煙などがある．加齢によ

表10-Ⅱ-4 せん妄の診断基準

A	環境の認識の減少が伴った注意の障害（すなわち，注意を方向づけ，集中，維持，転換する能力の低下）
B	その障害は短期間のうちに出現し（通常数時間～数日），もととなる注意および意識水準からの変化を示し，さらに1日の経過中で重症度が変動する傾向がある
C	さらに認知の障害を伴う（例：記憶欠損，失見当識，言語，視空間認知，知覚）
D	基準AおよびCに示す障害は，他の既存の，確定した，または進行中の神経認知障害ではうまく説明されないし，昏睡のような覚醒水準の著しい低下という状況下で起こるものではない
E	病歴，身体診察，臨床検査所見から，その障害が他の医学的疾患，物質中毒または離脱（すなわち，乱用薬物や医薬品によるもの），または毒物への曝露，または複数の病因による直接的な生理学的結果により引き起こされたという証拠がある

（日本精神神経学会 日本語版用語監修，髙橋三郎，大野　裕監訳. DSM-5-TR™ 精神疾患の診断・統計マニュアル. 医学書院, 2023, 653.）

表10-Ⅱ-5 せん妄と認知症の鑑別

	せん妄	認知症
発症	急激	緩徐
日内変動	夜間や夕方に悪化	あまりない
初発症状	過活動型の場合は，錯覚，幻覚，興奮 低活動型の場合は，反応性の低下	記憶力の低下
持続	数時間～数週間	進行性
思考	まとまりがない・妄想	乏しい
注意力	欠落，動揺性	保持
睡眠	昼夜の逆転	正常
記憶	記憶錯誤	障害

り咽喉頭の知覚が低下し，嚥下機能の低下も加わって誤嚥のリスクが高くなり誤嚥性の肺合併症を発症しやすい．

2）術後せん妄

せん妄は，脳の一時的な機能失調によって生じた，精神運動活動の異常を伴う意識混濁とされる．この意識混濁を背景として，集中力，注意力，記憶，判断，見当識が障害される．せん妄の診断基準としては，DSM-5-TR™の基準[12]がある（**表10-Ⅱ-4**）．

麻酔・手術後に発症する術後せん妄は，高齢者によくみられる周術期管理上の重要な問題の1つである．術後1～3日後に発症することが多く，気管挿管チューブの自己抜管，輸液路の自己抜去など生命にかかわるような行動の他，術後回復の遷延，さらには早期離床やリハビリテーションの開始が遅れるなどの治癒を妨げるさまざまな事態を引き起こすこととなる[13]．

もともと認知症に罹患している高齢者に術後せん妄が合併した場合，認知症の悪化や，治療・医療従事者への抵抗，拒否と誤解されやすく，術後せん妄は，認知症との鑑別が重要となる．せん妄と認知症は，広汎な認知障害を示す点は共通だが，せん妄は，急激に発症し症状に日内変動がみられること，周囲に対する認識が不明瞭で注意・集中ができないこと，睡眠リズムの障害がみられることなどが認知症と異なっている（**表10-Ⅱ-5**）．

せん妄には，精神運動状態が興奮し，気分の不安定性，焦燥，医療に対する協力の拒否などを伴う過活動型と，精神運動状態が低下し昏迷に近いような不活発や傾眠傾向となる低活動型，両者の混合した活動水準混合型の3つがある．過活動型の術後せん妄は，発症の把握は比較的容易だが，低活動型の術後せん妄は，発症の発見が遅れやすく，発症そのものを見逃してしまうこともある．術後せん妄の発症率が報告者により大きな差があることの原因の1つとして以上のことが推察されている．術後せん妄は，全麻酔患者の5〜15％と報告され，特に心臓手術後や大腿骨骨折整復後に多いとされるが，頭頸部癌手術後などで少なからずみられる[14]．

せん妄の発症機序には，認知，記憶，情動，睡眠覚醒周期などに深く関係する脳部位である大脳皮質，大脳辺縁系，上部脳幹における，ドパミン，ノルアドレナリン，グルタメートなどの神経系の機能亢進，セロトニンやγ-アミノ酪酸（GABA），神経系の機能異常などの関与が推察されているが，術後せん妄では，手術が原因で発生した脳の微小塞栓も関与しているとの報告もある．

術後せん妄の発症の危険因子としては，70歳以上の高齢，認知症，抑うつ状態，不眠，術後痛，電解質異常，抗コリン薬やベンゾジアゼピン系薬の服用などが報告されている（表10-Ⅱ-6）．

術後せん妄を予防するためには，表10-Ⅱ-6にあげるような危険因子を認識して対処すること，さらに環境整備が重要である．抑うつ状態，不眠，神経精神状態の改善や，貧血，電解質異常，脱水，低アルブミン血症の補正を術前から行い．70歳以上の高齢者や認知症患者など術後せん妄を起こす確率の高い患者では，術中の血圧低下や術後痛に対する管理が重要である．また，抗コリン薬であるスコポラミンの前投薬は，せん妄の危険因子であり高齢者には行わない．

環境整備としては，日中の明るさや夜間の照明の調節，モニタの音量調節，医療機器の整理，普段使い慣れた日用品の使用，家族の面会・付き添いなどに配慮する（表10-Ⅱ-7）[15]．

術後せん妄の治療は，原因の検索と除去が第一選択となる．すなわち低酸素症の改善，術後痛の除去，脱水や電解質の補正，原因薬物の投与中止などである．説得や制止は無効であり，むしろ症状を悪化させることが多い．感覚の遮断はせん妄を助長するので，眼鏡や補聴器の装着，適度な照明なども有効である．原因除去を行っても改善しない場合や原因が複数にわたる

表10-Ⅱ-6　術後せん妄の発症危険因子

年　齢（70歳以上）
認知症
抑うつ状態
不　眠
寝たきり
周術期の血圧低下
術中大量出血，術中術後大量輸血
術後ヘマトクリット値30％以下
視力・聴力障害
術後痛
低血清アルブミン
脱　水
電解質異常
薬　物（抗コリン薬，ベンゾジアゼピン系薬，抗うつ薬，抗パーキンソン病薬）

表10-Ⅱ-7　術後せん妄予防のための環境整備

日中はカーテンを開けて部屋を明るくする
夜間は照明を暗くする
モニタ音などを消すか小さくする
静脈・動脈ラインやドレーンなどを整理し視野に入らないようにする
眼鏡・補聴器など日頃使い慣れた日用品を使用してもらう
家族の面会・付き添いを励行する
家族の写真をおく
カレンダーや時計が視野に入るようにする
医療スタッフによる日中の声かけを行う
疼痛・脱水などの身体管理
ベッド柵使用やベッド周囲からの危険物の除去

（矢野ら，2012[15]）

表10-Ⅱ-8 術後せん妄と術後高次脳機能障害

	術後せん妄	術後高次脳機能障害
発症時期	数時間～数日後	数週間～数か月後
発　生	急　激	はっきりしない
発症期間	数日～数週間	数週間～数か月
注意力	障害される	障害される
意　識	変容する	正　常
可逆性	通常可逆的	通常可逆的だが長期化する可能性あり

(小倉, 2015[20])

場合は薬物治療を行う．術後せん妄の治療薬としては，ハロペリドールなどブチロフェノン系定型抗精神病薬やリスペリドンなど非定型抗精神病薬，抗うつ薬トラゾドンなどが用いられる．ベンゾジアゼピン系薬は，せん妄状態を悪化させることが多く通常は用いないが，ベンゾジアゼピン系薬の中断がせん妄の原因と考えられるときは，抗精神病薬と併用して用いることもある．せん妄の原因が抗コリン薬や抗コリン作用をもつ薬であることが明らかな場合は，コリンエステラーゼ阻害薬を用いる[16]．また，デクスメデトミジンやラメルテオンは，高齢者の術後せん妄の発症を軽減するとされる[17,18]．

3) 術後高次脳機能障害

術後高次脳機能障害は，術後にみられる言語，行為，知覚，記憶，注意，遂行能力，社会適応能力などの大脳皮質機能の障害である．術後せん妄とともに，高齢者に多くみられる術後中枢神経系障害の1つである．心臓手術後に頻度が高いとされるが，非心臓手術の全身麻酔後でも，高齢者では術後1週間時に25％前後，術後3か月時に10％程度みられるとされる[19]．

その成因には，手術による炎症反応の脳への波及，微小塞栓，遺伝的素因，加齢による脳の器質的変化などのさまざまな要因が考えられており，発症の危険因子として，高齢，脳血管疾患の既往，アルコール中毒，術前からの認知障害，術後感染，呼吸器合併症などがある．

術後せん妄と術後高次脳機能障害は異なる病態とされるが(表10-Ⅱ-8)，術後高次脳機能障害の初期症状として術後せん妄が含まれているとも考えられている[20]．

第11章 障害者の麻酔管理

I 主な障害・疾患と管理上の特徴

歯科治療に対する理解や協力が得られない障害者では，通常の歯科治療を行うことは困難で，精神鎮静法や全身麻酔法など，主に薬物を用いた行動調整が必要となることが多い．一般的に身体障害，知的能力障害または精神障害のある患者における全身管理上の問題としては，以下のような点があげられる．

①意思の疎通困難
②全身的合併症
③長期薬物服用
④摂食嚥下障害
⑤全身けいれん・不随意運動・筋緊張
⑥発熱（体温調節機能の異常に起因）
⑦自傷行為

ここでは，日常の歯科治療で遭遇することが比較的多い障害・疾患と，これらの疾患を有する患者の全身管理上の特徴を述べる．

1. 知的能力障害 intellectual disability[1]（精神遅滞 mental retardation）

知的機能が平均よりも低く（知能指数：IQ 70以下），適応行動の障害を伴い，発達期（おおむね18歳未満）に生じるものをいう．出現率は人口の約1％とされる．IQにより程度別の分類がなされる（表11-I-1）．

以前は知的障害（精神遅滞）と表記されていたが，現在は法的には「知的障害」，医学的には「知的能力障害」の用語が用いられる傾向にある．

発達年齢が歯科治療への適応性に大きく関与し，3歳未満の発達年齢では歯科治療への適応

表11-I-1 IQによる知的能力障害の重症度分類

重症度	IQレベル
軽度	50〜69
中等度	35〜49
重度	20〜34
最重度	20未満

は困難で，全身麻酔法などの薬物学的行動調整が必要となることが多い．3〜4歳は境界域で，症例に応じてトレーニングや精神鎮静法の適応を検討する．発達年齢が4歳以上では，トレーニングにより歯科治療へ適応できる可能性が高くなるが，治療内容によっては精神鎮静法や全身麻酔法が適応となる．また，てんかんや自閉スペクトラム症などの他の疾患を合併していることもあり，抗精神病薬などの常用薬に対する留意も必要となる．

2. Down症候群 Down syndrome[2]

21番染色体異常による疾患で，21トリソミーが約95％を占め，その他に転座型（4％），モザイク型（1％）がある．出生頻度は700〜1,000人に1人とされ，最も頻度の高い常染色体異常で，母親の年齢が増加すると発生率が高くなる．特徴的な顔貌（短頭，内眼角贅皮，眼裂斜上，くぼんだ鼻堤，眼間離開，小さな耳介など）を呈し，低身長，短頸，短い手足，筋緊張低下，早期老化現象がみられる．

知的能力障害を合併し，性格は陽気で人なつっこいが，時に頑固な性格のこともある．早期老化現象により，白髪や疎な頭髪などがみられる．また，退行様症状によって，日常生活能

I 主な障害・疾患と管理上の特徴 445

表11-Ⅰ-2　てんかん発作の国際分類

1．焦点性発作
　　1）意識障害なし
　　　①運動発作（けいれん，身体の捻れ，姿勢の変化，音声異常など）
　　　②自律神経発作（胃部の不快感，異常発汗，皮膚の紅潮，失禁など）
　　　③感覚発作（知覚や視覚の異常，においや味の異常，めまいなど）
　　　④精神発作（記憶障害，感情のみだれ，錯覚や幻覚の発生など）
　　2）意識障害あり
　　3）両側性けいれん発作への進展
2．全般発作
　　1）欠失発作（短時間意識が消失，あるいは曇る発作）
　　2）ミオクロニー発作（一部の筋肉が短時間，不随意収縮する発作）
　　3）間代発作（筋肉が律動的に収縮する発作）
　　4）強直発作（持続して筋肉が収縮する発作）
　　5）強直間代発作（強直発作の間に，筋肉が律動的に収縮する発作）
　　6）脱力発作（急に脱力して倒れてしまう発作）
3．未分類のてんかん発作

(田中，野本，2017[3]) より改変)

力（ADL）が急激に低下することがある．心室中隔欠損症などの先天性心疾患，鎖肛や先天性食道閉鎖症などの消化管奇形，環椎・軸椎関節異常，閉塞性睡眠時無呼吸，耳の感染症，眼科的障害などを高率に合併する．

知的能力障害は軽度～中等度のことが多いが，歯科治療への不安や恐怖心を軽減するために精神鎮静法の併用を考慮する．口腔容積に対して舌が大きいため，気道確保に注意が必要である．また合併疾患のうち，特に先天性心疾患への対応が必要である．環椎・軸椎亜脱臼がみられる症例では，頭部の前屈や頸椎への強い衝撃を加えないように注意する．

3. てんかん epilepsy[3]

種々の原因による慢性の脳疾患で，大脳ニューロンの過剰な放電にもとづく反復性の発作（てんかん発作）により，さまざまな臨床所見と検査所見を伴う．出現率は人口の約0.5～0.7％程度で，小児期から思春期に多く，80％は20歳までに発症する．脳血管障害などで中高年に発症する場合もある．明らかな脳病変のない特発性てんかんと，脳に器質的変化が認められる症候性てんかんがある．特発性てんかんには遺伝的素因があると考えられている．

てんかんの1回ごとの発作をてんかん発作とよぶ．てんかん発作の症状は多彩で，大きく焦点性発作，全般発作，未分類のてんかん発作に分類される（表11-Ⅰ-2）．焦点性発作は大脳半球の限局した部位から始まる発作で，意識障害を伴わないものと，意識障害を伴うものがある．全般発作は最初から両側の大脳半球が障害されるもので，意識障害を伴うことがある．

多くの症例では，さまざまな抗てんかん薬でてんかん発作はコントロールされるが，複数の薬物を併用してもコントロールが困難な症例もある．抗てんかん薬による副作用に注意するとともに，酵素誘導による薬物の反応性の変化に対する対応も必要である．周術期には抗てんかん薬を継続して血中濃度を維持する．光刺激，身体的ストレス（疲労，睡眠不足，感染症など），精神的ストレスなどでてんかん発作が誘発されることがあるので注意が必要である．てんかん発作が5～10分以上持続するか，2回以上の発作が起こり，その間に意識が回復しない場合はてんかん重積状態であり，即効性の抗け

いれん薬（ベンゾジアゼピン系薬）の静脈内投与や経直腸投与が必要である．

4. 自閉スペクトラム症 autism spectrum disorder[4] （自閉性障害 autism disorder）

『DSM-5 精神疾患の診断・統計マニュアル』（Diagnostic and Statistical Manual of Mental Disorders 5）では，診断基準として次の(1)〜(5)をあげている．
(1) 社会的コミュニケーションおよび相互関係における持続的障害（以下の3項目すべてが必要）
　①社会的，情緒的な相互関係の障害
　②他者と交流に用いられる言葉を介さないコミュニケーションの障害
　③年齢相応の対人関係性の発達・維持の障害
(2) 限定された反復する様式の行動，興味，活動（以下の2項目以上が必要）
　①常同的で反復的な運動動作や物体の使用，あるいは話し方
　②同一性へのこだわり，日常動作への融通のきかない執着，言語・非言語上の儀式的な行動様式
　③集中度や焦点づけが非常に強く限定，固定された興味
　④感覚入力に対する敏感性または鈍感性，あるいは感覚に関する環境に対する普通以上の関心
(3) 症状は早期発達の段階で必ず出現するが，後になって明らかになるものもある
(4) 症状は社会，職業その他の重要な機能に重大な障害を引き起こしている
(5) 知的能力障害と自閉スペクトラム症はしばしば同時に起こり，自閉スペクトラム症と知的能力障害の併存を診断するためには，社会的コミュニケーションが全般的な発達の水準から期待されるものより下回っていなければならない

生まれつきの脳の機能障害が原因とされ，出現率は人口の約1%である．自閉スペクトラム症患者の多くは，知的能力障害や他の精神疾患を合併している．知的能力障害のない自閉スペクトラム症をアスペルガーAsperger障害という．

自閉スペクトラム症の特徴は，①人と協調するのが苦手，②人の表情からその人の感情を読み取ることが苦手，③ストレスや理解できない刺激でパニックが生じるなどである．これらの特徴を十分理解したうえで対応することが必要である．重度の知的能力障害を合併する場合には，静脈内鎮静法や全身麻酔法が適応となることが多い．言葉による説明だけでは理解させることは困難なので，歯科治療への適応には，絵カードや写真カードなどの視覚支援ツールを用いることが効果的である．

5. 注意欠陥多動性障害 attention-deficit hyperactivity disorder (ADHD)[2,5]

持続する不注意，多動性，衝動性の3症状で特徴づけられる発達障害で，12歳までに現れる．DSM-5では，不注意または多動性/衝動性のいずれかが存在することが診断要件とされ，サブタイプとして不注意と多動性/衝動性の混合型，不注意優先型，多動性/衝動性優先型がある．遺伝的要因と環境要因による多因子疾患で，ADHDとされる小児は5%程度である．

行動の抑制，努力を強いられること，束縛されること，否定的感情の抑制，気を引くようなものに対する興味の抑制，計画の構築などが苦手である．歯科治療や口腔のケアに対しては，回避行動や妨害行動がみられるが，反抗心や敵意が原因ではなく，寛容に接する必要がある．オペラント条件付けを応用した行動療法の導入を行う．歯科治療の目的と効果を視覚支援により説明することも効果的である．拒否行動の程度に応じて，精神鎮静法や全身麻酔法が適応となる．

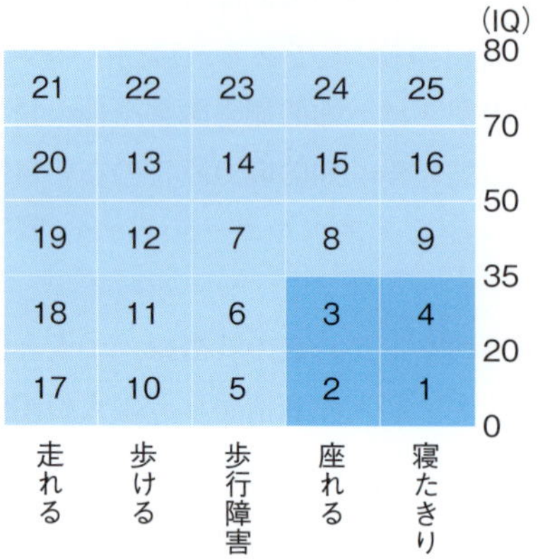

図11-Ⅰ-1　大島の分類
　心身障害とIQによる判定法で，1〜4の領域が重症心身障害者とされる．5〜9の領域は周辺児・者とよばれ，医学的管理が必要な者，障害が進行性である者，合併症がある者は重症心身障害者とみなされる．

(大島, 1971[7])

表11-Ⅰ-3　重症心身障害児・者にみられる合併症

神経疾患	てんかん，筋緊張亢進など
精神疾患	常同行為，自傷行為など
呼吸系疾患	喘鳴，無呼吸，呼吸困難など
骨・筋疾患	骨折，脊椎側彎，四肢変形・拘縮など
皮膚疾患	皮膚化膿症，褥瘡，接触性皮膚炎
泌尿器疾患	尿路結石，水腎症など
消化器疾患	嘔吐・吐血，イレウス，便秘など

(岡田ほか，2008[8]より改変)

6. 重症心身障害児・者[2,6]

　「重度心身障害児・者」は疾患を表す医学用語ではなく，福祉行政上の概念で，重度の知的障害および重度の肢体不自由が重複している児童あるいは者である．知的能力障害の軽微な脊髄・筋疾患の一部の患者も含まれ，気管切開による呼吸管理や経管栄養などのより手厚い医療・介護が必要な患者は，「超重症心身障害児・者」とよばれる．診断・評価の基準として大島の分類[7]が用いられ（図11-Ⅰ-1），1〜4の領域が重度心身障害者である．全国の重症心身障害児・者は50,000人程度と推定される．

　さまざまな臓器や組織に合併症がみられる（表11-Ⅰ-3）．てんかん，運動・姿勢維持の障害，筋緊張亢進，脊椎側彎，胸郭変形，股関節脱臼などがみられる．骨粗鬆症による易骨折性を示すため，歯科治療時の抑制や体位の変換には注意が必要である．また，呼吸障害や摂食嚥下障害を合併することも多く，誤嚥にも注意が必要である．患者によっては精神鎮静法が適応となるが，気道管理が難しい症例では全身麻酔のほうが安全である．

7. 脳性麻痺 cerebral palsy (CP)[2,6]

　受胎から新生児期の間に生じた，脳の非進行性病変に基づく，永続的な変化しうる運動および姿勢の異常である．この症状は2歳までに発現する．進行性疾患や一過性運動障害，または将来正常化するであろうと思われる運動発達遅延は除外する．脳性麻痺の原因発生時期は周産期が70〜80％と最も多く，低酸素性脳症，低出生体重，頭蓋内出血など，原因はさまざまである．運動障害の型と分布の組み合わせにより分類される．運動障害の型では痙直型が最も多く，次いでアテトーゼ型が多い．運動障害の分布では，両麻痺，片麻痺，両（側）片麻痺，四肢麻痺に分類される．

　知的能力障害（約50％），てんかん（約50％），視覚障害（約50％），聴覚障害（30〜40％），言語障害（約70％）を合併する．嚥下機能障害を有する患者では，歯科治療時の注水に注意が必要である．また，緊張性迷路反射（仰臥位で頭部を後屈させると四肢体幹が伸展する）や非対称性緊張性頸反射（顔を側方に向けると同側の上下肢が伸展し，反対側の上下肢が屈曲する）などの原始反射が残存しており，異常姿勢や異常筋緊張がみられる．これらを軽減するには，治療椅子の背板を少し起こし，頭部と肩甲帯を前屈させ，膝下にクッションを入れて股関節と膝関節を屈曲させるとよい（Bobathの反射抑制

体位）．不安や緊張による不随意運動を抑制するためには精神鎮静法を用いるが，コントロールが困難な場合には全身麻酔法が適応となる．

II 術前管理

1. 術前評価[9,10]

障害の種類と病態を知ることが重要である．十分な情報を得ることが困難な場合もあるが，麻酔計画を立てるうえで必要な情報をできるだけ多く収集し，適切な術前評価を行う．

1) 医療面接

本人からの聴取は困難な場合が多いため，保護者や施設職員などの付き添い者から情報を収集する．既往歴，内科疾患の有無とコントロール状態，現在の全身状態，長期連用薬の種類・量・服用期間などを確認するとともに，嗜好品，習癖，食事内容，生活習慣などについても聴取する．かかりつけの内科，小児科医などからの情報も有用となるため，対診を行う．

2) 術前診察

(1) 視診

体型と体幹，四肢の異常，姿勢，運動機能の障害の有無などを確認し，術中や術後の体位の保持の参考にする．特に，胸郭の変形や呼吸状態，筋緊張の程度の把握は，周術期の呼吸管理に役立つ．また，開口状態，頸部の可動制限の有無，舌の大きさなどの確認は，気道確保手段の決定や，気道確保困難の可能性を判断するうえで重要である．障害の種類によっては，静脈路の確保が困難な場合もあるので，術前に静脈の走行を確認しておく．

(2) 聴診

心音の異常，心雑音の有無を聴取する．異常がみられる場合には，心臓超音波検査などの依頼も必要となる．肺野の聴診では，分泌物や気管支狭窄の有無などを把握するため，広い範囲で丁寧に聴診を行う．

3) 術前検査

原則的には，血液検査，尿検査，胸部エックス線写真，心電図などの通常の術前検査に加え，必要に応じて肺機能検査を行う．障害のある患者では，患者の協力が得られないために予定した術前検査を行うことができず，やむをえずに麻酔導入後に検査を行わざるをえないこともある．

(1) 血液検査

全身麻酔前に通常行う血液検査（一般血液検査，生化学的検査，血清学的検査，凝固・線溶系検査など）を実施する．採血に対する拒否行動がみられ，抑制が必要になることもある．ただし強引な抑制は，その後の医療行為に対してさらに拒否的な行動を強くする可能性があるので注意が必要である．常用薬による肝機能障害，低栄養による貧血がみられることがある．

(2) 尿検査

通常の尿検査（尿比重，pH，尿糖，尿タンパク，潜血，尿ケトン体など）を実施するが，採尿が困難な症例もある．

(3) 胸部エックス線写真

立位での胸部単純エックス線写真を撮影する．多動のある患者では，鮮明なエックス線写真を撮影することが困難な場合もあり，エックス線撮影に対する拒否行動が強い場合には，検査を断念せざるをえない場合もある．心陰影や肺野の所見から，循環系と呼吸系に関する多くの情報が得られるので，できるだけ実施するのが望ましい．

(4) 心電図

12誘導心電図を記録する．患者の協力が得られない場合は，基線の変動や筋電図の混入など，判読が困難な場合もある．また，拒否行動が強い場合には，心電図検査自体を行うことができず，麻酔導入後に検査を行わざるをえないこともある．

(5) 肺機能検査

重症心身障害児・者，重度の脳性麻痺など，

表11-Ⅱ-1　麻酔関連薬物との相互作用で問題となる常用薬

	分類	一般名
抗精神病薬	フェノチアジン系薬	クロルプロマジン塩酸塩
		レボメプロマジン
	ブチロフェノン系薬	ハロペリドール
	セロトニン・ドパミン遮断薬	リスペリドン
	多元受容体作用抗精神病薬	オランザピン
	ドパミン受容体部分作動薬	アリピプラゾール
抗うつ薬	三環系抗うつ薬	イミプラミン塩酸塩
		アミトリプチリン塩酸塩
		クロミプラミン塩酸塩
	選択的セロトニン再取り込み阻害薬	フルボキサミンマレイン酸塩
	セロトニン・ノルアドレナリン再取り込み阻害薬	ミルナシプラン塩酸塩
抗てんかん薬	分枝脂肪酸系薬	バルプロ酸ナトリウム
	イミノスチルベン系薬	カルバマゼピン
	ヒダントイン系薬	フェニトイン
	バルビツール酸系薬	フェノバルビタール

呼吸機能障害が疑われる症例では，呼吸管理のための重要な情報が得られるが，検査の実施自体が困難で，その値の信頼性も乏しいことが多い．肺機能検査に代わるものとして，Sp_{O_2}値や動脈血液ガス分析が参考となる．

2. 術前の説明[9,10]

医療面接と同様に，患者本人が十分に理解できないこともあるため，必ず保護者や施設職員などの付き添い者同席のもとで術前の説明を行う．術前の全身状態，麻酔計画，術中・術後の麻酔管理上のリスクなどについて，文書も用いて十分に説明し，同意を得る．術前説明時に保護者が同席できない場合には，付き添い者を通じて保護者に説明してもらい，同意を得ておく必要がある．

全身麻酔法や精神鎮静法を実施するにあたって，術前の経口摂取制限が必要な場合には，患者本人だけでなく，保護者や付き添い者にその重要性について十分に説明を行い，指示内容を文書で通知する．

3. 常用薬と麻酔に関連する薬物との相互作用[9]

常用薬の種類，量，服用期間などを，お薬手帳などで確認するとともに，主治医に対診して処方内容を確認する．複数の常用薬を長期に連用している症例も多く，麻酔に関連する薬物との相互作用で問題となる薬物も多いので注意が必要である（表11-Ⅱ-1）．抗精神病薬や抗うつ薬には抗コリン作用があり，アトロピンの作用を増強する．三環系抗うつ薬やセロトニン・ノルアドレナリン再取り込み阻害薬は，アドレナリン含有局所麻酔薬の投与により血圧上昇をきたしやすく，フェノチアジン系薬，ブチロフェノン系薬およびセロトニン・ドパミン遮断薬で

は，アドレナリンとの併用で逆に血圧は低下する．抗てんかん薬はバルビツレートの作用を増強することがある．また，これらの薬物の副作用として悪性症候群を発症する可能性があり，急に薬物を減量したことでも悪性症候群は発症するので注意が必要である．

III 術中管理

歯科治療に対する患者の協力状態，治療内容，医療機関の設備などにより，麻酔管理法を選択する．歯科治療への適応性は発達年齢が大きく関与するとされ，発達年齢が3歳6か月以上であれば，不安軽減法や行動形成法といった行動変容法を行うことで，通法での歯科治療が可能となる場合もあるとされる．発達年齢が3歳未満の症例や，治療内容が複雑で長時間を要する場合などは，精神鎮静法や全身麻酔法が適応となる．

1. 局所麻酔[9,11)]

痛みを伴う処置の場合には，局所麻酔法を併用して確実に局所麻酔を奏効させることで，無痛的に歯科治療を行う必要がある．また，局所麻酔施行時の痛みにも配慮する必要があり，表面麻酔の併用，細い注射針の使用を考慮し，薬液はゆっくり注入する．また，注射器や注射針が患者の視野に入らないように工夫する．

アドレナリンを含有する局所麻酔薬を使用する場合には，三環系抗うつ薬，セロトニン・ノルアドレナリン再取り込み阻害薬，フェノチアジン系薬，ブチロフェノン系薬，セロトニン・ドパミン遮断薬などの常用薬との相互作用に注意が必要である．

局所麻酔下での処置後には，口唇や舌などの軟組織をかまないよう，保護者や付き添い者に注意を与える．

2. 精神鎮静法[9,11,12)]

1) 精神鎮静法の適応

障害者における歯科治療時の精神鎮静法の適応は，一般的な適応に加えて以下のような患者である．
① 種々の行動変容法を行っても通常の歯科治療が困難な症例
② ある程度の理解力はあるが，歯科治療に対して過度の不安や恐怖心を有する知的能力障害，自閉スペクトラム症などの患者
③ 不随意運動が強く，治療姿勢の保持が困難な脳性麻痺患者
④ 原始反射が残存する脳性麻痺患者
⑤ 歯科治療中にけいれん発作が生じる可能性があるてんかん患者

2) 障害者における精神鎮静法

知的能力障害や自閉スペクトラム症などの患者では，歯科治療の必要性を理解することが困難で，歯科治療への拒否行動を示すため，一定時間，意図的に意識を消失させる深鎮静を行うこともある．意識下鎮静では，気道確保を行う必要はなく，生体防御反射が維持されるのに対して，深鎮静では気道の開通性維持機構が損なわれる可能性があり，生体防御反射も完全ないし部分的に消失するため，厳重な全身管理が必要である．

3) 精神鎮静法に使用する薬物

(1) 亜酸化窒素

歯科治療の際には，鼻マスクを介して亜酸化窒素と酸素を吸入させ，鼻呼吸を行う必要があることから，障害者では適切な鎮静レベルを維持することが困難な場合が多い．発達年齢が3歳6か月以上で，歯科治療へのある程度の適応性がある患者では有効である．また，静脈内鎮静法を施行するとき，静脈穿刺に拒否行動を示す症例では，静脈路を確保する際にフェイスマスクを用いて亜酸化窒素を吸入させて鎮静を行うことも可能である．

(2) ミダゾラム

鎮静作用が強く，作用発現が速く，半減期および作用持続時間が短いことから，歯科外来での静脈内鎮静によく用いられる．血圧，心電図およびパルスオキシメータなどのモニタを装着し，静脈路を確保した後にミダゾラム0.04〜0.075 mg/kgを静脈内投与する．用量や効果については個人差が大きく，重度の知的能力障害や自閉スペクトラム症などの患者では，十分な鎮静状態が得られないこともある．深鎮静の場合には，舌根沈下や誤嚥によるむせが生じることもあるので，注意が必要である．

歯科治療終了後に拮抗薬のフルマゼニルを使用するにあたっては，ミダゾラムだけでなく常用薬の向精神薬や抗てんかん薬の作用も拮抗するため，慎重な判断が必要である．

(3) プロポフォール

プロポフォールは，代謝が速く，持続投与を行うことで安定した鎮静状態を維持することが可能である．シリンジポンプを用いて，2〜3 mg/kg/hまたは目標濃度調節静注target controlled infusion (TCI) を用いて目標血中濃度1.0〜1.5 μg/mLを目安に持続投与する．また，ミダゾラムとプロポフォールを併用することも可能である．ミダゾラムと同様に，用量や効果については個人差が大きい．本来が静脈麻酔薬なので，深鎮静に移行させることは可能であるが，その場合には全身麻酔に準じた管理が必要である．

3．全身麻酔[9,11]

1) 全身麻酔の適応

さまざまな行動変容法や精神鎮静法を用いても歯科治療が困難な症例では，全身麻酔下での歯科治療が適応となる．その他，確実な気道確保を行ったほうが有利な症例，多数歯の治療を短期間で治療する場合，緊急の処置が必要でトレーニングを行う時間的余裕がない場合にも全身麻酔が適応となる．

表11-Ⅲ-1　障害者における全身麻酔の利点と欠点

利点
・体動抑制による心理的外傷がない
・体動が完全に抑制可能
・確実な気道確保
・短時間で多数歯の治療が可能
・質の高い治療が可能
欠点
・術前検査が困難
・術前の経口摂取制限が困難
・入院による環境変化への対応

障害者における全身麻酔下での歯科治療の利点と欠点を表11-Ⅲ-1に示す．それぞれの症例において，全身麻酔を行うことによる利点・欠点を考慮して全身麻酔の適否を考慮する．入院に伴う環境の変化への適応が困難な症例では，日帰り全身麻酔を検討する．

2) 麻酔前投薬

鎮静薬を経口投与することで円滑な麻酔導入が可能となることがある．ミダゾラムやジアゼパムを用いることが多いが，症例によっては期待する鎮静効果が得られないこともある．日帰り全身麻酔では，鎮静薬の前投与は効果が遷延する可能性があるので，原則として麻酔前投薬は用いない．

3) 麻酔導入

障害者では，意識下で静脈路を確保することが困難なため，吸入麻酔薬を用いて緩徐導入を行った後に静脈路を確保することが多い．緩徐導入に用いる吸入麻酔薬では，血液/ガス分配係数が小さく，気道刺激性の少ないセボフルランが適している．また，二次ガス効果を期待して，導入時に亜酸化窒素を併用することもある．意識下での静脈路確保が可能な症例では，静脈麻酔薬のプロポフォールやチオペンタールを用いて急速導入を行う．気管挿管を行う場合には，筋弛緩薬としてロクロニウムを投与する．

気道確保の方法としては，気管挿管が最も確実で，歯科治療時の出血や注水，胃内容物逆流

による誤嚥の危険性がなく安全である．また，症例や治療内容によっては，気管チューブの代わりにラリンジアルマスクを用いて気道確保を行うことも可能である．

4) 麻酔維持

麻酔維持には，吸入麻酔薬または静脈麻酔薬が用いられる．吸入麻酔薬では，セボフルランが幅広く用いられてきたが，血液/ガス分配係数がより小さく，覚醒の速いデスフルランの使用頻度も増えていると思われる．静脈麻酔薬としては，術後の悪心・嘔吐が少なく，覚醒の速いプロポフォールが用いられる．特に日帰り全身麻酔の場合には，覚醒が速いデスフルランまたはプロポフォールが適している．

術中の鎮痛に局所麻酔薬による浸潤麻酔や伝達麻酔を併用することで，吸入麻酔薬や静脈麻酔薬の使用量を少なくすることが可能である．また，局所麻酔の併用は，先行鎮痛 preemptive analgesia にも効果があることから，術後疼痛管理の観点からも有用である．

IV 術後管理[9,11,13]

精神鎮静法を併用して歯科治療を行った場合には，鎮静状態からの回復を待ち，平衡機能や運動機能が術前と同じ程度に回復し，術後出血などの合併症がないことを確認した後に帰宅を許可する．

全身麻酔の場合には，通常通りに全身麻酔から覚醒させ，抜管するのが原則であるが，障害者では覚醒や抜管時の興奮に対して身体抑制が必要となる可能性もある．麻酔覚醒後は，必要に応じて心電図，血圧，パルスオキシメータなどのモニタを行うが，これらのモニタ装着が困難な症例も多い．術後の疼痛管理においては，先行鎮痛のために術中の局所麻酔を積極的に行うとともに，非ステロイド性抗炎症薬などを術中から投与する．

術後の合併症で比較的頻度の高いのが，悪心・嘔吐と発熱である．全身麻酔後の悪心・嘔吐は約20～30％にみられ，低酸素血症，低血圧，低血糖，脳圧亢進，術後に嚥下した血液などが原因となることもあるので注意が必要である．麻酔薬の影響としては，麻薬性鎮痛薬，揮発性吸入麻酔薬は悪心・嘔吐を誘発しやすく，プロポフォールでは術後悪心・嘔吐の頻度は少ない．術後の発熱は，覚醒後の興奮や脱水などが誘因となる．脳性麻痺患者では，視床下部体温調節機能異常のために術後の発熱をきたすことがある．また，術後に悪性高熱症や横紋筋融解症を発症する可能性も念頭において術後の体温管理を行う．

障害者では術後に静脈路を自己抜去し，静脈を確保した状態を維持することが困難なことも多いため，循環系や腎機能に異常がない場合には術中に輸液を多めに行っておく．全身麻酔下歯科治療から数日～1か月にかけて日常活動量の減少や食事摂取量の減少がみられることがある．また，自閉スペクトラム症患者では，自傷行為が増える場合がある．

第12章 ペインクリニック

概説

歯科麻酔学におけるペインクリニックでは，口腔顔面領域の痛みだけではなく，感覚障害，運動障害も診療対象とする．その場合，口腔顔面領域の末梢神経だけでなく中枢神経も含め，総合的な機能を診療する領域であること忘れてはいけない．さらに，急性痛だけでなく慢性痛も診療するため，西洋医学的なアプローチでは治療効果が不十分な場合もあり，東洋医学的なアプローチも必要となってくる．

また，特に慢性痛の場合，身体疾患としての対応だけでなく，心理社会的な要因による痛みも含むことが多いため，心身医学的な面からの診療も重要であることを十分認識しなければならない．さらに口腔顔面領域の悪性腫瘍の治療における終末医療・緩和医療では総合的なアプローチが必要となるため，全人的治療を念頭において治療に臨む必要がある．したがって，歯科だけでなく他の医科領域の診療科と連携して診療を行わなければならず，関連する医科疾患についても十分な知識が必要となってくる．

頭頸部領域の関連痛が顔面に生じることは多く，歯科に歯痛として受診する場合がある．また，頭痛を併発している症例では，歯や口腔顔面領域の痛みとして歯科にコンサルテーションを求めて受診する場合もある．このような口腔顔面痛の症例では，耳鼻咽喉科，眼科，内分泌・代謝疾患，脳神経や神経内科，精神科などの医科診療科との連携が重要であり，この点，歯科麻酔科学を習得した歯科医師は長けているといえる．

以上のことから，本章では，痛みの分類と病態，口腔顔面痛の評価と診断だけでなく，感覚障害や運動性疾患，さらに治療法として心身医学的治療や東洋医学的療法の多面のアプローチならびに緩和医療について項目を立て構成した．

I 痛みの分類と病態

1. 痛みの定義と分類

1）痛みの定義

国際疼痛学会International Associations for Study of Pain (IASP) によると，痛みは「An unpleasant sensory and emotional experience associated with, or resembling that associated with, actual or potential tissue damage（実際の組織損傷もしくは組織損傷が起こりうる状態に付随する，あるいはそれに似た，感覚かつ情動の不快な体験）」と定義されている．前半部分は，組織の損傷といった明確な原因により，想像できる痛みを定義しているが，後半部分は，そういった痛みを引き起こす原因がなくても，痛みとしての感覚や感情が生じることを示している．

痛みには，以下に述べるようにさまざまな痛みがあり，中には関連痛や精神・心理学的な疾患などにより引き起こされる痛みといった，一般的には痛みの原因と考えにくいものも含まれていることを理解しなければならない．痛みは本来，身体の傷害から逃避するための感覚とされており，非常に大切な感覚といえる．しかし，組織の損傷などが治癒した後にも残る慢性疼痛や終末期の癌性疼痛などは，痛みの警告系の役割を果たさず，痛み自体が疾患の主体とな

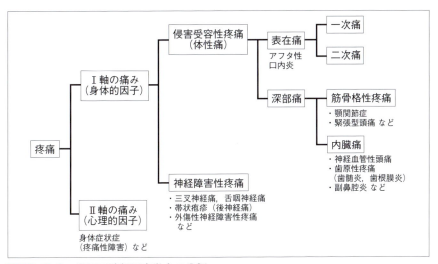

図12-I-1　米国口腔顔面痛学会の分類
米国口腔顔面痛学会が提唱する痛みの分類図.

り, 痛みをとることが第一義の治療目的となる.
　口腔顔面領域に限っても多種多様な痛みがあり, 多方面から分類され, その詳細が明らかにされつつある. しかし, いまだに解明されていない痛みや治療に難渋する痛みが存在し, さらなる解明が望まれている. ここでは, 現在よく用いられる痛みの分類とその解説を行う.

2) 痛みの分類
　口腔顔面領域の痛みはさまざまな面から分類されており, 多種多様にわたっている. ここでは, ①痛みの2軸分類, ②歯原性・非歯原性疼痛の分類, ③国際頭痛学会の頭痛分類第3版β版に準拠した分類について解説する.

①痛みの2軸分類（米国口腔顔面痛学会の分類, 図12-I-1）
　痛みの分類は図12-I-1に示すように, まず2つの軸で行う. 痛みの状態を身体的因子（I軸）と心理的因子（II軸）の2つの違う方向から観察して総合的に評価する.
　I軸の身体的因子には, 大きく分けて, 侵害受容性疼痛と神経障害性疼痛がある. 侵害受容性疼痛は, 侵害刺激が侵害受容器に加えられ生じる痛みである. さらに, 痛みが生じる部位により分類され, 皮膚や粘膜など体表に生じる表在痛と, 筋骨格部や内臓などの深部組織に生じる深部痛がある. 表在痛は, 刺激を受ける神経線維の種類により一次痛と二次痛に分けられる. 一次痛は, 有髄線維のAδ線維が興奮したときに生じ, 刺激と同時に鋭い痛みを自覚しすぐに消失する. 二次痛は, 無髄線維のC線維が興奮したときに生じ, 一次痛に引き続いて感じる, 鈍く長く続く痛みである. 深部痛には筋骨格性疼痛と内臓痛があり, 歯髄炎や歯根膜炎などの痛みが含まれる. 神経障害性疼痛については, 後で詳しく解説する.

②歯原性・非歯原性疼痛による分類[1]
　歯や歯周組織が原因となる歯痛を歯原性歯痛といい, これらの歯に関連した組織に起因しない痛みを非歯原性疼痛という. また, その中で歯に痛みが生じたものを非歯原性歯痛という. 歯の観点からみた痛みの分類であり, 歯科特有の分類である. 非歯原性歯痛の原因には, 表12-I-1に示すようにさまざまな疾患が存在する. しかし, 実際に痛くなる部位は歯であり, 加えて口腔内や顔面, 顎関節部であるので, たいていの患者は歯科を受診する. 他科から紹介

表12-Ⅰ-1　非歯原性歯痛の代表的疾患

1. 筋・筋膜性歯痛
   咀嚼筋およびその他の頭頸部筋の筋・筋膜痛
2. 神経障害性歯痛
   (1) 発作性―三叉神経痛，多発性硬化症などの脱髄性疾患
   (2) 持続性―帯状疱疹性神経痛，帯状疱疹後神経痛，脳卒中，抜髄など
3. 神経血管性歯痛
   片頭痛，群発頭痛，発作性片側頭痛，SUNCTなど
4. 上顎洞性歯痛
   急性上顎洞炎
5. 心臓性歯痛
   虚血性心疾患（狭心症・心筋梗塞），心膜炎など
6. 精神疾患または心理社会的要因による歯痛
   身体表現性障害（身体化障害，疼痛性障害）など
7. 特発性歯痛（非定型歯痛を含む）
   慢性疼痛疾患（非定型顔面痛，頭痛，頸部・腰部痛，線維筋痛症，筋・筋膜痛，過敏性大腸症候群，骨盤内疼痛など）との併存が多い．
8. その他さまざまな疾患により生じる歯痛
   悪性リンパ腫，動脈解離，肺癌，側頭動脈炎など．

（日本口腔顔面痛学会，非歯原性歯痛診療ガイドライン[1]より）

表12-Ⅰ-2　ICHD-3を参考にした疼痛性疾患の分類（特に口腔顔面痛に関係の深いものを抜粋）

1. 一次性頭痛（ICHD-3第1部）
   1) 片頭痛（ICHD-3：1，ICD-10：G43）
   2) 緊張型頭痛（ICHD-3：2，ICD-10：G44.2）
   3) 三叉神経・自律神経性頭痛（ICHD-3：3，ICD-10：G44.0）
2. 二次性頭痛（ICHD-3 第2部）
   1) 頭頸部血管障害による頭痛（ICHD-3：6，ICD-10：G44.81）
   2) 頭蓋骨，頸，眼，耳，鼻，副鼻腔，歯，口あるいはその他の顔面・頸部の構成組織の障害による頭痛あるいは顔面痛（ICHD-3：11，ICD-10：G44.84）
      (1) 歯の障害による頭痛（ICHD-3：11.1-11.6，ICD-10：G44.84）
      (2) 顎関節症（顎内障）（ICHD-3：11.7，ICD-10：G44.846）
      (3) 筋筋膜痛症候群（ICHD-3：A11.2.5）
      (4) 精神疾患による頭痛（ICHD-3：12，ICD-10：R51）
3. 有痛性脳神経ニューロパチー，他の顔面痛およびその他の頭痛（ICHD-3第3部）
   1) 反復性発作性神経障害性疼痛（該当なし，ICD-10：G44.847，G44.848 or G44.85）
      (1) 三叉神経痛（ICHD-3：13.1，ICD-10：G44.847）
      (2) 舌咽神経痛（ICHD-3：13.2，ICD-10：G44.847）
      (3) 中間神経の病変または疾患による神経痛（ICHD-3：13.3-13.9）
      (4) 帯状疱疹（ICHD-3：13.1.2.1，ICD-10：G44.881）
   2) 持続性神経障害性疼痛（ICHD-3：該当なし）
      (1) 帯状疱疹後三叉神経ニューロパチー（ICHD-3：13.1.2.2，ICD-10：G44.847）
      (2) 外傷後有痛性三叉神経ニューロパチー（ICHD-3：13.1.2.3，ICD-10：G44.847）
      (3) 複合性局所疼痛症候群（CRPS：complex regional pain syndrome）（ICHD-3：該当なし）
      (4) 交感神経依存性疼痛（ICHD-3：該当なし）
4. 癌性疼痛（ICHD-3：該当なし）
5. その他原因不明の疼痛
   (1) 持続性特発性歯痛・顔面痛（ICHD-3：13.11，ICD-10：G44.847）
   (2) 口腔内灼熱症候群（ICHD-3：13.11，ICD-10：R51.15）

世界で最も汎用されている頭痛・顔面痛の分類

されることもある．これらの疾患による歯痛は歯原性歯痛と間違えやすく，誤診や過治療を招きかねないので，十分な理解が必要である．歯原性歯痛は，Ⅰ軸の痛み-侵害受容性疼痛（炎症性疼痛）-深部痛に分類される．

③国際頭痛学会の頭痛分類第3版（ICHD）に準拠した分類

頭頸部の疼痛性疾患の分類のうち，世界で最も汎用されているのは国際頭痛学会の頭痛分類であろう[2,3]（表12-Ⅰ-2）．大きく分けると，頭痛それ自体が疾患であり，機能性頭痛とも称される一次性頭痛と，頭痛の原因となる疾患が存在して頭痛を引き起こしている二次性頭痛がある．その他に，神経障害性疼痛にあたる有痛性脳神経ニューロパチー，他の顔面痛およびその他の頭痛や癌性疼痛などがある．

一次性頭痛には片頭痛，緊張型頭痛，群発頭痛などがある．二次性頭痛には，頭頸部血管障害による頭痛と頭蓋骨，頸，眼，耳，鼻，副鼻腔，歯，口あるいはその他の顔面・頭蓋の構成組織の障害に起因する頭痛あるいは顔面痛がある．歯科疾患（歯髄炎，歯周炎）もこの分類に含まれる．頭頸部血管障害による頭痛では，頭蓋内病変により口腔領域に痛み（関連痛）を訴えることがある．生命の危険を伴う疾患も存在することから，注意深い診断が必要である．特に危険なものとしては，くも膜下出血や髄膜炎などがある．頭蓋骨，頸，眼，耳，鼻，副鼻腔，歯，口あるいはその他の顔面・頸部の構成組織の障害による頭痛あるいは顔面痛とは，頭頸部の組織に由来する頭痛，顔面痛のことであり，口腔には近隣組織からの関連痛が生じることがある．

2. 侵害受容性疼痛

痛みには，生理的な状態で侵害刺激が与えられることにより生じる痛みと，生理的な状態でなく，組織の慢性的炎症や神経の損傷などの病的な痛みがある．狭義には前者の痛みを侵害受容性疼痛とよび，末梢組織の自由神経終末に存在する侵害受容器が侵害刺激により活性化され痛みが生じる．侵害刺激の弁別を行うのに重要な痛みであり，痛みの警告系としての役割を担う．しかし，広義には，侵害受容性疼痛は侵害刺激による生理的な痛みだけでなく，急性炎症や外傷などによる組織破壊を伴う強い侵害刺激による痛みも含む．

侵害刺激を受容する末梢神経のAδ線維やC線維終末部の膜上には，さまざまな刺激に応じた各種のイオンチャネルが存在することがわかっている．さまざまな刺激に適したチャネルが開き，陽イオンが細胞内に流入する．それに引き続いて電位感受性Na$^+$チャネルが開き，大量のNa$^+$が細胞内に流入して，活動電位が発生する（図12-Ⅰ-2）．

3. 神経障害性疼痛

神経障害性疼痛は神経自体の障害により生じる痛みで，侵害受容性疼痛で述べたように病的な痛みにあたる．反復発作性の疼痛と持続性の疼痛に大きく分かれる．

1）反復発作性神経障害性疼痛

歯に発作性の痛みを起こす神経痛としては，三叉神経痛が最も多く，次に舌咽神経痛がある．その他に，中間神経痛や上喉頭神経痛などがあるが，これらは歯の痛みの原因となることは少ない．

(1) 三叉神経痛

三叉神経痛は，ICHD-3分類では2つのタイプに分けられ，典型的三叉神経痛と二次性三叉神経痛がある．典型的三叉神経痛は，主に脳幹の三叉神経の神経根部における微小血管による圧迫によって生じたものである．二次性三叉神経痛は，以前は症候性三叉神経痛や，有痛性三叉神経ニューロパチーとよばれていたもので，血管圧迫以外の器質的病変によって生じた三叉神経痛のことをいう．

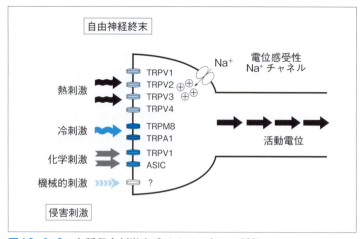

図12-Ⅰ-2 各種侵害刺激を受けるチャネルの種類
各種侵害刺激には，刺激に適したチャネルが存在し，侵害受容性疼痛が伝達される．

①疫学[4-6]

三叉神経痛の有病率は男性で2.7〜10.8/10万人，女性で5.0〜20.2/10万人である．初発年齢の90%以上は40歳以降で，初発の好発年齢は，50〜60歳である．男女比はおよそ1：2で女性に多い．三叉神経第2枝，第3枝の順に罹患しやすく，第1枝の罹患はわずか1〜2%程度である．

②病因，病態

典型的三叉神経痛の原因は，特に上小脳動脈によって三叉神経根が脳幹に入り込む部分で圧迫されることによると考えられている．三叉神経線維が機械的に屈曲し，微小血管の虚血性障害によって二次的に脱髄が生じることによるとされている[7]．これらの変化は，神経線維の興奮閾値を下げたり，自発的な神経発火を誘発する．

二次性三叉神経痛には，腫瘍，動脈瘤，多発性硬化症，あるいは動静脈奇形の関与などがある．特に聴神経腫の頻度が高く，30〜40歳代の女性に多い．

③臨床症状

痛みは片側性で，電気ショックのような電撃痛であり鋭い性質である．中程度から激痛であるが，時にはもっと弱いこともある．

1回の痛み発作は，数秒から2分程度続くが，すぐに次の発作が重積することもある．病状の進行により，発作の持続時間が長くなる傾向がある．発作の間にしばしば不応期がある．寛解期が数か月から数年持続することがあるが，経過とともにこの期間は短くなる傾向がある．

痛みは，洗顔，化粧や歯ブラシ，食事などで誘発される．第2枝の眼窩下神経領域では上口唇や鼻翼，第3枝の下顎神経領域では下口唇，オトガイにトリガーゾーン（接触による発痛帯）がみられることが多い．

④検査・診断

三叉神経痛の臨床症状は特徴的であるため，検査・診断には医療面接による現病歴の聴取が重要である．検査には，まず三叉神経を含めた脳神経症状のスクリーニングを行う必要がある（表12-Ⅱ-2参照）．特に，感覚検査と聴覚検査は必須である．

典型的三叉神経痛の場合は感覚の障害はみられない．しかし，空間占拠病変による二次性三叉神経痛の場合は，しばしば感覚の低下を伴う．この場合の感覚の低下は徐々に進行して明らかになっていく．よって，定量的感覚検査も

必要である．

典型的三叉神経痛では，三叉神経根への血管の圧迫，二次性三叉神経痛では，嚢胞，腫瘍，血管奇形などの空間占拠病変や多発性硬化症のプラークのような器質的変化を確認する必要があり，そのための画像検査として，小脳橋角部の磁気共鳴断層撮影（MRI）が最も有効である．

若年者の発症例においては，腫瘍や動脈瘤といった，その他の原因が存在する可能性があるため，特に入念な検査が必要となる．

⑤ 治療

第一段階として薬物療法が用いられ，第一選択薬は，カルバマゼピン（200〜800 mg/日）である．カルバマゼピンの投薬量は1日に100 mg（睡眠前内服）の少用量から開始し，その後必要に応じて増量する．めまいや眠気，ふらつき，皮膚症状，肝障害などが強く出ることがあるので，臨床症状の観察と，定期的な血液検査が必要となる．第二選択薬は，ラモトリギン（400 mg/日）かバクロフェン（40〜80 mg/日）である．

薬物治療が奏効しないか，薬物療法が持続できない場合には，外科・放射線的治療が用いられる．微小血管減圧術，神経ブロック療法と定位放射線治療（ガンマナイフ）があり，これらの治療法からいずれかを選択する．

微小血管減圧術は，三叉神経根を圧迫している責任血管を分離する治療法である．上述の3つの外科・放射線的治療の中では，最も長期間の疼痛寛解をもたらし，日常生活活動の改善が維持される．

神経ブロック療法とは，三叉神経の末梢枝や三叉神経節で末梢からの入力を遮断し除痛をはかる方法である．ブロックの手法として，高周波熱凝固術，バルーン圧迫術，経皮的グリセロール破壊術などがあるが，合併症の少ない高周波熱凝固法が用いられることが多い．

定位放射線治療は，三叉神経根の侵入部に焦点ビームを当てるもので，三叉神経痛の治療では最も侵襲の少ない最新の方法である．

二次性三叉神経痛の場合は，三叉神経根を圧迫している腫瘍の除去など，原因除去が必要となる．

(2) 舌咽神経痛

舌咽神経痛は，三叉神経痛と多くの共通点を有する片側性の疼痛疾患である．

① 疫学[8]

舌咽神経痛の発症率は，0.2/10万人と報告されている通り，非常にまれな疾患である．罹患部位に左右差はなく，高齢者に多い．

② 病因，病態

三叉神経痛同様，舌咽神経根が脳幹に入る部位で蛇行した血管により圧迫されて生じると考えられている．しかし，手術症例では，三叉神経痛に比べて実際に舌咽神経根が圧迫されている割合は低いともいわれ，原因不明であることもある．

③ 臨床症状

痛みは片側性で，舌咽神経支配領域である耳，舌基部，咽喉後部や扁桃窩，または下顎角直下のいずれか1つまたはすべての部位に感じる．頸部にかけて下方に放散することもあり特徴的である．電撃様で，刺すような，鋭い痛みであり，灼熱痛を訴えることもある．1回の痛み発作は数秒から2分程度続く．次の発作が引き続いて起こり重積することもある．発症初期には自然寛解期が数か月から数年続くが，経過とともに寛解期が短くなる傾向がある．嚥下時に疼痛が生じる．会話，咳，あくびや頸の運動によっても誘発される．迷走神経刺激により不整脈や失神を伴うことがあるので注意を要する．

④ 診断

医療面接による痛みの鑑別が重要である．咽頭部への局所麻酔薬スプレーの噴霧で痛み発作が消失すれば，ほぼ確定できる．カルバマゼピンの試験投与も有用とされる．

⑤治療

薬物療法は三叉神経痛に準じる．薬物療法が奏効しない場合には微小血管減圧術を考慮する．舌咽神経ブロックは，茎乳突部で局所麻酔薬を用いて行う．

(3) 帯状疱疹

水痘帯状疱疹ウイルスによる回帰感染である．侵害受容性疼痛（炎症性疼痛）に分類されることもあれば，神経障害性疼痛に分類されることもある．ここでは神経障害性疼痛の分類で解説する．

①疫学[9]

年間発症率は4.15/1,000人である．好発年齢は50歳代以上で，男女比はほぼ同じである．帯状疱疹の10〜15％は三叉神経節細胞由来であり，三叉神経の罹患枝は第1枝が圧倒的に多く，80％に及ぶ．高齢者，抗がん薬使用者，移植後患者などの免疫不全状態，糖尿病などで発症率が高くなる．

②病因，病態

水痘帯状疱疹ウイルスが幼少期に初感染すると，水痘として発症するが，その後，ウイルスは三叉神経節や脊髄後根神経節の神経細胞内に無症状で長期間潜伏する．宿主の抵抗力が低下したときにウイルスが再活性化して，潜伏していた神経支配領域に帯状疱疹を発症する．これを回帰感染という．再活性化したウイルスが感覚神経を介して支配領域の皮膚に達すると，皮膚症状を呈する．この初期の痛みは，炎症性の侵害受容性疼痛と交感神経依存性疼痛，神経そのものの傷害による神経障害性疼痛が複雑に混在している．

③臨床症状

帯状疱疹は罹患三叉神経支配領域に紅斑や皮疹を形成するが，早ければ2〜3日前から皮膚にヒリヒリした痛みが生じる．引き続いて同領域に発赤，水疱が出現し，灼熱痛と，きりで刺されるような痛みが生じる．まれに水疱形成を伴わない無疹性帯状疱疹があり，診断に苦慮する．極期には，発熱，全身倦怠感，局所リンパ節の腫脹がみられ，罹患部は腫脹する．しばしば発作性の電撃痛が加わるようになる．ウイルスによる傷害は神経，皮膚，粘膜にとどまらず，血管を含む深部組織にも及ぶ．水疱が自壊した潰瘍も2週間程度すると痂皮を形成して，その後治癒する．重症例ではしばしば潰瘍の治癒した皮膚の色素が脱落して，脱色素斑やケロイドを残す．初期症状として持続性の歯痛を訴えることが多いため，歯髄炎と誤診されやすい．痛みは自然寛解するが，歯髄が失活して根管治療が必要になることもある．

三叉神経第1枝（眼神経）領域の帯状疱疹では，角膜潰瘍や眼筋麻痺などの眼合併症を起こす危険性があり注意を要する．顔面神経が傷害されると，外耳道の水疱，顔面筋の脆弱化，時に難聴，耳鳴り，めまいを生じる．まれにウイルスが深行し，無菌性の脳髄膜炎を起こすことがある．帯状疱疹の最も一般的な合併症は，帯状疱疹後神経痛とよばれる難治性疼痛である．

④治療

発症1週間以内の初期にDNAの複製を阻害する抗ウイルス薬（アシクロビル，バラシクロビル，ファムシクロビル，アメナメビル）の経口投与を行う．初期の急性炎症の疼痛に対しては，NSAIDs，アセトアミノフェンを効果的に使用する．灼熱痛に対しては，三環系抗うつ薬，選択的セロトニン再取り込み阻害薬といった抗うつ薬，神経痛様疼痛に対して抗てんかん薬を投与する．局所的な高濃度リドカイン，カプサイシン塗布も用いられる．帯状疱疹の疼痛発現には交感神経が深く関与しており，治療には交感神経ブロックを用いる．外来治療では星状神経節ブロックを用い，入院患者には頸部持続硬膜外ブロックを用いることもある．

2) 持続性神経障害性疼痛

持続性に歯に痛みが生じる神経障害性疼痛である．罹患部位に感覚低下やアロディニア（異痛：痛みを起こさないような軽い刺激により痛

みが生じる），痛覚過敏（通常痛みを伴う種類，強度の痛み刺激に対して，過剰な痛み反応を示す）などの感覚異常を認めるのが特徴である．

(1) 帯状疱疹後三叉神経痛

帯状疱疹は，3～4週間以内に完全に回復することが多いが，中には皮膚，粘膜，時には歯周組織の回復不能な損傷と感覚障害が残る場合があり，帯状疱疹後神経痛という．罹患部位に痛覚過敏やアロディニアなどの感覚異常を認めるのが特徴である．

① 疫学[10]

帯状疱疹の10～50％程度にみられると報告されている．皮疹の重症度と年齢，疼痛の強さが帯状疱疹後神経痛のリスク因子であり，60歳代以上では10～25％が本疾患に移行する．

② 病因，病態

詳細はまだに不明であるが，次の3つの異なるタイプの病態が考えられている．末梢と中枢の感作，侵害受容ニューロンの顕著な退行，皮膚の求心路遮断がある．

③ 臨床症状

帯状疱疹と同じく，持続性の灼熱痛に加えて神経痛様の発作痛が混在するが，接触痛が著明に出現するようになる．アロディニア，痛覚過敏がみられる．日常生活にも影響し，常に患部をかばうようになる．熱いお茶や冷たい水，歯ブラシの接触でも疼痛が生じ歯原性疼痛と間違えられやすい．また痒みも現れ，痛みと痒みが混在した症状を呈する．ムズムズと虫が這うような感覚が起こることがあり，蟻走感とよばれる．

④ 治療

抗てんかん薬のプレガバリン，ラモトリギン，クロナゼパムおよびカルバマゼピン，または抗うつ薬のアミトリプチリン，クロミプラミン，デュロキセチンなどが用いられる．また，局所塗布用リドカインやカプサイシンクリーム（0.025～0.05％）も用いられる．交感神経依存性疼痛に対しては，帯状疱疹と同様，星状神経節ブロックや頸部持続硬膜外ブロックが用いられることがある．

(2) 外傷後有痛性三叉神経ニューロパチー

外傷や手術，薬物などで神経や組織が傷害された後に，局所に遷延する疼痛を外傷性神経障害性疼痛という．抜歯，歯科矯正外科手術，インプラント埋入により引き起こされることが多いが，根管治療や局所麻酔の注射針でも起こりうる．

痛みは，持続性の灼熱痛と発作性の電撃様痛の2種類があり，これが組み合わさって症状を呈する．また，感覚低下，アロディニア，痛覚過敏およびジセステジアとよばれる不快な異常感覚なども伴う．肉眼的にも，各種検査においても一見異常がないことから正しい診断が難しく，後述する感覚検査が必要になる（本章Ⅱ-3.5）参照）．

4. 精神・心身医学的疾患ならびに心理社会的背景に関連した疼痛

① 病因，病態

侵害受容情報は末梢から脊髄・延髄，視床へと伝達され，さらに，大脳辺縁系，皮質に伝達され痛みとして認識される．侵害受容は単にこの伝達の機序のみを示すが，その過程で視床，視床下部，大脳辺縁系，皮質間の相互作用によってさまざまな修飾が加えられる．感情，経験，自律神経系の影響が加味されて，個々の疼痛体験となる．視床下部には自律神経系や内分泌系の中枢が存在し，それらを介した身体反応が出現してくる．このように心と身体は密接な関係にあり，心身相関とよばれる．急性痛は，身体的要因（Ⅰ軸）の影響が大きいため，消炎鎮痛薬のみで除痛がはかられることが多い．一方，慢性痛は心理的要因（Ⅱ軸）の影響が大きく，精神的背景に対する配慮が不可欠となる．

慢性疼痛患者の心理状態の主体は抑うつであり，その割合は1/4～2/3といわれている．うつの場合，抗うつ薬を用いないと疼痛の治癒は

難しい．一方，慢性疼痛もうつ状態を引き起こす．慢性痛では，内因性の鎮痛機構である下行性抑制系の機能が低下している．

他に身体表現性障害なども疼痛を引き起こす．抗うつ薬はうつ性障害に関係なく慢性痛に効果があることがわかっている．

②臨床症状

患者が疼痛を訴える部位にはその痛みに見合う原因がみられず，痛みは複数の部位に感じられ，その部位も変化することが多い．疼痛は持続性で難治性である．痛みの日内変動は一般に明らかでないことが多いが，うつによる場合は，朝起床時に強く，夕方に軽快する．また，疼痛は口腔領域にのみ限定するとは限らず，全身に疼痛を伴うことが多い．

③検査，診断

精神科医や心療内科医が確定診断を行うが，その前のスクリーニングとして，各種心理検査，人格検査を行う．うつの検査法としてSDS（Self-Rating Depression Scale，自己評価性抑うつ尺度）（図12-Ⅱ-14，表12-Ⅱ-3参照），SRQ-D（Self Rating Questionnaire for Depression，東邦大式検査）などがある．不安状態の検査法としてSTAI（State-Trait Anxiety Inventory），MAS（Manifest Anxiety Scale，顕在性不安尺度）などがある．不安状態とうつの検査法としてHADS（Hospital Anxiety and Depression Scale），POMS（Profile of Mood States），総合的検査法として，SCL-90-R（Symptom Checklist 90 Revised），Y-G式性格調査，総合的人格検査法としてミネソタ多面的人格目録検査 Minnesota Multiphasic Personality Inventory（MMPI）などがある．

また，身体表現性障害では，患者が訴えている痛みの身体症状が身体化症状であることを確定しなければならない．身体症状から考えられるすべての身体疾患の除外診断を行う必要がある．

④治療

一般的に心身医学的療法を行う（本章Ⅵ参照）．心理療法と薬物療法を同時に行うことが多い．基本的に，心理的要因の治療は専門医が行うが，歯科的なケアは歯科医師が担当すべきである．積極的な歯科治療を行うことでより病態が悪化することもあるので，専門医との医療情報交換をよく行い，定期的な診察や面談と簡単な処置を行って観察すべきである．

5．神経血管性の頭痛とその他の頭痛・顔面痛

口腔顔面領域に生じる痛みには，神経血管系由来の痛みがある．これらの痛みを有する多くの患者が，初診科として歯科を受診する．主に一次性頭痛が該当する．

1）片頭痛

①疫学[11,12]

有病率は女性で43％，男性は18％と，男性より女性が高い．年少から発症し，加齢とともに有病率は上昇して，35～45歳でピークに達する．それ以降は減少する．

②病因，病態

片頭痛の病態は完全には解明されていないが，家族性であることが多く，早期の発症は遺伝的要素の関連を示唆している．トリガーとなる刺激が交感神経や副腎からノルアドレナリンやアドレナリンの分泌を促し，血小板からセロトニンが分泌される[13]．分泌されたセロトニンは，血管を収縮させるが，セロトニンが枯渇すると脳血管は拡張しやすくなる．脳硬膜に分布している三叉神経終末が刺激され，求心性に三叉神経核に伝達されて痛みとして認識される．また，遠心性にも刺激が伝わり，神経終末からサブスタンスPやCGRPといった炎症性ペプチドが放出されて神経因性炎症が生じ，血管の拡張，浮腫，血管壁の透過性亢進を引き起こす．また，中枢感作も生じ，遠隔部位の顔面皮膚にアロディニアや痛覚過敏を引き起こすこともわかっている．

③臨床症状

片頭痛は，生活に支障をきたすほどの強い頭痛発作で，通常片側性で拍動性である．前兆を伴う片頭痛と，伴わない片頭痛があり，前兆を伴う片頭痛では，閃輝暗点（突然目の前がチカチカと明るく光り，それに引き続く視野の欠損・狭窄がみられる）や異常感覚などの前兆が約20分みられ，その後頭痛に移行する．前兆を伴わない片頭痛では，これらの症状なしに突然頭痛が生じる．光過敏や音過敏，嗅い過敏などの感覚障害を伴うことがある．嘔気や頸部のこりも他の一般的な症状である．片頭痛の症状は体動により悪化するので，患者は静かな部屋で照明を落として臥床することを好む．頭痛はいずれの場合でも，数時間から3日程度持続する．

片頭痛に関連した訴えの多くは，歯髄炎の症状と非常に似ている．三叉神経第2枝に痛みを感じる前兆のない片頭痛を歯痛と認識して，患者は歯科治療を求めて歯科を受診する可能性がある．また，顎関節症による咀嚼筋系の痛みと誤解されることもあり，不必要な根管治療や抜歯，顎関節治療を受けることがある．しばしば上下顎の痛みが生じ，下顔面片頭痛とよばれる．これらはいずれも関連痛によるものである．

④治療法

片頭痛の起こり始めには，頓挫薬として選択的セロトニン再取り込み阻害薬（トリプタン系薬）が有効である．また，頭痛発作の発現を抑える予防薬としてCa拮抗薬，β遮断薬などが用いられる．

2) 緊張型頭痛
①疫学[14]

緊張型頭痛は，一次性頭痛の中で最も頻度が高い頭痛である．反復性緊張型頭痛の生涯有病率は80％近くである．女性は男性よりもわずかに多く罹病する．初発年齢は20～40歳代で，発症のピーク年齢は35～40歳といわれている．有病率は男女とも加齢とともに低下する．

②病因

緊張型頭痛は筋の緊張と直接関係していると考えられてきたが，常に筋活動の亢進がみられるわけではないことがわかっている．現在は，情動的ストレス，不安，抑うつが発症に深く関与していると考えられている．

③臨床症状

両側性の鈍痛または非拍動性の頭痛で，頭の周囲を締めつけられるような，圧迫される痛みであり，頸部まで拡大することもある．精神・身体の緊張に伴って生じる．片頭痛のような悪心や嘔吐を伴わず，活動により悪化することもないが，片頭痛様の光過敏や音過敏を伴うことがある．頭痛発作はおおよそ30分から7日間持続する．

④治療法

筋へのトリガーポイント注射やストレッチが有効である．情動的ストレスが存在する場合，ストレッサーを回避するよう努めさせ，ストレスを管理する技術やリラクゼーション・トレーニングなどが必要となる．

薬物療法としてNSAIDsは比較的有効であるが，常用は避けるべきである．また，慢性緊張型頭痛にはしばしば三環系抗うつ薬が効果的である．

3) 三叉神経・自律神経性頭痛

三叉神経・自律神経性頭痛は群発頭痛，発作性片側頭痛，短時間持続性片側神経痛様頭痛発作および持続性片側頭痛に分類されるが，ここでは代表的疾患である群発頭痛について述べる．

①疫学[15]

有病率は0.09～0.32％である．男女比は4：1で男性に多く，平均初発年齢はおよそ27～31歳である．

②病因，病態

中枢性の病因と考えられているが，詳細は不明である．脳幹中枢が視床下部の機能を変化させ，頸動脈の化学受容器活動を減弱させるとい

う説がある．

③臨床症状

一定期間群発する非常に強烈な片側性の頭痛と頭痛発作に随伴する自律神経症状を示す．頭痛発作は，数週～数か月群発し，その後は完全に自然消退するため群発頭痛とよばれる．この頭痛の群発期は数か月～2年程度の周期（平均1年）で生じる．頭痛発作に伴いみられる自律神経症状には，患側の流涙，眼球結膜の充血，眼瞼下垂，鼻閉，鼻漏，発汗などがある．前兆はみられないことが多い．

頭痛の性質は，鋭く，えぐられるような，きりで刺されるような激痛で，眼窩を中心に上顎，側頭，前頭に及ぶ．痛みは徐々に強くなり，数分でピークを迎える．1回の頭痛発作は，15～180分程度持続し，1日に1～数回生じる．頭痛の好発時間帯は深夜であり，夜間頭痛で目が覚めやすい．上顎の痛みは，しばしば歯痛と間違えられ，多くの患者は歯科を受診する．

④治療

群発頭痛の治療では，発作の起こり始めに，即効性の選択的セロトニン再取り込み阻害薬（トリプタン系薬）の使用や酸素吸入（10 L/分，約15分間フェイスマスク利用）が勧められる．予防療法として，群発期が始まると同時にベラパミルが処方される．

6．癌性疼痛

①疫学[16,17]

口腔顔面領域の癌性疼痛の発生頻度としてさまざまな報告があるが，全頭頸部癌では18%であり，全乳癌患者の19%の次に2番目に高い．末期または進行癌患者では75～90%に及ぶ．

②病因，病態

癌性疼痛は，いくつかの病態が集合した複雑な痛みである．初期には組織の炎症で生じる侵害受容性疼痛が主体であり，進行して神経を破壊するようになると，神経障害性疼痛の性質が

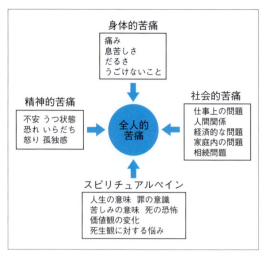

図12-Ⅰ-3　全人的苦痛を表す図
全人的苦痛は身体的苦痛，精神的苦痛，社会的苦痛，スピリチュアルペインの4要因からなる．
（国立がん研究センター[18]より）

強くなる．さらに，末梢性と中枢性の機序が考えられている．末梢組織では，癌細胞の代謝亢進や細胞分裂過多により酸，膜脂質，ATPなどが過剰に分泌し，自由神経終末の侵害受容チャネルを活性化する．また，癌組織から非炎症性にさまざまな物質が分泌され，炎症性機序と異なる面ももつ．

癌は不治の病としての認識が強く，精神的苦痛が大きいとされる．病名を宣告されたり，死期が近づくことへの絶望感，不安，怖れ，怒り，孤独感などがある．がんによる痛み，悪心，疲労感，食欲不振なども精神的苦痛の原因となる．また，社会的苦痛として，いままで自分がかかわってきた社会との関係消失により苦痛をきたす．仕事の問題，人間関係，経済的問題，家庭問題などがある．人生の意味や死生観に対する悩みで生じる苦痛としてスピリチュアルペインがある（図12-Ⅰ-3[18]）．スピリチュアルペインは宗教と密接に関係しており，仏教では死後に地獄に落ちるのではないかといった恐怖があり，キリスト教では，最後の審判を受けて永遠の命が得られるかといった不安などがある．わが国では無宗教者が多いので理解されな

いこともあるが，諸外国では大きな苦痛の要因となっている．

③臨床症状

罹患当初は腫瘍の増殖が主体となり，疼痛を自覚することはまれとされる．潰瘍を形成するようになると疼痛が生じる．侵害受容性疼痛の痛みが生じ，持続性のズキズキする痛みなどある．癌が骨膜に達すると，痛みはさらに強くなる．局所の病巣が除去されなければ，痛みは時間の経過とともに強く感じられるようになり，慢性痛の痛みが加わってくる．組織破壊が骨膜や神経幹に達すると，持続性の疼痛に加えて，神経痛様の一過性の電撃痛を生じるようになる．また，癌の痛みには上述のように精神的，社会的，スピリチュアルな痛みの要因も大きく，気分障害などを引き起こし，二次的な筋筋膜痛が生じ，不安やうつによる疼痛の修飾をも引き起こす．この場合には，患者は患部の痛みだけでなく，より広い部分に持続性の締めつけるような痛みを伴ってくる．よって，鎮痛薬の処方でうまく管理できなかった症例が，筋痛の治療で大きく改善することもある（本章Ⅷ参照）．

7．その他

1）筋・筋膜性歯痛

咀嚼筋群からの関連痛が歯に生じることがあり，筋・筋膜性歯痛という．歯ぎしりや食いしばりの習慣だけでなく，日常的に上下の歯が持続的に触れている歯牙接触癖のある人になりやすい．咀嚼筋群の中でも，特に咬筋や側頭筋に多いが，胸鎖乳突筋や僧帽筋などの頸部筋群（咀嚼筋でない）でも生じる．

これらの筋に索状硬結 taut band を触知することができる．索状硬結にはトリガーポイントが存在し，トリガーポイントの圧迫で歯痛が再現される．このトリガーポイントへの麻酔薬の注入（トリガーポイント注射）は，鑑別診断目的も含め疼痛軽減に有効である．

歯牙接触癖が認められる場合は，この習癖を改善させるだけで症状が改善することもある．本疾患には理学療法が有効とされ，咀嚼筋群のストレッチやマッサージ，温冷療法（ホットパック，コールドパック），気化冷却スプレー，電気療法，光線療法，レーザー治療などがあげられる．薬物療法としては，難治性の筋・筋膜性歯痛には低用量の三環系抗うつ薬が有効である．ベンゾジアゼピン系薬や筋弛緩薬は疼痛緩和に補助的な効果がある．

Ⅱ　口腔顔面痛の評価と診断

1．病歴聴取

1）一般事項

（1）年齢・性別

女性の場合，月経周期，妊娠および更年期などが痛みと関連することがある[1]．

（2）職　業

事務職で長時間のパソコンの使用や，電話を肩に挟んで会話するなどの職業上の筋の緊張が筋性の痛みを引き起こすことがある[2]．また，薬物療法を考える際，職業上，自動車の運転手や高所で作業をする場合などは，抗けいれん薬や抗うつ薬などの処方に十分注意を払う必要がある[1]．

（3）生活習慣・咀嚼習慣

吹奏楽の楽器を演奏している場合は，顎関節症の発症と関連していることがある．交感神経を緊張させ，局所循環に影響のあるタバコやコーヒーの嗜好の有無も聴取しておく．また，咀嚼の悪習癖や顎運動の障害の有無は，顎関節症や咀嚼筋の筋性疼痛の誘因になりやすい．歯ぎしりやくいしばりなどの習癖も筋性疼痛と関係がある．

（4）家族構成，住所

家族と一緒に生活している場合と1人で生活している場合とでは，日常生活の支援や痛みに

関して訴えを聞いてくれるなどの生活環境が異なるため，同居者の有無は必ず聴取しておく．さらに，家族がいても孤独である場合もあるので，家族関係も把握しておく．現住所が遠方である場合は通院が困難であることが多いので，通院までの時間や方法なども聴取する．

2) 主訴

ペインクリニックの患者では，痛みや異常感覚などについて明確な言葉で表現できない場合が多い．また，会話により痛みが誘発される場合や激痛の場合は話せないこともある．その場合は，痛みが発現していると思われる部位に浸潤麻酔や伝達麻酔を行い，除痛してから聴取する[3]．

3) 既往歴および常用薬

(1) 既往歴

一般的な全身疾患の既往を聴取するが，特に外傷，脳血管障害，精神・神経疾患，糖尿病，整形外科や眼科・耳鼻科領域の疾患の既往には注意する[3]．また，うつや神経症などの精神疾患がある場合は，口腔顔面領域の痛みや違和感などの症状に関連することがあるので注意する．

(2) 常用薬

常用薬の中には，副作用として口腔乾燥症や味覚障害を生じる薬物が多い．さらに高齢者などでは，10種類以上の多数の薬物を服用している場合があるが，本人が何を服用しているかを認識していないことがある．また，処方予定の薬物をすでに服用している場合もあるため，かかりつけの主治医に対して，現在の全身状態ならびに常用薬の種類について問い合わせる必要がある．

4) 家族歴

慢性痛，特に難治性の痛みを伴う疾患の有無を確認する．

5) 現病歴

痛みの発症時期と発現部位，そのとき痛みのきっかけとなった事項，痛みの性状や強さ，経過，治療を行った医療機関と治療内容について詳しく聴取する．また，治療を行った医療機関や治療内容については今後の治療に大変参考になるため，詳しく聴取しておく．すなわち，どのような診断のもとで，どのような治療を受け，効果や予後はどうであったかなどをよく聴取しておく．

6) 現症

現在の痛みの部位，性状，強さ，持続時間，頻度，痛みの誘発因子や緩和因子などを詳しく聴取する．また，全身的な症状の有無も聴取しておく（表12-Ⅱ-1）．

(1) 痛みの部位

左右・上下顎，歯，舌，口腔粘膜や顔面の皮膚，顎関節領域，頭部（側頭部，後頭部，頭部全体など），頸部，肩など詳しく聴取する．患者に痛みのある部分を指で示してもらうのもよい方法である．症例によっては，口腔内全体の痛みとして訴え，部位が明確でない場合もある．

(2) 痛みの性状

さまざまな表現がある．たとえば，ズキンズキン，ピリピリ，電気が走る（電撃痛），ジーンとした，針で刺すような，熱いお湯をかけたような灼熱痛などがあるため，患者の訴え通りに記載する．言葉で表現しにくい場合もあるの

表12-Ⅱ-1　痛みの原因を診断するのに必要な聴取項目

1. 痛みの部位
2. 痛みの性状
3. 痛みの強さ
4. 痛みの持続時間
5. 痛みの頻度
6. 痛みの誘発因子・増悪因子
7. 痛みの緩和因子
8. 痛みの随伴症状
9. 全身状態

現在の痛みの部位，性状，強さ，持続時間，頻度，痛みの誘発因子や緩和因子および疼痛時の随伴症状を詳しく聴取し，また，全身状態も確認しておく．

（嶋田，2010[4]）

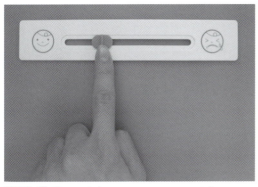

図12-Ⅱ-1　VAS (visual analogue scale)
　長さ10cmのスケールを患者に示し，左端を全く痛みのない状態，右端を耐えられない痛みの状態を表すことを説明し，現在の痛みがどの程度であるか判定する．
(嶋田, 2010[4])

で，その場合はこちらでいくつかの例をあげて参考にしてもらう．

(3) 強さ
　弱い，中程度，強い，激痛など痛みの強さを聴取する．主観的な痛みの評価方法としてVAS (visual analogue scale) がある (図12-Ⅱ-1)．これは，長さ10cm (100 mm) の水平の直線を患者に示し，左端を全く痛みのない状態，右端を耐えられない痛みの状態を表すことを説明し，現在の痛みがどの程度であるか評価するものである．その他に，numerical rating scale (NRS：数値化スケール) がある．0：まったく痛みがない状態，10：最大の痛み，として，現在の痛みがどの程度であるか，0から10まで11段階のどれに相当するか数値で表現させる．

(4) 頻度
　どのくらいの頻度で痛くなるか，日，週，月，年などの単位で聴取する．

(5) 持続時間
　数秒〜数分，数時間または1日中など，瞬間的な痛みであるか持続的な痛みであるかなどを詳しく聴取する．

(6) 痛みの時間的特徴と日内変動
　1日の中でどの時間帯が一番痛いか，時間的な特徴や日内変動を聴取する．

(7) 誘発因子・増悪因子
　痛みを誘発する因子（たとえば，会話，食事，開口，咳，嚥下，洗顔，飲酒など）を聴取する．誘発因子がなく自発痛であるかも確認しておく．また，何をすれば痛みがひどくなるのか，すなわち増悪因子も聴取しておく．

(8) 緩和因子
　痛みが発症したときに何をすれば痛みが弱くなるか，温めたり冷やしたり，食事や飲水，鎮痛薬の服用などで痛みが緩和するかを具体的に聴取する．

(9) 随伴症状
　痛みが発症したときの随伴症状として，自律神経症状（流涙，鼻閉，鼻汁亢進，発汗異常など）や筋肉のけいれん，頭痛，めまい，ふらつき，ならびに口腔顔面領域以外の痛みの有無を詳しく聴取する．

(10) 全身状態
　日常の生活や活動状態を聴取する．特に精神状態，すなわち元気であるか，うつ状態であるか，不安・緊張が強いかは痛みの程度を左右するので注意する．また，発熱，睡眠，食欲についても把握しておく．さらに，肩こりや頭痛，筋肉痛の有無，下痢や便秘などの消化器症状ならびに血圧や脈拍の状態を聴取しておく．

2. 診察

1) 全身所見
　痛みのある患者では，待合室にいるときから落ち着きがなかったり，頭を抱えたり苦しそうな表情をしていることがある．しかし，慢性痛の場合は必ずしもこのような表情やしぐさを表さない場合も多いので注意を要する．自力歩行が可能か，あるいは介助が必要かなど，歩行状態も注意して観察する．体格については，著しい肥満や痩せのある場合，全身疾患を伴っていることが多い．さらに姿勢については，全身の筋の緊張状態や左右前後のバランスを観察する．また，四肢の麻痺や不随意運動の有無を確

認する.

2) 局所所見（顎顔面部・口腔内）

(1) 眼

　眼裂の大きさや眼瞼下垂の有無を診察する．ついで，指を被検者の眼前約40cmのところにおいて注視させ，指を動かして上下左右，輻輳（両眼が同時に内側を向く目の動き）の範囲など眼球運動を診察する[5]．眼球運動が円滑か，制限があるか，複視があるかを診察する．さらに，瞳孔の大きさの異常（縮瞳・散瞳）や瞳孔反射の異常の有無を確認する．健康成人の瞳孔は正円で左右同大であり，左右差がある場合は瞳孔不同である．通常，瞳孔は直径2.5～4.5 mm程度であるが，加齢とともに小さくなる傾向があり，一般に，2 mmより小さい場合を縮瞳，5 mmより大きい場合を散瞳という[6]．縮瞳は交感神経の障害を，散瞳は副交感神経の障害を意味する．対光反射は光を当てた側だけでなく反対側の目にも起こるため，両側の対光反射を調べれば障害の部位がある程度まで推測できる．

(2) 耳

　被検者の耳のすぐそばに音叉を近づけ，少しずつ離していき，聞こえるかどうかを確認する（気導検査）．聞こえなくなった時点で他方の耳で聞こえるかどうかを確認し，検者の聴力と比較する．難聴がある場合は，音叉を前額中央部に当て，左右どちらの耳に響くかを質問する（Weber試験）．難聴側に響けば伝音性難聴，健側に響けば感音性難聴と考える．

　さらに，音叉を乳様突起に当て（骨導検査），骨導と気導の差を検査する．気導のほうがよければ感音性難聴，骨導のほうがよければ伝音性難聴と考える（Rinne試験）[7]．三叉神経領域の痛みや広範囲の麻痺の場合，腫瘍，特に聴神経腫瘍の場合があるので，Rinne試験やWeber試験は有用である．

(3) 顎顔面部・頭頸部

　顎顔面部皮膚の色や状態，腫脹や変形の有無などを視診により確認する．また，触診では左右対称に三叉神経の各枝が骨孔を出る，眼窩上孔（第1枝），眼窩下孔（第2枝），オトガイ孔（第3枝）の領域を圧迫して痛みを訴えないか，その他，軽い刺激でも痛みを誘発するトリガーポイントがないか触診する．

　さらに，顎関節部や筋肉（側頭筋，咬筋，胸鎖乳突筋，顎二腹筋前腹・後腹，僧帽筋）に圧痛がないか触診する．圧痛部位の確認は左右均等に少しずつずらしながら圧迫していく．筋の触診により圧痛があり，かつ歯痛が再現または増強されるかどうかを確認する．その他，顎の開閉口時の制限，雑音や痛み，下顎の偏位の有無ならびに歯を強く噛ませて咀嚼力の低下がないかどうかを確認する[3]．頭頸部の運動制限や運動による痛みの誘発の有無も確認しておく．その他，額のしわ寄せ，閉眼，口角挙上の際の左右差がないか確認しておく．頭部や肩の動きについても検査をする．頭部の左回旋を指示し，左の顎に手をおき抵抗を加え筋力を確認する．同時に右の胸鎖乳突筋の収縮を触診する．右側も同様に行う．また，肩の高さを観察した後，患者の肩に両手をおき，抵抗に逆らうように肩の持ち上げを指示し上部僧帽筋の筋力を確認する[8]．

(4) 口腔・鼻

　歯，歯周組織，舌，口腔粘膜について診察する．粘膜の色や性状，腫脹，変形，欠損，義歯や咬合状態，唾液の性状，味覚異常や口腔乾燥の有無について確認する．根尖部の歯肉の圧迫による痛みの有無も確認する．咬合痛については側方運動も含め診察する．特に無髄歯の破折の場合は，診断が難しい場合が多く，割りばしや爪楊枝などを噛ませて垂直方向や水平方向の咬合圧を加えて痛みの有無を確認する．また，開口させて舌の萎縮の有無を診察する．さらに舌の前方への突出が可能かどうかを確認し，左右いずれかに変異する場合や突出不可能な場合は舌下神経麻痺を疑う[2]．

　構音障害の検査としては，「アー」のような

母音の持続発声や「パパパ…，タタタ…，カカカカ…」などの単音節の繰り返し，「パタカ……」など3音節の繰り返しにより異常の有無を確認する．その他，咳や嚥下をさせて障害の有無を診察する．被検者に「アー」と発音させ，咽頭や口蓋の動きを観察し，左右対称的に動きがあるか診察する[9]．

片側の麻痺があれば，咽頭後壁が健側に引っ張られる（カーテン徴候）（図12-Ⅱ-2）．咽頭や口蓋の感覚は舌圧子を用いて触り，感覚の有無を尋ねる．咽頭や軟口蓋の収縮すなわち咽頭反射，軟口蓋反射の有無を確認する．嗅覚の検査は，左右どちらかの鼻を押さえてコーヒーの粉をかがせ，においがわかるかどうかを質問する．

(5) 皮膚や粘膜

皮膚の発赤，腫脹，熱感などの有無を診察する．炎症の存在が疑われるときは，後述する血液検査や画像検査も検討する．また，発疹，小水疱，紅斑などがあれば帯状疱疹を疑う．しかし，慢性痛の場合はこのような皮膚，粘膜の異常が全く認められないことが多い．

3) 脳神経の機能と障害

口腔顔面領域の痛みや感覚障害を評価するためには，脳神経の機能と障害について把握していなければならない．脳神経は感覚性，運動性，感覚と運動を両方含む混合性に分類され，副交感神経の機能を含むものがある[8]（表12-Ⅱ-2）．

3. 検査

1) 歯髄診断

痛みを訴える部位に近接する歯の歯髄の状態を診断するために行う．

2) 診断的局所麻酔

痛みを感じる部位が明確でない場合は，可能性の高い部位に浸潤麻酔を行い，痛みの程度を判定する．3％メピバカインは作用時間も比較的短く血管収縮薬や防腐剤が含まれていないため，全身疾患を有する症例や高齢者への使用に

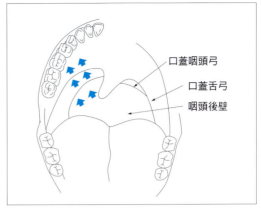

図12-Ⅱ-2 カーテン徴候
咽頭後壁も健側へ牽引される．

適している．

3) 画像検査

(1) デンタルエックス線写真

歯および歯周組織の状態を診断するのに用いる．

(2) パノラマエックス線写真

歯，歯周組織，顎骨および上顎洞などを観察できる．開口障害の場合には有用である．

(3) 頭部エックス線写真

正面（後—前方向），側面，ウォーターズ法がある．上顎洞の異常の確認に有用である．

(4) 顎関節エックス線写真

顎関節の病変を診断できる．

(5) コンピュータ断層撮影法（CT）

腫瘍などの病変の診断に役立つ．特に顎骨を中心とした病変の診断に有用である．

(6) 磁気共鳴映像法（MRI）

三叉神経痛や顔面神経などの神経への血管や腫瘍の圧迫の診断に役立つ（図12-Ⅱ-3）．

4) 血液検査

痛みが炎症に起因する場合があるので一般血液検査や血液生化学検査を行う．その他，必要に応じて項目を追加する．

(1) C反応性タンパク（C-reactive protein）

生体内に炎症や組織の破壊病変がある場合に上昇する．

表12-Ⅱ-2　脳神経の機能と障害

	脳神経	運動機能	感覚機能	副交感神経	障害による臨床症状
Ⅰ	嗅神経		嗅覚		嗅覚障害
Ⅱ	視神経		視覚		視力障害 視野欠損
Ⅲ	動眼神経	眼球運動 眼瞼挙上		縮瞳，対光反射，調節・輻輳反射	眼球運動障害，複視，眼瞼下垂，散瞳，対光反射消失，調節・輻輳反射消失
Ⅳ	滑車神経	眼球運動			眼球運動障害，複視
Ⅴ	三叉神経	咀嚼運動	顔面・口腔感覚 舌前方2/3の温度覚，触覚		口腔・顔面感覚障害，咀嚼筋力低下，角膜反射消失
Ⅵ	外転神経	眼球運動			眼球運動障害，複視
Ⅶ	顔面神経	表情筋の運動	舌前方2/3の味覚，外耳道・鼓膜の温度覚	涙・鼻汁・唾液（顎下腺，舌下腺）分泌	表情筋障害，聴力過敏，角膜反射障害，味覚低下，涙・唾液分泌低下
Ⅷ	内耳神経		聴覚　平衡感覚		聴力障害 平衡障害
Ⅸ	舌咽神経	咽頭の挙上	舌後方1/3味覚 舌後方1/3，咽頭，耳の温度覚，触覚	唾液（耳下腺）分泌	味覚低下，嚥下障害，構音障害，咽頭反射消失
Ⅹ	迷走神経	咽頭・喉頭の運動	喉頭の感覚 内臓感覚	内臓の運動・分泌	嚥下障害，構音障害，咽頭反射消失
Ⅺ	副神経	頭部回旋 肩の挙上			胸鎖乳突筋，僧帽筋筋力低下
Ⅻ	舌下神経	舌運動			舌運動障害

■：感覚性，■：運動性，■：混合性，Ⅲ，Ⅶ，Ⅸ，Ⅹは副交感神経を含む．　　　　　　　　　　　　　　（大久保，2016[8]）

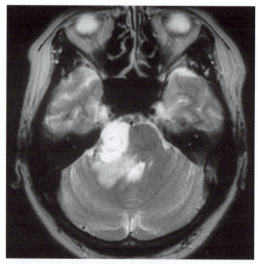

図12-Ⅱ-3　聴神経腫瘍のMRI画像
右側小脳橋角部に直径30 mm台の聴神経腫瘍と考えられる腫瘍が認められ三叉神経根部を圧迫して顔面の感覚異常が認められた症例．　　（稲田ほか，2003[10]）

(2) 微量金属

舌痛症や味覚障害を訴える場合には，血清鉄，血清亜鉛および血清銅の測定を行う．味覚障害の場合，血清亜鉛値が正常であっても，亜鉛/銅の比が0.7以下の場合は，潜在的亜鉛欠乏があると考える．

(3) ビタミン

舌に痛みを訴える場合，ビタミンB_{12}，葉酸を測定することもある．

(4) ウイルス検査

帯状疱疹による神経痛や顔面神経麻痺が疑われる場合はウイルス抗体値の測定を行う．

5) 感覚検査

(1) 触覚

定性的な検査では，綿花あるいは筆を用い，評価する（図12-Ⅱ-4, 5）．患側とそれに対応

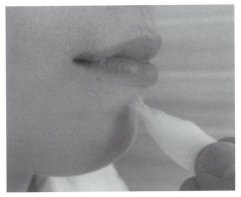

図12-Ⅱ-4 綿花を用いた触覚検査
綿花の先を被検者の皮膚の上で静かに動かして，触覚の有無を確認する．

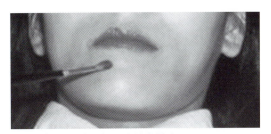

図12-Ⅱ-5 筆を用いた触覚検査
筆先を皮膚の上に静かにおき，動かして触覚の有無を確認する．ピリピリした痛みを訴える場合もある．

(嶋田，2010[11]）より改変）

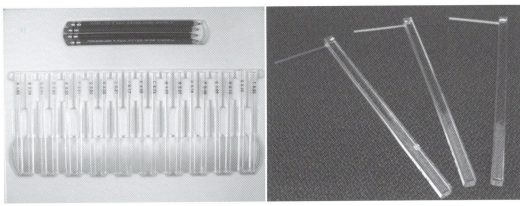

図12-Ⅱ-6 S-Wモノフィラメント（S-W知覚テスター）
太さの異なるナイロン製のフィラメントでできた20本のS-W知覚テスターにより，知覚検査を行う．

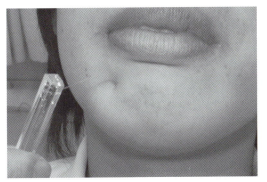

図12-Ⅱ-7 S-Wモノフィラメントによる触覚検査
ナイロン製のS-Wモノフィラメント（S-W知覚テスター）を，皮膚の上でわずかにたわむ程度に押しつける．被検者が感じたフィラメントの数値が知覚閾値となる．

(嶋田，2010[11]）

する健側で比較して，痛みも含め異常な感覚や麻痺，知覚鈍麻の傾向がみられたら定量的検査を行う．定量的認識閾値の検査法には，ナイロン製のフィラメントでできたS-Wモノフィラメント（S-W知覚テスター）を用いる（**図12-Ⅱ-6, 7**）．測定部位の皮膚や粘膜に対して最も弱い力より開始して，被検者が認知できるまでプローブの番号を上げていき，認知できたところでプローブ番号を前後させて，2回続けて触覚を認知した最も弱い力の値を閾値とする[12]．

その他，定量的電気生理学的診断法である電流知覚閾値 current perception threshold（CPT）検査により末梢神経機能評価の数値化が可能である．CPTとは，皮膚に与えられた電流によ

Ⅱ 口腔顔面痛の評価と診断 **471**

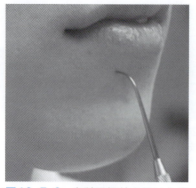

図12-Ⅱ-8　歯科用探針を用いた痛覚検査
歯科用探針を皮膚の上に静かにおく．痛みの強さをVASで評価して健側と比較する．

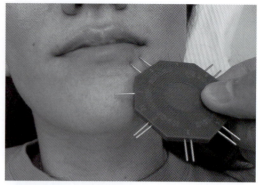

図12-Ⅱ-9　2点識別閾検査
患者がこれ以上2点を区別できなくなる最小間隔を，数種類の2点間隔が設けられている検査器具（ディスクリミネータ）を使用して，測定する．
（福田謙一先生のご厚意による）

り神経線維から知覚が喚起されていると感じる最小電流値をいう[13]．CPTの低値は神経過敏の状態を示し，高値は知覚低下の状態を反映している[13]．CPT検査では，各神経線維の脱分極は刺激電流の周波数に依存することを利用して，2,000 Hz，250 Hz，5 Hzの3種類の異なる正弦波刺激によりAβ，Aδ，C線維の閾値を評価できる[13]．

(2) 痛覚

歯科用探針を用いて痛みを評価する．すなわち，歯科用探針を皮膚または口腔粘膜において，感じる痛みの強さを主観的痛みの評価方法VASで評価して健側と比較する（図12-Ⅱ-8）．痛覚過敏の場合は健側と比べ20 mm以上の差がある[14]．その他，先を丸めた安全ピンを用いて皮膚を一定の力で圧迫するように練習しておき，口腔顔面の各部位を刺激して検査するpin prick法がよく用いられる．定量的な検査には，電気生理学的検査法により測定する疼痛耐性閾値 pain tolerance threshold（PTT）がある．PTTは電気刺激を段階的に与えていき，被検者が耐えることができる神経線維選択的な電流刺激の最大電流量として評価する[13]．PTTは痛みに対する耐性閾値を示すものであり，CPTと相関関係はない[13]．

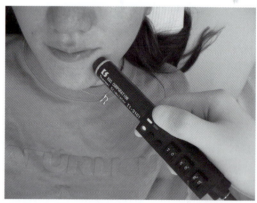

図12-Ⅱ-10　温冷覚検査
温度を自由に設定でき，迅速に変更できる器具を使用して，温かい，冷たいと感じる温度と，痛覚の温度閾値を測定する．
（福田謙一先生のご厚意による）

(3) 2点弁別

デバイダーを用いて皮膚または粘膜に当て，2点と感じた距離（mm）を記録する．正常は12 mm以下であるが，それ以上でも健側と同じであれば正常と評価する[14]（図12-Ⅱ-9）．

(4) 温度感覚

温刺激を与えるプローブを患側と健側に当て，感じる温度を比較する（図12-Ⅱ-10）．

(5) 歯の打診

指で歯を垂直方向と水平方向に圧迫して痛み

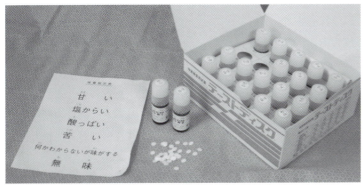

図12-Ⅱ-11 濾紙ディスク検査キット
4種類の基本味（甘味，塩味，酸味，苦味）の認知閾値が検出でき，直径5 mmの円形の濾紙に味液（ショ糖，食塩，酒石酸，キニーネ）を浸して測定部位におく．

(嶋田，2007[15])

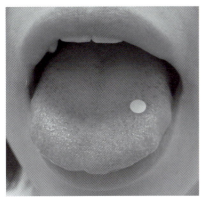

図12-Ⅱ-12 濾紙ディスク検査による味覚検査法
舌背に味覚検査用のディスクをおき，濾紙に味液（ショ糖，食塩，酒石酸，キニーネ）を浸して感じた味覚について答えてもらう．

を訴えないか確認した後，2方向の打診を行う[2]．左右同種の歯で比較する．痛みがある場合は左右でVASを測定し評価する．また，知覚鈍麻や麻痺がある場合は左右比較して記録しておく．

(6) 味覚検査

口腔内，特に舌の異常感や味覚異常がある場合に行う．味覚検査には，濾紙ディスク検査，電気味覚検査，全口腔法および食塩味覚閾値判定濾紙検査法（ソルセイブ法）がある．これらのうち濾紙ディスク検査は簡便で，4種類の基本味（甘味，塩味，酸味，苦味）の認知閾値が検出できる．直径5 mmの円形の濾紙に味液（ショ糖，食塩，酒石酸，キニーネ）を浸して

測定部位（舌背：鼓索神経支配領域など）におき，被検者が感じた味を答えてもらう方法である（図12-Ⅱ-11, 12）．

6) 薬理学的疼痛機序判別試験 drug challenge test

鎮痛に関与するいくつかの薬物を，静脈内に少量投与して痛みの軽減度を調べ，痛みの機序，特に神経障害性疼痛の発生機序を判別し，治療法を選択するために用いる試験である．

(1) 使用薬物

使用薬物にはリドカイン（神経線維の異所性興奮の有無），バルビツレート（中枢神経系の過敏や心理的要因の有無），フェントラミン（交感神経の関与の有無），ケタミン（NMDA受容体の関与の有無）およびモルヒネ（侵害受容性疼痛の関与の有無）などがある．

(2) 方法

テストは1日1薬物として行う．各薬物投与前にプラセボとして生理食塩液を薬物と同量2回静脈内に投与して，投与1分後，5分後に痛みの変化を記録する．痛みがないものを0点，現在の痛みを10点として，各薬物を静脈内に投与して何点になったかを記録し，合計10分間観察する（ペインスケールの記録）．その直後にテスト薬物を5分間隔で間欠的に投与して，投与1分後，5分後のペインスケールを記録する．ペインスケールが0点にならない場合は追加投与を行う[16]（図12-Ⅱ-13）．

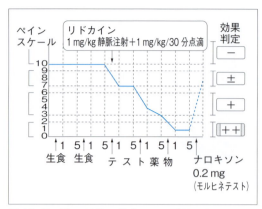

図12-Ⅱ-13 ドラッグチャレンジテスト
生理食塩液を薬物と同量2回静脈内投与後，リドカインを1mg/kg単回静脈注射して，さらに1mg/kgを30分かけて静脈注射しながら5分間隔でペインスケールを記録する． (小川, 2004[17])

7) 心理検査

痛みに対する心理社会的因子の関与を調べる．

(1) STAI (State-Trait Anxiety Inventory)

時間経過で変化する状態不安と，不安になりやすい性格傾向をみる特性不安を検査する．

(2) SDS (Self-Rating Depression Scale)

抑うつ傾向をみるための評定法で20項目あり（図12-Ⅱ-14），採点は表12-Ⅱ-3にもとづき行う．合計点が39点以下は「抑うつ傾向が乏しい」，40～49点が「軽度の抑うつ傾向」，50点以上が「中程度の抑うつ傾向」と評価する．

Ⅲ 感覚障害および麻痺性疾患の用語

ペインクリニックは，文字通り痛みを訴える疾患を治療することが主であるが，痛み以外の神経の異常症状を呈する疾患についても，神経ブロック療法や薬物療法を応用することから，ペインクリニックで扱うことが多い．ここでは，それらの疾患について，その概念の理解と用語を整理する．

感覚機能を伝達する感覚神経の障害では，痛みの他，異常感覚，錯感覚，感覚過敏，感覚鈍麻，無感覚などの異常症状を呈する．運動機能を伝達する運動神経の障害では，随意運動が適切にできなくなったり，異常な不随意運動が出現したりする．自律神経の障害では，唾液や涙液の分泌障害が生じる．感覚神経と運動神経が並走する場所が障害されると，両者の機能障害が出現する．また，自律神経の障害症状も併発することがある．

このように神経異常の症状は，その障害部位によっては，症状が複雑になるためか，その症状に対する用語が一定しておらず，しばしば混乱を招く．たとえば，「麻痺」という用語は，一般的には神経や筋肉の正常な働きが止まることを意味し，運動機能が喪失することだけでなく，感覚機能が鈍くなったり，失われたりする状態を指す．しかしながら，より専門的な診断学や神経内科学においては，「麻痺paralysis」とは随意運動の障害であり，感覚機能の障害は，「感覚障害sensory disturbance」とよぶ．また，異常な不随意運動は，「攣縮spasm」などの呼称がある．

歯科のペインクリニックで最も扱うことが多い三叉神経では，Ⅲ枝における咀嚼筋支配の運動神経線維以外はほとんどが感覚神経線維である．そのため，三叉神経末梢の障害では，ほとんどが感覚機能が障害された神経症状を呈する．たとえば，智歯抜歯時に下歯槽神経を損傷すると，その末梢支配領域の同側オトガイ部や口唇に「ビリビリしびれる」とか「はれぼったい」とか「触れてもわからない」などの感覚異常の症状を患者が訴える．この際，口唇やオトガイの動き，すなわち運動機能の異常はみられない．

したがって，専門的用語で呼称すると，この症状は「麻痺」ではなく，「下歯槽神経感覚障害」である．多くの書籍に「下歯槽神経麻痺」と称されているのは，一般的にわかりやすいからであろう．

本書では，専門書として，感覚機能の障害は「感覚障害」とし，運動機能の障害を「麻痺」と

健康調査表

記入日　年　月　日

氏名　　　　男・女　年齢　　歳　職業　　　　未婚・既婚　学歴

下記の質問をよく読んで，最近のあなたの状態にもっともよくあてはまると思われる段階を選び，その欄に○印を付けて下さい．なお，必ずすべての質問に答えて下さい．

この欄には記入しないで下さい．

	ないかたまに	ときどき	しばしば	いつも	処理欄
1. 気分が沈んで，ゆううつだ					
2. 朝方が一番気分がいい					
3. 些細なことで泣いたり，泣きたくなる					
4. 夜，よく眠れない					
5. 食欲はふつうにある					
6. 性欲はふつうにある（異性の友人とつきあってみたい）					
7. 最近やせてきた					
8. 便秘している					
9. ふだんより動悸がする（胸がドキドキする）					
10. 何となく疲れやすい					
11. 気持ちはいつもさっぱりしている					
12. いつもと変わりなく仕事（身のまわりの事）ができる					
13. おちつかず，じっとしていられない					
14. 将来に希望（楽しみ）がある					
15. いつもよりイライラする					
16. まよわず物事をきめることができる					
17. 役に立つ人間だと思う					
18. 今の生活は充実していると思う（今の生活に張りがある）					
19. 自分が死んだ方が，他の人は楽に暮らせると思う					
20. 今の生活に満足している					

図12-Ⅱ-14　SDS（Self-Rating Depression Scale）
痛みに対する心因性因子の関与を調べる心理検査で抑うつ傾向をみるための評定表である．病歴聴取をする前に患者に該当する欄に○印をつけてもらう．　　（鈴木，1997[18]）

表12-Ⅱ-3　SDSの採点

質問項目	ないかたまに	ときどき	しばしば	いつも
1，3，4，7，8，9，10，13，15，19	1点	2点	3点	4点
2，5，6，11，12，14，16，17，18，20	4点	3点	2点	1点

図12-Ⅱ-14で記入したSDSの質問項目を採点するためのものである．　　（鈴木，1997[18]）

する．すなわち，以下の項で述べる「三叉神経感覚障害」は，感覚機能の障害疾患で，「三叉神経麻痺」は，運動機能の障害疾患である．また，三叉神経末梢の感覚障害を「三叉神経ニューロパチー」と称する書を散見する．「ニューロパチー」とは，運動性も感覚性も含め末梢神経障害を一括してよぶ用語である．本書ではこれら語句は，併記して使用する．

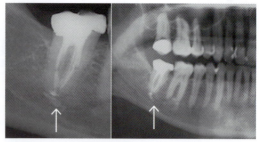

図12-Ⅳ-1 根管充塡材による下歯槽神経障害のエックス線写真

下顎右側第二大臼歯に施行された根管充塡時に，使用された根管充塡材が下顎管に入り，右側下歯槽神経支配領域の感覚障害と神経障害性疼痛が発現した症例である．

Ⅳ 三叉神経感覚障害

1. 中枢性三叉神経感覚障害

三叉神経の感覚神経線維は，末梢の感覚受容器を起点としてインパルスを発し，神経細胞起始が存在する三叉神経節（半月神経節）を経て，痛温覚は三叉神経脊髄路核，触覚は三叉神経主感覚核，顎関節や咀嚼筋からの固有感覚は三叉神経中脳路核を通って，視床そして大脳へと連絡される．末梢神経障害の原因が特定できない場合や広範囲で多様な症状を呈する場合，上位中枢の障害の可能性がある．その原因には，脳腫瘍や多発性硬化症がある．

2. 末梢性三叉神経感覚障害（外傷性三叉神経ニューロパチー）

1）疾患の概要と原因

三叉神経節より下位の末梢における神経障害が原因で発症する．感覚鈍麻の他，ビリビリ感やジンジン感などいわゆるしびれを主症状とする．その原因には，外傷の他，局所麻酔針，下顎智歯抜歯，根管充塡（図12-Ⅳ-1），囊胞摘出，下顎枝矢状分割術，口腔インプラント手術（図12-Ⅳ-2）などの治療や手術時の神経の損傷，すなわち医療行為による神経障害が多く，しばしば痛み（神経障害性疼痛）を伴う．糖尿病やビタミンの欠乏によっても，本症状が出現することがある．これは，代謝性ニューロパチーとよばれ，他の神経領域の症状と併発する．また，腫瘍の圧迫や帯状疱疹ウイルスも原因とな

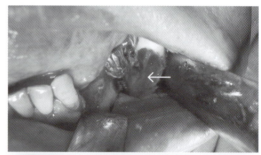

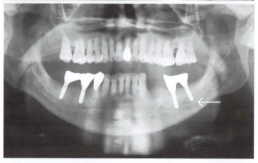

図12-Ⅳ-2 口腔インプラント体による下歯槽神経障害の症例写真とエックス線写真

下顎左側臼歯部に埋入された口腔インプラント体が，下歯槽神経を損傷させ，左側下歯槽神経支配領域の感覚障害と神経障害性疼痛が発現した症例である．

ることがあるが，痛みが主症状になる場合，疼痛疾患に分類される（本章Ⅰ参照）．

2）病態分類

神経障害は，障害の程度によって，神経幹断裂，軸索断裂，局在性伝導障害の3つに大きく分類される（図12-Ⅳ-3）[1]．神経幹断裂neurot-

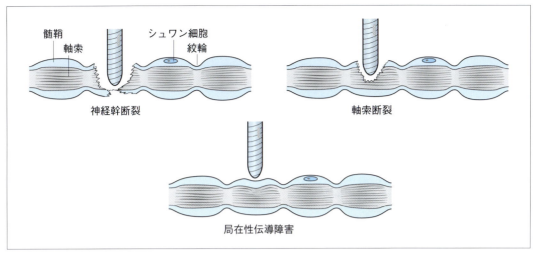

図 12-Ⅳ-3　神経障害の病態分類
神経障害は，障害の程度によって，神経幹断裂，軸索断裂，局在性伝導障害に分類される．

mesisは，神経幹が断裂し連続性が完全に絶たれた状態で，軸索断裂axonotmesisは，軸索は断裂しているが周囲の連続性は保たれている状態である．局在性伝導障害neurapraxiaは，一過性の局所の伝導障害で軸索の変性はない．障害の程度の大小は，当然予後を左右する．腫脹，出血，血行障害などによる神経の圧迫や虚血が原因で，直接の神経損傷がほとんどない局在性伝導障害のみの場合，40日以内にほぼ完全に回復する．それに対して，神経損傷のある神経幹断裂と軸索断裂が混合しているか完全な断裂の場合，完全に回復することはまずないといっても過言ではない．

部位では，下歯槽神経領域が多く，舌神経領域がそれに続く．Ⅱ枝領域は，歯科治療野が眼窩下孔より下位の歯髄神経に類似した細い神経になっているためか，後遺症になる頻度が少ない．

3) 神経損傷の治癒過程と異常感覚の発生機序

神経線維は，損傷が加わると，その直後から損傷部を中心に中枢へと向かう障害変性と，末梢へと向かうWaller変性とが始まる．Waller変性は，損傷部から末端までの軸索や髄鞘の退行性変化が起こることをいい，損傷後2週間ほどで完了する．また，損傷後1～2週間は，シュワン細胞によって提供される神経成長因子nerve growth factor（NGF）やそのファミリー群，さらにその受容体を合成する遺伝子（mRNA）が著しく増加し神経再生が活発に行われる．同時にこの間は，周囲線維組織が介入し軸索再生を阻害したり，過剰な神経再生が断端神経腫を形成したりと生体にとって不利な反応も進行する（図12-Ⅳ-4）．これが，感覚神経の伝導異常を生じさせ，感覚鈍麻が徐々に回復しているにもかかわらず，ジセステジアdysesthesiaとよばれる自発性もしくは誘発性の，不快で異常な感覚が発現するという現象を生む．さらに，アロディニアallodyniaとよばれる軽い接触や圧迫などのような，通常では痛みを引き起こさない刺激により生じる痛み，すなわち神経障害性疼痛が発生することもある（本章Ⅰ参照）．

また感覚神経は，本来，痛覚，触覚，冷覚，温覚，圧覚などが別々に絶縁状態で並んでいて，互いにインパルスが乗り移るようなことは起こらない．それが損傷により崩壊すると，治癒再生過程において接続されるはずのない異所性接続ephapseが発生し，その部位を介してインパルスが乗り移るという異常現象が生じる

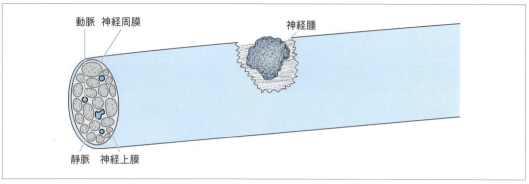

図12-Ⅳ-4　神経障害部位断端の神経腫の形成
　神経損傷後1～2週間は，シュワン細胞によって提供される神経成長因子などが著しく増加し，神経再生が活発に行われる．過剰な神経再生が断端神経腫を形成する．

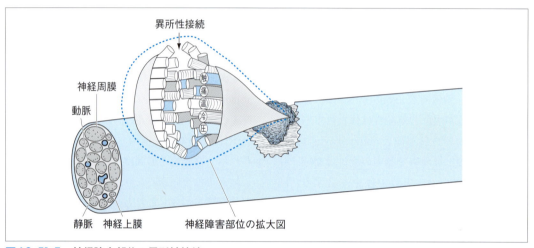

図12-Ⅳ-5　神経障害部位の異所性接続
　感覚神経線維は，痛覚，触覚，冷覚，温覚，圧覚などが別々に絶縁状態で並んでいる．神経損傷が起こると，治癒再生過程において接続されるはずのない異所性接続が発生することが推測される．たとえば，触覚と痛覚の接続であったり，温覚と冷覚の接続であったりと，想像できないような異常な感覚が生まれることが考えられる．

（図12-Ⅳ-5）．この誤ったインパルスの伝導も，異常な感覚の発現につながる．

4) 神経障害の評価と診断

　神経損傷後1～2週間にWaller変性を最小限にし，いかに適切な方向に神経再生を促すかが予後を左右する．したがって，神経を損傷した場合，その評価も治療も可及的早期が望ましい．

　神経損傷の評価は，予後の診断や治療効果の確認のために重要で，感覚鈍麻の程度と範囲，温度覚異常の有無，異常感覚や異常痛の有無などを調べる．

(1) S-Wモノフィラメント（S-W知覚テスター）による精密触覚機能検査

　von Freyが皮膚圧覚の閾値を調べるために開発したFreyの触毛を，SemmesとWeinsteinがナイロン製に改良し，WernerやOmerらにより手指の検査法として確立された知覚検査器具（S-W知覚テスター）を使用する（図12-Ⅱ-6,7参照）[2]．この器具を細い順に皮膚に接触させ，患者が接触を認識できた時点の器具が皮膚に当たって曲がるときに要する力を閾値として

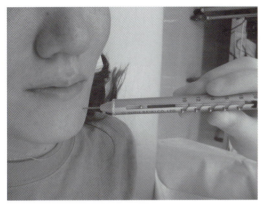

図12-Ⅳ-6 痛覚検査
おもりによる加重によって，段階的に疼痛閾値を測定する．

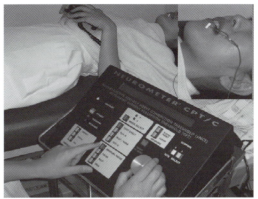

図12-Ⅳ-7 正弦波電流刺激による認識閾値検査
Neurometer™を使用して，2,000 Hz, 250 Hz, 5 Hzの周波数によって，$A\beta$, $A\delta$, C線維を選択的に刺激し，それぞれの認識度を評価する．

評価する．感覚鈍麻の程度と範囲，異常感覚や異常痛の有無を評価できる．

(2) 2点識別閾検査

数種類の2点間隔設けられている検査器具（図12-Ⅱ-9参照）やノギスの先端を皮膚に接触させ，患者がこれ以上2点を区別できなくなる最小間隔を測定する．触覚受容器の神経支配密度を計測できるとされている．感覚鈍麻の程度を評価できる．

(3) 温冷覚検査

温度感覚の受容器の機能について，温度を自由に設定できる器具（ICST社製）を使用して，温かい，冷たいと感じる温度を評価する（図12-Ⅱ-10参照）．また，温刺激や冷刺激は，ある温度が一定に加わると，痛みとして感じられる．痛覚の温度閾値も測定する．温度感覚の異常を評価できる．

(4) 痛覚検査

痛覚受容器の機能を，ばねやおもりを用いて加重する器具（ユフ精器社製）を使用して，疼痛閾値を測定する（図12-Ⅳ-6）．痛覚異常，感覚鈍麻の程度を評価できる．

(5) 短形波電流刺激による認識閾値検査

歯髄電気診を使用して，電気刺激による閾値を測定する．感覚鈍麻の程度を評価できる．

(6) 正弦波電流刺激による認識閾値検査

Neurometer™（Neurotron社製）による正弦波電流刺激による認識閾値検査では，2,000Hz, 250Hz, 5Hzの周波数により，$A\beta$, $A\delta$, C線維を選択的に刺激し，神経線維の障害を線維ごとに判断できる（図12-Ⅳ-7）．異常痛，異常感覚を評価できる．

(7) 綿花などによる接触テスト

上記のような専門的な器具がない場合，綿花を用いて軽く刺激し，健側と比較する．定量はできないが，異常領域の確認には有用である．

その他，三叉神経体性感覚誘発電位，脳磁図，振動覚検査，発汗機能検査などさまざまな検査があるが，自覚症状の評価が最も重要である．自覚が感覚鈍麻のみだと予後は良好である．異常感覚（ジセステジア）や異常痛（アロディニア）を伴っていると，予後は不良で神経障害性疼痛を発症する可能性も高くなる．

5）治療

(1) 原因の除去

脳腫瘍による圧迫など神経を障害している原因があれば除去する．口腔インプラントや根管充填材などが神経を侵害している場合も，早期

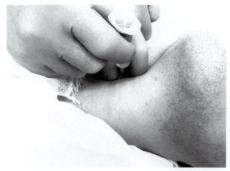

図12-Ⅳ-8　星状神経節ブロックの刺入部位
輪状甲状靱帯のかたわらで，胸鎖乳突筋と頸動脈を避けながら挿入した指の間に針を刺入する．

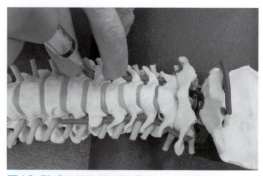

図12-Ⅳ-9　星状神経節ブロックの薬物注入
挿入した指で第6頸椎横突起を挟み，刺入した針が第6頸椎横突起に当たると血液の逆流がないことを確認して，局所麻酔薬を投与する．

に除去する．

(2) 薬物療法

神経終末において再生を促進するビタミンB_{12}，神経炎や浮腫を防止する副腎皮質ステロイドなどを使用する．異常感覚や異常痛に対する対症療法として，下行性抑制系を刺激する三環系抗うつ薬，神経細胞の異常な興奮を抑制する抗てんかん薬カルバマゼピン，神経障害性疼痛緩和薬プレガバリン，ミロガバリンなどの与薬，ケタミン，マグネシウムやリドカインなどの点滴療法がある．

(3) 神経ブロック療法

星状神経節ブロックは，交感神経支配領域の組織血流量や組織酸素分圧を増加させることによって，神経損傷後の神経回復を促すことが期待できる．同領域の血行改善を目的として，感覚障害だけでなく神経障害性疼痛（帯状疱疹後神経痛など）や運動神経麻痺（末梢性顔面神経麻痺など）などの神経疾患に応用される．

手技は，輪状甲状靱帯のかたわらで胸鎖乳突筋と頸動脈を避けながら指を挿入すると，第6頸椎横突起を触ることができる．第6頸椎横突起を2本の指で挟み，その2本の指の間に注射針（25G，25 mm）を刺入する（図12-Ⅳ-8）．骨に当たる（図12-Ⅳ-9）と吸引し，血液の逆流がないことを確認した後，1%リドカインを6～8 mLを投与する．注射後は十分に圧迫止血す

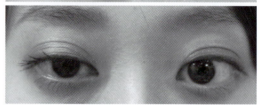

図12-Ⅳ-10　星状神経節ブロック施行後の効果確認
奏効したかどうかをHorner徴候（患側の縮瞳，眼瞼下垂，眼球陥凹）の出現の有無で確認する．

る．交感神経ブロックが奏効するとHorner徴候（患側の縮瞳，眼瞼下垂，眼球陥凹）の他，結膜充血，流涙，鼻閉，顔面紅潮，皮膚温の上昇などがみられる（図12-Ⅳ-10）．

合併症は，嗄声や腕神経ブロックが比較的頻度が多い．より重篤な合併症に，局所麻酔薬中毒，硬膜外ブロック，くも膜下ブロック，気胸，頸部・縦隔血腫などがあるため，本法施行には適切な救急蘇生を行うことができることが必須である．

(4) 理学療法

近赤外線照射（図12-Ⅳ-11），半導体レーザー

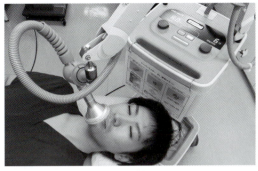

図12-Ⅳ-11 近赤外線照射
近赤外線照射は，局所血流増加による神経回復促進と過剰な神経活動を抑制する目的で行われる．

などの光線療法や温罨法は，局所血流を増加させるので，神経回復を促すのに有効と思われる．また，近赤外線照射は過剰に活性化された神経活動を抑制することから，対症療法としても応用される．

(5) 東洋医学療法
経穴に刺入した針を使用して，低周波を通電する方法などがある（本章Ⅶ参照）．

(6) 心身医学療法
また口腔領域は，食事や会話など微妙な感覚の異常でさえ生活の質を変えることなどから，患者は心理的に敏感になっていることが多い．心理的配慮が必要である（本章Ⅵ参照）．

(7) 手術療法
損傷から数か月経過しても症状が全く改善していない場合や，痛みがあり，それが生活を大いに脅かしている場合，神経縫合術や神経移植術などの手術療法も検討する．ただし，手術によって組織学的に神経が連続性を回復したとしても，感覚伝導の質（患者の感じ方）は，良好な方向にいくとは限らないので，手術の実施には予後の可能性の理解など十分な説明を必要とする．手術の時期が損傷から半年以降になると手術の成功率が低下する[3]ので，早期の決断が必要である．

Ⅴ 口腔顔面領域の運動性疾患

1. 麻痺性疾患

1）顔面神経麻痺
顔面神経麻痺は，顔面神経によって支配されている顔面筋の運動麻痺を主症状とする疾患である．

(1) 顔面神経の解剖（図12-Ⅴ-1）
顔面神経とは表情筋の随意運動，舌の味覚や涙腺，舌下腺，顎下腺の分泌（中間神経）をつかさどる混合神経である．運動線維は大脳中心前回から発し延髄の顔面神経核に至る．顔面神経核までが中枢路である．前頭筋などの顔面上半部に存在する筋は両側運動野の支配を受けるのに対して，口輪筋などの下半部の筋は反対側の運動野のみの支配を受ける．

末梢路は橋と延髄の境目より脳を離れ，内耳孔から内耳道を通って側頭骨に入る．側頭骨内では顔面神経管裂孔で膝神経節をつくって後方へ曲がり，鼓室後壁を弓なりに下へ向かい，茎乳突孔より出る．この側頭骨内の骨性の通路を顔面神経管という．ついで耳下腺の中で神経叢をつくり，ここから放射状に表情筋および後頭筋，顎二腹筋，茎突舌骨筋を支配する．涙腺，鼻腺，口蓋腺の分泌をつかさどる副交感性の線維は，顔面神経核の背方に散在する上唾液核，舌の前2/3の味覚をつかさどる線維は橋の被蓋にある孤束核から起こり，顔面神経とともに走行し顔面神経管の途中で分枝する．

(2) 原因（図12-Ⅴ-2）
顔面神経麻痺は末梢性麻痺と中枢性麻痺に分類される．末梢性麻痺が圧倒的に多く，全体の90％以上を占める．

①末梢性
Bell麻痺は末梢性顔面神経麻痺の約50％を占め，発症率は年間，10万人あたり20〜30人である．発症に性差はなく，すべての年齢で発症するが，40歳代にピークをもち，10歳以下は

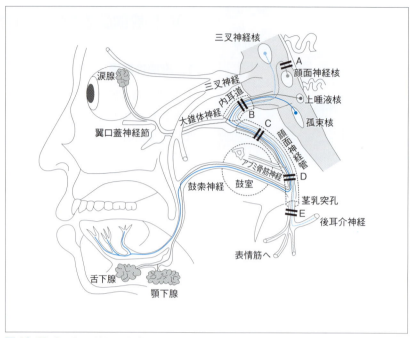

図12-Ⅴ-1　顔面神経の解剖
A〜Eは表12-Ⅴ-1の障害部位に対応する．

表12-Ⅴ-1　顔面神経障害部位と障害の種類

障害部位	表情筋の麻痺	涙分泌障害	アブミ骨筋障害	味覚障害
A 顔面神経核〜内耳道	○	—	○	—
B 内耳道〜膝神経節	○	○	○	○
C 膝神経節〜アブミ骨筋枝	○	—	○	○
D アブミ骨筋枝〜鼓索神経	○	—	—	○
E 鼓索神経より末梢	○	—	—	—

○：あり　—：なし
A〜Eは図12-Ⅴ-1の部位に対応する．

少ない．
　現在，Bell麻痺の多くは，顔面神経の膝神経節にDNAとして潜伏する単純ヘルペスウイルスherpes simplex virus 1型（HSV-1）の再活性化が病因とされている．HSV-1が活性化し，ウイルス性神経炎が生じると神経が腫脹する．顔面神経は長く狭い骨性の顔面神経管内を通過するため，神経の腫脹により，神経が骨壁に圧迫，絞扼されて虚血が生じ，顔面神経麻痺を発症する．
　Ramsay Hunt症候群はBell麻痺についで多い顔面神経麻痺の原因である．水痘・帯状疱疹ウイルスvaricella zoster virus（VZV）の再活性化で発症する．外耳道や耳介の水疱形成（図12-Ⅴ-3），末梢性顔面神経麻痺，めまい，耳鳴りの内耳神経障害の3症状を特徴とする．まれに水疱形成と内耳神経症状がなく，末梢性顔面神経麻痺のみが発症zoster sine herpete（ZSH）する

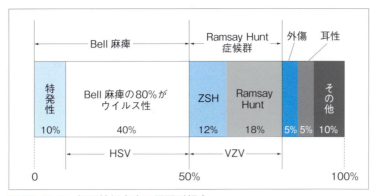

図12-V-2 顔面神経麻痺の原因別頻度
報告により頻度に多少差があるため，参考値として示した．

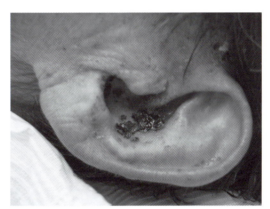

図12-V-3 Ramsay Hunt症候群の耳介周囲の水疱形成
（福田謙一先生のご厚意による）

ことがあるため，Bell麻痺とRamsay Hunt症候群の鑑別は慎重を要する．VZVによる顔面神経麻痺に重症例が多い．

その他，外傷性麻痺，中耳炎，耳下腺炎などの耳炎性麻痺，Guillain-Barré症候群，Melkersson-Rosenthal症候群，糖尿病による単一性神経障害がある．

②中枢性

脳血管障害，脳腫瘍，多発性硬化症などの脱髄性疾患，脳炎などの感染症，神経毒（鉛，ヒ素，水銀）などがある．

(3) 臨床症状と診断

①末梢性と中枢性の鑑別（図12-V-4）

中枢性の顔面神経麻痺は重大な疾病の徴候の可能性があるため，鑑別は重要である．末梢性は一側の顔面全体に麻痺が生じるのに対し，中枢性では上眼瞼から前額に麻痺がみられないことで鑑別が可能である．前頭筋などの上顔面の筋肉は，両側の大脳皮質運動野より連絡を受けていることが理由である．

②臨床症状

顔面神経麻痺の症状は表情筋の麻痺，涙分泌障害，アブミ骨筋障害，味覚障害であるが，顔面神経の障害部分によって出現する症状が異なる（図12-V-1，表12-V-1）．表情筋の麻痺による顔面症状は眉の位置の左右不均衡，閉眼不可，眼瞼下垂，麻痺性兎眼，鼻唇溝の消失，人中の健側偏位，口笛不能などが認められる（図

V 口腔顔面領域の運動性疾患 | 483

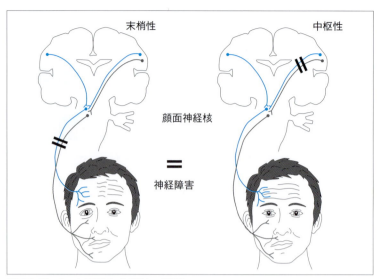

図12-V-4 中枢性と末梢性の鑑別

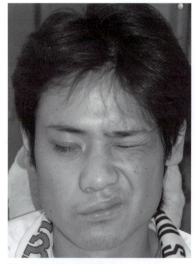

図12-V-5 顔面症状
左右眉の高さ不均衡，麻痺性兎眼，人中偏位，鼻唇溝消失が認められる．

12-V-5)．

③検査
表情筋の誘発筋電図や麻痺スコア，涙・唾液の分泌量，耳小骨反射，味覚などの検査，評価が行われる．

(4) 治療
①原因となる疾患の治療
中枢性，耳炎性などには原疾患の治療を行う．VZVやHSVの再活性化が原因のときにはDNA合成を阻害し，ウイルスの増殖を抑制する，抗ウイルス薬のアシクロビル，バラシクロビル，抗ヘルペスウイルス薬のファムシクロビルを投与する．VZVとHSVでは投与量および投与期間が異なっているため，Bell麻痺とRamsay Hunt症候群の鑑別は重要である．わが国では作用機序の異なるアメナメビルが2017年に発売された．

②神経保存的な治療
a. 薬物療法
a) 副腎皮質ステロイド療法
抗炎症作用で神経浮腫が改善され，浮腫改善による血流改善が期待される．発症早期に高用量投与が効果的である．投与方法として大量点滴と経口があるが，大量点滴は入院が必要であり，経口投与に比較してより副作用が問題になるため，経口投与が選択されることが多い．経口投与はプレドニゾロンを発症7～10日以内に60 mg/日で5～7日間投与し，その後，7～10日間かけて漸減する．

b) メコバラミン（ビタミンB_{12}）
神経終末において神経再生を促進する．特に重大な副作用がないため安全である．投与期間

については，寛解もしくは発症後8週まで使用する．主に経口投与が選択される．

b．神経ブロック療法

星状神経節ブロックが行われる（本章Ⅳ-2.5）参照）．

c．その他

高圧酸素療法，鍼灸，理学療法，東洋医学療法，外科的療法がある．外科的療法には，骨性顔面神経管で減圧をする顔面神経減荷術，舌下神経-顔面神経吻合術などがあるが，予後はよくない．

2）舌咽神経麻痺

舌咽神経麻痺は，舌咽神経によって支配されている嚥下に関与する筋肉の運動麻痺と咽頭および舌後方の感覚障害を主症状とする疾患である．

(1) 舌咽神経の解剖

脳幹を出ると，迷走神経および副神経とともに頸静脈孔を通過し頭蓋底より出る．

体性感覚枝は舌の後方1/3，口蓋弓，上咽頭，外耳，鼓室の感覚をつかさどる．運動枝は嚥下時に喉頭を挙上する茎突咽頭筋を支配する．特殊感覚枝は舌後方1/3の味覚をつかさどる．副交感神経枝は耳下腺の唾液分泌をつかさどる．

(2) 原因

脳血管障害，ウイルス感染，外傷，腫瘍などの報告がある．

(3) 臨床症状と診断

①臨床症状

舌咽神経障害によって嚥下障害，唾液分泌低下，舌後方1/3および咽頭の感覚異常，味覚障害が起こる．舌咽神経麻痺が単独で起こることはまれで，迷走神経麻痺を伴うことが多い．

②診断

咽頭後壁を舌圧子などで左右別に擦過し，咽頭筋の収縮，嘔吐反射の誘発をみる咽頭反射検査を行う．

(4) 治療

原因となる疾患の治療を行う．

3）迷走神経麻痺

迷走神経によって支配されている嚥下に関与する筋の運動麻痺を主症状とする疾患である．

(1) 迷走神経の解剖と役割

体性感覚枝は外耳道，鼓膜，耳介後部，軟口蓋，喉頭，声門の感覚をつかさどる．運動枝は咽頭，軟口蓋の嚥下にかかわる筋を支配する．分枝である反回神経は喉頭筋（声門）を支配し，発声に関与する．副交感神経枝は心臓，気管，気管支，消化管の自律神経機能調整に携わる．

(2) 原因

腫瘍，外傷，血管による圧迫，脱髄性疾患，ウイルス感染，神経毒，頸部手術などであるが，特発性のものも認められる．

(3) 臨床症状と診断

①臨床症状

片側性障害では声帯麻痺による嗄声，鼻咽腔閉鎖不全による鼻声，嚥下障害，頻脈などが認められる．

②診断

「アー」と発音させると健側の口蓋弓のみが挙上するため，口蓋垂は健側に変移する．咽頭後壁は健側方向に斜め上方に牽引される．発声を止めると復位するが，この一連の動きをカーテン徴候とよぶ（図12-Ⅱ-2参照）．

(4) 治療

原因となる疾患の治療を行う．

4）舌下神経麻痺

舌下神経麻痺は，舌下神経によって支配される舌筋群の運動麻痺を主症状とする疾患である．

(1) 舌下神経の解剖

舌下神経は延髄にある舌下神経核から始まり，オリーブと錐体の間から10〜15の線維束に分かれて延髄を出る．神経束は舌下神経管で一幹となって頭蓋内を出て，内舌筋とともにオトガイ舌筋，舌骨舌筋，茎突舌筋を支配する．

(2) 原因

腫瘍が最も多く，ついで外傷，脳血管障害，

Ⅴ　口腔顔面領域の運動性疾患 | 485

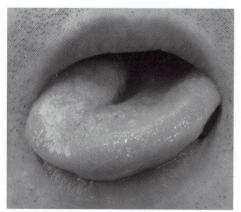

図12-V-6 舌下神経麻痺の臨床症状
舌突出によって患側へ偏位する．

心因性，手術，多発性硬化症，感染，Guillain-Barré症候群の順と報告されているが，特発性も認められている．

その他にも，膠原病，白血病，悪性腫瘍の転移など，多くの原因が報告されている．気管挿管や挿管操作による舌下神経麻痺の報告もある．

(3) 臨床症状と診断
①臨床症状（図12-V-6）

舌の筋力の低下のため，構音障害，咀嚼障害，嚥下障害が主な症状である．舌下神経麻痺のほとんどは片側性であり，舌咽神経麻痺，迷走神経麻痺，副神経麻痺と合併して発症することが多い．舌を前にべーっと出させる（挺舌）と，オトガイ舌筋が一側性に麻痺しているため，舌は患側へ偏位する．

②診断

舌下神経麻痺の診断は，上記の臨床症状より比較的容易に行える．しかし，舌下神経麻痺は脳腫瘍などの重大な疾病の徴候の可能性があるため，多方面からの原因究明が必要である．

(4) 治療

原因となる疾患の治療を行う．

5）三叉神経運動麻痺（運動機能障害）

三叉神経運動根によって支配される咀嚼筋の運動麻痺である．

(1) 三叉神経の解剖

三叉神経は感覚性の大部と運動性の小部をもつ混合神経である．三叉神経運動根は橋の中部にある三叉神経運動核に起こる．感覚性はメッケル腔で三叉神経節を形成する．運動性は三叉神経節を介すことなく，その下方を通過した後に下顎神経に合流し，側頭筋，内外側翼突筋，咬筋，顎舌骨筋，顎二腹筋前腹などの咀嚼筋を支配する．

(2) 原因

三叉神経運動麻痺の報告は非常に少ない．しかし，三叉神経運動根が橋から出て咀嚼筋に至るどの部分でも，外傷，炎症，腫瘍，感染などによる神経障害が起これば症状が出現する．三叉神経痛治療の下顎神経ブロックの合併症として起こることがある．

(3) 臨床症状と診断
①臨床症状

開閉口障害が主な症状である．片側性運動麻痺では，開口時の下顎偏位や片側に咬合接触を認め開咬を示す可能性もある．

②診断

開閉口障害を起こす他疾患が否定されれば，三叉神経運動麻痺の可能性がある．三叉神経への脳腫瘍の浸潤が原因で発症した三叉神経運動麻痺の報告がある．顎関節症，重症筋無力症，筋萎縮性側索硬化症，線維筋痛症などでも開口障害が起こるため，鑑別診断が重要である．

(4) 治療

神経障害の原因となる原疾患の治療を行う．

2．顔面部の不随意運動

1）不随意運動とは

不随意運動とは，自分の意志に基づかない運動のことである．病的な不随運動には，けいれん，攣縮，振戦，ミオクローヌス，ジストニア，ジスキネジア，舞踏運動，バリズム，アテトーゼ，チックなどがある．運動神経系の障害，大脳基底核におけるドパミン，アセチルコ

リンなどの神経伝達物質異常，心理的要因などが原因で発症する．以下に口腔顔面領域の病的不随意運動の代表的なものを示す．

2) 口腔顎ジストニア

ジストニアとは不随意で持続性の筋収縮によって起こる捻転性，反復性の運動や異常姿勢をきたす運動障害である．中枢神経系の難治性障害であるが，神経回路レベルでの詳細なメカニズムは明らかではない．Parkinson病などと同様に，運動制御に関与する大脳基底核の異常活動が原因とされていたが，近年，小脳の異常活動も関与するとの報告がある．異常活動の原因は，不明のもの，脳血管障害などの脳異常，遺伝性，薬剤性のものがある．

ジストニアは，身体の一部分に限定して症状が現れる局所性ジストニアと，下肢を含む体幹部など広範囲にジストニアが発症する全身性ジストニアに分けられる．顎ジストニアでは定型的な不随意の口の開閉，顎の側方偏位，下顎の前方突出，舌ジストニアでは舌の捻転や突出，顔面ジストニアでは口唇突出などの異常運動を認め，開閉口，咀嚼，会話に障害を生じる．下顎を手で触れる，ガムを咬むなどの特定の感覚刺激で症状が一時的に軽減することがある．

口腔顎ジストニア治療として，調製したA型ボツリヌス毒素製剤を咬筋，側頭筋あるいは外側翼突筋に注射投与するボツリヌス毒素治療が行われている．また，薬物治療は抗コリン薬，ベンゾジアゼピン系薬，抗けいれん薬などが使用される．

3) 口舌（口唇）ジスキネジア

ジスキネジアは舞踏運動，ジストニア，振戦，バリズム，アテトーゼ，チック，ミオクローヌスなど比較的規則性の少ない不随意運動の総称である．歴史的には，ジスキネジアは口唇ジスキネジアを意味していたが，この病態に伴い，他の不随意運動も合併することが報告され，それらを包括して使われるようになった．

口舌ジストニアは，口をもぐもぐさせる，舌を突き出す，口をすぼめる，舌鼓をうつなどの口腔周囲の反復性の不随意運動である．ジスキネジアは特に疾患のない場合でも出現するが，薬剤性により発生頻度が増加する．薬剤性ジスキネジアは，抗精神病薬などの長期内服による遅発性ジスキネジアと抗Parkinson病薬のドパミン受容体作動薬によるものがある．高齢者，糖尿病合併例，脳に何らかの器質的病変をもつ場合は出現しやすい．3か月以上の長期内服例に多く発生するが，内服期間の長さに呼応して発生頻度が増加する．薬剤性の口舌ジスキネジアは難治性で，治療困難である．治療は原因となる薬物の可能な範囲での減量と中止である．

遅発性ジスキネジアの治療として定型抗精神病薬であるドパミン受容体遮断薬のチアプリド，ハロペリドールが有効であるとの報告がある．しかし，非定型抗精神病薬自体が遅発性ジスキネジアを起こす可能性があるため，投与量を調整する必要がある．

4) Meige症候群

両側眼部の局所ジストニアによる眼瞼けいれんを主症状とし，隣接する下顎・舌・咽頭・喉頭・頸部のいずれかにもジストニアを合併する疾患である．また，口舌ジスキネジアを併発することもある．まばたきが増える，光をまぶしく感じる，目が乾くなどが初期症状である．眼瞼けいれんにより随意開瞼が困難となるが，重症例では開眼失行となり，機能的失明に至る．40歳以上で発症するが，特に50〜60歳代の女性に頻度が高い．男女比はおおよそ1：2である．明らかな原因は不明であるが，大脳基底核におけるドパミンおよびアセチルコリン系の機能亢進が考えられている．治療にはこれらの拮抗薬が使用されている．また，ボツリヌス毒素治療も行われている．

5) 顔面けいれん

顔面が不随意にけいれんする疾病で，左右どちらか一側性に発症する．片側の眼の周囲，特に下眼瞼部筋から始まり，徐々に頰部筋，口輪

筋，広頚筋など一側顔面神経支配筋全体に同期したけいれんが生じるようになる．初期には緊張したときなど，ときどき起こるが，徐々にけいれんしている時間が長くなり，1日中，時には寝ていても起こることもある．顔面神経が脳幹から出る神経根領域を動脈あるいは静脈が圧迫し，その血管の拍動が顔面神経を刺激し，筋肉が不随意に収縮を起こす．圧迫の原因が顔面神経周囲の腫瘍のこともあるので，MRI検査によるスクリーニングが必須である．

根治療法として，顔面神経根の血管による圧迫を解除する神経血管減圧術がある．しかし，最近では第一選択の治療として，けいれんしている筋肉へのボツリヌス毒素治療が行われることが多い．内服治療薬として，カルバマゼピン，バクロフェンなど抗てんかん薬が使用される．

6）異常共同運動（顔面神経麻痺後）

重症のBell麻痺やRamsay Hunt症候群などの末梢性顔面神経麻痺後に起こる，異常な不随意な共同運動である．共同運動は，瞬目時に患側の頬部から口角がピクピクけいれんする，強閉眼時に口角挙上，頬部の隆起，鼻唇溝が顕著になる，会話や食事時には患側の瞼裂狭小化や閉眼状態となる，などである．末梢性顔面神経麻痺後の後遺症のうち，最も出現頻度が高く，最も不快な症状である．顔面神経麻痺後の共同運動は，神経再生時に中枢側から伸張する軸索が本来の神経以外の髄鞘内に迷入する神経過誤支配を生じることで起こる．麻痺後3〜4か月頃より出現する．ボツリヌス毒素治療が行われている．

7）チック症
（1）顔面チック

チックとは突発的，急速，繰り返される不規則な不随意な運動もしくは発声である．顔面部の運動チックは瞬目，首振り，うなずき，肩をすくめる，しかめ顔，口すぼめなどで，音声チックは鼻ならし，咳払い，奇声や単語の連発などである．発症年齢は3〜4歳の幼児期から始まり，7〜8歳の学童期に多くみられるが，症状は成長につれて消失するか，軽快する．10〜20％の子どもに発症し，男女比は3：1である．

発症のメカニズムは明らかではないが，近年，ドパミン神経系の活動異常が原因で起こると考えられている．また，発症しやすい要因として遺伝，精神的ストレス，性格が関係するといわれている．治療は軽度では身体や心理的なストレスを減らす環境を整え，行動療法・認知行動療法などの心理療法を行う．重症では，主としてハロペリドールやリスペリドンなどの抗精神病薬が奏効するが，年少者への使用は注意を要する．

（2）疼痛性チック

疼痛性チックとは三叉神経痛の別名である．激烈な痛みにより顔をしかめることから，このようによばれる．

Ⅵ 心身医学的療法

臨床的な検索では原因を特定できず，痛みや異常感など歯科的な自覚症状のみが慢性的に持続する機能病態を歯科心身症という[1]．歯科心身症には，舌痛症，非定型歯痛（非定型顔面痛），口腔異常感症（口腔セネストパチー），咬合異常感，口臭症および歯科治療恐怖症などがある[1]．

従来から，心理社会的な要因だけでなく複数の要因が考えられてきたが，高次脳や中枢および末梢神経系の機能異常の存在も示唆されており，原因はまだ解明されていない．このような歯科心身症も含め口腔顔面領域の慢性痛を治療する場合，一般心理療法や自律訓練法，薬物療法などの心身医学的療法が奏効する場合が多い．

1. 心身医学的療法の適応

心身医学的療法は抗うつ薬を中心とした薬物療法と認知行動療法が基本とされている．歯科心身症を含めた口腔顔面領域の慢性痛に対して，歯科治療のみに固執することは避けなければならない．患者の病態を把握して，適切な療法を組み合わせていくことが必要である[2]．痛みなどの閾値を薬理学的に上げ，心理的には症状へのこだわりや誤ったとらえ方を修正する効果が期待される[1]．

2. 歯科医師が行う心身医学的療法

歯科口腔領域に関する患者の症状（愁訴）を評価することは歯科医師が行うべきことであり，そのためには各種歯科疾患の診断と治療の基本的な習得が最も重要である．心身医学的療法が卓越していても，齲蝕や歯周病などの診断に誤りがある場合や，基本的な歯科治療が未熟では患者からの信頼は得られない．また，歯科口腔領域の診療だけでなく，全身的な医科領域の疾患に対する知識も必要な場合が多い．さらに歯科で心身医学的の治療を行うには，多くの他科の医師と良好な連携がとれる歯科医師であることも重要な条件である[2]．この点，歯科麻酔学を習得した歯科医師は長けており，歯科口腔外科領域の疼痛治療に対して心身医学的療法を十分実施できる状況にあるといえる．しかし，日常生活に支障をきたす精神症状がある場合は，精神科へのコンサルテーションを検討する（表12-Ⅵ-1）．

3. 心理療法

1) 一般心理療法

一般心理療法は，受容，支持，保証などの原則にもとづいた面接法と定義される[2]．簡易精神療法ともいわれるが，一般心理療法が奏効するようになるためには，多くの臨床経験が必要である[3]．

表12-Ⅵ-1　精神科へのコンサルタントが必要な症例

1. 言動が支離滅裂でコミュニケーションがとれない
2. 希死念慮が強い，もしくは自殺未遂の既往がある
3. 幻覚や妄想をもつ，もしくは社会生活が破綻している
4. 数か月間治療したが，むしろ症状が悪化した

（豊福，2017[1]より改変）

(1) 受容

受容とは患者の訴えをあるがままに，無批判的に受け入れることであり，担当医は発言を控えて患者に自由に話をさせる．患者は受容されることにより，担当医に対する信頼感を抱くようになり，治療に必要な情報を提供してくれるようになる．また，気持ちが安定し，自己をみつめなおす心のゆとりをもつことができるようになり，信頼関係の構築がなされるようになる[4]．

(2) 支持

患者の弱められた自我を支えるもので，患者の適応能力の中で助けながら再適応させていくことであり，言い換えれば，患者の訴えに対して患者の気持ちに立って理解を示すことである[4]．

(3) 保証

患者の身体症状の背後にどのような心理・社会的問題があるのかを明らかにしたうえで，身体症状の成り立ちを心身医学的に説明し，身体症状が改善しうることを理解させて，患者の不安や緊張を和らげる方法である[5]．

2) 自律訓練法

自律訓練法は，ストレスを緩和する心理的，生理的な治療法の1つであり，心身をリラックスさせ，不安，緊張，恐怖などを症状とする神経症や，心理的なストレスが強く影響している各種の心身症に用いられる[6]．

(1) 標準練習

基本的な背景公式（安静練習）を含め，7段階の練習から成り立っている（表12-Ⅵ-2）．これらの公式の特色は，いずれも生理的変化を目指

表12-Ⅵ-2　標準練習

背景公式（安静練習）：気持ちが（とても）落ち着いている
第一公式（重感練習）：両腕両足が重たい
第二公式（温感練習）：両腕両足が温かい
第三公式（心臓調整練習）：心臓が静かに規則正しく打っている
第四公式（呼吸調整練習）：楽に息（いき）をしている（呼吸が楽だ）
第五公式（腹部温感練習）：おなかが温かい
第六公式（額部涼感練習）：額が快く涼しい

（佐々木，1976[6]）より改変）

していることと，それぞれの暗示が簡素化され画一化されていることである．最初に背景公式（安静練習）と第一公式（重感練習）から始めて，一段一段と練習を習得していくように体系化されている．

(2) 環境および練習前の準備

練習する場所には，なるべく静かな場所を選ぶ．空間や室温も適度で精神的にくつろげる場所がよい．また，ネクタイやバンド，腕時計など，身体を圧迫するものははずす，またはゆるめる．空腹時は避け，練習前にはトイレに行っておく．

(3) 姿勢

姿勢には仰臥位（ベッドやふとんに上向きに寝た姿勢），単純椅子姿勢（丸椅子など背もたれのない椅子に腰かける姿勢），安楽椅子姿勢（ソファなど背もたれのあるものに腰かける姿勢）の3種類がある[6]．これらの中で最も効果的な姿勢が仰臥位である．頸部が緊張しないよう枕の高さを調節し，両腕を身体から少し離し両脇におき，指，手首，肘の関節は少し曲げて腕の筋肉をゆるめる．両足はやや開き，足先は扇の形に開く．不自然ではなくリラックスしやすい姿勢をとることが重要であり，眼は閉じた状態で行う．

(4) 背景公式

落ち着いている状態を自覚する練習であるため「気持ちが落ち着いている」という言葉を口にするとよい．むきにならず，受動的態度をとれるかどうかが重要である．

(5) 第一公式（重感練習）

気持ちが落ち着いてきたら，第一公式（重感練習）を行う．通常は右腕から始め，「右腕が重たい」とゆっくりと何度も繰り返す．この言葉を繰り返し，「気持ちが落ち着いている」の言葉を間に挿入する．「重たい」という感覚は「筋肉がゆるんでいる」という感覚で，「力が抜け，ダラーンとした，動かないような感覚」である．右腕の重量感を実感できるようになれば，次に左腕の重量感，さらに両腕両足の重量感と進んでいく．また，毎日の練習，すなわち，練習の日時，場所，姿勢，どの段階まで練習を行ったかなどを記録しておくことも重要である．可能なら1日3回行う．なお，自律訓練法を終了するときは，消去動作を行う必要がある．消去動作により自律訓練中の特有の生理的変化や意識状態を消去できる．まず，両手の開閉運動から両肘の屈伸運動を5〜6回行い，さらに大きな背伸びをして2〜3度深呼吸を行い，最後に眼を開ける．この消去動作を怠ると不快感や脱力感などが起こる場合がある．

(6) 第二公式（温感練習）〜第六公式

重感練習の習得後，第二公式（温感練習）へ進む．この練習も右腕から始め，左腕，両腕両足へ進めていく．すなわち，最初は背景公式と両腕両足の重感練習に加え，右腕の温感練習から開始する．筋肉の緊張が取れて血管が拡張し，血流が増加するため皮膚温が上昇して「温かい」という感覚が得られる．重感練習と温感練習だけでも心身をリラックスさせる効果はあ

るが，必要に応じて順次，第三公式から第六公式まで進める．

自律訓練法の応用により，薬物療法や物理療法を中止できる場合も報告されている[7]．

(7) 避けるべき症例

急性の精神病や統合失調症，精神性もうろう状態や夢遊の状態，ある種の病的状態（出血性の消化性潰瘍，心臓病，コントロール不良の糖尿病など）に対しては適用しない[8]．

3) 認知行動療法

行動療法は，学習理論に立脚し，行動理論にもとづいて，問題行動を適応的方向に変容させる治療法の総称である[2]．行動とは思考，感情，言語ならびに内臓諸機能などを含めた広義の行動を意味する[3]．ペインクリニックでは主に認知行動療法を応用する．

認知行動療法とは，認知の偏りを修正し，問題解決を手助けすることによって治療することを目的とした精神療法であり，近年，慢性痛には心理的な要因が影響していることから，慢性痛の治療に用いることが注目されている[9]．たとえば，患者が口腔の痛みに対して誤った認知パターンを有し行動している場合，それを改善させるために応用する治療法である．規則正しい生活とストレスに対する正しい対処法を習得し，痛みがあって何もできない状態から痛みがあっても活動ができるように日常生活を改善して，痛みの管理ができるように目指していく方法である．1対1の治療では心理的介入が起こる可能性があり，または，患者の孤立感の緩和や痛みの自己管理を強化する場合，認知行動療法の一環としてグループ治療を行うことがある．まず，痛みに対する簡単な説明と質疑応答を行った後，患者同士で痛みの経験をもとに自由に討論を行う．痛みに対して患者同士が理解しあうことにより，痛みの治療に高い効果がもたらされる[10]．

4. 薬物療法

主に抗うつ薬が用いられる．抗うつ薬には慢性痛を緩和する効果がある．主に三環系抗うつ薬（TCA）と選択的セロトニン・ノルアドレナリン再取り込み阻害薬（SNRI）の2種類が使用される．投与に際しては効果と副作用を詳細に検討し，さらに精神症状や身体症状を十分観察して長期に服用する場合には定期的に血液検査を行う．

1) 三環系抗うつ薬（TCA）

主にアミトリプチリンやイミプラミンが用いられる．初回量として1日30〜75 mg，150 mg程度まで漸増する．効果発現には2〜4週間を要するため，十分な投与期間の後，効果判定を行う．緑内障や心筋梗塞患者（回復期），尿閉患者には禁忌である．副作用には，口渇，眠気，便秘などがあり，不整脈など心臓に対する毒性が強いため定期的に心電図検査を行う．また，自殺念慮や自殺企図などの副作用にも十分留意する．

2) 選択的セロトニン・ノルアドレナリン再取り込み阻害薬（SNRI）

デュロキセチンが神経障害性疼痛など慢性痛に用いられる．朝食後1回服用が原則で，初回は20 mgで開始して効果と副作用を考慮し，増量する場合は1週間以上の間隔をあけて20 mgずつ増量し60 mgまで増量する．副作用は胃不快感や吐き気など消化器症状や口渇の他，眠気，頭痛，めまい，ふらつき，動悸，血圧上昇，発汗や排尿障害などがある．

VII 東洋医学的療法

1. 東洋医学における基礎概念

東洋医学は東洋で発達した固有の医学であるが，実際は中国で発達し，日本にも伝えられて独自に発展した医学である．

表12-Ⅶ-1 おもな経絡と経穴

陽経		陰経	
経絡	経穴	経絡	経穴
大腸経	合谷, 手三里, 曲池, 迎香	肺経	尺沢, 孔最
胃経	内庭, 足三里, 大迎, 頰車, 下関, 四白	脾経	三陰交, 陰陵泉
小腸経	天宗, 顴髎	心経	少海
膀胱経	承山, 委中, 兪穴	腎経	湧泉, 復溜
三焦経	外関, 糸竹空	心包経	内関
胆経	陽陵泉, 風池, 肩井, 陽白	肝経	行間

(海野, 1997[2])より改変)

1) 基本要素：気・血

東洋医学の基本的要素は，系統解剖学や生理学をもとにした西洋医学とは異なり，独特の生理観を基盤とする機能的解剖学ともいうべきもので，その基本となるものは，気と血である．血は，血液だけでなくリンパ液や組織液を含めた体液の総称と考えられ，気は，これらの体液の運行を司り，生命現象の根源となる，いわゆるエネルギーともいうべきものと考えられている[1]．

2) 特殊な系統：経絡・経穴

(1) 経絡

基本要素の気血が体内を循行する通路が経絡と考えられている．経絡には，12の臓腑名を冠した十二経と八つの奇経が古くからあげられている．十二経は，陽経と陰経に分けられ，体表面の背面や側面を通っているのが陽経で，腹部や手足の内側を通っているのが陰経である．両手を挙上したとき，経絡の走向は，陰経は上行し陽経は下行する[1]（表12-Ⅶ-1）．

12の臓腑は，西洋医学における臓腑名と同じものが多いが，個々の臓器自体を示しているのではなく，機能的複合体と考えるほうがよい．これらの臓器名を冠した経絡，特に兪穴と募穴（兪穴に対応して胸腹部にある）と各臓器は機能的に密接な関連がある[2]．

(2) 経穴

経穴は経絡上にある特定の部位であり，いわゆる「ツボ」といわれ，病的な状態では知覚過敏や圧痛，硬結など異常な反応を示す[2]．また，鍼灸の治療点にも使用されることから，治療点および診察の部位として考えられている．十二経と主な経穴を示す（表12-Ⅶ-1）．

3) 病態の相対的認識法

東洋医学では，基本要素の気血の不調が病気とされている．その病態を認識する相対的な概念として下記に示す陰・陽と虚・実がある．

(1) 陰・陽

陰は寒冷，陽は熱という状態である．病気の発症に関しては，陰が機能低下，陽が機能亢進である．解剖学的には，陰が腹部で身体の内側，陽が背部で身体の外側に識別されている．経絡にも陰経と陽経に分けられ用いられている．陰陽の概念だけでなく，次に述べる虚・実の概念と組み合わせて病態を評価している．

(2) 虚・実

虚実は質量の過不足を対象とした概念であり，全体的な病態認識法だけでなく，部分的な身体の変調の認識にも適用される．虚は正常な気が欠けて生命力が衰弱し無力状態であり，実は病的な気（邪気）が充満し緊張状態である．虚が衰弱体質，陽が強壮体質でもある．実際には，陰陽虚実をそれぞれ組み合わせて病態を評

価する[1].

4) 治療方式
(1) 補・瀉
　虚証は正常な気が不足して衰えていると考え，不足している気を補う「補法」が用いられる．実証は病的な気（邪気）が充満していると考え，気を取る「瀉法」が用いられる．

(2) 本治法・標治法
　本治法は，病気の原因となっている経絡を対象とした治療法であり，異常をきたした本を正す治療法で慢性症状に用いる．標治法は，病症に関連する特定の経穴を対象として行う治療法であり，急性症状で用いる[2].

2. 診察および診断法
　東洋医学では，病的状態である陰陽虚実やその存在の部位，証の判定に四診法が用いられる．四診法では望診，聞診，問診および切診に分けて総合的に診断する．

1) 望診
　西洋医学における視診に該当し，舌診も含まれる．①栄養や骨格の状態，②顔色，皮膚，粘膜の色調，③眼，爪，毛髪の状態，④口，舌の状態，などを観察する[1].特に舌診は重要で，舌の乾燥，湿潤，色調，厚薄や舌苔の有無を観察する．

2) 聞診
　器具を使用しないで，患者と一定の距離をおいて直接，耳や鼻で行う診察法である．患者の声，呼吸，咳，喘鳴などを観察するともに，体臭や口臭なども調べる．

3) 問診
　西洋医学における病歴聴取に該当する．東洋医学では総合的な証の判定に重要視されている．既往歴，家族歴，現病歴とともに現症，特に自覚症状や体質傾向などを聴取する．発熱，食欲，便通，口腔乾燥，咳，痛みの部位や性状，めまい，耳鳴り，肩こり，睡眠，のぼせや手足の冷えなどを聴取する．

4) 切診
　直接手で身体に触れて診察する方法である．
(1) 脈診
　気血の状態を直接認知する方法で，左右の橈骨動脈上に配当されている12の経絡の脈の状態を触知して，その触れ方により虚実を判定する[3].患者の左右の橈骨動脈上で橈骨茎状突起内側に中指をおき，これに並べて示指と薬指を添えて拍動を触知する．軽く指を当てた場合に触れる脈（浮脈）と強く指を当てた場合に触れる脈（沈脈）とで対応する経絡は異なっている．また，脈の拍動が弱く触れる場合を「虚」，強く触れる場合を「実」として評価する[2].したがって，左右の橈骨動脈を示指，中指，薬指のそれぞれ3つずつ，計6つの部位に分類し，さらに同じ部位で浮脈と沈脈に分類することで計12の経絡の虚実を評価する（図12-Ⅶ-1）．

(2) 腹診
　患者を仰臥位にして両足を伸ばし，腹筋の緊張を和らげた状態にして，術者は右手の手掌または指先を腹部におき診察する．腹壁の緊張度，弾力性，硬結や圧痛の有無，腹部大動脈の拍動亢進の有無および腹部内部の状態（胃内部の音，腹鳴など）を診察する．漢方薬の処方に必要な証の判定に欠かせない診察法である．

(3) 背診（候背）
　背部の形状，筋肉の緊張や隆起，圧痛や硬結の有無，皮膚の色調などを診察する．背部には脊柱に沿って膀胱経の兪穴が並んでおり，術者は親指の先で後頭部から臀部にかけて上から下へ順々に押して圧痛や硬痛などの異常反応の有無を探っていく．

(4) 切経
　切経は，経絡を直接触診してその異常を確認する方法で，直接対象となるのは経穴である．
　内臓臓器に病変があると，経絡に変動が起こるため，それに相当した経穴に圧痛や硬結などの異常反応が現れる（臓腑経絡説）．すなわち，臓腑の虚実と経絡の虚実は関連している．虚実

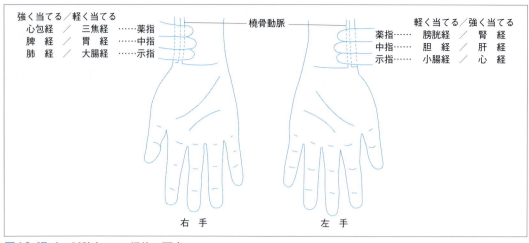

図 12-Ⅶ-1　脈診と12の経絡の配当
患者の左右の橈骨動脈上で橈骨茎状突起内側に中指をおき，これに並べて示指と薬指を添えて拍動を触知する．

（鈴木，2003[3]）

の判定は，同じ圧痛でも，膨隆や硬結を伴う強い痛みのある場合は実であり，陥凹して軽い痛みや快感がある場合は虚と判断する．鍼治療の取穴には欠かせない重要な診察法である．表12-Ⅶ-2は口腔領域に関連した経絡を示す．

3. 漢方治療

1) 証の決定

漢方治療の目標は生体のバランスを整えて回復させることである．病名が決まれば処方薬も決まる西洋医学とは異なり，漢方療法では，西洋医学で同じ疾患でも処方する漢方薬は患者の病的状態や所見，すなわち，証により大きく異なる．腹診，舌診，脈診や背診などで得た所見により証を決定し，証にしたがって治療方針や漢方薬の処方が決まる（随証治療）．漢方では，陰陽，虚実，気血などの指標をもとに疾患を診察して，それぞれがバランスよく歪のないちょうどよい位置（中庸の位置）に戻るように治療を行う．

口腔は解剖学的に硬組織と軟組織が近接して脳神経が集中した複雑な構造をもち，温度，湿度や自律神経の働きと密接な関連がある．また，寒，熱，湿，燥の変化を受ける．慢性の口腔顔面の疾患には，西洋医学的治療に抵抗を示すことがあり，症状が多彩で難治性の疾患や不定愁訴として対応することも多く，漢方薬による薬物療法が奏効する場合がある．

表12-Ⅶ-2　歯，唇，舌，咽喉頭と関連する経絡

大腸経	下顎の歯
胃　経	上顎の歯，口唇，喉頭
脾　経	舌，咽頭
心　経	咽頭
小腸経	咽頭
腎　経	舌根，喉頭
肝　経	口唇
膀胱経	臓器名を冠した兪穴が歯，口腔と関連した経絡と関連

（海野，1997[2]）

2) 生薬

漢方薬は生薬により構成される．植物性，動物性および鉱物性がある．特に植物性のものは多く，根茎，根，果皮，葉，花，果実，樹皮および種子などがある．生薬を単独で用いることは少なく，お互いの副作用や不備を補い，さらに特殊な薬効を発現させるため複数の生薬を組み合わせて用いる．

3) 顎顔面および歯科口腔領域での漢方療法

患者の証により処方する漢方薬は異なるが，歯科口腔領域における漢方薬の効果については多くの報告があり処方例を下記に示す[4-11].

① 歯痛，抜歯後の疼痛：立効散（湯などで溶かして1～2分患部に当てるようにして口に含んで用いる），五苓散
② 三叉神経痛：桂枝加朮附湯，五苓散，葛根湯，柴胡桂枝湯，加工附子末
③ 口腔乾燥症：五苓散，白虎加人参湯，八味地黄丸，麦門冬湯
④ 口内炎：半夏瀉心湯，黄連解毒湯
⑤ 舌痛症：立効散，半夏厚朴湯，加味逍遙散，抑肝散
⑥ 顎関節症：桂枝加朮附湯，抑肝散，加味逍遙散
⑦ 頭痛，筋肉痛：呉茱萸湯，葛根湯，薏苡仁湯
⑧ 知覚麻痺：牛車腎気丸，五積散

4) 漢方薬の有害作用

漢方医学では「証」を誤り不適切な漢方薬を服用した場合に発現する作用を「誤治」，効果が現れる前に，一時的に症状が悪化したり，あるいは予期せぬ症状が発現することを「瞑眩」という[12]．ここでは漢方薬の生薬としての有害作用と，処方レベルで知られている有害作用について記載する．

(1) 注意すべき生薬

① 麻黄
エフェドリンを含むため，血圧上昇，頻脈，不整脈，発汗，下痢などの副作用が発現することがあり，高血圧や不整脈，虚血性心疾患などの症例や高齢者には特に注意して使用する．

② 甘草
グリチルリチンを含むため多量の摂取で偽アルドステロン症（後述）を発症することがある．甘草含有の漢方薬の併用には注意する．

③ 大黄
センノシド類を含むため過量の使用で腹痛や下痢を発症する．胃腸が虚弱の症例（虚証）では特に注意する．

④ 附子
アコニチン，メサコニチンを含むため，過量の使用でアコニチン中毒（吐き気，動悸，冷汗，不整脈など）を発症するので注意する．

⑤ 人参
のぼせや湿疹や皮膚炎などの皮膚症状などを発症する．長期服用で血圧上昇を起こすこともある．

⑥ 地黄
食欲低下や腹痛，下痢などを発症することがある．

(2) 処方レベルで知られている有害作用

① 間質性肺炎
小柴胡湯の副作用として報告されているが，発熱性の乾性咳嗽や呼吸困難などが発症した場合はただちに服用を中止して専門医に紹介する[12]．

② 偽アルドステロン症
甘草含有の漢方薬や食品などを多量に摂取した場合に発症する．低カリウム血症，浮腫，脱力感，血圧上昇を起こす．ただちに甘草含有の漢方薬などを中止して専門医に紹介する．

③ その他
肝機能障害，膀胱炎症状，横紋筋融解症，心不全，不整脈などがある．

4. 鍼灸治療

1) 鍼治療

鍼は使いきりで清潔なものを用いる（図12-Ⅶ-2）．効果的な鍼治療を行うためには，正確な取穴と刺激方法が重要である．鍼の刺入後は，鍼のひびき，すなわち得気が感じられることが重要である．得気とは，鍼の刺入部位を中心として放散する酸（だるい），脹（腫れた感じ），重（重たくてだるい），麻（しびれた感じ），快（気持がよい）の感覚である[13]．

(1) 補法と瀉法

鍼治療には補法と瀉法があり，原則として患

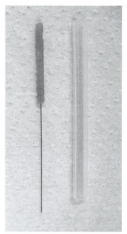

図12-Ⅶ-2　鍼と鍼管
鍼本体と鍼管に分けられ，鍼管に鍼を入れた状態で包装してある．

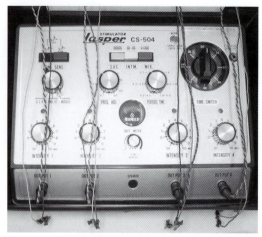

図12-Ⅶ-3　低周波通電器
2本の鍼と電極をつなぎ，刺激時間と周波数，刺激方法を決定する．患者にちょうどよい刺激量になったら伝えるようにいっておき，少しずつ電気刺激を上昇させていく．

者が虚の場合は補法をとり，実の場合は瀉法をとる．経絡の気の流れに沿って鍼を刺すのが補法で，流れに逆らう方向に刺すのが瀉法である．また，鍼を呼気時に刺し，吸気に合わせて抜くのが補法であり，鍼を吸気時に刺し，呼気時に抜くのが瀉法である．

(2) 通電法

鍼の刺入後，低周波通電器により一定時間通電する場合が多い．通電法には持続的通電法と刺激に対する慣れを防止するための間欠的通電法がある（図12-Ⅶ-3）．

(3) 歯科口腔領域での鍼治療

取穴には顎口腔領域や前腕の経穴を用いることが多い（図12-Ⅶ-4）．

①三叉神経痛：陽白，下関，四白，顴髎，巨髎，頰車，合谷，手三里，足三里
②三叉神経麻痺：麻痺部にある経穴．下関，四白，頰車，大迎，地倉，迎香，合谷，手三里，足三里，内庭，行間
③顔面神経麻痺：モーターポイントに通電する場合は，2対の電極を顔面皮膚に当てて通電して筋肉が攣縮する部位をモーターポイントとして鍼を刺入して通電する．顔面の経穴を

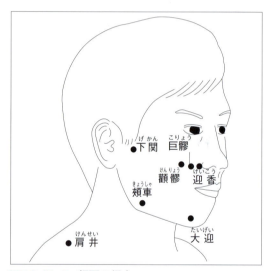

図12-Ⅶ-4　顔面の経穴
巨髎，顴髎，迎香，下関は上顎，頰車，大迎，下関は下顎の疼痛や麻痺の治療に用いられる．

（鈴木，2005[4]）

選んで通電する場合には，大迎，四白，頰車，迎香，地倉，陽白，顴髎，糸竹空などを取穴する．

④歯痛：合谷が有効であるが，それに加えて上顎には四白，迎香，下関，顴髎，下顎には頰車，大迎，地倉などを用いる．

⑤顎関節症：下関が有効であるが，それに加えて痛みには合谷，手三里，内庭などを用いる．

2) 灸

経絡上にもぐさをおき，燃焼させて熱刺激を与える治療法で，通常，1か所に3回行う．

Ⅷ 緩和医療

1. 緩和ケア概念の変化

国民の高齢化が進行することにより，わが国では現在2人に1人ががんで亡くなる時代になっている．がん医療のいっそうの充実をはかる目的で「がん対策基本法」が2007年4月に施行され，同法にもとづいて同年6月には「がん対策推進基本計画」が策定された．「がん対策基本法」では，がん患者の生活の質の維持・向上のために，治療の早期から緩和ケアが適切に導入されることの重要性が述べられている．すなわち，緩和ケアは行いうる治療がなくなったときから開始されるのではなく，患者や家族が何らかの苦痛をもち，その解決が必要になったときから開始されるものへと概念が変わってきている（図12-Ⅷ-1）．

従来，緩和ケアといえば積極的な治療から終末期ケアへのギアチェンジという感覚でとらえられていたが，抗がん剤や手術などの治療と同時に，早期から身体的苦痛や精神的苦痛，社会的苦痛（入院中の医療費や家族の生活費，仕事のリストラなどへの不安など），スピリチュアルペイン（自身だけなぜがんになったのか，なぜ生まれてきたのかなどという正解のない疑問やつらさ）という4つの代表的な苦痛に対する治療・ケア，家族ケア，さらには患者が亡くなった後の遺族ケアまでをも継ぎ目なく提供することを目標としている．

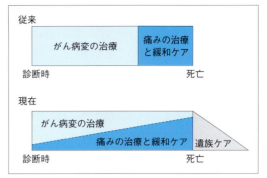

図12-Ⅷ-1　緩和ケア概念の変化
緩和ケアは末期に行うものではなく，患者が苦痛を感じたときから開始され，死後の遺族ケアまで含む．

2. 緩和ケアにおける歯科麻酔科医の役割

全国どの医療機関においても質の高いがん医療を提供することができるよう，がん医療の均てん化を戦略目標とする「第3次対がん10か年総合戦略」などにもとづき，がん診療連携拠点病院が整備された．拠点病院の指定要件の中に，集学的治療や標準的治療の提供や外来化学療法，がん登録と並んで緩和ケアの提供が謳われている．具体的には，身体症状，および精神症状の緩和に携わる専任の医師と，専従の緩和ケア看護師などを構成員とする緩和ケアチームを設置し，がん患者に対し適切な緩和ケアを提供することが含まれていることから，2008年度末までに多くの病院で緩和ケアチームが新設され，2021年現在，405病院が拠点病院に指定されている．

身体症状の緩和に携わる医師として，総合病院では内科や外科系の医師とともに麻酔科医師が関与している施設が少なくない．また，歯科の単科大学病院において，全身管理に最も精通しているのは歯科麻酔科医である．以上のことから，筆者の大学では歯科麻酔学の講義に「癌性疼痛に対する全人的対策」の1コマを入れている．平成22年度版の歯科医師国家試験出題基準に新たに末期がん患者の管理＜緩和ケア＞が盛り込まれ，最近では毎年のように歯科医師

国家試験に緩和ケアの問題が出題されているが[1]，口腔がんを扱う口腔外科の教科書に緩和ケアの項目は見られないことが多い．これらのことから，歯科麻酔科医がイニシアチブをとって治療の早期から緩和ケアを提供し，学生教育も行うことが望ましい．このためには，がん診療連携拠点病院が開催している緩和ケア研修会への歯科麻酔科医の積極的な参加，および緩和ケアに従事する歯科麻酔科医を増加させるような日本歯科麻酔学会の教育・啓発活動が必須である．

3. がん性疼痛の種類

がん性疼痛には種々の分類法があるが，一般的には内臓痛，体性痛，神経障害性疼痛に分けられる．内臓痛は，腹腔内腫瘍そのものによる疼痛で，性状は局在があいまいな鈍い重い痛みである．これは内臓からの求心性入力が主として無髄のC線維を介して，複数の脊髄レベルに入力するためである．体性痛は骨転移などによる疼痛で，局在のはっきりした明確な痛みで，突出痛としても認識されている．これは，骨には有髄神経であるAδ線維が60～75%分布しているためで速く鋭い痛みとして伝達される．オピオイド鎮痛薬が作用するオピオイド受容体は，主に無髄神経に発現しているため，内臓痛に対しては一般的にオピオイドが有効とされる．骨の痛みに対してオピオイド鎮痛薬が効きにくいのは，前述の有髄神経が骨に多く分布しているためである．オピオイド鎮痛薬を使用する場合でも，オピオイド受容体を介する作用以外の作用を有する鎮痛薬が考慮される．一方，神経障害性疼痛は，腕神経叢などへの転移，脊椎への浸潤などにより生じる疼痛で，ビリッと電気が走るような，あるいは痺れやジンジンする痛みとして認識されている．神経障害性疼痛に対してはオピオイドが効きにくいことが多く，鎮痛補助薬が用いられてきた．

4. WHO方式のがん性疼痛治療法の原則

1) by mouth

薬物は経口投与を基本とすることを意味している．しかし，一度に服薬する錠剤の数がある程度以上になってしまう場合には，経口にこだわらず貼付剤を優先したり，坐薬を併用したりすることも考慮する．

2) by the clock

オピオイドの投与時刻を毎食後に指定することや，疼痛時だけの頓用にすることではなく，12時間ごとのような定時処方を基本とすることを意味している．たとえば，1日2回服用するモルヒネ製剤を朝食・夕食後に内服するように指示すると，朝食が8時，夕食が18時である場合，夕食後14時間経過しないと次回の服用ができないことになり，朝食前に疼痛が出現することもあるからである．

3) for the individual

モルヒネなどの強オピオイドの必要量は個々の患者によって異なる．したがって，一人ひとりの患者に応じた鎮痛薬用量を用いることが重要で，このがんには○○mgまでというような投与量の上限を設定することには根拠がない．除痛できるまでオピオイドを増量（タイトレーション）することが基本となる．また，がん性疼痛は安静時痛がコントロールされていても突発的に疼痛が増強することがある．これを突出痛とよぶが，その対処のためにレスキュー製剤として即効性のモルヒネ，オキシコドン，フェンタニル製剤などを処方することも重要である．前日のレスキュー薬の用量に応じて次の日のオピオイドの基本処方を増量することもfor the individualに含まれる．

4) attention to detail

モルヒネなどの強オピオイドは，便秘や悪心・嘔吐，眠気などの副作用を有している．これらの予防薬を併用することは第一であるが，その程度に応じたさらなる対応も含めて対処

ることが重要である．また，突出痛に対してはレスキュー薬で対応することの必要性を説明し，オピオイドに対する誤解を解決することも大切である．attention to detail は鎮痛薬治療を妨げる要因に対して，きめ細かな対応を行うことを表している．

さて，WHO 方式のがん性疼痛治療法の原則は 5 原則であったが，2018 年の WHO のがん疼痛治療ガイドラインの変更で by the ladder が削除され 4 原則に変更されている．従来，3 段階のラダーに従って鎮痛薬を処方することを推奨してきた．まず，第 1 段階として非オピオイド鎮痛薬である非ステロイド性消炎鎮痛薬（NSAIDs）やアセトアミノフェンを投与する．数日経過を観察し鎮痛が得られなければ第 2 段階へ進む．第 2 段階として弱オピオイドであるコデインやトラマドール製剤を投与する．第 3 段階として強オピオイドであるモルヒネやオキシコドンなどを投与する．

しかし，近年，毎回必ず第 1 段目の薬から始めるべきではなく，痛みの強さに相応した段階から選ぶことが重要との観点から，by the ladder が削除された．事実，第 2 段階から少量のオキシコドンなどの強オピオイドを開始することも繁用されてきている．特に，強オピオイドであるタペンタドールは μ 受容体アゴニスト作用とノルアドレナリン再取り込み阻害作用をあわせ持っていることから，内臓痛などの侵害受容性疼痛だけではなく，骨転移に伴う神経障害性疼痛にも有効に作用することが明らかになっており，50 mg/日くらいの最少量を第 2 段階から投与することもある．

5. オピオイド製剤

第 2 段階で用いられるオピオイドとして，コデインやトラマドール製剤が，第 3 段階としては，モルヒネ，オキシコドン，フェンタニル，タペンタドール，ヒドロモルフォンがあげられる．以下にそれぞれの特徴を概説する．

1）コデイン

コデインのオピオイド受容体に対する親和性は低く，鎮痛効果はコデインが代謝されてモルヒネに変換されることによって発揮される．モルヒネへの変換は CYP2D6 を介して行われるが，日本人の約 20〜40% は CYP2D6 活性が低く，モルヒネが生成されにくいことが報告されていることから，他のオピオイドを使用する場合が多い．なお，コデインが有する鎮咳作用はコデインそのものによる．

2）トラマドール

トラマドールはコデイン類似の合成化合物で，オピオイド μ 受容体に対する弱いアゴニストであるが，セロトニン・ノルアドレナリンの再取り込み阻害作用を有する．しかし，M1 とよばれるトラマドールの代謝産物（脱メチル体）が，トラマドールよりも強い μ 受容体アゴニストであることから，二重作用を有しているといわれる．それゆえに，μ 受容体アゴニストよりも神経障害性疼痛に対して効果的である．製剤として 1 日 3〜4 回服用するものの他に，1 日 1〜2 回服用する徐放製剤もあり，使いやすい．

3）モルヒネ

代表的なオピオイドであるモルヒネは，1806 年にアヘンから抽出された古典的薬物であることから，多くの国で低価格で提供されており，治療基準薬に位置づけられている．このため，他のオピオイドと比較する際にモルヒネ換算で○○ mg という表現が用いられる．経口投与の他，静注，皮下注，経直腸投与，さらには硬膜外腔やくも膜下腔への投与も行われている．等鎮痛用量として，経口モルヒネ 60 mg が座薬で

は30 mg，静注，皮下注では20〜30 mg，硬膜外腔投与では3〜6 mgに相当する．

モルヒネはグルクロン酸抱合によってM3GとM6Gという代謝産物に分解されるが，M6Gは強力な鎮痛作用を有し，脳への移行性が高く作用持続時間も長いことからモルヒネの鎮痛作用の主役とも考えられている．ここで注意しなければならないこととして，M6Gが腎排泄されるため，腎機能障害患者においてはM6Gの排泄が遅延し蓄積することである．したがって，腎不全などの腎機能障害患者に対しては投与しないことが望ましい．

4）オキシコドン

オキシコドンはμ受容体アゴニストであり，モルヒネと並んで強オピオイドに分類されている．CYP2D6と3A4によってノルオキシコドンとオキシモルフォンに代謝されるが，いずれも活性を有しておらず，存在は無視できる．オキシコドンは経口投与の他，静注，皮下注が可能である．

5）フェンタニル

フェンタニルは，他のオピオイドよりもμ受容体に対する選択性が高い強力なオピオイドであり，全身麻酔中の鎮痛薬として最もなじみの深い鎮痛薬である．フェンタニルは，静注の他，皮下注，硬膜外腔やくも膜下腔への投与が行われており，近年ではレスキュー製剤として舌下錠や口腔粘膜吸収剤が使用可能になった．緩和医療領域では経皮吸収型製剤が最も用いられている．経皮吸収型製剤には1日型と3日型があり，近年主流になっている1日型製剤の場合，貼付2〜4日後に血中濃度が平衡に達する．フェンタニルはCYP3A4によってノルフェンタニルに代謝されるが，非活性代謝物である．

6）タペンタドール

タペンタドールは，μ受容体アゴニスト作用に加えてノルアドレナリン再取り込み阻害作用を有するオピオイドであり，μ受容体アゴニスト作用はモルヒネの数分の1である．一般的に下行性鎮痛系にはセロトニンとノルアドレナリンが関与しているが，神経障害性疼痛においてはセロトニンが逆に疼痛を賦活する可能性も示唆されている．このため，セロトニンよりもノルアドレナリンを増加させるタペンタドールは神経障害性疼痛に対して有効であると考えられている[3]．代謝はグルクロン酸抱合によるので薬物相互作用の影響を受けにくい．製剤としては経口の徐放製剤のみであるため終末期など経口摂取不能になった場合には他のオピオイドに変更しなければならない．わが国では乱用防止目的でTRF（Tamper Resistant Formulation：改変防止製剤）として供給されている．TRFは，ハンマーで叩いても粉砕できない製剤であり，噛み砕いて血中濃度が急激に上昇しないような工夫がされている．

7）ヒドロモルフォン

ヒドロモルフォンは1920年代より欧米で用いられているオピオイドで，わが国では2017年より使用可能となった．ヒドロモルフォンもタペンタドール同様，グルクロン酸抱合によって代謝される．製剤として経口の徐放製剤と速放製剤があり，徐放製剤は1日1回投与となっている．

6. オピオイド（医療用麻薬）の副作用とその対処

代表的な副作用は便秘と悪心・嘔吐，眠気である．特にフェンタニル以外のオピオイドでは，便秘を発現するオピオイドの血漿中濃度は鎮痛作用を発揮する血漿中濃度よりも低いことから[2]，鎮痛効果を得る目的でオピオイドを投与するときには，便秘の発現は避けられない．また，鎮痛が得られる医療用麻薬の血漿中濃度は，眠気が出現する血漿中濃度と一部が重なっていることから，眠気も副作用の1つとして位置づけられている．

1) 便秘

便秘は最も頻度の高い副作用で，ほとんどすべての患者に発現する．その機序は，モルヒネがμ受容体を活性化することによって胃腸管の緊張を亢進させ，運動を抑制することと考えられている．μ受容体はμ1とμ2という2つの受容体のサブタイプに分類される．μ1は主に脳内で鎮痛に関与し，μ2は脊髄鎮痛や消化管に作用する．モルヒネに比してフェンタニルではμ1の選択性が高いため，μ2の活性化が抑えられ，便秘の頻度が減少している．便秘には耐性は生じないことから，オピオイドを処方している間は便秘対策を講じる必要がある．具体的には腸管の運動を亢進させる大腸刺激性下剤と，便の水分量を増加させる塩類下剤を併用することが一般的であったが，近年，担がん患者の高マグネシウム血症が話題にあがっており，塩類下剤として用いられるマグネシウム製剤を控える傾向もある．

2017年にオピオイド誘発性便秘症治療薬であるナルデメジンが世界に先駆けてわが国で認可された．日本緩和医療学会のがん疼痛の薬物療法に関するガイドライン2020年版によると，ナルデメジンは末梢性μオピオイド受容体拮抗薬であり，オピオイドの鎮痛効果を下げることなく腸管のμ受容体を非競合阻害することによって消化管運動を改善する．このほか，便秘治療薬は近年多くの薬物が臨床使用可能になっており，ルビプロストンやリナクロチド，エロビキシバットも初めて掲載された[4]．

2) 悪心・嘔吐

悪心・嘔吐は，オピオイドを使用している患者の50〜70％くらいに生じる．特に使用開始時や増量したときに出現することが多いが，比較的早期に耐性が形成され2週間程度経過すると症状が消失し，制吐薬を中止できることが多い．悪心・嘔吐の予防にはドパミンD_2受容体拮抗作用を有するプロクロルペラジンやメトクロプラミド，非糖尿病患者であればオランザピンを用いる．一方，オピオイドとは関係のない悪心・嘔吐も存在するため鑑別は重要である．代表的な悪心・嘔吐として，消化管への転移に伴う消化管閉塞，脳転移や髄膜播種，高カルシウム血症に伴うものがあげられる．消化管閉塞に対しては胃管の挿入やオクトレオチドの投与を，高カルシウム血症に対してはビスフォスフォネート製剤を考慮する．

3) 眠気

眠気が生じているときに鎮痛が得られていればオピオイドの1日量を30％ほど減量する．鎮痛が得られていないのに眠気が出現している場合には，オピオイドでは除痛されにくい疼痛である可能性があるので，鎮痛補助薬の開始，またはオピオイドの種類を変更するオピオイドスイッチングが必要となる．眠気に対しても比較的早期に耐性が形成されることから，3〜7日程度，医療用麻薬を増量せずに経過を観察すると眠気が軽減されることが多い．

7. 鎮痛補助薬

中枢神経や末梢神経の障害によって生じる疼痛を神経障害性（神経因性）疼痛とよぶ．がんが神経組織に浸潤することにより「電気が走るような」とか「焼けるような」という表現で表される疼痛を訴えることがある．このような疼痛はNSAIDsやオピオイドでは軽減されにくく，鎮痛補助薬が適応になる．鎮痛補助薬とは主作用としては鎮痛作用を有していないが，鎮痛薬と併用することにより鎮痛作用を増強する薬物として認識されている．一般的に医療用麻薬の増量に反応しない疼痛に対して医療用麻薬と併用する形で処方することが多い．

鎮痛補助薬として副腎皮質ステロイド薬，抗けいれん薬，抗うつ薬，抗不整脈薬，NMDA受容体拮抗薬が使用されている．副腎皮質ステロイド薬としてデキサメタゾンやプレドニゾロン，抗けいれん薬としてクロナゼパムやバルプ

ロ酸，近年ではプレガバリンやミロガバリンが頻用されている．抗けいれん薬は発作的に電気が走るような疼痛に対して有効であることが多い．抗うつ薬として三環系抗うつ薬やSSRI，SNRIなどが，抗不整脈薬としてリドカインやメキシレチンが用いられており，いずれも痺れや焼けるような疼痛に対して有効性を示すことがある．プレガバリンなど一部の薬物では神経障害性疼痛に対する保険適応が得られているが，それ以外の鎮痛補助薬の多くは鎮痛目的での投与は健康保険の適応外であることから，患者に十分に説明の後に使用することが重要である．

8. オピオイドスイッチング

オピオイドの副作用などにより患者が服用を拒否するなどの不都合が生じた場合，または増量しても十分な鎮痛が得られなくなった場合，あるいは口腔外科疾患のように嚥下障害が出現し経口摂取が困難になった場合に，投与中のオピオイドから他のオピオイドに，あるいはオピオイドの投与経路を変更することをいう．一般的には1日量として経口モルヒネ60 mgがオキシコドン40 mg，タペンタドール200 mg，ヒドロモルフォン12 mg，フェンタニル1日用パッチ2 mgに相当する．わが国ではモルヒネ製剤として経口薬，坐薬，注射薬が，オキシコドン製剤として経口薬と注射薬が，フェンタニル製剤として貼付薬と注射薬が使用可能である．経口モルヒネ60 mgをモルヒネ坐薬に変更する場合には30 mgが，モルヒネ静注・皮下注に変更する場合には20 mgが相当する．

一方，フェンタニル1日用パッチを8 mg，あるいはそれ以上の用量を用いている状況では，疼痛の増強に伴い用量を増加させても，フェンタニルパッチを低用量で用いていた時期よりも反応性が悪いことをしばしば経験する．これは，疼痛が存在する状況でフェンタニルを用いる場合には，フェンタニルが結合する細胞膜上のμオピオイド受容体の細胞内取り込み・リサイクリング障害によって，細胞膜上のμ受容体数が減少することが一因であると推測されている[5]．この状況でオピオイドスイッチングを行うと，μ受容体数が回復するため，鎮痛効果が増加することが期待されている．しかし，高用量のフェンタニルパッチを他のオピオイドにスイッチングする際には，上述の換算比は適応にならない．フェンタニルパッチを2 mg減量するごとに変更後のオピオイド用量を20％増量することが1つの方法であるが，あくまでも患者の状態に応じてきめ細やかな調整を行うことが重要である．

口腔がん患者の手術後には胃瘻や空腸瘻を造設することも少なくない．モルヒネ製剤（速放製剤，徐放製剤ともに）を経口投与する場合，体内へは胃や上部小腸から吸収される．このため，空腸瘻からこれらの製剤を注入しても十分に吸収されず，血中濃度が上昇しにくいことが考えられ，注意が必要である．

9. 口腔がん患者の特徴と最近の話題

口腔がん患者においては，前述の嚥下障害などにより経口摂取困難な場合が少なくない．また，腫瘍やその周囲組織の腫脹，手術や放射線療法の影響により気道の狭窄や，気道分泌物の増加に伴う呼吸困難，肺炎などの併発もまれではない．このため，排痰や体位の工夫などによる気道の清浄化が重要である．呼吸困難感は患者の主観的評価であり，低酸素血症などの呼吸不全と同義ではない．酸素療法が有効でない（酸素投与によっても呼吸困難感が軽減されない）場合にはモルヒネなどのオピオイドや抗不安薬の投与が有効な場合がある．また，口腔内腫瘍の感染や自潰により悪臭を発することもある．臭気に対する対応も重要である．

脊椎への転移がみられる場合には，放射線療法が適応になる場合が多い．放射線療法が適応にならない場合には，薬物療法が選択される．一般的にNSAIDsが著効することが多い．

10. 歯科麻酔科医と緩和ケア

　緩和医療はcureよりもむしろcareの側面が強い．担がん患者が最期のときを迎えるまで，できるかぎり苦痛なく過ごすことができるようサポートしていくことが緩和ケアである．国が施策として緩和ケアを推進している以上，たとえ歯科の単科大学病院であっても口腔がん患者が緩和ケアを求めた場合には対応しなければならない．さらに，患者・家族が在宅緩和ケアを望んだ場合には，介護保険や訪問看護ステーションなどの社会資源の仲介を行う必要もあるが，これらはソーシャルワーカーの業務である．

　歯科大学として近隣の歯科医師会との連携は十分にはかられているものと思われるが，在宅で患者をケアするのは歯科医師よりも医師である場合が多い．したがって，今後は地域の開業医師との連携をはかるために，医師会とのコミュニケーションも積極的に行わなければならない．

　終末期医療は今後ますます重要性を増していくと思われるが，その中からまずは緩和医療の重要性を歯科医師に浸透させ，緩和医療に携わる歯科医師・看護師が増えるよう啓発・教育することが重要である．

第13章 歯科治療における全身的偶発症

I 総論

1. 全身的偶発症とは

　一般的に歯科治療は口腔疾患を対象に行われるもので，医療行為の中では比較的安全性の高い領域と考えられている．しかし，歯科治療の周術期（歯科治療の前・治療中・治療後）に，口腔局所以外に，循環系・呼吸系・中枢神経系などに異常が生じ，全身的な症状を惹起する場合がある．これを「歯科診療における全身的偶発症」とよんでおり，英語の"medical emergency"に相当する．病態・症状は多彩で，重症度も軽微なものから心停止や死亡に至るまでさまざまである．「偶発」という言葉の本来の意味は，「偶然に発生すること，思いがけずに起こること」であるが，異常の発生がある程度予見されていても，この用語を使用している．「偶発症」という用語を用いることの是非については，種々の意見があるが，本章では，歯科麻酔臨床においてこれまでの使用されてきた慣例に則り，「偶発症」という用語を用いた．

　2011年，日本歯科医学会学術用語委員会から，「偶発症」，「合併症」，「併発症」の使い分けが示された（表13-I-1）．しかし，この定義自体もわかりにくく，従来の麻酔臨床での用法とも異なるため，あまり浸透していない．一方，2014年に発表された厚生労働省委託事業「歯科治療時の局所的・全身的偶発症に関する標準的な予防策と緊急対応のための指針」でも，文字通り「偶発症」が用いられている．

2. 全身的偶発症の原因（ストレッサー）と種類

　歯科治療中にはさまざまな精神的，身体的ストレスが生体に加わる（表13-I-2）．これらはストレッサーとして働き，生理機能に影響を及ぼすが，通常，その影響は生体の許容範囲内に

表13-I-1 「偶発症」，「合併症」，「併発症」の使い分け

合併症（complication）とは，ある病気が原因となって起こる別の病気
併発症（complication, concurrent disease）とは，手術や検査等の後，それらがもとになって起こることがある症候あるいは事象
偶発症（accidental symptom, procedural accident）とは，手術や検査等の際，偶然に起こった症候あるいは事象で，因果関係がないか，不明なもの

（日本歯科医学会学術用語委員会，2011年）

表13-I-2 歯科治療時のストレッサー

- 歯科治療に対する不安・恐怖
- 歯科治療時の痛み
- 歯科治療に伴う不快感・不快症状（開口の保持，異常絞扼反射，長時間の拘束，不快な味など）
- 使用薬物の影響（局所麻酔薬，血管収縮薬，アレルギーの原因薬物など）
- 歯科治療に伴う呼吸状態への干渉・障害（むせ，水分の保持，鼻呼吸）

表13-Ⅰ-3　全身的偶発症の種類

内科的基礎疾患が増悪して起こる全身的偶発症	
循環系	異常高血圧，心筋虚血・急性冠症候群（不安定狭心症，急性心筋梗塞），不整脈，急性心不全，脳血管障害（脳出血，脳梗塞，高血圧性脳症）
呼吸系	気管支喘息
代謝系	低血糖発作，高浸透圧高血糖症候群
内分泌系	甲状腺クリーゼ，副腎クリーゼ
精神・神経系	パニック発作，てんかん，変換症（転換性障害）
内科的基礎疾患とは無関係に起こる全身的偶発症	
血管迷走神経反射，過換気症候群，アレルギー，局所麻酔薬中毒，血管収縮薬に対する反応，異物の誤飲・誤嚥	

収まる．しかし，ある限度を超えた場合，生理機能に破綻が生じ，さまざまな症状が引き起こされる．特に，複数のストレッサーが重なった場合，容易にその限度を超えてしまう可能性がある．

全身的偶発症は大きく2つに分類され，患者が有する内科的基礎疾患が歯科治療によるストレスのため急性増悪する場合と，内科的基礎疾患とは無関係に発生する場合である（表13-Ⅰ-3）．

たとえば，前者の例として，もともと高血圧があり投薬で管理されていた患者が，侵襲的歯科治療を受ける場合を考える．もし患者に治療に対する不安・恐怖が強ければ，それだけでも血圧は上昇する．さらに処置中の鎮痛が不十分であれば，痛みにより血圧はさらに上昇する．鎮痛のため血管収縮薬を含有した局所麻酔薬を追加すれば，その影響も循環系に加わる．血圧上昇がある限度を超えると，それに伴う症状が出現し，最悪の場合，心臓や脳などに急性臓器障害を引き起こす可能性がある．許容限度は患者の基礎疾患の重症度に大きく影響される．

一方，後者の代表例として，血管迷走神経反射がある．血管迷走神経反射の発生には精神的・心身医学的素因が背景として関連する場合もあるが，基本的には全身疾患とは無関係に発症する．

3. 全身的偶発症の発生頻度

各大学病院歯科では医療安全体制確保のため，何らかの歯科麻酔科による院内救急コール体制が整っている．その救急コールの内容を分析した2010年以降に発表された報告によると，院内における偶発症の発生頻度は，0.0031～0.012%であった[1-5]．各大学で独自の院内救急体制が行われているため，正確に歯科治療中の偶発症のみの発生率を示すものではないが，日本の大学病院歯科における，全身的偶発症の発生頻度は，1/10,000～1/20,000人（0.005～0.01%）程度と推測される．韓国の大学病院における同様の調査では，全身的偶発症の発生頻度は，1/83,000人（0.0012%）であった[6]．

日本における，一般開業医での全身的偶発症の実態を把握することは事実上，困難である．日本歯科麻酔学会の事故対策委員会による郡市区歯科医師会に対する偶発症のアンケート調査報告[7]があるが，全身的偶発症の頻度は示されていない．一方，英国の開業医での偶発症の発生率は，1/1,000人（0.108%）で，非常に高率となっている[8]．

4. 全身的偶発症の種類

大学病院で発生した全身的偶発症を分析した研究[1-5]によると，血管迷走神経反射，過換気症候群，異常高血圧，異物の誤飲・誤嚥の4つの頻度が高いことが示された．英国での調査[8]でも血管迷走神経反射が群を抜いて頻度が高かった．韓国の調査[6]でも，失神やめまいを訴えた患者が多く，血管迷走神経反射の症状と推測される．また，発生時期としては，日本歯科麻酔学会の実施した郡市区歯科医師会に対するアンケート調査[7]では，局所麻酔注射中または注射直後が半数以上を占めていたが，大学病院での調査では，歯科治療中に発生することが多かった．

5. 死亡症例

日本歯科麻酔学会の実施した全国郡市区歯科医師会へのアンケート調査の結果，1980〜1995年の間に歯科治療に関連した死亡例が38例報告されており，死因としては，心不全，脳血管障害，薬物アレルギー，気道閉塞であった[7]．また，歯科診療関連死の実態を調査した研究[9]によると，2002〜2012年に発生した歯科診療関連死は少なくとも33例あり，可能性まで考慮すると最大で41例程度と考えられた．死因としては，心疾患や窒息によるものが全体の半数以上を占めていた．事象が発生した医療機関は，大学病院だけでなく，むしろ歯科診療所に多くみられた．さらに論文や学会発表などで報告された歯科治療に関連した死亡事例を収集・分析した研究[10]では，1950〜2004年の間に129例の死亡報告があり，最近20年では年平均8.8症例であった．死因は，急性心不全，窒息，ショック，脳卒中の順であった．以上のような報告をもとに，わが国においては，歯科治療に関連した死亡例は，少なくとも年間5〜10例程度，発生していると推測されている．

2015年10月からは，医療行為に伴う「予期せぬ死亡事故」が起こった場合，医療機関は「医療事故調査・支援センター」への届け出と院内調査の実施が義務付けられた．制度の対象は，わが国のすべての病院，診療所であり，当然，歯科診療所も含まれている．歯科診療で起こった死亡事例のほとんどがこの制度の対象となると考えられるので，今後，正確な歯科治療に関連した死亡事例が明らかとなることが期待される．

II 各論

1. 内科的基礎疾患が増悪して起こる全身的偶発症

歯科治療が契機となり，内科的基礎疾患が増悪して起こる全身的偶発症を表13-I-3の上段に示した．これら偶発症の病態・管理法についての詳細は，第6章を参照のこと．

2. 内科的基礎疾患とは無関係に起こる全身的偶発症

内科的基礎疾患とは無関係に起こる全身的偶発症を表13-I-3の下段に示した．これら偶発症の発生には，患者の体質や精神・心理的背景が少なからず関係するものも含まれるが，基本的には内科的基礎疾患とは無関係に発症する．

1) 血管迷走神経反射 vasovagal reflex (VVR)
(1) 症状

VVRは，歯科治療時に発生する全身的偶発症のうち，最も頻度の高いものである．これまでVVRは，神経性（神経原性）ショック，三叉迷走神経反射，デンタルショック，脳貧血発作など，さまざまな名称でよばれてきたが，近年，血管迷走神経反射とよばれることが多い．

患者の多くは程度の差はあれ，前駆症状（前兆）として，顔面蒼白，動悸，冷汗，悪心，腹部不快感，めまい感などを自覚し，進行すると血圧低下，徐脈，意識障害が生じる．意識障害

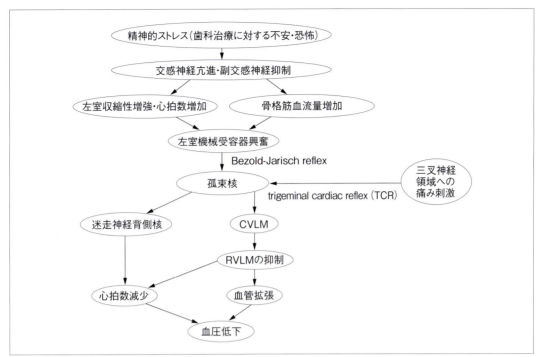

図13-Ⅱ-1　歯科治療における血管迷走神経反射の発生メカニズム（仮説）

が失神にまで至った場合には，血管迷走神経性失神 vasovagal syncope（VVS）とよぶ．

失神とは「一過性の意識消失の結果，姿勢が保持できなくなり，かつ自然に，また完全に意識の回復がみられること」と定義され[1]，VVSも，この特徴があてはまる．失神の病態は，「脳全体の一過性低灌流」である．脳循環が6～8秒間中断されれば完全な意識消失に至り，収縮期血圧が60 mmHgまで低下すると失神に至る[2]．また脳への酸素供給が20％減少しただけでも，意識消失をきたす[3]．VVSの発生には，自律神経反射が密接に関係しているので，失神の分類では，頸動脈洞症候群，状況失神とともに反射性失神（神経調節性失神 neurally mediated syncope）に分類されている[1]．

(2) 発生メカニズム

VVRの発生機序は明らかとなっていないが，以下のような仮説が提唱されている（図13-Ⅱ-1）．

VVRの発生の背景には，歯科治療に対する強い不安や恐怖といった精神的ストレスが存在する．まず，この精神緊張が誘因となり交感神経が興奮し，血圧上昇，頻脈，骨格筋の血管拡張が惹起される[4]．骨格筋への血流量の増加から静脈還流量が減少し，容積が減少した心室にさらに陽性変力作用が加わると，左室壁に存在する機械受容器が刺激される．その興奮は求心性迷走神経枝（無髄性C線維）を介して脳幹部の孤束核に伝えられる（Bezold-Jarisch reflex）．この刺激は，尾側延髄腹外側部 caudal ventrolateral medulla（CVLM）に伝わり，血管運動中枢である吻側延髄腹外側部 rostral ventrolateral medulla（RVLM）を抑制する．また同時に，心臓抑制中枢（迷走神経背側核）も興奮させる．それぞれの遠心性線維を介して，交感神経の抑制と副交感神経の亢進が引き起こされ，血管拡張と心拍数の減少をきたし，VVRが発症する．この自律神経活動の交感神経の亢進から副交感神経の亢進への転換こそが，VVRの特徴であ

る．

　この自律神経の転換のトリガーの1つとして，三叉神経領域への強い刺激（痛み）が考えられている．臨床上，VVRは口腔内への処置が開始される前からすでに発症している場合と，処置中，何らかの痛み刺激が口腔領域に加えられたときに発症する場合がある．よく経験するのは，局所麻酔の注射針の刺入がきっかけとなることが多い．

　三叉神経の末梢枝が刺激されることにより，徐脈，血圧低下，無呼吸あるいは徐呼吸，胃の過剰運動といった副交感神経刺激症状が引き起こされる反射が存在し，三叉神経心臓反射 trigeminal cardiac reflex（TCR）とよばれている[5]．三叉神経への刺激は三叉神経脊髄路核へ伝わり，介在神経を介して迷走神経背側核を興奮させ，迷走神経刺激症状を引き起こす．TCRは，最初，眼の圧迫による徐脈反射（眼心臓反射 oculocardiac reflex）として報告された[6]．その後，三叉神経の各枝の支配領域の刺激により同様な反射が誘発されることが判明し，TCRと名付けられた[7]．三叉迷走神経反射 trigemino vagal reflex とよばれる場合もある．重度の場合，心停止も報告されている[8]．歯科領域での種々の外科操作で誘発され，当然，抜歯操作でも生じる[9]．また，全身麻酔下でも局所麻酔下でも生じることがわかっており，特に浅麻酔下で発生しやすいといわれている[10]．VVRとTCRの違いは，VVRでは，交感神経活動の亢進が先行し，その後，副交感神経活動の亢進が生じるが，TCRでは，いきなり副交感神経活動の亢進が引き起こされる

　VVR発生時の心拍変動解析によると，R-R間隔変動係数（CVRR），および心拍変動の高周波成分（HF）が増加し，副交感神経活動の亢進が示された[11]．

(3) 治療

　多くの場合は，症状は一過性で，水平位に寝かせ，安静にすることにより自然に回復する．これは血圧低下に対する圧受容器を介した代償反応で，心拍数が増加するとともに心拍出量が増加することにより，血圧が回復するためである．水平仰臥位からさらに両下肢を30 cm程度挙上すれば，下肢からの静脈還流が増え，心拍出量は増加し，回復が速くなる．原因となった迷走神経の緊張そのものを除去するため，副交感神経遮断薬であるアトロピンの静脈内投与が有効である．

　症状の速やかな回復を阻害する因子は，脱水や血管拡張薬の服用，さらに自律神経障害の存在であり[12]，この場合，アトロピンの静脈内投与に加え，細胞外液の輸液も行う．場合によっては，エフェドリンなどの昇圧薬を投与する．また，血圧低下により脳血流が減少し，脳が一過性に低酸素状態となっている場合もあるので，酸素吸入も併用する．

(4) 予防

　VVRの予防の基本は，誘因となる精神緊張と痛み刺激をできるだけ少なくすることである．過去の歯科治療でVVRを経験した患者は，その後の歯科治療時には以前の記憶からさらに不安や緊張は高まっていることが多い（予期不安）．したがって，不安や恐怖心を軽減するため精神鎮静法を併用することは，VVRの発生予防に有効である．

　亜酸化窒素吸入鎮静法も静脈内鎮静法もVVRのよい適応であるが，恐怖心が比較的強い患者では，より確実な鎮静効果が得られる静脈内鎮静法のほうが適している．また，抗不安薬などの鎮静薬を治療前に投与することも予防効果がある．

2) 過換気症候群 hyperventilation syndrome (HVS)

(1) 疾患の概要

　呼吸は，無意識な状況下では規則的で1分間に12～20回行われている．「頻呼吸」とは，呼吸数が25回/分以上に増加した場合であり，一方，「過呼吸」とは，呼吸の深さ（1回換気量）が

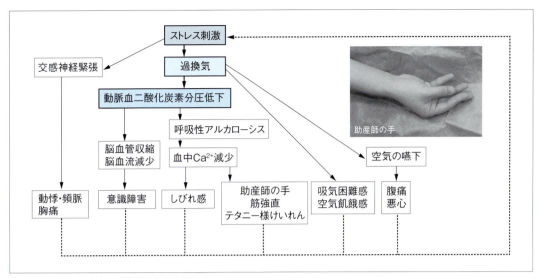

図13-Ⅱ-2　過換気症候群の病態と症状
下段の症状が，不安と恐怖といった精神的ストレスを強化し，悪循環に陥る（破線）．

（澁谷，2007[15]）より改変）

増加する場合をいう．過呼吸は，通常，呼吸回数の増加を伴うことが多い．HVSでは，呼吸回数が多くなり，より深い呼吸を行う．

HVSでは，器質的障害が認められないにもかかわらず，不安，恐怖，怒りなどの心理的要因が引き金となり，自分が意図することなく発作的に呼吸が速くなり，それを止めることができない状態となる．過換気とそれに伴う呼吸性アルカローシスのため，全身にさまざまな症状を引き起こす．発作時，患者は息が吸えないのではなく，吸えない感覚（呼吸困難感）に襲われ，また出現した症状からさらに恐怖心が高まり，より過換気が助長され，悪循環に陥る．

予後は良好であるが，発作中は非常に苦しく「このまま死んでしまうのでは」という強い恐怖に襲われる．HVSの発作を一度経験すると，「また過呼吸が起こったらどうしよう」という恐怖心（予期不安）が生じる．そのためHVSの患者は，歯科治療のたびに発作を繰り返す傾向がある[13]．

一般的にHVSは20歳代の女性に最も多いといわれている．HVSとパニック障害に伴う過換気との鑑別は難しく，パニック障害の患者の70％が，発作時に過換気症状を認めたという報告もある[14]．しかし，パニック障害では，突然，何のストレスもないときに予期せず発作が起こり，動悸，呼吸困難感，発汗のような身体症状が急激に出現する．

(2) 症状，発生機序，診断

症状としては，過換気発作とともに，空気飢餓感（空気が吸えない感じ），胸痛，動悸，悪心・嘔吐，口周囲のしびれ，けいれん，意識障害などのさまざまな症状を呈する（図13-Ⅱ-2）．血中の二酸化炭素分圧が減ると脳血管が収縮し，脳への血流が減少し，めまいや意識障害が生じる．テタニーとよばれる手足のしびれや筋肉のけいれん，筋硬直が起こり，「助産師の手」とよばれる指をすぼめたような特有の手の形になる[15]．

「助産師の手」は，血圧計のマンシェットを腕に巻いて手の血流を止めるとより出やすくなる（Trousseau徴候）．また，外耳孔前方や顎関節を叩くと顔面神経が刺激され，鼻翼，眼瞼，口角などが攣縮する（Chvostek徴候）．この徴候

は，末梢神経系が機械的刺激に対して過敏になっていると，陽性となる．

呼吸性アルカローシスのためH^+が減少すると，タンパク質緩衝系が働き，アルブミンのカルボキシ基からH^+が解離する．その結果，アルブミンとCa^{2+}の結合が促進され，遊離Ca^{2+}が減少する．細胞外のCa^{2+}濃度の低下は，Na^+チャネルへ影響し（Na^+チャネル開口率の亢進，コンダクタンス（透過性）の増加），神経細胞が脱分極しやすくなり，筋肉のけいれんや筋硬直を引き起こす．

動脈血液ガス分析では，$Pa_{CO_2}<35Torr$，$pH>7.45$，A-aD_{O_2}は正常で，HVSと診断する．A-aD_{O_2}が開大している場合はHVSといえない．低酸素血症を呈することなく，呼吸困難，痛み，発熱などから過換気を呈する可能性がある器質的疾患（気管支喘息発作初期，肺血栓塞栓症，糖尿病，心筋梗塞，感染症，外傷など）を否定することが重要である．また，パニック障害やうつ病といった精神疾患を基礎にもち，その一症状として過換気をきたす場合もある．

(3) 治療

HVSの発作は，30分～1時間ほどで自然に改善し，後遺症を残すこともない．症状の急速な改善がみられないHVSも存在するが，その場合，過換気を生じる器質的疾患との鑑別が必要となる．

HVSの症状は，意識的に呼吸を遅くするか，呼吸を止めることで改善する．患者は不安が強く，なかなか呼吸を遅くすることができないので，まずは患者をできるだけ安心させ，ゆっくり呼吸するように指示する．

患者の口元に紙袋を当て，呼気を再呼吸させることで呼気に多く含まれる二酸化炭素を吸入させる方法（ペーパーバック法）は，HVSの発作時の対処として広く認知されてきた．しかし，この方法では低酸素血症や高二酸化炭素血症を招く可能性があり，最近ではあまり推奨されていない．ペーパーバッグ法による低酸素血症で死亡した事例が報告された[16]．ただし，これらの事例は，実際にはHVSの発作ではなく，肺塞栓や心筋梗塞による低酸素血症で起こった過換気に対して，誤ってペーパーバッグ法を行ったことで，低酸素状態がさらに悪化し，死に至ったものである．ペーパーバッグ法を行うのであれば，院内で酸素濃度を測定しながら行うべきで，院外で行うべきではない．また，ペーパーバッグ法では呼吸困難感は改善しない．ペーパーバッグ法はあくまでも，呼気中の二酸化炭素を再吸入する方法なので，二酸化炭素が不足することによって起こる手足のしびれやけいれんを改善しても，過呼吸や呼吸困難の改善には効果がない．逆に紙袋を口元に当てられる閉塞感から恐怖心がさらに増強する場合もある．

HVSは基本的には自然に改善するため，発作に対して抗不安薬や鎮静薬の投与は必ずしも必要はない．発作が持続し，完全にパニック状態となっている場合を除いて抗不安薬や鎮静薬を投与する意義は少ない．鎮静薬としては，ミダゾラムやジアゼパムなどを静脈内投与する．

(4) 予防

HVS予防の基本は，VVRと同様に誘因となる精神的ストレスや痛み刺激をできるだけ少なくすることである．したがって，抗不安薬の術前からの投与は，HVSの予防に有効である．また，精神鎮静法の併用も非常に有効である．しかし，亜酸化窒素吸入鎮静法では，亜酸化窒素の至適鎮静レベルに到達する前に過換気状態となる患者があり，いったん，HVSを発症すると亜酸化窒素による鎮静は成功しない[17]．したがって，確実にHVSを防止するためには，ミダゾラムやプロポフォールによる静脈内鎮静法のほうが有利である．

3) アレルギー

歯科診療では多くの薬物を使用し，そのいずれの薬物でもアレルギーが発症する可能性がある．複数回，安全に使用できた場合でもアレル

ギーは発症しうる．特に，抗菌薬，ヨード製剤，NSAIDsなどはアナフィラキシーショックの頻度が高い薬物である．またグローブなどで使用されるラテックスに対するアレルギーが増加している[18]．ここでは，歯科治療と関連して発生するアナフィラキシーへの対応と局所麻酔薬アレルギーについて述べる．アナフィラキシーの発生機序・病態生理の詳細は第14章を参照のこと．

(1) 歯科臨床におけるアナフィラキシーへの対応

アナフィラキシーは，「アレルゲンなどの侵入により，複数臓器に全身性にアレルギー症状が惹起され，生命に危機を与え得る過敏反応」であり，アナフィラキシーショックは「アナフィラキシーに血圧低下や意識障害を伴う場合」と定義されている[19]．歯科治療に関連して異常反応が発生した場合，「アナフィラキシーガイドライン」の診断基準[19]に従うと，「一般的にアレルゲンとなりうるものへの曝露の後，①急速に発現する皮膚・粘膜症状，②呼吸器症状，③循環器症状，④持続する消化器症状のうち，2つ以上を伴う」に該当すればアナフィラキシーと診断する．アナフィラキシーを疑った場合は，ためらわずにアドレナリン標準量0.3 mg（成人）を大腿前外側部に筋肉注射する．アナフィラキシー治療の第一選択薬は，アドレナリンであり，抗ヒスタミン薬や副腎皮質ステロイドはあくまで第二選択薬にすぎず，それらの投与が救命に寄与するエビデンスは存在しないことを認識すべきである．また，アナフィラキシー発生時には，採血し，血中ヒスタミンや血清トリプターゼ濃度を測定することは，その確定診断の参考となる．

(2) 局所麻酔薬アレルギー

①局所麻酔薬によるアレルギー反応

歯科治療時の全身的偶発症は局所麻酔に関連して起こることが多い[20]．局所麻酔薬の注射を受けた患者の2.5～10％が，何らかの異常反応を経験しており，この割合は医科におけるそれの約10倍である[21]．しかし，歯科における異常反応の多くは心因性であり，局所麻酔薬に対するアレルギーは，局所麻酔薬による異常反応の1％以下にすぎない[22]．局所麻酔に伴って異常反応を示した患者の大部分は，血管迷走神経反射，過換気症候群，血管収縮薬による反応を起こしていたものであり，真のアレルギー反応は非常にまれである[23]．その一方，局所麻酔に伴い異常反応を示した患者の多くは，十分な検査をされることなく，「局所麻酔薬アレルギーである」というレッテルを貼られてしまうことが多い．局所麻酔薬アレルギーと誤診されてしまった患者の被る不利益ははかりしれない．しかし，局所麻酔薬によるアレルギー反応，特にアナフィラキシー反応は，非常にまれであるものの，生命を脅かす異常反応であり，発生時には迅速な対応をしなければならない．

局所麻酔薬によるアレルギーは，Ⅰ型，あるいはⅣ型アレルギーを引き起こす．Ⅰ型アレルギーでは，抗原により感作された特異的なIgEが結合した肥満細胞や好塩基球が，再び抗原に曝露されると，細胞内顆粒よりヒスタミン，ロイコトリエン，サイトカイン，プロテアーゼなどのケミカルメディエーターが放出される．その結果，掻痒，蕁麻疹，気管支けいれん，低血圧，血管浮腫などの症状が数分のうちに出現する．一方，投与された薬物が補体の活性化を介して，あるいは免疫学的メカニズムを介さずに直接，肥満細胞や好塩基球を刺激しケミカルメディエーターを放出させることもある．

Ⅳ型アレルギーはTリンパ球が関与する，遅延型反応である．抗原により感作されたTリンパ球が再び抗原と接触すると，Tリンパ球よりリンホカインが分泌され，それによって集まってきたマクロファージが主体となって炎症を引き起こす．接触性皮膚炎がⅣ型アレルギーの代表である．

②局所麻酔薬によるⅠ型アレルギー（アナフィラキシー）

局所麻酔薬によるアナフィラキシー反応の発生頻度はわかっていない．一般にアミド型局所麻酔薬は，エステル型に比べ，アレルギー反応を引き起こす頻度は低いといわれている．アミド型のリドカインによるアナフィラキシー反応の発生頻度は0.00007％（1/100万～1/150万人）と推測されている[24]．

③局所麻酔薬によるⅣ型アレルギー

局所麻酔薬によるアレルギー反応の80％以上はⅣ型アレルギーの接触性皮膚炎といわれている[25]．ただし，この報告は1981年のものであり，Ⅳ型アレルギーの頻度が近年増加しており，その数値がそのまま当てはまるかどうかは不明である．遅延型のⅣ型アレルギーは，Ⅰ型と違って，全身性の重篤な症状を引き起こすことは少ないが，その重症度は遊離されるケミカルメディエーターの量によって決まり，さまざまである．Ⅳ型アレルギーはエステル型局所麻酔薬で頻度が高いことが知られている．口腔粘膜への浸潤麻酔によりⅣ型アレルギーが生じた場合，刺入部位の口腔粘膜に腫脹，発赤，潰瘍形成が認められる．しかし，アレルギー以外の原因で局所麻酔薬の刺入部位に潰瘍が形成されることも多く（第3章参照），その鑑別は困難である．

④局所麻酔薬の交差反応

局所麻酔薬はその構造が類似していることから，交差反応を示すことが知られている．特にエステル型局所麻酔薬間では交差反応が認められる．エステル型局所麻酔薬は加水分解されると，パラアミノ安息香酸para-aminobenzoic acid（PABA）が生成される．PABAはアレルゲンとして知られており，そのためアレルギー反応を引き起こすと考えられる．最近ではアミド型局所麻酔薬間での交差反応の報告も多い[26]．エステル型とアミド型の間には交差反応性はないようである．

⑤局所麻酔薬の添加物によるアレルギー

a．防腐剤のパラベン類によるアレルギー

局所麻酔薬に防腐剤として含まれているパラベン類によるアレルギーが報告されている．パラベン類は主にⅣ型アレルギーを引き起こすといわれているが，まれに全身性のアナフィラキシー反応を発生させる．

b．抗酸化剤の亜硫酸塩類によるアレルギー

アドレナリンなどの血管収縮薬を含む局所麻酔薬には，その酸化を防止するため，抗酸化剤として亜硫酸塩類（$Na_2S_2O_5$など）が添加されている．これがⅠ型，またはⅣ型のアレルギー反応を引き起こことがある．

⑥局所麻酔薬アレルギーが疑われる患者への対応

局所麻酔薬アレルギーが疑われる患者に対し，アレルギー診断を行う理由には2つある．1つは局所麻酔薬に対する真のアレルギーかどうかを確定し，もし真のアレルギーなら，以後，原因となる局所麻酔薬の使用を回避するよう患者を指導することである．もう1つは安全に使用できる局所麻酔薬を決定することであり，これにより患者は局所麻酔薬の恩恵に浴することが可能となる．

局所麻酔薬アレルギーの診断のストラテジーは以下の通りであるが，ゴールドスタンダードは存在しない．

a．異常反応が生じたときの詳細な状況の把握

ⅰ．詳細な病歴の聴取

原因と考えられる薬物の同定（添加物も含めて），使用された濃度，使用量，投与から発症までの時間，出現した症状，その後の経過，異常反応に対する治療の詳細，さらに患者のアレルギー歴について詳しく患者から聴取する．できればその異常反応に携わった医師・歯科医師から詳細な情報提供を求める．以上より，心因性の反応か，血管迷走神経反射か，中毒か，アレルギー反応かのおおよその判断がつく．

表13-Ⅱ-1　皮膚テスト

皮膚テスト	方法
スクラッチテスト	26Gの針先で皮膚に約3mm長の傷をつけ，そこにアレルゲンを滴下する方法．局所麻酔薬のアレルギーテストとしてのスクラッチテストの臨床的意義はほとんど認められず，疑問視されている．
プリックテスト	前腕の掌側皮膚にプリックテスト専用針であるバイファーケイテッドニードル（東京エム・アイ商会）を用いて，小さな穴を開けた後，局所麻酔薬の原液を滴下する．判定は15〜20分後に行い，膨疹の直径がnegative controlより3mm大きいか，あるいはpositive controlの半分以上の場合を陽性とする．
皮内テスト （intradermal test：IDT）	10倍に希釈した局所麻酔薬0.02〜0.05mLを真皮内に注入し，直径4mmまでの膨疹を作る．注入20分後の紅斑性の膨疹（しばしば掻痒性）の直径が薬剤注入後と同等から2倍以上の大きさであれば陽性とする．
パッチテスト	Ⅳ型アレルギーの検査では，パッチテストを行う．原因物質を染み込ませた小さい布片を48時間皮膚に貼付し，除去後，30分〜1時間後に判定する．さらにその24時間後にも判定する．

生食をnegative control，10mg/mLヒスタミン二塩酸塩（鳥居薬品）を1,000倍に希釈した溶液をpositive controlとして用いる．

表13-Ⅱ-2　皮膚テストの問題点

①注射針刺入の刺激により，ヒスタミンが遊離され，偽陽性を示す．
②皮膚消毒用のアルコールの刺激により，皮膚の発赤が生じる可能性がある．
③陽性反応とする明確な基準がない．
④用いる薬物の濃度と量が結果に影響する（閾値反応）．
⑤浸透圧の違いが結果に影響する．
⑥溶液に含まれる添加物により影響される（添加物によるアレルギー，血管収縮薬の影響）．

ii．皮膚テスト

　皮膚テストには，スクラッチテスト，プリックテスト，皮内テスト，パッチテストがある（表13-Ⅱ-1）．皮膚テストには，アドレナリンのような血管収縮薬を含有する溶液の使用は避ける．現時点では局所麻酔薬の皮膚テストにおける，明確な「陽性判定基準」は存在しない．判定はそれぞれの臨床家に一任されているのが現状である．表13-Ⅱ-1には陽性判定基準の1つを示した．

　皮膚テストには表13-Ⅱ-2に示すような問題点があげられる．皮膚テストには閾値現象，つまり，希釈した溶液や投与量が少ない場合は反応せず，偽陰性となることがある．その一方，希釈しない溶液では刺激により偽陽性となる場合もある．

iii．チャレンジテスト

　現在，局所麻酔薬アレルギーの診断において，チャレンジテストが最も信頼できる検査と考えられている．通常，段階的に濃度，投与量を増加させる方法が広く用いられている．チャレンジテストは皮膚テストの後，24〜48時間後に行うのが望ましいとされている．なぜなら皮膚テストで遅延型反応が出現する可能性があり，特にⅣ型アレルギーが病歴より疑われる場合はその注意が必要である．皮膚テストで陰性であっても，チャレンジテストで陽性が示される場合もあり，皮膚テストの結果のみから「安全」と判断するのは，はなはだ危険である．逆に皮膚テストで陽性であっても，チャレンジテストでは陰性が示される場合もある．表13-Ⅱ-3に，Wasserfallenら[27]らが提唱している局所麻酔薬のチャレンジテストの方法を示す．

表13-Ⅱ-3　局所麻酔薬アレルギー検査のプロトコル

リドカイン（2％），ブピバカイン（0.25％），メピバカイン（0.5％），プロカイン（1％）などを用いる．血管収縮薬，添加物を含まない溶液を用いる．
① 希釈しない溶液でプリックテストを行う（15分経過を観察）．
② 1/10希釈溶液で皮内テスト（IDT）を行う（15分後経過を観察）．
③ 希釈しない溶液でIDTを行う．
　・①～③のステップのいずれかで，陽性反応が出た場合，その薬物でのそれ以上の検査は行わない．
　・陽性の判断は，直径3mm以上の膨疹，または発赤とする．
　・0.1％ヒスタミン溶液のpositive controlと生理食塩液のnegative controlとも比較する．
　・このスクリーニング検査でチャレンジテストを行う薬物を決定する．
④ 前腕の皮下に希釈していない溶液を注射し，チャレンジテストを行う．
　15分間隔で段階的に増量する（0.1→0.5→1.0→2.0 mL）．
　チャレンジテストのときは，血圧をモニタし，静脈路を確保して行う．

（Wasserfallen et al. 1995[27]）

ⅳ．in vitro検査

in vivo検査には，Ⅰ型アレルギーを調べる検査として，好塩基球活性化試験（basophil activation test：BAT）がある．Ⅰ型アレルギーでは，マスト細胞と同様に好塩基球細胞も活性化される．マスト細胞は血液中に存在しないため，同様の反応を示す末梢血中の好塩基球をターゲットとする．アレルギー反応を患者自身の細胞で直接とらえるため，臨床症状との一致性が高いとされている．アナフィラキシーショックなどのハイリスク症例で，生体内（in vitro）試験を行わずに抗原診断を行うための補助検査として有用である．BATでは，検査したい抗原を任意に選択できる利点がある．

Ⅳ型アレルギーを調べる検査として，薬物によるリンパ球刺激試験（drug-induced lymphocyte stimulation test：DLST）と白血球遊走試験（leucocyte migration test：LMT）があるが，原因薬剤の検出率は低く，偽陽性も多い．

in vitro試験の結果が，皮膚テストやチャレンジテストの結果と一致するとは限らない．アレルギー診断では，何種類かの検査を組み合わせ，臨床症状も加味して，総合的にアレルギーの有無を判断する必要がある．

4）局所麻酔薬中毒

局所麻酔薬は，Na^+チャネルを非特異的にブロックすることによって，末梢神経細胞の活動電位の発生と伝播を抑制する．しかし，非特異的であるため，吸収された局所麻酔薬は全身の細胞膜に影響を与え，多彩な臨床症状をもたらす．これが，局所麻酔薬中毒である．

通常の歯科臨床において，局所麻酔薬中毒は非常にまれである．歯科臨床で最も使用頻度の高い歯科用アドレナリン含有2％リドカインカートリッジ製剤（1.8 mL）は，36 mgのリドカインを含有している．この製剤の最大使用量は，500 mgなので，約14本分に相当する（500/36＝13.89）．したがって，通常の歯科治療で局所麻酔薬中毒が発生する可能性は低い．しかし，血管内誤注入，特に血管豊富な部位への投与による吸収促進，肝機能障害患者への相対的過量投与により，局所麻酔薬中毒が発生する可能性は否定できない．

局所麻酔薬中毒は局所麻酔薬の血中濃度の過度の上昇により発生する．症状は血中濃度の上昇の程度に従う（図3-Ⅲ-3参照）．血中濃度の上昇は，局所麻酔薬の投与量・濃度，投与部位の血流分布，血管収縮薬の有無，局所麻酔薬の性質に関連する．局所麻酔薬中毒の2大症状は，中枢神経毒性と心毒性である．一般に，中枢神経毒性は心毒性よりも低い血中濃度で出現する．症状の詳細は第3章Ⅲを参照のこと．

局所麻酔薬中毒は発生様式から2つに分類され，血管内への直接の注入による即時型中毒と，組織からの移行や活性型の代謝物の蓄積に伴う遅延型中毒がある．即時型は頸動脈や椎骨動脈など頭頸部動脈内注入により生じ，星状神経節ブロックで起こりやすい．遅延型は過量投与の場合に徐々に血中濃度が上昇して生じる．

患者の状態によっても，中毒閾値は変化する．生体pHが低下すると，タンパク結合率が低下して非結合分画が増加するため，中毒症状が生じやすくなる．局所麻酔薬のうち，アミド型は肝ミクロソームで，エステル型はブチリルコリンエステラーゼで分解される．リドカインの代謝には，肝血流量が関係し，心不全患者では局所麻酔薬濃度が上昇しやすい[28]．肝障害によりブチリルコリンエステラーゼ活性の低下があると，エステル型局所麻酔薬による中毒の危険性が高まる[29]．乳児は成人に比べ肝臓の代謝酵素活性が低く，中毒を起こしやすい．

局所麻酔薬中毒の治療として，けいれん発生後，低酸素血症および代謝性アシドーシスが数秒以内に出現するので，100%酸素による換気が必須である．過換気は理論上，局所麻酔薬の脳への運搬を減らすが，逆に，脳からの局所麻酔薬の除去も遅らせる．けいれんに対しては，ミダゾラムやジアゼパムを投与する．

低血圧や不整脈が認められた場合，可能な限り早期に20%脂肪乳剤（イントラリポス®，250 mL）を投与する（lipid rescue）．脂肪乳剤の作用機序は明らかになっていないが，脂肪乳剤が血漿中に分布し，脂溶性の高い局所麻酔薬と結合することによって有効血中濃度を下げる可能性が考えられている．投与量は1.5 mL/kgのボーラス投与後，15 mL/kg/時で持続投与する（総量12 mL/kgまで）．プロポフォールの代替使用は適切でない．重篤な徐脈を伴う低血圧に対しては，アドレナリンのような直接のα作用，β作用をもった循環作動薬を投与する．

5）血管収縮薬による反応（第3章Ⅳ参照）

血管収縮薬としてアドレナリンを含む局所麻酔薬を誤って血管内に注射した場合，アドレナリンのβ_1作用による頻脈や血圧上昇が起こることがある．場合によっては心室性の不整脈を生じることもある．また，口腔粘膜は血流が豊富であるため浸潤麻酔によってもアドレナリンは口腔粘膜から吸収され，循環動態への影響は3〜5分後にピークとなる[30]．その結果，患者によっては動悸を訴えることがある．

6）メトヘモグロビン血症

メトヘモグロビン血症はまれな全身的偶発症である．メトヘモグロビン（メトHb）は，ヘモグロビンに配位されている二価の鉄イオンが三価になったもので，酸素および二酸化炭素の運搬能をもたない．メトHbが，体内で過剰になると，酸素欠乏状態に陥る．通常，メトHbは1%以下であるが，15〜20%（1.5 g/dL）以上になるとチアノーゼが生じ，40%以上では，頭痛，めまい，呼吸困難，意識障害などの症状が出現する．

局所麻酔薬のプロピトカインやアミノ安息香酸エチルはメトHb血症を引き起こす．プロピトカインは肝臓で代謝され，オルトトルイジンを産生し，これがヘモグロビンをメトHbに変化させる．メトHb血症はプロピトカイン600 mg，または10 mg/kg以上の投与量で発生する．アミノ安息香酸エチルはメトHb血症を引き起こす恐れがあるため，2歳未満の乳幼児では禁忌である．

メトHb血症では，パルスオキシメータによる動脈血酸素飽和度（Sp_{O_2}）は不正確となり，低値を示す．パルスオキシメータは，異常ヘモグロビン（カルボキシヘモグロビン（COHb）やメトHbなど）を測定対象としていないためである．メトHb血症はメチレンブルー1〜2 mg/kgの静脈内投与で改善される．

7）誤飲・誤嚥

「誤飲」とは，食物以外の異物を飲み込んでしまい，消化管内（食道，胃，腸）にある状態

をいい，「誤嚥」とは，異物が気道（喉頭，気管，気管支）に入り込んだ状態をいう．歯科用器材や補綴装置などの異物の誤飲や誤嚥は，歯科臨床上しばしば遭遇する医原性の偶発症である．歯科治療の術野は気道・消化管と隣接しているため，その危険性は常に存在する．種々の予防策が考案されているが不十分で，誤飲や誤嚥に関するインシデント，アクシデントの報告が絶えない．時には死亡事故につながることもある．異物の種類としては，インレー，クラウン，メタルコア，バー類や抜去歯などさまざまである．誤嚥は高齢者で起こりやすく，加齢に伴う気道反射の低下が関与する．

異物を口腔内に落下させ，口腔内や咽頭部にある場合には，起き上がらせずに，仰臥位のまま鉗子や吸引器などで除去するか，顔を横に向け吐き出させる．急に起き上がらせてはならない．起き上がらせると下咽頭から消化管あるいは気管に異物を落下させてしまう危険性がある．口腔内や咽頭部で異物を見失った場合には，臨床症状をよく観察し，誤飲か誤嚥かを見極める．誤嚥の場合，症状として咳嗽，呼吸困難，喘鳴などが生じ，誤飲の場合，嚥下痛，通過障害，異物感などを患者は訴える（窒息の場合の対応は第15章を参照）．異物が気管支内や胃内にまで達した場合には，無症状のこともありうる．特に高齢者では，無症状なことも多い．

誤飲・誤嚥が疑われた場合，必ず胸部・腹部エックス線検査を行い，異物の存在場所を医師に診断してもらう．このとき，異物のサンプルを持参すると参考になる．その後の対応は医師の判断に委ねる．摘出処置が必要となる場合もあるので，患者には絶飲絶食を指示する．

異物を誤飲した場合，一般的にクラウンのような硬くて丸い形状のものは自然排出されやすく，リーマーなどの鋭利なものは消化管穿孔などの危険性があるとされている．一方，異物を誤嚥した場合，早急に異物除去を行わなければならない．長時間経過することにより除去が困難になるだけでなく，肺炎や無気肺に移行する可能性がある．

いずれにしろ，日頃から異物の誤飲・誤嚥の発生に備え，医療機関との連携を確立しておくことが重要である．

3. 徴候・症状・所見からみた歯科治療時の偶発症への対応

1) 意識障害・失神（意識消失）

意識は，「覚醒」と「認知」の2つの要素で構成されている．「覚醒」とは，外界からの刺激に対する反応であり，その障害の程度は意識水準で表され，傾眠，昏迷，半昏睡，昏睡に分けられる．一方，「認知」とは周囲の状況を正しく理解・認識することであり，意識の内容を示す．たとえば，せん妄では意識内容の変容が生じ，不穏・興奮，幻視・妄想，記憶障害，見当識障害が引き起こされる．

覚醒度の障害による意識障害は，一過性の意識障害（失神）と遷延性の意識障害に分けられる．失神は，脳血流減少により一過性に意識を失うことで，通常は数分で自然に回復する．失神からの回復に時間を要する場合，遷延性の意識障害との鑑別が必要となる．表13-Ⅱ-4に歯科臨床において遭遇する可能性のある意識障害の原因を示す．最も多い失神の原因は，血管迷走神経性失神である．

意識の異常に遭遇した場合，まず，バイタルサインをチェックし，意識状態を評価する．意識を評価する方法として，JCS（Japan coma scale）とGCS（Glasgow coma scale）がある（表13-Ⅱ-5）[31]．JCSは意識の尺度を，大きく3つに分け，それをさらに細かく3つに分け，3×3＝9段階で評価する．GCSは，E（開眼），V（言語反応），M（運動反応）に関して3〜15点でスコア化する．次に異常発生時の状況，患者の既往歴，服薬歴をチェックし，意識障害を起こしうる原因を推測する．同時に，身体所見として，瞳孔の大きさ，対光反射をみる．さらに検

表13-Ⅱ-4　歯科治療時に遭遇しうる意識障害の原因

神経調節性失神		血管迷走神経性失神
起立性低血圧	自律神経障害	Parkinson病，糖尿病性神経症
	薬剤誘発性	降圧薬，硝酸薬，アルコールなど
	循環血液量減少性	出血，脱水，アナフィラキシーなど
心原性	不整脈 (Adams-Stokes発作)	徐脈性不整脈(洞不全症候群，房室ブロック)
		頻脈性不整脈(PSVT，心房細動，心室頻拍，心室細動)
	器質的心疾患	虚血性心疾患(心筋梗塞，狭心症)，大動脈弁狭窄，肥大型・拡張型心筋症
血管性		大動脈解離，肺塞栓
妊娠時		仰臥位低血圧症候群
中枢性	脳血管障害	脳出血，くも膜下出血，脳梗塞，TIA
	てんかん	複雑部分発作，全般発作，(強直間代性発作，欠伸発作，脱力発作)
代謝性疾患		低血糖，糖尿病性ケトアシドーシス，高浸透圧高血糖症候群
電解質異常		低ナトリウム血症，高ナトリウム血症
呼吸性		過換気症候群，低酸素血症(COPD，喘息，肺炎)，CO_2ナルコーシス
中毒・薬剤性		局所麻酔薬中毒
内分泌性疾患		甲状腺クリーゼ，副腎クリーゼ
精神疾患		解離性(転換性)障害，心因性非てんかん性発作

PSVT：発作性上室頻拍，TIA：一過性脳虚血発作，COPD：慢性閉塞性肺疾患．

表13-Ⅱ-5　Japan coma scale (JCS) およびGlasgow coma scale (GCS) による意識障害の評価

Japan coma scale (JCS)	Glasgow coma scale (GCS)
Ⅰ．覚醒している 　0：意識清明 　1：見当識は保たれているが意識清明ではない 　2：見当識障害がある 　3：自分の名前・生年月日がいえない Ⅱ．刺激に応じて一時的に覚醒する 　10：普通の呼びかけで開眼する 　20：大声で呼びかけたり，強く揺するなどで開眼する 　30：痛み刺激を加えつつ，呼びかけを続けるとかろうじて開眼する Ⅲ．刺激しても覚醒しない 　100：痛みに対して払いのけるなどの動作をする 　200：痛み刺激で手足を動かしたり，顔をしかめたりする 　300：痛み刺激に対し全く反応しない	開眼機能 (eye opening)「E」 　4点：自発的に，または普通の呼びかけで開眼 　3点：強く呼びかけると開眼 　2点：痛み刺激で開眼 　1点：痛み刺激でも開眼しない 最良言語反応 (best verbal response)「V」 　5点：見当識が保たれている 　4点：会話は成立するが見当識が混乱 　3点：発語はみられるが会話は成立しない 　2点：意味のない発声 　1点：発語みられず 最良運動反応 (best motor response)「M」 　6点：命令に従って四肢を動かす 　5点：痛み刺激の部位に手足をもっていく 　4点：痛み刺激から逃げる 　3点：痛み刺激に対して緩徐な屈曲運動 　2点：痛み刺激に対して緩徐な伸展運動 　1点：運動みられず

　わが国ではJCSで評価することが多い．覚醒度で3段階に分け，正常0点，深昏睡300点である．
　国際的にはGCSが一般的で，開眼・言語・運動の3分野で評価する．GCSでは各項目の最良の値を採用する．合計点で，正常15点，深昏睡3点である．

(三浦，2011[31])より)

査として，経皮的動脈血酸素飽和度，簡易血糖測定，動脈血液ガス分析，心電図検査を行いつつ，必要に応じて医師の応援を求めるか，医療機関に搬送する．

2) 血圧上昇・低下
(1) 血圧上昇
歯科治療中の異常高血圧は，最も遭遇する全身的偶発症の1つである．歯科治療時に発生する異常な血圧上昇は，多くの場合，高血圧を有する患者に発生する．医療面接時に，高血圧の有無を確認し，高血圧に伴う合併症（虚血性心疾患，心不全，脳血管障害，腎不全）の有無，血圧のコントロールの状況，投与されている降圧薬について確認する．また，患者によってコントロールされている血圧の値が異なるので，日頃の血圧（家庭血圧）を把握しておくことが非常に重要である．血圧が上昇した場合，家庭血圧からの逸脱の程度で重症度を判断する．

①血圧上昇の原因
治療開始前の段階から血圧上昇が認められる場合，その原因として治療に対する不安・緊張が考えられる．リラックスした状態でしばらく血圧の経過を観察する．必要に応じて鎮静法を用いる．患者によっては歯科治療に際し，降圧薬の服用を中止していることもあるので，患者に降圧薬の服用状況を確認する．治療途中で徐々に血圧が上昇する場合は，痛みや長時間の治療に対するストレスが原因となることが多い．高齢者では利尿薬を服用している患者も多く，治療時間が長くなると尿意をもよおし，血圧上昇の原因となる．また，腰痛や褥瘡のある高齢患者では，デンタルチェアへの着席に伴う痛みにより血圧上昇を招く．治療後の血圧上昇は，術後痛による場合が多い．

②血圧上昇の程度
血圧上昇が平常の血圧（各患者の家庭血圧）の＋20％以内であれば，生理的変動範囲内であり問題とならない．目安として，180/110 mmHg以上の血圧上昇が持続する場合は，治療を中断し，血圧上昇の原因除去に努める．それでも血圧上昇が持続する場合は，治療を延期する．必要に応じて内科に対診する．未治療の高血圧の場合は，内科治療を優先させる[32]．

③血圧上昇に伴う症状・所見
血圧上昇に伴う症状は，頭痛，胸部圧迫感，動悸，手足のしびれ，めまいなどであるが，無症状なことも多い．したがって，高血圧を有する患者の歯科治療では，血圧モニタが必須である．血圧上昇に加え，何らかの症状や異常所見がないかを確認する．歯科治療時の急激な血圧上昇で問題となるのは，以下の急性の臓器障害に進行する危険性があるからである．

a. 急性冠症候群（不安定狭心症，急性心筋梗塞）：胸部症状が出現する．
b. 高血圧性急性左心不全：肺水腫により呼吸不全を呈する．
c. 脳血管障害（脳出血，脳梗塞，高血圧性脳症）：激しい頭痛，意識障害，悪心・嘔吐，けいれん，神経学的症状などが出現する．
d. 急性大動脈解離：激しい胸痛が出現する．

これらの症状を伴う場合には，ただちに医療機関へ搬送する必要がある．

④異常高血圧への対処
血圧上昇の原因（緊張，痛みなど）を除去し，血圧の経過を観察する．痛みによる血圧上昇に対しては，強力な局所麻酔薬を十分な量，投与する．局所麻酔薬に含まれる血管収縮薬の血圧に対する効果を恐れ，局所麻酔薬の投与量を減らすことは勧められない．緊急の降圧は歯科治療を中止できない場合に限る．降圧はできるだけ緩徐に行う．アムロジピンなどを内服させたり，ニカルジピンなどの静脈内投与を行う．その日の処置は，短時間で終了するようにする．

高齢者では，安易に降圧薬により血圧を下げることはしない．過度な血圧低下を引き起こす可能性がある．高血圧患者では健常者と比べ，脳血流の自己調節能の調節域が，高いほうにシフトしている．つまり，自己調節能の下限域が

上昇しているので，正常血圧の人では脳血流が維持される範囲の血圧低下でも，脳血流が低下してしまう可能性がある．また，脳梗塞が疑われる場合には，血圧を下げてはならない．血圧を下げることで梗塞の範囲が拡大する可能性がある．

(2) 血圧低下
①血圧低下の原因

低血圧は，収縮期血圧が100 mmHg未満と定義されるが，自覚症状や異常所見を伴わない血圧低下は治療の対象とはならない．低血圧の症状は，めまい，ふらつき，立ちくらみ，倦怠感，易疲労感，眠気，手足の冷感など多様である．血圧低下が重度の場合，失神やけいれんも生じる．失神は，血圧低下により脳血流が一過性に減少することで発生する．したがって，失神を引き起こす疾患・病態では，血圧低下が合併する．また，まれではあるが局所麻酔薬中毒による心毒性でも血圧低下は生じる．

歯科治療に関連する血圧低下の原因としては，血管迷走神経反射が最も頻度が高い．また，歯科治療でデンタルチェアを起こし，急に患者を立ち上がらせると，患者がめまいや気分不良を訴え，場合によっては失神することがあり，起立性低血圧とよばれる．立ち上がったときに血圧が過度に低下することで，脳への血流が減少して，これらの症状が起こる．急に立ち上がると，重力によって下半身の静脈に血液が移動する．その結果，静脈還流が減少し，心拍出量が減り，血圧が低下する．正常な状態では，この変化に対してただちに圧受容器反射を介した交感神経活動の亢進が起こり，心拍出量増加，末梢血管抵抗増加などによって血圧が下がることを抑制する．その代償機構が妨げられると，起立性低血圧が発生する．代償機構の異常は，糖尿病やParkinson病などによる自律神経障害や血管拡張薬の服用ばかりではなく，加齢によっても生じ，70歳以上の高齢者では起立性低血圧が起こりやすい．

高齢者では，血圧低下が重要臓器の虚血を招く可能性がある．特に血圧低下を避けるべき合併疾患は，虚血性心疾患，脳血管障害，大動脈弁狭窄である．さらに高齢者，特に要介護高齢者は水分摂取が少なく，また利尿薬の服用や糖尿病による尿量の増加のため，脱水傾向（循環血液量の減少）にある．脱水は，何らかの原因で血圧低下が起こった場合，血圧低下を増強し，回復を遅らす要因となる．また，透析直後も除水量が多いと血圧低下を招きやすい．

患者の中にはα_1遮断作用を有する薬物を服用している患者も少なくない．このような患者にアドレナリンを含んだ局所麻酔薬を使用した場合，一過性に血圧低下が生じることがある[33]．これはアドレナリンのα作用（末梢血管収縮作用）が遮断されているため，β_2作用（末梢血管拡張作用）が優位となり，血圧が低下する現象である．この反応をアドレナリン反転とよぶ．α遮断作用を有する薬物として，抗精神病薬のブチロフェノン系薬，フェノチアジン系薬，セロトニン・ドパミン受容体遮断薬，および高血圧や排尿障害で用いるα遮断薬がある．

仰臥位低血圧症候群とは，妊娠末期の妊婦が仰臥位になった際，妊娠子宮が脊柱の右側を上行する下大静脈を圧迫し，それにより右房への静脈還流量が減少するため，心拍出量が減少し，血圧低下をきたす病態である．妊婦は頻脈，悪心・嘔吐，冷汗，顔面蒼白などの症状を呈する．また，胎児の心拍数も急激に低下し，胎児の低酸素症を引き起こす危険性がある．対応としては，患者を仰臥位から左側臥位にし，右心系に血液が戻ってくるようにすることで，症状は速やかに回復する．

3) 脈拍の異常（頻脈，徐脈，不整脈）

歯科治療に関連して，頻脈，徐脈，不整脈など，脈拍の異常が生じることがある．頻脈（心拍数が100回/分以上）は，歯科治療時の不安・緊張や痛みなどによる交感神経の緊張，さらに局所麻酔薬に含まれる血管収縮薬の影響により

表13-Ⅱ-6　歯科治療に関連し，けいれんを起こす可能性のある疾患と薬物

失神	血圧低下による脳血流の減少によって起こる．
過換気症候群・パニック発作	過換気に伴う呼吸性アルカローシスによる低カルシウム血症のため，テタニーが生じる．
熱性けいれん	生後6か月から5歳頃までで，38℃以上の発熱時にけいれんが引き起こされる．全般性強直間代発作が数分間起こる．
糖尿病	低血糖や高浸透圧高血糖症候群で起こる．
内分泌疾患	甲状腺クリーゼで起こる．
薬剤性けいれん／局所麻酔薬中毒	局所麻酔薬の中枢神経毒性により発生する（3章Ⅲ-4参照）．
薬剤性けいれん／ニューキノロン系抗菌薬	中枢興奮作用を有し，単独投与でけいれんを起こすことがある．NSAIDsの併用でけいれんが誘発される．ニューキノロン系抗菌薬は，脳内でGABAの受容体結合を阻害し，NSAIDsの共存下ではこの阻害作用が劇的に増強されるため．
薬剤性けいれん／カルバペネム系抗菌薬	バルプロ酸ナトリウムとの併用でけいれんが誘発される．バルプロ酸ナトリウムは，GABAトランスアミナーゼの阻害によって脳中のGABA濃度を増加させ，異常興奮を抑える作用があるが，カルバペネム系抗菌薬はGABAの受容体結合能を阻害し，けいれんを誘発する．カルバペネム系抗菌薬は，肝におけるバルプロ酸ナトリウムのグルクロン酸抱合体の生成を促進し，血中濃度を低下させる．

しばしば発生する．また，頻脈は低血糖発作，甲状腺機能亢進症，ショックの一症状としても起こる．一方，徐脈（心拍数が50回/分以下）は血管迷走神経反射で起こる頻度が最も高い．

不整脈が脈拍の異常の原因となることもある[34]．不整脈により心拍出量の急激な低下をきたし，それに伴う脳血流減少から，めまい，失神，けいれんなどの一過性の脳虚血症状を引き起こす病態をAdams-Stokes発作といい，心原性失神の原因となる．Adams-Stokes発作は房室ブロックなどの徐脈性不整脈ばかりでなく，心室頻拍や心室細動などの頻脈性不整脈でも引き起こされる．房室ブロックの重症度は，1度から3度に分類され（第2章Ⅳ参照），抜歯に関連して発生した房室ブロックが報告されている[35,36]．また，上室性頻拍や心室性期外収縮なども，歯科治療のストレスにより引き起こされる場合もある．突然起こる心室頻拍や心室細動の原因の多くは，急性心筋梗塞だが，その他，陳旧性心筋梗塞や拡張型心筋症，肥大型心筋症などでも起こる[37]．

またBrugada症候群，QT延長症候群は，特発性心室細動を起こし，突然死の恐れのある疾患である．Brugada症候群は12誘導心電図の胸部V1-V3誘導でcoved（弓状）型，もしくはsaddle back（馬鞍）型のST上昇を呈する．QT延長症候群は，心電図にQT延長を認め，torsade de pointesとよばれる特殊な心室頻拍，あるいは心室細動などの重症心室性不整脈を生じる．

医療面接により脈拍の異常の既往が判明した患者の歯科治療では，心電図のモニタが必須である．

4）けいれん

歯科治療時に，けいれんが誘発されることがある．けいれんとは，全身または一部の筋肉が発作的に不随意収縮する神経症候である．けいれんは，てんかん発作と全身性疾患に伴い発生する．

てんかんは原因により特発性てんかんと症候性てんかんに分けられる．特発性てんかんは，原因不明とされるてんかんで，症候性てんかん

は，脳に何らかの障害が加わることで起こる．出生時の脳障害，低酸素症，脳炎，髄膜炎，脳出血，脳梗塞，脳外傷，Alzheimer病などにより脳が障害されて発生する．心因性非てんかん発作 psychogenic non-epileptic seizure (PNES) とは，心因性にてんかん様の発作を繰り返す疾患で，真のてんかんとの鑑別は難しい．PNESは，意識的に発作を装う「詐病」とは異なる．PNESはヒステリー発作，あるいは変換症（転換性障害）とよばれることもある．

てんかん発作の詳細については第11章を参照のこと．

てんかん以外に全身のけいれんを起こす疾患には，発熱，ウイルス性脳炎，電解質異常（低・高ナトリウム血症，低カルシウム血症，低マグネシウム血症），薬物中毒，過換気症候群などがある．一方，局所的にけいれんを起こす疾患には，片側顔面けいれん，眼瞼けいれん，チック，痙性斜頸，書痙などがある．

けいれんは，薬物の有害作用として現れる場合もある[38]．薬物によるけいれんは，もともとてんかんを有する患者が薬物により発作が誘発される場合と，何の素因もない患者が薬物によって発作を起こす場合がある．さらに，薬物自体には，けいれんやてんかんを引き起こす作用はないものの，その薬物によってもたらされる病態が発作の原因となる場合もある．たとえば，糖尿病治療薬の過剰摂取により低血糖になると，けいれんが起こることがある．歯科治療に関連してけいれんが起こる原因を表13-Ⅱ-6に示す．

歯科治療中に何らかの理由でけいれんが出現した場合，まず口腔内に挿入していた物をすべて除去する．次に患者が，デンタルチェアから転落したり，手足の打撲など，けがをしないように保護する．けいれん発作による呼吸抑制や吐物による窒息や誤嚥を引き起こす危険性があるため，呼吸状態，Sp_{O_2}の値を観察する．発作時は，気道確保と100％酸素投与を行う．病歴・服薬歴などを確認し，けいれんの原因を探り，必要に応じて医療機関に搬送する．

けいれん重積とは，けいれんが30分以上続くか，短時間にけいれんを繰り返し，その間，意識が回復しないものをいう．けいれん重積では，脳の酸素消費量が増大する一方で，呼吸が抑制され，低酸素血症から脳障害や死亡に至るケースもあるため，早急な処置が必要となる．臨床的には，5分以上続くけいれんであれば，重積発作として治療にあたる．抗けいれん薬のミダゾラム，フェノバルビタールなどの投与を行う．

第14章 ショック

I ショックの概念と分類

1. ショックの概念と定義

ショックとは急性の循環不全を呈する状態であり，主要臓器の血流を維持することが困難となり，細胞の代謝障害や臓器障害を引き起こす．種々の原因により血圧は低下し，交感神経系の緊張から，頻脈，顔面蒼白などの症状を伴い，主要臓器は低酸素状態となる．ショックには早期の対応と診断・治療が必要であり，治療の遅れは多臓器不全を惹起し，死に至る可能性が高くなる．

2. ショックの分類

ショックは循環障害の原因によって血行動態と病態が大きく異なり，以下の4つに分類される．

① 循環血液量減少性ショック hypovolemic shock
② 心原性ショック cardiogenic shock
③ 心外閉塞・拘束性ショック extracardiac obstructive shock
④ 血液分布異常性ショック distributive shock
  a. 感染性ショック
  b. アナフィラキシーショック
  c. 神経原性ショック
  d. 内分泌性ショック

ショックの分類と主要原因・発生機序を表14-I-1[1]に示す．

3. 各ショック時の血行動態

各ショックにおける血行動態を前負荷，心機能，後負荷，循環血液量に分けて図14-I-1に示す[2]．ショック時の血行動態の変化は表14-

表14-I-1　ショックの分類と主要原因・発生機序

	主要原因	発生機序
循環血液量減少性ショック	・出血性ショック：外傷，消化管出血，後腹膜出血 ・体液喪失：脱水，嘔吐，下痢，多尿，熱傷	前負荷の低下
心原性ショック	・心筋性：心筋梗塞，心筋炎，拡張型心筋症，薬物 ・機械性：弁膜症（狭窄症，閉鎖不全症），肥大型心筋症，心室中隔欠損症 ・不整脈：徐脈，頻脈	心筋障害 ポンプ障害
心外閉塞・拘束性ショック	・大静脈の直接圧排・閉塞：腫瘍など ・緊張性気胸（気道内圧の過剰上昇） ・心タンポナーデ，収縮性心膜炎 ・広範肺血栓塞栓症	胸腔内圧増大による心室充満の障害 心筋のコンプライアンス低下による心室駆出の障害
血液分布異常性ショック	・感染性ショック：敗血症 ・アナフィラキシーショック ・神経原性ショック ・内分泌性ショック：副腎不全，甲状腺クリーゼ	前負荷の低下 心筋抑制 体血管抵抗の低下

（三浦，2008[1]より改変）

I-2[1]に示す．

1）循環血液量減少性ショック

手術や外傷による出血や脱水，体液を喪失した熱傷やイレウスもこの分類に入る．循環血液量の減少により前負荷が減少し，心拍出量が減少して血圧が低下するが，代償機転として末梢血管が収縮する（図14-I-1B）．循環血液量の15〜30％の出血で頻脈，頻呼吸，脈圧の減少，細血管再充満時間capillary refill timeの遅延，皮膚の冷汗や湿潤が出現する．不穏や無気力，無反応などの意識レベル低下や徐脈は状態の悪化を示唆し，止血術や大量輸液，輸血などの早急な処置が必要となる．

2）心原性ショック

心筋梗塞や不整脈により心臓のポンプ機能が低下し，全身への心拍出量が減少する．左心室からの拍出障害により，肺動脈楔入圧は上昇，肺動脈・右心室のうっ血をきたし，さらに静脈還流が障害されて前負荷は増加する（図14-I-1C）．

3）心外閉塞・拘束性ショック

肺血栓塞栓症・大動脈解離，緊張性気胸や心タンポナーデなどで心臓周囲からの圧迫により心拍出量が低下し，ショック状態に陥る．早期の診断，治療によりショック状態の悪化から回復できる可能性があるが，診断が遅れると危機的状態に移行する（図14-I-1D）．

4）血液分布異常性ショック

末梢血管の拡張により血圧は低下し，前負荷と心拍出量が減少する（図14-I-1E）．

（1）感染性ショック

敗血症性ショックといわれ，菌体自体やエンドトキシンなどの外毒素，マクロファージなどから産生されるサイトカインや一酸化窒素（NO），活性酸素などのメディエーターにより血管拡張や心筋抑制が起こる．頭頸部感染症においても，ドレナージや切開などの処置や抗菌薬投与の遅れから敗血症性ショックに至ることがあり，注意が必要である．

（2）アナフィラキシーショック

アナフィラキシーとは，薬物やアレルゲンなどの侵入によりアレルギー症状が複数臓器に引き起こされ，時には生命の危機に進展する過敏反応である．急激な血圧低下，呼吸困難，皮膚膨隆疹，意識消失などの全身症状が発生した危機的状態をアナフィラキシーショックという．症状の変化を早期に察知して病態を把握し，適切な処置を施行してショックを回避することが重要である．

（3）神経原性ショック

血管迷走神経反射による血圧低下や脊髄横断症候群によるスパイナルショックなどの神経調節の異常により血管拡張が起こり，血圧が低下する．

II　ショックの病態

ショックの際には種々の原因により，心拍出量が減少し，微小循環および重要臓器の低灌流から全身性循環不全となる．さらに組織灌流低下により細胞レベルでは低酸素症が惹起され，いかなる治療にも反応しなくなりショックの悪循環に陥る（図14-II-1）[3]．ショックによる低酸素ストレス下では，マクロファージや好中球などの免疫担当細胞が活性化され，炎症性サイトカインが増加する．さらに，交感神経緊張や視床下部-下垂体-副腎系hypothalamic-pituitary-adrenal axis（HPA）なども関与して，微小循環に炎症が起こり，細胞免疫機能の低下にもつながる[4]．

1. 循環血液量減少性ショック

循環血液量が減少すると静脈還流量も減少し，1回心拍出量が低下する（Frank-Staringの法則）．血圧が低下すると動脈圧受容体の求心神経活動が開始し，延髄の昇圧中枢を活性化し，動脈血管が収縮して循環の中枢化が起こる．皮膚の血流は減少し蒼白となり，腹部臓

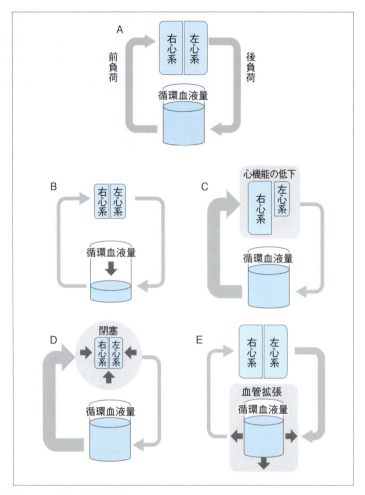

図14-Ⅰ-1 各ショック時の血行動態
前負荷，心機能，後負荷，循環血液量に分けて示す．
A：正常．
B：循環血液量減少性ショック．出血や熱傷などの循環血液量の減少によって前負荷が減少し，心拍出量が維持できない．
C：心原性ショック．左室収縮能の低下により心拍出量が減少し，前負荷が増大する．
D：心外閉塞・拘束性ショック．心嚢内や胸腔内圧の上昇あるいは肺動脈の閉塞によって心拍出量が得られない状態．静脈の怒張を認める．
E：血液分布異常性ショック．末梢血管抵抗の拡張により血管透過性が亢進し，前負荷が減少する．

(鈴木，2011[2])より改変）

表14-Ⅰ-2 各ショック時の血行動態の変化

	中心静脈圧	PCWP	心拍出量	末梢血管抵抗
循環血液量減少性ショック	↓	↓	↓	↑
心原性ショック	↑	↑	↓	↑
心外閉塞・拘束性ショック	↑	↑	↓	↑
血液分布異常性ショック	→/↓	→/↓	↑/→	↓

PCWP：pulmonary capillary wedge pressure（肺動脈楔入圧）． (三浦，2008[1])）

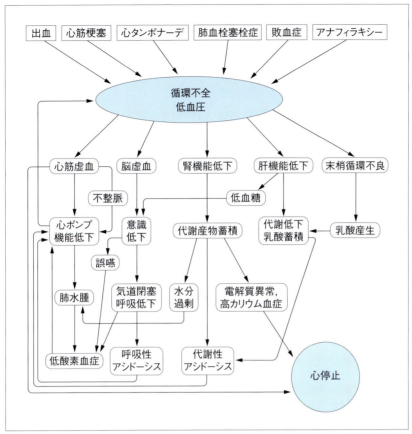

図14-Ⅱ-1 ショックの臨床症状と臓器障害による悪循環

(稲田, 2011[3]より改変)

器, 腎臓の血流を減少させて, 生命維持に必要な心臓や脳への血流を維持する. また, 交感神経刺激により副腎髄質からアドレナリンを分泌して末梢血管抵抗を上昇させ, 容量血管である静脈を収縮して血圧を増加する代償機構が上記の神経機構を補助するように働く.

一方, 毛細血管では, 血圧低下と細動脈収縮により有効濾過圧が減少し, 組織液が血管内へ移行する. 心房圧低下により心房性ナトリウム利尿ペプチド atrial natriuretic peptide (ANP) の分泌が抑制され, 容量受容体を介して視床下部からバソプレシンが分泌され, 血管収縮と水分保持に働く. さらに腎動脈の血流低下によりレニンが分泌され, アンジオテンシンⅡが増加して口渇, 血管収縮を起こすとともにアルドステロン分泌も増加させて, 腎臓でのNaと水の再吸収が促進され, 尿量が減少する[5].

上記の代償機構が不十分で, 適切な治療が行われないと, ショック状態はさらに進展し, 低酸素症による臓器不全へ進行して, 危険な多臓器障害に陥る. 低酸素症では, 好気的エネルギー産生が障害され, 細胞はグルコースから乳酸に変化させる嫌気的解糖でエネルギーを得る. しかし, この経路で得られるエネルギー量は少なく, 乳酸が解離して代謝性アシドーシスへと進展する. また, ショックの治療中には, いかなる治療にも反応しなくなると, 血管収縮から血流速度が減少して, 血液粘度の上昇と血流停止(スラッジング)から血栓形成へと進展し, 低酸素, アシドーシスとショックの悪循環

に陥る[3]．

2. 心原性ショック

広範囲心筋梗塞，心筋症や重症不整脈により心拍出量が減少しショック状態に陥る．胸痛や動悸，心窩部・背部・頸部などへの放散痛は心筋虚血の症状として重要であり，緊急的治療が必要になる．また，動悸や失神などの症状を伴う症例では，致死性不整脈の可能性が高く，緊急の治療が必要である．心室細動 ventricular fibrillation (VF)，持続性心室頻拍 ventricular tachycardia (VT)，トルサード・ド・ポアンツ torsade de pointes（一過性心室細動），洞不全症候群，完全房室ブロックは致死性不整脈といわれる．

3. 心外閉塞・拘束性ショック

心臓のポンプ機能に異常はなく，心・血管系が周囲から圧迫され，心拍出量が低下してショック状態に陥る．緊張性気胸や肺血栓塞栓症が全身麻酔中に発生すると診断が困難になることが多い．急性肺血栓塞栓症は急激に発症し，生命を左右する疾患である．特異的な早期症状は乏しく，早期診断・治療の遅れは重篤な状態につながるので，早急な対応や転院など連携体制の構築が必要である．明らかな原因が不明である呼吸困難や胸痛に加え，頻脈・頻呼吸・血圧低下などを認めた際には，造影CTなどの実施が早期診断につながる．

4. 血液分布異常性ショック

1) 感染性ショック

敗血症は感染症に対する宿主反応が制御不能となり，過剰な生体反応によって組織障害や臓器障害が惹起される生命の危機的状態と定義される．肺炎や頸部膿瘍などの感染に加え，さらに急性循環不全が加わると敗血症性ショックとなる．この状態には全世界で毎年数百万人以上が罹患し，その1/4以上が死亡するとされ，感染症から敗血症に移行する段階で集中治療につなげることが重要である[6]．

炎症は外来微生物やさまざまな生体侵襲に対して恒常性を維持するために起きる反応であり，マクロファージ，好中球，リンパ球，肥満細胞からサイトカインが産生される．炎症は元来，組織の損傷や感染の拡大を防ぐ免疫応答であるが，感染や侵襲に対する過剰な炎症反応は高サイトカイン血症から全身に炎症反応を引き起こし重篤な病態となる（図14-Ⅱ-2）[4]．感染によらない侵襲としては，外傷，熱傷，膵炎，外科手術があげられる．重症化や遷延化すると，各種のメディエーター，白血球やサイトカイン，凝固系などが活性化され，過剰な炎症反応は異物を処理するだけでなく生体自身も損傷し臓器障害の原因となる．高度の侵襲により多量のサイトカインが産生され，サイトカイン産生の制御機構が破綻すると全身性炎症反応症候群 systemic inflammatory response syndrome (SIRS) を惹起し，多数の重要臓器が機能不全になり，多臓器障害症候群 multiple organ dysfunction syndrome (MODS) に至る．

インターロイキン interleukin (IL)-1β，IL-6，腫瘍壊死因子 tumor necrosis factor (TNF)-αは炎症性サイトカインといわれ，種々のメディエーターやその他のサイトカインの産生を誘導する．一方，抗炎症性サイトカインといわれるIL-10は，単球細胞系に作用して炎症性サイトカインの産生をはじめとする免疫機能を抑制的に制御し，代償性抗炎症反応症候群 compensated antiinflammatory syndrome (CARS) を形成する．侵襲時には炎症性サイトカインと抗炎症性サイトカインの両方が増加し，傷害因子の排除や組織の修復に役立つが，これらの反応の強度や持続時間は侵襲の性質や宿主の状態に左右される（図14-Ⅱ-2）．

2) アナフィラキシーショック

アナフィラキシーショックは「アナフィラキシーに血圧低下や意識障害を伴う場合」と定義

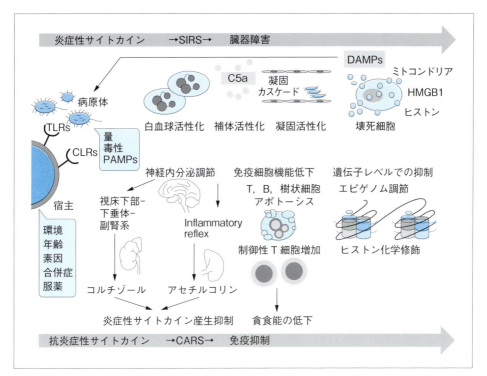

図14-Ⅱ-2 生体侵襲に伴う宿主の炎症反応と抗炎症反応
　侵襲に対する宿主の応答は図上段の白血球活性化，補体活性化，凝固活性化，壊死細胞へと続く炎症反応と図下段の神経内分泌調節，免疫細胞機能低下，遺伝子レベルでの抑制と続く抗炎症反応で形成される．これらの反応の強さや持続時間は，侵襲の程度や宿主の状態によって左右される．マクロファージ表面のToll様受容体がPAMPsやDAMPsを認識して細胞内でサイトカインの産生・分泌が誘導される．
　SIRS：systemic inflammatory response syndrome（全身性炎症反応症候群），CARS：compensated antiinflammatory syndrome（代償性抗炎症反応症候群），PAMPs：pathogen associated molecular patterns，DAMPs：damage associated molecular patterns，TLRs：Toll like receptors（Toll様受容体），CLRs：C-type lectin receptors.

(岩坂，2016[4])より改変）

されている[7]．アレルゲンとの接触後，数分〜数時間で発症し，皮膚・粘膜症状，呼吸器症状，消化器症状，循環器症状が急速に進行するので，重症度に応じて治療を開始する．初回反応から数時間（多くは8〜10時間）後に二相性反応という症状の再燃が認められる．

　発生機序としては，IgEが関与する免疫学的機序とIgEが関与しない免疫学的機序（NSAIDsなどの医薬品），肥満細胞を直接活性化する非免疫学的機序などがある．刺激された肥満細胞と塩基細胞から放出されたメディエーター（ヒスタミン，トリプターゼ）が全身に作用する．ヒスタミンは動静脈を弛緩させるとともに，毛細血管壁のタンパク透過性を増加させて血漿タンパクの漏出を起こし，血圧は急激に低下する．重症例ではアナフィラキシー発症の10分後には血管拡張と毛細血管透過性が亢進して，血管内血漿の約50％が血管外へ漏出することもある．

3）神経原性ショック
　精神不安，疼痛，息こらえなどにより血管迷走神経が刺激され一過性の低血圧や徐脈，心静止が起こる．歯科治療中に最も多く遭遇するショックであり，臥位で下肢を挙上すると改善することが多い．外傷や血流障害で生じた脊髄損傷や脊髄くも膜下麻酔時の交感神経遮断時に

表14-Ⅲ-1　ショックの診断基準

1. 血圧低下
   収縮期血圧90 mmHg以下
2. 小項目（3項目以上を満たす）
   ①心拍数100回/分以上
   ②微弱な脈拍
   ③爪床の毛細血管のrefilling遅延（圧迫解除後2秒以上）
   ④意識障害（JCS 2桁以上またはGCS 10点以下），不穏，興奮状態
   ⑤乏尿・無尿（0.5 mL/kg/時以下）
   ⑥皮膚蒼白と冷汗，または39℃以上の発熱（感染症ショックの場合）

血圧低下と小項目3項目以上でショックと診断する．
JCS：Japan coma scale，GCS：Glasgow coma scale.

（日本救急医学会監修，2011[8]）

も血管拡張による血圧低下を起こす．

4) 内分泌性ショック

急性副腎不全や甲状腺クリーゼなどにより低血圧や心不全から多臓器不全へ移行する．

Ⅲ ショックの臨床症状と診断

1. ショックの診断

ショックには種々の原因があるため，すべてのショックに適応する診断基準はないが，血圧低下と臨床症状からおおよその診断を下すことは可能である．血圧低下の他に頻拍・徐脈，爪床の毛細血管のrefilling遅延，意識障害，乏尿・無尿，蒼白な皮膚と冷汗または39℃以上の発熱（感染性ショックの場合）の6項目のうち3項目以上が該当するとショックと診断される（表14-Ⅲ-1）[8]．この中でも急激な徐脈は，心臓への血流が低下して心停止に移行する可能性があり，早急な血圧維持の治療が必要である．

ショックを疑うべき症状として以下の5徴候（ショックの5P）があげられる．

1. pallor（皮膚・顔面蒼白）
2. perspiration（発汗・冷汗）
3. prostration（不穏，苦悶様や無力様顔貌，肉体的・精神的虚脱）
4. pulselessness（脈拍微弱）
5. pulmonary insufficiency（呼吸不全，頻呼吸）

不穏や興奮状態は脳血流の低下や代謝性アシドーシスの影響により脳機能に異常をきたした状態と考えられ，意識障害はJCS（Japan coma scale）2桁以上またはGCS（Glasgow coma scale）合計点10点以下とする[1]（表13-Ⅱ-4参照）．頻呼吸はPa_{CO_2}を低下させて代謝性アシドーシスを代償している状態と考えられる．不穏や意識状態の変化があれば，ショックの診断基準や5徴候からショックを疑い，考えられる疾患を鑑別する．

2. 敗血症の診断基準

ショックの中でも敗血症は治療が困難で死亡率が高いことから，ICUでの診断にはSequential Organ Failure Assessment（SOFA）スコアが臓器障害のスコアシステムとして広く普及している．呼吸器（Pa_{O_2}/F_{IO_2}），凝固能（血小板数），肝臓（血清ビリルビン値），循環器（血圧・カテコラミン使用），中枢神経（GCS），腎臓（血清クレアチニン値，尿量）をおのおの0〜4点に配点し，SOFAスコアの2点以上の増加で院内死亡率が10％増加するとされている．

しかし，ICU以外の診療現場では動脈血を含めた採血検査は困難であり，すばやい診断を下すためにqSOFA（quick SOFA）が考案された．qSOFAは，呼吸数22回/分以上，意識レベル

表14-Ⅳ-1　ショックの初期診断と治療

Step 1：ショックの確認
・意識レベルのチェック，5Pおよび爪床毛細血管のrefilling遅延の有無からショックもしくはプレショックである可能性を推定

↓

Step 2：応援を呼ぶ
・体位の確保と酸素投与

↓

Step 3：primary and secondary ABCD surveys
・静脈路確保，volume resuscitation
・場合によりカテコラミンなどの使用
・補助呼吸または気管挿管・人工呼吸管理の適応を判断
・重症不整脈であれば同期電気ショック・除細動の適応を判断

↓

Step 4：鑑別診断
・問診，身体所見，ベッドサイド検査
　（血液検査，心電図，超音波検査，ポータブルX線など）
①原因が判明すればただちに解除が可能なショックの診断
・胸部聴診・打診所見より緊張性気胸を診断
・エコー所見より心タンポナーデを診断
②原因が判明すれば治療方針が変わるショックの診断
・全身皮膚所見，上気道閉塞症状などからアナフィラキシーを診断
・身体所見，画像所見などから脳幹障害・脊髄損傷を診断
・心電図，X線，超音波検査，Dダイマーなどから心筋梗塞，肺血栓塞栓症を診断
・問診などから薬物中毒を診断
③その他の鑑別診断
・循環血液量の評価
・肺動脈カテーテルなどによる循環動態・心機能評価
・感染源検索

（日本救急医学会監修，2011[8]）

の低下，収縮期血圧100 mmHg以下の3項目から構成されており，これらの項目のうち2項目を満たしていれば，積極的に敗血症を疑い，集中治療管理を考慮する．呼吸数は末梢循環不全の指標であり，酸素供給が減少したために嫌気的代謝に傾き，乳酸の産生が増加しアシドーシスとなる．その代償として二酸化炭素の排出を増やしてpHを正常域に戻そうと呼吸数が増加する．意識は声かけをして清明でなければ1項目とし，患者のベッドサイドや救急の現場で生命徴候を観察して判断する．

Ⅳ ショックの治療

1. 初期診断と治療

ショックの確認をショックの診断基準（表14-Ⅲ-1）に従い，循環，気道，呼吸，意識レベルを確認し，5徴候および爪床の毛細血管のrefilling遅延からショックまたはプレショックである可能性を推定する．すぐに体位を臥位にし下肢を挙上し，酸素を投与，血圧，脈拍数を測定する．重篤であれば蘇生チーム（院内），救急隊（院外）を呼ぶなどの応援を依頼し，高次医療機関に転送し，診断・治療が開始される

表14-Ⅳ-2　アナフィラキシーの臨床所見による重症度分類

		グレード1（軽症）	グレード2（中等症）	グレード3（重症）
皮膚・粘膜症状	紅斑・蕁麻疹・膨疹	部分的	全身性	←
	瘙痒	軽い瘙痒（自制内）	強い瘙痒（自制外）	←
	口唇，眼瞼腫脹	部分的	顔全体の腫れ	←
消化器症状	口腔内，咽頭違和感	口，のどの痒み，違和感	咽頭痛	←
	腹痛	弱い腹痛	強い腹痛（自制内）	持続する強い腹痛（自制外）
	嘔吐・下痢	嘔気，単回の嘔吐・下痢	複数回の嘔吐・下痢	繰り返す嘔吐・便失禁
呼吸器症状	咳嗽，鼻汁，鼻閉，くしゃみ	間欠的な咳嗽，鼻汁，鼻閉，くしゃみ	断続的な咳嗽	持続する強い咳き込み，犬吠様咳嗽
	喘鳴，呼吸困難	—	聴診上の喘鳴，軽い息苦しさ	明らかな喘鳴，呼吸困難，チアノーゼ，呼吸停止，SpO_2≦92％，締めつけられる感覚，嗄声，嚥下困難
循環器症状	脈拍，血圧	—	頻脈（＋15回／分），血圧軽度低下，蒼白	不整脈，血圧低下，重度徐脈，心停止
神経症状	意識状態	元気がない	眠気，軽度頭痛，恐怖感	ぐったり，不穏，失禁，意識消失

（海老澤，2015[7]）

（表14-Ⅳ-1）[8]．特に心停止の可能性がある致死性不整脈やアナフィラキシーショックでは早急な対応が求められる．意識低下や心停止が危惧される際には，AEDの装着やCPRを開始する（第15章参照）．

2．アナフィラキシーショックの初期治療

アナフィラキシーショックの初期対応に用いる薬物としては「アドレナリンの筋注が第一選択薬である」と推奨されている．アドレナリンの筋注の適応は，表14-Ⅳ-2の重症度分類における重症の症状（グレード3：不整脈，低血圧，心停止，意識消失，嗄声，犬吠様咳嗽，嚥下困難，呼吸困難，喘鳴，チアノーゼ，持続する我慢できない腹痛，繰り返す嘔吐など）としている．また，過去の重篤なアナフィラキシーの既往や症状の進行が激烈な症例では，中等症（グレード2）でもアドレナリン筋注の適応として

いる[7]．

アドレナリンは血管収縮，気管支拡張，強心作用とともにメディエーターの遊離を抑制する作用があり，成人では0.3 mgを筋注する．静注する際は0.05〜0.1 mgをゆっくり投与するが，過剰に急速に静注すると，不整脈，高血圧，肺水腫などの合併症を起こすので注意が必要である．エピペン®は，アナフィラキシーショックの既往がある症例や救急薬として準備している際には躊躇することなく使用する．エピペン®の中央部を持ち，大腿の前外側に垂直に強く押しつけたまま数秒間待った後に大腿部から抜き取る．緊急の場合は衣服の上からでも注射することが可能である．

血管確保ができれば，乳酸リンゲルや生理食塩液を急速に輸液し，皮膚症状を改善するために抗ヒスタミン薬，二相性反応の予防に副腎皮質ステロイドを点滴静注する．初期反応消失後

表14-Ⅳ-3　Code Blue と Rapid Response System（RRS）の比較

	Code Blue	RRS
チーム起動	意識なく，脈・呼吸なし	血圧低下，頻脈，呼吸数増加，意識変容
対象疾患	心停止，呼吸停止，気道閉塞	敗血症，肺水腫，不整脈，呼吸不全，アナフィラキシー
チーム構成	麻酔科，救急部，ICU，内科，医師・看護師	ICU医師・看護師，呼吸療法認定士，内科医師
呼び出し回数（回/1,000 入院患者）	0.5〜5	20〜40
対応時間（分）	>30	20〜30
院内死亡率（%）	70〜90	0〜20

（安宅ほか，2014[9]）

も12時間までは厳重に管理し，上気道閉塞や喉頭浮腫などの徴候には注意が必要である．

3. 病態別治療

ショックの病態に合った治療が必要になる．代表的な疾患と治療について簡単に述べる．

1) 循環血液量減少性ショック

血管確保と循環血液量を補充し，止血術を行う．

2) 心原性ショック

急性心筋梗塞では経皮的冠動脈インターベンションを行う．

3) 心外閉塞・拘束性ショック

緊張性気胸では脱気または胸腔ドレーン留置による胸腔内圧の減圧を行う．心タンポナーデは心囊内に多量の液体や血液が貯留し，心臓の拡張障害から血圧や冠血流の低下を引き起こすので，心囊ドレナージが必要となる．肺血栓塞栓症では抗凝固薬などにより肺動脈の血流を再開させる．

4) 血液分布異常性ショック

感染性ショックでは早期抗菌薬投与と病染巣の除去を行い，細胞外液による輸液で尿量を維持するなどの集中治療が必要になる．アナフィラキシーショックで重症であればアドレナリン0.3 mg（成人）を筋注する．

表14-Ⅳ-4　Rapid Response System（RRS）の起動基準

1. 心拍数（HR）　　　　　<40 または >130 bpm
2. 収縮期血圧（SBP）　　<90 mmHg
3. 呼吸回数（RR）　　　　<8 または >28回/分
4. 経皮的酸素飽和度（SpO_2）　<90%
5. 意識の変容
6. 尿量の低下　　　　　　<50 mL/4 時
7. 上記以外で何か変である

（安宅ほか，2014[9]）

4. 歯科診療室でのショック発症時における初期対応

歯科診療室で最も多く遭遇するのは，血管迷走神経反射である．臥位で下肢を挙上すると改善することが多いが，血圧や脈拍数を測定し，酸素吸入を準備する．脈拍数が50/分以下に低下するときや，気分不良が持続する際には，応援を依頼する．

歯科診療室で治療中に急激なショック状態に移行すると考えられるのは，脱水による循環血液量減少性ショック，心原性ショック，アナフィラキシーショックである．最も重要なことは，来院時の患者の状態を把握すること，既往疾患と内服情報，前日の睡眠状態，当日の食事状況を聴取することである．特に心疾患の既往がある症例では，狭心症症状や心不全の増悪がないか身体所見を入念に観察，聴取する．胸痛

や夜間性呼吸困難，下肢浮腫などがある際には，歯科治療を延期してかかりつけ医へ紹介する．急性出血によるショックや気道閉塞，致死性不整脈やアナフィラキシーショックが危惧されるときは，躊躇せずに院内救急や院外救急を依頼する．

5. Rapid Response System (RRS)

従来，院内緊急事態システムとして心肺停止対応システム (Code Blue system) があり，全館放送で人員を集め，心肺蘇生に着手する方式がとられてきたが，蘇生率や社会復帰率は低迷が続いていた[9]．近年，RRSが報告され，Code Blueで蘇生を開始するよりも，RRSにより救急コールで人員を早期に確保し早急に蘇生に着手することで，院内死亡率は減少してきた（表14-Ⅳ-3）．ショックの悪循環を断ち切るためにも，RRSの起動基準で早期に診断・治療に着手することが重要であり（表14-Ⅳ-4），院内の救急システムの見直しが浸透している．歯科診療室での診断・治療には制約が多いので，超高齢社会の中，ショックの病態を理解し，救急を要請する医科との連携が求められる．

第15章 心肺蘇生法

I 生命を脅かす状況の患者への対応

生命を脅かす状況の場合，ただちに心肺蘇生法cardiopulmonary resuscitation（CPR）を行う．歯科治療中の急変患者のすべてが生命を脅かす状況ではなく，むしろ心肺蘇生法が必要な患者はまれであるが，このことは歯科医師が心肺蘇生法を学ぶ意義をいささかも低下させない．歯科治療中に心肺停止に至った例は数多く報告されており[1]，救急専門医に引き継ぐまでCPRを適切に行うこと，また，CPRが必要な状況に至らないよう適切に予防することが歯科医師には求められている．

救命処置は，CPRおよび自動体外式除細動器automated external defibrillator（AED）の使用を中心とした一次救命処置basic life support（BLS）と，与薬や気管挿管などの二次救命処置advance life support（ALS）に分かれている．また，小児の一次救命処置はPBLS（pediatric basic life support），二次救命処置はPALS（pediatric advance life support），新生児の蘇生はNCPR（neonatal CPR）とよばれる．

1. 心肺蘇生法の歴史

西洋の中世では，心肺停止の傷病者を，馬に腹ばいに乗せて走ったり，逆さにつるしたり，生命の炎を呼び起こすと称して傷病者の胸の上で焚き火をしたという．馬に乗せることは振動で胸部がリズミカルに圧迫されるので，多少は蘇生に効果があったらしいが，他の方法は，ほとんど蘇生効果はなかった．

1946年，米国ミネアポリスのElamは，呼吸の止まった乳児に口対口人工呼吸を用いて蘇生に成功し，人工呼吸の有用性を報告した．人工呼吸は聖書（列王記）に記載がある歴史的な方法なので，Elamは控えめに「再発見rediscovered」とよんでいる．胸骨圧迫（心臓マッサージ）は，ジョンホプキンス医大のKouwenhovenらが，実験中にイヌの胸を体外から圧迫すると脈が触れることから偶然に発見し，1960年に論文発表した[2]．

1960年，ピッツバーグ大学のSaferは，循環と換気を結合することの重要性，すなわち胸骨圧迫と人工呼吸の併用が心肺蘇生に必要であることを強調し，現在の心肺蘇生法の基本手技を確立した[3]．これらをふまえ，1974年に米国心臓協会American Heart Association（AHA）は心肺蘇生法の標準的なガイドラインを発表した[4]．

ガイドラインはAHAにより5～8年おきに改定されたが，2005年から国際蘇生連絡委員会International Liaison Committee on Resuscitation（ILCOR）により国際的なコンセンサス（心肺蘇生と緊急心血管治療のための科学と治療の推奨にかかわる国際コンセンサス，International Consensus on Cardiopulmonary Resuscitation and Emergency Cardiovascular Care Science with Treatment Recommendations, CoSTR）が作成され，それをもとに各国がガイドラインを作成する形になった．ILCORはア

「2020年心肺蘇生ガイドライン」および「COVID-19対応の救急蘇生法」について，QRコードもしくは下記のURLより本書の正誤表／補足情報のwebページを参照されたい．

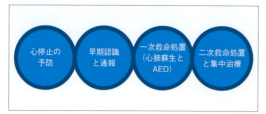

図15-Ⅰ-1　救命の連鎖[6]

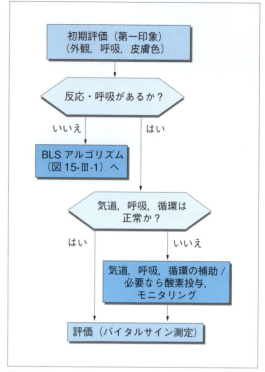

図15-Ⅱ-1　急変時のアプローチ

ジア蘇生協議会，米国心臓協会，ヨーロッパ蘇生協議会など，地域や国を代表する団体で構成されている．2017年よりILCORは重要なトピックをその都度CoSTRとして公開し，また1年ごとにCoSTR集として公表するなど，改訂頻度を高めた．日本の心肺蘇生法ガイドラインは，日本蘇生協議会（JRC）がCoSTRをもとに作成する．最新のものは2020年ガイドラインである．最新のガイドラインを熟知することが歯科医師には求められる．

2. 救命の連鎖

　生命の危機的状況に陥った患者を救命するには，「救命の連鎖」とよばれる4つの要素が重要となる（図15-Ⅰ-1）．4つの要素は，
①心停止の予防
②心停止の早期認識と通報
③一次救命処置（心肺蘇生とAED）
④二次救命処置と心拍再開後の集中治療
である．

Ⅱ　急変時のアプローチ

　歯科治療中，あるいは治療前後に患者が急変することがある．急変といってもすべての患者が致死的な状況になるわけではなく，むしろ致死的状況になることはまれである．血管迷走神経反射など，安静にしていれば回復する場合が圧倒的に多い．しかし，まれとはいえ，致死的状況を見落とすことは許されない．患者急変時にまず行うことは，患者が致死的状況か否かを判断することである．

　患者がいつもよりおかしいと感じたら初期評価を最初に行う（図15-Ⅱ-1）．初期評価は外観，呼吸，皮膚色をもとに数秒以内に行う．外観は意識レベル，意思疎通性，視線，発語などをパッと見て評価する．呼吸は胸と腹部の動きに注目して，呼吸の有無を評価する．呼吸をしていてもゼーゼーという雑音まじりの呼吸など，異常な呼吸でないかも判断する．皮膚色は循環の評価である．蒼白でないか，チアノーゼがないかで，循環不良，酸素化不良の有無を判断する．チアノーゼは爪や口唇に出やすい．アナフィラキシーでは皮膚が紅潮している場合もある．

　両肩を軽くたたいて呼びかけても反応がない，あるいは呼吸がない場合は心停止の可能性があり介入が必要な状況である．ただちにBLSアルゴリズム（図15-Ⅲ-1）に進む．判断に迷う

場合もBLSに進む．

呼びかけにしっかりとした応答があるなど，気道，呼吸または循環に重度の障害がなければ評価，すなわちバイタルサイン測定を行えばよい．バイタルサインとは呼吸，血圧，脈拍，体温の4項目で，最近は第5のバイタルサインとして酸素飽和度を加えることが多い．

なおCPRは年齢区分を，思春期以降（腋毛あるいは乳房発育で判断）を成人，1歳から思春期までを小児，1歳未満を乳児，出生28日未満を新生児とする．低体重等の場合は，健常者（児）の体格に準じて判断する．

Ⅲ 一次救命処置

1. 成人の一次救命処置

1) 早期認識と通報

心肺蘇生で大切なことは，心停止の予防である．患者の急変を早期に認識し，心停止にならないように対処することが重要である．また，脳卒中など早期に治療を開始することで予後がよくなる疾患に対しても，早期認識が重要となる．

歯科治療中に患者が急変すれば，BLSアルゴリズムに従って対応する（図15-Ⅲ-1）．最初に周囲の安全を確認し，危険な状況でないかを確認する（ボックス1）．これは院外では特に重要である．ついで患者の両方の肩を軽く叩き，「大丈夫ですか？」などと大声で呼びかける（ボックス2，図15-Ⅲ-2）．反応がなければ，ただちに緊急通報を行う．大声で周囲の注意を喚起し，院内であれば周りのスタッフに119番通報（病院などであれば院内救急システムを立ち上げ）させ，自動体外式除細動器（AED）が身近にあれば，持ってくるように伝える（除細動器でもよい．ボックス3）．このような緊急事態を想定し，たとえば119番通報して救急隊に診療所の位置が適切に説明できるように，あらかじめ紙に書いて電話のそばに貼っておくなどの準備をしておく．心停止患者は心室細動の場合が多いので，除細動を早期に行うことが不可欠である．このために緊急通報をただちに行うことが大切である．

ついでCPRを行うために，仰臥位で寝かせる．デンタルチェア上で心肺蘇生を行うか，床の上に降ろすかは，スタッフの人数や状況により判断する．チェアを水平にして背板部分に座イスをおいて固定すると，チェア上でも安定して心肺蘇生が行えるという研究結果もあるが，チェアの耐久性を検討しないと危険であるという意見もある[7]．

2) 呼吸の確認と心停止の判断

ついで，呼吸と脈拍の確認を同時に10秒以内で行う（ボックス4）．呼吸の確認は胸部と腹部の動きを確認する．呼吸がないか，あっても普段どおりでない場合は，呼吸がないと判断する．心停止直後に見られる，あえぐような呼吸（死戦期呼吸・あえぎ呼吸）を正常呼吸と間違えないようにする．

脈拍の確認は，G2020ではすべての医療者が行うことになった．成人では頸動脈の拍動を，乳児では上腕動脈の拍動を触れる．具体的な方法はp.533のQRコードのリンク先を参照．

10秒間観察しても脈拍や呼吸の状態がよくわからない場合は「判断に迷う」なので，ボックス5に躊躇することなく進む．心停止していない患者に胸骨圧迫をするリスクより，心停止している患者に胸骨圧迫をしないリスクが圧倒的に高いからである．

3) 胸骨圧迫

心停止と判断されれば，胸骨圧迫をただちに開始する（ボックス5）．胸骨圧迫は，胸骨の下半分をリズミカルに圧迫することにより行う（図15-Ⅲ-3）．質の高い胸骨圧迫が蘇生には最も重要で，蘇生率を向上させる．

救助者は患者の横に膝立ちになり，手根部（手のつけ根）を患者の胸骨の下半分におき，

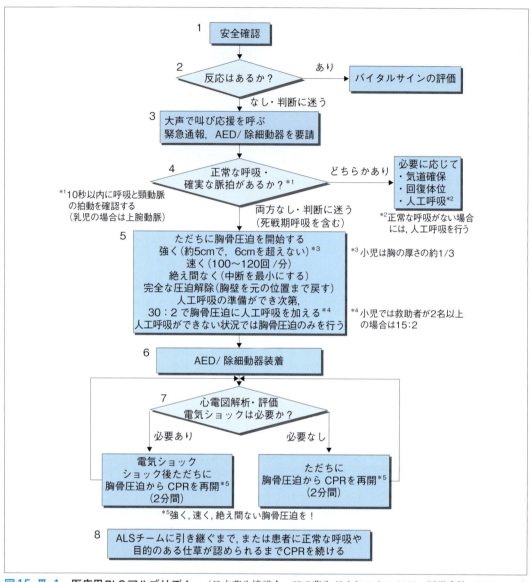

図15-Ⅲ-1　医療用BLSアルゴリズム　（日本蘇生協議会．JRC蘇生ガイドライン2020．医学書院，2021，51．）

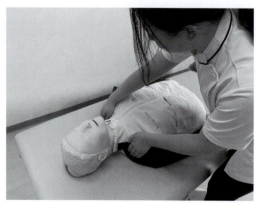

図15-Ⅲ-2　反応の確認
　両肩を優しく叩きつつ，大声で呼びかける．なお本章に用いた図は，手技がよくわかるように手袋装着など標準予防策を省略している．

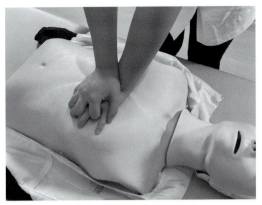

図15-Ⅲ-3　成人の胸骨圧迫（両手法）
患者の横に立ち，100～120回/分の速さで約5cm（6cmを超えない）の強さで圧迫し，胸壁が毎回，十分戻るようにする．

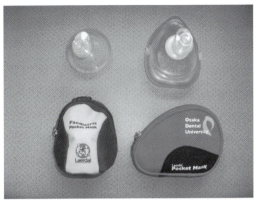

図15-Ⅲ-4　フェイスマスク
左が小児用，右が成人用．「ポケットマスク」などの商品名で販売されている．吸い口に一方弁がついており，出血や嘔吐しても感染の危険が少ない．ケースに入れると多少かさばるものの，常に携帯することができる．

もう一方の手の手掌を最初の手背において両手が平行に重なるようにする．

質の高い胸骨圧迫とは，胸骨の下半分（その目安は胸の真ん中）を約5cmで6cmを超えない強さ，100～120回/分の速さで圧迫し，毎回，胸壁がもとの位置に戻るように圧迫を解除することである．

救助者が複数の場合，胸骨圧迫の質を互いに評価する．質の高い胸骨圧迫は，適切な指導者から訓練を受けないと的確に行うことはできない．適切な指導者から訓練を受けておくことが必要である．

4）人工呼吸

人工呼吸は準備ができ次第，開始する．

院内で医療従事者が業務として人工呼吸を行う場合は，人工呼吸デバイスを用意するなど，事前に準備しておくべきである．人工呼吸デバイスにはフェイスマスク，バッグ・バルブ・マスク（BVM）などがある．口対口人工呼吸はフェイスシールドを用いても感染対策としては不十分である．人工呼吸で大切なことは，過換気にならないように注意することである．過換気は蘇生率を下げる．胸の上がりが確認できる程度の吹き込みでよい．吹き込みは約1秒かけて行う．

口対口人工呼吸は，頭部後屈あご先挙上法を行いつつ，額においた手で患者の鼻をつまむ．救助者は口を大きく開け，患者の口に自分の口を当て，胸をみながら息を吹き込む．深呼吸をすると吹き込み過ぎるので注意する．口対口人工呼吸がうまくいかない原因は，不十分な気道確保（あご先を十分に上げていない），不十分な鼻のつまみ方，救助者の開口不足（患者の口角から空気が漏れる）の3点である．

フェイスマスクを患者の側方から用いるときは，頭側の手の母指と示指のつけ根に吸い口部分を挟み，足側の母指と示指であご先を持ち上げ，マスクを顔に密着させる（図15-Ⅲ-4, 5）．BVMは，フェイスマスクよりも感染の危険が少ない（図15-Ⅲ-6）．BVMは酸素を投与できるという利点もある．マスクを顔面に密着させ，同時に気道を確保して換気をする．このとき，母指と示指で「C」の形をつくってマスクを顔面に密着させ，中指以下を下顎骨に「E」の形で当てて下顎を挙上させるE-Cクランプテクニックが用いられる（図15-Ⅲ-6）．使用方法に習熟していないと片手でマスクを保持するのが難しいので，習熟していなければ，両手でE-Cクランプテクニックを行い，バッグ換気は他の

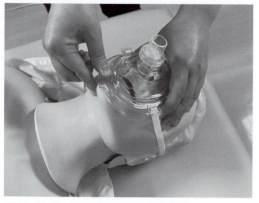

図15-Ⅲ-5　フェイスマスクの使用法
頭側の手の母指と示指のつけ根に吸い口部分を挟み，足側の母指と示指であご先を持ち上げ，マスクを顔に密着させる．

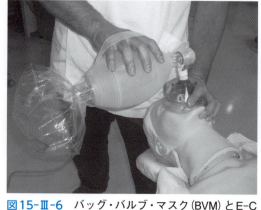

図15-Ⅲ-6　バッグ・バルブ・マスク (BVM) とE-Cクランプテクニック
BVMは1分間に10L程度の酸素を流すことで100%酸素を患者に供給できる．片手でマスクを持つため，E-Cクランプテクニックが用いられる．

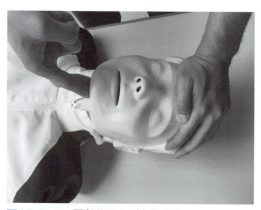

図15-Ⅲ-7　頭部後屈あご先挙上法
額に自然に手をおき，あご先を示指と中指で持ち上げる．

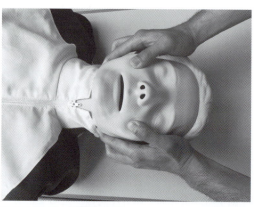

図15-Ⅲ-8　下顎挙上法
反対咬合になるように，下顎を前方に滑走運動させる．

人に行ってもらうとよい．BVMにリザーバーをつけ，酸素を毎分10L以上流すことにより，患者には100%酸素を供給できる．過換気にならないよう注意する．

気道確保の方法には，頭部後屈あご先挙上法 (図15-Ⅲ-7) と下顎挙上法 (図15-Ⅲ-8) がある．下顎挙上法は頭部を後屈させないので頸椎損傷のある患者にも行えるが，人工呼吸と併用する場合は手技が複雑になり訓練が必要である．

5) 胸骨圧迫と人工呼吸

人工呼吸の準備ができ次第，胸骨圧迫と合わせて人工呼吸を行う．胸骨圧迫30回と人工呼吸2回のサイクルで行う．人工呼吸で1回吹き込んでも胸が上がらないときは，気道の確保を確認して2回目の吹き込みを行う．2回目も吹き込みがうまくいかないときは，そのまま胸骨圧迫に戻り，胸骨圧迫の中断を最小限にする．

長時間のCPRは疲労により胸骨圧迫の深さと速さが不十分となるので，最大2分 (5サイクル程度) で他の救助者と交替する．

6) AED装着

AEDが届いたら，AEDの電源を入れ，パッドを装着する (ボックス6)．AEDのコンピュータが心電図を自動解析し，電気ショックの適応

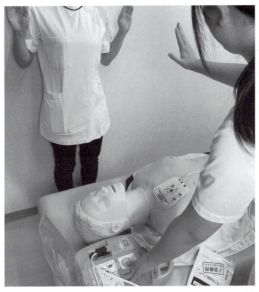

図15-Ⅲ-9　AED解析時と電気ショック時には体に触れない
AED解析時にはAEDの解析の妨げにならないように患者には触れない．電気ショック時には感電しないよう患者には触れない．

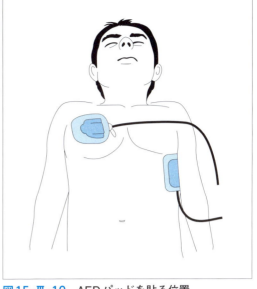

図15-Ⅲ-10　AEDパッドを貼る位置
パッドには貼りつけ位置が絵で印刷してあり，1枚は右前胸部に，もう1枚は左側胸部に貼る．

であれば自動的に電気ショックの準備を始める．AEDの操作方法はメーカーによって異なるが，最初に電源を入れ，後はAEDの指示通りに行動するだけでよい．

電源を入れた後（蓋を開けるだけで電源が入る機種が多い），パッドを袋から取り出し，粘着面を患者の皮膚にしっかりと貼る．1枚は右前胸部（鎖骨の下で胸骨の右）に乳頭を避けて貼り，もう1枚は左側胸部（腋下5～8 cm）に貼る（図15-Ⅲ-9，10）．胸毛が濃い患者では剃毛も考慮するが，それによる電気ショックの遅れを最小限にする．

パッドは浮かないようにしっかりと皮膚に密着させ，できるだけ心臓を包み込むように貼付する．ついでパッドのコネクタをAEDに接続する（あらかじめAEDに接続されている機種が多い）．パッドがしっかりと貼付されていなかったり，コネクタ接続が不十分な場合，音声ガイダンスが教えてくれる．パッドが貼付されると，AEDは心電図を解析する．パッドには，

「小学生から大人用パッド」と「未就学児用パッド」がある．未就学児（小学校入学前の乳児や子ども）には「未就学児用パッド」を用いるが，手元になければ「小学生から大人用パッド」を用いることは容認される．逆に「未就学児用パッド」を就学児以上の子どもや大人に用いることは，エネルギー量が低いので行ってはならない．

ペースメーカや植込み型除細動器 implantable cardioverter-defibrillator（ICD）などが体内に入っている患者では，胸の一部が固いこぶのようにふくらむ．電極パッドは，このふくらみ部分を避けて貼り付ける．

7）心電図解析

パッドを貼り付けると，AEDは心電図解析を開始する．AEDが心電図の解析を始めたら，胸骨圧迫と人工呼吸を中断する．ただし，最新機種には中断しなくてもよい機種があるので，AEDの音声ガイダンスに従う．AEDが心電図を解析し，心室細動か心室頻拍であれば，「ショックが必要です」とアナウンスがあり，

Ⅲ　一次救命処置　539

1. 心静止
   心臓から血液が拍出されず，電気活動もみられない状態．電気活動がないので，心電図は平坦．電気ショック適応外．

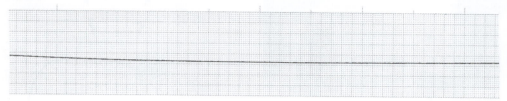

2. 無脈性電気活動（PEA）
   心臓から血液が拍出されていないのに電気活動がある状態（これは波形の1例）．電気ショック適応外．

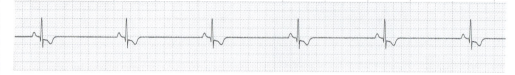

3. 心室細動（VF）
   心室内での心筋が無秩序に興奮している状態．電気ショックの適応．

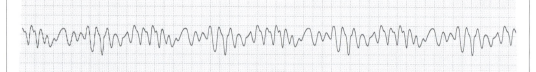

4. 無脈性心室頻拍（pulseless VT）
   頻脈のために血液が心臓から拍出されていない状態．電気ショックの適応．

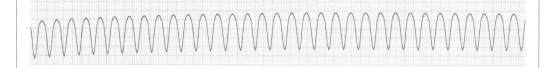

図15-Ⅲ-11　4つの心停止

（日本レールダル社ハートシムACLSトレーニングシステムより）

電気ショックのための充電が始まる．それ以外の波形のときは「ショックは不要です」とアナウンスされる．

心停止は4種類の病態に分けられる（図15-Ⅲ-11）．4つとも心停止，すなわち心臓から血液が拍出されていない状態である．

心静止asystoleは，心臓の電気活動（心電図上の波形）も機械的活動（血液の拍出）もみられない状態で，心臓は静止し，心電図波形は平坦である．

無脈性電気活動pulseless electrical activity（PEA）は，心臓の電気活動はあるが機械的活動がみられない状態で，心電図上はあたかも心臓が収縮しているような波形が出ているが，血液が拍出されていない．心電図上の波形は多彩で，QRSの幅が広がったり，ST-Tに変化がみ

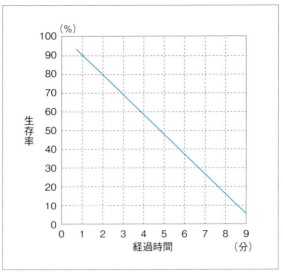

図15-Ⅲ-12 電気ショックまでの時間と生存率の関係
(AHA, 2015[8])

られたりする．

心室細動ventricular fibrillation (VF) は，心室の心筋が無秩序に収縮している状態で，心電図に特有の波形がみられ，心臓から血液が拍出されていない状態である．

無脈性心室頻拍pulseless ventricular tachycardia (pulseless VT) は心室頻拍のため，心臓から血液が拍出されていない状態である．心電図上で心室頻拍の波形がみられ，かつ脈を触れない．

心室細動と無脈性心室頻拍は電気ショックがエビデンスのある治療法なので，ショック適応リズム (shockable rhythm) という．心静止，PEAは電気ショックが無効であるばかりか，電気ショックにより蘇生率が下がるので，ショック非適応リズム (nonshockable rhythm) という．

心室細動と無脈性心室頻拍では電気ショックをできるだけ早期に行う．電気ショックが1分遅れると，蘇生率は7〜10％低下する（図15-Ⅲ-12）[8]．したがって，心停止が疑われる患者には，早期にAEDを装着して心電図解析を行う．

電気ショックは，ショック適応リズムのときに適応になる．心室細動は心電図だけでわかるが，無脈性心室頻拍の「無脈性」かどうかは心電図だけではわからない．脈のある心室頻拍は電気ショックではなく同期下カルディオバージョンの適応になる．そこでAEDの電気ショックは，心停止患者にのみ使用する．

電気ショック不要とアナウンスされたときは，ショック非適応リズムの心停止ということである．ただちに胸骨圧迫と人工呼吸を再開する．

8) 電気ショック

AEDから電気ショックのための充電をするとアナウンスがあったら，胸骨圧迫と人工呼吸を中断して患者から離れる（ボックス7，図15-Ⅲ-9）．充電は自動的に始まり，最新の機器であれば数秒で充電が完了する．自分や周りの人が患者に触れていないことをよく確認してからショックボタンを押す．電気ショック時に患者の身体に触れていると感電するので注意する．電気ショック完了後はただちに胸骨圧迫と人工呼吸を再開しなければならない．電気ショックで流れる電流は機種により異なるが，5m秒1,600V程度の電流が正方向に流れた後，

Ⅲ 一次救命処置 | 541

3m秒1,100V程度の電流が逆方向に流れる二相性である．おおむね150J程度のエネルギー（15kgのものを1m持ち上げるのに相当する力）が流れる．

ショック適応リズムの患者に電気ショックを行うと，いったん心静止となり，しばらくしてから洞調律になり，血圧は徐々に回復する．電気ショック後すぐに血圧が戻るわけではないので，電気ショックを行ったら，ただちに胸骨圧迫と人工呼吸を再開する．

9) CPRの継続

心電図解析後，電気ショックを行った場合でも行わなかった場合でも，AEDの電源を入れたままCPRを続ける．AEDの電源を切ったり，パッドをはずしてはならないし，脈拍の触知や呼吸の確認も行ってはならない．AEDは2分後に再度，心電図を解析するので，アナウンスに従って胸骨圧迫と人工呼吸をやめる．それ以降は「7) 心電図解析」の手順の繰り返しとなる．

CPRを中止してもよい場合は，次の2つである（ボックス8）．第1は，院内救急チーム（ALSチーム）や救急隊などに引き継いだ場合である．第2は，自己心拍再開 return of spontaneous circulation (ROSC) と判断できる場合である．ROSCは，正常な呼吸や目的のある仕草をしたかどうかで判断する．

明らかに救命できない場合，あるいは死亡した場合のCPRの中止は，医師の判断による（死亡診断が必要であるため）．歯科医行為に関連する心停止の場合（たとえば口腔がん末期）は，歯科医師も死亡診断ができる．

10) 異物による上気道閉塞

歯科治療中の異物による上気道閉塞は，小児でよくみられ，死亡例もある．初期評価で上気道の完全気道閉塞と判断されれば，ただちに異物除去を行って呼吸を回復させなければならない．器具を使った治療法は二次救命処置の範疇になるので，ここでは器具を使わない方法について解説する．

患者に意識があるときに異物による上気道閉塞になれば，激しい咳込みがみられる．しかし，完全に閉塞すれば声も咳も出ない．首を両手でかきむしるような動作，甲高い音やいびき音，チアノーゼなどがみられることもある．声が出ないので状況が説明できず，「万国共通の窒息のサイン universal choking sign」（図15-Ⅲ-13）により状況を周りに伝えるように啓発を行う．

患者が窒息状態と思われる行動をとれば，ただちにのどが詰まったかどうかを聞く．患者がうなずけば，すぐに助けることを伝え，大声で応援を呼ぶ．患者が声も出せず有効な咳ができなければ119番通報あるいは院内救急システムを立ち上げAEDを用意する．患者が有効な咳ができれば咳をさせ，声が出ないか咳ができなければ，まず肩甲骨付近の正中を強く叩く背部叩打法を行い，異物が除去できなかった場合は腹部突き上げ法（図15-Ⅲ-14）を行う．

腹部突き上げ法を行ったときの腹部臓器損傷などによる死亡例も報告されており，異物が取れても消化器科医などの診察を必ず受けさせる．また，患者の異物を取り出そうと口腔内に手を入れると指を咬まれることがあるので，不用意に口腔内に手を入れない．

窒息により患者が意識を失えば，ただちにCPRを開始する．

なお，水平位（仰臥位）で歯科治療中に咽頭に異物を落とした場合は，患者を水平位のままにし，急に起き上がらせない．起き上がることで咽頭の異物が気道に落下し，さらに異物が気管末梢側に移動する可能性がある．患者の顔を横に向け，異物がみえるなら取り除く．

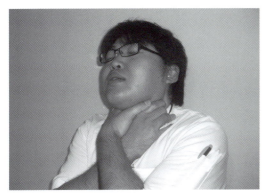

図15-Ⅲ-13 万国共通の窒息のサイン

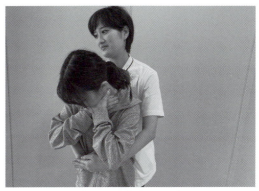

図15-Ⅲ-14 立位の腹部突き上げ法
へそを指で確認し，少し上部の正中線上に握りこぶしの母指側を当て，反対の手を添えて，思い切り突き上げる．

2. 小児・乳児の一次救命処置

1）早期認識と通報

　小児・乳児のBLSアルゴリズムを図15-Ⅲ-1に示す．図は成人と共通で，小児・乳児の差異がボックス外に付記してある．以下，成人のBLSとの差異を中心に記述する．

　救命の連鎖の最初の輪は心停止の予防（図15-Ⅰ-1）であるが，小児・乳児では特に予防が大切である．小児・乳児では，心肺停止の原因が心停止である場合（心原性心肺停止）よりも，呼吸停止の場合（呼吸原性心肺停止）が多い．歯科治療中に抜去歯，ロールワッテ，吐物などが上気道に詰まったことによる心肺停止が報告されている．呼吸停止だけの状態で発見され，心停止に至る前に治療を開始された場合の救命率は70％以上とされており，早期に認識して対応することが求められる．

　小児・乳児の急変に気がついたら，周囲の安全確認ののち（ボックス1），反応を確認する（ボックス2）．大声で呼びかけながら小児は両肩，乳児は左右の足底部を軽く刺激し，反応があるかないかを確認する（図15-Ⅲ-15）．意識がなければ周りの人に，119番通報とAEDを要請する（ボックス3）．

2）呼吸の確認と心停止の判断

　次いで呼吸と脈拍の確認を成人に準じて行う（ボックス4）．呼吸の確認は，小児・乳児とも成人と同じ方法である．脈の確認は，小児は頸動脈あるいは大腿動脈，乳児は上腕動脈である．脈拍が触れても，速さが1分間に60回未満でかつ循環が悪い（皮膚の蒼白，チアノーゼなど）の場合はCPRが必要と判断し，ボックス5に進む．

3）胸骨圧迫

　胸骨圧迫部位は，胸骨の下半分である．適切な胸骨圧迫とは，胸骨の下半分（その目安は胸の真ん中）を胸の厚さの1/3の深さで，1分間あたり100〜120回以上の速さで圧迫し，毎回，胸壁がもとの位置に戻るように圧迫を解除する（ボックス5）．乳児には示指と中指を用いた2本指圧迫法（図15-Ⅲ-16）あるいは胸郭包み込み両母指圧迫法を行う（図15-Ⅲ-17）．胸郭包み込み両母指圧迫法は，背側の4本（左右で計8本）の指で胸郭を絞り込むような動作を加える．小児の胸骨圧迫は成人と同じ方法（両手法，図15-Ⅲ-3）でもよいし，片手法でもよい（図15-Ⅲ-18）．

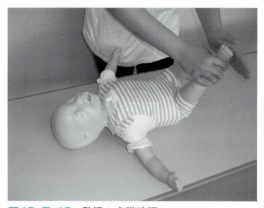

図15-Ⅲ-15　乳児の意識確認
　大声で呼びかけながら軽く左右の足底部を刺激し，反応がないかを確認する．

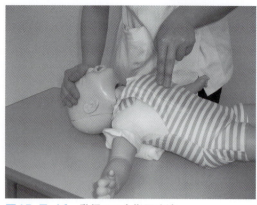

図15-Ⅲ-16　乳児の2本指圧迫法
　示指と中指を用い，胸骨の下半分を圧迫する．

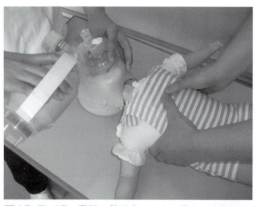

図15-Ⅲ-17　乳児で救助者が2人の場合の胸骨圧迫
　救助者が2人の場合は，胸郭包み込み両母指圧迫法を行う．

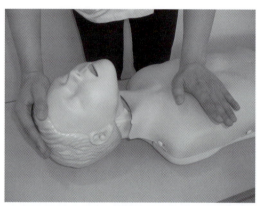

図15-Ⅲ-18　小児の胸骨圧迫（片手法）
　小児では写真のような片手法を用いてもよいし，成人同様に両手法（図15-Ⅲ-5）を用いてもよい．

4）胸骨圧迫と人工呼吸

　人工呼吸の準備ができ次第，胸骨圧迫と合わせて人工呼吸を行う．小児・乳児の心停止では，人工呼吸を組み合わせたCPRが蘇生率を向上させるので望ましい．救助者が1人のときは，胸骨圧迫30回，人工呼吸2回のサイクルで行う．救助者が2人のときは，小児・乳児ともに胸骨圧迫15回，人工呼吸2回のサイクルになる．長時間のCPRは救助者の疲労により胸骨圧迫の深さと速さが不十分となるので，2分以内（10サイクル程度）に他の救助者と交替する．

5）AED

　AEDは全年齢で使用が推奨されている（ボックス6）．未就学児（小学校入学前の者）には「未就学児用パッド」を，就学児以上には「小学生から大人用パッド」を用いる．

6）異物による上気道閉塞

　小児は成人に準じる．乳児は肋骨が発達していないので肝臓を損傷するおそれがあり，腹部突き上げを行わない．背部叩打と胸部突き上げを交互に繰り返す．乳児の上気道閉塞は液体の場合が多いので，咳をしているときは，原因となった液体を吐き出しやすいように側臥位にする．

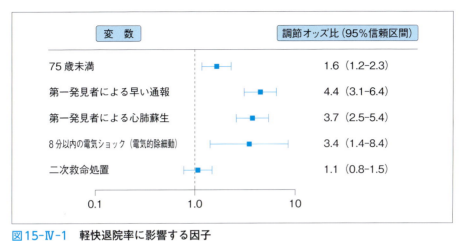

図15-Ⅳ-1　軽快退院率に影響する因子
　早い通報，早いCPRは軽快退院率を3〜4倍上げる．しかし二次救命処置は1割しか上げない．
(Stiell, 2004[10])

Ⅳ 二次救命処置

1．心肺蘇生におけるBLSの位置づけ

　以前は，歯科医院で患者が急変すれば，早期の二次救命処置advanced (cardiovascular) life support (ALS or ACLS) を行うことが重要と考えられていた．ところが実際に疫学調査をしてみると，病院外の心停止患者には胸骨圧迫を行うことが軽快退院率の向上に最も重要で，薬物投与などALSは蘇生率の向上にあまり影響しないことがわかった（図15-Ⅳ-1）．このため世界的に，蘇生教育はBLSを適切に行うことができるようにする，という視点に変わった．

　もちろん，歯科医師が救急薬物の使い方を学ぶことは重要であるが，質の高いBLSを行う技術がなければ，薬物を常備しても意味がない．患者が急変したときは，BLSを確実に行うことが必要である．ALSは，BLSを確実に行うことが前提になる．

　なお，ここでは心停止に限局したALSについてのみ記述するが，徐脈，頻脈，急性冠症候群，脳卒中への対応，ROSC後のモニタリングと管理，PALSも，ALSの重要なテーマである．

2．気道確保

　ALSでは器具を使用して気道を確保することがある．気道補助器具として経口エアウェイ，経鼻エアウェイが，高度な気道確保器具として気管挿管，声門上気道デバイス（ラリンジアルマスク，コンビチューブなど）がある．

1）経口エアウェイ（図15-Ⅳ-2,3）

　経口エアウェイ（口咽頭エアウェイ）は，経口的に挿入して舌根を持ち上げ，気道を確保する器具である．意識がなく，咳，咽頭反射のない患者に対して使用する．経口エアウェイには大きさが何種類かあるので，適切なサイズを選択する．小さすぎる経口エアウェイは舌による咽頭閉塞を防止できず，また逆に大きすぎると気道閉塞の危険性がある．

　成人では，挿入時に曲がったほうを口蓋側に向けて挿入し，途中で180度回転させる．小児・乳児では，舌圧子で舌を押さえてそのまま挿入する．エアウェイで舌根を咽頭腔に向かって押し込まないように注意する．

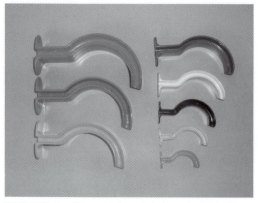

図15-Ⅳ-2 経口エアウェイ（ベルマンタイプ）
新生児用から成人用まで，いろいろな長さのものが用意されている．適切なサイズを選ぶ．

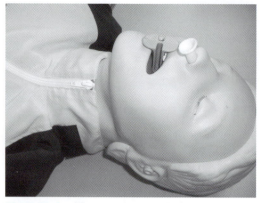

図15-Ⅳ-3 経口エアウェイと経鼻エアウェイを挿入したところ
実際の臨床では両方同時に挿入することはない．

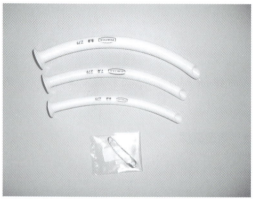

図15-Ⅳ-4 経鼻エアウェイ
成人用3種を示す．適切なサイズを選ぶ．長すぎるときは，添付の安全ピンを刺してストッパーとし，長さを調節する．

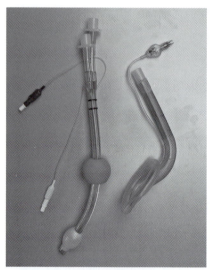

図15-Ⅳ-5 声門上気道デバイス
左がコンビチューブ，右がラリンジアルマスク．

2) 経鼻エアウェイ（図15-Ⅳ-3, 4）

経鼻エアウェイ（鼻咽頭エアウェイ）は，経鼻的に挿入して舌根を持ち上げ，気道を確保する器具である．経鼻エアウェイは意識のある患者にも使用できる他，歯を食いしばって経口エアウェイ挿入ができない患者にも用いることができる．顎顔面外傷の患者では，頭蓋底骨折があればエアウェイを頭蓋内に挿入する危険性がある．また，鼻出血をきたすこともある．

3) 高度な気道確保器具

気管挿管は，挿管に技術が必要であり胸骨圧迫を中断しなければならないが，挿管されれば換気のために胸骨圧迫を中断する必要がなくなるという利点もある．

気管挿管では，食道誤挿管を避けるために，気管チューブの先端位置確認が重要である．確認には波形表示タイプのカプノグラフを用いる．胸の動きの確認，聴診，チューブの曇りの確認，食道挿管検知器なども併用されるが，波

形表示タイプのカプノグラフが最も確実で推奨される．

声門上気道デバイスにはコンビチューブ，ラリンジアルマスクがある（図15-Ⅳ-5）．コンビチューブは救急救命士がよく用いる．これらは気管挿管と比較して，挿入の成功率，換気開始までの時間が同等あるいはそれ以上に有用とされており，訓練を受けた救助者は使用を考慮してもよい．

3. 電気治療

1) 早期電気治療とCPRの意義

電気治療には，電気ショック（除細動），カルディオバージョン，ペーシングなどがある．

電気ショックはショック適応リズムであればできるだけ早く行った方がよい．心停止が続くと心筋の酸素とATPが枯渇（代謝相）し，電気ショックに反応しにくくなるからである．心停止が疑われる患者にはAEDや除細動器による心電図解析の準備をすぐに行い，ショック適応リズムであればただちに電気ショックを行う．心電図解析の準備が整うまではCPRを行う．

2) モニタつき除細動器の使い方

(1) 心電図電極の装着

モニタつき除細動器は，到着したら，まず最初に電源を入れ，心電図の電極を装着する．通常は胸部の3点誘導に電極を貼り，ST-Tの波形がいちばんよくわかるⅡ誘導にする．機種によっては心電図電極ではなく除細動に用いるパドルから心電図信号を入力させるモード（パドルモード）に自動設定される場合があるので，必ず確認する．感度は1倍でよい．これらの操作のときもCPRは中断しない．

(2) 波形の診断

心電図モニタで，ショック適応リズムかショック不適応リズムかを即座に診断する．このとき，胸骨圧迫をしていると基線が揺れて正確な心電図波形診断（リズムチェック）ができないので，必要最小限の時間で胸骨圧迫を中断する．ショック適応リズム，すなわち心室細動，無脈性心室頻拍の場合は，ただちに電気ショックの準備を始める．

心静止波形のときは，心電図電極外れ，断線，誘導間違い（Ⅱ誘導でない），パドルモードでないか，感度の設定間違いはないかを調べる．ショック非適応リズム，すなわち心静止，PEAともに電気ショックの適応ではないので，ショックは行わない．

いかなる場合でも，胸骨圧迫を中断する理由がなくなったら，速やかに再開する．

(3) 電気ショック

電気ショックはショック適応リズムの患者に行う．高圧の電流が流れるので，安全に電気ショックを行うことが特に求められるのはAEDと同じである．

粘着性除細動パッドを取り出し，右前胸部と左側胸部に貼付する．体外パドルを用いてもよいが，皮膚への圧着が確実なこと，安全に電気ショックができることなどより，粘着性パッドの使用が推奨されている．

除細動器を除細動モードに切り替え，適切なエネルギー量を設定する．CPRは電気ショックの準備中も継続し，充電直前に中断する．酸素を遠ざけ，胸骨圧迫をしている者を含めて全員を遠ざける．周囲の安全を確認し，「充電します」と宣言しながら充電ボタンを押す．蘇生に慣れた救助者であれば，充電中も胸骨圧迫を行ってもよい．充電は最近の機種では数秒で終わり，充電完了の警報音が鳴る．

自分の身体も含めて，患者に誰も触れていないこと，酸素器具が遠ざけられていることを確認し，「ショックします」と宣言し，ショックボタン（放電ボタン）を押す．胸骨圧迫の中断時間を短くするために，一連の操作はできるだけ短時間に，しかし確実に，安全に，また周りの者にもわかるように情報を共有しながら行う．電気ショックが終わればただちに胸骨圧迫を再開する．

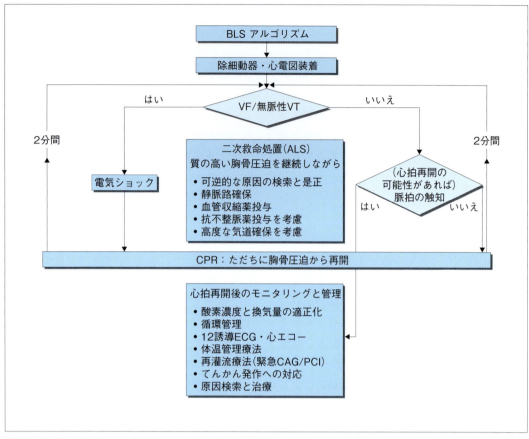

図15-Ⅳ-6　心停止アルゴリズム

（日本蘇生協議会．JRCガイドライン2020．医学書院，2021，50．）

電気ショックの電流の波形には，二相性と単相性の2種類がある．現在発売されているすべての機器が二相性であるが，古い機種には単相性もある．エネルギー量は，単相性ショックの場合は360 J，二相性ショックの場合はメーカーの推奨エネルギーである．推奨エネルギーは除細動器本体に明記してあるが，不明のときは150〜200 Jにする．二相性ショックでは，2回目以降のショックでエネルギー量を増加させてもよい．小児・乳児では，単相性・二相性ともに4 J/kgに設定する．

4．成人の心停止に対するALSの実際

成人の心停止に対するALSの手順を図15-Ⅳ-6に示す．ALSで最も大切なことは，質の高い胸骨圧迫と人工呼吸を続けることである．すなわちBLSである．

1）CPR（30：2），除細動器/心電図装着

ALSはBLSに引き続いて行うので，患者の急変を発見したら，BLSの手順に従って対応す

る．患者の初期評価を行い，意識消失など「生命を脅かす状況である」と判断すればただちに通報する．この際，院内であれば決められた手順に従って蘇生チームの出動を要請し，モニタつき除細動器，救急カートなどを持ってくるように指示する．ついで，呼吸と脈拍を確認し，CPRを開始する．

蘇生チームは，チームリーダー（全体を統括する者）の指示により分担してALSを行う．個々の手技を担当する者はチームリーダーの指示で動くが，疑問に思ったこと，気がついたことは，ただちにチームリーダーに伝えて蘇生の質を高めなければならない．チームリーダーは，指示を出すだけでなく，胸骨圧迫の深さや速さなどALSの質を評価し，蘇生の質が維持されるようにする．蘇生チームには記録係が必要で，蘇生の経過を記録していく．記録係は単に記録するだけでなく，蘇生の時間管理（たとえば電気ショックを行ってどのくらい時間が経過したか）も担う．またチーム全体で情報を共有することも大切である．

2) 波形診断

心電図モニタが装着されたら，ショック適応リズムかショック不適応リズムかの波形診断を行う．ショック適応リズム，すなわち心室細動あるいは無脈性心室頻拍であれば，図15-Ⅳ-6の「VF/無脈性VT」のカラムの「はい」に従って左のカラムに進み，ただちに電気ショックを1回行う．電気ショック後は胸骨圧迫と人工呼吸（30：2）を5サイクル（2分間）行い，波形診断に戻る．ショック適応リズムは長時間続かず，心筋から酸素やATPが枯渇すると，ショック不適応リズムとなる．

ショック不適応リズムであれば「いいえ」に従って右のカラムに進む．電気ショックは必要ないので胸骨圧迫と人工呼吸（30：2）を続けて5サイクル（5分間）行い，波形診断に戻る．なおこの際，ROSCの可能性があれば，脈拍があるかないかを確認する．ここでROSCの可能性とは，呼気CO_2の急激な上昇，持続的な体動などがみられた場合をいう．ROSCの可能性以外で脈拍の触知を行うことはない．

血管収縮薬（アドレナリン）投与については後述する．

3) ALS

心停止患者では，上記の波形診断を2分ごとに行いながら質の高いCPRや電気ショックを行うが，平行して以下のALSを行う．ALSを行う際も，胸骨圧迫の中断は最小限にする．

(1) 可逆的な原因の検索と是正

心停止の原因に至った状況，患者の身体所見，既往歴の調査（カルテ，家族からの聴き取り）などで行う．「患者，家族，カルテの3つの"か"」と覚える．動脈血ガス分析や，電解質検査が役立つときもある．

治療可能な原因として，「4つのH」「4つのT」とよばれる8種類の病態がある．「4つのH」とは，hypoxia（低酸素），hypovolemia（循環血液量の減少），hypo/hyperkalemia/metabolic（低カリウム血症，高カリウム血症，代謝性アシドーシス），hypothermia（低体温）である．

また，「4つのT」とは，tention pneumothorax（緊張性気胸），tamponade, cardiac（心タンポナーデ），toxins（急性中毒），thrombosis（coronary：急性冠症候群，pulmonary：肺血栓塞栓症）である．

(2) 静脈路確保

CPRを継続しながら，すみやかに薬剤投与経路を確保する．蘇生のために新たに薬剤投与経路を確保する場合は，中心静脈路ではなく末梢静脈路が第一選択となる．静脈路確保が不成功あるいは確保困難であった場合には，骨髄路が選択される．

末梢静脈路に用いる静脈は太ければどこでもよい．心停止患者では薬剤投与後に輸液の後押しをし，また静脈路確保した肢を10〜20秒間挙上することで，薬剤が主要循環に早期に到達するようにする．

(3) 血管収縮薬投与

通常，血管収縮薬としてアドレナリンを用い，成人では1回1 mgを静脈内投与し，3〜5分間隔で繰り返す．ショック非適応リズムの心停止では，できるだけ速やかに投与する．ショック適応リズムでは，電気ショック不成功の場合，できるだけ速やかに投与する．

(4) 抗不整脈薬投与を考慮

電気ショック抵抗性の難治性のショック適応リズム，あるいはショック非適応リズムが再発する治療抵抗性のショック非適応リズムの場合は，アミオダロン300 mg（成人量）の静脈内投与を考慮する．「考慮」なのは，十分なエビデンスがないからである．アミオダロンが入手できない場合は，ニフェカラント0.3 mg/kgあるいはリドカイン1〜1.5 mg/kgを静脈内投与してもよい．

(5) 高度な気道確保を考慮

気管挿管は最も確実な気道確保の方法であるが，心停止における気管挿管の最良のタイミングについてはエビデンスがないので，挿管は推奨も否定もされていない．換気ができるなら，BVMで換気を続けることに問題はないし，挿管しても問題ない．

声門上気道デバイスに慣れた救助者は，使用を考慮してもよい．

(6) 気管挿管後は連続した胸骨圧迫

気管挿管後は，胸骨圧迫を人工呼吸時に中断する必要がなく，連続して行う．呼吸と同期させないという意味で，「非同期で行う」という．人工呼吸は1分間に約10回行う．

(7) 呼気CO_2モニタを併用

波形表示タイプのカプノグラフは，挿管直後の気管チューブの先端位置確認，その後の位置異常のモニタリングとして有用である．またCPR中の心拍出量の非侵襲的指標，ROSCの早期指標となる．

5．蘇生の継続

呼気CO_2の急激な上昇，持続的な体動などからROSCの可能性があれば，脈拍の確認を行う．脈拍がみられたら，バイタルサイン（血圧，脈拍，呼吸，体温，酸素飽和度）の確認をする．ROSCと判断されれば「ROSC後のモニタリングと管理」の手順に進む（詳細は成書参照）．

CPR施行時間が15〜20分間以上に及んだ際には，蘇生努力を中止すべきか否かの検討を始める．

第16章 歯科医療におけるリスクマネジメント

I 歯科医療における事故の特殊性

平成11（1999）年11月に某大学病院で患者取り違え事件が起こり，国民の医療に対する信頼は大きく失墜した．厚生労働省はこのことをふまえ，「医療の安全の確保」が最重要課題と位置づけ，平成13（2001）年には全医療機関に対して医療安全対策の目指すべき方向性を示すべく，検討会議を立ち上げた．平成14（2002）年には「医療安全推進総合対策―医療事故を未然に防止するために―」という報告書を公表し，「行政をはじめすべての関係者が医療安全対策に積極的に取り組むことが必要である」と提唱した．さらに，「医療安全対策を医療従事者個人の問題ではなく，医療システム全体の問題としてとらえ体系的に実施することが重要である」と示した．

1. 歯科診療所における安全管理体制

平成19（2007）年4月から医療法などの一部改正（平成18年施行）により，無床の歯科診療所においても医療安全管理が義務化され，厚生労働行政，日本歯科医師会を中心に歯科医療安全管理体制推進特別事業が進められてきた．

①安全管理のための指針の策定，②医療安全管理者の設置，③安全に関する職員研修の実施，④院内報告制度の整備などを行い記録することが義務付けられ，安全管理，感染対策，医薬品および医療機器対策が重要項目として掲げられた（表16-I-1）．

2. 医療事故とは

医療事故とは，医療を通じて発生した有害事象のすべてをいう．医療従事者が被害者である場合や患者が廊下で転倒した場合なども含まれ，医療者側に責任がなくても医療事故となる．病院，診療所の管理者は，医療事故（後述の医療事故調査制度の対象事案）が発生した場合には，遅滞なく，当該医療事故の日時，場所および状況，その他，厚生労働省令で定める事項を医療事故調査・支援センターに報告しなければならない．このように，「医療事故」という用語は，一般市民が抱くイメージとは異なり注意が必要である．

医療事故のうち，医療行為に過失があり，有害事象と過失との間に因果関係が認められるも

表16-I-1 医療安全管理

指針の策定	医療安全指針，院内感染対策指針，医薬品業務手順書，医療機器保守点検計画
確保すべき体制	医療安全管理委員会，院内感染対策委員会の設置，医薬品安全管理責任者，医療機器安全管理責任者の配置（常勤）
研修（外部を含む）の実施	医療安全管理研修，院内感染対策研修，医薬品安全使用のための研修，医療機器安全使用のための研修
必要な記録	職員研修の記録，事故報告書，医薬品業務手順書の記録，医療機器の保守点検計画の記録

医療安全管理について行うべき対策が定められ，すべての医療機関と調剤薬局で実施が義務付けられた．
（厚生労働省website. 医療法改正の概要（平成18年6月公布．平成19年4月施行）より改変）

のを特に，医療過誤という．具体的には誤診，診断の遅延，注射事故，輸血事故，誤薬使用，看護の過誤によるものが多い．医療事故のうち医療過誤によるものかどうかの判断は，当時の医療水準や医療行為の具体的状況を検討し，司法的判断の結果が医師あるいは医療担当者の過失によるとされた場合は，刑法上，民事上，行政上の責任を問われる．

3. 歯科医療の特徴

口腔外科手術や歯科治療では，口腔という狭い術野を対象とし，さらに上気道と近接することから有害事象が発生する危険性を有する．治療においては，誤飲・誤嚥の危険性がある微細で鋭利な治療器具や歯冠修復物の多用，血管収縮薬を含有する局所麻酔薬を用いた治療が多く，局所麻酔に起因する偶発症や内科的全身疾患の増悪を招く危険性もある．超高齢社会を迎え全身状態の把握や管理が必要な患者の増加，さらには通院困難な患者に対する訪問歯科診療も積極的に行われており，対応を誤ると医療事故を招く危険性が高くなっている．

麻酔においては，全身麻酔の際に種々の薬物や医療機器を使用する機会が増えている．特に輸液ポンプと人工呼吸器は，医療事故やヒヤリハット事例の多くを占めている．近年，入院患者や寝たきり患者に対する口腔のケアも積極的に行われ，人工呼吸器装着患者に対しては細心の注意が必要である．また，病院や介護施設への訪問歯科診療では，歯科用吸引装置が原因で院内感染拡大を招いたという報告もあり，感染対策も含め厳重な安全管理体制を構築し，医療チーム全体で安全管理に取り組まなければならない（図16-Ⅰ-1,2）．

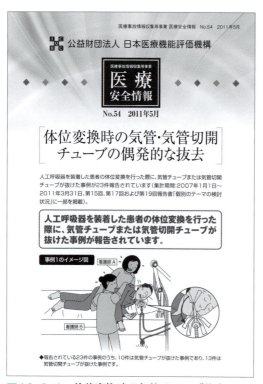

図16-Ⅰ-1　体位変換時の気管チューブ抜去
（日本医療機能評価機構，医療事故情報収集等事業 医療安全情報 No.54）

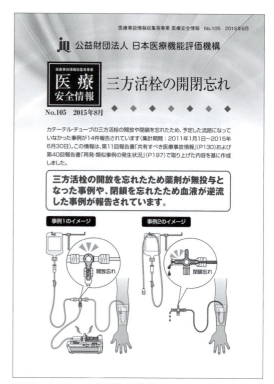

図16-Ⅰ-2　三方活栓の開閉忘れ
（日本医療機能評価機構，医療事故情報収集等事業 医療安全情報 No.105）

4. 歯科医療事故の特徴

日本医療機能評価機構の診療科目別医療事故報告（発生）では，歯科，矯正歯科，小児歯科，歯科口腔外科での事故報告は比較的少ないが，一般歯科診療所などからの事故報告を含めると実際の数値はもっと多いと考えられる．医事関係訴訟事件（地裁）の診療科目別既済件数（平成25～26年）では，内科，外科，整形外科領域に次いで歯科の件数は4番目となっている．

歯科診療では自費診療の占める割合が比較的高く，患者は審美性や口腔機能改善に対する期待が大きいことから，十分なインフォームド・コンセントが必要である．特に抜歯や歯の削合は復元再生が不可能であるため，丁寧な説明が求められる．抜歯の部位間違い，乳歯と永久歯の誤抜歯，高額な費用がかかるインプラント手術や埋伏歯抜去後の感覚障害などでは医療訴訟事件に発展する症例も少なくない．さらに局所麻酔や全身麻酔にかかわる医療事故では死亡につながる場合があり，偶発症への対応能力と技術，知識が必要であるとともに，危険予知，回避する能力も求められる（図16-Ⅰ-3）．

5. 医療事故調査制度

医療法上，医療事故調査制度の対象となる医療事故は，「当該病院等に勤務する医療従事者が提供した医療に起因し，又は起因すると疑われる死亡又は死産であって，当該管理者が当該死亡又は死産を予期しなかったものとして厚生労働省令で定めるもの」とされており，2つの状況を満たす死亡または死産については届出対象に該当する（表16-Ⅰ-2）．

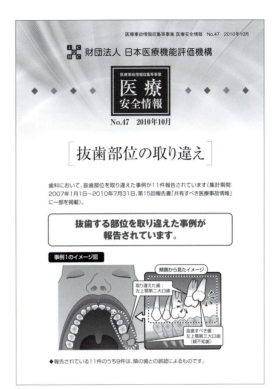

図16-Ⅰ-3　抜歯部位の取り違え
（日本医療機能評価機構，医療事故情報収集等事業 医療安全情報 No.47）

医療機関の管理者が組織として，医療事故が法令等に詳細に規定された死亡事例に該当するかどうかを判断する．医療事故として判断した場合，まずは遺族に説明を行った後，医療事故調査・支援センターに報告する．医療機関は，速やかに医療事故の原因を明らかにするために必要な調査を行う．院内調査は，中立性，公平性を確保するため，都道府県医師会，大学病院，各領域の医学会など複数の医療関係団体で構成される医療事故調査等支援団体の支援を求

表16-Ⅰ-2　制度の対象となる医療事故

	医療に起因し，又は起因すると疑われる死亡又は死産	左記に該当しない死亡又は死産
管理者が予期しなかったもの	制度の対象事案	対象外
管理者が予期したもの	対象外	対象外

（厚生労働省website．医療事故調査制度に関するQ&A（Q2）より）

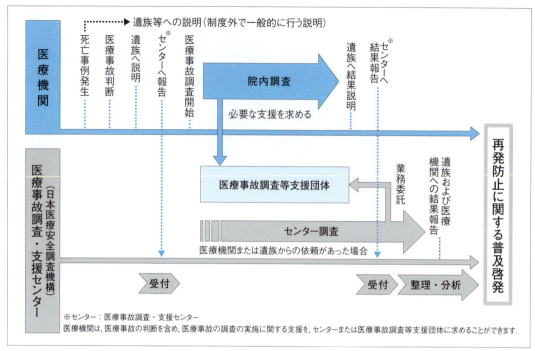

図16-Ⅰ-4　医療事故調査の流れ　　　　　　　　　　　　　　　　　（日本医療安全調査機構）

め実施することが推奨される．医療事故が発生した病院等の管理者は，医療事故調査・支援センターに当該医療事故について調査の依頼をすることができる．院内調査が終了した際は，医療機関は遺族とセンターに調査結果の説明，報告を行う．

図16-Ⅰ-4に医療事故調査の流れを示す．

なお，遺族は，医療事故調査・支援センターに再調査の依頼をすることができる．

Ⅱ 医療安全管理の体制

医療事故防止策を立てるにあたっては，医療事故は医療従事者の知識や技術の未熟さだけではなく，人は誰しもミスをおかすものであるという認識に立ち構築する必要がある．個人のミスが原因として扱うのではなく，組織の欠陥としてとらえ，医療の質の向上，再発防止に取り組むことが最も重要である．大学病院をはじめとする病院組織では，病院長を中心とした組織管理のもと，医療安全管理委員会（部門）と各医療チーム，職員が密接に連携し，情報を共有する．

平成16（2004）年度から日本医療機能評価機構医療事故防止事業部は医療事故情報やヒヤリハット事例収集などを行い，医療事故などの情報やその集計，分析の結果を報告書として取りまとめ，医療従事者，国民，行政機関など広く社会に対し公表している（図16-Ⅱ-1）．

平成20（2008）年より医療安全全国共同行動として，①危険薬の誤投与防止，②周術期肺塞栓症の予防，③危険手技の安全な実施，④医療関連感染症の防止，⑤医療機器の安全な操作と管理，⑥急変時の迅速対応，⑦事例要因分析から改善へ，⑧患者，市民の医療参加，という8つの目標を定め，自主的に互いに協力しながら医療の質の向上・安全の確保を目指す組織的活動が展開されている．他機関との相互チェックによる指摘事項をフィードバックすることは，医療安全管理体制の強化につながっている．

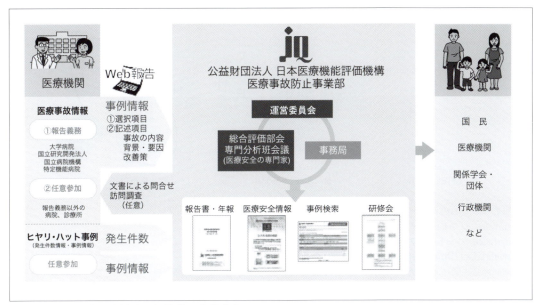

図16-Ⅱ-1　日本医療機能評価機構の事業内容
参加登録された医療機関からの医療事故情報やヒヤリハット事例を情報分析し，医療安全の推進を行っている．
(http://www.med-safe.jp/pdf/business_pamphlet.pdf)

Ⅲ　ヒヤリハット・アクシデント・医療事故

　学術的分類では，不可抗力や医薬品，輸血の副作用によるものと，エラーの2つに大きく分けられ，エラーは医療事故を起こしてしまったもの，エラーはあったが幸運にも事故が起こらなかったもの，事前に発見し訂正できたものの3つに分類される．不可抗力とエラーによる医療事故をいわゆる医療事故とし，幸運事例と発見・訂正事例を医療事故になる可能性があったものとしている．前者はアクシデントもしくは事故とよび，一般的には医療の過程で起こる予期せぬ出来事により，患者に何らかの障害をもたらすものと理解されている．後者はインシデントやニアミスともよばれ，エラーが発生したか，あるいは発生しかけたが患者に障害を及ぼすことなく医療事故には至らなかったものをいう．また，このうち発見・訂正事例をヒヤリハットともいう．米国においては，これらすべてをインシデントとしている[2,3]．

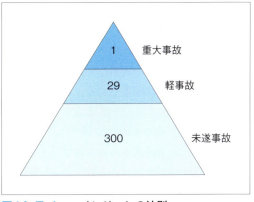

図16-Ⅲ-1　ハインリッヒの法則
重大な医療事故は氷山の一角であり，その根底には事故防止の観点から情報源となる多くの未遂事故が存在する．

　「1件の重大な事故・災害の背後には，29件の軽微な事故・災害があり，その背景には300件の異常がある」といわれている．安全対策の考え方には，1つの事故の背後にはたくさんのヒヤリハットが隠れている事故のピラミッドとして「ハインリッヒの法則」(図16-Ⅲ-1)が提唱されている．

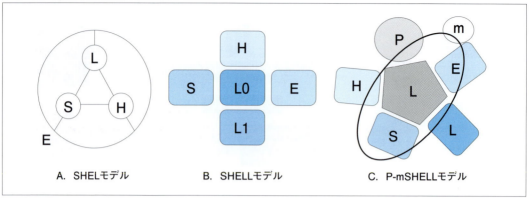

図16-Ⅳ-1　SHEL分析・SHELL分析・P-mSHELL分析
S＝Software（ソフトウェア）：新人教育マニュアルの整備，職場の慣習など．
H＝Hardware（ハードウェア）：設備，器材，作業服など．
E＝Environment（環境）：労働条件，勤務時間，作業件数，保管場所など．
L＝Liveware（人間）：心身状態，性格，経験，知識など，L0：当事者；歯科医師，看護師など，L1：関与者；患者自身，家族など．
P＝Patient（患者）．m＝management（マネージメント）．

さらに，潜在的な危険が存在しても知識や技術的な対策，さらには組織的な安全への取り組みなどの防御策で事故は回避できると考えられるが，実際にはスイスチーズモデルなどにより説明されるように，事故は単独で発生するのではなく，複数の事象が連鎖して発生し，完璧な防御壁を築くことは困難であり，いくつもの防御壁をすり抜けて事故は起こると考えられる．

日常の医療活動を安全に実施するためには，組織がみずからの活動を内部評価することが有効である．客観的内部評価を行うために医療安全管理委員会（部門）は他の委員会（部門）とは切り離して設置する必要がある．積極的にヒヤリハット報告やインシデント報告を行うとともに，複数の部門・部署間にまたがるシステム上の問題から生じた事例，各部署で分析が困難な事例について改善策を検討し，関連部署に徹底をはかる必要がある．さらに，診療録や看護記録などの記載状況や，マニュアルなどの整備，指針や手順の遵守状況，ヒヤリハット報告の活用状況などについても日常的確認を継続することが重要である．

Ⅳ 原因究明と改善のための方策

何か重大なインシデントやアクシデントが発生した場合，人は「人」に注目し，ヒューマンエラーとしてとらえる傾向にある．しかし，人はさまざまな環境によって行動に影響を受けており，環境もまた人に影響を受けているため問題が発生した場合は，その両面から分析をしなければならない．特に医療を取り巻く環境は複雑であり，複数の人間が関与しているだけでなく，さまざまな物品や医療機器，設備などを取り扱うため，有害事象が発生した場合には，ヒューマンエラーに着目するだけでなく，その他の要因について別々の角度から分析を行い，より効果的な再発防止策を立てる必要がある．

1. 根本原因分析 root cause analysis（RCA）

医療事故の背景因子を「なぜ，なぜ」と追究することで得られた根本的な原因から事故防止策を立案する方法であるが，必ずしもさまざまな角度から事象を分析できるとは限らない．

2. SHEL分析・SHELL分析・P-mSHELL分析[5]

Edwards(1972)と航空機の機長であったHawkins(1975)により提唱された事故の分析モデルで,関与する人間を取り巻く環境の複雑さを考慮した分析法である.

SHEL分析は,環境(E)の中に関係者(L),手順・マニュアル・規則などのソフトウェア(S),施設の構造・機器・設備などのハードウェア(H)が含まれる(図16-Ⅳ-1A).

SHELL分析は,当事者(L)を中心に,その周辺にソフトウェア(S),ハードウェア(H),環境(E),さらには当事者以外の人間(L)が関連していることを示している(図16-Ⅳ-1B).

さらに医療においては,SHELLモデルに安全管理などのマネージメント(m),患者(P)の要素を加え,医療現場に特化した医療安全分析モデルが用いられ(P-mSHELL分析,図16-Ⅳ-1C),さまざまな角度から分析することが大切である.

3. 4M-4E[6]

米国航空宇宙局(NASA)において,事故の原因究明,対策を整理する方法として用いられている.インシデントやアクシデントの具体的な要因を4つのM,Man(人間),Machine(機器,設備),Media(情報,環境),Management(管理,教育)に分類し,それぞれの要因に対する対策を4つのE,Education(教育,訓練),Engineering(技術,工学),Enforcement(強化,徹底),Example(模範,事例)に分類することで,事故の原因ごとの対策案を整理することができる.

付　録

Ⅰ　物理・化学

1．単位

1）SI単位

　現在，用いられている正式な国際単位はSI単位である．学術論文においてもSI単位を用いることが基本となっている．SI単位は，メートル法単位系に基づく国際単位系で，SI基本単位とSI誘導単位，SI接頭語などから構成されている．SIとは，"Le Système International d'Unités"（フランス語）の略号である．

(1) SI基本単位（表1）

　すべての単位は，表1の基本単位に基づいている．

(2) SI誘導単位（表2）

　SI基本単位と組み合わせて物理量を表す単位をSI誘導単位という．

(3) SI接頭語（表3）

　数が大きすぎたり小さすぎたりする場合，桁数が多くなり誤りや混乱の原因となる．これを避けるために，その単位の記号の前に接頭語をつける．基本的に単位が1,000倍または1/1,000倍になるごとに接頭語を変更する．たとえば，0.000005 molは5 μmolと表現し，15,500 mは15.5 kmと表現する．

(4) SI単位と並行して用いられる単位

　慣用的に使われている単位は，SI単位と並行して使用される．

表1　SI基本単位の名称と記号

物理量	名称	記号
長さ	メートル	m
質量	キログラム	kg
時間	秒	s
物質量	モル	mol
熱力学的温度	ケルビン	K
電流	アンペア	A
光度	カンデラ	cd

表2　物理・化学に関するSI誘導単位の名称と記号

物理量	名称	記号	定義	誘導単位
力	ニュートン	N	$kg\ m\ s^{-2}$	Jm^{-1}
圧力	パスカル	Pa	$kg\ m^{-1}\ s^{-2}$	Nm^{-2}
エネルギー	ジュール	J	$kg\ m^2\ s^{-2}$	Nm
仕事率	ワット	W	$kg\ m^2\ s^{-3}$	Js^{-1}
電位差	ボルト	V	$kg\ m^2\ s^{-3}\ A^{-1}$	$JA^{-1}s^{-1}$
電荷	クーロン	C	As	—
周波数	ヘルツ	Hz	s^{-1}	—
慣用温度	度（摂氏）	℃	$K-273.15$	—

表3　SI接頭語

倍率	接頭語	記号
10^{-18}	アット (atto)	a
10^{-15}	フェムト (femto)	f
10^{-12}	ピコ (pico)	p
10^{-9}	ナノ (nano)	n
10^{-6}	マイクロ (micro)	μ
10^{-3}	ミリ (milli)	m
10^{-2}	センチ (centi)	c
10^{-1}	デシ (deci)	d
10	デカ (deca)	da
10^{2}	ヘクト (hecto)	h
10^{3}	キロ (kilo)	k
10^{6}	メガ (mega)	M
10^{9}	ギガ (giga)	G
10^{12}	テラ (tera)	T
10^{15}	ペタ (peta)	P
10^{18}	エクサ (exa)	E

表4　リットル

1,000リットル	1立方メートル	m^3
1リットル (L)	$1\,dm^3$	$10^{-3}\,m^3$
1ミリリットル (mL)	$1\,cm^3$	$10^{-6}\,m^3$
1マイクロリットル (μL)	$1\,mm^3$	$10^{-9}\,m^3$

①リットル (L)（表4）

体積に対するSI単位は，立方メートル (m^3) であるが，実際には，リットル (L) がよく用いられている．1リットルは1立方デシメートルに等しい．

②グラム (g)

質量の基本単位は，キログラム (kg) であるが，グラム (g) がよく用いられている．マイクロ (μ) やミリ (m) などの接頭語と結合して用いられる．

③時間

時間のSI単位は秒 (s) であるが，分，時間，年のように日常使用されている単位もよく用いられる．

2) 濃度の単位

分子あるいは原子を 6.0×10^{23} 個集めた量を1 mol（モル）という．

①モル濃度 (mol/L)

単位体積の溶液中に存在する溶質分子をモルで表す濃度である．1モル濃度とは，1Lの溶液に溶質が1 mol入っているということである[*1]．

②パーセント濃度 (%)

たとえば2%酢酸溶液の%濃度を指定する場合，w/w（溶液100 g中に2 gの酢酸），w/v（溶液100 mL中に2 gの酢酸），v/v（溶液100 mL中に2 mLの酢酸）のいずれかで表す[*2]．%濃度の指定が

[*1] 溶質：溶けている物質，溶媒：溶質を溶かす媒体，溶液：溶媒に溶質を溶かしたもの
[*2] W：重量 (weight)，V：体積 (volume)

表5　血漿，間質液，細胞内液の浸透圧濃度

	血漿 (mOsm/L of H$_2$O)	間質液 (mOsm/L of H$_2$O)	細胞内液 (mOsm/L of H$_2$O)
Na$^+$	143	140	14
K$^+$	4.2	4	140
Ca^{2+}	1.3	1.2	0
Mg^{2+}	0.8	0.7	20
Cl$^-$	108	108	4
HCO$_3^-$	24	28.3	10
HPO$_4^-$, H$_2$PO$_4^{2-}$	2	2	11
SO$_4^{2-}$	0.5	0.5	1
ホスフォクリアチン	—	—	45
カルノシン	—	—	14
アミノ酸	2	2	8
クレアチン	0.2	0.2	9
乳酸	1.2	1.2	1.5
アデノシン三リン酸	—	—	5
六単糖-リン酸	—	—	3.7
グルコース	5.6	5.6	—
タンパク質	1.2	0.2	4
尿素	4	4	4
その他	4.8	3.9	11
TOTAL mOsm/L	302.8	301.8	302.2

(池本[1]，2011)

ない場合は通常，w/vを指している．

③ **重量濃度（g/L，mg/L，μg/Lなど）**

単位体積中の重さで表す濃度である．2%(w/v)酢酸溶液は，酢酸20 mg/mLと同じである．

④ **比重**

1 cm^3＝1 mLの重さをg単位で表したものである．たとえば，比重1.23の溶液1 Lの重さは，1.23 g/mL×1,000 mL＝1,230 gとなる．

2．溶液の物理化学

1）浸透圧

半透膜（溶媒分子は自由に通すが，溶質分子を通さない膜）により，水溶液と純水を隔てた場合，溶媒である水分子は膜を透過して水溶液側に拡散する．この現象を浸透という．水分子の拡散は際限なく続くのではなく，平衡に達するときがくる．この時点の圧力差を浸透圧という．浸透圧は，溶媒の種類と溶質の粒子数に依存し，溶質の種類（性質）には依存しない．1 molの分子が1 Lの水溶液中に存在するとき，浸透圧は1オスモル/リットル（1 Osm/L）である．血漿，間質液，細胞内液の浸透圧を表5に示す[1]．

細胞を溶液中に存在させたとき，細胞の容積を変化させない浸透圧をもつ溶液を等張液，等張液より溶質濃度が低い溶液を低張液，反対に溶質濃度が高い溶液を高張液という．生理食塩水は0.9%の食塩水であり，体液と等張である．細胞が低張液中に存在した場合，細胞外から細胞内へ水分子が移動して細胞容積が増加する．一方，高張液内では細胞内から細胞外へ水分子が移動して細胞容

積が減少する．たとえば，低張液中の赤血球は，赤血球の細胞容積が増加した結果，赤血球膜が破綻し溶血が起きる．

毛細血管壁の内皮細胞間には間隙があり，水，O_2，CO_2 などの小分子は容易に通過できるのに対して，タンパク質は通過することができない．アルブミンなどのタンパク質による血漿と間質液間での浸透圧を膠質浸透圧という．毛細血管動脈側では，水は血管内から間質へ移動する．一方，静脈側では，水は間質から血管内へと移動する．このように血漿と間質液の間には水の交換があるが，膠質浸透圧が減少すると間質に水が貯留し，浮腫が生じる．反対に，膠質浸透圧を高めることで，間質から血管内へと水を引き込むことができる．

2) 水素イオン濃度

水素イオン（プロトン）を与えるのが酸，プロトンを受け取るのが塩基である．すなわち，酸とは水の中で解離してプロトン（H^+）を放出する化合物のことである．たとえば乳酸などがある．一方で，塩基とはプロトンを受け取って酸を生じる物質のことである．たとえば，乳酸イオンは共役塩基であり，プロトンと結合して乳酸を生じる．

水素イオン濃度は広範囲に変化する．たとえば水素イオン濃度の実測値が 0.0000001 mol/L または 10^{-7} mol/L であった場合，非常に扱いづらいものとなる．この問題を解決するために対数で表現した pH（the power of Hydrogen）で水素イオン濃度を表す．水素イオン濃度の負の対数（ただし対数の底を10とする）の値としたものが pH で，次式で表される．

$$pH = -\log_{10}[H^+]$$

水素イオン濃度（$[H^+]$）が 0.0000001 mol/L のとき，$-\log_{10} 0.0000001$ となるので，pH は 7.0 となる．pH で表現することにより，数値が圧縮され扱いやすくなる．臨床の現場では，動脈血 pH がおよそ 6.8〜7.8 の範囲を扱うことになる（表6）．

3) Henderson-Hasselbalch の式

弱酸は次のように解離する．

HB ⇌ H^+ + B^-
弱酸　プロトン　共役塩基

弱酸 HB は，プロトン H^+ とその共役塩基 B^- に解離する．質量作用の法則から K＝解離定数を用いると，

$K = [H^+][B^-]/[HB]$

となる．対数をとると，

$\log K = \log[H^+] + \log[B^-] - \log[HB]$

∴ $-\log[H^+] = -\log K + \log[B^-] - \log[HB]$

すなわち，

$pH = pK + \log[B^-]/[HB]$

となり，Henderson-Hasselbalch の式，

$pH = pK + \log[共役塩基]/[酸]$

が成り立つ．重炭酸イオン緩衝系の場合，

$pH = pK + \log[HCO_3^-]/[H_2CO_3]$

となる．pH の変化が生じたときに，それを緩衝する酸やアルカリが作用することによって，pH の変化を最小限にとどめる作用を緩衝作用といい，酸–塩基環境の恒常性が保たれる．

表6　臨床でみられるpHの例

アシドーシスにおける動脈血 pH値		備考
pH 6.8	160 nmol/L	
pH 6.9	130 nmol/L	
pH 7.0	100 nmol/L	代謝性アシドーシス
pH 7.1	80 nmol/L	
pH 7.2	63 nmol/L	呼吸性アシドーシス
pH 7.3	50 nmol/L	

正常範囲の動脈血 pH値		備考
pH 7.35	45 nmol/L	
pH 7.36	44 nmol/L	
pH 7.38	42 nmol/L	
pH 7.40	40 nmol/L	pHの範囲は7.35〜7.45
pH 7.42	38 nmol/L	(45〜35 nmol/L のH^+)
pH 7.44	36 nmol/L	
pH 7.45	35 nmol/L	

アルカローシスにおける動脈血 pH値		備考
pH 7.5	32 nmol/L	
pH 7.6	26 nmol/L	代謝性アルカローシス
pH 7.7	20 nmol/L	呼吸性アルカローシス
pH 7.8	16 nmol/L	

3. 気体の物理化学

1) 分圧

　混合気体において，各成分の気体が混合気体と同体積を占めたと仮定したときに示す圧力を，それぞれの成分気体の分圧という．混合気体の体積（V），温度（T），各成分気体の分圧（P_1, P_2, …, P_n），各成分気体のモル数（n_1, n_2, …, n_n）を用いると，理想気体の状態方程式$P_1V=n_1RT$，$P_2V=n_2RT$，…，$P_nV=n_nRT$（Rは気体定数）が成立する．P_1, P_2, …, P_nをそれぞれの成分気体の分圧という．分圧の総和が混合気体の示す圧力（全圧）となる．各成分気体の状態方程式を加算すると，$(P_1+P_2+\cdots+P_n)V=(n_1+n_2+\cdots+n_n)RT$が成立する．したがって$PV=nRT$（nは混合気体の総モル数）となる．これをDaltonの法則という．

　成分気体の分圧はその濃度に比例する．理想肺胞気では水蒸気6%，二酸化炭素5%，酸素14%，窒素75%程度とされており，それぞれの分圧は47，40，105，568 mmHgとなる[1]．

2) 蒸気

　物質は，固体，液体，気体のいずれかの形態をとる．蒸気は物質が液体から蒸発して，あるいは固体から昇華して気体になったものである．一定の温度で液相，または固相と平衡にある蒸気相の圧力のことを蒸気圧という．揮発性麻酔薬は，温度に依存するそれぞれ固有の飽和蒸気圧をもって

いる．キャリアガスは，気化器内の気化室にある麻酔薬の蒸気で飽和され，患者に供給される．

3）気体の拡散

　気体分子は熱運動に基づきランダムに運動しており，高濃度側から低濃度側へ気体分子が移動して，一様の濃度になることを気体の拡散という．拡散の速度は濃度勾配に比例する．たとえば，高濃度の亜酸化窒素を投与した後，ただちに空気を吸入させると，窒素が肺胞から血液中に移動するよりもはるかに大量の亜酸化窒素が血液中から肺胞に排泄される．このため肺胞内の酸素分圧が低下する．これを拡散性低酸素症という．また通常，体内閉鎖腔にある気体は窒素である．一方，亜酸化窒素の血液への溶解度は窒素の30倍以上あるので，窒素が閉鎖腔から血液に溶解して出ていくよりも，亜酸化窒素が閉鎖腔へ拡散していくほうが速く，容積が増大する．腸閉塞，ブラ（肺囊胞），気胸，中耳炎などの閉鎖腔が問題となる場合には，亜酸化窒素を使用しない．

4）気体の溶解度と分配係数

　温度が一定のとき，一定量の血液に溶解する麻酔薬の質量は，その麻酔薬の分圧に比例する（Henryの法則）．吸入麻酔薬の導入に関して，分配係数がよく用いられる．これは気相-液相の界面を境にして両相に存在するガスが平衡に達しているとき，両相におけるそのガスの容積％での比で表される．たとえば，セボフルランの37℃における血液/ガス分配係数が0.63ということは，肺胞気100 mL中に1 mLのセボフルランガスが存在するとき，これが血液と平衡に達すると，37℃におけるセボフルランガス0.63 mLに相当する量のセボフルランが血液100 mL中に溶解しているということである[1]．

II　救急医薬品

1．薬物投与経路

1）静脈内投与 intravenous administration (IV)

　直接，薬物を静脈内に投与するため，作用発現が最も速く緊急時に有用である．投与直後に最高血中濃度に達する．

2）骨髄内投与 intraosseous administration (IO)

　心肺蘇生時において静脈路確保が難しい場合や，時間を要する場合に適応となる．効果発現は静脈内投与と同等である．

3）筋肉内投与 intramuscular administration (IM)

　吸収に10〜20分を要する．

4）皮下投与 subcutaneous administration (SC)

　吸収に約30分を要する．

5）経口投与 oral administration, per os (PO)

　腸管吸収，肝臓での代謝における初回通過効果のため薬効が減弱する．また，吸収に時間がかかり不確実であるため，緊急時には適さない．

6）舌下投与 sublingual administration

　初回通過効果の影響を受けないため，短時間で効果が発現する．初回通過効果が大きいニトログリセリンは内服ではなく舌下投与で用いられる．

7) 気管内投与 intratracheal administration

静脈路，骨髄路が確保できない場合，アドレナリン，アトロピン，リドカインについては気管内投与が可能である．

8) 吸入 inhalation

薬物をガスまたはガス化もしくは微粒子化させて吸気を介して投与する．

2. 酸素

1) 目的

酸素投与の目的は，肺胞気の酸素濃度を増やし，動脈血酸素分圧を上昇させることで，組織への酸素供給を改善することである．

2) 投与方法

自発呼吸がある場合には，鼻カニューレ（酸素流量1～6 L/分で，吸入酸素濃度は24～44％），簡易酸素マスク（5～8 L/分で40～60％），リザーバ付き酸素マスク（6～9 L/分で60～90％）などを使用する．自発呼吸がない場合にはバッグ・バルブ・マスクなどを用いるか，気管挿管などの高度な気道確保下に投与する．

3. 心停止の治療に使用される薬物

薬物名	特　徴	適　応	投与方法・用量
アドレナリン	α受容体とβ受容体の両方を刺激する強力な直接型アドレナリン作動薬である．血管に対してはα₁作用により，末梢血管を収縮させ昇圧させる．またβ₁作用により，心収縮力および心拍数を増加させ心拍出量を回復させる．心停止においては，薬物投与ルートを確保後，できるだけ速やかに投与することが望ましい．	心停止，重度の徐脈，重度の低血圧，ショック時の昇圧	心停止 IV/IO：1 mgを3～5分ごとに投与する．その後，20 mLの生理食塩液で後押しし，投与後10～20秒間上肢を挙上する． 高用量：β遮断薬やカルシウム拮抗薬の過量投与などの特殊な状況に対しては，高用量（0.2 mg/kg）を使用してもよい． 持続静注：初期の投与速度は，0.1～0.5 μg/kg/分とする．患者の反応をみて用量を調節する． 気管内投与：2～2.5 mgのアドレナリンを10 mLの生理食塩液で希釈して投与する． 重度の徐脈，低血圧 IV：2～10 μg/分で投与し，患者の反応をみて用量を調節する．
アミオダロン塩酸塩	Na⁺チャネル，K⁺チャネルおよびCa²⁺チャネルの遮断と，β受容体遮断作用をもつ抗不整脈薬である．	除細動，CPR，血管収縮薬投与に反応しない心室細動や無脈性心室頻拍	IV/IO：300 mgを急速投与する．心室細動や無脈性心室頻拍が持続する場合には，3～5分以内に150 mgの追加投与を行う．
リドカイン塩酸塩	Na⁺チャネル遮断作用をもつ抗不整脈薬である．	心室細動や心室頻拍による心停止	IV/IO：1～1.5 mg/kgを投与する．その後，必要に応じて5～10分間隔で0.5～0.75 mg/kgを最大3 mg/kgまで反復投与する．静脈路，骨髄路が確保できない場合の気管内投与量は2～4 mg/kgである．
硫酸マグネシウム水和物		低マグネシウム血症やtorsades de pointesが原因の心停止	IV：1～2 gを5～20分かけて投与する．

4. アナフィラキシーの治療に使用される薬物

　高流量酸素の投与下で，アドレナリンの筋肉内投与が最も迅速に対応でき，かつ有効な治療法である．ショックがあれば速やかに静脈路を確保し，急速大量輸液を行う．また，抗ヒスタミン薬，副腎皮質ステロイドを静脈内投与する．その他，症状に応じて気管支拡張薬や昇圧薬，抗不整脈薬を投与する．

薬物名	作用・目的・効果	投与方法・用量
アドレナリン	昇圧，気管支拡張	①IM：成人では，0.3〜0.5 mg（1,000倍希釈溶液）を必要に応じ10分ごとに繰り返し投与する．3回まで使用可能． 小児では，0.01 mg/kgを投与する． 静脈路確保を待たずにただちに筋肉内投与を行う．臀部，大腿など血流の多い筋肉を選択する． ②代替としてエピペン® 0.3 mg（体重30 kg以上）あるいはエピペン® 0.15 mg（体重15〜30 kg）を筋肉内投与する（脱衣不要）．
グルカゴン	β遮断薬服用患者に対する昇圧，あるいはアドレナリンの効果がみられない場合に使用	IV：1回1 mgを投与する．効果をみながら，5分ごとに1 mgずつ追加投与する．
クロルフェニラミンマレイン酸塩	H_1受容体遮断による抗ヒスタミン作用	IV：1回5 mgを投与する．
ファモチジン	H_2受容体遮断による抗ヒスタミン作用	IV：1回20 mgを投与する．
ヒドロコルチゾンコハク酸エステルナトリウム	抗アレルギー作用	IV：500 mgを投与する．
メチルプレドニゾロンコハク酸エステルナトリウム	抗アレルギー作用	IV：125 mgを投与する．
デキサメタゾンリン酸エステルナトリウム	抗アレルギー作用（コハク酸アレルギーを疑う場合に使用）	IV：8 mgを投与する．
ドパミン塩酸塩	治療不応の血圧低下が続く場合に使用	IV：5〜20 μg/kg/分で持続静注する．
サルブタモール硫酸塩	$β_2$受容体刺激による気管支拡張	成人では，1回2吸入（200 μg） 小児では，1回1吸入（100 μg）
アミノフィリン水和物	治療抵抗性の気管支けいれんに対する気管支拡張	IV：成人では，1回250 mgを投与する． 小児では，1回3〜4 mg/kgを投与する．
輸液	細胞外液の大量補充	

5. 急性冠症候群の初期治療に用いられる薬物

血栓形成を抑制し，心筋組織酸素需給バランスを改善する．併せて胸痛を緩和させる．

薬物名	作用・目的・効果	投与方法・用量
アスピリン	抗血小板凝集作用	PO：1回160〜325 mgをかみ砕いて服用させる．
ニトログリセリン	冠動脈拡張による心筋への酸素供給量を増加 容量血管拡張による前負荷の減少，細動脈拡張による後負荷の減少により，心筋酸素需要量を減少	0.3 mg舌下錠を舌下投与する． スプレー（エアゾール）製剤は，舌下に噴霧する．
モルヒネ塩酸塩水和物	胸痛の緩和	SC：1回5〜10 mgを投与する．

6. 目的別救急医薬品

1）昇圧薬

薬物名	適応	投与方法・用量
アドレナリン	心停止，急性低血圧，ショック	心停止 IV/IO：1 mgを3〜5分ごとに投与する． 重度の徐脈，低血圧 IV：2〜10 μg/分の速度で投与し，患者の反応をみて用量を調節する．
ノルアドレナリン	急性低血圧，ショック	IV：2〜4 μg/分の速度で投与する． SC：0.1〜1 mgを投与する．
フェニレフリン塩酸塩	急性低血圧，ショック，発作性上室頻拍	IV：0.2 mgを投与する． IM/SC：2〜5 mgを投与する．
イソプレナリン塩酸塩	Adams-Stokes症候群（徐脈型）の発作時（高度の徐脈，心停止を含む）あるいは発作反復時，心筋梗塞や細菌内毒素などによる急性心不全，手術後の低心拍出量症候群	IV/IM/SC：0.02〜0.2 mgを投与する．
エフェドリン塩酸塩	麻酔時の血圧降下	IV：4〜8 mgを投与する．
エチレフリン塩酸塩	起立性低血圧，急性低血圧，ショック	IV/IM/SC：2〜10 mgを投与する．
ドパミン塩酸塩	急性循環不全	IV：1〜5 μg/kg/分の速度で投与する．必要に応じて20 μg/kgまで増量することができる．
ドブタミン塩酸塩	急性循環不全	IV：1〜5 μg/kg/分の速度で投与する．必要に応じて20 μg/kgまで増量することができる．

2) 降圧薬

薬物名	適応	投与方法・用量
ニカルジピン塩酸塩	手術時の異常高血圧の救急処置	IV：10〜30 μg/kgを投与する．
ニトログリセリン	手術時の低血圧維持 手術時の異常高血圧の救急処置 急性心不全 不安定狭心症	手術時の低血圧維持 IV：1〜5 μg/kg/分の速度で目標値まで降圧させる． 手術時の異常高血圧の救急処置 IV：0.5〜5 μg/kg/分の速度で目標値まで降圧させる． 急性心不全 IV：0.05〜0.1 μg/kg/分の速度で投与開始し，目標値まで5〜15分ごとに0.1〜0.2 μg/kg/分ずつ増量する． 不安定狭心症 IV：0.1〜0.2 μg/kg/分の速度で投与開始し，発作の経過をみながら5分ごとに0.1〜0.2 μg/kg/分ずつ増量し，1〜2 μg/kg/分で維持する．
ニトロプルシドナトリウム	手術時の低血圧維持 手術時の異常高血圧の救急処置	IV：0.5 μg/kg/分の速度で，モニタ下に増量し目標値まで降圧させる．
ヒドララジン塩酸塩	高血圧性緊急症（子癇，高血圧脳症など）	IV/IM：20 mgを投与する．

3) 不整脈治療薬

薬物名	適応	投与方法・用量
アトロピン硫酸塩水和物	症候性洞性徐脈，II型2度房室ブロックまたは3度房室ブロックを除く房室ブロック サリンなどの有機リン中毒	徐脈 IV：0.5 mgを投与する．総投与量が0.04 mg/kg（合計3 mg）を超えないように，3〜5分ごとに反復投与する． 有機リン中毒 必要に応じて超大量（2〜4 mg）を投与する．
プロカインアミド塩酸塩	期外収縮（上室性，心室性） 発作性頻拍（上室性，心室性） 手術および麻酔に伴う不整脈 新鮮心房細動 心房粗動	IV：50〜100 mg/分の速度で投与する．正常洞調律に回復した場合，中毒症状が現れた場合，総投与量が1,000 mgに達した場合，投与を中止する．
リドカイン塩酸塩	期外収縮（上室性，心室性） 発作性頻拍（上室性，心室性） 急性心筋梗塞時および手術に伴う心室性不整脈の予防	IV：1〜2 mg/kgを1〜2分間で緩徐に投与する．効果が認められない場合には，5分後に同量を投与する．また，効果の持続を期待するときには10〜20分間隔で同量を追加投与してもさしつかえないが，1時間以内の基準最高投与量は300 mgとする．
プロプラノロール塩酸塩	期外収縮（上室性，心室性） 発作性頻拍（上室性，心室性） 頻拍性心房細動（徐脈効果） 麻酔に伴う不整脈 新鮮心房細動 洞性頻脈	IV：2〜10 mgを，麻酔時には1〜5 mgを緩徐に投与する．

薬物名	適応	投与方法・用量
ランジオロール塩酸塩	手術時の下記の頻脈性不整脈に対する緊急処置： 心房細動，心房粗動，洞性頻脈	IV：0.125 mg/kg/分の速度で1分間持続投与した後，0.04 mg/kg/分の速度で持続投与する．投与中は心拍数，血圧を測定し，0.01〜0.04 mg/kg/分の用量で適宜調節する．
エスモロール塩酸塩	手術時の上室性頻脈性不整脈に対する緊急処置	IV/IO：300 mgを急速投与する．心室細動や無脈性心室頻拍が持続する場合には，3〜5分以内に150 mgの追加投与を行う． 引き続き持続投与を行う場合は，150 μg/kg/分の投与速度で持続投与を開始し，適宜投与速度を調節し，目標とする心拍数を維持する．
アミオダロン塩酸塩	生命に危険のある難治性かつ緊急を要する心室細動，血行動態不安定な心室頻拍 電気的除細動抵抗性の心室細動あるいは無脈性心室頻拍による心停止	IV/IO：300 mgを急速投与する．心室細動や無脈性心室頻拍が持続する場合には，3〜5分以内に150 mgの追加投与を行う．
ジルチアゼム塩酸塩	頻脈性不整脈（上室性）	IV：10 mgを3分間で緩徐に投与する．
ベラパミル塩酸塩	頻脈性不整脈 （発作性上室性頻拍，発作性心房細動，発作性心房粗動）	IV：5 mgを5分以上かけて投与する．
ATP	発作性上室性頻拍	IV：10 mgを1〜3秒かけて投与する．

4) 冠動脈拡張薬

薬物名	適応	投与方法・用量
ニトログリセリン	狭心症発作	0.3 mg舌下錠を舌下投与する． スプレー（エアゾール）製剤は，舌下に噴霧する． 不安定狭心症 IV：0.1〜0.2 μg/kg/分の速度で投与を開始，症状に応じ約5分ごとに0.1〜0.2 μg/kg/分ずつ増量し，1〜2 μg/kg/分で維持する．
硝酸イソソルビド	狭心症発作	5〜10 mgを舌下投与する． スプレー（エアゾール）製剤は，1回1噴霧（1.25 mg）を口腔内に噴霧する．効果不十分の場合には，1回1噴霧にかぎり追加可能．

5) 抗血小板薬

薬物名	適応	投与方法・用量
アスピリン	狭心症，心筋梗塞，一過性脳虚血発作，脳梗塞における血栓塞栓形成の抑制	急性心筋梗塞ならびに脳梗塞急性期の初期治療において，初回投与時にすりつぶしたり，かみ砕いて服用させる（160〜325 mg）．

6) 抗凝固薬

薬物名	適応	投与方法・用量
ヘパリンナトリウム	静脈血栓症，心筋梗塞症，肺塞栓症，脳塞栓症，四肢動脈血栓塞栓症，手術中・術後の血栓塞栓症などの治療および予防	IV：10,000～30,000単位/日の用量で，APTT基準値の2～3倍を目標に適宜増減して点滴注射する．

7) 気管支拡張薬

薬物名	適応	投与方法・用量
サルブタモール硫酸塩	気管支喘息，小児喘息，肺気腫，急・慢性気管支炎，肺結核による気道閉塞性障害に基づく呼吸困難などの諸症状の寛解	成人では，1回2吸入（200 μg）小児では，1回1吸入（100 μg）
イプラトロピウム臭化物水和物	気管支喘息，慢性気管支炎，肺気腫による気道閉塞性障害に基づく呼吸困難などの諸症状の寛解	1回20～40 μgを吸入する．
アミノフィリン水和物	気管支喘息，喘息性（様）気管支炎，肺性心，うっ血性心不全，肺水腫，心臓喘息，Cheyne-Stokes呼吸，閉塞性肺疾患における呼吸困難	IV：1回250 mgを5～10分で投与する．
エフェドリン塩酸塩	気管支喘息，喘息性（様）気管支炎，感冒，急性気管支炎，慢性気管支炎，肺結核，上気道炎に伴う咳嗽	SC：25～40 mgを投与する．IV：4～8 mgを投与する．

8) 副腎皮質ステロイド

薬物名	適応	投与方法・用量
メチルプレドニゾロンコハク酸エステルナトリウム	急性循環不全（出血性ショック，感染性ショック），気管支喘息	出血性ショック IV：125～2,000 mgを緩徐に投与する． 気管支喘息 IV：初回量40～125 mgを緩徐に投与する．症状に応じて，40～80 mgを4～6時間ごとに緩徐に追加投与する．
ヒドロコルチゾンコハク酸エステルナトリウム	急性循環不全（出血性ショック，感染性ショック），気管支喘息	急性循環不全 IV：250～1,000 mgを緩徐に投与する． 気管支喘息 IV：初回投与量100～500 mgを緩徐に投与する．症状に応じて，1回50～200 mgを4～6時間ごとに緩徐に追加投与する．
デキサメタゾンリン酸エステルナトリウム	アレルギー性疾患（気管支喘息，喘息性気管支炎，喘息発作重積状態，薬物その他の化学物質によるアレルギー・中毒，アナフィラキシーショック）	IV：1.65～6.6 mgを投与する．

9) 抗ヒスタミン薬

薬物名	適応	投与方法・用量
クロルフェニラミンマレイン酸塩	じん麻疹，枯草熱，皮膚疾患に伴う瘙痒	IV/SC/IM：5～10 mgを投与する．
ラニチジン塩酸塩	上部消化管出血，侵襲ストレスによる上部消化管出血の抑制，麻酔前投薬	IV/IM：50 mgを投与する．
ファモチジン	上部消化管出血，侵襲ストレスによる上部消化管出血の抑制，麻酔前投薬	IV：20 mgを投与する．

10) 強心薬

薬物名	適応	投与方法・用量
デスラノシド	うっ血性心不全，心房細動・粗動による頻脈，発作性上室性頻拍	IV：初回0.4～0.6 mg，以後0.2～0.4 mgを2～4時間ごとに投与する．

11) 利尿薬

薬物名	適応	投与方法・用量
フロセミド	高血圧症，悪性高血圧，うっ血性心不全，腎性浮腫，肝性浮腫，脳浮腫，尿路結石排出促進	IV：10 mgを投与する．
D-マンニトール	術中・術後・外傷後および薬物中毒時の急性腎不全の予防および治療する場合，脳圧降下を必要とする場合	IV：1.0～3.0 g/kgを点滴静注する．

12) 鎮痛薬

薬物名	適応	投与方法・用量
モルヒネ塩酸塩水和物	術後鎮痛	SC：1回5～10 mgを投与する．
ブプレノルフィン塩酸塩	術後鎮痛 心筋梗塞	IM：0.2～0.3 mgを投与する． 1回0.4 mgを直腸内投与する． 心筋梗塞 IV：0.2 mgを徐々に投与する．
ペンタゾシン	術後鎮痛	IV/IM：15～60 mgを投与する．
フルルビプロフェンアキセチル	術後痛，各種癌性疼痛	IV：50 mgをできるだけゆっくり投与する．
アセトアミノフェン	術後鎮痛	IV：300～1,000 mgを15分かけて投与する．

13) 抗けいれん薬

薬物名	適応	投与方法・用量
ジアゼパム	てんかん様重積状態におけるけいれんの抑制	IV/IM：10 mgを2分間以上かけて投与する.
フェノバルビタール	てんかんのけいれん発作	SC/IM：50～200 mgを投与する.
フェニトインナトリウム	てんかん発作重積症	IV：125～250 mgを1 mL/分を超えない速度で徐々に投与する.

14) 抗糖尿病薬

薬物名	適応	投与方法・用量
速効型ヒトインスリン	インスリン療法が適応となる糖尿病, 糖尿病昏睡	SC：1回4～20単位を一般に毎食前に投与する. (糖尿病昏睡には必要に応じSC, IM, IVまたは持続IV)

15) 拮抗薬・解毒薬・その他

薬物名	適応	投与方法・用量
フルマゼニル	ベンゾジアゼピン系薬による鎮静の解除および呼吸抑制の改善	IV：初回0.2 mgを緩徐に投与する. 投与後4分以内に望まれる覚醒状態が得られない場合はさらに0.1 mgを追加投与する.
ナロキソン塩酸塩	麻薬による呼吸抑制ならびに覚醒遅延の改善	IV：0.2 mgを投与する. 症状に応じて, さらに2～3分間隔で0.2 mgを1～2回追加投与する.
スガマデクスナトリウム	ロクロニウムまたはベクロニウムによる筋弛緩状態からの回復	IV：浅い筋弛緩状態では2 mg/kgを, 深い筋弛緩状態では4 mg/kgを, ロクロニウムの挿管用量投与直後では16 mg/kgを投与する.
チオ硫酸ナトリウム水和物	シアンおよびシアン化合物による中毒 ヒ素剤による中毒	IV：12.5～25 gを投与する.
ダントロレンナトリウム水和物	麻酔時における悪性高熱症, 悪性症候群	IV：1 mg/kgを投与する. 症状に応じて, 1 mg/kgずつ追加投与する. (投与総量は7 mg/kg)
プロタミン塩酸塩	ヘパリン過量投与時の中和	ヘパリン1,000単位に対して, 10～15 mgを投与する. (ヘパリン投与量およびヘパリン投与後の時間経過により投与量が異なる. 投与量はプロタミンによる中和試験により決める)

文　献

第1章

I　歯科医学における麻酔学
1) 新村　出編. 広辞苑, 第3版. 1986, 2250.
2) 金子　譲. 麻酔の概念, 歯科臨床における麻酔学(金子　譲監修. 歯科麻酔学, 第7版). 医歯薬出版, 2011, 1-3.
3) 田邊達三. 医学史から学ぶ国手が祈る医の心. 北海道医療新聞社, 2005, 68-75.
4) 福島和昭. 日歯麻誌. 2007；**35**：1.
5) 金子　譲. 日歯麻誌. 2006；**34**：1.

II　麻酔・歯科麻酔の歴史
1) 松木明知. 日本医史学雑誌. 1973；**19**：193.
2) 金子　譲. 日歯医師会誌. 1994；**46**：1061.
3) 渋谷　鑛. 麻酔・歯科麻酔の歴史(金子　譲監修. 歯科麻酔学, 第7版). 医歯薬出版, 2016, 3-8.
4) Larson MD. 麻酔の歴史(Miller RD編, 武田純三日本語版監修. ミラー麻酔科学). メディカル・サイエンス・インターナショナル, 2007, 3-42.
5) 高山紀斎講演, 神村信吾筆記. 迷蒙薬, 歯科学術沿革史. 高山歯科医学院講義録(歴史). 1892；175-206.
6) 金子　譲. 日歯麻誌. 2011；**39**：143.
7) 川勝賢和ほか. 歯科麻酔研究会誌. 1972；**3**：51.
8) 鈴木長明ほか. 日歯麻誌. 1973；**1**：125.
9) Drummond-Jackson SL. *Anesthesia Progress*. 1969；**16**：119.
10) 一戸達也. 日歯麻誌. 2005；**30**：7.
11) 金子　譲. 日口外誌. 1971；**7**：454.
12) 金子　譲. 日歯医師会誌. 1971；**24**：593.
13) 興津桃子ほか. 日本口腔会誌. 1972；**18**：674.
14) National Institute of Health Consensus Development Conference Statement. Anesthesia and sedation in the dental office, 1985. https://consensus.nih.gov/1985/1985AnesthesiaDental050html.htm
15) 金子　譲. 局所麻酔の歴史―ハルステッドの貢献とその後―. 日本歯科評論増刊. 2001；31-40.
16) Lindqvist K, et al. Xylocaine-a discovery-a drama-an industry. 1993. Astra. Stockholm.
17) Björn H, et al. *Sven Tandlak Tidsker*. 1947；**40**：831.
18) Deucher Dentalmarket Jahresbericht (DDM) 2010. GFK Health Care, Nuremberg, Germany.
19) 福島和昭. 日歯麻誌. 2007；**35**：1.
20) 松原医師と医科研修を支援する会編. 市立札幌病院歯科医師救急研修問題(松原裁判)報告書. 2015.
21) 金子　譲ほか. 日歯麻誌. 2002；**30**：598.
22) 金子　譲. 日歯麻誌. 2003；**31**：551.
23) 前川剛志ほか. 日歯麻誌. 2004；**32**：72.
24) 一戸達也ほか. 歯科医師の麻酔科研修のガイドライン改定に関する研究(H19-特別-指定-15). 平成20(2008)年4月.
25) Kaneko Y. 日歯麻誌. 2008；**36**：148.

III　麻酔の法と倫理
1) 野田　寛. 医事法上巻. 青林書院, 1984.
2) 日本耳鼻咽喉科学会. 耳鼻咽喉科と歯科口腔外科. http://www.jibika.or.jp/citizens/topics/0609_area.html
3) 歯科医師の医科麻酔科研修のガイドライン. http://kokuhoken.net/jdsa/unav/training.html
4) 医道審議会医道分科会. 医師及び歯科医師に対する行政処分の考え方について. 平成24年3月4日改正.
5) 最判平 12.2.29. 民集. **54**：582.
6) 鈴木伸智. 未成年者に対する医療行為への同意拒否が親権濫用に該当するとされた事例. 法学セミナー増刊 速報判例解説 Vol.10 新・判例解説 Watch. 2012, 103-106.
7) 赤沼康弘. 判例タイムズ. 2015；**1406**：5.
8) 最決平 17.11.15. 刑集. **59**：1558.

第2章

I-1. 神経の生理
1) Catterall WA. *Nature*. 2001；**409**：988.
2) Lodish H ほか, 石浦章一ほか訳. 分子細胞生物学, 第5版. 東京化学同人, 2005, 239.

I-2. 呼吸の生理
1) Wahba RWM. *Can J Anaesth*. 1991；**38**：384.
2) Miller RD, ed. Anesthesia, 7th ed. Churchill-Livingstone, Philadelphia, 2010, 361-385.
3) Hedenstierna G, et al. *Intensive Care Med*. 2005；**31**：1327.
4) Don H. *Int Anesthesiol Clin*. 1977；**15**：113.
5) Miller RD, ed. Anesthesia, 7th ed. Churchill-Livingstone, Philadelphia, 2010, 561-589.
6) Park KW, et al. *Anesthesiology*. 1997；**86**：1078.
7) Hedenstierna G. *Thorax*. 1995；**50**：85.
8) 工藤一大. 酸素化障害発生のメカニズム(西野　卓編. 周術期の呼吸管理). 克誠堂出版, 2007, 21-32.
9) Magnusson L, et al. *Br J Anaesth*. 2003；**91**：61.
10) Rusca M, et al. *Anesth Analg*. 2003；**97**：1835.
11) 佐藤二郎. 周術期呼吸合併症のメカニズム(西野　卓編. 周術期の呼吸管理). 克誠堂出版, 2007, 60-78.
12) Rothen HU, et al. *Acta Anaesthesiol Scand*. 1996；**40**：524.
13) Lellow NH, et al. *Br J Anaesth*. 1995；**75**：575.
14) West JBほか, 桑平一郎訳. ウエスト呼吸生理学入門：正常肺編, 第2版. メディカル・サイエンス・インターナショナル, 2018, 100.
15) Scanlan CL. Egan's Fundamentals of Respiratory Care, 7th ed. Mosby, St Louis, 1999, 283-292.
16) Einarsson S, et al. *Can J Anaesth*. 1999；**46**：335.
17) Erb T, et al. *Acta Anaesthesiol Scand*. 2001；**45**：639.

I-3. 循環の生理
1) Ganong WF, 星　猛ほか訳. 医科　生理学展望, 原書19版. 丸善, 2000.
2) 大津欣也. 第4章 主な循環器疾患の診断・管理・治療 1 心臓のポンプ作用(小川　聡ほか編. 標準循環器病学). 医学書院, 2001, 96-99.
3) 西川泰央. 第4章 体液の循環 I 心臓 6 心周期(森本俊文ほか編. 基礎歯科生理学, 第6版). 医歯薬出版, 2014, 77-78.
4) 磯部光章. 第2章 身体所見(小川　聡ほか編. 標準循環器病学). 医学書院, 2001, 20-39.

5) 真田昌爾. 日臨麻会誌. 2010；**30**：40.
6) 吉田和市. 日歯麻誌. 1999；**27**：276.
7) 朝山　純. 医療. 1997；**51**：3.
8) Murry CE, et al. *Circulation*. 1986；**74**：1124.
9) 原　哲夫ほか. 日臨麻会誌. 2009；**29**：189.
10) 西川泰央. 第4章 体液の循環　I 心臓　6 心周期（森本俊文ほか編. 基礎歯科生理学, 第6版）. 医歯薬出版, 2014, 80.
11) 間田直幹ほか編. 新生理学, 第5版. 医学書院, 1982.
12) 照井直人. 第9章　循環　IV 循環系の調節　B 中枢調節機構（本郷利憲ほか編. 標準生理学, 第6版）. 医学書院, 2006, 598-603.
13) 佐藤義英. 体液の循環（森本俊文ら編. 基礎歯科生理学, 第6版）. 医歯薬出版, 2014, 86-92.

I-4. 腎の生理 〜6. 内分泌系の機能

1) Greger R. Functions of the Kidney, Fluid- and Electrolyte-Balance. Greger R, et al eds, Comprehensive Human Physiology. Springer-Verlag, Berlin, 1996, 1469-1487.
2) Kirchheim HR, et al. *Pflugers Arch*. 1987；**410**：441.
3) Nielsen S. *Physiol Rev*. 2002；**82**：205.
4) 奥田俊洋：わかりやすい腎臓の構造と機能. 中外医学社, 2006, 19.
5) Guyton AC, et al. Textbook of Medical Physiology, 9th ed. Saunders Company, Philadelphia, 1996.

II 歯科診療の侵襲と生体反応

1) 小川　龍ほか編. 手術侵襲とその防御21世紀の指針. 真興交易医書出版部, 2001.
2) Vay L, et al. *Br J Pharmacol*. 2012；**165**：787.
3) Moran MM, et al. *Nat Rev Drug Discov*. 2011；**10**：601.
4) 富永真琴. 漢方医学. 2013；**37**：164.
5) Chung G, et al. *Open Pain J*. 2013；**6**：31.
6) Chung MK, et al. *J Dent Res*. 2011；**90**：1103.
7) Mickle AD, et al. *Pharmaceuticals*. 2016；**9**：E72.
8) 金子　讓監修. 歯科麻酔学, 第7版. 医歯薬出版, 2014, 52.
9) Rexed B. *J Comp Neurol*. 1952；**96**：414.
10) 森本俊文ほか編. 基礎歯科生理学, 第6版. 医歯薬出版, 2016.
11) Perl ER. *Nat Rev Neurosci*. 2007；**8**：71.
12) Perl ER. *Prog Neurobiol*. 2011；**94**：20.
13) 小山なつほか. 痛みの発生メカニズム（小川節郎編. 痛みの臨床テキスト）. 南江堂, 2013.
14) 日本口腔顔面痛学会編. 口腔顔面痛の診断と治療ガイドブック, 第2版. 医歯薬出版, 2016.
15) 小川　龍ほか. 麻酔と手術侵襲, 免疫・内分泌, 自律神経系から見た21世紀への提言. 真興交易医書出版部, 1994.
16) 谷口省吾ほか. 日歯医会誌. 2011；**63**：1297.
17) Sanuki T, et al. *Oral Sci Int*. 2009；**6**：109.
18) 若杉由美子ほか. 日歯麻誌. 2013；**41**：193.
19) 大村龍二. 外科治療. 2004；**91**：659.
20) 土師誠二ほか. *Surgery Frontier*. 2000；**7**：10.
21) 村田徳昭ほか. 外科治療. 1989；**61**：189.
22) 國分正廣ほか. 日歯麻誌. 1979；**7**：181.
23) 若菜和美. 日歯麻誌. 1986；**12**：102.
24) 國分正廣ほか. 日歯麻誌. 1981；**9**：262.
25) Miyawaki T, et al. *Acta Anaesthesiol Scand*. 2004；**48**：384.
26) Bankir L. *Cardiovasc Res*. 2001；**51**：372.
27) 細川豊史ほか編. 麻酔生理学. 真興交易医書出版部, 2001.
28) 小川道雄ほか. 外科治療. 1992；**67**：574.
29) Miyawaki T, et al. *Oral Surg Oral Med Oral Pathol Oral Radiol Endod*. 1996；**81**：15.
30) Miyawaki T, et al. *Oral Surg Oral Med Oral Pathol Oral Radiol Endod*. 1998；**85**：146.
31) 髙橋晃治ほか. 日顎変形誌. 2004；**14**：35.
32) Nseir S, et al. *Crit Care*. 2010；**14**：R30.
33) Jung SM, et al. *Korean J Anesthesiol*. 2015；**68**：224.
34) Jin Y, et al. *Exp Ther Med*. 2013；**6**：781.

III-1. バイタルサイン 〜2. 診察法

1) Bickley LSほか, 福井次矢ほか日本語版監修. ベイツ診察法. ユニットII 第4章 身体診察の開始：全身の状態とバイタルサイン. メディカル・サイエンス・インターナショナル, 2008.
2) 日本蘇生評議会監修. JRCガイドライン2015. 第6章 脳神経蘇生　1-1急性意識障害. 医学書院, 2016.
3) Butterworth IV JF, et al, eds. Morgan & Mikhail's Clinical Anesthesiology, 5th ed. Chapter18, Preoperative Assessment, Premedication, & Perioperative Documentation, McGrawHill Education Medical, NewYork, 2013.

III-3. 臨床検査

1) 日本臨床検査標準協議会 基準範囲共用化委員会編. 日本における主要な臨床検査項目の共用基準範囲案. 日本臨床衛生検査技師会, 2014年. http://www.jccls.org/techreport/public_comment_201405_p.pdf
2) 吉村　節ほか. 臨床検査（古屋英毅ほか編. 歯科麻酔学, 第6版）. 医歯薬出版, 2003, 126-142.
3) 原田　純. 呼吸器疾患（古屋英毅ほか編. 歯科麻酔学, 第6版）. 医歯薬出版, 2003, 410-414.
4) 國分正廣. 臨床検査（金子　讓監修. 歯科麻酔学, 第7版）. 医歯薬出版, 2011, 113-121.
5) 椙山加綱. 虚血性心疾患（金子　讓監修. 歯科麻酔学, 第7版）. 医歯薬出版, 2011, 381-382.

IV-1. モニタリングの意義 〜3. 循環系モニタ

1) Arbous MS, et al. *Anaesthesia*. 2001；**56**：1141.
2) Li G, et al. *Anesthesiology*. 2009；**110**：759.
3) Taenzer AH, et al. *Anesthesiolgy*. 2010；**112**：282.
4) 五島雄一郎ほか監修. 心電図のABC. 日本医師会, 1995.
5) Connors AF Jr, et al. *JAMA*. 1996；**276**：889.
6) Klabunde RE. Cardiovascular Physiology Concepts. http://www.cvphysiology.com/Heart%20Failure/HF008
7) http://www.deltexmedical.com/decision_tree/stroke-volume-variation-svv-and-pulse-pressure-variation-ppv/
8) Cahalan MK. Transesophageal echocardiography for the occasional cardiac anesthesiologist. IARS Review Course Lecture. 2006, 17-22.

IV-4. 体温測定 〜6. 筋弛緩のモニタ

1) 花岡一雄ほか編. 臨床麻酔学全書（上巻）. 真興交易, 2002.
2) 廣田和美専門編集. 麻酔科医のための周術期のモニタリング. 中山書店, 2016.
3) 村田製作所. NTCサーミスタとは？http://www.murata.com/ja-jp/products/thermistor/ntc/basic/ntc

4) オムロン制御機器．温度センサ用語の説明．http://www.fa.omron.co.jp/product/special/tc/glossary/sensor.html
5) 武内重五郎．内科診断学，第14版．南江堂，1994．
6) 立花俊祐ほか．臨床麻酔．2015；**39**：917．
7) 萩平 哲．臨床麻酔誌．2004；**24**：78．
8) 小板橋俊哉．中枢神経系モニタリング（金子 譲監修．歯科麻酔学，第7版）．医歯薬出版，2011，133．
9) Sandler NA, et al. *J Oral Maxillofac Surg*. 2001；**59**：603.
10) Cheung CW, et al. *Anaesthesia*. 2008；**63**：1302.
11) Von Delius S, et al. *Am J Gastroenterol*. 2009；**104**：318.
12) Glass PS, et al. *Anesthesiology*. 1997；**86**：836.
13) 布巻昌仁ほか．日歯麻誌．2011；**39**：53．
14) 日本麻酔科学会編．安全な麻酔のためのモニタ指針，2014年7月改訂．www.anesth.or.jp/news2015/20150427.html
15) Miller RD 編（武田純三日本語版監修）．ミラー麻酔科学，第6版．メディカル・サイエンス・インターナショナル，2007．
16) Fuchs-Buder T，鈴木孝浩訳．臨床麻酔と研究における筋弛緩モニタリング．真興交易，2013．
17) Eriksson LI, et al. *Anesthesiology*. 1997；**87**：1035.
18) Plaud B, et al. *Anesthesiology*. 2001；**95**：96.
19) Kotake Y, et al. *Aneth Analg*. 2013；**117**：345.
20) Eleveld DJ, et al. *Aneth Analg*. 2007；**104**：582.

第3章

I 局所麻酔薬の作用機序

1) Catterall WA. *Neuron*. 2000；**26**：13.
2) Hardman JG, et al. Goodman and Guilman's The Pharmacological Basis of Therapeutics, 10th ed. McGraw-Hill, New York, 2001.

III 局所麻酔薬

1) 森 隆ほか．局所麻酔の構造．（浅田 章編．局所麻酔その基礎と臨床，第1版）．克誠堂出版，2004，6-15．
2) Jastak JT, et al. Local Anesthesia of the Oral Cavity. 1st ed, WB Saunders, 1995, 23-59.
3) Strichartz GR, et al. *Anesth Analg*. 1990；**71**：158.
4) Berde CB, et al. Local Anesthetics (Miller RD ed. Miller's Anesthesia, 8th ed). Elsevier, 2015, 1053-1208.
5) De Jong RH. Local Anesthetics. 1st ed, Mosby, 1994, 98-139.
6) 森川定雄．局所麻酔薬反応 基礎と臨床，改訂増補版．診療新社，1991，8-144．
7) 湊 英夫ほか．日歯麻誌．2004；**32**：609．
8) Lindorf HH. *Oral Surg Oral Med Oral Pathol*. 1979；**48**：292.
9) 鈴木友一ほか．日歯麻誌．1990；**18**：627．
10) Gokin AP, et al. *Anesthesiology*. 2001；**95**：1441.
11) Covino BG. Pharmacokinetics of local anaesthetic drugs (Prys-Roberts C, Hug CC eds. Pharmacokinetics of Anaesthesia, 1st ed.). Blackwell Scientific Publications, 1984, 270-292.
12) 伊東 哲．日歯麻誌．1979；**7**：212．
13) 一戸達也ほか．*Pharmacoanesthesiology*. 1989；**2**：46.
14) Tucker GT, et al. *Anesthesiology*. 1971；**34**：538.
15) Burney RG, et al. *Anesth Analg*. 1978；**57**：478.
16) Apfelbaum JL, et al. *Can Anaesth Soc J*. 1985；**32**：468.
17) Tucker GT, et al. *Br J Anaesth*. 1975；**47**（Suppl）：213.
18) Benowitz N, et al. *Clin Pharmacol Ther*. 1974；**16**：87.
19) 局所麻酔剤 歯科用キシロカイン®カートリッジ添付文書．https://www.pmda.go.jp/PmdaSearch/iyaku-Detail/ResultDataSetPDF/300174_2710806U1021_3_07（平成29年11月25日検索）．
20) 局所麻酔剤 歯科用シタネスト-オクタプレシン®カートリッジ 添付文書．https://www.pmda.go.jp/PmdaSearch/iyakuDetail/ResultDataSetPDF/300174_2710813U1030_3_03（平成29年11月25日検索）．
21) De Jong RH. Local Anesthetics. 1st ed, Mosby, 1994, 173-211.
22) 長谷一郎．薬理作用 代謝（浅田 章編．局所麻酔 その基礎と臨床，第1版）．克誠堂出版，2004，71-77．
23) Boyes RN. *Br J Anaesth*. 1975；**47**（Suppl）：225.
24) Jastak JT, et al. Local Anesthesia of the Oral Cavity. 1st ed, WB Saunders, 1995, 87.
25) Tucker GT, et al. *Clin Pharmacokinet*. 1979；**4**：241.
26) 百田義弘．日歯麻誌．2009；**37**：137．
27) Stripling JS. *Electroencephalogr Clin Neurophysiol*. 1982；**53**：208.
28) Kozody R, et al. *Can Anaesth Soc J*. 1982；**29**：489.
29) Englesson S. *Acta Anaesthetiol Scand*. 1974；**18**：79.
30) Barcelos KC, et al. *Anesth Prog*. 2010；**57**：104.
31) Morishima HO, et al. *Anesthesiology*. 1985；**63**：134.
32) Tanz RD, et al. *Anesth Analg*. 1984；**63**：549.
33) Reiz S, et al. *Br J Anaesth*. 1986；**58**：736.
34) Steinhaus JE, et al. *Anesthesiology*. 1963；**24**：285.
35) Schreiber JU, et al. *Anesthesiology*. 2005；**103**：877.
36) 丹羽 均．日歯麻誌．2004；**32**：7．
37) Fagiolini M, et al. *J Neurosci*. 1997；**17**：7045.
38) Johnson ME, et al. *Anesthesiology*. 2002；**97**：1466.
39) Becker DE, et al. *Anesth Prog*. 2012；**59**：90.
40) Goto F, et al. *Pain*. 1999；**79**：101.
41) 嶋田昌彦ほか．日歯麻誌．2002；**30**：48．
42) 笹尾真美．日歯麻誌．2006；**34**：126．
43) Meechan JG. *Oral Surg Oral Med Oral Pathol Oral Radiol Endod*. 2002；**93**：469.
44) Branco FP, et al. *Oral Surg Oral Med Oral Pathol Oral Radiol Endod*. 2006；**101**：442.
45) Stabile P, et al. *Oral Surg Oral Med Oral Pathol Oral Radiol Endod*. 2000；**89**：407.
46) DaSilva CB, et al. *J Endod*. 2010；**36**：438.
47) 櫻井 誠ほか．日歯麻誌．1986；**14**：546．
48) 川口 充ほか．歯科学報．1999；**99**：421．

IV 血管収縮薬

1) Björn H, et al. *Sven Tandlak Tidskr*. 1947；**40**：831.
2) Ohkado S, et al. *Anesth Prog*. 2001；**48**：16.
3) Miyoshi T, et al. *Anesth Prog*. 2000；**47**：35.
4) Yamazaki T, et al. *J Hard Tissue Biol*. 2009；**18**：95.
5) Olgart L, et al. *Acta Odont Scand*. 1977；**35**：69.
6) Ahlquist M, et al. *Endod Dent Traumatol*. 1999；**15**：6.
7) Wolf R, et al. *Anesth Prog*. 2011；**58**：157.
8) Smith S, et al. *Anesth Prog*. 2013；**60**：3.
9) Cohen H, et al. *Anesth Prog*. 2013；**60**：145.
10) Younkin K, et al. *Anesth Prog*. 2014；**61**：63.
11) 安田麻子ほか．日歯麻誌．2011；**39**：1．
12) 笹尾真美．日歯麻誌．2006；**34**：126．
13) 嶋田昌彦ほか．日歯麻誌．2002；**30**：48．
14) 岡 俊一．日歯麻誌．1990；**18**：43．

15) 原口充宏ほか．日歯麻誌．2002；**30**：173．
16) Ito E, et al. *Oral Surg Oral Med Oral Pathol Oral Radiol Endod*．2007；**104**：e26．
17) 伊東 哲．日歯麻誌．1979；**7**：212．
18) Bernards CM, et al. *Anesthesiology*．1989；**71**：711．
19) Yamauchi Y, et al. *J Neurosurg Anesthsiol*．1998；**10**：178．
20) Takahashi R, et al. *Anesthesiology*．2006；**105**：984．
21) 局所麻酔剤　歯科用キシロカイン®カートリッジ添付文書．https://www.pmda.go.jp/PmdaSearch/iyakuDetail/ResultDataSetPDF/300174_2710806U1021_3_07（平成29年11月25日検索）．
22) 局所麻酔剤　歯科用シタネスト-オクタプレシン®カートリッジ　添付文書．https://www.pmda.go.jp/PmdaSearch/iyakuDetail/ResultDataSetPDF/300174_2710813U1030_3_03（平成29年11月25日検索）．
23) 歯科用局所麻酔剤　スキャンドネスト®カートリッジ3%添付文書．https://www.pmda.go.jp/PmdaSearch/iyakuDetail/ResultDataSetPDF/530244_2710810U3020_1_08（平成29年11月25日検索）．
24) 縣 秀栄ほか．*Pharmacoanesthesiology*．1998；**11**：139．
25) 稲永清敏．自律機能．（中村嘉男ほか編．基礎歯科生理学，第4版）．医歯薬出版，2003，211-227．
26) Labrosse EH, et al. *J Clin Invest*. 1961；**40**：253．
27) 櫻井 誠ほか．日歯麻誌．1986；**14**：546．
28) 川口 充ほか．歯科学報．1999；**99**：421．
29) 櫻井 誠．日歯麻誌．1989；**17**：1．
30) 鈴木友一ほか．日歯麻誌．1990；**18**：627．
31) Kim S, et al. *J Dent Res*. 1984；**63**：650．
32) 椙山加綱ほか．日歯麻誌．1988；**16**：516．
33) 一戸達也ほか．日歯麻誌．1990；**18**：477．
34) Ichinohe T, et al. *Anesth Prog*. 1997；**44**：59．
35) 一戸達也．日歯麻誌．1985；**13**：388．
36) Bowman WC, et al. *Br J Pharmac Chemother*. 1966；**27**：313．
37) Bowman WC, et al. *Ann NY Scand Sci*. 1967；**139**：741．
38) 表 哲夫ほか．麻酔．1985；**34**：1478．
39) Ninomiya A, et al. *Anesth Prog*. 2012；**59**：18．
40) 砂田勝久．日歯麻誌．1992；**20**：521．
41) Sunada K, et al. *Anesth Prog*. 1996；**43**：108．
42) Himuro H, et al. *Anesth Pain Control Dent*. 1992；**1**：215．
43) 北川栄二．日歯麻誌．1995；**23**：348．
44) 北川栄二ほか．日歯麻誌．1999；**27**：144．
45) 大内謙太郎ほか．日歯麻誌．2008；**36**：14．
46) 森本惠子ほか．日歯麻誌．2015；**43**：5．
47) Agata H, et al. *Can J Anesth*. 1999；**46**：1070．
48) Kasahara M, et al. *Can J Anesth*. 2000；**47**：1107．
49) Miyachi K, et al. *Eur J Oral Sci*. 2003；**111**：339．
50) Inagawa M, et al. *J Oral Maxillofac Surg*. 2010；**68**：1013．
51) Singh P. *Dent Res J*. 2012；**9**：127．
52) Ichinohe T, et al. *Anesth Analg*. 1991；**38**：217．
53) 市林良浩ほか．日歯麻誌．1998；**26**：133．
54) 鈴木 忍ほか．日歯麻誌．1999；**27**：453．
55) 一戸達也．日歯麻誌．2014；**42**：190．
56) Higuchi H, et al. *Anesth Prog*. 2014；**61**：150．
57) 酒井有沙ほか．日歯麻誌．2015；**43**：638．
58) 金子 譲．日歯会誌．1996；**48**：1282．
59) Bahl R. *Anesth Prog*. 2004；**51**：138．
60) Amemiya K, et al. *Eur J Oral Sci*. 2003；**111**：332．
61) 間宮秀樹ほか．日歯麻誌．1993；**21**：750．
62) 赤堀芳正ほか．日歯麻誌．1988；**16**：201．
63) 小山 亨．日歯麻誌．1992；**20**：750．
64) 金子 譲．日歯麻誌．1993；**21**：686．
65) 一戸達也ほか．日歯麻誌．1987；**15**：224．

Ⅴ　局所麻酔に必要な解剖，Ⅵ　局所麻酔法

1) 大井久美子：局所麻酔に必要な解剖（古屋英毅ほか編．歯科麻酔学，第6版）．医歯薬出版，東京，2003．
2) 稗田豊治ほか編．最新小児歯科学，第2版．医歯薬出版，1981．
3) 山下 浩編．小児歯科学．医歯薬出版，1981．
4) Terp H. Pediatric Dentistry. Munksgaard, Copenhagen, 2011.
5) 高木裕三ほか編．小児歯科学，第4版．医歯薬出版，2011．
6) Dean JA, et al. McDonald and Avery's Dentistry for Child and Adolescent, 9th ed. Mosby, St. Louis, 2011.
7) 寶田 博ほか編．はじめて学ぶ歯科口腔介護，第2版．医歯薬出版，2005．
8) 浦郷篤史．口腔諸組織の加齢変化．クインテッセンス出版，1991，19-114．
9) 深山治久．日歯麻誌．2004；**32**：1．
10) Fukayama H. *J Korean Dent Soc Anesthesiol*. 2003；**3**：71．
11) Malamed SF. Handbook of Local Anesthesia, 5th ed. Elsevier Mosby, St. Louis, 2004.

Ⅶ　局所合併症とその対応

1) Fischer G. Die örtrische Beträubung in der Zahnheilkunde. 1995.

第4章

Ⅰ　精神鎮静法の概念

1) Dionne RA, et al. *J Am Dent Assoc*. 2006；**137**：502．
2) American Society of Anesthesiologists Task Force on Sedation and Analgesia by Non-Anesthesiologists. Practice guidelines for sedation and analgesia by non-anesthesiologists. *Anesthesiology*. 2002；**96**：1004．
3) American Society of Anesthesiologists：Standards, Guidelines and Related Resources：Position on monitored anesthesia care（2013）．
http://www.asahq.org/quality-and-practice-management/standards-guidelines-and-related-resources/position-on-monitored-anesthesia-care
4) 小谷順一郎．精神鎮静法　Ⅰ鎮静法の概念（金子 譲監修．歯科麻酔学，第7版）．医歯薬出版，2011，205-208．
5) 澁谷 鑛．精神鎮静法　Ⅳその他の鎮静法（金子 譲監修．歯科麻酔学，第7版）．医歯薬出版，2011，244-245．
6) 山下正夫ほか．臨床麻酔．1993；**17**：929．
7) Tam WWS, et al. *World J Gastroenterol*. 2008；**14**：5336．

Ⅱ　吸入鎮静法

1) 藤澤俊明．第4章　精神鎮静法　Ⅱ吸入鎮静法（金子 譲監修．歯科麻酔学，第7版）．医歯薬出版，2011，208-216．
2) 金子 譲．日歯麻誌．2011；**39**：143．

3) 鈴木長明. 日歯麻誌. 1974；**2**：25.
4) 木村英也ほか. 硝子体手術の基本（松村美代ほか編. 眼科マイクロサージェリー, 第5版）. エルゼビア・ジャパン, 2005, 561-587.
5) 國分正廣. 日歯麻誌. 1977；**5**：289.
6) Dwyer R, et al. *Anesthesiology*. 1992；**77**：888.
7) 福田和彦. 臨床麻酔. 2007；**31**：972.
8) 伊藤弘通. 日歯麻誌. 1975；**3**：15.
9) 高橋靖之ほか. 日有病歯誌. 2013；**22**：19.
10) Pagel PSほか. 吸入麻酔薬. 第7章 心血管系への薬理作用.（Miller RD編, 武田純三日本語版監修. ミラー麻酔科学, 第6版）. メディカル・サイエンス・インターナショナル, 2007, 153-182.
11) 櫻井 学ほか. 日歯麻誌. 1998；**26**：194.
12) Martin JL, et al. 現代の吸入麻酔薬の代謝と毒性（Miller RD編, 武田純三日本語版監修. ミラー麻酔科学, 第6版）. メディカル・サイエンス・インターナショナル, 2007, 183-215.
13) 間宮秀樹ほか. 臨床麻酔. 2007；**31**：991.
14) Arnold Ⅲ WP, et al. 環境安全および薬物依存対策（Miller RD編, 武田純三日本語版監修. ミラー麻酔科学, 第6版）. メディカル・サイエンス・インターナショナル, 2007, 2433-2450.
15) 日本麻酔学会. 麻酔. 1983；**32**：1136.
16) 山城三喜子ほか. 日歯麻誌. 2005；**33**：229.
17) 上村裕一. 日歯麻誌. 2006；**34**：121.
18) 大島健幸. 臨床麻酔. 2007；**31**：1006.
19) 青木裕司. 日臨麻会誌. 2004；**24**：10.

Ⅲ-1. 静脈内鎮静法で使用される薬物～3. 静脈内鎮静法と生体反応

1) 日本歯科麻酔学会編, 日本歯科医学会監. 歯科診療における静脈内鎮静法ガイドライン 改訂第2版（2017）. http://minds4.jcqhc.or.jp/minds/guideline_intravenous_sedation02/guideline_intravenous_sedation02.pdf
2) 渋谷 鑛ほか. 日歯医学会誌. 2006；**25**：42.
3) Reves JG, et al. Intravenous anesthetics（Miller RD ed. Miller's Anesthesia, 7th ed）. Churchill Livingstone, New York, 2010, 719-768.
4) Dayton PG, et al. *Eur J Clin Pharmacol*. 1983；**24**：825.
5) Saari TI, et al. *Pharmacol Rev*. 2011；**63**：243.
6) Vuyk J, et al. Intravenous anesthetics（Miller RD, et al, ed. Miller's Anesthesia, 8th ed）. Churchill Livingstone, New York, 2014, 821-863.
7) Mihic SJ, et al. Hypnotics and sedatives（Brunton LL, et al ed. Goodman & Gilman's the Pharmacological Basis of Therapeutics, 13th ed）. McGraw Hill Medical, New York, 2018, 339-353.
8) Persson MP, et al. *Clin Pharmacol Ther*. 1988；**43**：324.
9) 近藤隆彦ほか. 日歯麻誌. 1983；**11**：296.
10) 金子 譲ほか. 日歯麻誌. 1985；**13**：410.
11) 増井峰夫. 日歯麻誌. 1994；**22**：272.
12) 近藤隆彦ほか. 日歯麻誌. 1985；**13**：34.
13) 田島 洸. 日歯麻誌. 1977；**5**：123.
14) 野口いづみ. 日歯麻誌. 1999；**27**：569.
15) Safra MJ, et al. *Lancet*. 1975；**2**：478.
16) Hughes MA, et al. *Anesthesiology*. 1992；**76**：334.
17) 田山秀策ほか. 日歯麻誌. 2000；**28**：576.
18) 小野智史ほか. 日歯麻誌. 2004；**32**：602.
19) 河合宏仁ほか. 日歯麻誌. 1998；**26**：209.
20) 倉田行伸ほか. 日歯麻誌. 2007；**35**：354.
21) Taylor MB, et al. *Anaesthesia*. 1986；**418**：816.
22) Bray RJ. *Pediatr Anaesth*. 1998；**8**：491.
23) Krajčová A, et al. *Crit Care*. 2015；**19**：398.
24) Sumi C, et al. *PLoS One*. 2018；**13**：e0192796.
25) 遠山悟史. 臨床麻酔. 2017；**41**：997.
26) 高石和美ほか. 日歯麻誌. 2007；**35**：218.
27) 永合徹也ほか. 有病者歯科医療. 2007；**16**：131.
28) 土井松幸. *LiSA*. 2004；**11**：1094.
29) 山田めぐるほか. 日歯麻誌. 2017；**45**：666.
30) 山下 杏ほか. 日歯麻誌. 2005；**33**：687.
31) 朴 會士ほか. 日歯麻誌. 2006；**34**：485.
32) 谷山貴一ほか. 日歯麻誌. 2007；**35**：64.
33) 小川さおりほか. 日歯麻誌. 2010；**38**：6.
34) Mohler H, et al. *Eur J Anaesthesiol*. 1988；**2**：15.
35) 二瓶克彦ほか. 日歯麻誌. 1997；**25**：372.
36) 山口浩志ほか. 日歯麻誌. 2007；**35**：404.
37) 笹尾真美ほか. 日歯麻誌. 2002；**30**：42.
38) 丸山進一郎ほか. 日歯麻誌. 1995；**23**：691.
39) 半田俊之ほか. 日歯麻誌. 2005；**33**：709.
40) O'Neil R, et al. *Br Dental J*. 1970；**128**：15.
41) Ramsay MAE, et al. *Brit Med J*. 1974；**22**：656.
42) Chernik DA, et al. *J Clin Psychopharmacol*. 1990；**10**：244.
43) Sessler CN, et al. *Am J Respir Crit Care Med*. 2002；**166**：1338.
44) 日本呼吸療法医学会ほか. 人工呼吸. 2007；**24**：146.
45) Miyawaki T, et al. *J Intellect Disabil Res*. 2004；**48**：764.
46) 河瀬聡一朗ほか. 日歯麻誌. 2009；**37**：554.
47) Liu J, et al. *Anesthesiology*. 1996；**84**：64.
48) 詫間 滋ほか. 日歯麻誌. 2005；**33**：63.
49) Masuda R, et al. *PLoS One*. 2017；**12**：e0171627.
50) 一戸達也. 日歯麻誌. 2002；**30**：7.
51) Taylor E, et al. *J Clin Anesth*. 1992；**4**：213.
52) Maldonado JR, et al. *Psychosomatics*. 2009；**50**：206.
53) 池田英敏ほか. 日歯麻誌. 2003；**31**：112.
54) Singh H. *Eur J Anaesthesiol*. 1999；**16**：31.
55) 平瀬正康ほか. 日歯麻誌. 2016；**44**：32.
56) 小谷順一郎. 精神鎮静法 Ⅰ鎮静法の概念（金子 譲監修. 歯科麻酔学, 第7版）. 医歯薬出版, 2011, 205-208.
57) Mathew OP. *J Appl Physiol*. 1984；**56**：500.
58) 木村邦衛ほか. 日歯麻誌. 2004；**32**：43.
59) 富岡重正ほか. 日歯麻誌. 1999；**27**：189.

Ⅲ-4. 静脈内鎮静法の実際

1) Maeda S, et al. *Anesth Prog*. 2016；**63**：67.
2) 坂本英治ほか. 日本口腔インプラント学会誌. 2013；**26**：731.
3) Watanabe Y, et al. *Br J Oral Maxillofac Surg*. 2016；**54**：443.
4) 村田賢司ほか. 日歯麻誌. 2010；**38**：39.
5) Cobb B, et al. *Transl Perioper Pain Med*. 2015；**1**：1.
6) 神野成治ほか. 日歯麻誌. 2011；**39**：36.
7) Takaya K, et al. *JDR Clinical & Translational Research*. 2016；**2**：158.
8) 前田 茂ほか. 障害者歯科. 1998；**19**：170.
9) Schnider TW, et al. *Anesthesiology*. 1998；**88**：1170.
10) Shafer SL. *J Clin Anesth*. 1993；**5**（Suppl 1）：14S.
11) 霜鳥 久ほか. 麻酔. 2016；**65**：414.

12) 平瀬正康ほか. 日歯麻誌. 2016；**44**：32.
13) 松尾勇弥ほか. 日歯麻誌. 2016；**44**：222.
14) 牛島祥子ほか. 日歯麻誌. 2016；**44**：312.
15) 石井美菜子ほか. 日歯麻誌. 2012；**25**：43.
16) 一般社団法人日本歯科麻酔学会 ガイドライン策定委員会 静脈内鎮静法鎮静法ガイドライン策定作業部会. 静脈内鎮静法後の帰宅許可の目安は何か（1）付添人の車やタクシーでの帰宅許可の目安は何か. 歯科診療における静脈内鎮静法ガイドライン, 改訂第2版, 2017, 57-58. http://kokuhoken.net/jdsa/publication/file/guideline/guideline_intravenous_sedation02.pdf
17) Maeda S, et al. *Open Dent J.* 2015；**9**：146.

第5章

Ⅰ 全身麻酔の概念と方法

1) Urban BW, et al. *Br J Anaesth.* 2002；**89**：3.
2) Woodbridge PD. *Anesthesiology.* 1957；**18**：536.
3) Kissin I. *Anesth Analg.* 1993；**76**：215.
4) 神原知子ほか. 日臨麻会誌. 2003；**23**：117.
5) Carli F, et al. *Minerva Anestesiol.* 2011；**77**：227.
6) 小栗顕二論ほか編. 周術期麻酔管理ハンドブック. 金芳堂, 2008.
7) 森田善仁ほか. 麻酔. 2002；**51**：382.
8) 篠崎克洋. 麻酔. 2001；**50**：998.
9) Cheney FW. *ASA NEWSLETTER.* 1989；**53**：7.
10) Vadivelu N, et al. *Local Reg Anesth.* 2014；**29**：17.
11) Hutchinson S. *Anaesth Int Care Med.* 2011；**12**：347.

Ⅱ 全身麻酔薬の作用機序

1) Meyer HH. *Naunyn Schmiedebergs Arch Exp Pathol Pharmakol.* 1899；**42**：109..
2) Overton CE. Studien über die Narkose：zugleich ein Beitrag zur allgemeinen Pharmakologie. Verlag von Gustav Fischer, Jena, 1901.
3) 武田龍司. *Clin Neurosci.* 1990；**8**：360.
4) Franks NP, et al. *Nature.* 1984；**310**：599.
5) 武田龍司. *Clin Neurosci.* 1990；**8**：472.
6) Perouansky M, et al. Inhaled anesthetics：mechanisms of action（Miller RD ed. Miller's Anesthesia, 8th ed）. Elsevier, Philadelphia, 2015, 614-637.
7) Rampil IJ, et al. *Anesthesiology.* 1993；**78**：707.

Ⅲ 術前の全身状態評価と管理

1) Wijeysundera DN, et al. *Br J Anaesth.* 2020；**124**：261-270.
2) 花岡一雄ほか編. 臨床麻酔学全書（上巻）. 真興交易医書出版部, 2003.
3) 水島章郎ほか. 臨床麻酔. 1989；**13**：28.
4) von Ungern-Sternberg BS, et al. *Lancet.* 2010；**376**：773.
5) 西山友貴ほか. 麻酔. 2005；**54**：643.
6) Siebert JN, et al. *Paediatr Anaesth.* 2007；**17**：410.
7) 檜垣博嗣. 全身麻酔（「小児内科」「小児外科」編集委員会共編. 予防接Q&A, 改定第3版）, 東京医学社, 2013, 154-155.
8) 日本循環器学会ほか. 2022年改訂版 非心臓手術における合併心疾患の評価と管理に関するガイドライン.
9) An Updated Report by the American Society of Anesthesiologists Task Force on Preanesthesia Evaluation. Practice Advisory for Preanesthesia. *Anesthesiology.* 2012；**116**：522.
10) 日本麻酔科学会. 麻酔・手術を受ける患者さんへのワクチン接種の提言. https://anesth.or.jp/img/upload/news/9cae8b8d50e6a6c89ea69bc34a8349f1.pdf（2022年5月2日掲載）
11) Hlatky MA, et al. *Am J Cardiol.* 1989；**64**：651-654.
12) Fleisher LA, et al. *Circulation.* 2014；**130**：e278.
13) Kontos MC, et al. *Am Heart J.* 1996；**132**：559.
14) Arozullah AM, et al. *Ann Intern Med.* 2001；**135**：847.
15) Visser A, et al. *Surgery.* 2015；**158**：58.
16) American Society of Anesthesiologists Physical Status classification system. Last approved by the ASA House of Delegates on October 15, 2014.
17) 日本麻酔科学会. 偶発症例調査2009-2011.
18) 津崎晃一. *LiSA.* 2018；**25**：434.
19) Soreide E, et al. *Acta Anaesthesiol Scand.* 2005；**49**：1041.
20) 日本麻酔科学会. 術前絶飲食ガイドライン. 2012年7月.
21) Taniguchi H, et al. *J Anesth.* 2009；**23**：222.
22) 日本循環器学会ほか. 循環器疾患における抗凝固・抗血小板療法に関するガイドライン（2009年改訂版）. http://www.j-circ.or.jp/guideline/pdf/JCS2009_hori_h.pdf
23) 日本循環器学会ほか. 心房細動治療（薬物）ガイドライン（2013年改訂版）. http://www.j-circ.or.jp/guideline/pdf/JCS2013_inoue_h.pdf
24) Barker P, et al. *Anaesthesia.* 2015 **70**：1427.
25) Iida H et al. *J Anesth.* 2022；**36**：583-605.
26) Browman GP, et al. *N Engl J Med.* 1993；**328**：159.
27) Riley C et al. *Paediatr Anaeth.* 2020；**30**：1199-1203.
28) Lerman BJ, et al. *JAMA.* 2019；**321**：572-579.

Ⅳ 吸入麻酔

1) Eger EI. *Anesthesiology.* 1963；**24**：153.
2) Stoelting RK, et al. *Anesthesiology.* 1970；**33**：5.
3) Epstein RM, et al. *Anesthesiology.* 1964；**25**：364.
4) Eger EI Ⅱ. Uptake of inhaled Anesthetics：The alveolar to inspired anesthetic difference（Eager EI Ⅱ, ed. Anesthetic Uptake and Action）. Williams & Wilkins, Baltimore, 1974, 122.
5) 仲西 修. Ⅳ 吸入麻酔（古屋英毅ほか編：歯科麻酔学, 第6版）. 医歯薬出版, 2003, 298.
6) Pappeer EM, et al. Uptake and distribution of Anesthetic Agents. MacGraw-Hill, New York, 1963.
7) Drumond JC, et al. Cerebral Physiology.（Miller RD, ed. Anesthesia, 4th ed）. Churchill Livingstone, 1994, 689-729.
8) De Hert S, et al. *Anaesthesia.* 2009；**64**：953.
9) De Conno E, et al. *Anesthesiology.* 2009；**110**：1316.
10) Guedel AE. *Am J Surg, Q Suppl Anesth Analg.* 1920；**34**：53.
11) Johnston RR, et al. *Anesth Analg.* 1976；**55**：709.

Ⅴ 静脈麻酔

1) Miller RD編, 武田純三日本語版監修. ミラー麻酔科学. メディカル・サイエンス・インターナショナル, 2007, 353.
2) 内田 整編. 静脈麻酔. 羊土社, 2015, 171.
3) Egan TD, et al. *Anesthesiology.* 1993；**79**：881.
4) 内田 整編. 静脈麻酔. 羊土社, 2015, 212.
5) Jacob TC, et al. *Nat Rev Neurosci.* 2008；**9**：331.
6) Smith C, et al. *Anesthesiology.* 1994；**81**：820.

7) 土肥修司ほか編．TEXT麻酔・蘇生学，第4版．南山堂，2014．
8) 日本癌治療学会．がん診療ガイドライン．http://jsco-cpg.jp/item/23/intro_03-4.html

VI 筋弛緩薬

1) Miller RD編，武田純三日本語版監修．ミラー麻酔科学，第6版．メディカル・サイエンス・インターナショナル．2007．
2) 公益社団法人日本麻酔科学会．麻酔薬および麻酔関連薬使用ガイドライン，第3版第4訂．2016．
3) Eisenkraft JB, et al. *Anesthesiology*. 1988；**69**：760．
4) Barash PG, et al. Clinical Anesthesia, 8th ed. Lippincott Williams & Wilkins. 2017.
5) Golan DE, et al. Principles of Pharmacology：The Pathophysiologic Basis of Drug Therapy, 4th ed. Lippincott Williams & Wilkins. 2016.
6) Pardo MC Jr., et al. Basics of Anesthesia, 7th ed. Elsevier. 2017.
7) Butterworth JF, et al. Morgan & Mikhail's Clinical Anesthesiology, 5th ed. McGraw Hill Medical. 2013.
8) Takazawa T, et al. *J Anesth*. 2016；**30**：290．

VII 麻酔器と麻酔回路

1) 小長谷　光．麻酔器と麻酔回路（金子　譲監修．歯科麻酔学，第7版）．医歯薬出版，2011，305-313．

VIII-1. 気道管理の意義・必然性 ～4. 気道確保

1) Funucane BT, et al，丸山征四郎訳．気道の解剖．エアウェイマネジメント―気管内挿管と気道確保気道の解剖，第1版．総合医学社，1992，1～15．
2) 山城三喜子．気道確保（古屋英毅ほか編．歯科麻酔学，第6版）．医歯薬出版，2003．
3) 一戸達也．気道確保（脇田　稔ほか監修．口腔解剖学，第2版）．医歯薬出版，2017，251．
4) Ellis H, et al．下地恒毅翻訳．麻酔科医のための解剖学．ニシムラ書店，1989．
5) Benumof JL. *J Clin Anesth*. 2001；**13**：144．
6) Isono S. *Anesthesiology*. 2009；**110**：908．
7) Eastwood PR, et al. *Anesthesiology*. 2005；**103**：470．
8) Nishino T, et al. *Anesthesiology*. 1984；**60**：19．
9) Herbstreit F, et al. *Anesthesiology*. 2009；**110**：1253．
10) Hillman DR, et al. *Br J Anaesth*. 2003；**91**：31．
11) Knill RL, et al. *Anesthesiology*. 1990；**73**：52．
12) Rosenberg J, et al. *Br J Anaesth*. 1994；**72**：145．
13) Sato S, et al. *Anesthesiology*. 2017；**126**：28．
14) 柴崎雅志．日小児麻酔会誌．2016；**22**：209．
15) 舟井優介ほか．日小児麻酔会誌．2016；**22**：215．
16) Tobias D, et al. *Paediatr Anaesth*. 2004；**25**：9．
17) Thomas J Gal．第42章　気道管理（Miller RD編，武田純三日本語版監修．ミラー麻酔科学，第6版）．メディカル・サイエンス・インターナショナル，2007，1280．
18) 土肥修司編．イラストでわかる麻酔科　必須テクニック．羊土社，2006．
19) Dinner M, et al. *Anesth Analg*. 1987；**66**：460．

VIII-5. DAM (difficult airway management, 気道確保困難管理)

1) Apfelbaum JL, et al. *Anesthesiology*. 2013；**118**：251．
2) Langeron O, et al. *Anesthesiology*. 2000；**92**：1229．
3) Kheterpal S, et al. *Anesthesiology*. 2009；**110**：891．
4) Shiga T, et al. *Anesthesiology*. 2005；**103**：429．
5) Tachibana N, et al. *J Anesth*. 2015；**29**：326．
6) Isono S. *Anesthesiology*. 2001；**95**：825．
7) 浅井　隆．気道管理と術前評価（上嶋浩順編．気道管理に強くなる）．羊土社，2016，25-32．
8) Ramachandran SK, et al. *Anesthesiology*. 2013；**119**：1322．
9) 磯野史朗．術前気道評価と気道管理計画（廣田和美編．麻酔科医のための気道・呼吸管理）．中山書店，2013，114-130．
10) Nimmagadda U, et al. *Anesth Analg*. 2017；**124**：507．
11) 日本麻酔科学会気道管理ガイドライン2014（日本語訳）．
12) Practice guidelines for management of the difficult airway. A report by the American Society of Anesthesiologists Task Force on Management of the Difficult Airway. *Anesthesiology*. 1993；**78**：597．
13) American Society of Anesthesiologists Task Force on Management of the Difficult Airway. *Anesthesiology*. 2003；**98**：1269．
14) Henderson JJ, et al. *Anaesthesia*. 2004；**59**：675．
15) Frerk C, et al. *Br J Anaesth*. 2015；**115**：827．

IX 術中管理

1) Japanese Society of Anesthesiologists. *J Anesth*. 2014；**28**：482．
2) Robert C, et al. N Engl J Med. 2020；**382**：1957．
3) Kojima Y, et al. J Clin Anesth. 2020；**65**：109876．
4) 一戸達也．術中管理（古屋英毅ほか編．歯科麻酔学，第6版）．医歯薬出版，2003．
5) 丹羽　均．全身麻酔法（嶋田昌彦ほか編．わかる！できる！歯科麻酔実践ガイド）．医歯薬出版，2010，118．
6) 白神麻依子．日臨麻会誌，2012；**32**：428．
7) 日本麻酔科学会安全委員会悪性高熱症WG．悪性高熱症患者の管理に関するガイドライン2016．http://www.anesth.or.jp/guide/pdf/guideline_akuseikounetsu.pdf

X 術後管理

1) Aldrete JA. *J Perianesth Nurs*. 1998；**13**：148．
2) Chung F, et al. *J Clin Anesth*. 1995；**7**：500．
3) Mecca RS. Chapter 53 Postoperative recovery. In：Clinical Anesthesia, 3rd (Barash PG ed). Lippincott-Raven, Philaderphia, 1996, 1279-1303.
4) 河原道夫ほか．各種ショックの症状と処置（古屋英毅ほか編．歯科麻酔学，第6版）．医歯薬出版，2005．
5) 鮎瀬卓郎．精神鎮静法の実際（古屋英毅ほか編．歯科麻酔学 第6版）．医歯薬出版，2005．
6) Chernik DA, et al. *J Clin Psychopharmacol*. 1990；**10**：244．
7) 日本呼吸ケア・リハビリテーション学会．酸素療法マニュアル．2017．
8) http://www.jseptic.com/ce_material/update/ce_material_06.pdf
9) Moore FD. The metabolic response to surgery. Ed by Charles C Thomas, Publisher Springfield, Illinois, 1952.
10) Chappell D, et al. *Anesthesiology*. 2008；**109**：723．
11) Macintyre PE, et al. *Anesth Analg*. 1987；**66**：751．
12) Sessler DI, et al. *Anesthesiology*. 1988；**68**：843．
13) 2006年度合同研究班報告：急性冠症候群の診療に関するガイドライン（班長　山口　徹，合同研究班参加学会：日本循環器学会，日本冠疾患学会，日本胸部外科学会，他

5学会，2007年改訂版）．

XI-1．輸液

1) Gamble JL. Chemical anatomy, physiology and pathology of extracellular fluid. Harvard University Press, Cambridge, 1949.
2) Miller RD編，武田純三日本語版監修．ミラー麻酔科学．メディカル・サイエンス・インターナショナル，2007，1407．
3) 奥田俊洋．診断と治療．2000；**88**：41．
4) Talbot NB, et al. *New Eng J Med*. 1953；**248**：1100．
5) Kinny M, et al. American college of surgeons. Committee on pre and postoperative care：Manual of surgical nutrition. WB Saunders, Philadelphia, 1975.

XI-2．輸血

1) 厚生労働省．「輸血療法の実施に関する指針」平成26年11月改正．2005．
2) Lundsgaard-Hansen P. *Bibl Haematol*. 1980；**46**：147．
3) 厚生労働省．血液製剤の使用指針．2017．
4) Rossaint R, et al. *Crit Care*. 2016；**20**：100．
5) O'Shaughnessy DF, et al. *Br J Haematol*. 2004；**126**：11．
6) Janatpour KA, et al. *Am J Clin Pathol*. 2008；**129**：276．
7) 田崎哲ほか．日輸細治会誌．2015；**61**：474．
8) 津野寛ほか．外科治療．2005；**92**：213．
9) 日本自己血輸血学会．貯血式自己血輸血実施指針．2014．
10) 日本自己血輸血学会．希釈式自己血輸血実施基準．2016．

第6章

I 呼吸系疾患

1) 杉山幸比古ほか編．呼吸器疾患最新の治療2016-2018，かぜ症候群・急性気管支炎．南江堂，2016．
2) 日本呼吸器学会咳嗽に関するガイドライン第2版作成委員会編．呼吸器感染症に関するガイドライン 成人気道感染症診療の基本的考え方．日本呼吸器学会，2003．
3) Michanel FR, et al. 合併症に対する麻酔の影響（Miller RD編，武田純三日本語版監修．ミラー麻酔科学，第6版）．メディカル・サイエンス・インターナショナル，2007，795-893．
4) 日本アレルギー学会喘息ガイドライン専門部会監修．喘息予防・管理ガイドライン2018．協和企画，2018．
5) 日本呼吸器学会COPDガイドライン第5版作成委員会．COPD（慢性閉塞性肺疾患）診断と治療のためのガイドライン第5版．メディカルレビュー社，2018．
6) 日本COPD対策推進会議（日本医師会，日本呼吸器学会，結核予防会，日本呼吸ケア・リハビリテーション学会，GOLD日本委員会）編．COPD診療のエッセンス2014年版「補足解説」．http://dl.med.or.jp/dl-med/nosmoke/copd_essence2014_hosoku.pdf（2017年12月確認）．
7) 浅井一久ほか．日内会誌．2015；**104**：1082．
8) 東本有司ほか．喘息．（門脇孝ほか監修．診療ガイドライン UP-TO-DATE 2014-2015）．メディカルレビュー社，2014．
9) 平田一人ほか．副腎皮質ステロイド薬（杉山幸比古ほか編．呼吸器疾患最新の治療2016-2018）．南江堂，2016，89．
10) 日本麻酔科学会．Ⅲ 静脈関連薬（麻酔関連薬使用ガイドライン，第3版，第4訂）．94．2015．
11) 堤保夫ほか．日臨麻会誌．2016；**36**：491．
12) 日本医科大学千葉北総病院麻酔科マニュアル．http://www2.nms.ac.jp/hokuane/about/protocol/protocol_2.html（2018年7月3日現在）
13) Applegate R, et al. *J Allergy Ther*. 2013；**S11**：007．
14) Travis WD, et al. *Am J Respir Crit Care Med*. 2013；**188**：733．
15) 青山智祐ほか．日歯麻誌．2015；**43**：265．
16) 久世眞之ほか．侵襲的人工呼吸の適応とウィーニング（杉山幸比古ほか編．呼吸器疾患最新の治療2016-2018）．南江堂，2016，118．
17) ARDS Definition Task Force. *JAMA*. 2012；**307**：2526．
18) 杉山幸比古ほか編．呼吸器疾患最新の治療2016-2018，急性呼吸不全とARDS．南江堂，2016．
19) Needham DM, et al. *Am J Respir Crit Care Med*. 2015；**191**：177．
20) 日本呼吸器学会NPPVガイドライン作成委員会編．NPPV（非侵襲的陽圧換気療法）ガイドライン，改訂第2版．南江堂，2015．
21) Celi BR, et al. *Eur Respir J*. 2004；**23**：932．
22) 一般社団法人日本呼吸器学会．睡眠時無呼吸症候群．http://www.jrs.or.jp/modules/citizen/index.php?content_id=42（2017年12月確認）．
23) Chung F, et al. *Anesthesiology*. 2008；**108**：812．
24) 福原俊一ほか．日本呼吸器学会雑誌．2006；**44**：896．
25) Pino RM編，稲田英一監訳．MGH麻酔の手引，第7版．メディカル・サイエンス・インターナショナル，2017．
26) Sin DD, et al. *Circulation*. 2000；**102**：62．
27) 磯野史朗ほか．日臨麻会誌．2010；**30**：931．
28) 厚生労働省．平成25年結核登録者情報調査年報集計結果（概況）．http://www.mhlw.go.jp/bunya/kenkou/kekkaku-kansenshou03/13.html（2017年12月確認）．
29) 厚生労働省健康局結核感染症課編．結核対策について．http://www.mhlw.go.jp/file/05-Shingikai-10601000-Daijinkanboukouseikagakuka-Kouseikagakuka/0000051873.pdf，2014（2017年12月確認）．
30) 加藤誠也ほか．結核院内（施設内）感染対策の手引，厚生労働省インフルエンザ等新興再興感染症研究事業「結核の革新的な診断・治療及び対策の強化に関する研究」．http://www.jata.or.jp/dl/pdf/law/2014/3_2.pdf，2014（2017年12月確認）．
31) 国公立大学附属病院感染対策協議会編．結核対策：国立大学医学部附属病院感染対策協議会病院感染対策ガイドライン，第2版．じほう，2015．

II 循環系疾患

1) 日本高血圧学会高血圧治療ガイドライン作成委員会編．高血圧治療ガイドライン2019．ライフ・サイエンス出版，2019，1-280．
2) Fleisher LA, et al. *J Am Coll Cardiol*. 2014；**64**：e77．
3) Amsterdam EA, et al. *Circulation*. 2014；**130**：e344．
4) 循環病の診断と治療に関するガイドライン（2011年度合同研究班報告），弁膜疾患の非薬物治療に関するガイドライン（2012年改訂版）．日心臓血管外会誌．2012；**42**：1．
5) Nishimura RA, et al. *J Am Coll Cardiol*. 2014；**63**：e57．
6) 感染性心内膜炎の予防と治療に関するガイドライン（2017年改訂版）．
7) 循環器病の診断と治療に関するガイドライン（2008年度

合同研究班報告). 循環器疾患における抗凝固・抗血小板療法に関するガイドライン(2009年改訂版).
8) Habib G, et al. *Eur Heart J*. 2015；**36**：3075.

III 脳血管障害

1) Smith WS, et al. 脳血管障害(Longo DLほか編. ハリソン内科学, 第4版). メディカル・サイエンス・インターナショナル, 2013, 2832-2857.
2) Moore KL, et al. 佐藤達夫ほか監訳. 臨床のための解剖学, 第2版. メディカル・サイエンス・インターナショナル, 2016, 864.
3) Patel MP, et al. 脳生理と麻酔薬・麻酔法の影響(Millar RD編, 武田純三日本語版監修. ミラー麻酔科学, 第6版). メディカル・サイエンス・インターナショナル, 2007, 639-674.
4) Gage BF, et al. *JAMA*. 2001；**285**：2864.
5) Johnston SC, et al. *Lancet*. 2007；**369**：283.
6) Ng JL, et al. *Anesthesiology*. 2011；**115**：879.
7) 中込忠好, 田村 晃. 脳血管障害 脳動脈瘤によるくも膜下出血(松谷雄生ほか編. 脳神経外科 周術期管理のすべて, 第4版). メジカルビュー社, 2017, 19-56.
8) Hunt WE, et al. *Clin Neurosurg*. 1974；**21**：79.
9) Report of World Federation of Neurological Surgeons Committee on a Universal Subarachnoid Hemorrhage Grading Scale. *J Neurosurg*. 1988；**68**：985.
10) UCSA Japan Investigators. *N Engl J Med*. 2012；**366**：2474.
11) 横須賀公彦ほか. 脳血管障害 脳内出血(高血圧性, 特発性)(松谷雄生ほか編. 脳神経外科 周術期管理のすべて, 第4版). メジカルビュー社, 2017, 57-71.
12) 野崎和彦. 脳血管障害 脳動静脈奇形, 硬膜洞動静脈瘻(松谷雄生ほか編, 脳神経外科 周術期管理のすべて, 第4版). メジカルビュー社, 2017, 72-84.
13) 舟木健史ほか. 脳血管障害 もやもや病(松谷雄生ほか編. 脳神経外科 周術期管理のすべて, 第4版). メジカルビュー社, 2017, 85-97.
14) Morgenstern LB, et al. *Stroke*. 2010；**41**：2108.
15) Hemphill JC, et al. *Stroke*. 2001；**32**：891.
16) Hemphill JC, et al. *Neurology*. 2009；**73**：1088.
17) Drummond JC, et al. 第53章. 脳神経外科麻酔(Millar RD編, 武田純三日本語版監修. ミラー麻酔科学, 第6版). メディカル・サイエンス・インターナショナル, 2007, 1663-1696.

IV 代謝・内分泌疾患

1) 日本糖尿病対策推進会議編. 糖尿病治療のエッセンス 2017年版. 文光堂, 2016, 16.
2) 日本糖尿病学会編著. 糖尿病治療ガイド2018-2019. 文光堂, 2018.
3) 江木盛時. 日臨麻会誌. 2012；**32**：842.
4) Early worsening of diabetic retinopathy in the diabetic control and complications trial. *Arch Ophthalmol*. 1998；**116**：874.
5) 北村享之. 麻酔. 2009；**58**：81.
6) Tanaka K, et al. *Anesthesiology*. 2009；**111**：1044.
7) 北村享之. 日臨麻会誌. 2016；**36**：558.
8) 田中克哉ほか. 麻酔. 2016；**65**：495.
9) Kambe N, et al. *Acta Anaesthesiol Scand*. 2014；**58**：948.
10) 赤水尚史. 第8章 内分泌疾患. 4. 甲状腺疾患(井村裕夫編. わかりやすい内科学, 第3版). 文光堂, 2010.
11) Palace MR. *Health Serv Insights*. 2017；**10**：1177.
12) 萩原 薫. 麻酔. 2016；**65**：1255.
13) Sudha P, et al. *J Anaesthesiol Clin Pharmacol*. 2012；**28**：276.
14) Quin A. 副腎皮質機能低下症(Goldstone JCほか編, 落合亮一監訳. 臨床麻酔学レキシコン). メディカル・サイエンス・インターナショナル, 2000, 34-36.
15) 谷口省吾. 代謝・内分泌疾患(金子 譲監修. 歯科麻酔学, 第7版). 医歯薬出版, 2011, 85.
16) Douglas B, et al. *JAMA*. 2002；**287**：236.
17) Liu MM, et al. *Anesthesiology*. 2017；**127**：166.
18) Tsui BY, et al. Specific considerations with endocrine disease：Adrenal cortical disease (Pino RM ed. Clinical Anesthesia Procedures of the Massachusetts General Hospital, 9th ed). Wolters Kluner, 2016, 91-94.

V 肝・胆道系疾患

1) 米田政志. 日消誌. 2014；**111**：35.
2) Ethell BT, et al. *Biochem Pharmacol*. 2003；**65**：1441.
3) Ishii M, et al. *Epilepsia*. 2012；**53**：e13.
4) Wen X, et al. *Br J Clin Pharmacol*. 2001；**52**：547.
5) 山本吉章. 薬局. 2014；**65**：108.
6) 小児基準値研究班編. 日本人小児の臨床検査基準値. 日本公衆衛生協会, 1996.
7) Pugh RN, et al. *Br J Surg*. 1973；**60**：646.
8) 犬山シンポジウム記録刊行会編. 第12回犬山シンポジウム—A型肝炎・劇症肝炎. 中外医学社, 1982.
9) 中尾慎一ほか. 臨麻. 2004；**28**：1464.
10) Drummond JC. *Anesthesiology*. 1997；**86**：1431.
11) Summors AC, et al. *Anesth Analg*. 1999；**88**：341.
12) 村川雅洋. 臨麻. 2003；**27**：978.

VI 泌尿器系疾患

1) Malhaorta Vほか. 第54章 麻酔と腎臓・尿生殖器系 (Miller RD編, 武田純三日本語版監修. ミラー麻酔科学, 第6版). メディカル・サイエンス・インターナショナル, 2007, 1697-1719.
2) AKI(急性腎障害)診療ガイドライン作成委員会. 日腎会誌. 2017；**59**：444.
3) 濱田千江子. 総論 第4章 腎疾患総論1 急性腎障害(富野康日己編. Newエッセンシャル腎臓内科学, 第2版). 医歯薬出版, 2015, 74-86.
4) Ichai C, et al. *Ann Intensive Care*. 2016；**6**：48.
5) 富野康日己. 総論 第4章 腎疾患総論2 慢性腎臓病(富野康日己編. Newエッセンシャル腎臓内科学, 第2版). 医歯薬出版, 2015, 87-104.
6) 片山 浩. VI. 肝臓, 腎臓 21 腎障害, 透析中(武田純三編. 新合併症患者の麻酔スタンダード, 第1版). 克誠堂出版, 2017, 188-196.
7) Takizawa E, et al. *Br J Clin Pharmacol*. 2006；**61**：256.
8) 安田信彦. 日臨麻会誌. 2016；**36**：488.
9) Robertson EN, et al. *Eur J Anaesthesiol*. 2005；**22**：4.
10) Sakamoto H, et al. *J Clin Anesth*. 2001；**13**：193.
11) 瀬尾勝弘. 麻酔. 2009；**58**：838.
12) 宮尾秀樹. 日臨麻会誌. 2014；**34**：788.
13) 平田純生, 古久保拓. 透析患者への投薬ガイドブック, 第3版. じほう, 2017, 416-499.
14) 平田純生. 17 透析における薬物適正使用 1. 透析患者の薬物適正使用(西沢良記編. 最新透析医学). 医薬

15) 田中章郎ほか．透析会誌．2008；**41**：177．
16) 又賀 泉．歯薬療法．2016；**35**：161．
17) Cammu G, et al. *Br J Anaesth*. 2012；**109**：382．
18) 鈴木孝浩．綜合臨床．2010；**59**：2139．
19) 山口秀紀ほか．有病者歯科医療．2008；**17**：91．

VII 神経・筋疾患

1) 平山惠造ほか．臨床神経内科学，第6版．南山堂，2016．
2) 高崎眞弓ほか．まれな疾患の麻酔 A to Z．文光堂，2015．
3) 秋口一郎ほか．神経筋の検査と症例診断．金芳堂，2015．
4) Miller R, et al. Miller's Anesthesia. 8th ed, Elsevier, Amsterdam, 2014.
5) 武田純三ほか．合併症患者の麻酔スタンダード．克誠堂，2008．
6) 日本神経学会重症筋無力症ガイドライン作成委員会．重症筋無力症診療ガイドライン2014．南江堂，2014．
7) 独立行政法人 医薬品医療機器総合機構 医薬品等安全対策部会 安全対策調査会：ロクロニウム臭化物製剤及びベクロニウム臭化物製剤について．2015．
8) 日本神経学会ほか．デュシェンヌ型筋ジストロフィー診療ガイドライン2014．南江堂，2014．
9) 日本神経学会．筋萎縮性側索硬化症診療ガイドライン2013．南江堂，2013．
10) 脇本将寛ほか．麻酔．2012；**61**：599．
11) 日本神経学会．パーキンソン病治療ガイドライン2011．医学書院，2011．
12) Kalenka A, et al. *Curr Opin Anaesthesiol*. 2009；**22**：419．
13) 椙山加綱ほか．日歯麻誌．2002；**30**：180．
14) 日本神経学会ほか．多発性硬化症治療ガイドライン2010．医学書院，2010．
15) Consortium for Spinal Cord Medicine. *J Spinal Cord Med*. 2008；**31**：403．

VIII 血液疾患

1) Fischer G, et al. Hematological diseases (Fleisher LA, ed. Anesthesia and Uncommon Diseases, 6th ed). Elsevier, PA, 2012, 350-368.
2) Wijeysundera DN, et al. Hematologic disorders in 38. Preoperative evaluation. (Miller RD, ed. Miller's Anesthesia, 8th ed). Elsevier, PA, 2015, 1122-1127.
3) Fleisher LA, et al. Hematologic disorders and oncologic disease. in 39. Anesthetic implication of concurrent diseases. (Miller RD, ed. Miller's Anesthesia, 8th ed). Elsevier, PA, 2015, 1211-1217.
4) 浅野茂隆ほか編．血液学，第2版．中外医学社，1999．
5) 藤澤俊明．第4章．精神鎮静法．II．吸入鎮静法．1．亜酸化窒素の性質（金子 譲監修．歯科麻酔学，第7版）．医歯薬出版，2011，210．
6) 金倉 譲ほか．血液疾患（白砂兼光ほか編．口腔外科学，第3版）．医歯薬出版，2010，430-447．
7) 三間屋純一．II．診断．1．臨床症状（白幡 聰編．みんなに役立つ血友病の基礎と臨床，第1版）．医薬ジャーナル社，2009，105-116．
8) 西田恭治．III．治療．1．血友病の止血療法 1）補充療法（i）血友病A（白幡 聰編．みんなに役立つ血友病の基礎と臨床，第1版）．医薬ジャーナル社，2009，140-147．
9) 松下 正．III．治療．1．血友病の止血療法 1）補充療法（ii）血友病B（白幡 聰編．みんなに役立つ血友病の基礎と臨床，第1版）．医薬ジャーナル社，2009，148-157．
10) 日本血栓止血学会．インヒビターのない血友病患者に対する止血治療ガイドライン．4.目標因子レベルを基にした凝固因子製剤の輸注量．2013，5-7．
11) 日本血栓止血学会．インヒビター保有先天性血友病患者に対する止血治療ガイドライン，5.治療法の実際．2013，8-10．
12) 長尾 大．第VIII因子および第IX因子インヒビター（福井弘編．血友病，第1版）．西村書店，1993，205-234．
13) 森本佳成．血友病の治療．2出血症状に対する治療．（4）口腔出血，抜歯（吉岡 章監修．ヘモフィリア治療の最前線—血友病の診断と治療，第1版）．医科学出版社，2002，52-57．
14) 高橋芳右．III．治療．1．血友病の止血療法 1）補充療法（iii）von Willebrand病（白幡 聰編．みんなに役立つ血友病の基礎と臨床，第1版）．医薬ジャーナル社，2009，158-163．
15) 日本有病者歯科医療学会，日本口腔外科学会ほか編．科学的根拠に基づく抗血栓療法患者の抜歯に関するガイドライン（2015年改訂版）．学術社，2015．
16) 森本佳成．分子脳血管病．2010；**9**：73．
17) 高田眞紀子ほか．ヘパリン起因性血小板減少症（HIT）への対応（井上 博，矢坂正弘ほか編．抗血栓療法のノウハウとピットフォール）．南江堂，2010，197-202．

IX 精神疾患

1) Goldner EM, et al. *Can J Psychiatry*. 2002；**47**：833．
2) 橋本良太．病因と病態モデル（福田正人ほか編．統合失調症）．医学書院，2013，103-104．
3) 北條亜樹子ほか．*LiSA*．2015；**22**：1206．
4) 稲田 健．錐体外路系副作用に推奨される治療法および予防法は？（日本神経精神薬理学会編 統合失調症薬物治療ガイドライン）．医学書院，2016，117-132．
5) 工藤 明．麻酔．2010；**59**：1105．
6) Adler LE, et al. *Schizophr Res*. 1991；**4**：91．
7) Kudoh A, et al. *Eur J Anaesth*. 2004；**21**：414．
8) 加藤隆児ほか．循環制御．2011；**32**：17．
9) 糀谷 淳．精神疾患（金子 譲監修．歯科麻酔学 第7版）．医歯薬出版，2011，402-406．
10) Kudoh A, et al. *J Clin Anesth*. 2003；**15**：455．
11) 工藤 明ほか．麻酔．1993；**42**：1056．
12) Ray WA, et al. *Arch Gen Psychiatry*. 2001；**58**：1161．
13) 坂本三樹．*LiSA*．2015；**22**：1240．
14) 厚生労働省．重篤副作用疾患別対応マニュアル 2008 悪性症候群．http://www.mhlw.go.jp/topics/2006/11/dl/tp1122-1j01.pdf
15) Caroff SN, et al. *Med Clin North Am*. 1993；**77**：185．
16) Olmsted MR. *South Med J*. 1988；**81**：888．
17) 融 道男ほか訳．ICD-10 精神および行動の障害—臨床記述と診断ガイドライン．医学書院，1993．
18) 川上憲人．医学のあゆみ．2006；**219**：925．
19) Barefoot JC, et al. *Circulation*. 1996；**93**：1976．
20) Joynt KE, et al. *Biol Psychiatry*. 2003；**54**：248．
21) Cohen HW, et al. *Am J Med*. 2000；**108**：2．
22) Drugs for psychiatric disorders. *Med Lett Drugs Ther*. 1991；**33**：43．
23) Ray WA, et al. *Clin Pharmacol Ther*. 2004；**75**：234．
24) Sicouri S, et al. *Expert Opin Drug Saf*. 2008；**7**：181．
25) Goodnick PJ. *Expert Opin Pharmacother*. 2002；**3**：479．

26) Tata IJ, et al. *Heart.* 2005; **91**; 465.
27) Andersohn F, et al. *Am J Psychiatry.* 2009; **166**; 591.
28) Kudoh A, et al. *Can J Anaesthe.* 2002; **9**; 132.
29) 工藤 明. 麻酔. 2010; **59**; 1116.
30) Hill GE, et al. *Anesthesiology.* 1976; **44**; 439.
31) Kudoh A, et al. *Neuropsychobiology.* 2002; **46**; 22.
32) 高橋三郎ほか. DSMIV-TR, 精神疾患の診断・統計マニュアル. 医学書院, 2002.
33) 工藤 明. 非心臓手術後の精神機能および認知機能障害—高齢者, うつ病患者を中心に(坂部武史編. 手術・麻酔後の高次機能障害—発生をいかに予防・軽減するか). 真興交易医書出版部, 2009, 128-141.

X-1. 肥満患者 〜3. 臓器移植後の患者

1) 日本肥満学会編. 肥満症診療ガイドライン2016. ライフサイエンス出版, 2016.
2) Todd DW. *J Oral Maxillofac Surg.* 2005; **63**; 1348.
3) Adams JP, et al. *Br J Anaesth.* 2000; **85**; 85.
4) Leoni A, et al. *Minerva Anesthesiol.* 2014; **80**; 149.
5) Murphy C, et al. *Can J Anesth.* 2013; **60**; 929.
6) Vikram M, et al. *J Clinical Anesth.* 2015; **27**; 396.
7) Rao SL, et al. *Anesth Analg.* 2008; **107**; 1912.
8) Sinha A, et al. *Obes Surg.* 2013; **23**; 580.
9) Cullen A, et al. *Can J Anesth.* 2012; **59**; 974.
10) Kristensen MS, et al. *Br J Anesth.* 2015; **114**; 1033.
11) Ingrande J, et al. *Br J Anesth.* 2010; **105**; i16.
12) Ingrande J, et al. *Anesth Analg.* 2011; **113**; 57.
13) 豊田大介ほか. 臨床麻酔. 2016; **12**; 1645.
14) Strandberg A, et al. *Acta Ansethesiol Scand.* 1986; **30**; 154.
15) Benumof JL. Respiratory physiology and respiratory function during anesthesia. (Miller RD, ed. Anesthesia, 5th ed). Churchill Livingstone, New York, 2000, 578-618.
16) Salem MR, et al. *Anesthesiology.* 1978; **48**; 280.
17) Nestler C, et al. *Br J Anesth.* 2017; **119**; 1194.
18) Dindo D, et al. *Lancet.* 2013; **361**; 2032.
19) Nguyen NT, et al. *J Am Coll Surg.* 2001; **192**; 469.
20) Bell T, et al. *Heart Lung.* 2017; **46**; 347.
21) Macarthur A, et al. *Can J Anesth.* 1993; **40**; 154.
22) 奥田恭章ほか. リウマチ. 1992; **32**; 245.
23) 鈴樹正太. H.自己免疫疾患の麻酔(稲田 豊ほか編. 最新麻酔科学下巻, 第2版). 克誠堂出版, 2012, 1455-1461.
24) Kheterpal S, et al. *Anesthesiology.* 2013; **119**; 1360.
25) 日本移植学会広報委員会編. 臓器移植ファクトブック2016. 2016.
26) Rigatto C. *Semin Dial.* 2003; **16**; 106.
27) 古田 萌. 肝移植後(高崎真弓ほか編. まれな疾患の麻酔A to Z, 第1版). 文光堂, 2015, 224-225.
28) Blasco LM, et al. *Curr Opin Anaesthesiol.* 2009; **22**; 109.
29) Artru AA. *J Clin Anesth.* 1998; **10**; 531.
30) 山口秀紀ほか. 日有病歯誌. 2008; **17**; 91.
31) 柴田昌カールほか. 心移植患者(高崎真弓ほか編, まれな疾患の麻酔A to Z, 第1版). 文光堂, 2015, 159.
32) Baker J, et al. 臓器移植(武田純三監修. ミラー麻酔科学, 第6版). メディカル・サイエンス・インターナショナル, 2007, 1737-1774.

X-4. 輸血拒否患者 〜6. 指定難病(特定疾患)

1) 日本麻酔科学会. 宗教的輸血拒否に関する合同委員会報告「宗教的輸血拒否に関するガイドライン」. http://www.anesth.or.jp/guide/pdf/guideline.pdf
2) 尾崎米厚ほか. アルコール研究と薬物依存. 2005; **40**; 455.
3) 遠山朋海ほか. 老年精医誌. 2017; **28**; 892.
4) 樋口 進. 精神医学対話. 弘文堂, 2008, 88, 855-871.
5) 岩原千絵ほか. *Frontiers in Alcholism.* 2016; **4**; 31.
6) 遠山朋海ほか. *IRYO.* 2016; **70**; 129.
7) 土田英人. 日生物精医会誌. 2010; **21**; 33.
8) 厚生労働省. 指定難病. http://www.mhlw.go.jp/stf/seisakunitsuite/bunya/0000084783.html

第7章

1) 金子 譲監修. 歯科麻酔学, 第7版. 医歯薬出版, 2011.
2) 梅田正博ほか. 日口外会. 2010; **56**; 390.
3) 飯盛美盛ほか. 日歯麻誌. 2014; **42**; 289.
4) 縣 秀栄. 臨床麻酔. 2014; **38**; 891.
5) Dutton RP, et al. 外傷の麻酔(武田純三監修. ミラー麻酔科学). メディカル・サイエンス・インターナショナル, 2007, 1901-1929.
6) 金岡恒治. 救急医学. 2003; **27**; 824.
7) Liu EH, et al. *Br J Anaesth.* 2009; **103**; 446.
8) 高橋庄二郎, 黒田敬之ほか編. 顎変形症治療アトラス. 医歯薬出版, 2001, 14, 71-98.
9) 寺井岳三. 日臨麻会誌. 2010; **30**; 333.
10) Japanese Society of Anesthesiologists. *J Anesth.* 2014; **28**; 482.
11) 金子 譲. 顎矯正外科の麻酔(高橋庄二郎ほか編. 顎変形症治療アトラス). 医歯薬出版, 2001, 113.
12) 丸川浩平ほか. 日口診誌. 2012; **25**; 33.
13) 曽我部浩一ほか. 日歯心身. 1998; **13**; 121.
14) 古賀千尋ほか. 日歯心身. 1996; **11**; 16.
15) Handa M, et al. *J Oral Maxillofac Surg.* 2008; **66**; 1820.
16) Kemmochi M, et al. *J Oral Maxillofac Surg.* 2009; **67**; 1245.
17) Okamoto S, et al. *J Oral Maxillofac Surg.* 2015; **73**; 1714. e1-8.
18) 一戸達也. *LiSA.* 2010; **17**; 80.
19) Koshika K, et al. *J Oral Maxillofac Surg.* 2011; **69**; 2128.
20) 関 康宏ほか. 日歯麻誌. 2006; **34**; 213.
21) 五十嵐 祐ほか. 日歯麻誌. 1990; **18**; 573.
22) 松浦由美子ほか. 日歯麻誌. 2005; **33**; 252.
23) 門田英輝ほか. 頭頸部癌. 2005; **31**; 570.
24) Roberts RJ, et al. *Ann Pharmacother.* 2008; **42**; 686.
25) Shiiba M, et al. *Int J Oral Maxillofac Surg.* 2009; **38**; 661.
26) Reade MC, et al. *Crit Care.* 2009; **13**; R75.
27) 糀谷 淳. 日歯麻誌. 2012; **40**; 276.
28) 野村 仰ほか. 日歯麻誌. 2004; **32**; 274.
29) 奥村陽子ほか. 日歯麻誌. 2012; **40**; 197.
30) 植田裕史ほか. 日小児麻酔会誌. 2016; **22**; 165.

第8章

1) Federated Ambulatory Surgery Association. Special Study I. 1986.
2) 日本麻酔科学会ほか編.「日帰り麻酔の安全のための基

準」ガイドブック，第1版．克誠堂，2001．
3) Kuth CD, et al. *Anesthesiology*. 1991；**75**：22.
4) 浅井　隆．麻酔．**60**；2011：850．
5) Logan M. *Int Proceed J*. 1998；**7**：4.
6) 澁谷　徹．歯科患者の日帰り全身麻酔（金子　譲監修．歯科麻酔学，第7版）．医歯薬出版，2011，429-436．

第9章

1) Snell RS, et al. Clinical Anatomy for Anesthesiologist. Appleton & Lange, Connecticut, 1988.
2) Eichhorn JH. *Int Anesthesiol Clin*. 1993；**31**：181.
3) A report by the American Society of Anesthesiologists Task Force on Preoperative Fasting. *Anesthesiology*. 1999；**90**：896.
4) Landsman D, et al. General anesthesia maintenance emergence, and tracheal extubation. In：Clinical Pediatric Anesthesia (Bagdwell MJ, ed.). Lippincott-Raven, Philadelphia, 1997, 145-161.

第10章

1) 秋下雅弘．高齢者の定義（日本老年医学会編．老年医学系統講義テキスト）．西村書店，2013，18-19．
2) 折茂　肇ほか．老年医学総論（日本老年医学会編．老年医学テキスト，改訂第3版）．メジカルビュー社，2008，2-346．
3) 内藤通孝．これからの老年学，第2版．名古屋大学出版会，2008，21．
4) Roth GS, et al. *Science*. 2002；**297**：811.
5) Folstein MF, et al. *J Psychiatr Res*. 1975；**12**：189.
6) 加藤伸司ほか．老年精神医学雑誌．1991；**2**：1339．
7) Greene NH, et al. *Anesthesiology*. 2009；**110**：788.
8) Smith PJ, et al. *Anesthesiology*. 2009；**110**：781.
9) Young C, et al. The geriatric patient (Longnecker DE, et al. Anesthesiology, 3rd ed) McGraw Hill, 2017, 238-249.
10) Jones RK, et al. *Anesthesiology*. 2008；**109**：816.
11) Sacan O, et al. *Anesth Analg*. 2007；**104**：569.
12) 高橋三郎，大野裕監訳．せん妄（日本精神神経学会監修．DSM-5-TR™ 精神疾患の診断・統計マニュアル）．医学書院，2023，653．
13) Parikh SS, et al. *Anesth Analg*. 1995；**80**：1223.
14) Yamagata K, et al. *Int J Oral Maxillofac Surg*. 2005；**34**：33.
15) 矢野智宣ほか．LiSA．2012；**19**：144．
16) Chapin JW, et al. *Anesthesiology*. 1977；**46**：364.
17) Perkisas SM, et al. *JAMA*. 2015；**313**：1745.
18) Su X, et al. *Lancet*. 2016；**388**：1893.
19) Berger M, et al. Cognitive dysfunction after anesthesia and surgery. (Longnecker DE, et al. Anesthesiology, 3rd ed) McGraw Hill, 2017, 1367-1376.
20) 小倉　信．*Anet*．2015；**19**：9．

第11章

1) 鯵島弘之．II 知的能力障害（小笠原正ほか編．スペシャルニーズデンティストリー，第2版）．医歯薬出版，2017，44-47．
2) 城　茂治．I 障害者とは，II おもな障害・疾患と管理上の特徴（金子　譲監修．歯科麻酔学，第7版）．医歯薬出版，2011，461-467．
3) 田中陽子ほか．XII てんかん（小笠原正ほか編．スペシャルニーズデンティストリー，第2版）．医歯薬出版，2017，93-105．

4) 江草正彦．III 自閉スペクトラム症・自閉症スペクトラム障害（小笠原正ほか編．スペシャルニーズデンティストリー，第2版）．医歯薬出版，2017，48-52．
5) 森　貴幸．IV 注意欠如・多動症／注意欠如・多動性障害（小笠原正ほか編．スペシャルニーズデンティストリー，第2版）．医歯薬出版，2017，52-54．
6) 篠塚　修．II 脳性麻痺，III 重症心身障害児・者（小笠原正ほか編．スペシャルニーズデンティストリー，第2版）．医歯薬出版，2017，59-65．
7) 大島一良．公衆衛生．1971；**35**(11)：648．
8) 岡田喜篤ほか．重症心身障害者療育マニュアル，第2版（江草安彦監修）．医歯薬出版，2008，24．
9) 佐藤健一．III 術前管理-V 麻酔法の選択（金子　譲監修．歯科麻酔学，第7版）．医歯薬出版，2011，467-473．
10) 小谷順一郎．I 特徴-III 術前管理（古屋秀毅ほか編．歯科麻酔学，第6版）．医歯薬出版，2003，483-490．
11) 杉岡伸悟．IV 麻酔法の選択，V 術後管理（古屋秀毅ほか編．歯科麻酔学，第6版）．医歯薬出版，2003，490-493．
12) 日本歯科麻酔学会（Mindsガイドラインライブラリ minds.jcqhc.or.jp/n/med/4/med0074/G000969）．歯科診療における静脈内鎮静法ガイドライン，改訂第2版，2017，3-9．
13) 久慈昭慶．第12章 障害者の麻酔（丹羽　均ほか編．臨床歯科麻酔学，第4版）．永末書店，2011，312-320．

第12章

I　痛みの分類と病態

1) 和嶋浩一ほか．日口腔顔面痛会誌．2012；**4**：1．
2) Headache Classification Committee of the International Headache Society (IHS). *Cephalalgia*. 2018；**38**：1.
3) 日本頭痛学会・国際頭痛分類委員会．国際頭痛分類第3版．医学書院，2018．
4) Penman J. Trigeminal neuralgia. (Vinken PJ et al eds. Handbook of Clinical Neurology, vol.5). North-Holland, Amsterdam, 1968, 296.
5) Merskey H, et al. Classification of chronic pain. Descriptions of chronic pain syndromes and definitions of pain terms. IASP Press, Seattle, 1994, 59-71.
6) Leny de Leeuw編，杉崎正志ほか監訳．口腔顔面痛の最新ガイドライン，改訂第4版．クインテッセンス出版，2009．
7) Jannetta PJ. *J Neurosurg*. 1967；**26**：159.
8) Ragozzino MW, et al. *Medicine (Baltimore)*. 1982；**61**：310.
9) 口腔顔面痛学会編．口腔顔面痛の診断と治療ガイドブック，第2版．医歯薬出版，2016．
10) Cohen JI. *N Engl J Med*. 2013；**369**：255.
11) Stewart WF, et al. *Cephalalgia*. 2008；**28**：1170.
12) Lipton RB, et al. *Headache*. 1998；**38**：87.
13) Moskowitz MA. *Neurol Clin*. 1990；**8**：801.
14) Rasmussen BK, et al. *J Clin Epidemiol*. 1991；**44**：1147.
15) Manzoni GC. *Cephalalgia*. 1998；**18**：138.
16) Stuver SO, et al. *J Oncol Pract*. 2012；**8**：e17.
17) Epstein JB, et al. *J Dent Res*. 2007；**86**：506.
18) 国立がん研究センターがん対策情報センターがん情報サービス．http://ganjoho.jp/public/indexhtml

II　口腔顔面痛の評価と診断

1) 鈴木長明．顎顔面口腔の痛み（古屋英毅ほか編．歯科麻酔学，第5版）．医歯薬出版，1997，518-526．

2) 今村佳樹. 顎顔面痛の診察法(海野雅浩ほか編. 歯科麻酔学, 第6版). 医歯薬出版, 2003, 516-521.
3) 嶋田昌彦. ペインクリニック(海野雅浩監修. 歯科麻酔の正しい理解). 口腔保健協会, 2008, 84-95.
4) 嶋田昌彦. ペインクリニック(嶋田昌彦ほか編. 歯科麻酔実践ガイド). 医歯薬出版, 2010, 155.
5) 嶋田昌彦. ペインクリニック(金子 譲監修. 歯科麻酔学, 第7版). 医歯薬出版, 2011, 485-495.
6) 朝比奈正人. 瞳孔異常(服部孝道編. 神経内科診療ハンドブック). 南江堂, 2003, 77-80.
7) 服部孝道. 神経疾患のアプローチ(服部孝道編. 神経内科診療ハンドブック). 南江堂, 2003, 1-24.
8) 大久保昌和. 脳神経の診察(日本口腔顔面痛学会編. 口腔顔面痛の診断と治療 ガイドブック第2版). 医歯薬出版, 2016, 79-83.
9) 高橋信佳. 言語障害(服部孝道編. 神経内科診療ハンドブック). 南江堂, 2003, 52-57
10) 稲垣裕仁ほか. 日歯麻誌. 2003；**31**：285.
11) 嶋田昌彦. ペインクリニック(嶋田昌彦ほか編. 歯科麻酔実践ガイド). 医歯薬出版, 2010, 158.
12) 望月美江. 日科誌. 2007；**56**：275.
13) 福内明子. 侵害受容神経線維の評価法(電流知覚閾値)(小川節郎ほか編. ペインマネジメント─痛みの評価と診療手順). 南江堂, 2004, 32-40.
14) 神野成治. 日本歯科評論. 2004；**64**：135.
15) 嶋田昌彦. 臨床精神医学増刊, 2007；**36**：190.
16) 小川節郎. 薬理学的疼痛機序判別試験(小川節郎ほか編. ペインマネジメント─痛みの評価と診療手順. 南江堂, 2004, 77-83.
17) 小川節郎. 薬理学的疼痛機序判別試験(小川節郎ほか編. ペインマネジメント). 南江堂, 2004, 78.
18) 鈴木長明. ペインクリニック(古屋英毅ほか編. 歯科麻酔学, 第5版). 医歯薬出版, 1997, 525-526.

Ⅲ 感覚障害および麻痺性疾患の用語 〜Ⅳ 三叉神経感覚障害

1) Seddon HJ. *Brain*. 1943；**66**：237.
2) 高崎義人. 各種診断法, 4章 神経損傷の診断と評価(野間弘康ほか編. 下歯槽神経舌神経麻痺, 第2版). 医歯薬出版, 2010, 32-42.
3) Meyer RA, et al. *Brain Research*. 1991；**561**：252.

Ⅵ 心身医学的療法

1) 豊福 明. 精神的要因が関与する病態(又賀 泉ほか編. 最新 口腔外科学). 医歯薬出版, 2017, 431-442.
2) 豊福 明. 歯科心身症の治療技法(日本歯科心身医学会編. 歯科心身医学). 医歯薬出版, 2003, 192-199.
3) 鈴木長明. 心身医学的療法(古屋英毅ほか編. 歯科麻酔学, 第6版). 医歯薬出版, 2003, 541-544.
4) 芳賀浩昭ほか. 日歯麻誌. 2004；**32**：252.
5) 原 信一郎. 一般医ができる心理療法(心身医学を学ぶ人のために), 第1版. 医学書院, 1996, 143-148.
6) 佐々木雄二. 自律訓練法の実際. 創元社, 1976, 21-83.
7) 川島正人ほか. 日歯麻誌. 2001；**29**：207.
8) 野村 忍. 自律訓練法(心身医学を学ぶ人のために), 第1版. 医学書院, 1996, 127-130.
9) 坂本英治. 認知行動療法(日本口腔顔面痛学会編. 口腔顔面痛の診断と治療 ガイドブック, 第2版). 医歯薬出版, 2016, 141-144.
10) 川島正人ほか. 慢性疼痛. 2003；**22**：75.

Ⅶ 東洋医学的療法

1) 長濱義夫. 東洋医学概説. 創元社, 1980.
2) 海野雅浩. 東洋医学的療法(古屋英毅ほか編. 歯科麻酔学, 第5版). 医歯薬出版, 1997, 559-565.
3) 鈴木長明. 東洋医学的療法(海野雅浩ほか編. 歯科麻酔学, 第6版). 医歯薬出版, 2003, 544-548.
4) 鈴木長明. 口病誌. 2005；**72**：3.
5) 嶋田昌彦. 東洋医学的療法(金子 譲監修. 歯科麻酔学, 第7版). 医歯薬出版, 2011, 527-531.
6) 嶋田昌彦. 東洋医学的治療法(日本口腔顔面痛学会編. 口腔顔面痛の診断と治療 ガイドブック, 第2版). 医歯薬出版, 2016, 26-130.
7) 井村紘子ほか. 痛みと漢方. 2017；**27**：65.
8) 山﨑陽子ほか. 痛みと漢方. 2016；**26**：108.
9) 新美知子ほか. 薬局. 2015；**66**：48.
10) 山口孝二郎. 麻酔. 2017；**66**：708.
11) 山口孝二郎. ペインクリニック別冊秋号. 2017；**38**：S295.
12) 柿木保明. 漢方薬と西洋薬の相互作用と有害作用(柿木保明ほか編. 歯科漢方医学). 永末書店, 2018, 20-25.
13) 嶋田昌彦. ペインクリニック(海野雅浩監修. 歯科麻酔の正しい理解). 口腔保健協会, 2008, 84-95.

Ⅷ 緩和医療

1) http://www.mhlw.go.jp/topics/2009/05/dl/tp0527-1g_0001.pdf
2) 鈴木 勉ほか. モルヒネの低用量投与では, なぜ副作用しかでないのか？(鎮痛薬・オピオイドペプチド研究会編. オピオイド治療─課題と新潮流). エルゼビア・サイエンス, 2001, 25-34.
3) Suzuka S, et al. *J Anesth*. 2020；**34**：834.
4) 日本緩和医療学会ガイドライン統括委員会編. がん疼痛の薬物療法に関するガイドライン2020年版. 金原出版, 2020, 67.
5) 今井哲司ほか. 日神精薬理誌. 2008；**28**：169.

第13章

Ⅰ 総論

1) 椙山加綱ほか. 日歯麻誌. 2015；**43**：645.
2) 黒田英孝ほか. 日歯麻誌. 2011；**39**：13.
3) 関野麗子ほか. 日歯麻誌. 2013；**41**：153.
4) 柴田啓貴ほか. 日歯麻誌. 2012；**40**：592.
5) 田中 裕ほか. *Niigata Dent J*. 2012；**42**：41.
6) Ha SW, et al. *J Dent Anesth Pain Med*. 2015；**15**：77.
7) 染矢源治ほか. 日歯麻誌. 1999；**27**：365.
8) Girdler NM, et al. *Resuscitation*. 1999；**41**：159.
9) 佐藤慶太ほか. *Forensic Dent Sci*. 2013；**6**：9.
10) 伊藤 寛ほか. 蘇生. 2005；**24**：82.

Ⅱ 各論

1) 循環器病の診断と治療に関するガイドライン(2011年度合同研究班報告). 失神の診断・治療ガイドライン(2012年改訂版).
2) Sheldon R, et al. *J Am Coll Cardiol*. 1992；**19**：773.
3) Gibson GE, et al. *Am J Med*. 1981；**70**：1247.
4) Niwa H, et al. *Anesth Prog*. 1996；**43**：41.
5) Meuwly C, et al. *Medicine* (Baltimore). 2015；**94**：e484.
6) Blanc VF, et al. *Can Anaesth Soc J*. 1983；**30**：360.
7) Meuwly C, et al. *Front Neurol*. 2017；**8**：533.
8) Khatibi K, et al. *World Neurosurg*. 2017；**98**：884.e1.
9) Arakeri G, et al. *Med Hypotheses*. 2010；**74**：248.
10) Meuwly C, et al. *Medicine* (Baltimore). 2015；**94**：e807.
11) 福田謙一ほか. 日歯麻誌. 2010；**38**：317.

12) 水牧功一．昭和医会誌．2011；**71**：530．
13) 椙山加綱ほか．日歯麻誌．2015；**43**：645．
14) Davies SJ, et al. *BMJ*. 2001；**15**：323：631．
15) 澁谷　徹．松本歯学．2007；**33**：1．
16) Callaham M. *Ann Emerg Med*. 1989；**18**：622．
17) 伊堂寺良子ほか．日歯麻誌．1989；**17**：646．
18) Syed M, et al. *J Clin Diagn Res*. 2015；**9**：ZE04．
19) 日本アレルギー学会Anaphylaxis対策特別委員会．アナフィラキシーガイドライン．2014．
20) 染矢源治ほか．日歯麻誌．1999；**27**：365．
21) Milgrom P, et al. *Int Dent J*. 1986；**36**：71．
22) Verrill PJ. *Practitioner*. 1975；**214**：380．
23) Baluga JC. *Rev Alerg Mex*. 2003；**50**：176．
24) 光畑裕正．日歯麻誌．2003；**31**：235．
25) Adriani J, et al. *South Med J*. 1981；**74**：694．
26) Duque S, et al. *Allergol Immunopathol (Madr)*. 2004；**32**：233．
27) Wasserfallen JB, et al. *Allergy*. 1995；**50**：162．
28) Neal JM, et al. *Reg Anesth Pain Med*. 2012；**37**：16．
29) Neal JM, et al. *Reg Anesth Pain Med*. 2010；**35**：152．
30) 椙山加綱ほか．日歯麻誌．1988；**16**：516．
31) 三浦美英．ショック（金子　譲監修．歯科麻酔学，第7版）．医歯薬出版，2011，555-568．
32) 日本高血圧学会高血圧ガイドライン作成委員会編．高血圧ガイドライン2014．日本高血圧学会．2014．
33) 一戸達也ほか．日歯麻誌．2014；**42**：190．
34) Umino M, et al. *Anesth Prog*. 1994；**41**：77．
35) Kishimoto N, et al. *Clin Case Rep*. 2015；**3**：274．
36) Kamatani T, et al. *Anesth Prog*. 2016；**63**：156．
37) 杉村光隆ほか．日歯麻誌．2006；**34**：522．
38) 厚生労働省．重篤副作用疾患対応マニュアル．痙攣・てんかん．2009．

第14章

1) 三浦美英．ショック（金子　譲監修．歯科麻酔学，第7版）．医歯薬出版，2008，555-568．
2) 鈴木　昌．日内会誌．2011；**100**：1084．
3) 稲田英一．麻酔への知的アプローチ，第7版．日本医事新報社，2011，539-541．
4) 岩坂日出男．臨床麻酔．2016；**40**：957．
5) Silbernagl Sほか，松尾　理監訳．症状の基礎からわかる病態生理，第2版．メディカル・サイエンス・インターナショナル，2013，246-249．
6) 日本内科学会編．内科救急診療指針．重症敗血症，敗血症性ショック．総合医学社，2015，241-224．
7) 海老澤元宏．アレルギー．2015；**64**：24．
8) 日本救急医学会監修．日本救急医学会・専門医認定委員会編．救急診療指針，改訂第4版．へるす出版，2011，74-77．
9) 安宅一晃．臨床麻酔．2014；**38**：1300．

第15章

1) 伊藤　寛．蘇生．2005；**24**：82．
2) Kouwenhoven WB, et al. *JAMA*. 1960；**173**：94．
3) Elam JO. Rediscovery of expired air methods for emergency ventilation（Peter Safar, ed. Advances in Cardiopulmonary Resuscitation）. Springer Verlag, New York, 1977, 263-265.
4) Standards for cardiopulmonary resuscitation（CPR）and emergency cardiac care（ECC）. *JAMA*. 1974；**227**：833.
5) 日本蘇生協議会監修：JRC蘇生ガイドライン2015．医学書院，2016．
6) Hazinski MF, et al. *Circulation*. 2015；**132**：S313．
7) American Heart Association. 2015 AHA Guidelines Update for CPR & ECC. 2015.
8) American Heart Association. 2015 Handbook of Emergency Cardiovascular Care for Healthcare Provider. 2015.
9) 横山武志．日歯麻誌．2008；**36**：444．
10) Stiell IG, et al. *N Engl J Med*. 2004；**351**：647．

第16章

1) 財団法人日本医療機能評価機構医療事故防止事業部．医療事故情報収集等事業第34回報告書．2003．
2) 中島和枝，児玉安司．ヘルスケアリスクマネジメント―医療事故防止から診療記録開示まで．医学書院，2000．
3) 大井久美子．歯科医療におけるリスクマネジメント（金子譲監修．歯科麻酔学，第7版）．医歯薬出版，2011，587-592
4) 石川雅彦．RCA根本原因分析法　実践マニュアル―再発防止と医療安全教育への活用．医学書院，2007．
5) 河野龍太郎．医療におけるヒューマンエラー　なぜ間違えるどう防ぐ，第2版．医学書院，2014．
6) 千葉武史ほか．*Technical review, JR East*. 2004；**9**：30．

付録

1) 池本清海．付録　I 物理・化学（金子　譲監修．歯科麻酔学，第7版）．医歯薬出版，2011，593-597．
2) Brunton LL ed. Goodman and Gilman's the Pharmacological Basis of THERAPEUTICS, 12th ed. McGraw-Hill, 2011.

索　　引

数字

1回換気量　94
1秒率　86
1秒量　86
2点識別閾検査　479
2点弁別　472
2本指圧迫法　544
3-3-9度方式　74, 288
4M-4E　557
12誘導心電図　208
75 g OGTT　84
Ⅰ型アレルギー　511
Ⅱ軸　455
Ⅳ型アレルギー　511

和　文

あ

アウトレット　252
アクシデント　555
悪性高熱症　248, 284
悪性症候群　389
アクチンフィラメント　244
アゴニスト　174
亜酸化窒素　6, 164, 228, 416
亜酸化窒素吸入鎮静器　168
亜酸化窒素吸入鎮静法　8, 167
　　──に使用する器械，器具　168
　　──の禁忌症　168
　　──の欠点　167
　　──の適応　167
　　──の非適応　167
　　──の利点　167
亜酸化窒素（笑気）吸入鎮静法　164
亜酸化窒素ボンベ　169
アジア歯科麻酔学会連合　4, 10
アシドーシス　56, 286
アスピリン　386
アスピリン喘息　315
アセチルコリンエステラーゼ　83, 244
圧受容器反射　48, 73
圧容量曲線　94
アドレナリン　9, 49, 58, 127, 131, 511

　　──の含有濃度　135
　　──の筋注　530
　　──の使用基準　139
アナフィラキシー　286, 511, 565
アナフィラキシーショック　511, 523, 526, 530
アニオンギャップ　84
アピキサバン　387
アプリンジン　137
アミド型局所麻酔薬　111, 117, 122
アミノ安息香酸エチル　122, 515
亜硫酸塩類　512
アルカローシス　56
アルコール依存症　399
アルコール性肝障害　367
アルチカイン　9, 125
アルドステロン　54, 68
アルブミン製剤　301, 304, 308
アレルギー　76, 122, 181, 510
アロディニア　461, 477
アンジオテンシンⅡ受容体拮抗薬　214
アンジオテンシン変換酵素阻害薬　214
安静時狭心症　330
アンタゴニスト　183

い

医科麻酔科研修　10, 12
異型ブチリルコリンエステラーゼ　247
移行率定数　234
維持液　300
意識下挿管　266, 273
意識下鎮静　160, 194
意識障害　516
意識消失　516
意識状態　73
異常共同運動（顔面神経麻痺後）　488
異常絞扼反射　191
異所性接続　477
イソフルラン　230
痛みの2軸分類　455
一次救命処置　533
一次性頭痛　457
一次痛　455
一過性心室細動　526

一過性の意識障害　516
一過性脳虚血発作　353
一酸化窒素　50
一般血液検査　207
一般心理療法　489
医療安全管理　551
医療安全管理委員会　554
医療過誤　552
医療事故　551
医療事故調査制度　553
医療事故調査等支援団体　553
陰　492
インシデント　555
インスリン　58
陰性変時作用　40
陰性変力作用　40
咽頭　25
インフォームド・コンセント　13, 199, 415

う

植込み型除細動器　211
右脚　38
うつ病性障害　390, 438
運動神経　23

え

エアロゾル療法　289
エーテル　1, 7, 232
腋窩温　101
エステル型局所麻酔薬　111, 116, 122, 512
エチドカイン　124
エドキサバン　387
エドロホニウム　250
エホバの証人　396
エラー　555
エリスロポエチン　58
エリスロポエチン製剤　312
遠位尿細管　51
鉛管硬直　241
エンフルラン　232

お

横隔膜　28
横隔膜挙上　410
横行小管　244
黄疸　367
オキシコドン　500

587

オシロメトリック法　96
オトガイ下引き抜き法　405
オトガイ - 胸骨切痕距離　278
オトガイ - 甲状切痕距離　278
オトガイ孔伝達麻酔法　149
オトガイ神経　142
オピオイド　499
オピオイド受容体　239
オピオイドスイッチング　502
温室効果ガス　167
温冷覚検査　479

○ か

カーテン徴候　469
カートリッジ型注射器・注射針　146, 148
カートリッジ用局所麻酔薬　146, 148
回帰感染　460
開口　271
開口障害　156, 404
外呼吸　29
開始液　300
回収式自己血輸血　313
外傷性神経障害性疼痛　461
外傷性脳損傷　404
改訂長谷川式簡易認知機能評価スケール　437
改変 Child-Pugh スコア　369
解剖・生理学的特徴　434
解離性麻酔薬　238
解離定数　112
回路内圧計　256
加温ブランケット　282
下顎挙上　271
下顎孔伝達麻酔法　146
下顎骨骨折　404
下顎枝矢状分割術　406
化学受容器　35
化学受容器反射　48
下顎神経　142
下顎前突症　407
過換気症候群　293, 508
下顔面片頭痛　463
下気道　25
顎間固定　408
顎顔面外傷手術の麻酔　404
拡散　29, 563
拡散障害　29
拡散性低酸素症　171, 228
覚醒　516
覚醒遅延　290
拡張型心筋症　342
拡張期血圧　46
下行脚　51

過呼吸　508
下歯槽神経　142
ガス交換　29
ガス麻酔薬　217
かぜ症候群　314
かぜスコア　206
片肺挿管　269
褐色細胞腫　366
活性化部分トロンボプラスチン時間　81, 207
活性酸素種　43
活動電位　18
カットオフ現象　201
合併症　504
カテコラミン　49
カニスタ　254
過敏症　181
カフ　264
カプノグラフ　91
過分極　19
カルバマゼピン　459
加齢による ED_{50} の低下　439
加齢による MAC の低下　439
眼窩下孔ブロック　150
眼窩下神経　140
感覚器系　435
感覚検査　470
感覚神経　23
換気応答曲線　35
換気血流比　31
換気血流比不均等　31
眼球心臓反射　49
間欠式空気マッサージ器　284
間欠的空気圧迫　294
観血的血圧測定法　96
間欠的流出型吸入器　169
眼瞼下垂　483
肝硬変症　367
監視下麻酔管理　161
間質性肺炎　495
患者管理鎮痛法　296
患者予備力　59
冠循環　42
緩衝系　55
緩徐導入　199, 277, 417, 427
眼心臓反射　508
癌性疼痛　464
がん性疼痛治療法（WHO 方式）　498
関節リウマチ　395
感染，炎症の拡大　158
感染性ショック　523, 526
感染性心内膜炎　344
感染防止用シート　538
完全房室ブロック　526

冠動脈拡張薬　569
冠動脈スチール現象　231
ガンマナイフ　459
顔面けいれん　487
顔面神経麻痺　157, 481
顔面チック　488
冠攣縮性狭心症　330
緩和ケア　497
緩和ケアチーム　497

○ き

気　492
偽アルドステロン症　495
気化器　253
気管　25
気管支　25
気管支拡張薬　570
気管支けいれん　283
気管支喘息　212, 315
気管支ファイバースコープ　403, 406
気管切開孔専用チューブ　409
気管切開術　409
気管挿管　264
気管チューブ　264
気管内投与　564
気胸　283
希釈式自己血輸血　312
偽性コリンエステラーゼ　83, 246
帰宅許可　418
帰宅許可条件　172, 418
拮抗薬　183, 572
気道確保困難管理　270
気道確保困難症例　401
気道内圧　94
気道の開大反射　190
気道反射　190
気道評価　409
気道閉鎖反射　190
気道閉塞　283, 292
機能的残気量　26, 86, 221
揮発性麻酔薬　217
気分障害　390
ギャップ結合　38
吸気弁　256
救急医薬品　567
吸収・代謝・排泄（亜酸化窒素）　164
急性肝炎　367
急性間欠性ポルフィリン症　238
急性冠症候群　567
急性閉塞隅角緑内障　177
急性副腎不全　216
急性溶血性輸血副作用　309

急速導入　199, 277, 417, 427
吸入　564
吸入鎮静法　163, 164
急変時のアプローチ　534
救命の連鎖　534
キューンの貧血帯　157
虚　492
仰臥位低血圧症候群　519
胸郭コンプライアンス　27
胸管損傷　410
凝固機能検査　207
胸骨圧迫　533, 535
頬骨神経　142
胸三角筋部皮弁　410
頬神経　142
強心薬　571
行政処分　15
胸部エックス線写真　85
胸部単純エックス線写真　208
胸部突き上げ法　542
局所麻酔　8
局所麻酔薬　108, 111
　——によるI型アレルギー　512
　——によるIV型アレルギー　512
　——の交差反応　512
局所麻酔薬アレルギー　511
局所麻酔薬中毒　129, 514
虚血再灌流障害　43
虚血性心疾患　330
虚血プレコンディショニング　44
巨赤芽球性貧血　384
起立性低血圧　519
筋萎縮性側索硬化症　380
近位尿細管　50
禁煙指導　216
金冠ばさみ　408
筋強直性ジストロフィー　380
筋・筋膜性歯痛　465
筋硬直　241
筋弛緩モニタリング　105
筋ジストロフィー　379
筋小胞体　244, 248, 285
緊張型頭痛　457, 463
緊張性気胸　523, 526
緊張性迷路反射　448
筋肉内投与　563

く

偶発症　504
空腹時血糖　84
口対口人工呼吸　537
口笛不能　483
くも膜下出血　354

クラーレ　246
グリア細胞　16
グルカゴン　58
グルコース・インスリン療法　285
クレアチニン　83
クレアチニンキナーゼ　83
クレアチニンクリアランス　89
クレチン症　363
クロージングキャパシティ　27
クロージングボリューム　27
クローズドループ方式　236
クロピドグレル　386
クロライドイオン　173
クロライドシフト　33
クロロホルム　7
群発頭痛　457

け

経気管挿管　265
経穴　492
経口エアウェイ　263, 545
経口女性ホルモン製剤　216
経口摂取制限　416
経口挿管　265
経口投与　563
刑事責任　15
経静脈的患者管理鎮痛法　411
経食道心エコー　100
経中心静脈高カロリー輸液　303
頸動脈小体　48
経鼻エアウェイ　262, 546
経鼻挿管　265, 401
頸部外傷　404
頸部郭清術　410
経絡　492
けいれん　120, 230, 292, 520
外科的矯正術　406
劇症肝炎　367
ケタミン　185, 238
血　492
血圧　71
血圧計　95
血圧上昇　518
血圧低下　519
血液/ガス分配係数　219, 221
血液型不規則抗体スクリーニング法　305
血液・体液・免疫系　435
血液透析　376
血液分布異常性ショック　523, 526, 531
血管為害性　181
血管拡張性　113
血管収縮薬　126

血管収縮薬含有局所麻酔薬の使用　402
血管収縮薬による反応　515
血管柄付き遊離（筋）皮弁　410
血管迷走神経性失神　507
血管迷走神経反射　65, 506
血算　207
血漿コリンエステラーゼ　246
血漿製剤　304
血小板製剤　304
血小板輸血　307
血糖降下薬　215
血友病　385
血流停止　525
解毒薬　572
ケトン体　79
健忘効果　187
健忘作用　203

こ

誤飲・誤嚥　515
降圧薬　568
口蓋形成術　412
口蓋神経　142
効果部位濃度　234
高カロリー輸液　303
交感神経　23
後期高齢者　432
抗凝固薬　215, 570
口腔顎ジストニア　487
抗けいれん作用　175
抗けいれん薬　572
高血圧　208, 325
抗血小板薬　215, 569
抗血栓薬　215
抗血栓療法　386
抗コリンエステラーゼ薬　250
膠質液　301
鉱質コルチコイド　58
膠質浸透圧　298
高周波熱凝固術　459
咬傷　156
甲状腺機能亢進症　139, 361, 519
甲状腺機能低下症　363
甲状腺クリーゼ　361
口唇形成術　412
高浸透圧高血糖症候群　358
口唇裂・口蓋裂　412
抗精神病薬　137
口舌（口唇）ジスキネジア　487
喉頭　25
喉頭鏡　266
喉頭けいれん　243, 283
抗糖尿病薬　572
候背　493

589

抗ヒスタミン薬　571	細胞外液　50, 297	事故脱管　269
抗不整脈薬　137	細胞外補充液　301	歯根膜内注射法　154
興奮　291	細胞内液　50, 297	ジストニア　487
抗利尿ホルモン　52, 54, 58, 65	左脚　38	ジセステジア　461, 477
高流量酸素供給システム　168	サクシニルコリン　246	死戦期呼吸　535
高齢化社会　432	索状硬結　465	持続性心室頻拍　526
高齢者　139	左室駆出率　89, 209	持続性抑制　108
──に対する精神鎮静法　162	サプリメント　216	持続的流出型吸入器　168
高齢社会　432	酸塩基平衡　54	実　492
誤嚥性肺炎　293	三環系抗うつ薬　137, 491	失神　516
コカイン　122	残気量　26	実体重　243, 393
呼気終末陽圧　281	三叉神経運動麻痺　486	室内汚染　166
呼気弁　256	三叉神経感覚障害　476	至適鎮静状態　170
呼吸筋　28	三叉神経・自律神経性頭痛　463	至適鎮静レベル　169
呼吸系　434	三叉神経心臓反射　508	自動体外式除細動器　533
呼吸仕事量　28	三叉神経脊髄路核　62	自動調節能　281
呼吸数　73	三叉神経痛　457	シトクロム P-450　174, 436
呼吸性アシドーシス　56	三叉神経麻痺　476	シナプス　16, 19
呼吸性アルカローシス　57, 509	三叉迷走神経反射　65, 508	シナプス小胞　244
呼吸調節　34	酸素　24, 564	シバリング　101, 291
呼吸抵抗　28	酸素運搬　32	ジブカイン　125
呼吸バッグ　255	酸素供給装置　251	ジブカインナンバー　247
呼吸抑制　292	酸素需給バランス　335	自閉スペクトラム症　447
呼吸療法　289	酸素消費量　45	死亡症例　506
国際歯科麻酔学会連合　3, 10	酸素ボンベ　169	瀉　493
国際蘇生連絡委員会　533	酸素療法　289	蛇管　256
誤治　495	産婦　177	シャント　30
骨髄異形成症候群　385		集合管　53
骨髄内投与　563	● し	収縮期血圧　46
骨膜下注射法　154	ジアゼパム　8, 175	収縮性　39
コデイン　499	ジエチルエーテル　232	周術期管理チーム　198
鼓膜温　102	歯科医業　11	重症筋無力症　249, 378
コリンエステラーゼ　83	歯科医師国家試験出題基準　2	──患者　177
コルチゾール　66	歯科医師の医科麻酔科研修のガイドライン　10, 13	重症心身障害児・者　448
コロトコフ音　71, 96	歯科医療安全管理体制推進特別事業　551	修正3点誘導　97
昏睡位　417	歯科医療事故　553	修正双極誘導　87
コンパートメント症候群　286	歯学教育ガイドライン　2	重炭酸緩衝系　55
コンパートメントモデル　233	歯学教育モデル・コア・カリキュラム　2	手術血液準備量計算法　305
コンパウンドA　226, 230, 255	視覚障害　157	出血時間　207
コンビチューブ　546	歯科麻酔指導医　10	術後悪心・嘔吐　294, 430
コンプライアンス　27	歯科麻酔専門医　2	術後回復強化　198
根本原因分析　556	歯科用局所麻酔薬製剤　125	術後管理　441
	歯科用注射用製剤　126	術後高次脳機能障害　444
● さ	歯科用表面麻酔用製剤　125	術後せん妄　291, 442
サードスペース　290	歯科臨床における精神鎮静法　162	術後肺合併症　441
再吸収　52	糸球体血管網　50	術後乏尿　295
再建術　410	糸球体濾過量　372	術前絶飲食ガイドライン　214
最高血圧　46	死腔　30	術前評価　437
最小肺胞濃度　201, 220, 227	軸索　16	術中覚醒　286
再生不良性貧血　384	歯原性歯痛　455	術中管理　439
最大手術血液準備量　305	自己心拍再開　542	授乳婦　177
再鎮静　184		受容体　22
最低吸入酸素濃度　168		循環系　434
最低血圧　46		循環血液量減少性ショック　523, 531
サイトカイン　69		

循環式呼吸回路　258
循環調節　47
循環の中枢化　523
循環反射　48
昇圧薬　567
障害者歯科医療　4
障害変性　477
小下顎症　406, 407
上顎 Le Fort Ⅰ型骨切り術　406
上顎結節ブロック　151
上顎骨骨折　404
上顎神経　140
上顎神経前上歯槽枝・中上歯槽枝伝
　達麻酔法　149
笑気　6, 228
蒸気　562
上気道　25, 259
状況感受性半減期　179, 235
上行脚　51
晶質液　300
晶質浸透圧　298
上小脳動脈　458
脂溶性　112
小児に対する精神鎮静法　162
小児麻酔　419
　——の実際　424
静脈血混合　30
静脈内鎮静法　8, 163, 172
　——の危険因子　192
　——の術前評価　192
　——の適応症例　191
静脈内投与　563
生薬　494
初期治療　530
食道温　102
食道挿管　269
助産師の手　509
除脂肪体重　243, 393
ショック　519, 522
　——の 5P　528
　——の診断基準　528
　——の分類　522
ショック適応リズム　541, 550
ショック非適応リズム　541, 550
徐脈　519
自律訓練法　489
自律神経系　23, 434
心因性非てんかん発作　521
心エコー　208
侵害受容器　59
侵害受容性疼痛　455, 457
心外閉塞・拘束性ショック　523,
　526, 531
人格検査　462
新型コロナウイルス感染症　208,
　218
新規経口抗凝固薬　215
心筋虚血　284, 293
心筋梗塞　331
心筋症　342
心筋トロポニンT　83
心筋の被刺激性　232
神経筋接合部　244
神経筋伝達の安全域　246
神経原性ショック　523, 527
神経細胞　16
神経障害性疼痛　455, 457
神経節　23
神経線維　110
　——の太さ　113
神経調節性失神　507
神経伝達物質　22
神経ブロック療法　459
心原性ショック　523, 526, 531
心原性脳塞栓　352
人工呼吸　537
人工呼吸器　256
人工鼻　267, 281
心室細動　526, 541
心室中隔欠損症　336
心周期　40
浸潤麻酔法　152
腎小体　50
真性コリンエステラーゼ　83
心静止　540
新鮮凍結血漿　307
心臓血管中枢　47
心臓超音波検査　43, 89
心臓弁膜疾患　338
心臓マッサージ　533
迅速導入　265, 428
身体所見　204
身体的因子　455
深鎮静　160, 194
心停止　535, 540
心電図　43, 87
浸透圧　560
浸透圧利尿　53
心肺蘇生法　533
心肺停止対応システム　532
心拍出量　45, 46
　——測定　97
心拍変動の高周波成分　508
深部静脈血栓症　294
心房細動　354
心房性ナトリウム利尿ペプチド
　49, 54, 58, 525
心房中隔欠損症　336
心理検査　462
心理的因子　455

す

髄鞘　110
随証治療　494
水素イオン濃度　561
吹送法　258
水痘帯状疱疹ウイルス　460
睡眠時無呼吸症候群　323
数値化スケール　467
スガマデクス　248, 250
スキサメトニウム　246
スクラッチテスト　513
スコポラミン　439
スタイレット　266
ステロイドカバー　216
ストレッサー　59, 159, 504
スパイロメトリー　86
スピリチュアルペイン　464
スラッジング　525

せ

正円孔ブロック　150
静止電位　17
星状神経節ブロック　480
精神遅滞　445
精神鎮静法　8, 159
　——の適応　162
生体反応　59
精密触覚機能検査　478
声門上器具　263, 272, 278
声門上気道デバイス　547, 550
生理的老化　432
脊髄後角　61
脊椎脊髄損傷　383
舌咽神経痛　459
舌咽神経麻痺　485
舌下神経麻痺　485
舌下投与　563
切経　493
赤血球製剤　304, 306
接合部前受容体　244
節後線維　23
舌根沈下　535
切歯孔伝達麻酔法　150
切診　493
舌神経　142
節前線維　23
セボフルラン　230, 416
セミファーラー位　289
セロトニン症候群　392
線維束性攣縮　244
遷延性意識障害　516
閃輝暗点　463
前期高齢者　432
前クラーレ化　246

591

そ

先行鎮痛　296
前酸素化　273
全静脈麻酔　242
全身性炎症反応症候群　526
全身的偶発症　504
　　――の種類　506
　　――の発生頻度　505
選択的セロトニン・ノルアドレナリン再取り込み阻害薬　491
先天性心疾患　336
せん妄　442

そ

挿管困難予測　409
臓器移植後患者　395
双極性障害　390
僧帽弁逆流症　339
僧帽弁狭窄症　338
ソーダライム　254
即時型中毒　515
組織／血液分配係数　219, 221
組織浸透性　113

た

第1期（無痛期）　226
第2期（興奮期）　227
第3期（手術期）　227
第4期（麻痺期）　227
第Ⅰ相遮断　245
第Ⅱ相遮断　246
体液　50
体温　71
　　――上昇　291
　　――低下　291
大胸筋皮弁　410
体験吸入　171
大口蓋孔ブロック　151
対向流増幅機構　53
胎児循環　421
代謝　435
代謝性アシドーシス　57, 525
代謝性アルカローシス　57
代謝当量　209
体循環　45
代償性抗炎症反応症候群　526
帯状疱疹　460
帯状疱疹後神経痛　461, 480
大動脈解離　523
大動脈小体　48
大動脈弁逆流症　341
大動脈弁狭窄症　340
胎盤通過性　116
代用血漿剤　301
タキフィラキシー　114
多臓器障害症候群　526

脱分極　18
脱分極性筋弛緩薬　244
脱抑制　188
多発性硬化症　383
ダビガトラン　387
タペンタドール　500
炭酸脱水素酵素　56
単収縮刺激　105
弾性ストッキング　284, 294
ダントロレン　285
タンパク緩衝系　56
タンパク結合性　112

ち

チアミラール　238, 417
地域歯科医療　4
地域包括ケアシステム　5
遅延型中毒　515
遅延性感覚障害（神経障害）　155
チオペンタール　8, 238, 417
地球環境汚染　167
致死性不整脈　526
知的能力障害　445
遅発性溶血性輸血副作用　310
チャネル　22
チャレンジテスト　513
注意欠陥多動性障害　447
中央配管システム　169, 250
注射針の組織内迷入　156
注射針の破折　156
注射部位のびらん・潰瘍・壊死　156
中心静脈圧　100
中枢化学受容器　35
中枢性三叉神経感覚障害　476
超高齢社会　4, 432
聴診法　96
聴性誘発電位　104
調節呼吸　280
超短時間作用性バルビツレート　417
直視型喉頭鏡　266
直接経口抗凝固薬　215, 387
直腸温　102
貯血式自己血輸血　312
チロキシン　50, 58
鎮静度　159
鎮静の程度　159
鎮静法　8
鎮静レベル　159
鎮痛薬　571

つ

痛覚過敏　461
痛覚検査　479

て

定位放射線治療　459
低栄養指標　439
低栄養状態　437
低血圧麻酔　282
低血糖発作　519
抵抗　27
低酸素性肺血管収縮　32, 225, 232
低体温　286
低用量経口避妊薬　216
低流量麻酔　282
デキストラン製剤　301
デクスメデトミジン　182
デスフルラン　231, 417
テタヌス刺激　106
　　――後促進　106
テタヌス fade 現象　246
鉄欠乏性貧血　384
テトラカイン　122
てんかん　446, 520
電気ショック　541, 547
電撃痛　466
天井効果　174
伝達麻酔法　145
電流知覚閾値検査　471

と

頭蓋骨骨折　404
頭蓋底骨折　404
頭蓋内出血　354
糖化ヘモグロビン　84
同期下カルディオバージョン　541
洞結節　38
統合失調症　387
糖質液　301
糖質コルチコイド　58
疼痛性チック　488
疼痛耐性閾値　472
糖尿病　139, 357
糖尿病性ケトアシドーシス　357, 359
頭部外傷　404
頭部後屈　271
頭部後屈あご先挙上法　535
洞不全症候群　526
動脈管開存症　337
動脈血ガス分析　85
動脈血酸素分圧　85
動脈血二酸化炭素分圧　85
動脈原性脳塞栓　352
等容性弛緩期　40
等容性収縮期　40

毒性　120
特発性血小板減少性紫斑病　385
特発性肺線維症　321
ドライソケット　158
トラマドール　499
トリガーゾーン　458
トリガーポイント注射　465
トリフルオロ酢酸　225, 232
トリヨードサイロニン　58
努力性肺活量　26
トルサード・ド・ポアンツ　526
トロポニン　83
トロポニンC　244

● な

内呼吸　29
内出血　157
内分泌　435
ナトリウムチャネル　108
生ワクチン　206
ナロキソン　242

● に

ニアミス　555
ニコチン性アセチルコリン受容体　244
二酸化炭素　24
二酸化炭素運搬　33
二酸化炭素ガス吸収装置　254
二酸化炭素吸収剤　254
二次ガス効果　221
二次救命装置　533
二次性頭痛　457
二次痛　455
日本歯科麻酔学会　2, 9
日本歯科麻酔学会歯科麻酔専門医　10
日本歯科麻酔学会認定医　10
ニューロン　16
尿細管　50
尿素窒素　83
尿糖　79
認識閾値検査　479, 479
妊娠　139
認知　516
認知行動療法　491
認知症　437, 442
妊婦　177

● ね

ネオスチグミン　250
熱希釈法　97
ネフロン　50
粘液水腫　363
粘性抵抗　28

● の

脳血管障害　294
脳血流の調節　346
脳梗塞　351
脳神経系　435
脳性ナトリウム利尿ペプチド　83, 209
脳性麻痺　448
脳代謝率　346
脳動静脈奇形　355
濃度効果　220
脳内出血　354
ノルアドレナリン　49, 58

● は

肺活量　26
配管端末器　252
排気弁　256
肺胸郭コンプライアンス　27
肺気量分画　26
敗血症性ショック　526
敗血症の診断基準　528
肺血栓塞栓症　294, 523, 526
肺コンプライアンス　27
肺サーファクタント　29
肺循環　45
背診　493
肺水腫　283
肺塞栓　284
バイタルサイン　71
肺動脈カテーテル　97
背部叩打法　542
肺胞　26
肺胞換気量　30
肺胞酸素濃度　29
肺胞-動脈血酸素分圧較差　32
ハイムリック法　542
廃用症候群　437
肺リクルートメント手技　281
パイロットチューブ　264
ハインリッヒの法則　555
バソプレシン　49, 52, 54, 58, 68
麦角アルカロイド　137
抜管　282
抜管後クループ　430
バッグ・バルブ・マスク　537
白血病　385
パッチテスト　513
発熱性非溶血性副作用　309
華岡青洲　6
鼻茸　212
鼻マスク　169, 170, 171
パラアミノ安息香酸　512
パラベン類　512

バランス麻酔　238
パルスオキシメータ　90
ハロゲン含有吸入麻酔薬　137
ハロタン　231
パンクロニウム　248
万国共通の窒息のサイン　542
反射性失神　507
半閉鎖循環式　258
半閉鎖弁　256

● ひ

鼻咽頭閉鎖術　412
日帰り全身麻酔　414
　——の禁忌　415
　——の実際　415
　——の適応　415
皮下投与　563
非観血的血圧測定法　96
非機能的細胞外液　290
鼻腔　25
鼻口蓋神経　142
非歯原性疼痛　455
微小血管減圧術　459
ヒスタミン遊離作用　248
肥大型心筋症　343
非対称性緊張性頸反射　448
非脱分極性筋弛緩薬　246, 248
ビデオ喉頭鏡　266, 271, 403, 406
ヒドロモルフォン　500
皮内テスト　513
皮膚テスト　513
非不動化薬　201
肥満患者　392
ヒューマンエラー　198, 556
非溶血性輸血副作用　309
標治法　493
病的老化　432
表面麻酔法　145
病歴聴取　74, 204
ピンインデックス方式　168
頻度依存性抑制　108
頻脈　519

● ふ

ファイバースコープ　267
フェイスシールド　538
フェイスマスク　261, 537, 538
フェリプレシン　127, 135
　——の含有濃度　137
フェンタニル　241, 500
不穏　291
フォンビレブランド病　386
負荷心電図　88
不活化ワクチン　206
副交感神経　23

593

腹診　493
副腎クリーゼ　216
副腎皮質機能亢進症　366
副腎皮質機能低下症　364
副腎皮質刺激ホルモン　57, 66
副腎皮質ステロイド　216, 570
腹部突き上げ法　542
福山型先天性筋ジストロフィー　380
不整脈　519
不整脈治療薬　568
ブチリルコリンエステラーゼ　83, 246, 249
物理・化学的性質（亜酸化窒素）　164
不動化　203, 204
ブドウ糖負荷試験　84
ブトルファノール　241
ブピバカイン　124
ブプレノルフィン　241
部分再呼吸回路　258
プライミング法　249
プリックテスト　513
フルストマック　403
　──状態　405
フルニトラゼパム　8
フルマゼニル　183
　──の使用上の注意　184
フルルビプロフェンアキセチル　185
プレコンディショニング作用　225
プロカイン　122
プロトロンビン時間　81, 207
プロトロンビン時間国際標準比　207
プロピトカイン　124, 515
プロポフォール　8, 179, 236, 417
プロポフォール注入症候群　181, 237
分圧　562
聞診　493
分配係数　563
分泌　52
分布容積　234
分娩促進薬　137

○へ

平均赤血球ヘモグロビン濃度　81
平均赤血球ヘモグロビン量　81
平均赤血球容積　81
米国歯科麻酔科医学会　3
米国歯科麻酔学会　3

米国麻酔科学会の術前状態分類　212
閉鎖腔への貯留　228
閉鎖循環式　258
閉塞型睡眠時無呼吸症候群　261
併発症　504
ペーシングモード　211
ペースメーカ　210
ペースメーカ細胞　38
ペーパーバック法　510
壁効果　254
ベクロニウム　248
ヘモグロビン緩衝系　56
ヘモグロビン-酸素解離曲線　32
片頭痛　457, 462
ベンゾカイン　122
ベンゾジアゼピン　172
ベンゾジアゼピン系薬　172
ペンタゾシン　241
ヘンレ係蹄　50

○ほ

補　493
膀胱温　102
傍骨膜注射法　152
傍糸球体装置　51
房室結節　38
望診　493
包接　250
ボーマン嚢　50
補助呼吸　280
補正体重　243, 393
ホルター心電図　89
本治法　493

○ま

マギル鉗子　268
膜貫通型イオンチャネル　202
膜タンパク説　201
麻酔回路　256
麻酔器　252
　──の位置　401
麻酔器回路　253
麻酔史　6
麻酔前投薬　217, 416
マスクフィット　405
末梢化学受容器　35
末梢血管抵抗　46
末梢神経障害　292
末梢性顔面神経麻痺　480
末梢性三叉神経感覚障害　476
マニホールド　251
マニホールドシステム　169
麻痺性兎眼　483
麻薬拮抗性鎮痛薬　241

慢性呼吸不全　322
慢性腎臓病　372
慢性閉塞性肺疾患　211, 316

○み

ミエリン　110
ミオグロビン　286
味覚検査　473
ミダゾラム　8, 174
脈診　493
脈拍数　72
脈拍の異常　519
民事責任　15

○む

無気肺　32, 292
無呼吸低呼吸指数　323
無髄線維　23, 110
無脈性心室頻拍　541
無脈性電気活動　540

○め

迷走神経麻痺　485
メチレンブルー　515
メトHb　515
メトキシフルラン　232
メトヘモグロビン血症　121, 515
メピバカイン　124
瞑眩　495

○も

盲目的気管挿管　266
目標濃度調節静注法　235
モニタリング　171, 193
もやもや病　356
モルヒネ　499
問診　493

○や

薬剤性ジスキネジア　487
薬物動態　233
薬物投与経路　563
薬理学的疼痛機序判別試験　473
薬理学的特徴　435
薬理作用（亜酸化窒素）　165

○ゆ

有髄線維　23, 110
輸血　304
輸血関連急性肺障害　310
輸血拒否患者　396
輸血後移植片対宿主病　311
輸血後感染症　311

よ

陽　492
溶血性貧血　384
陽性変時作用　40
陽性変力作用　40
余剰ガス排出システム　255
余剰ガス排出装置　167, 169
予防接種　206
四連刺激　106

ら

ラリンジアルマスク　263, 546
卵円孔ブロック　150
ランビエ絞輪　19, 110

り

リアノジン受容体　248
リザーバーバッグ　255
理想体重　243, 393
リドカイン　9, 122
利尿薬　215, 571
リバーロキサバン　387
流量計　253
両母指圧迫法　544
リン酸緩衝系　56
リンパ球刺激試験　514

れ

レクセドの層　61
レニン　58
レニン-アンジオテンシン-アルドステロン系　49, 65, 299
レニン-アンジオテンシン系　53, 215
レボブピバカイン　124
レミフェンタニル　239
レミマゾラム　237

ろ

老化　432
労作性狭心症　330
ロクロニウム　248
ロピバカイン　124

わ

ワルファリン　215, 386

欧文

α遮断薬　137
β遮断薬　137, 215
γ-aminobutyric acid　172
γ-アミノ酪酸　172
γ-シクロデキストリン誘導体　250

A

A-aD$_{O_2}$　32
ABW　393
ACE 阻害薬　214
ACTH　57, 66
activated partial thromboplastin time　207
acute hemolytic transfusion reactions　309
Adams-Stokes 発作　210, 519
Addison 病　364
ADH　52, 54, 58, 65
ADHD　447
adrenocorticotropic hormone　57
ADSA　3
advance life support　533
AED　533, 539
AEP　104
AG　84
AHTR　309
Aire T-ピース　258
airway closing reflex　190
Aldrete Score 改変　287
Allen テスト　97, 204
allodynia　477
ALS　380, 533, 549
American Dental Society of Anesthesiology　3
American Society of Anesthesiologists physical status classification　212
amyotrophic lateral sclerosis　380
ANP　54, 58, 525
antagonists　183
antidiuretic hormone　54, 58, 65
aortic regurgitation　341
aortic stenosis　340
aplastic anemia　384
APL 弁　256
APTT　81, 207
AR　341
ARB　214
artery-to-artery embolic stroke　352
AS　340
ASA-PS　212
ASD　336
ASDA　3
aspirin induced asthma　315

asystole　540
atrial natriuretic peptide　54, 525
atrial septal defect　336
attention-deficit hyperactivity disorder　447
auditory evoked potential　104
autism spectrum disorder　447
auto regulation　281
automated external defibrillator　533
Aα線維　110
Aβ線維　110
Aγ運動線維　110
Aδ感覚線維　110
A 型ボツリヌス毒素　487

B

Bainbridge 反射　48
Bain 回路　258
basic life support　533
BE　86
Becker muscular dystrophy　380
Becker 型筋ジストロフィー　380
Bell 麻痺　481
benzodiazepines　172
Bezold-Jarisch reflex　507
bispectral index　186
bispectral Index モニタ　103
BIS 値　186
BIS モニタ　103
BLS　533
BMD　380
BMI　77
BNP　83, 209
body mass index　77
Bohr 効果　33
brain natriuretic peptide　209
bronchial asthma　315
Brugada 症候群　520
BVM　537

C

Canadian Cardiovascular Society 分類　209
canister　254
cannot ventilate-cannot intubate　270
cardioembolic stroke　352
cardiomyopathy　342
cardiopulmonary resuscitation　533
CARS　526
CCS 分類　209
ceiling effect　174

cerebral arteriovenous malformation 355
cerebral palsy 448
chronic kidney disease 372
chronic obstructive pulmonary disease 211, 316
chronic respiratory failure 322
Chvostek 徴候 509
CKD 372
CK-MB 83
C-L 分類 204
closing capacity 27
closing volume 27
CM_5 誘導 87
Code Blue System 532
cold syndrome 314
compensated antiinflammatory syndrome 526
conscious sedation 160
context-sensitive half-time 179, 195, 235
continuous positive airway pressure 281
continuous positive pressure ventilation 281
COPD 211, 316
Cormack & Lehane 分類 204
COVID-19 208, 278
CP 448
CPAP 281
CPPV 281
CPR 533
CPT 検査 471
CS_5 誘導 87
CSHT 235, 239
curare 246
current perception threshold 471
Cushing 症候群 366
Cushing 反射 49
CVCI 270
CVRR 508
CYP 174, 436
C 線維 110

D

DAM 270
DAM カート 273
DCM 342
deep sedation 160
delayed hemolytic transfusion reactions 310
deltopectoral flap 410
dexmedetomidine 182
DHTR 310
diabetes mellitus 357
diazepam 175
difficult airway management 270
dilated cardiomyopathy 342
disinhibition 188
djustable pressure limiting 弁 256
DLST 514
DMD 379
DOAC 215, 387
double-burst 刺激 107
Down syndrome 445
Down 症候群 445
DP 皮弁 410
drug challenge test 473
Duchenne muscular dystrophy 379
Duchenne 型筋ジストロフィー 379
dyscontrol reactions 188

E

E-C クランプテクニック 538
ECF 297
ED_{50} の低下（加齢による） 439
EF 89
ejection fraction 89
enhanced recovery after surgery 198, 214, 303
ephapse 477
epilepsy 446
ERAS 198, 214, 303
extra-cellular fluid 297

F

Facial Anxiety Score 186
facial pain scale 296
FADAS 4, 10
Fallot 四徴症 337
FAS 186
fasciculation 244
FCMD 380
febrile non-hemolytic transfusion reaction 309
$FEV_{1.0}$ 86
$FEV_{1.0}\%$ 86
Fick の原理 97
flumazenil 183
flurbiprofen axetil 185
FNHTR 309
forced expiratory volume 1.0 86
Frank-Staring の法則 523
FRC 86

Fukuyama-type congenital muscular dystrophy 380
functional residual capacity 86

G

GABA 172
GABA 受容体 202
$GABA_A$ 受容体 172, 179, 236
gasping 535
GCS 74, 516
Glasgow coma scale 74, 288, 516
Gow-Gates 法 149
Guedel の麻酔深度表 226

H

Haldane 効果 33
HbA1c 84
HCM 343
HDS-R 437
hemolytic anemia 384
hemophilia 385
Henderson-Hasselbalch の式 55, 112, 561
HES 301
HES 製剤 301
HF 508
His 束 38
HLA 適合 304
Horner 徴候 480
Hugh-Jones の分類 211
HVS 508
hydroxyethyl starch 301
hyperthyroidism 361
hypertrophic cardiomyopathy 343
hyperventilation syndrome 508
hypothyroidism 363
hypoxic pulmonary vasoconstriction 32

I

I 軸 455
IBW 393
ICD 211
ICF 297
idiopathic pulmonary fibrosis 321
idiopathic thrombocytopenic purpura 385
IDT 513
IE 344
IFDAS 3, 10
IHD 330
ILCOR 533

IM　　563
implantable cardioverter defibrillator　　211
infective endocarditis　　344
inhalation　　564
inhalation sedation　　163
intellectual disability　　445
intermittent positive pressure ventilation　　280
International Federation of Dental Anesthesiology Societies　　3
International Liaison Committee on Resuscitation　　533
intra-cellular fluid　　297
intradermal test　　513
intramuscular administration　　563
intraosseous administration　　563
intraparenchymal hemorrhage　　354
intratracheal administration　　564
intravenous administration　　563
intravenous hyperlimentation　　303
intravenous sedation　　163, 172
IO　　563
IPF　　321
IPPV　　280
iron deficiency anemia　　384
IS　　163
ischemic heart disease　　330
ITP　　385
IV　　563
IVN　　303
IV-PCA　　411
IVS　　163

● J

Jackson-Rees 法　　258
Japan coma scale　　74, 288, 516
JCS　　74, 516
JSA気道管理ガイドライン　　275

● K

ketamine　　185

● L

Lambert-Eaton（筋無力）症候群　　379
laryngospasm　　243
LBW　　393
leadpipe rigidity　　241
leukemia　　385

Long　　6

● M

MAC　　161, 201, 220, 227
　——の低下（加齢による）　　439
MAC$_{awake}$　　227
MAC$_{BAR}$　　220
MAC blockade of adrenergic response　　220
MAC$_{EI}$　　220
MAC endotracheal intubation　　220
Macintosh 型　　266
Mackenzie の評価法　　288
Mallampati 分類　　205
MAO 阻害薬　　137
Mapleson の分類　　258
maximal surgical blood order schedule　　305
MCH　　81
MCHC　　81
MCV　　81
MDS　　385
mean corpuscular hemoglobin　　81
mean corpuscular hemoglobin concentration　　81
mean corpuscular volume　　81
megaloblastic anemia　　384
Meige 症候群　　487
Mendelson 症候群　　293
mental retardation　　445
metabolic equivalents　　209
METs　　209
Meyer-Overton 法則　　201
MG　　378
midazolam　　174
Miller 型　　266
Mini-Mental State Examination　　437
minimum alveolar concentration　　201, 220, 227
mitral regurgitation　　339
mitral stenosis　　338
MMSE　　437
MODS　　526
monitored anesthesia care　　161
Morton　　1, 6, 7
moyamoya disease　　356
MR　　339
MS　　338, 383
MSBOS　　305
multiple organ dysfunction syndrome　　526
multiple sclerosis　　383

myasthenia gravis　　378
myelodysplastic syndrome　　385
myotonic dystrophy　　380

● N

N$_2$O　　228
Na$^+$-H$^+$交換輸送体　　52
neurally mediated syncope　　507
New York Heart Association 分類　　209, 210
NMDA 受容体　　236, 238
NO　　50
NOAC　　215
non-immobilizer　　201
nonshockable rhythm　　541
NRS　　467
NT-proBNP　　210
numerical rating scale　　467
NYHA 分類　　209, 210
N末端プロ脳性ナトリウム利尿ペプチド　　210

● O

OAA/S スコア　　185, 288
Observer's Assessment of Alertness/ Sedation Scale　　185
oculocardiac reflex　　508
opioid analgesics（nonnarcotic）　　241
oral administration　　563
oral sedation　　163

● P

PABA　　512
pain tolerance threshold　　472
PALS　　533
para-aminobenzoic acid　　512
Parkinson's disease　　381
Parkinson 病　　381
patent ductus arteriosus　　337
patient controlled analgesia　　296
PBLS　　533
PCA　　296
PCV　　280
PDA　　337
PEA　　540
pediatric advance life support　　533
pediatric basic life support　　533
PEEP　　281
per os　　563
pH　　85
pharmacokinetics　　233
phase Ⅰ block　　245
phase Ⅱ block　　246

597

phasic inhibition　　108
pKa　　112
P-mSHELL 分析　　557
PNES　　521
PO　　563
PONV　　294, 430
pop-off 弁　　256
positive end-expiratory pressure　　281
post transfusion-graft versus host disease　　311
postanesthesia recovery score　　287
postoperative nausea and vomiting　　294, 430
post-tetanic count　　107
post-tetanic facilitation　　106
precurarization　　246
preemptive analgesia　　296
preoxygenation　　273
priming principle　　249
PRIS　　181, 237
propofol　　179
propofol infusion syndrome　　181, 237
prothrombin time　　207
prothrombin time-international normalized ratio　　207
pseudo ChE　　83
psychogenic non-epileptic seizure　　521
psychosedation　　159
PT　　81, 207
PTC　　107
PTF　　106
PT-GVHD　　311
PT-INR　　81, 207
PTT　　472
pulseless electrical activity　　540
pulseless ventricular tachycardia　　541
pulseless VT　　541
Purkinje 線維　　38
PCV　　280

Q

qSOFA　　528
QT 延長症候群　　520
quick SOFA　　528

R

RA　　395
RAA 系　　65
Ramsay Hunt 症候群　　482
Ramsay Sedation Scale　　185

Ramsay 鎮静スコア　　185
rapid induction　　427
Rapid Response System　　531, 532
rapid sequence induction　　428
RASS　　186
rate pressure product　　335
reactive oxygen species　　43
return of spontaneous circulation　　542
Rexed laminae　　61
rheumatoid arthritis　　395
Richmond Agitation-Sedation Scale　　186
Robin シークエンス　　412
ROS　　43
ROSC　　542
RPP　　335
RRS　　531, 532
R-R 間隔変動係数　　508

S

SAS　　323
SBOE　　305
SC　　563
scavenging system　　169
SDS　　382, 462, 474
Self-Rating Depression Scale　　462, 474
Sellick 手技　　405
Sequential Organ Failure Assessment スコア　　528
SHEL 分析　　557
SHELL 分析　　557
shockable rhythm　　541
Shy-Drager 症候群　　382
single twitch 刺激　　105
SIRS　　526
SI 単位　　558
sleep apnea syndrome　　323
slow induction　　427
sniffing position　　267
SNRI　　491
SOFA スコア　　528
STAI　　462, 474
Starling の心臓の法則　　39
State-Trait Anxiety Inventory　　462, 474
subcutaneous administration　　563
sublingual administration　　563
surgical blood order equation　　305
S-W 知覚テスター　　471
S-W モノフィラメント　　471

systemic inflammatory response syndrome　　526

T

T&S 法　　305
Talbot の輸液の安全域　　301
target controlled infusion　　179
target controlled infusion 法　　235
TBW　　393
TCA　　491
TCI　　179
TCI 法　　235
TCR　　508
tetanus 刺激　　106
tetralogy of Fallot　　337
The American Society of Dentist Anesthesiologists　　3
The Federation of Asian Dental Anesthesiology Societies　　4
third space　　290
TIA　　353
TIVA　　242
TOF　　337
TOF ratio　　106
TOF stimuli　　106
tonic inhibition　　108
torsade de pointes　　526
total intravenous anesthesia　　242
total parenteral nutrition　　303
TPN　　303
train of four ratio　　106
train of four stimuli　　106
TRALI　　310
transfusion related acute lung injury　　310
transient ischemic attack　　353
transient receptor potential チャネル　　60
transitional opioid　　241
Treacher Collins 症候群　　412
trigeminal cardiac reflex　　508
trigemino vagal reflex　　65, 508
triple airway maneuvers　　271
Trousseau 徴候　　509
TRP チャネル　　60
true ChE　　83
Type & Screen 法　　305
T 管　　244

U

universal choking sign　　542

V

Valsalva 洞　42
valvular heart disease　338
VAS　186, 296, 467
vasopressin　54, 58
vasovagal reflex　506
vasovagal syncope　507
VCV　280
ventricular fibrillation　526, 541
ventricular septal defect　336
ventricular tachycardia　526
verbal rating scale　296
Verrill のサイン　185, 186
VF　526, 541
VIMA　278, 417
Visual Analogue Scale　186, 296, 467
volatile induction and maintenance of anesthesia　417
volatile induction maintenance anesthesia　278
von Frey　478
von Willebrand disease　386
VRS　296
VSD　336
VT　526
VVR　506
VVS　507

W

wall effect　254
Waller 変性　477
Wells　1, 6
WHO 方式のがん性疼痛治療法の5原則　498

【監修者略歴】
福島和昭（ふくしま かずあき）
1973年　北海道大学歯学部卒業
現　在　北海道大学名誉教授

【編者略歴】
一戸達也（いちのへ たつや）
1985年　東京歯科大学大学院修了
現　在　東京歯科大学教授

北畑　洋（きたはた ひろし）
1980年　徳島大学医学部医学科卒業
現　在　徳島大学名誉教授
　　　　徳島県病院事業管理者

嶋田昌彦（しまだ まさひこ）
1984年　東京医科歯科大学大学院修了
現　在　東京医科歯科大学名誉教授

丹羽　均（にわ ひとし）
1984年　九州歯科大学卒業
現　在　大阪大学大学院教授

宮脇卓也（みやわき たくや）
1986年　岡山大学歯学部卒業
現　在　岡山大学学術研究院教授

本書の内容に訂正等があった場合には，弊社ホームページに掲載いたします．下記URL，または二次元コードをご利用ください．
https://www.ishiyaku.co.jp/corrigenda/details.aspx?bookcode=458290

歯科麻酔学　第8版　　ISBN978-4-263-45829-7

1971年　6月25日　第1版第1刷発行
1974年　4月25日　第2版第1刷発行
1980年　1月31日　第3版第1刷発行
1989年　5月10日　第4版第1刷発行
1997年10月30日　第5版第1刷発行
2003年　4月10日　第6版第1刷発行
2011年　3月25日　第7版第1刷発行
2019年　2月20日　第8版第1刷発行
2024年　1月20日　第8版第6刷発行

監修者　福　島　和　昭
編　者　一　戸　達　也
　　　　北　畑　　　洋
　　　　嶋　田　昌　彦
　　　　丹　羽　　　均
　　　　宮　脇　卓　也
発行者　白　石　泰　夫
発行所　医歯薬出版株式会社

〒113-8612　東京都文京区本駒込1-7-10
TEL.（03）5395-7638（編集）・7630（販売）
FAX.（03）5395-7639（編集）・7633（販売）
https://www.ishiyaku.co.jp/
郵便振替番号00190-5-13816

乱丁，落丁の際はお取り替えいたします　　印刷・永和印刷／製本・榎本製本

© Ishiyaku Publishers, Inc., 1971, 2019. Printed in Japan

本書の複製権・翻訳権・翻案権・上映権・譲渡権・貸与権・公衆送信権（送信可能化権を含む）・口述権は，医歯薬出版（株）が保有します．
本書を無断で複製する行為（コピー，スキャン，デジタルデータ化など）は，「私的使用のための複製」などの著作権法上の限られた例外を除き禁じられています．また私的使用に該当する場合であっても，請負業者等の第三者に依頼し上記の行為を行うことは違法となります．

JCOPY ＜出版者著作権管理機構　委託出版物＞
本書をコピーやスキャン等により複製される場合は，そのつど事前に出版者著作権管理機構（電話03-5244-5088，FAX 03-5244-5089，e-mail:info@jcopy.or.jp）の許諾を得てください．